实用肿瘤诊断与治疗决策

易子寒 等/编著

吉林科学技术出版社

图书在版编目（CIP）数据

实用肿瘤诊断与治疗决策 / 易子寒等编著. -- 长春：
吉林科学技术出版社, 2018.4
ISBN 978-7-5578-3862-1

Ⅰ. ①实… Ⅱ. ①易… Ⅲ. ①肿瘤—诊疗 Ⅳ.
①R73

中国版本图书馆CIP数据核字(2018)第075523号

实用肿瘤诊断与治疗决策

出 版 人　李　梁
责任编辑　孟　波　孙　默
装帧设计　孙　梅
开　　本　787mm×1092mm　1/16
字　　数　1104千字
印　　张　34.25
印　　数　1-3000册
版　　次　2019年5月第1版
印　　次　2019年5月第1次印刷

出　　版　吉林出版集团
　　　　　吉林科学技术出版社
发　　行　吉林科学技术出版社
地　　址　长春市人民大街4646号
邮　　编　130021
发行部电话/传真　0431-85635177　85651759　85651628
　　　　　　　　　85677817　85600611　85670016
储运部电话　0431-84612872
编辑部电话　0431-85635186
网　　址　www.jlstp.net
印　　刷　三河市天润建兴印务有限公司

书　　号　ISBN 978-7-5578-3862-1
定　　价　188.00元

前　言

　　肿瘤是人体器官组织的细胞在外在和内在有害因素的长期作用下产生的一种以细胞过度增殖为主要特点的新生物,分为良性肿瘤和恶性肿瘤。近年来,肿瘤已超过心血管病,成为导致人类死亡的首位疾病,给患者本人、家庭和社会带来了很大影响,因此肿瘤的防治已成为摆在社会和医务工作者面前的重大任务。鉴于这一发展形势,我们特组织一批有经验的肿瘤专家,编写了《实用肿瘤诊断与治疗决策》一书。

　　本书贯彻着多学科、多手段认识和合理处理肿瘤的原则,反映了当今临床强调的规范化、个体化和循证医学的理念,重点介绍了头颈部肿瘤、乳腺癌、胸部肿瘤、腹部肿瘤、妇科肿瘤等肿瘤疾病的诊断和治疗,就肿瘤的诊治技术、中西医疗法及护理也做了较为详细的论述。其内容层次分明,颇具知识性和实用性,是一本难得的肿瘤专科书籍。

　　参与本书编写的人员均来自临床一线,他们将自身多年的诊疗心得及实践经验跃然纸上,编纂、修改、审订,尽求完美。但受编写经验和时间等限制,书中恐存在疏漏或不足之处,敬请广大读者批评指正,以期再版完善。

目　　录

第一章　肿瘤诊治技术

第一节　肿瘤诊断方法

一、病理与肿瘤

病理学检查能为临床诊断、疾病治疗和判断病人预后提供科学依据。病理学检查的主要业务工作有：常规石蜡切片病理诊断，能够对各种送检病变组织作出病理诊断，尤其对癌症早期确诊极为重要；手术中快速冷冻切片诊断，为临床确定诊断及手术范围提供依据；脱落细胞学和穿刺细胞学诊断，以确定有无癌症存在；尸检和法医解剖，对死因不明和有科研价值的尸体进行解剖，促进医疗水平提高并协助法医作出正确诊断。

（一）病理诊断的意义

病理诊断是疾病最终诊断，被誉为疾病诊断的金标准，这是因为病理检查能够对绝大多数疾病作出明确的诊断，其诊断价值超过任何检验、影像等检查项目，具有指导临床治疗的重要作用，并为评估疾病预后和总结诊治疾病经验等提供重要依据，同时为疾病预防，尤其是传染病的预防发挥着重要作用。

在实际工作中，由于各种因素影响，诸如送检标本是否新鲜、病变组织形态是否典型、病理制片是否满意、病理医师阅片是否全面、细致等，都可能得出完全不一致的结论。客观上讲，具体的病理诊断报告并不都是 100% 准确，目前国内外对石蜡包埋常规制片的准确率要求是达到 99% 即为合格病理科。当然，作为病理医师应该追求更高的诊断正确率而不是满足于统计学或概率之类的数据。

病理诊断已经成为临床不可替代的行医指南，没有疾病的病理诊断作依据，对于相当多种类的疾病，尤其是肿瘤类疾病，无论是手术还是化疗、放射治疗，临床医师都将束手无策。同时，基础医学的技术进步，使病理技术手段更加多元化，如电子显微镜技术、荧光技术、原位分子杂交技术、免疫组织化学技术等。目前临床病理技术手段已经进入分子水平，可以通过检测基因或碱基对的异常，发现疾病或预见疾病潜在发病危险性。

二级以上综合性医院要求必须不低于标准设置病理科，病理专业从业人员必须具备相应学历和岗位培训，病理报告签发以及冷冻切片快速诊断必须由具有相当资质的医师承担。除此以外，病理科还要加强质量控制和管理，认真开展室内质控和室间质控，不断提高技术和管理水平，避免医疗差错发生。

（二）病理学技术手段

医疗机构病理科负责对取自人体的各种器官、组织、细胞、体液及分泌物等标本，利用相应技术进行分析，具备条件的病理科还应开展尸体病理检查。因此，日常病理科业务主要为尸体解剖、活组织检查、细胞学检查,即病理业务 ABC。三者不可偏废,有条件的单位应该积极开展尸体解剖检查。

1.人体解剖(尸体解剖)   帮助临床纠正相当比例的临床错误诊断。国内文献报道条件较好的医院临床与尸检病理诊断符合率约为 70%,国外尸检率比较高,可能与他们对死亡的认识有关,更主要的是社会理解。来自美国一医学中心 1986～1995 年 1105 例死亡病人尸体检查资料发现,44% 患有致死性癌症患者生前被漏诊。

人体解剖是医学发展的基础,文明古国中国、印度、埃及和希腊等,在其社会整体发展的同时,民族医学的发展为历代官、民的健康提供了一定的保障,人们在长期同病魔抗争中,不断探索人体奥妙,《史记》《黄帝内经》等已经出现人体描述,如《灵枢·经水》中记载,"若夫八尺之士,皮肉在此,外可度量切循而得之,其死可解剖而视之。其脏之坚脆,腑之大小,谷之多少,脉之长短,血之清浊,皆有大数"。古希腊希波拉底在其所著《希波拉底文集》中,对人体结构的记载较多,如他认为心脏有 2 个心室和 2 个心房。右心室供给肺脏血液,并从肺接受气而相互交换。16 世纪比利时人 VesaliusA(1514-1564),出生于医师家庭.自幼热爱自然科学,他对人体结构的探索如此痴迷,以至于秘密将尸体从墓地盗出,藏在家中利用夜间解剖,1543 年他出版了划时代的《人体结构》,被誉为现代解剖学的创始人。尽管目前医学影像学发展迅速,对微小病变的检出能力越来越强,但尸体解剖仍然以独特的优势发挥着不可替代的作用。

几年来,一些新的疾病出现或过去出现的疾病被重新认识,如 2003 年发生于我国广东地区的 SARS,我国学术界通常称为非典型肺炎,通过解剖死者尸体,发现冠状病毒侵入人体并引起致死性病理学改变;艾滋病(AIDS)患者死亡尸体解剖,发现 HIV 病毒对人体免疫系统的致命性破坏;导致重症手足口病的 EV71 病毒,通过解剖发现急性肺水肿是直接死亡原因,但病毒侵犯的是脑干、脊髓,尤其是脑干生命中枢。

国家卫生部颁布的《医疗事故处理办法》,对尸体检验的作用作了明确强调"尸检对判明死因具有特殊意义,它除了可给医学技术鉴定和司法裁决提供直接的证据外,还可以为医务人员诊疗护理实践进行反馈和检验,从而达到明确诊断、分清是非的目的"。《医疗事故处理条例》第十八条强调"患者死亡,医患双方当事人不能确定死因或对死因有异议的,应当在患者死亡后 48 小时内进行尸检;具备冻存条件的可以延长至 7 日"。

尸体解剖检查对病理医师的成长具有不可替代的作用,在病理住院医师规范化培训中,特别强调住院医师的尸体解剖实践。但对于医疗事故争议中尸体解剖、有刑事犯罪嫌疑的尸体解剖、传染病尸体解剖,需要相应认证资格或法医参与。

2.手术中快速冷冻切片诊断   手术中快速冷冻切片诊断意义重要而明确,病变组织是否为肿瘤?如果是肿瘤,性质是良性还是恶性?肿瘤具体类型、浸润范围、有无淋巴结转移?都是病理医师在手术中快速切片诊断中必须解决的问题。手术中采取快速切片明确诊断,无论从手术方案制定,还是防范不必要的医患纠纷,都是非常重要的。有的医师由于过于自信或考虑为患者节省费用,手术中凭经验处理,如根据超声检查和扣诊,把浆细胞性乳腺炎误认为乳腺癌根治切除;食管慢性溃疡或 Barrett 食管误认为食管癌扩大切除;也有的将癌性胃溃疡穿孔误认为良性溃疡穿孔修补;还有相当多的肿瘤手术标本切缘存在肿瘤组织残留。凡此种种,均可通过术中快速切片诊断解决,从而为外科医师选择合理的方案治疗疾病提供了客观保障。

(三)临床病理学诊断报告

《临床技术操作规范·病理学分册》(以下简称《规范》总则中对病理诊断的概述为:病理学诊断是病理医师应用病理学知识、有关技术和个人专业实践经验,对送检标本进行病理学检查,结合有关临床资料,通过分析、综合后,作出的关于该标本病理变化性质的判断和具体疾病的诊断。病理诊断报告书是关于疾病诊断的重要医学文书,发生医疗争议时,相关的病理学诊断报告具有法律意义。病理学报告不仅需要尽可能完整而简要地描述具体疾病的全部有关特征,而且要向临床医师解释其重要性。报告力求简洁、准确、及时并使用规范医学术语。随着近年来肿瘤标本病理检查比例的增加,病理报告内容有显著增加,西方一些国家甚至使用特定的表格形式以增加病理报告的信息量。

病理学报告表述的基本类型。Ⅰ类:病变性质明确或基本明确的病理诊断;Ⅱ类:不能完全肯定疾病名称、病变性质或对于拟诊断的疾病名称、病变性质有所保留的病理诊断意向,可在拟诊断前冠以"符合""考虑""倾向""提示""不能排除"等词语。Ⅲ类:切片显示的病变不足以诊断为某种疾病,只能进行形态学描述;Ⅳ类:送检标本过小、过碎、自溶、严重挤压变性、烧灼、干枯等,无法作出病理学诊断。

病理报告书一般由具有执业资格的注册主治医师签发,低年资住院医师、进修医师、非病理专业医师不得签署病理诊断报告书。病理报告书一般在收到标本后5个工作日内发出,特殊疑难病例延期应通知有关临床科室。

由于病理诊断报告是具有法律意义的医学文书,病理医师不得签发虚假报告。

对于病理报告,临床低资历临床医师不喜欢描述性报告,要求尽量使用准确明了的诊断性词汇,简单说是否肿瘤?是否恶性肿瘤?一旦病理医师试用描述文字便不知所云。客观地讲,病理报告同影像学报告异曲同工,只是病理医师描述的是显微镜下的微观世界,一般临床医师难以准确理解而已,这就要求不断学习和加强沟通交流。病理诊断报告是一件艺术作品,力求客观、全面、言简意赅,力求准确表述所接收标本的病变特征。

(四)影响病理诊断准确性的因素

原中华病理学分会主任委员张乃鑫教授在《规范》编写说明中提到,做好病理科工作需要若干基本要素,包括全面认识病理学诊断的临床重要性,病理科在医院工作中的恰当定位,病理医师资质合格、组成结构合理,病理技术人员提供良好的技术支持,病理科医技人员具有法律意识和严防工作失误的自觉性,病理医师与临床医师间的会诊合作,病理科基本设施保障等。都会不同程度的影响工作质量。

由于具体的病理诊断都是由具体的病理科和具体的病理医生负责,可能存在某一机构发出的病理诊断报告或某些特定病变差错率较高的问题。如广西某女教师被称为抗癌明星,随后发现是当年乳腺良性病变误诊为乳腺癌。南京某现役女兵,淋巴结肿大,病理诊断淋巴瘤,随后发现为风湿性淋巴结病。此外,肾脏血管平滑肌脂肪瘤、骨化性肌炎、结节性筋膜炎等,因为其组织学上出现大量奇形怪状的细胞而被误诊为恶性肿瘤而扩大治疗。病理医师经验不足,又缺乏同行之间的有效交流,是造成病理诊断结果误诊、漏诊的主要原因。

根据部分县市区病理质量控制检查发现,相当数量的二级以下医院病理科条件简陋、从业人员学历低、资质低;设备陈旧故障发生率高;日常外检病理工作量偏少;横向和纵向交流机会少、知识老化,这是造成漏误诊的主要症结所在。三级以上医院漏(误)诊主要是低年资医师或进修医师标本取材不当;诊断医师阅片欠全面所致。

一般认为病理医师必须经过8~10年的临床病理实践锻炼,阅读5万份以上的病理切片及解剖数百例不同死因的尸体,才有资格做一名独立执业医师,否则做诊断医师很难让人放心。

除了病理医师方面的原因,疾病本身的特点也是造成误(漏)诊的重要因素,即组织学改变是否典型?典型病变、常见疾病一般都会被准确诊断;不典型病变、罕见疾病就可能误诊和漏诊。国内对结节性筋膜炎的误诊率超过50%。肾脏血管平滑肌脂肪瘤组织中平滑肌成分可以明显异型,并不具有任何恶性意义。而上皮样的血管平滑肌脂肪瘤可以浸润生长,也可以转移到邻近淋巴结,同样不具有任何恶性意义。骨化性肌炎,可见类肿瘤性成骨现象,也是导致国内数位教授级专家误诊的原因。另外,淋巴瘤和黑色素瘤也是时常被误诊的疾病。除了孜孜不倦地学习加实践,还要熟悉多数疾病都具有其年龄、性别、部位等好发特点。遇到不典型组织学图像,同时部位、年龄、性别也不典型时,明确诊断某一肿瘤时要三思。近几年不断报道的胰腺实性假乳头状肿瘤,过去常被误诊为胰岛细胞瘤、内分泌肿瘤、胰腺癌等,刚被正名,多见于年轻女性。

严格执行有关技术操作规范,误诊和漏诊概率将大大降低。因此,熟练掌握《规范》要求,就可以避免常见错误。我们经常听到病理医师抱怨技术员制片质量差,技术员抱怨医师取材不规范,都是因为没有严格执行相关技术规范。如:收到标本是否满意?取材大小、厚度是否合格?组织脱水浸蜡是否充分?切片机性能如何?染色液是否过期等,从收到标本到发出诊断报告有二十几道工序,任何一道工序出现质量问题,都可以影响整个诊断质量,都可能导致严重后果。

二、临床病理新技术

(一)免疫组织化学技术

免疫组织化学技术目前已经成为常规 HE 制片的重要辅助诊断技术。ER、PR 等在乳腺癌、子宫内膜癌中的应用对指导临床治疗方面提供了科学依据;CD117、CD34 在胃肠间质瘤中的特异表达,为该类患者应用克隆药物甲磺酸伊马替尼(格列卫)治疗提供了依据;同样,淋巴瘤的诊断和准确的分类,十分依赖免疫组化技术的帮助,WHO2001 年版淋巴瘤新分类方案,免疫组织化学技术发挥了重要作用。如 CD20、CD79a 等抗体阳性表达,为 B 淋巴细胞起源的淋巴瘤应用克隆药物利妥昔单抗(美罗华)治疗奠定了基础。

对于免疫组织化学技术开展,必须严格技术方法和适应证,有必要采用实验室认证制度。不仅技术人员要经过严格培训,所选标本也必须按要求处理,如标本应用 10% 中性福尔马林固定等。同时,诊断医师也必须专门培训,医师准确掌握阳性和阴性的判断标准是避免误诊的重要因素。在实际应用中,医师保守的选择抗体可能导致错误的结论,过度选择抗体会给患者带来额外的经济负担。

(二)分子病理

分子病理技术目前常用的有聚合酶链反应(PCR)和原位杂交技术,聚合酶链反应(PCR)是 20 世纪 80 年代中期发展起来的体外核酸扩增技术。它具有特异、敏感、快速、简便、重复性好、易自动化等突出优点;能在一个试管内将所要研究的目的基因或某一 DNA 片段于数小时内扩增至 10 万乃至百万倍,使肉眼能直接观察和判断;可从一根毛发、一滴血、甚至一个细胞中扩增出足量的 DNA 供分析研究和检测鉴定。过去几天几周才能做到的事情,用 PCR 几小时便可完成。PCR 技术是生物医学领域中的一项革命性创举和里程碑。

PCR 反应的特异性决定因素为:①引物与模板 DNA 特异正确的结合;②碱基配对原则;③TaqDNA 聚合酶合成反应的忠实性;④靶基因的特异性与保守性。

其中引物与模板的正确结合是关键。引物与模板的结合及引物链的延伸是遵循碱基配对原则的。聚合酶合成反应的忠实性及 TaqDNA 聚合酶耐高温性,使反应中模板与引物的结合(复性)可以在较高的温度下进行,结合的特异性大大增加,被扩增的靶基因片段也就能保持很高的正确度。再通过选择特异性和保守性高的靶基因区,其特异性程度就更高。PCR 产物是否为特异性扩增,其结果是否准确可靠,必须对其进行严格的分析与鉴定,才能得出正确的结论。PCR 产物的分析,可依据研究对象和目的不同而采用不同的分析方法。

(三)原位杂交技术

原位杂交组化(简称原位杂交,ISHH)属于分子杂交的一种,是一种应用标记探针与组织细胞中的待测核酸杂交,再应用标记物相关的检测系统,在核酸原有的位置将其显示出来的一种检测技术。原位杂交的本质就是在一定的温度和离子浓度下,使具有特异序列的单链探针通过碱基互补规则与组织细胞内待测的核酸复性结合而使得组织细胞中的特异性核酸得到定位,并通过探针上所标记的检测系统将其在核酸的原有位置上显示出来。探针的种类按所带标记物可分为核素标记探针和非核素标记探针两大类。目前,大多数放射性标记法是通过酶促反应将标记的基因掺入 DNA 中,常用的核素标记物有 3H、35S、^{125}I 和 32P。核素标记物虽然有灵敏性高,背底较为清晰等优点,但是由于放射性核素对人和环境均会造成伤害,近来有被非核素取代的趋势。非核素标记物中目前最常用的有生物素、地高辛和荧光素三种。

(四)荧光原位杂交(FISH)

是一种应用荧光物质依靠核酸探针杂交原理在核中或染色体上显示 DNA 序列位置的方法。FISH 具有快速、安全、经济、灵敏度高、特异性强等优点,在中期及间期细胞均可检测 DNA 序列及其变化,广泛应用于细胞遗传学、产前诊断、肿瘤生物学、核组成、基因定位、基因扩增等领域。细胞内染色质含量的不平衡是引起肿瘤的根本原因,细胞遗传学上表现为染色体数目或结构异常,分子水平上表现为 DNA 片段的扩增、缺失、碱基改变等。将 FISH 应用于肿瘤生物学研究具有广阔前景。目前应用最普遍的是对于 Her-2,免疫组化法定性 2+,必须通过原位杂交确定有无 Her-2 扩增,以选择群司珠单抗(赫赛汀)等合适的药物治疗。

(牟丽丽)

第二节　肿瘤放射治疗

肿瘤放射治疗(简称放疗)就是用放射线治疗癌症。放射治疗已经历了一个多世纪的发展历程。在伦琴发现 X 线、居里夫人发现镭之后,很快就应用于临床治疗恶性肿瘤,直到目前放射治疗仍然是恶性肿瘤重要的局部治疗主要方法之一。约 70%的癌症病人在治疗癌症的过程中需要进行放射治疗,约 40%的癌症可以用放疗根治。放射治疗在肿瘤治疗中的作用和地位日益突出。放射治疗已成为治疗恶性肿瘤的主要手段之一。

一、肿瘤放射物理学基础

临床放射物理学在放射治疗中是不可缺少的学科,它可以在决定做放射治疗后,指导如何选择放射源,如何使肿瘤获得最大最均匀的照射,而正常组织受到的照射量最低。放射物理对于治疗的质量控制和质量保证起着决定性的作用。它主要研究各种放射源的放射线性能和剂量分布特点,包括临床剂量学的相关问题。

(一)放射线种类及其照射方式

1.放射线的分类　放射治疗中使用的放射线主要有三类:①放射性核素放出的 α、β、γ 线;②X 线治疗机和各类加速器产生的不同能量的 X 线;③各类加速器产生的电子束、快中子、质子束、负 π 介子束以及其他重粒子束等。X 线和 γ 线两者并无本质上的区别,只是其在产生方式上不同。习惯上,人们把由高压设备(如加速器,深层、中层和接触治疗机)人工产生的看不见的射线叫做 X 射线;而把放射性核素产生出来的射线就称为 γ 线。

线性能量传递(LET)是放射线在某一距离内所释放出能量的多少,以上射线又以此分为两大类:第一类是低线性能量传递(LET)射线,包括光子(X 线、γ 线)及电子线;第二类是高线性能量传递(LET)射线,包括快中子、质子、负π介子、重离子等。高 LET 射线与低 LET 射线的生物学效应有所不同。目前在临床上使用的主要还是低 LET 射线,高 LET 射线在国内外尚属于临床试用阶段。

2.放射治疗的方式

(1)体外照射:体外照射又称为远距离放射治疗。这种照射技术是治疗时,放疗机用高能射线或粒子来瞄准癌肿。单纯从身体外部进行放射治疗有一定的局限性,很难达到足够高量,且有邻近主要脏器受量限制,造成总有一部分肿瘤局部复发。

(2)体内照射:体内照射又称为近距离放射治疗。这种治疗技术把高强度的微型放射源送入体腔内或配合手术插入肿瘤组织内,进行近距离照射,从而有效地杀伤肿瘤组织。治疗技术涉及腔管、组织间和术中、敷贴等多种施治方式。这一技术发展很快,它可使大量无法手术治疗、外照射又难以控制或复发的病人获得再次治疗的机会,并有肯定的疗效。而正常组织不会受到过量照射,以避免严重并发症,成为放射治疗技术上的一个重点。过去后装技术仅能用于妇科肿瘤治疗,最新一代后装治疗机已把这种技术扩大应用到鼻咽、食管、支气管、直肠、膀胱、乳腺、胰腺、脑等肿瘤。这种新技术与其他治疗方法配合,逐步形成了很有发展前途的综合治疗手段,在应用中均取得了明显的效果。

放射性粒子植入治疗肿瘤,是指在 B 超或 CT 引导下,可精确地将放射性粒子均匀地置入肿瘤周围,通过放射性粒子持续释放射线来达到最大限度地杀伤肿瘤细胞的作用。肿瘤放射性粒子置入治疗由三个部分组成:①放射性粒子;②三维治疗计划系统,保证粒子置入后在空间分布上与肿瘤形状、大小一致;③粒子植入装置,包括特殊的置入枪、导管和核素储存装置等。放射性粒子可在术中置入,也可通过 B 超或 CT 引导下穿刺植入。放射性粒子植入具有创伤小、肿瘤靶区剂量分布均匀和对周围正常组织损伤小、价格低廉、操作简便等特点,临床上有广阔的应用前景。

3.^{125}I 粒子肿瘤内植入治疗恶性实体瘤 ^{125}I 放射性粒子亦称为粒子刀,是一种极为先进的微型密封放射源。采用 ^{125}I 粒子组织间近距离放疗是原子能物理在临床医学上的应用,是近代医学高科技的治疗手段之一。适宜粒子植入治疗的病种很多,其中以前列腺癌应用得最广泛。

(1)^{125}I 粒子植入的特点:放射性粒子植入最主要的特点是局部"适形"治疗,肿瘤靶区高剂量,而周围正常组织受量较低,这就有效地提高了治疗增益系数,减少并发症,增加疗效。可用于局部恶性肿瘤的治疗,因其能在肿瘤内部产生高剂量区,可以提高肿瘤局部控制率。^{125}I 粒子释放能量为 27.4~31.4keV 的 X 射线及 35.5keV 的 γ 射线,半衰期为 60.1d,全衰期为 400d(图 2-1)。^{125}I 粒子术中植入治疗原发癌或扩散性肿瘤,可缩小手术的解剖范围,扩大手术的治疗范围。与远距离外放射相比,具有靶准、量大而直接,且为连续性高或低剂量率放疗的特点,从而大大改善肿瘤病人的治疗效果,但无全身放疗的不良反应。

(2)^{125}I 粒子植入方法:通过手术或经皮穿刺(采用 18 号针可防辐射可视性植入器)将放射源 ^{125}I 粒子永久植入到肿瘤病灶内及淋巴系统周围,距离保持在 1~1.5cm。使细胞变性坏死,对肿瘤进行持久的放射性治疗,局部肿瘤控制率可达 90% 以上。^{125}I 粒子植入量一般为 20~40 粒(20~30mCi),可根据肿瘤大小调整粒子剂量。治疗后利用 CT 和 X 线平片融合技术,找出在 CT 扫描图上的粒子,得到真正的肿瘤内剂量分布,评价疗效及发生并发症的可能。

(3)125I 粒子植入适应证与禁忌证

适应证:局部(局限性)肿瘤,无远位转移。肿瘤最大径应≤7cm,生长缓慢,分化较好。患者 KPS60 分以上,无重要脏器衰竭表现。①原发恶性肿瘤,如:甲状腺癌、乳腺癌、肺癌、肝癌、胰腺癌、胃肠道癌等;②局部或区域性癌症的延伸扩散部分,特别是累及重要组织,难以手术切除者;③复发性或转移癌症,病灶较孤立者;④外放疗后,由于剂量或组织耐受等原因,癌灶局部残留。

禁忌证:①肿瘤侵犯的大血管部;②纵隔肿瘤;③不能耐受放疗的病人。

可能的并发症:根据粒子植入部位不同,可产生不同的并发症,如出血、穿孔、瘘、感染、粒子移位、肺栓塞等。

（4）^{125}I 粒子植入注意事项:①植入方法是本疗法的重要操作步骤。既要准确地将放射源植入靶组织内,起到"定向爆破"作用,又要防止其移动,达到最大程度杀灭癌细胞,最小限度损伤正常组织及其功能的目的。因此,手术操作中必须根据肿瘤的解剖部位,判断残留癌灶的范围,采用不同的植入方法。②大血管周围禁忌放置粒子,因为粒子可穿透血管而引起大出血。③操作中必须轻柔、准确,避免损坏粒子外壳引起放射泄漏。④植入完成后,应行 X 线片,为粒子定位和计数。手术材料及手术室垃圾应用放射探测仪检测有无放射源失散。

4.影像引导分子生物四维精确放疗　　第四代数字化直线加速器系统 Trilogy 与 PET/CT 的影像融合技术,催生了最为先进的分子生物影像引导四维精确放疗。

PET/CT 全称为正电子发射计算机断层扫描,是利用癌细胞消耗更多的葡萄糖的特点,将带有微量正电子的氟化脱氧葡萄糖（FDG）注入体内,通过捕捉正电子衰变时发射的伽玛射线形成分子生物影像,从而发现代谓特别旺盛的癌症细胞,是目前早期发现肿瘤、寻找肿瘤原发灶最灵敏的影像学方法。

Trilogy 直线加速器系统则是当今最先进的放射治疗专用设备,该系统将实时影像引导、RapidArc 快速拉弧调强和立体定向放疗（X 刀）等技术。

放疗科可以与核医学科合作,首先应用 PET/CT 对癌肿进行三维分子生物影像定位,然后通过国际最先进的 Hermes 放疗计划软件系统,传输给 Trilogy 的治疗计划系统（TPS）,给加速器装上另一只"眼睛",TPS 将三维分子生物影像与自带的 X 线影像探测器采集的三维解剖影像融合,勾画出肿瘤靶位,在精确杀伤肿瘤细胞的同时最大限度地保护了正常人体组织和器官,从而实现分子生物影像引导下的高精度的适形、调强放疗。同对,在治疗过程中,通过 Trilogy 直线加速器独有的呼吸门控技术,可以随时根据患者体内器官随呼吸运动而产生的位置变化做出相应的调整,达到四维放疗的目标。

5.弧形动态调强放疗系统　　弧形动态调强放射治疗机具有世界顶尖的放疗设备系统,比现有的调强放疗更加突出高效精确的特点,使单次放疗照射时间最快可缩短至 2min。

放射治疗作为肿瘤治疗的三大手段之一,被越来越多的人所熟知。临床上,60%～70%的病人需要接受放射治疗。放射治疗就像一把无形的"手术刀"成为肿瘤治疗的重要手段,逐步发挥着抗癌的优势。据专家介绍,RapidArc 系统是利用围绕在患者身边的弧形治疗仪进行准确有效的放射治疗,使得影像引导的调强放疗速度比传统的调强放疗快 2～8 倍。治疗速度加快,实现了治疗精度的提高,因为在治疗过程中患者或肿瘤移动的概率降低,缩短了患者在治疗床上停留的时间,提高了患者的舒适度。同时,速度的提升缩短了患者等待治疗的时间,使有限的医疗资源得到了充分利用。"Rapidarc 系统速度快、效果好的特点,符合有大量放疗病人的专科医院的需要。"某肿瘤医院蒋国梁院长说。此外,这套放疗系统扩大了放疗的指征,例如对以往有肿瘤发生多处转移的患者,运用这套系统进行放射治疗将达良好的效果。

放射治疗的原则是在尽可能彻底杀灭肿瘤的同时,尽量多地保护正常组织器官的功能,即尽可能提高肿瘤区域的照射剂量和减少周围正常组织器官的照射量。Rapidarc 是在图像引导放射治疗（IGRT）技术基础上成功研发的,它是集新型高精尖加速器逆向优化治疗计划设计软件、精密三维和两维的剂量验证设备于一身,真正做到了高精度、高剂量、高疗效、低损伤。

作为目前国际最先进的放射治疗技术,Rapidarc 以其"快、准、优"的特点为肿瘤病人放射治疗提供了更全面、科学、精准的技术解决方案。快:Rapidarc 治疗技术从 IMRT 调强治疗的 15～30min,大幅缩减到 2～4min,让受照肿瘤没有喘息的机会,为提高肿瘤控制率提供了有利武器。如鼻咽癌三维适形强度调控放射治疗每次约 10min,此技术仅需 2 分多钟;准:Rapidarc 治疗技术可在 360。多弧设定的任何角度范围内可旋转照射,多个方向上对肿瘤进行照射,不但可从前后、左右方向,还可从上下方向任何角度对肿瘤进行照射,比"γ-刀"照射范围更大,更灵活,更精准。它不仅做到三度空间顺形治疗,还能调整控制放射线在肿瘤上的强度及在每次治疗时可立即取得三维电脑断层扫描影像做超精确的治疗定位;优:Rapidarc治疗技术不仅让放射线随着肿瘤厚度调弱、增强,还能考虑肿瘤体积各部位的厚薄不同,来给予最适合的放射线强度,同时闪开躲藏在肿瘤中间或凹陷处的重要器官,例如:眼球、脊髓,增加肿瘤控制率和降低正常组织并发症的概率,减少治疗后的不良反应。以正常组织超低量的剂量投照,获得肿瘤治疗区的最大剂量覆盖,从而取得最优化的剂量分布效果。

(二)放射治疗仪器及技术进展

20世纪末放射治疗的主要进展是CT模拟定位、三维治疗计划和适形调强放射治疗技术(包括头部γ刀,头体部X刀)在临床的应用,既提高了放疗精度和疗效,也降低了正常组织的放射损伤。未来放射治疗的发展方向是进一步综合利用放射治疗的先进设备和技术,在肿瘤治疗上实现高精度、高剂量、高疗效和低损伤(三高一低)的现代放疗。随着新的肿瘤诊断定位、无创体位固定、三维治疗计划系统和放疗设备等的不断涌现,以及放疗技术的不断提高,在肿瘤的治疗上将发挥更大的作用。

1.CT模拟定位系统　CT模拟定位系统是将专用于放射治疗定位的螺旋CT、激光定位系统和三维立体治疗计划系统三者通过网络连接起来,使之成为集影像诊断、图像传送、肿瘤定位和制订治疗计划为一体的肿瘤定位和治疗计划系统。在放疗常规定位和立体定位中可准确勾画出肿瘤的范围和肿瘤与周围正常组织之间的关系。这是提高放疗精度、减少放射损伤的必要前提。病人首先在螺旋CT下接受扫描.确定肿瘤大小、形状,并定位治疗靶区,然后科技人员通过三维治疗计划系统确定肿瘤在三维空间的位置,优化肿瘤靶区的剂量分布,保证了合理地制定和调整放疗方案。

2.立体定向适形放射治疗系统　放射治疗的目标是努力提高放射治疗的治疗增益比,即最大限度地将剂量集中到病灶(靶区)内,杀灭肿瘤细胞,而使周围正常组织和器官少受或免受不必要的照射。适形治疗是一种提高治疗增益的较为有效的物理措施。我们通常把利用适形治疗的技术,使得高剂量区分布的形状在三维方向上与病灶(靶区)的形状一致。称为三维适形放射治疗。若照射野的形状与病变的投影形状一致,且每个照射野内诸点的输出剂量率能按要求的方式进行调整(束流调节),这样的三维适形放疗被称为调强适形放疗(IMRT),其首先是对肿瘤靶区达到三维适形的照射,其次是使肿瘤靶区和邻近敏感器官可以获得照射剂量强度的调节。是目前世界上正在开发的最高技术档次的外照射技术。其基本构造由三大部分所组成:①立体定向系统;②三维治疗计划系统;③直线加速器及准直器系统。

3.X(γ)射线立体定向放射手术(俗称X刀或γ刀)　现在临床上的γ刀、头体部X-刀都是利用立体定向放疗技术而产生的,它们的学名称为X(γ)线立体定向放射手术,简称SRS,其特征是小野三维集束单次大剂量照射,这种高精度的立体定向放疗技术,可在放射剂量上形成一个围绕病灶的高剂量分布区,而在病灶周围正常组织的剂量急剧下降,由此形成锐性边缘,从而使早期小肿瘤(一般小于3cm)不用开刀而获得外科手术同样的效果,所以人们形象地称之为"刀"。

γ刀:放射源为^{60}Co,201个放射性钴源放置在一个半球形的厚壳内,所产生的γ射线聚焦后能量极高。治疗中病灶中有高剂量的放射线,而周围正常组织中放射线则很少。而这把刀确定颅内病灶靶点在三维空间的坐标位置,是通过立体定向仪来完成的。由于这些脑深部的病灶紧贴在脑部重要的神经、血管及脑干等位置,用γ刀必须使病灶所受的放射剂量在生理安全范围之内,所以影像学定位、放射量计划、高精度操作是治疗成功的保障。γ刀治疗的另一特点是不能立竿见影。放射线所照射的病变辐射效应一般需数月至数年才能显现,故治疗后必须定期复查。γ刀治疗的适应证有颅内良性肿瘤,如听神经瘤、脑膜瘤、颅咽管瘤和垂体瘤等,占40%,脑内恶性肿瘤及脑转移瘤占10%;另外,常规手术切除不彻底或复发性肿瘤,以及身体情况不宜开颅手术的病人更是 γ 刀治疗的良好指征。但 γ 刀不是万能的,选择病例非常严格。大多数颅内占位病变仍离不开手术治疗。

头体部 X 刀:是继头部 7 刀之后迅速发展起来的立体放射治疗技术。采用高精度立体定位、三维治疗计划与直线在加速器上进行非共面多轨迹旋转照射等技术相结合,使肿瘤病灶受到致死性高剂量照射,而周围正常组织受量很少,从而能获得根治肿瘤的效果。主要治疗肝、肺、胰腺、盆腔、纵隔等实体恶性肿瘤,对局部病灶的控制全部有效。X 刀对不宜手术、术后复发及组织器官深处局限性转移等肿瘤病人,不失为一种有效的治疗方法。

立体定向适形放射治疗系统的最新技术进展情况

图像引导放射治疗(IGRT)是指在放射治疗照射中依据射野图像或 CBCT 图像获得的肿瘤(靶区)位置的变化,不断调整射野的形状和位置,使其与肿瘤(靶区)的运动同步。现在呼吸门控技术已广泛应用于胸部放疗上,而 IGRT 正逐步应用于放疗。

二、肿瘤放射生物学基础

(一)放射生物学概述

放射线可引起细胞死亡,是由它产生的自由基通过直接作用或者间接作用,使细胞的遗传物质 DNA 发生电离,电离作用的后果是发生不可修复或者错误修复的生化改变,这样就引起了细胞死亡。细胞的放射敏感性取决于其正确修复放射损伤的能力,人们正在仔细地研究基因在修复损伤中的作用。如果关键的修复基因被分离,分子生物学家就能判断哪种肿瘤对放射线敏感,从而使临床医师制定针对每个特定病人最适当的照射剂量。

个别病人的照射剂量与肿瘤控制之间的关系比较显著。由于肿瘤组织异质性的存在,通过临床资料观察到的剂量-效应曲线接近水平,曲线的斜率很小。放疗工作者应努力应用新技术来改善剂量分布,即提高肿瘤靶区剂量。任何剂量的提高将会带来肿瘤控制概率(TCP)的提高。

临床关心的是局部病变得到控制而无并发症出现时的剂量。这意味着在每一个治疗计划中,放疗医师必须平衡肿瘤控制和正常组织损伤之间的剂量。放射治疗的效果也可以说是使肿瘤控制曲线和正常组织损伤曲线分离的能力。

(二)不同分割照射模式的生物学基础

1.常规分割

(1)定义:每周照射 5d,每天照射 1 次,每次靶区剂量为 1.8～2.0Gy。

(2)生物学基础:常规分割照射模式是在 1920 年由法国科学家根据实验结果提出的,到 20 世纪 60 年代后才被用以"4R"的理论加以解释。①让正常组织细胞的损伤有所修复,因为正常组织细胞的修复比肿瘤组织细胞快。②让放射线照射不敏感的乏氧肿瘤细胞转化为对放射敏感的含氧细胞。③让放疗后对放射线照射不敏感的 S、G_1 期细胞进入放射敏感的 G_2 和 M 期。④让非增殖期的 G_0 细胞进入增殖期。

(3)临床应用:常规分割照射是最经典的、最普遍的传统照射方式,几乎适用于需要放疗的全部病人。

2.超分割

(1)定义:减少每次的照射剂量,增加每天的照射次数,但不改变总的治疗时间,照射总剂量可适当增加,一般以每周照射 5d,每天照射 2 次,每次照射 1.15～1.25Gy 为宜。每日 2 次照射的间隔时间为 4～6h。

(2)生物学基础:根据早、晚反应组织的曲线即 α/β 比,晚反应组织的损伤主要与每次分割的剂量有关,所以,超分割照射能减轻晚反应组织如脊髓、脑、肺、肾等正常组织的损伤,使其耐受量可增加 15%～25%。

早期反应组织损伤基本不变或略有增加,肿瘤病灶的控制率可增加10%。另外,每天2次分割照射,间隔时间至少4h以上,利于正常组织细胞完成亚致死性损伤的修复。

3.加速超分割

(1)定义:加速超分割主要有以下2种方式:①每次分割剂量不变或略有减少,每天照射2次,每次照射相同大小的照射野,缩短总的治疗时间,2次放疗的间隔时间为4~6h。②每次分割剂量不变或略有减少,每天照射2次,每次照射的靶区面积不同,较常见的是野中野技术,即大野套小野。每天大小野各照射1次,或大野每天照射1次,小野在1周内照射2~5次,两次照射的间隔时间为4~6h。

(2)生物学基础:缩短放疗总时间,以减少在放疗期间肿瘤细胞的增殖,其结果可加重早期反应,晚期反应也可加重或稍有改变。

(3)临床应用:多用于肿瘤倍增时间短,病程发展快,而一般情况又较好的病人。如果病人在治疗中反应较重,可在症状缓解后改为常规分割照射。

4.大剂量分割

(1)定义:减少总的照射次数,增加每次照射的剂量。较常用的是每周照射3次,隔日照射,每次靶区剂量为3.0~5.0Gy。

(2)生物学基础:早期反应略有增加,晚期反应明显加重。

(3)临床应用:多用于对放射治疗相对不敏感的肿瘤,如恶性黑色素瘤、皮肤癌,骨及软组织肿瘤等,还可用于骨转移的病人,特别是对那些有病理性骨折危险的病人,即可达到良好的镇痛效果,又可减少病人的搬动。

5.在不同分割模式放疗中应注意的事项

(1)如果总疗程中最后一次分割照射需在下周一才能完成时,那么就应该将下周一照射的那次分割剂量提前至本周五内的一天内照射2次。

(2)如果由于假期或机器维修等原因,病人暂停治疗一段时间,那么,最好在停止照射的最后一天和恢复照射的第1天内各照射2次。

(3)病人在整个放疗过程中最好不间断治疗,如果因为各种原因致使放疗中断,则每停照一天,其治疗剂量就应增加0.8Gy,以弥补肿瘤细胞的再增殖。

(4)应当根据病情决定照射时间,而不应根据作息时间安排病人的照射时间。

(三)放射生物学基础概念

1.直接作用　　放射线直接作用于组织细胞中的生物大分子,使其发生损伤。

2.间接作用　　在放射线作用下产生的自由基粒子导致的组织细胞损伤。

3.增殖死亡　　肿瘤细胞受到放射线照射后还能分裂1次或几次后再死亡。

4.间期死亡　　受放射线照射后,细胞处于有丝分裂期时的死亡。

5.细胞死亡　　细胞受到放射线照射后失去无限再增殖的能力。

6.致死性损伤　　细胞所受到损伤在任何情况下都不能修复。

7.亚致死性损伤　　细胞所受到损伤在一定条件下和时间内能完全修复。

8.潜在致死性损伤　　细胞受照射后,如果环境条件合适则可修复损伤,反之则变为不可逆损伤。

9.分裂延迟　　细胞受照射后有丝分裂周期延长,分裂细胞的数量减少。

10.克隆及致克隆性细胞　　由一个细胞分裂增殖形成的细胞群体称为克隆,具有生成克隆能力的原始细胞称为致克隆性细胞。

11.生长比率　　增殖细胞数与细胞总数之比。

12.细胞丢失因子　细胞丢失率与细胞增殖率的比值。

13.氧效应　由于氧的存在而使放射生物效应增强。

14.氧增强比　乏氧细胞和含氧细胞产生相同生物效应所需照射剂量的比值。

15.相对生物效应　产生相同生物效应所需照射剂量的比值。

16.放射敏感性　不同组织细胞对同一种放射线照射所产生放射反应的程度。

17.B-T定律　细胞的放射敏感性与其繁殖能力成正比,与其分化程度成反比。

18.放射增敏比　在无增敏剂和有增敏剂的条件下,产生相同生物效应时所需的照射剂量之比。

19.放射治疗比　正常组织耐受剂量和肿瘤组织致死剂量之比。

20.放射+生物"4R"　即放射性损伤的再修复、肿瘤细胞的再增殖、细胞周期内时相的再分布、肿瘤组织内乏氧细胞的再氧合。

21.肿瘤致死量TCD95　使95%的肿瘤得以控制时所需的照射剂量。

22.正常组织耐受量　正常组织对不同剂量放射线的耐受程度,分别用TD5/5和TD50/5表示。

23.TDs/s　在标准治疗条件下,治疗后5年内,因放射线照射造成严重放射性损伤的病人不超过病人总数的5%。

24.TDso/s　在标准治疗条件下,治疗后5年内,因放射线照射造成严重放射性损伤的病人不超过病人总数的50%。

25.放射增敏剂　与放射线合并应用后对肿瘤组织细胞具有增加其放射性致死效应的物质。

26.放射防护剂　能增强正常组织细胞对放射线照射的耐受性的物质。

三、放射治疗的临床应用

(一)放射治疗的临床实施步骤

1.建立完整的临床病例资料　肿瘤的治疗以综合治疗为主,采用哪几种手段去综合,综合方法的先后程序,要根据病种和每个病人的具体情况而定。确定综合手段之前,应与相应专科主治医师以上医师会诊协商,取得共识后实施治疗方案。应详细追问病史及全面的体格检查,必要的化验室检查;X线胸片、心电图,腹部及盆腔B超,病理组织学诊断,对可疑侵犯部位补充必要的检查,如可疑脑、骨骼及内脏转移时,做CT、MRI及ECT检查。作出临床诊断,明确TNM分期,如为术后病人,要记录术前的临床期别,肿瘤部位,术后病理分类、分级、淋巴结解剖枚数及组织学阳性转移枚数,受体状况。术后化疗和其他辅助治疗情况等。有无其他疾病,对病人机体状态进行评分。医师根据病史、查体及各项检查所得资料,做出全面分析判断后,给病人以最佳治疗方案。

2.制订治疗计划　制订治疗计划的目的,是要在放疗过程中,既要抑制和杀灭肿瘤细胞,又要尽可能减少对正常组织的损伤,使治疗个体化。主要包括下列内容。

(1)确定治疗目标:根治性治疗应尽可能使放疗达到控制肿瘤发展的目的,也考虑尽量减少周围正常组织受量,避免出现严重的放射并发症。姑息性治疗以减轻病人痛苦及提高生存质量为主要目的。

(2)选择适当种类及能量的射线:射线能量的选择要根据病变的部位,肿瘤的大小,选择适宜能量的射线,对深部肿瘤应选择线或直线加速器高能X线(6、8、10MV)对乳腺癌的区域放疗一般米用深浅两种混合线,如⁶⁰Co线,4.6MVX线,和适宜能量的电子束,这样既能使皮肤剂量下降,又能使纵隔或深部组织受量减少。

(3)计算剂量、明确靶区:除计算出总剂量外,还要考虑分次剂量和治疗时间。应该根据靶区计算出肿瘤的吸收剂量。不应以 DM 量代替 DT 量。靶区是照射的目标,靶区也叫靶体积,根据临床检查,B 超,影像学、内镜及特殊造影等,明确肿瘤部位及可能侵犯的范围和淋巴受累区域。并要了解靶区与周围正常组织和器官的关系,设定靶区或靶体积在体表的投影部位,如果深部肿瘤应在模拟机下定位。想方设法提高靶区照射量,降低正常组织受量。物理设计要符合临床剂量学的原则:①肿瘤剂量要准确。②治疗剂量要均匀,使靶区达到 90%的剂量分布。③尽量使 80%的等剂量曲线在治疗区及 50%的等剂量曲线在照射区的要求来调整照射野。④保护正常器官免受损伤。

(4)精确定位:主要由 X 线模拟定位机完成。在模拟机下定位时,首先摆好病人体位,如需要体位固定器或头部面罩均在模拟机床上安放适当,应在每次治疗时能很好重复。模拟机的转动和几何条件、源皮距、源瘤距、照野大小、照射角度均需与治疗机相同。还可利用模拟机的透视条件来确定体内不同部位肿瘤的位置。乳腺癌的全乳切线照射,需在模拟机下,确定两切线的角度,切野高度和胸壁上下切的深度。各部位的内脏肿瘤均需在模拟机下定位。高速发展的计算机技术已应用于放疗领域,使制订放疗计划的方法发生了根本性改变,除了仍要确定治疗目标外,计算剂量可由治疗计划系统(TPS)来完成。TPS 可借助 CT、MRI 影像图及人体解剖横断面,把病人的轮廓,脏器部位,欲设定的靶区及邻近组织等详细描绘下来。TPS 利用计算机运算速度快,精确度高,涉及考虑的因素多,为病人个体化治疗提供了保障。TPS 从二维(2D)发展到三维(3D),可把放射影像学 CT 的大量信息输给 TPS,实行三维图像重建。TPS 的优点使得许多医师能共同决定病人治疗计划的所有步骤。治疗计划设计要由临床医师和物理师共同合作完成,医师根据肿瘤的大小、病理类型、生物学特征和解剖部位,设计提出射线能量、照野大小、照野数目、角度和楔板的应用等。目的是要使靶区达到最大肿瘤致死量,尽量保护周围正常组织和器官免受放射损伤。

3.实施治疗计划　　放疗治疗是一种多学科合作、多项技术相衔接、密切合作共同完成的一项治疗技术,由一组专业人员共同完成。

(1)放疗医师:是治疗计划中最主要的成员,针对病人决定放射线的类型、最适合的治疗剂量,计算治疗次数、时间,制订出病人的治疗计划。医师将放疗计划填写在放疗治疗单上,除通用姓名、性别、年龄、病案号、工作单位、通讯地址外,照野大小、射线能量、照射距离(源皮距或源瘤距)、肿瘤深度、相应的百分深度剂量、预计给予的肿瘤量、病人的体位、机头角度、有无楔形板等都要分别填写清楚。在处方栏内填写每周照射次数、每次照射野数、每野照射剂量(PT 量)等,医师除在病人身上标出照射野外还需在治疗单的体表外形图上标出照野部位、照野形状、大小,记录照野体表标记。并记录病人体位要求。

(2)放疗护士:除完成护理工作外,对治疗进行宣教,安排病人的治疗,并教病人处理一些并发症。

(3)放射物理师:放射物理师确定放疗机器工作正常,并确保准确剂量的射线。物理师将各种参数输入计算机内,计算机将各种因素组织在一起,通过运算打出等剂量曲线分布图,并有文字说明供医师参考。如医师认为未达到临床要求,可继续调整各种参数直到剂量分布满意为止,并可留下记录,随时查用。

(4)放射治疗师:为病人实施治疗的具体放疗机操作人员。医师和物理师对每个病人提出的照射设计和要求,最终要通过放疗技术员来完成。

(二)放射治疗的适应证

凡是对放射线能起适宜效应的恶性肿瘤,即能达到根治目的或姑息治疗目的者均可做放射治疗。随着放射治疗技术的发展,放射治疗的适应证也在不断扩大。对放疗敏感的肿瘤如恶性淋巴瘤、鼻咽癌、精原细胞瘤、宫颈癌、皮肤癌等放疗可使其瘤体消失,有可能根治。对放疗不太敏感的肿瘤,亦可试做放疗,以求瘤体缩小,延缓其发展。对某些早期肿瘤,如宫颈癌、鼻咽癌、皮肤癌,可以做根治性放疗,使患者获得长期、甚至终身生存。对晚期及某些肿瘤,可做姑息性放疗,以减少患者痛苦,延长患者生命。如对骨转移、脑转移放疗可以镇痛,对食管癌引起的吞咽困难可明显缓解,对纵隔肿瘤压迫引起的呼吸困难亦可明显缓解,较药物更有效。放疗可以作为单独的治疗手段,亦可配合手术行术前、术中或术后放疗。或配合化疗、中医药进行综合治疗。

(三)放射治疗的禁忌证

临床上影响放射治疗疗效的因素很多,肿瘤本身因素、病人自身因素、放疗设备及放疗技术均与其密切相关。放疗的绝对禁忌证不多见,但存在相对的禁忌证:①明显恶病质、广泛转移,或估计生存期小于3个月者;②严重急性感染未被控制;③WBC$<3.0\times10^9$/L、Hb<6g/L、PLT$<5.0\times10^9$/L 或有明显再生障碍性贫血;④严重心、肺、肝、肾疾病放疗后可能加重或致死者;⑤放射部位已接受过放疗,且已有较严重放射损伤,不能再进行放疗者。

(四)放射治疗的临床应用

1.根治性放疗 根治性放疗指应用放疗方法全部而永久地消灭恶性肿瘤的原发和转移病灶。放疗所给的肿瘤量需要达到根治剂量。当肿瘤较局限,或只有邻近组织侵犯或淋巴结转移,且肿瘤对射线又较敏感时,放射治疗可作为根治性治疗手段。在这类肿瘤的综合治疗方案中,放疗也起到主要作用。皮肤癌、鼻咽癌、早期喉癌、早期口腔癌,由于血供丰富,肿瘤对放射线敏感性较高。单纯放疗5年生存率可达到70%~80%,又能保留生理功能,是根治性放疗的适应证。根治性放疗还可用于较早期的食管癌和非小细胞肺癌、霍奇金病、子宫颈癌和某些脑肿瘤等。早期乳腺癌可采用肿物局部手术切除配合根治性放疗,既保留了乳房外观和功能,又得到和根治术相同的疗效,目前该技术在国内外得到广泛开展。

2.姑息性放疗 姑息性放疗是指应用放疗方法治疗晚期肿瘤的复发和转移病灶,以达到改善症状的目的。适用于晚期肿瘤病人或因各种原因无法接受手术、化疗者,可通过放射治疗,减轻症状,解除痛苦,延长病人的生命。有时将姑息性放疗称为减症放疗,用于下列情况:①镇痛:如肿瘤骨转移及软组织浸润等所引起的疼痛;②缓解压迫:如肿瘤引起的消化道、呼吸道、泌尿系统等的梗阻;③止血:如肺癌或肺转移病灶引起的咯血等;④促进溃疡性癌灶控制:如伴有溃疡的大面积皮肤癌、口腔癌、乳腺癌等。⑤改善生活质量:如通过缩小肿瘤或改善症状后使生活质量提高。

3.综合治疗中的辅助性放疗 辅助性放疗是放疗作为综合治疗的一部分,应用放疗与手术或化疗综合治疗,提高病人的治疗效果。在手术或化疗前后,放疗可以缩小肿瘤或消除潜在的局部转移病灶,提高治愈率,减少复发和转移。

(1)术前放射治疗:术前放疗是经过了长期的基础研究和临床实践得出的,并不是随意进行的。一般放射治疗后2周手术。术前放疗可消灭亚临床病灶,同时缩小原发灶,使原来不适于手术或不能手术的病人能够手术,使手术范围缩小,提高肿瘤的切除率,较好地保存病人手术后的生理和生活能力。术前放射治疗也可以降低肿瘤细胞的活力。降低癌细胞的淋巴和血行转移机会,减少癌细胞的局部种植,从而提高治愈率。术前放疗并不增加手术的难度,也不增加手术死亡率、手术感染、伤口难愈合、吻合口漏等手术的并发症。适用于食管癌、喉癌、上颌窦癌、软组织肉瘤、直肠癌等。

(2)术中放射治疗:术中放疗是对手术中暴露出的不能切除肿瘤,残留病灶或临床淋巴引流区,在直视下避开周围正常组织或进行必要的遮挡保护,一次给予安全的大剂量照射,使局部获得高量从而减少术后复发率,以及对可能切除不彻底的区域给予大剂量的杀伤。当需补做外照射时,可降低外照射量,从而减少放射损伤。术中野通常包括可能潜在残存肿瘤的组织、手术涉及的组织、外科缝合的血管及胃肠道吻合口处等。术中放射治疗如剂量过高,往往带来不可弥补的放射损伤,目前多与术后放疗相结合,两者相辅相成可提高局部控制率。常用于胃癌、胰腺癌、直肠癌和脑瘤的治疗。

(3)术后放射治疗:术后放疗用于手术切除不彻底而残存病灶者,或按肿瘤发展规律有癌存在可能,或敏感性肿瘤与恶性度高的肿瘤。在手术中对可疑残留区,应用金属夹子标记,详细记录在案,便于定位放疗参考。术后放疗待伤口愈合和身体恢复后,一般在手术后2~4周进行。确有残留病灶应予以放疗,可达到根治或控制肿瘤延缓复发的目的。有的肿瘤虽然手术做得很大、很彻底,但临床观察到还有很多会出现复发或转移,手术后放疗就能取得减少复发和转移的目的。脑瘤、肺癌、食管癌、直肠癌、软组织肉瘤、中期乳腺癌等通过术后放疗可提高局部控制率。恶性度高的肿瘤(一般相对较敏感)往往切不干净或术后易于复发、转移,不仅要做术后放疗,还要做化疗,如肾母细胞瘤、小脑髓母细胞瘤等。

(4)化疗与放射治疗:已有大量报道,一些肿瘤采用放化疗综合治疗可以提高疗效。具体到某一种肿瘤,放化疗的结合仍需遵循该肿瘤的治疗规范,以及大样本循证医学证据,而非主观盲目臆断。

(5)放疗与其他综合治疗:放疗与生物反应调节剂、抗体导向治疗、热疗等的综合治疗均有疗效提高的报道,但仍需大样本证据证实。

(五)肿瘤急症放疗

下列情况应立即给予放射治疗,以缓解病人的症状,减轻病人的痛苦。症状缓解后改为常规放疗。

1.上腔静脉压迫综合征　病人临床表现为面部水肿,发绀,胸壁静脉及颈静脉怒张,上肢水肿,呼吸困难不能平卧休息等。引起上腔静脉压迫综合征的肿瘤,肺癌占75%~85%,恶性淋巴瘤占11%~15%,转移瘤占7%,良性肿瘤占3%。

2.颅内压增高症　颅内压增高症会导致脑实质移位,在张力最薄弱的方向形成脑疝,造成病人神经系统致命性损伤而猝死。其临床表现为头痛、呕吐、视觉障碍,甚至精神不振、昏睡、嗜睡、癫痫发作。放射治疗最适用于白血病性脑膜炎及多发性脑转移瘤引起的颅内压增高症的急症治疗。同时使用激素及利尿药,能够使病人症状得到缓解,恢复一定的生活自理能力。

3.脊髓压迫症　脊髓压迫症发展迅速,一旦截瘫很难恢复正常。原发性或转移性肿瘤是脊髓压迫症的常见原因,肺癌、乳腺癌、前列腺癌、多发性骨髓瘤和恶性淋巴瘤最易转移至脊椎,导致脊髓压迫。95%以上的脊椎转移瘤均在髓外,对不能手术的髓外肿瘤应尽快采取放射治疗,同时也应使用大剂量皮质类固醇,促使水肿消退,防止放疗水肿发生。这种快速照射法通常可使多数病人疼痛明显减轻,症状缓解。

4.骨转移剧痛　骨转移的放射治疗的止痛作用既快又好,同时也有延长生存的作用。

(六)放射治疗的不良反应及其处理

放疗只能在正常组织能够耐受的情况下,最大限度地杀灭肿瘤细胞。对放射线敏感的肿瘤,杀死癌细胞的剂量不会使肿瘤周围正常组织受到损伤。照射剂量不加限制的话,任何肿瘤都可以被消灭,但此时的剂量将大大超过正常细胞的承受能力,就会出现"玉石俱焚"的情况,这不是放射治疗的目的。放射治疗可以使肿瘤根治。有的肿瘤细胞的放射线致死剂量与周围正常组织细胞的致死或损伤剂量相似,杀死癌细胞的同时也会严重损伤正常组织。主要器官的放射反应及损伤和防治方法如下。

1.皮肤反应和损伤　皮肤早期可发红发痒、疼痛,或红斑、脱皮,护理不当可造成局部破溃、渗液,继发感染;晚期皮肤损伤为色素沉着、萎缩、深部纤维化。早期反应可适当停照1~2d,一般反应不影响继续治疗。皮肤反应来得早晚及轻重程度与所用射线的物理特性及治疗计划的设计有关,如常压X线最大剂量在皮肤表面,所以皮肤反应与照射剂量直接相关。相反,超高压射线有皮肤保护效应,因最大剂量发生在皮肤表面下一定深度,其深度大小依射线能量而不同,像乳腺癌全乳切线照射时常看到腋下皮肤产生红斑样放射性皮炎,约发生在皮肤受量15Gy时,红斑可使皮肤的温度和血流增加,皮肤红斑或干性皮炎一般不需任何治疗。湿性放射性皮炎,应用常压X线,或电子束,或照射部位在易潮湿的腋下,会阴部,易发生湿性放射性皮炎。其治疗主要是防感染,保持局部干燥。

2.胃肠系统放射反应和损伤

(1)急性放射性食管炎:多见于颈部及胸部肿瘤进行放射治疗的病人,食管接受15Gy以后,可引起放射性食管炎,临床表现:吞咽时胸骨后疼痛,可见少量呕血。出现放射性食管炎时可进行对症处理,保持口腔清洁,进软食,禁刺激性食物,疼痛厉害时,饭前可含咽2%利多卡因液。药物治疗,地塞米松0.75mg,每日3次含化,防感染也可适量口服抗生素。一般5～7d临床症状大部分消失,不必中断治疗。

(2)急性放射性胃炎:易发生在上腹部放疗时。临床表现:恶心、呕吐、食欲减退。

(3)急性放射性小肠炎:易发生在腹部照射时,以恶心、呕吐、痉挛性腹痛及腹泻为主,偶有出血、小肠梗阻、穿孔或瘘管形成。放射剂量>50Gy,乙状结肠最易受损伤,可出现腹痛、里急后重及便血等。肛门黏膜及肛门周围皮肤对放射线敏感,易局部渗出、糜烂及继发感染。

(4)急性放射性肝炎:肝脏接受放射剂量达33Gy时,特别是与化疗并用时,易发生急性放射性肝炎。一般发生在放疗后1～2个月,有的潜伏期达10个月。主要临床表现,除了恶心、乏力外,可见短时期内肝脏迅速增大,出现大量腹水,有时伴有黄疸,肝功能检查提示肝功能损害。目前尚无特效的治疗方法,主要以对症治疗为主,给予高蛋白、高热量饮食,限制盐的摄入,给予B族维生素、维生素C,较大剂量的维生素E和葡醛内酯(肝泰乐)等保肝治疗。皮质激素可以试用,但作用尚不肯定。

(5)放射性肺损伤:急性放射性肺炎是危害性较大的并发症。照射剂量30～40Gy3～4周后,所照射的肺呈现急性渗出性炎症。每一位肺部照射的病人都有这种改变,但大多数不产生症状,此时若有感染即产生症状,称急性放射性肺炎。若不产生症状,照射结束后,炎症逐步吸收、消散,逐渐形成不同程度的肺实质的纤维变。肺纤维化发生于照射后6个月左右,逐渐加重,到一年达到最严重的地步。放射性肺炎的形成与照射面积关系最大,与剂量及分割、机体因素、个体差异、有无慢性肺疾病与放射性肺炎的发生也有一定的关系。放疗中并用多柔比星(ADM)、平阳霉素(PYM)、长春新碱(VCR)等抗癌药及吸烟也易促使放射性肺炎的发生。放射性肺炎的治疗主要是用大剂量的抗生素及肾上腺皮质激素,尤其是大剂量使用肾上腺皮质激素连续数周。其他可给予支气管扩张药等对症治疗。

3.中枢神经系统放射性损伤

(1)全脑放疗的急性反应:表现为脑水肿、颅内压增高,头痛、恶心、呕吐,给予少量地塞米松可缓解,还可出现疲劳、嗜睡、大脑局灶性坏死。其他慢性损伤表现为记忆力丧失、视觉异常等,无特殊治疗。脑肿瘤或脑转移瘤放疗时,常伴有疲劳和嗜睡,颅内肿瘤体积大,放疗一开始颅内压升高症状可能加剧,并在1h内常有变化,如早晨症状加重,随后则慢慢缓解。除头痛外常伴有严重或中等的呕吐,大量的皮质激素口服或静脉给药可以减轻,如症状仍不缓解应考虑静脉给予甘露醇。

(2)放射性脊髓炎:早期损害常出现在放疗后的4～6周,甚至发生在相当低的剂量时,这种表现多为暂时的脱髓鞘反应,如脊髓照射后低头弯曲时上肢或下肢有短暂的电休克样麻痛,向肢体或背部放射,这些反应是可逆的,持续4～8个月,个别病例达数年。晚期损害是伴功能降低的神经组织坏死,多数为脊髓横断,多发生在脊髓放射量≥50Gy时,表现为下肢感觉异常,如灼热感或疼痛等,进而出现肌无力,呈进行性,最终导致出现损伤平面以下截瘫,伴膀胱或肠麻痹。急性期可即时给予地塞米松,辅以神经营养及扩张血管药物等。神经坏死及功能的丧失反应是不可逆的,因此只有在治疗时,精心设计治疗方案预防其发生神经永久性损伤,才是唯一可行的治疗放射性脊髓炎方法。

(李洪水)

第三节　肿瘤化学药物治疗

一、化疗概述

近 20 年来,肿瘤内科学进入了一个新的发展时期:如对肿瘤多药耐药机制的阐明;紫杉醇、吉西他滨等新药的问世;肿瘤的生物治疗、靶向治疗的迅速开展。随着化疗药物不断发现,肿瘤化疗进展迅速,已由姑息治疗向根治治疗过渡,使多数肿瘤疗效及生存期有明显改善,并可治愈某些肿瘤,而且成为当代肿瘤综合治疗的重要组成部分,致使乳腺癌、骨肉瘤、睾丸肿瘤、局限期小细胞肺癌、肾母细胞瘤及大肠癌等治愈率及生存期均有显著改善。肿瘤化疗在肿瘤综合治疗中发挥了重要作用。

(一)化疗生物学

癌细胞区别于正常细胞的主要特征有:细胞过度增殖、侵袭力、转移性、诱导新血管生成和逃逸免疫监视。每一个恶性特征都是新药发展的起始点。目前,大多数化疗药物主要是通过抑制细胞扩增起作用。

细胞扩增通过细胞增殖来完成。细胞增殖历经四个时相:DNA 合成前期(G_1),DNA 合成期(S),DNA 合成后期(G_2),有丝分裂期(M)。它的中心事件是 DNA 合成(S 期)和细胞有丝分裂(M 期)。三个动力学参数:细胞周期时间(Tc)、增殖比(GF)及细胞丢失率(Ki),决定增殖细胞群体的生长状态。前两者与化疗关系密切。Tc 因肿瘤而异,恶性度高的肿瘤一般 Tc 较短,GF 比值高,倍增时间短,对化疗敏感。调节细胞周期基因的获得性突变是大多数癌细胞无限扩增的原因。

大多数药物的活性局限于细胞周期的某一个特异期,为周期特异性或时间特异性药物。选择杀伤某时相细胞,或使增殖细胞停留于某一时相(同步化)。从 DNA 前体小分子水平阻断 DNA 合成、继之阻碍 RNA 转录及蛋白质合成。此类药物作用较弱而缓慢,杀伤效应随时间而增加,即时间依赖性药物。临床宜小剂量、持续一定时间给药。如叶酸类拮抗药、长春花生物碱类等。

周期非特异性药物选择作用于各增殖状态,包括静止期(Go)在内的药物。主要作用于大分子 DNA(直接破坏 DNA 双链,或与之结合为复合物),阻碍 RNA 转录及蛋白质合成。此类药物作用强而迅速,杀伤力随剂量增加而增加,为剂量依赖性药物。临床应大剂量一次给药。如抗癌抗生素、烷化剂等。

联合化疗一般包括两类以上作用机制不同的药物,选药时也要尽可能使各药的毒性不相重复,以提高正常组织的耐受性。目前药物数量多主张 2~4 种药最好。

(二)化疗的药动学

药动学是研究药物的吸收、分布、代谢和排泄的一门学科。药动学的基本概念是药物从体内的清除过程。药动学在患者之间变化很大,患者间药动学的差异是由药物的吸收、分布、代谢和排泄不同所致。也解释了为什么同样药物的药物剂量和方案在不同的病人中出现的毒性不同。

大多数细胞毒性药物和其代谢物的排泄是通过肾脏或肝脏完成的。肾脏和胆汁的排泄过程是极其复杂的。肾和胆汁的排泄受疾病和当前治疗的影响。

(三)化疗药物的种类

应用于临床的化疗药物从 20 世纪 40 年代的几种发展为现在的 70 余种。常用的种类如下:

1.烷化剂　烷化剂是一类能与大分子 RNA、DNA 和蛋白质共价结合发生烷化反应的化合物。它的细胞毒性作用是由于 DNA 的共价修饰,形成了 DNA 链间交叉或碱基修饰导致单链 DNA 断裂。常见药物:

氮芥、环磷酰胺、异环磷酰胺、塞替哌、卡莫司汀、洛莫司汀、尼莫司汀等。

2.蒽环类药物和DNA嵌入剂　　DNA嵌入剂有一个共同的化学结构和作用机制。它们有一个二维芳香环结构,可嵌入DNA的相邻碱基对之间,改变DNA的超螺旋结构,导致调节DNA拓扑异构酶Ⅱ和其他酶的失活。DNA嵌入剂是通过促进拓扑异构酶介导的DNA损伤来杀伤细胞的。DNA嵌入剂是抗肿瘤药物中最重要的药物之一,应用于临床的有蒽环类(多柔比星、柔红霉素、表柔比星、去氧柔红霉素)、米托蒽醌、放射菌素D和安吖啶(M-amsa)。

3.叶酸类拮抗药　　叶酸类拮抗药的作用是抑制一种或多种包括叶酸辅酶在内的生物合成步骤。主要通过抑制二氢叶酸还原酶,导致四氢叶酸合成的减少。是嘌呤生物合成中的一个重要步骤。胸腺嘧啶的合成是唯一由叶酸辅酶介导,使四氢叶酸转化为二氢叶酸,还原为四氢叶酸。在迅速分裂的细胞中,二氢叶酸还原酶的抑制导致了胸腺嘧啶三磷酸核苷池的缩小,DNA合成减少,最终细胞死亡。常见药物甲氨蝶呤、洛拉曲克等。

4.铂类化合物　　铂类化合物为金属络合物,能与蛋白质和核酸形成共价结合。其细胞毒性作用是形成DNA链间交叉或链内交义,导致DNA断裂。在临床中常用的铂类化合物有:顺铂、卡铂、奥铂、络铂、奈达铂等。

5.嘌呤和嘧啶抗代谢物　　核苷酸抗代谢物是一类模拟嘌呤或嘧啶的抗肿瘤药物,大多数嘌呤和嘧啶类似物是仅在转化为核苷酸形式后才具有活性的前体药物。核苷酸抗代谢物通过许多机制介导它们的抗肿瘤作用,包括抑制核酸的生物合成和掺入新形成的RNA或DNA中去。常见药物氟尿嘧啶,替加氟,卡莫氟,六甲蜜胺等。

6.紫杉类　　紫杉类药物,紫杉醇和多西他赛具有独特的作用机制和广谱的抗肿瘤活性。紫杉醇是从美国西部紫杉树皮中分离得到的;多西他赛是从欧洲紫杉的针叶中提取的。目前这两种药物均为合成方法生产的。紫杉醇和多西他赛通过可逆的高亲和力结合到多聚微管上,抑制了微管的正常解聚。正常微管功能的中断导致了类似于长春花生物碱有关的生物学效应:抑制细胞运动、分泌和分裂。对紫杉类耐药的机制是由于微管蛋白亚单位表达改变或突变和β-糖蛋白表达升高。

7.拓扑异构酶Ⅰ抑制药　　其作用靶点在DNA拓扑异构酶Ⅰ。该酶通过松解超螺旋DNA,在转录和DNA复制中起作用。拓扑异构酶Ⅰ的抑制导致了单链DNA断裂和细胞死亡。对喜树碱的耐药是由于拓扑异构酶Ⅰ表达改变或突变。常见药物有喜树碱、9-氨基-20(s)-喜树碱、拓扑替康、伊立替康(CPT-11)等。

8.拓扑异构酶Ⅱ抑制药　　依托泊苷(VP-16)和替尼泊苷(VM-26)均为鬼臼素的半合成衍生物,是从北美鬼臼或西部鬼臼提取到鬼臼树脂,经化学分离得到鬼臼毒素,在此基础上通过半合成方法获得的。它们的细胞毒作用是抑制DNA拓扑异构酶Ⅱ,导致DNA双链断裂。

9.长春花生物碱　　长春花生物碱可逆地结合于微管蛋白上,中断了有赖于微管形成功能的进程,包括细胞骨架功能、膜转运、细胞运动和有丝分裂。尽管其作用的主要机制是抗有丝分裂,但微管中断的多种生物学效应可以解释长春花生物碱在分裂和未分裂细胞中的细胞毒作用。β糖蛋白(MDR1基因)的过度表达或微管蛋白亚单位α或β的突变,减弱了长春花生物碱的结合力,使细胞对这类药物产生了耐药。在美国被批准应用的长春花生物碱有三种,即长春碱、长春新碱和长春瑞滨。

10.内分泌作用药物　　乳腺、子宫内膜和前列腺的生长和分化是由性腺激素调节的。起源于这些部位的恶性肿瘤的生长有激素依赖性。降低性腺激素水平或干扰与激素受体相互作用的内分泌或激素疗法是乳腺癌、子宫内膜癌和前列腺癌的有效治疗方法。常用药物有他莫昔芬、醋酸甲地孕酮、醋酸甲羟孕酮等。

11.生物反应调节药　　生物反应调节药主要通过调动宿主的天然防卫机制而产生抗肿瘤效应的大分子。最常用的生物反应调节药是白介素-2(IL-2)和α-干扰素(IFN-α)。

　　最近的几十年,随着对引起癌症的分子通路了解的深入,为癌症治疗提供了新的途径,作为基础研究的结果,已经有几百种治疗人类恶性肿瘤化合物处于不同的发展时期。这些药物中有许多药物具有新的细胞靶向和作用机制。令人兴奋的合理药物发现的时代使我们对高效低毒的新药物充满了希望。

(四)耐药机制和耐药调节药

　　临床耐药的机制很多,研究证明耐药细胞遗传性及生化特性发生了复杂变化,使细胞通过许多不同途径对药物产生耐药,如摄取药物量减少;药物外流增加;加速药物降解或代谢;药物作用的靶酶表达改变(DNA,Topo 含量减少,谷胱甘肽-S-转移酶含量增加)等。体内耐药过程极为复杂,可以一种耐药机制为主,亦可为多种耐药机制参与的结果。

二、化疗药物的不良反应及其处理

　　抗肿瘤药物在杀伤肿瘤细胞的同时,对人体的某些正常细胞也产生一定的损害,这就是抗肿瘤药物的不良反应。每一例病人化疗不良反应的发生与病人的身体和心理状态有关,也与既往治疗、化疗方案、用药途径及其他同时接受的治疗有关。

【不良反应的分类】

(一)根据发生的概率(病人发生不良反应的百分比)分为:

1.十分常见($90\%\sim100\%$)。

2.常见($15\%\sim90\%$)。

3.少见($5\%\sim15\%$)。

4.偶发($1\%\sim5\%$)。

5.罕见($<1\%$)。

(二)以时间分类

1.立即反应　是指少于 30min 的反应。如过敏性休克,心律失常,注射部位疼痛。

2.早期反应　是指 15min 至 24h 以内的不良反应,如恶心、呕吐、发热、过敏反应、流感症状。

3.近期反应　是指 1 周内的不良反应。如骨髓抑制、口腔炎、腹泻、脱发、周围神经炎、麻痹性肠梗阻。

4.迟发反应　是指 4 周以后发生的不良反应。如皮肤色素沉着、心毒性、肝毒性、肺毒性、不育症,致癌作用。

(三)以脏器分类

1.造血系统的不良反应　如白细胞减少、血小板减少、贫血等。

2.消化系统的不良反应　如口腔炎、恶心、呕吐、腹泻、便秘、肝功能损害等。

3.循环系统的不良反应　如静脉炎、心包炎、心肌损害等。

4.呼吸系统的不良反应　如间质性肺炎、肺纤维化等。

5.泌尿系统的不良反应　如肾功能损害、出血性膀胱炎、尿频、尿潴留。

6.神经系统的不良反应　如肢体感觉过敏、末梢神经炎、听神经损害等。

7.生殖系统的不良反应　如精子或卵子的损伤或生成障碍、不孕、不育等。

8.内分泌系统的不良反应　如男人女性化、女人男性化、性欲减退、闭经、更年期综合征等。

9.皮肤、黏膜反应　红斑、皮疹、溃疡、色素沉着、局部坏死。

(四)按转归分类

1.可逆性不良反应。

2.不可逆性不良反应。

(五)按后果分类

1.非致死性不良反应。

2.致死性不良反应。

【化疗药物不良反应的产生原因】

1.化疗药物对肿瘤细胞的选择性差,机体所有生长旺盛、新陈代谢快的细胞均可受到损害。

2.化疗药物可以激发机体的免疫反应,多见于植物来源的抗癌药物,如VCR、TXT、紫杉醇。

3.化疗药物对特定组织细胞具有亲和性。

4.化疗药物及其代谢产物影响了机体的水、电解质平衡。

5.化疗药物及其代谢产物超出了机体的代谢与清除能力。

【化疗药物不良反应的表现及其处理】

(一)骨髓抑制

1.临床表现 一般多先出现中性粒细胞减少,其次出现血小板减少。个别可先有血小板减少,如丝裂霉素、吉西他滨。多于化疗后7~10d表现血象异常,12~16d达到最低,20~26d恢复正常。但亚硝脲类,如洛莫司汀(CCNU)、甲氨蝶呤-洛莫司汀(MTX-CCNU)及卡铂(CBP)等为迟发性骨髓抑制,其血象异常可出现于4周以后。

2.常用药物 长春瑞滨(NVB)、长春地辛(VDS)、依托泊苷(VP-16)、CBP、多柔比星(ADM)、MTX、异环磷酰胺(IFO)。

3.处理 ①以WBC减少为主的,首先应减少化疗药物的剂量或停药,然后给予抗生素,预防感染,第三,应用升白药物,如强力升白片,小檗胺(生白胺)、非格司亭(G-CSF)、沙格司亭(GM-CSF)。合理的用药:先用G-CSF2d,后用GM-CSF7d。②以PLT减少为主的,在减少化疗药物剂量或停药的同时,给予止血药预防出血,必要时输血小板成分血。③贫血明显者,可输浓缩红细胞,卧床休息,吸氧及相应的对症处理。无潜在失血的情况下,化疗中出现Hb<100g/L,应停止化疗。

(二)恶心,呕吐

1.临床表现 频繁恶心,呕吐,可伴有顽固性呃逆。

2.常用药物 顺铂(DDP)、环磷酰胺(CTX)、ADM、表柔比星(EPI)、达卡巴嗪(DT_1C)、CBP等。

3.处理 常用的有甲氧氯普胺(胃复安),可口服,可肌内注射,可静脉滴注,常规剂量20~40mg,国外可用到80mg,加用激素可增强止吐效果,联合用镇静药效果更好。目前较好的止吐药是$5-HT_3$受体拮抗药,如昂丹司琼,格拉司琼。于化疗前20~30min缓慢静脉注射(10~15min)。

(三)口腔炎

1.临床表现 口腔黏膜的溃疡和感染,有时伴明显的疼痛,影响进食。

2.常用药物 MTX,5-FU,ADM,EPI。

3.处理 ①做好口腔护理;②抗生素控制感染;③镇痛;④影响进食的可输液,维持水、电解质平衡。

(四)肝脏毒性

1.临床表现 纳差,厌食油腻性食物,黄疸,肝功能可表现为ALT,AST升高。

2.常用药物 MTX,5-FU,FT-207,PTX,CBP,ADM。

3.处理 若诊断明确,应停止化疗,积极护肝排毒治疗,可给予维生素类、激素、糖、葡醛内酯(肝泰乐),降酶的可用联苯双酯、甘草甜素、甘草酸二胺(甘利欣)、强力宁。若ALT,AST是正常的2.5倍,禁忌化疗。

(五)静脉炎

1.临床表现　局部疼痛,沿静脉走行的红肿,色素沉着。

2.常用药物　长春瑞滨、氮芥、丝裂霉素、长春碱、长春地辛、替尼泊苷、氟尿嘧啶、蒽环类。

3.处理　重在预防,使用化疗药物前后应分别用无刺激性的液体打通血管或冲洗血管,喜疗妥外用。

(六)心肌损害

1.临床表现　轻微的可以无症状,心电图显示:ST-T 改变。严重者可有活动性或发作性呼吸困难,可发展至心力衰竭。心电图显示:室上性阵发性心动过速,室性期前收缩,非特异性 ST-T 改变和 QRS 波降低。

2.常用药物　ADM,EPI,THP,环磷酰胺[CTX(大剂量时)]。

3.处理　预防为主,累积剂量 ADM<550mg/m^2,EPI<1000mg/m^2,ADM 如果与 CTX,VCR,BLM 合用,或有纵隔放疗史,累积剂量应<450mg/m^2。症状轻微者可给予营养心肌的药物,如极化液、能量合剂等,并卧床休息,吸氧。出现心力衰竭症状者,可给予强心、利尿、扩血管的药物。

(七)肺毒性

1.临床表现　间质性肺炎和肺纤维化的表现。

2.常用药物　BLM,CTX,甲氨蝶呤(MTX)和亚硝脲类。

3.处理　①减少肺毒性药物的应用,并根据病人体质、年龄、有无肺部放疗史、有无慢性肺疾病酌情使用。②发现肺毒性,立即停药。③给予激素、抗生素治疗。④相应对症处理。

(八)肾脏毒性

1.临床表现　肌酐、尿素氮的增多,在没有原发肾疾病的情况下,很少产生肾衰竭。

2.常用药物　顺铂(DDP)、卡铂(CBP)、丝裂霉素(MMC)、异环磷酰胺(IFO)、达卡巴嗪(DT$_1$C)、环磷酰胺(CTX)。

3.处理　主要是预防,应用顺铂时要水化利尿,应用 CTX 时,大量摄取水分,大剂量 MTX 化疗应采用大量输液和尿液碱化,出现肾损伤时,应根据肾小球滤过率(GFR)、血清肌酐(Cr)、尿素氮(BUN)情况调整用药剂量。

(九)出血性膀胱炎

1.临床表现　可有镜下血尿或肉眼血尿,有尿路刺激症如尿频、尿痛、尿急。

2.常用药物　异环磷酰胺、环磷酰胺(CTX)。

3.处理　应用异环磷酰胺的同时必须给予美司钠,大剂量应用环磷酰胺(CTX)时也应同时使用美司钠,一旦发生出血性膀胱炎,可应用止血药、抗生素,进行水化利尿治疗。

(十)局部组织毒性

1.临床表现　主要是药物由静脉外渗或外漏所致,起始为局部疼痛、红肿,处理不当时可发展至皮肤坏死,形成溃疡。

2.常用药物　多柔比星(ADN)、表柔比星(EPI)、长春瑞滨(MMC)、长春新碱、丝裂霉素(NVB),长春地辛(VDS)等。

3.处理　主要是防患于未然,尽量保证静脉穿刺的安全性,一旦出现,首先停药,其次用生理盐水做局部皮下注射用来稀释局部药物浓度,然后用 0.5%普鲁卡因 5～20ml＋氢化可的松 50～250mg 在红肿边缘做圆周形封闭,同时给予冷敷,24h 以后仍确红肿、疼痛,可用镇痛药,口服氯苯那敏(扑尔敏),外敷肤轻松软膏,局部明显坏死的,可请外科处理。

(十一)周围神经毒性

1.临床表现　感觉过敏,可为痛觉过敏、冷刺激过敏或肢体末端麻木。严重者可有持物不能,麻痹性瘫痪。

2.常用药物　长春碱(VLB)、长春新碱(VCR)、长春地辛(VDS)、TXT、PTX、铂类等。

3.处理　加强护理,化疗期间避免各种刺激。比如应用草酸铂化疗时,应嘱病人温水洗刷,外出避免温差过大。可服用维生素 B_1、维生素 B_2。

三、恶性肿瘤的化疗

【基本原则】

肿瘤生长和对化疗反应的第一个主要基本模式是由 Skipper 和 Schabel 建立的对数杀伤模式。该模式的基本原理如下:

1.数量概念　当体内肿瘤细胞数量少时,化疗的效果好。

2.完全杀死概念　根治性化疗必须杀死所有的恶性细胞。

3.联合化疗概念　联合用药的疗效优于先后单独使用相同药物的疗效。

4.剂量强度概念　尽量不要更改已定方案的剂量。

5.Loeb 法则　美国内科学教授 Loeb 提出:①如果某个方案有效,继续使用。②连续使用 2 个周期后未见客观疗效,则须更换治疗方案或药物。③未明确诊断时不得给予抗肿瘤药物的试验性治疗。④治疗的不良反应不能比病变本身的危害大。

【适应证】

1.对化疗敏感的肿瘤,如小细胞肺癌(SCLC),非霍奇金淋巴瘤(NHL),绒癌,白血病等。

2.晚期不能手术或有转移者。

3.手术或放疗后复发或转移者。

4.作为术后辅助化疗,目的在于消灭微小转移灶。

5.某些特殊情况如上腔静脉压迫综合征、胸腔积液等。

6.新辅助化疗。

7.研究性化疗。

【实行化疗的必要条件】

1.病人一般状况良好,KPS 评分为 70 分以上。

2.骨髓功能正常,白细胞、血小板均在正常范围。

3.无严重的心、肺、肝、肾的功能障碍。

【禁忌证】

1.全身衰竭或恶病质状态:如 Karnofsky 评分在 40～50 分或以下。

2.肝、肾、心、肺功能衰退:严重衰很者不宜化疗,器官功能不全者需注意调整剂量;明显黄疸或肝功能异常时不宜采用全身化疗,但要除外肝转移所致的肝功能损害;肾功能不全者禁用顺铂和大剂量甲氨蝶呤;心功能失代偿时禁用化疗;严重肺功能减退时禁用 BLM、MMC、MTX 等。

3.造血功能低下:白细胞低于 $3.0×10^9/L$ 或血小板低于 $80×10^9/L$ 者不宜化疗。

4.有感染、发热、大出血、失水、电解质失调、酸碱失衡、贫血、营养障碍及血浆蛋白低下、肾上腺皮质功能不全者不宜化疗。

5.已知对某些化疗药物过敏者。

6.妊娠。

【化疗的基本程序】

（一）化疗前

1.化疗前首先要明确病理诊断　原则上必须获得细胞学或组织学证据,而且影像学及临床资料应与病理学相符;白血病、多发性骨髓瘤及恶性组织细胞病必须得到血液学诊断,某些病种如原发性肝癌可依赖甲胎蛋白测定和影像确诊。化疗药物一般不用作诊断性治疗,以免给患者造成不必要的伤害。

2.化疗前还应对肿瘤进行分期　分期标准参考诊治规范(绝大多数肿瘤已有一套分期系统)。美国癌症协会(AJCC)与国际抗癌协会(UICC)的 TNM 分期系统是目前国际使用最为广泛的对实体瘤进行分期的依据。

3.必须确定是否具有化疗的适应证　认真比较化疗可能的获益及其不良反应和风险,做出决策。

4.制定具体治疗方案　化疗前应根据病理类型、病期等先制定出具体的多学科治疗方案,包括手术、化疗、放疗、生物治疗和中药治疗等。

5.掌握必备药学知识,以便正确实施化疗　实施化疗的医师必须掌握抗肿瘤药物的药理作用、剂量、用法及其毒性反应,并严格掌握其禁忌证和适应证。应尽量选用国内外认识较一致的方案。注意化疗药物的配伍、剂量、用药途径、方法、化疗周期及间期。不可任意增加、减少剂量。治疗中密切观察药物的效果和毒性,给予相应的处理。化疗药物的推荐用药剂量和方案是指毒性反应可耐受的情况下达到最佳治疗效果的剂量。较多数化疗药物应按体表面积计算用药剂量的。用药前应查阅药物使用说明书、医学文献中报道的药物推荐剂量、禁忌证、注意事项及毒性反应。

6.化疗时间　辅助化疗一般宜在手术后 4 周左右进行。

7.化疗前对患者的体能状况进行评分　评估患者一般状况常用的方法有 Karnpfsky 评分和 ECOG 评分。对心、肝、肾、肺、骨髓等重要脏器功能进行评价。

8.知情同意原则　对所拟定的化疗方案可能取得的治疗效果、不良反应及其风险,应让患者或其家属(监护人)充分了解,并取得其知情同意。

（二）化疗中

1.实施肿瘤化疗时,一定要同时给予支持治疗和对症治疗。

2.定期检查血常规:一般每周 1～2 次。

3.严密观察病情和不良反应:仔细观察,详尽记录化疗过程中任何不良反应,并做出相应的处理。

4.掌握停药指征并给予适当治疗。

（三）化疗后

化疗结束后应复查肿瘤病灶及有关指标评价化疗疗效,包括缓解率及不良反应发生率。有条件时并评价治疗后到治疗失败时间(TTF)、治疗到疾病进展时间(TTP)、中位生存时间(MST)、年生存率、症状变化和生活质量,并进行长期随访,观察远期毒性。

（牟丽丽）

第四节　微创治疗新技术

一、现代影像技术与肿瘤

现代科学和技术的迅速发展,极大地推动着医学的进步。现代医学影像学产生了质的飞跃。随着现代医学影像学方法的广泛应用,以往许多难以解决的问题,现在可以比较容易地解决。医学影像学包括 X 线、超声(US)、电子计算机体层成像(CT)、磁共振成像(MRI)、发射电子计算机体层扫描(ECT 及 PET)、数字减影血管造影(DSA)等多种成像技术,在疾病的诊断和治疗过程中发挥着各不相同的重要作用。

1.CT 技术的应用　CT 是颅内肿瘤的主要检查方法。颅内肿瘤的 CT 检查多在 CT 平扫的基础上再行 CT 增强扫描。CT 可以检出直径大于 1cm,甚至数毫米大小的肿瘤,所以,CT 对颅内肿瘤的检出率达 95％以上,综合 CT 增强扫描,85％~90％的颅内肿瘤可作出定性诊断。CT 对判断肿瘤的位置、数目、大小、形态、密度、周围水肿及占位效应、邻近颅骨改变等均有重要价值。部分病例表现具有特殊性。螺旋 CT 较一般 CT 扫描速度快,较普通螺旋 CT 扫描时间缩短 32 倍,实现了短时间大范围扫描,多个器官甚至全身扫描可以一次完成,如普通螺旋 CT 行层厚 1cm 胸部扫描需 25~30s,16 排螺旋 CT 层厚 0.5cm 扫描行全胸部扫描仅需 5~6s,适合运动器官的检查,便于儿童、老年人诊断,节省您宝贵的时间。高分辨 CT 扫描(HRCT)使细小结构及病变(如内耳、肾上腺、肺小结节病变及肺弥漫性病变)显示更加清晰,诊断更准确。全自动高压注射器进行造影增强扫描,可在动脉期、静脉期或平衡期进行双期、三期扫描,快速准确反映病变的特点,小病灶的检出率和定性率大大提高。特别适于胸部、肝、胰、肾等小病变的早期发现和定性。CT 工作站使 CT 检查更加完美,图像存档和传输系统(PACS)的开发与应用,使 CT 血管造影(CTA)、CT 三维成像更清晰、直观,观察全身血管性病变;多平面重建(MPR)和三维重建(3D),可在三维空间进行全方位、立体观察,弥补了普通 CT 横断面的不足;CT 仿真内镜,比纤维内镜更灵活更直观更大范围地观察有腔结构如鼻窦、咽喉、气管支气管、结肠及血管结构的内腔及其病变,如结肠 CT 内镜平铺观察,观察疾病清晰明了。CT 灌注成像,可应用于头部、肝脏疾病的观察。肺结节分析软件,可对肺结节作出更准确的诊断。CT 引导经皮细针穿刺活检及介入治疗技术,解决难以确诊疾病的定性诊断,为患者提供最佳的非手术治疗方案;CT 立体定向术:为手术或介入治疗提供准确的导向;CT 模拟肿瘤放射治疗布野定位,CT 扫描加计算机辅助立体定位,使恶性肿瘤放疗更精确、高效,人体正常组织损伤更小;螺旋 CT 低剂量筛查肺癌,为高危人群筛查早期肺癌开辟新的途径。微机管理系统,实现了图像信息的无胶片存储、图像信息的全院上网共享、计算机打印 CT 诊断报告和远程会诊,提高了管理水平。

2.介入超声的应用　介入性超声是以超声显像为实时监视引导手段进行疾病诊断与治疗的新兴学科。它以活检技术对疾病进行细胞学、组织学病理诊断,弥补了许多先进检查仪器在疾病定性诊断方面的不足;它以"一根银针"的微创技术代替"手术刀"进行许多疾病的治疗,变"大手术"为"微创手术",变不治为可治。介入性超声是病人在清醒的状态下进行操作,该技术具有操作简便、费用低、痛苦少、无须住院及疗效可靠等特点,是目前部分疾病可达到以根治效果为目的的主要治疗方法。介入性超声诊疗工作主要包括:实质脏器占位性病变的活检;恶性肿瘤的瘤内治疗药物的注射;囊肿穿刺抽吸并硬化治疗;以及经食管超声、腹腔镜超声、超声溶栓、置管引流等。这些先进的医疗方法都是现代医学进步的杰出成果。

3.其他影像技术的应用　最新型具有图像引导功能的直线加速器放疗设备正式投入临床使用。该直线加速器是目前国际上最先进的肿瘤放疗专用设备。它将图像引导放疗技术(IGRT)、调强放疗技术(IM-RT)、三维适形放疗技术和立体定向放疗技术(SRT,X-刀)融为一体,通过等中心激光定位技术,可对人体任何部位的肿瘤进行精确的放疗。

此外,通过采用头部、颈部、体部特殊固定技术以及计算机控制的电动多叶光栅(MLC)挡铅技术,有效地提高了放疗精度,使正常组织的损伤降至最低。

在放疗过程中,还能通过呼吸门控技术实现"四维"放疗,能明显地减少胸部肿瘤放疗的不良反应,并能提高肿瘤照射精度。

该设备的另一重要功能是,在实际治疗中,不仅能应用影像验证系统实时验证照射位置,还能应用其独有的剂量验证系统进行实际照射的剂量验证。通过控制软件对影像器和治疗床位置的实时遥控,能实现快速、准确的图像引导放疗。该设备与20世纪90年代的普通放疗设备相比,照射的精度大幅度提高,更有效地提高了病变的局部控制率以及患者的近远期生存率。

二、影像引导下肿瘤穿刺活检术

随着肿瘤循证医学和肿瘤治疗的不断发展,肿瘤诊断的问题日益突出,肿瘤的诊断不能单凭影像学诊断,重要的是要有明确的病理诊断,由此才能制定出正确的治疗方案。获取肿瘤标本除了手术外,影像引导下穿刺活检是目前用于肿瘤诊断较为理想的方法,因其在影像严格监控下进行,因此周围组织损伤小,并发症少,定位准确。

1.常用影像引导方式　包括X线透视、CT、B超和MRI等导引方法,临床以B超和CT引导下穿刺活检术最常用,X线透视引导较为方便,基层医院即可开展,但其盲目性较大,并发症多,而且病人接受的X线量大,MR导引下穿刺活检由于花费昂贵,不易普及,开放性磁共振国内仅少数大医院拥有。

2.影像引导方式选择　①颈部:甲状腺、甲状旁腺、颈部软组织和结节可应用超声引导穿刺;②胸部:腋部、乳腺肿瘤穿刺可应用超声引导,肺部、纵隔、肺门、胸膜穿刺活检最好选用CT引导,对于外周型较大肺占位也可应用X线透视引导,操作过程中需谨慎;③腹部和后腹膜:肝、脾、肾穿刺活检可选用CT或超声引导,胰腺、肠系膜肿块、肾上腺肿块、腹膜后淋巴结穿刺需应用CT;④骨骼、肌肉:四肢、骨盆、头颈及软组织肿瘤穿刺可用X线透视和CT,脊柱则用CT或X线透视引导穿刺。

3.穿刺活检前准备　①了解患者心、肺、肾及神经系统有无严重疾病,能否行穿刺活检术,是否有禁忌证;②检查血尿常规、肝肾功能、生化、凝血机制、心电图、胸部X线片/胸部CT、肿瘤标见物、病变局部CT/MR;③凝血功能异常者需术前给予调整纠正,并于术前预防性应用止血药物;④拟定穿刺部位并做皮肤准备(清洗、剃毛);⑤向患者说明检查治疗目的、操作过程,可能发生的合并症、患者应注意的事项等,以消除恐惧心理,争取合作;⑥术前4小时内禁食;⑦高血压患者应用药物控制使舒张压降至110mmHg下;⑧根据病情制订出最佳检查方案,包括穿刺活检途径、操作步骤、合并症的预防、意外情况处理等。穿刺活检中所选用穿刺针直径较粗可能增加肿瘤针道种植转移机会,建议选用18-21G穿刺针穿刺。

4.穿刺活检过程　充分暴露穿刺活检部位,常规影像定位确定体表穿刺点。定位后以定位点为中心常规消毒铺巾,局麻后超声扫查显示病变时嘱病人屏气不动,迅速进针,在病灶前缘击发(活检枪)或提拉针筒负压切割取材(细针),将所取组织置于消毒滤纸片上,肉眼观察判断所取组织是否满意,穿刺取材2～3针即可。CT引导下穿刺需在每次进针少许后行CT扫描证实穿刺位置再调整进针角度与深度,直至肿瘤表面后启动机关取得病理组织。

5.穿刺并发症及可能发生意外　①穿刺部位出血,甚至大出血,危及生命;②穿刺针道感染,针道种植转移,发热;③发生皮下气肿、气胸致憋喘困难,必要时行胸腔闭式引流术;④胃液、肠液、胰液外渗、外漏引起急性腹膜炎;⑤病理结果为假阴性或不能明确病理诊断,须重新穿刺明确诊断;⑥其他不可预知意外,如心脑血管意外等。

三、经皮无水乙醇瘤内注射治疗

其优点是凝固灭活的效果好,毒性作用小,方法简便,实用、价廉;缺点是较大非均质肿瘤难以达到彻底灭活的效果,必须反复多次注射,此外,有些病人感觉局部疼痛剧烈难忍,影响治疗。

1.适应证和禁忌证　主要适应证是孤立的原发、复发或转移性小肝癌(直径≤3cm),尤其适用于因严重肝硬化,或心、肝、肺、肾功能不全,或病灶数目不超过3个的癌肿且不能手术切除的患者,>3cm以上的肝癌具有较完整包膜者,可作为相对适应证。

几乎没有绝对禁忌证,但晚期的巨大肝癌、弥漫浸润型、合并门静脉、肝静脉癌栓及远处转移者、严重出血倾向患者、肝功能失代偿有黄疸及大量腹水者均属禁忌证范畴。

2.治疗方法　经皮穿刺肝癌内注射无水乙醇常规使用21G专用多孔乙醇注射针(PEIT针),治疗用无水乙醇可选用浓度为99.5%以上的医用分析纯。按超声引导介入活检穿刺的常规操作方法将21GPEIT针直接刺入肿块深部,在缓慢推注适量无水乙醇的同时,将针尖按三点由肿块深部逐步退至中心和浅表注入无水乙醇。同时注意整个结节回声弥漫增强,手感觉稍有压力,即可停止推注,最后拔出穿刺针。为获得较佳效果,注入无水乙醇的量要求一次打足饱和量,按肿瘤结节外周5cm的体积计算,所需注入无水乙醇的量大致公式如下:$V=4/3\pi(r+0.5)3$;r:肿瘤半径 V:体积量。基本治疗方案为每个病灶每周注射2~3次,每4~6次为1个疗程,根据肿瘤大小及病人一般情况可适当增减注射次数。

3.并发症及注意事项　烧灼感样的腹痛为最常见,病人会出现醉酒感、一过性发热等,但一般不严重,无须特殊处理。乙醇沿针道外溢刺激腹膜可造成剧烈疼痛,缓慢推注及适当给予少量局麻药等方法可缓解局部疼痛。但应注意肿瘤丰富的血液循环会将部分乙醇带出瘤外,一方面使治疗作用降低,另一方面又增加了对肝脏的毒性。

4.疗效判断及临床意义　肿块大小,肿瘤内血流是否消失,AFP是否下降至正常水平,尤以瘤内注入无水乙醇治疗后再次活检的病理结果为准,显示肿瘤为完全性坏死后可以终止该治疗。

对小肝癌手术切除和PEIT的远期疗效两者可以匹敌,PEIT后病灶完全坏死率为50%~70%,90%以上病灶缩小;治疗的远期疗效和复发情况也十分接近,1、3、5年生存率分别为92%~97%,65%~74%和38%~48%,10年也有23%,但5年内几乎全部复发。有文献报道影响长期生存最重要的因素是病人的肝功能状态,第二个因素为肿瘤大小和病灶数目。总的来说,PEIT治疗SHCC的效果较肝动脉栓塞化疗(HACE)为佳,但理论上讲首先施行HACE再做PEIT是一种理想的治疗方案;因为HACE对门静脉供血的肿瘤边缘部分无杀灭作用可由PEIT弥补,PEIT难以奏效的肝内微小转移灶又可由HACE来完成。

另外也可以选择其他的瘤内注射剂,如高浓度酸性有机化合物乙酸等;乙酸能非细胞特异性地破坏肿瘤组织,它弥散作用较强,能直接破坏肿瘤细胞膜性结构,并弥散入细胞内使蛋白质固定,从而导致肿瘤组织发生凝固性坏死,其疗效为无水乙醇的3倍,治疗剂量仅为无水乙醇用量的1/3,因而许多学者认为是一种较理想的瘤内注射剂。

四、经皮穿刺微波消融术

影像引导下微波消融治疗法是一项肿瘤热疗的新技术,它雨用微波的热效应和肿瘤组织不耐热的特点,通过介入穿刺技术利肿瘤原位产生局部高热,使肿瘤组织凝固、坏死,达到肿瘤原位在活或局部根除的治疗目的。自1995年有学者首先报道应用经皮穿刺微波治疗<3cm小肝癌以来,通过大量实验研究,该技术已成功应用于临床,并取得了较好疗效。

1.适应证和禁忌证　微波凝固治疗的适应证较广,只要肿瘤的位置合适,一般无特别禁忌证,但Chilci分级C级,以及凝血机制差者需慎重考虑。

2.治疗方法(以肝癌为例)　①选择合理麻醉方式:局部浸润麻醉或静脉麻醉;②选择适当体位:病人的体位以超声检查时能在穿刺引导线上清楚地显示肿瘤为原则,病人可选用平卧位或右前斜位;③超声检查显示肿瘤部位和周围血管分布。确认进针途径,测量沿穿刺引导线上表皮至肿瘤底部的距离,并在引导针相应的部位做标记;④操作区常规皮肤消毒,铺无菌巾,无菌探头和穿刺导向器连接好后再次确定进针点,1%利多卡因局部麻醉;⑤尖刀在皮肤上切开2mm小口(如需放皮肤保护套管,则将切口延长至8～10mm,并用血管钳分离皮下组织),超声引导下14G微波引导针穿刺入预定肿瘤部位,拔出针芯后按预定标记,将微波电极送至引导针尖端,退出引导针至少30mm,使微波辐射电极的前端充分裸露。测温针根据需要放置,治疗性测温,应将测温针放置于设定的肿瘤灭活的边界上;保护性测温则将测温针置于肝、肠管、胆囊等需要保护的部位;⑥穿刺针和测温针放好后,局麻者可直接进行微波治疗。需静脉麻醉者可给予静脉麻醉药,让病人安静入睡后进行微波治疗。声像图上监测微波辐射后回声的改变,同时观察肝前和肝后有无异常积液,测温针动态监测温度的变化,可根据温度的变化适当调整治疗方案。

3.并发症及注意事项　由于超声引导定位准确,微波辐射对肿瘤热凝固范围控制好,并且对毗邻正常肝组织损伤轻微,故严重并发症罕见并且对肝功能影响微小。出现的并发症主要有:少-分患者治疗后右上腹疼痛,一般可忍受,于2～7d自行缓解;肿瘤凝固坏死后其分解产物被吸收会使机体发热,一般出现于治疗后8～96h,体温37.2～38.5℃,无须特殊处理;部分血清转氨酶轻度升高并于1～2周恢复。微波天线引导针为14G粗针,较其他介入方法损伤大,破裂出血的危险性增大,损伤正常组织范围增大,气泡进入血流的可能性加大,这些均须认真控制。由于微波对肝组织的高效凝固和止血作用,发生出血并发症的概率是很低的。因此在操作时缩短引导针单独在肝内的停留时间,防止无微波辐射的粗针穿刺,是减少出血的重要因素。

凝固坏死区域的形态表明治疗有效的范围,疗程结束后应在瘤区多方位4点以上穿刺再活检,以观察肿瘤坏死情况。

4.疗效判断及临床意义　微波治疗时表现为由辐射天线中心向外逐渐扩大的强回声;微波治疗后30min,表现为沿微波针道中心的条状强回声。1个月后肿块开始逐渐缩小,呈不均质强M声改变,若肿块不缩小出现局部低回声区尤其有球形感或有所扩大者,应高度怀疑治疗不彻底并再次治疗。治疗后彩色多普勒显示局部血流信号消失为肿瘤灭活的重要指标之一,必要时做声学造影来判断血流情况。治疗后血清AFP水平明显下降,部分患者一般情况好转,体重增加,少数患者治愈后肝功能及血小板可有一定程度恢复。治疗时应将20G测温针置于肿块外5mm处监测温度,因为肿瘤细胞在54℃时1min或60℃即刻发生不可逆性坏死,所以测温可作为判断疗效的实时评估手段。

超声引导下经皮微波治疗肝癌具有热效率高、操作相对简单、安全可靠、凝固性坏死范围稳定且均衡、疗效好、受影响因素小等特点。局部微波热疗不仅能应用高温直接杀灭肝癌瘤细胞,而且能增强机体的免疫功能,对消灭肿瘤及其残癌起到了重要作用。

五、氩氦刀靶向冷冻

氩氦刀靶向冷冻是近年开展的冷冻新技术,并展示了良好的发展前景,目前被广泛应用于部分良性肿瘤及不同期别恶性肿瘤治疗。对早期癌症,如无血行和淋巴结转移,尽早行氩氦刀治疗可达根治目的,一次将肿瘤全部切除。对晚期、老年人或其他治疗失败的病人,氩氦刀仍可应用,达到姑息性切除肿瘤的目的,减轻瘤负荷。即使病人已经出现远位转移,如脑转移、肝转移、骨转移等,实行氩氦刀后,灭活了大部分原位肿瘤,病人的一般状况可以得到很大改善。

1.氩氦刀技术原理及临床应用　氩氦刀有 4 或 8 个能单独或组合应用的热绝缘超导刀,可输出高压常温氩气,利于氩气在刀尖急速汽化使病变组织在 1min 内降至 −140℃,而超导刀输出氦气时,可使冰球在数分钟内迅速解冻及升温至 20~45℃,由于氩氦刀制冷和加热作用均局限于超导刀尖端一定区域,刀杆有良好冷热绝缘性,因此不会对穿刺路径上的组织产生损伤。

影像技术发展和冷冻刀组合应用,使得较大肿瘤可进行经皮穿刺治疗,而 >10cm 肿瘤则寻求开腹直视或术中 B 超引导下行冷冻毁损术。由于氩氦刀冷冻治疗创伤小、恢复快、疗效较好,正成为肝脏微创治疗的重要手段。

钱国军等应用氩氦刀治疗小肝癌,甲胎蛋白阳性者治疗后转阴占 80%,甲胎蛋白阴性者治疗后 CT 或 MRI 复查病灶完全坏死率达 61.5%。转移性肝癌治疗后瘤标降至正常或 CT、MRI 提示病灶完全坏死者占 60%。

2.治疗方法(以肝癌为例)　①麻醉成功后根据需要摆体位;②B 超探测已定位好的肿瘤,设计进针路线。选好进针点,切开皮肤约 1cm;③以 18G 带内芯穿刺针穿刺肿瘤接近底部,去芯,引入导丝,去针沿导丝引入带外鞘的扩张管,到位后拔除扩张管,去除导丝,沿外鞘引入氩氦刀。根据肿瘤大小将外鞘从超导刀位置后移 3~5cm;④开启 CycrocareSurgicalSystem,确认刀尖温度在 1min 内降至 −120~ −140℃,通过 B 超观察肿瘤组织回声改变及冰球的边界;⑤冷冻 10~15min 后开启氦气加热系统,使刀尖温度回升到 20℃ 以上,再重复以上循环;⑥通过 B 超从各个平面及角度观察冰球范围与肿瘤范围的整合程度,理想的治疗应使冰球范围超过肿瘤边界约 1cm 以上;⑦对于较大肿瘤可同时或逐次使用多根超导刀联合进行治疗。

需实施术中氩氦刀者,在开腹下直视或 B 超引导下直接将氩氦刀刺入瘤体,并按最佳角度进行排列,以确保整个瘤体被冷冻,在肿瘤周边可置入测温探针确保肿瘤边界温度达到 −40℃。由于开腹下暴露较好,B 超探测条件好,可使用 5mm 及 8mm 较粗的超导刀,因此冷冻范围较大。

六、经皮穿刺射频消融术

肿瘤射频消融术是利用探针在局部麻醉下,经皮穿刺插入肿瘤组织中,在探针前段 2~3cm 为绝缘处,以射频能量经分子摩擦产生热能,将高温作用于肿瘤细胞。使肿瘤细胞经 50~100℃ 的高温烧灼而凝固性坏死,达到肿瘤治疗的目的。射频肿瘤消融术是非手术治疗肿瘤的有效方法之一,它可以应用在小于 3cm 的肿瘤上,对于心脏或肝功能不好,没有办法接受手术的患者,或是不愿手术的病人,可作为首选和最佳的途径。

1.治疗方法(以肝癌为例)　①麻醉:依肿瘤位置不同选择适当的麻醉方式,包括局部浸润麻醉、持续硬膜外麻醉、静脉麻醉等。对于肝实质中央的小肿瘤,可用2%利多卡因在穿刺点逐层浸润麻醉。当肿瘤靠近肝包膜或者局麻下患者疼痛明显者,需采用持续硬膜外麻醉、静脉麻醉。②将电极板贴附于患者腰背部,连接好电极导线。③患者体位应根据B超定位穿刺点选择平卧位或左侧卧位,常规消毒胸腹术区,切开皮肤约2mm,在B超或CT引导下射频电极针刺入肿瘤。④根据肿瘤大小释放电极,开启射频。初始功率为30~50W(根据释放电极大小确定),以后每隔Imin增加10W,渐增至90W,待电阻升至300Q以上,射频功率自动降至10W以下,即可停止。为了尽可能避免10根电极尖端部位之间存在热凝不完全区,在不拔出射频针的前提下原位收回电极,稍作旋转后再打开电极消融,可重复1~2次,以减少肿瘤热凝不完全情况。

2.注意事项　对不同大小肿瘤采用不同热凝方式:①<2cm,肿瘤射频电极针刺入肿瘤中央释放电极,展开电极外径可根据肿瘤大小而定。②对于3cm左右肿瘤,射频电极针刺入肿瘤中央近底部后释放电极,如前原位热凝2~3次后,射频针拔出1cm后再次消融。这样可使直径约5cm球形组织凝固坏死。凝固坏死范围可争取超过肿瘤边缘约1cm,以达到根治肿瘤的目的。在瘤内注射生理盐水、无水乙醇有利于扩大射频范围。③对于5cm左右肿瘤,可根据患者肝功能状况,先给予肝动脉化疗栓塞,一方面可能使肿瘤坏死缩小,另一方面可栓塞肿瘤血管,减少肿瘤血流将热量带走,以扩大热凝范围。

术中动态监测生命体征,注意治疗中因迷走神经反射引起心律、心率、血压改变。术后多头腹带胸腹部加压包扎,预防肝脏穿刺部位出血。6小时内需密切监测血压、脉搏、呼吸等生命体征和注意腹部体征的变化,同时吸氧(4L/min)4~6h,给予保肝、抗感染治疗,特别是对肝功能欠佳、热凝范围较大的患者尤应注意。对于合并有肝硬化者应注意因肝硬化引起门静脉高压上消化道静脉曲张破裂出血,或术后发生的应激性溃疡出血,或门静脉高压性胃炎出血,可给予西咪替丁或奥美拉唑抑制胃酸治疗。术后定期复查肝功能、血清肿瘤标志物、B超检查、治疗后1个月复查MRI或CT。射频治疗后1个月螺旋CT或MRI增强扫描及彩超检查,均能较观反映坏死范围。以后可根据病情变化每3个月复查CT或MRI。射频消融治疗后的理想效果是血清肿瘤标志物阳性者术后转阴;MRI或CT显示肿瘤完全凝固性坏死。

七、动脉介入化疗栓塞术

动脉内药物灌注(TAI)方法早在20世纪50年代即有应用。60年代TAI广泛应用于头颈部、胃肠道癌肿和肝癌,取得良好效果。70年代国外出现大量报道经皮穿刺股动脉插管选择性肝动脉化疗的应用,对TAI治疗肝癌的适应证和疗效进行了深入的研究。临床实践证明动脉内给药较全身用药好,动脉内慢速输注又优于一次性快速注射。动脉内化疗栓塞(TACE)较TAI发展稍晚。1979年Nakakuma首先报道将碘化油与抗癌药混合液直接注入已结扎的肝动脉内治疗肝癌,创造了肝癌介入治疗的崭新方法。1983年Yamada证明用明胶海绵颗粒加化疗药物做肝动脉化疗栓塞(TACE)是替代全身化疗和单纯TAI的有效疗法。此后的方法学与疗效研究逐渐将TACE治疗推向成熟,而20世纪90年代高精度血管造影机和微导管器材的进步,使TACE成为近20年来肝癌非手术治疗中最主要的手段之一。

1.适应证　①总胆红素<34ymol/L;②门静脉主干未完全阻塞,且侧支循环已建立;③为术前准备,可减少术中出血和癌细胞扩散;④可同时做肝动脉造影,有助于了解肿瘤的大小、位置和血液供应情况;⑤肝癌破裂出血,施行紧急肝动脉栓塞,既有止血作用,又对肿瘤进行治疗;⑥无严重全身性疾病;⑦不能做手术的中、晚期肝癌,转移性肝癌和复发性肝癌。

2.禁忌证　①肝功能严重障碍,属Child-PughC级;②凝血功能严重减退,且无法纠正;③门静脉高压伴逆向血流以及门脉主干完全阻塞,侧支血管形成少者(若肝功能基本正常可采用超选择导管技术对肿瘤靶血管进行分次栓塞);④感染,如肝脓肿;⑤全身已发生广泛转移,估计治疗不能延长患者生存期;⑥全身情况衰竭者;⑦癌肿占全肝70%或以上者(若肝功能基本正常可采用少量碘油分次栓塞)。

3.操作方法

(1)肝动脉造影:采用Seldinger方法,经动脉穿刺插管,导管置于腹腔干或肝总动脉造影,造影图像采集应包括动脉期、实质期及静脉期。

(2)灌注化疗:仔细分析造影表现,明确肿瘤的部位、大小、数目以及供血动脉后,超选择插管至肿瘤供血动脉内给予灌注化疗。

(3)肝动脉栓塞:选择合适的栓塞剂。一般用超液化乙碘油与化疗药物充分混合成乳剂。碘油用量应根据肿瘤的大小、血供情况、肿瘤供血动脉的多寡灵活掌握。栓塞时必须采用超选择插管。

PLC的TACE非常强调超选择插管。过去仅对小肝癌强调超选择插管,现在特别强调针对所有的肝癌,除多发结节以外,均应采用超选择性插管。对于大肝癌,超选择插管更有利于控制肿瘤的生长,保护正常肝组织。

4.随访与观察　随访期通常为介入治疗后35d至3个月,原则上为患者从介入术后恢复算起,至少持续3周以上。介入治疗的频率依随访结果而定:若介入术后1个月影像学检查肝肿瘤病灶内碘油沉积浓密,肿瘤组织坏死且无新病灶或无新进展,则暂不做介入治疗。治疗间隔应尽量延长。最初几次治疗时密度可加大,此后,在肿瘤不进展的情况下延长治疗间隔,以保证肝功能的恢复。在治疗间隔期,可利用MRI动态增强扫描评价肝肿瘤的存活情况,以决定是否需要再次进行介入治疗。

5.肝动脉化疗栓塞术(TACE)为主的"个体化"方案

(1)肝癌缩小后二期切除:在大肝癌介入治疗明显缩小以后,可采取外科手术。

(2)肝癌术后的预防性介入治疗:由于大部分PLC在肝硬化的基础上发生,多数病例为多发病灶。部分小病灶可能在术中未被发现。对于怀疑为非根治性切除的患者,建议术后40d左右做预防性灌注化疗栓塞。

(3)门静脉癌栓及下腔静脉癌栓的治疗:可采用放置支架和放射治疗。关于下腔静脉癌栓,如果是肿瘤增大压迫引起,且患者无症状,可不放置支架,仅采用TACE,观察肿瘤能否缩小。如果癌栓是肿瘤侵犯下腔静脉引起,主张在TACE治疗的同时放置下腔静脉支架或先放置支架。

(4)TACE为主的个体化方案还涉及到肝肿瘤破裂出血的治疗、肝癌伴肺转移的治疗、TACE联合消融、放疗、基因和靶向治疗等方面。

总之,应该强调积极采用以TACE为主的综合治疗措施,方能获得良好的疗效。

八、高强度聚焦超声治疗(海扶刀)

高强度聚焦超声(HIFU)治疗是20世纪90年代以后发展起来的一种局部超高温(≥70℃)治疗新技术,利用超声波组织穿透性和可聚焦等物理学特性,通过热效应、空化效应和机械效应从体外定位直接或协助药物破坏靶区内的组织,杀伤肿瘤细胞,又不损伤邻近的正常组织,达到无创性治疗肿瘤的目的。

1.高强度聚焦超声治疗的优点

(1)无创或微创;

(2)并发症极少,无放、化疗不良反应;

(3)可以免除肿瘤病人手术的出血、创伤;

(4)原位热融肿瘤组织,避免了肿瘤的种植转移;

（5）留在体内的凝固性坏死病灶可以起到"内生性肿瘤疫苗"的作用,达到在消减病灶的同时还能提高机体抵抗肿瘤免疫力的目的,理论上被认为是"双相"抗肿瘤疗法;

（6）可与其他抗肿瘤方法联合应用,并能起到协同作用,提高抗肿瘤效能;

（7）可明显改善患者生活质量;

（8）可重复进行治疗。

作为肿瘤综合治疗手段之一,高强度聚焦超声治疗是目前唯一可以选择性的将能量聚集于体内深部靶区组织而对靶区以外的组织几无损伤的方法。它不仅对良、恶性肿瘤疗效明确,而且对于一些炎性病变疗效独特。更由于高强度聚焦超声治疗时无需麻醉、无创伤、无痛苦,病人在完全清醒的状态下接受治疗,治疗后无明显不良反应,特别是对一些晚期肿瘤病人,为他们提供了一种生存的希望,并可以延长生命,提高生活质量。这些都是常规手术和放疗所不能比拟的,所以高强度聚焦超声治疗近年来成为肿瘤热疗的新技术、新热点。

2.高强度聚焦超声治疗的适应证

（1）乳腺良、恶性肿瘤;

（2）四肢及表浅软组织肿瘤或溶骨性骨肉瘤;

（3）腹腔肿瘤:肝肿瘤、胰腺肿瘤、胃肠道肿瘤、肾脏或肾上腺原发或继发性肿瘤、腹腔转移肿瘤、后腹膜原发或继发性肿瘤、平滑肌瘤、肉瘤及个数有限的淋巴结转移癌等;

（4）盆腔良、恶性肿瘤:子宫肌瘤、膀胱肿瘤、子宫癌、前列腺癌、直肠肿瘤等;

（5）甲状腺病变;

（6）炎症等良性病变:前列腺肥大、前列腺炎、局灶性脓肿、子宫内膜异位症等。

九、综合微创技术

1.脑及头面部肿瘤的新疗法提高了疗效

（1）颅咽管瘤常规放疗效果不理想时,用"光子刀"适形放疗6个月后比较,肿瘤可有明显缩小。

（2）可选择超选择颅内、颅外肿瘤供血动脉灌注化疗。

（3）可选择瘤体内放射粒子、药物粒子植入治疗。例如,脑胶质细胞瘤放疗后复发,放射粒子植入半年后复查对比可见肿瘤明显缩小;左额叶胶质细胞瘤适形放疗后4个月复发,在CT引导下穿刺针直达靶点,逐颗释放粒子,术后5个月复查病灶控制良好。

2.肺癌、食管癌的新疗法开辟了新途径

（1）同步放化疗。

（2）支气管动脉灌注化疗。

（3）单侧肺动脉化疗泵灌注化疗:化疗药物直接注入肿瘤所在肺的肺动脉,药物浓度及药效提高1倍以上。

（4）肺瘤体内药物直接注射,缓慢释放,持续杀瘤。

（5）放射、药物粒子瘤体内植入。

（6）射频刀、微波刀烧死、热死肿瘤。

（7）气管狭窄的支架置入术:立刻解决支气管阻塞所致呼吸困难。

（8）食管癌的放射粒子支架置入,既解决了进食问题,又根治了疾病。

3.肝癌治疗是探索热点

(1)介入性肝动脉化疗栓塞术。

(2)CT 引导精确定位下化疗药物瘤体内注入。

(3)CT 引导精确定位下放射、药物粒子瘤体内植入。

(4)阻塞性黄疸的内外引流术及胆道支架置入术。

上述技术的疗效、病人的生存期不逊于外科手术治疗。

4.肠癌及盆腔肿瘤治疗新视点　采用介入技术,将化疗药物直接注入肿瘤供血动脉或将导管留置在供血动脉内,外接化疗泵,持续肿瘤供血动脉化疗药物灌注。

5.胰腺癌难点治疗

(1)可行介入性胰腺癌供血动脉化疗术。

(2)可行 CT 引导精确定位下放射、药物粒子瘤体内植入。TPS 勾画肿瘤靶区后,在 CT 定位下穿刺植入放射粒子,患者可:在 40d 后疼痛减轻,复查 CT 瘤体明显缩小。

6.难治性转移性病灶　在 CT 准确定位下,直接穿刺转移病、灶,行药物注射、无水乙醇注射及放射、药物粒子植入。例如,食管癌放化疗 2 年后,腹痛,腹膜后淋巴结转移。CT 定位穿刺注入二碘化油＋化疗药物注药 1 个月后复查 CT 病灶控制良好。腹痛减轻。

十、内镜技术

内镜技术本来是一种古老的技术,但是,在现代科学和技术的推动下,产生了质的飞跃,它不仅是一种检查手段,而且成了各种手术的得力工具。目前,全国许多大医院都购置了内镜,有的内镜中心,面积达 600m²,拥有 1000 余万元内镜及相关设备。其他包括国际上最先进的 GEOEC9800C 形臂 X 线机 1 台、电子内镜主机 6 套、电子胃镜 6 台、电子结肠镜 6 台、电子十二指肠镜 2 台、双气囊小肠镜 1 台、小探头超声及超声内镜各 1 台、德国铂市纤维胰胆管镜 1 套。有的医院内镜中心达 1000 余平方米,内镜主机 20 套,100 余台各种电子内镜。也有医院病房内镜中心竟拥有 1500 余万元内镜及相关设备。其中包括国际上最先进的 GEOEC9800C 形臂 X 线机 1 台、电子内镜主机 7 套、电子胃镜 13 台、电子结肠镜 6 台、电子十二指肠镜 2 台、双气囊小肠镜 1 台、胰胆管镜 1 套、超声内镜 1 台,配有国际上最先进的美国产 DSDT M-201Medivators 全自动内镜洗消机 4 套,其内镜清洗消毒亦达领先水平。内镜下完成各种手术已经成了当今最时髦的手术方式。

1.头颈部内镜的使用

(1)脑室镜:是微创神经治疗检查设备,是近年来治疗脑积水、脑出血、颅内囊肿的一项高新技术。

(2)鼻窦内镜手术:可联接导航系统的手术显微镜、带监视系统的全套鼻内镜、支撑喉镜、成人及小儿气管镜等,扩大了鼻内镜治疗鼻腔、鼻窦及颅鼻联合病变的临床应用。

(3)气管肿瘤:对于晚期气管肿瘤患者,在国内首先使用"记忆合金支架"来治疗气管狭窄,效果令人鼓舞。

(4)支气管镜检:纤维支气管镜具有较大的视野和进入支气管的能力,观察范围广,很多病变在镜下就可得到诊断。此外还可进行活检、刷检、灌洗、针吸术等,是目前临床工作中不可缺少的检查工具之一。现在电视支气管镜已逐渐取代传统的纤维支气管镜,前者能获得优秀的支气管内图像,并可用作教学活动,具有纤维支气管镜不可比拟的优点。

(5)内镜甲状腺切除术:甲状腺结节,可行侧方入路内镜甲状腺切除术。传统的甲状腺切除术由于需要在颈部切口,瘢痕比较明显,对于患者,尤其是女性患者,造成了不小的心理创伤,部分人甚至因此而耽误手术。而内镜甲状腺切除术只需在胸部靠下的位置切几个小孔,并且可以把切口做得很隐蔽,而治疗效果与传统的切开手术是一样的。因此,对于爱美的女性,这是一种非常好的选择,既治疗了疾病,又保住了美丽。

2.电视胸腔镜

(1)电视胸腔镜手术:该方法主要适用于自发性气胸,肺大疱切除,肺局部切除,纵隔肿瘤切除等。近年来,还开展早期食管癌、肺癌的电视胸腔镜手术,纵隔镜手术等。

电视胸腔镜肺内孤立性结节的手术切除、胸腔积液的定性镶胸膜活检等,同时还可以在电视胸腔镜下完成肺大疱切除,纵隔肿瘤切除等手术;电视纵隔镜常规应用于肺癌患者术前纵隔淋嘲结的活检,为肺癌临床分期提供依据,另外还应用于伴随纵隔淋巴结肿大的疑难疾病之诊断。电视胸腔镜食管癌切除及食管良性肿瘤切除和纵隔肿瘤、肺大疱、肺叶楔形切除及胸腔内病变活检等多属高难度手术,手术方法明显优于传统方法。

(2)胸部疾病介入诊治:可开展气管镜检查和经气管镜激治疗大气道占位性病变、气管内支架置入等;可以对气管支气管、肺组织和胸腔疾病进行微创介入诊断和治疗,在保证治疗效果前提下减少了患者的痛苦。

3.乳腺内镜的使用　近年开展的纤维乳腺导管镜、麦默通切术等国际先进的乳腺肿瘤微创诊疗技术,极大提高了乳腺恶肿瘤的早期检出率;国内开展了保留乳房的乳腺癌根治、乳腺前哨淋巴结活检及替代腋淋巴结清扫术,减少了手术创伤,提高疗效。

4.腹部内镜的使用

(1)胃镜十二指肠镜:近年来,先后开展各种内镜下治疗新技术,运用消化道内镜,可以直接直观地诊断消化道疾病,并能进行内镜下治疗,是其他诊断不可替代的诊疗手段。例如,可开展食管静脉曲张结扎术及硬化术,胃底静脉曲张栓塞术,超声内镜检查及其指导下治疗。消化道息肉切除及异物取出术、消化道狭窄扩张及支架置入术、钛夹止血术、内镜下染色术、胃及小肠联合造口术。

(2)电子胆道镜检查:经口进行电子胆道镜检查,并可开展经电子胆道镜胆管乳头切开取石术、胰胆管及左右肝管狭窄扩张术并支架置入术、胰管结石取石术、经 T 型管及 PTCD 管胆道扩张许支架置入术、经内镜腔内折叠缝合术、超声内镜指导下早期癌及黏膜下肿瘤内镜切除术、十二指肠乳头部肿瘤内镜下切除术、内镜下各种热极治疗、胰胆管腔内超声检查(IDUS)、胰胆管腔内子母镜检查与治疗、超声内镜指导下细针吸引术(EUS-FNA)、腹腔神经节阻滞术(EUS-CPN)及胰腺假性囊肿经胃肠置管引流术等。

(3)腹腔镜微创手术:近几年来,在世界范围内兴起了腹腔镜微创手术。目前能够开展的腹腔镜手术有:腹腔镜阑尾手术、腹腔镜疝修补术、腹腔镜胆囊切除术、腹腔镜溃疡穿孔修补术、腹腔镜小肠肿瘤手术、腹腔镜大肠癌手术、腹腔镜脾切除术等。开展普外科腹腔镜手术,能熟练完成腹腔镜阑尾切除术、胃穿孔封堵术、肝脾脓肿引流术等常见的腹腔镜手术,手术效果好,恢复快,并发症少,目前已可以完全替代开腹手术。还可以进行肝恶性肿瘤的微波、射频、冷冻等治疗,有的还开展了全胃切除回-结肠代胃术、保留幽门及迷走神经的胃癌根治术、胃癌扩大切除、甲状腺癌改良颈廓清术等国内领先技术,开展了腹腔镜下大肠癌根治术、腹腔镜下甲状腺肿瘤切除、低位直肠癌保肛手术、保留盆神经的直肠癌根治术等新技术,并建立了肿瘤病人个人档案,完善了门诊-病房-门诊一一条龙随访制度,使肿瘤病人得到了序贯的、合理的治疗。现在,以腹腔镜、介入治疗为主的微创外科手术,不仅为患者解除了病痛,还最大限度的减轻了手术创伤对病人造成的不良影响,大大缩短了患者术后住院康复的时间,减少了病人的住院费用。

(4)小儿腹腔镜手术:小儿腹腔镜手术病种也很多,腹腔镜手术的疾病种类包括:先天性巨结肠、胆总管囊肿、膈疝、重复肾、异位输尿管开口、阑尾炎、斜疝、鞘膜积液、幽门肌肥厚性狭窄、胆囊息肉、腹部良性肿瘤、肠套叠等。有的医院目前小儿外科腹腔镜手术病种的数量达到了全部小儿手术的60%,取得了满意效果。

(5)小肠镜:小肠镜的开展,使我们有机会得以用内视镜的方式来观察整个小肠。小肠内镜可能达到小肠的任何一个部位,在直视下可以对常见的小肠疾病如原因不明的消化道出血、克隆病、先天畸形等的病因、范围及程度作出准确判断,病因诊断率可达80%以上,小肠内镜的应用还可以检出小肠的早期病变,使病人得到及时治疗,实现完全恢复。

5.泌尿外科肾癌、膀胱癌、前列腺癌

(1)腹腔镜下肾癌、肾盂输尿管癌根治手术、肾上腺肿瘤的切除术和肾盂输尿管成形术,以及前列腺癌治疗放射性粒子植入术等现代泌尿外科诊疗技术。应用腹腔镜进行前列腺根治性切除、膀胱根治性切除、肾上腺肿瘤切除、肾切除、肾囊肿切除、输尿管切开取石术、精索静脉高位结扎术等。

(2)放射性种子源植入术:随着计算机技术的广泛应用及超声和CT影像学技术的进展,近距离放射治疗得到了较快发展,配合术中直视进行放射性粒子组织间插植治疗,对提高癌症病人的生存率和降低局部复发率、改善生存质量有良好效果。

(3)前列腺癌冷冻技术:是在前列腺癌治疗中具有安全、有效和持久的功效。冷冻技术的低死亡率和微创性都显示了其良好的发展前景。

(4)输尿管镜技术:在泌尿外科,应用输尿管镜进行取石、碎石,输尿管镜下异物取出术、输尿管镜下肿瘤活检、切除术等。

有的还成功完成了国内首例单孔腹腔镜经脐部肾切除术后,又成功完成了世界首例单孔后腹腔镜肾上腺肿瘤切除术,标志着泌尿外科微创手术达到了国际先进水平。单通道腹腔镜技术目前在世界范围内处于起步探索阶段,它具有诸多优势:手术脐部切口长1～3cm,体表无明显手术瘢痕;同时可降低切口相关并发症;减轻了术后疼痛,减少了麻醉药物及镇痛药物的用量;恢复快、住院时间短、费用减少。

6.妇科腹腔镜　近年来,妇科大力开展新技术、新项目,开展了腹腔镜、宫腔镜、介入治疗等妇科领域前沿技术,并且迅速形成了技术优势和规模优势。其中腹腔镜下可以熟练完成各种术式的子宫切除、卵巢良性肿瘤的剥除和切除以及不孕症、宫外孕和输卵管结扎的手术治疗。宫腔镜除可以完成一般性诊断外,还开展了纵隔子宫矫形、黏膜下子宫肌瘤切除等手术。同时还开展了妇科恶性肿瘤的规范化治疗,主要是手术范围的规范、化疗方案的规范以及放疗、免疫治疗和介入治疗等综合治疗措施联合选择的规范。

7.关节镜

(1)关节镜的检查和治疗:关节镜外科是骨科的又一发展迅速的专科,相继开展了膝、髋、踝、肩、肘、腕关节镜微创手术治疗各种类型关节病变及各种诸如膝关节半月板,前、后十字韧带,肩袖等运动损伤。有的关节外科拥有美国Stryker膝关节镜及Smith-Nephew膝、髋、肩、腕、手足关节镜系列;英国Arthrex膝关节前后交叉韧带重建工作平台及膝半月板缝合器械;美国ArthrocareRF离子刀等先进设备。对各种关节疾病,尤其膝关节疾病,可行关节镜下膝关节交叉韧带重建、关节镜下半月板缝合、关节镜下骨软骨移植及肩、踝、肘和髋关节镜手术治疗,具有创伤小、并发症少、治愈率高的效果。其中,利用关节镜,可进行自体或同种异体前后交叉韧带重建、半月板缝合和骨软骨移植技术。

(2)脊柱内镜也开始应用,大大提高了脊柱手术的精确率。

(李洪水)

第二章　头颈部肿瘤

第一节　眼部肿瘤

一、角膜内皮癌

又称 Bowen 病。多发于中年以上和老年男性,睑裂区之角膜缘为最常见的发病部位。

【常规诊断】

眼痛、流泪、畏光或分泌物增多。病程缓慢,可达 10 余年。角膜缘新生物。新生物表面有新生血管。

【常规治疗】

手术切术肿块,结角膜移植,羊膜敷贴。

【诊断思路点拨】

1.缓慢增长的角膜缘半透明或胶冻状新生物,呈粉红色或白色。

2.新生物表面布满新生血管。

3.该病的另一重要特点是霜染状色调。

4.在裂隙灯下肿瘤与正常组织界限分明。

【治疗思路点拨】

精确标记或记录有松针样血管翳或霜染样上皮的范围,根据肿瘤的面积,选择手术方式。①切除范围可在肿瘤边界外 2mm;②肿瘤范围<1/2 全周,可行肿瘤切除同时联合羊膜贴敷。肿瘤范围>1/2 全周,实施角膜缘移植联合羊膜贴敷。

二、脉络膜黑色素瘤

脉络膜黑色素瘤是成人最常见的眼内恶性肿瘤,国内其发病率仅次于儿童的视网膜母细胞瘤,居眼内肿瘤的第二位。黑色素瘤发病部位以脉络膜多见,其次为睫状体和虹膜。

【常规诊断】

（一）症状

视力下降、视野缺损、视物变形、眼前黑影或飘浮物、闪光感、眼胀、视野缺损、色觉改变、远视屈光度增加等。

（二）眼科检查

圆形或类圆形灰黄色及黑色肿块,或出现脉络膜暗黑色增厚,多伴有视网膜下积液和视网膜脱离,虹膜血管扩张,眼压增高,眼球突出和球结膜水肿,晶体移位、混浊。

（三）超声探查

可检出肿瘤实体性声像图。

（四）CT 扫描及磁共振成像（MRI）

CT 扫描可见眼环的局限性增厚,向球内或球外突出。

（五）视野检查

视野缺损。

（六）荧光素眼底血管造影（FFA）

肿瘤呈现高低荧光混杂的斑驳状荧光。

【常规治疗】

1.患眼摘除术。

2.定期观察。

3.光凝治疗。

4.放射治疗（巩膜表面敷贴治疗、电荷粒子束放疗、伽马刀治疗等）。

5.肿瘤局部切除。

【诊断思路点拨】

（一）症状

根据肿瘤的生长部位及大小不同,患者可出现不同症状。如肿瘤位于眼底周边部,早期常无症状。如位于后极部,则会出现视力下降、变形、飘浮黑影,如继发视网膜脱离,可出现严重视力下降。在诊断方面应将不同的肿瘤位置所能出现的不同症状作为重点。

（二）临床检查

间接眼底镜检查是最主要的诊断手段。典型的肿瘤为边界非常清楚的棕灰色脉络膜肿块,向玻璃体腔隆起,表面有橘红色色素分布。如肿瘤穿透 Bruch 膜生长,则表现为典型的蘑菇形状,并常伴有渗出性视网膜脱离。肿瘤可为扁平、半月、椭圆、蘑菇、分叶或不规则形状。肿瘤的颜色可为淡黄色、灰白色、棕灰色、灰黑色,取决于肿瘤表面视网膜色素上皮层的完整程度及肿瘤色素含量。

整个病程可分为眼内期、继发性青光眼期、眼外蔓延和全身转移期。根据病程的不同出现不同的临床表现是本病诊断的重要思路。

肿瘤的生长有结节型和弥漫型扩展两种形式。结节型:早期呈灰黄色或灰黑色斑块,较平,覆盖其上的视网膜无明显变化。中晚期后,肿瘤处脉络膜不断增厚、隆起,相应视网膜出现色素紊乱、凹凸不平,严重者出现浆液性视网膜脱离。如肿瘤坏死,则会伴发眼内炎和玻璃体出血。弥漫型:此型少见。病程较长,增长缓慢,呈弥漫性扁平肿块。

1.眼内期　常无明显症状。

2.青光眼期　早期眼压不高。随肿瘤增大而发生继发性青光眼。

3.眼外蔓延期　经巩膜导血管扩散至球外,表现为眼球突出及球结膜水肿,并侵入颅内。

4.全身转移期　主要经血行转移至肝脏、心、肺。

（三）特殊检查

1.荧光素眼底血管造影（FFA）　造影早期肿瘤处无荧光。造影晚期呈现高低荧光混杂的斑驳状荧光。

2.脉络膜血管造影（ICGA）　根据瘤体的色素、厚度、内在血管的多少和渗漏的程度，瘤体可出现不同的荧光强度，另外，ICGA可显示瘤体血管，是诊断该病的特征之一。

3.B超　肿块厚度超过2mm即可显示，特征为：①半球形或蘑菇状；②肿瘤表面有视网膜时，前缘连续光滑，接近眼球壁消失；③内回声有"挖空"现象；④脉络膜凹；⑤声影；⑥继发改变。

4.彩色超声多普勒（CDI）　显示肿瘤内出现异常血流信号。与B超相联系可提高鉴别诊断的能力。

5.CT和磁共振（MRI）　CT显示眼内突出的半球形实性改变。而MRI可发现黑色素瘤中黑色素物质有顺磁作用。

【治疗思路点拨】

治疗原则为防止肿瘤转移发生，尽可能保留眼球和视力。在治疗方面，传统的眼球摘除术在国内仍为主要手段。但随着对脉络膜黑色素瘤检查和诊断的完善，根据视力和肿瘤的大小及部位进行不同的治疗已成为趋势。

视力：如肿瘤生长缓慢，在不影响生命预后的前提下，采取保守疗法。如肿瘤生长较快，视力丧失或影响生命的情况下，需摘除患眼。肿瘤大小及部位：肿瘤直径小于10mm，厚度小于3mm，可定期观察或实行光凝治疗、光动力学治疗。直径10～15mm，厚度3～5mm，可选择定期观察，放射治疗（包括巩膜表面敷贴放疗、电荷粒子束放疗、伽马刀治疗，也可采用经瞳孔温热治疗（TTT）。也可局部切除肿瘤或眼球摘除。直径超过15mm、厚度5～10mm的较大肿瘤，可选用放射治疗，局部切除肿瘤或眼球摘除。对于厚度超过10mm的大肿瘤，实行眼球摘除。

三、基底细胞癌

眼睑是眼球的安全保护屏障，由于眼睑的组织结构是由皮肤、肌层和睑板组织共同构成，眼睑肿瘤多以起源于上皮的肿瘤为主，最常见为基底细胞癌。约占眼睑恶性上皮性肿瘤的85%～95%，多发于中老年人，无性别差异。

【常规诊断】

1.临床表现

（1）好发于下睑。

（2）坚硬的珍珠样结节或白色斑块，中央有溃疡。

2.可沿结膜侵犯泪管，并向眼眶和鼻腔扩展

3.取活检病理组织学检查确诊

4.超声检查　形状不规则性占位病变。

【常规治疗】

手术切除肿瘤组织。放射治疗。冷冻治疗。光化学疗法。

【诊断思路点拨】

好发于中老年人。根据较常见的结节溃疡型、色素型、硬化型、表浅型等组织学分型进行诊断。不同的组织学分型有不同的表现，如结节溃疡型为珍珠样结节，表面有毛细血管扩张，中央有溃疡；色素型有黑色素沉着；硬化型呈灰白色硬性斑块。

【治疗思路点拨】

（一）手术切除

是治疗眼睑基底细胞癌的主要方法,手术切除范围应足够大,监测切除标本的边缘,以防复发。

（二）放射治疗

复发病例或肿瘤位置在内眦部者适于该疗法。

（三）冷冻疗法

适应证为无法进行手术的病人、复发病例或肿瘤位置在内眦部者。

（四）光化学疗法

该方法可破坏癌细胞膜,同时破坏肿瘤血管。

四、海绵状血管瘤

海绵状血管瘤是成年人最常见的原发于眶内的良性肿瘤,女性患者常见。本病为先天性错构瘤,肿瘤由大小不等的血管窦及纤维间隔构成,表面有完整的包膜。

【常规诊断】

1.多发于女性。

2.单侧眼眶眼球突出、视力减退、眼睑局部隆起或结膜紫蓝色肿块、眼球运动障碍、眼底改变、眶缘肿块。

3.超声检查:A超:肿块边界清楚;B超:病变呈圆形或类圆形,边界清楚,圆滑;CDI:缺乏血流像。

4.CT检查:可准确提示肿瘤的存在。

5.核磁共振:更明确显示肿瘤的位置、范围及与周围结构的关系。

【常规治疗】

定期观察。手术切除。

【诊断思路点拨】

（一）临床表现可作为良性肿瘤的代表

其临床表现与肿瘤的大小及位置密切关联。若肿瘤较小,直径<10mm,往往无明显表现。肿瘤较大或位于肌肉圆锥内,可出现单侧、慢性、渐进性眼球突出。视力减退与肿瘤的位置相关,如肿瘤位于眶前、中段、肌肉圆锥外,视力可正常。眶尖部的肿瘤早期即出现视力减退。位于眶前部的肿瘤可见眼睑局部隆起或结膜紫蓝色肿块。眼球运动障碍多发于晚期。原发于眶尖部的肿瘤,早期会出现视神经萎缩。位于眶前部的肿瘤,眶缘部可扪及肿块。

（二）眼科 A、B 超可准确识别海绵状血管瘤

1.A超扫描　肿瘤表面为高波峰,肿瘤内显示高反射或中等反射,规则结构。肿瘤呈中等的声波衰减。

2.B超扫描　海绵状血管瘤在声像图上有特异性的表现:眶内显示圆形、类圆形的肿块,多位于肌锥内。肿块边界清楚光滑,内回声多而强、分布均匀、呈颗粒状外观,可见肿瘤晕。呈中等度声衰减,后界能清楚显示。动态检查肿瘤压缩性小,持续加压超过30s,可显示肿瘤轻度可压缩性。

3.彩色多普勒检查　肿瘤内缺乏彩色血流信号。

（三）CT 扫描

显示眶内或肌锥内圆形或卵圆形、边界清楚光滑的肿块,但对肿块难以进行组织学判断。

【治疗思路点拨】

海绵状血管瘤的治疗应根据肿瘤的增长速度、大小、位置,实施不同的治疗方案。由于肿瘤增长缓慢,不发生恶变,在不影响视力和美容的情况下,允许观察。可根据超声识别该肿瘤的组织学类型,并通过 CT 像选择手术进路。如病变位于眶尖,缺乏透明三角区和一侧眼眶多个肿瘤的可实行外侧开眶手术。CT 图像上保留眶尖三角形透明区,可在结膜下穹隆或内上象限手术切除。

五、视神经胶质瘤

视神经胶质瘤是视神经星形胶质细胞异常增殖形成的肿瘤,比较少见,但在视神经原发肿瘤中最为常见,多为良性,好发于儿童。恶性者较罕见,多于中年人。视神经胶质瘤多发生在视神经的眶内段,少数在视神经管和颅内视神经段。

【常规诊断】

(一)视力障碍、单侧眼球进行性突出、视盘水肿或视神经萎缩

15%～30%的患者同时患神经纤维瘤。

(二)X 线检查

视神经孔扩大。

(三)超声探查

视神经梭形扩大,边界清楚。

(四)CT 检查

视神经管状或梭形增粗、扭曲,边界清楚锐利。

(五)MRI 成像

可显示肿瘤轮廓、范围和肿瘤内信号强度。

【常规治疗】

观察;放射治疗;手术治疗。

【诊断思路点拨】

应结合肿瘤的位置进行诊断,辅助检查也应围绕这一点进行。

(一)症状和体征

本病多发生于儿童时期,早期视力减退,眼球突出,视乳头水肿或原发性萎缩。如有神经纤维瘤症状或家族史,对诊断更有帮助。

(二)B 超检查

视神经暗区扩大,呈管状或梭形,为诊断要点;肿块边界清楚锐利;内回声缺乏、少或中等;轴位扫描肿瘤后界不能显示,探头倾斜可显示肿瘤呈中等回声。

合并视盘水肿者,肿块回声与隆起的视盘前强回声光斑相连。

(三)彩色多普勒血流成像

肿瘤缺乏血流信号。

(四)CT 扫描

视神经呈管状或梭形增粗、扭曲,边界清楚锐利。

（五）X 线

拍视神经孔片显示视神经管扩大,本病有 90％的病例病变累及视神经管。

（六）MRI

MRI 显示肿瘤颅内蔓延更为清楚。

【治疗思路点拨】

（一）观察

如肿瘤发展缓慢,在活检得到组织学证据后,不必积极治疗。

（二）放射治疗

放疗多为手术后的辅助治疗方式。

（三）手术治疗

视力不断减退,眼球突出渐增进,超声、CT 和 MRI 发现肿瘤进展,应尽早手术切除。

（陈春丽）

第二节　中耳外耳道癌

中耳外耳道癌是一种少见的恶性肿瘤。原发于中耳外耳道的肿瘤统称为颞骨肿瘤。外耳道癌好发于 50～60 岁,女性多于男性。中耳癌好发于 50～60 岁,男性发病比例和女性基本相同。

【病因】

尚不明确。可能与长期阳光照射、从事放射专业的人员或与慢性炎症的长期刺激有关。

【病理】

鳞状细胞癌占 90％以上,腺样囊性癌、耵聍腺腺癌及基底细胞癌少见。

【诊断】

（一）临床表现

1.症状　①耳漏:流出的分泌物稀薄如水或有臭味。②出血:早期耳道分泌物带血,晚期破坏大血管,可发生大出血。③耳痛:早期疼痛多不明显,病情发展则出现持续性耳道深部刺痛和跳痛。④早期有耳鸣,听力下降,晚期为神经性耳聋。

2.体征　①外耳道及中耳腔肿物,呈结节样或菜花状,或溃疡状,易出血。②耳道内有脓血性分泌物。③耳前或颈上淋巴结转移。晚期为双侧颈淋巴结转移,血行转移可至肺、肝、骨等部位。

（二）特殊检查

1.影像学检查　①X 线检查。可见外耳道、乳突及颞颌关节有骨质破坏。目前已被 CT 或 MRI 取代。②CT 检查。可精确估计肿瘤的大小、位置及侵犯范围。③MRI 检查。可行血管成像,对术前评估有肯定效用。

2.组织学病理检查　是确诊的最终方法。

（三）诊断与分期

1.诊断要点　本病的早期易被忽视,待至症状明显,肿瘤已累及范围较广泛。因此,凡遇下列情况者必须严密观察:①中耳或外耳道内的肉芽、息肉样组织,经切除后迅速复发者,有血性分泌物者。②影像检查有骨质破坏。③慢性化脓性中耳炎突然出现多组脑神经麻痹者。

2.分期　（Stell 等于 1985 年提出）

T_1：肿瘤局限在鼓室腔，并无面神经麻痹或骨破坏。

T_2：肿瘤向外扩展伴有面神经麻痹或X线片上骨破坏，但局限于中耳乳突。

T_3：临床或X线片上示扩展到周围组织，如硬脑膜、颅底骨、腮腺、颞颌关节。

T_x：病人缺乏分期资料，包括病人在其他单位诊疗。

（四）鉴别诊断

需与中耳或外耳道肉芽、乳头状瘤、慢性化脓性中耳炎等鉴别。

【治疗】

（一）治疗原则

中耳外耳道癌的治疗，主要为外科手术和放射治疗。

（二）治疗方法

1.手术治疗

2.放射治疗　乳突根治术并非肿瘤根治术，单纯手术难以切除彻底。放疗一般用外照射，可采用钴-60（^{60}Co）和高能X线、电子束照射。主要用于配合手术行术前或术后放疗及不宜手术或术后复发病例的姑息放疗。二维照射常规每周5次。①中耳癌：采用耳前、耳后两野交叉照射，同时加楔形板，照射剂量单纯放疗和术后放疗为6000～7000cGy/6～7周，术前放疗为5000～6000cGy/5～6周。②外耳道癌：可用垂直单野照射或耳前、耳后两野交叉照射。照射剂量同中耳癌。

3.化学药物治疗　用于晚期无手术指征或术后放疗后复发病例。药物以顺铂、氟尿嘧啶为主（PF方案）。

【预后】

与治疗模式、肿瘤部位、有无转移、病理类型有关，局部复发多发生于治疗后2年左右。

（李江平）

第三节　鼻咽癌

一、鼻咽部的解剖学

（一）鼻咽部

咽分为鼻咽、口咽和喉咽三部分，鼻咽又称上咽部，是咽的一部分，位于咽的最上方，是呼吸的通道。鼻咽上起颅底，下达软腭游离缘水平面以上，位于鼻腔的后方，整个颅底的中央（图2-3-1）。鼻咽腔呈不规则立方形，直径约5.5～6.0cm，横径约3.0～3.5cm，前后径约2.0～3.0cm，在靠近颅底处，宽可达3.5cm。

鼻咽腔由上、下、前、后和双侧壁构成。上壁又称顶壁，由蝶骨底和枕骨底构成，略呈拱顶状，向后下呈斜面。后壁位于第一、二颈椎的前面，与口咽部后壁相连续，统称为咽后壁。顶壁与后壁交界处的淋巴组织称增殖体、咽扁桃体或腺样体。鼻咽前壁由后鼻孔的后方和鼻中隔后缘构成，与鼻腔相通。下壁由软腭游离缘的上方构成，与口咽相通。双侧壁的外侧为咽旁间隙，在下鼻甲后端约1cm处有一漏斗状开口，称为咽鼓管咽口，与中耳相通，此口的前、上、后缘有咽鼓管软骨末端形成的唇状隆起称咽鼓管隆突，亦称咽鼓管圆枕。在咽鼓管隆突后上方有一深窝称咽陷窝，是鼻咽癌好发部位，其上距颅底破裂孔仅1cm，故鼻咽癌常可沿此孔浸润扩展（图2-3-2～图2-3-5）。

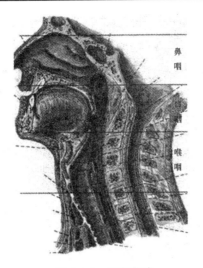

图 2-3-1　咽部构成

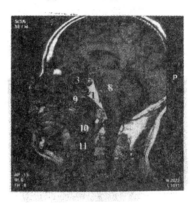

图 2-3-2　鼻咽矢状面 T_1W_1 平扫

鼻咽顶后壁由枕骨斜坡(1),蝶骨基底部(2),第 1、2 颈椎(4、5)构成,蝶骨基底部为蝶窦(3)的底壁,蝶窦顶有垂体窝(6)。斜坡后为桥前池(7)和脑干(8)。鼻咽前壁为鼻甲后缘(9)及鼻中隔。软腭(10)为鼻咽和口咽的分界,会厌上缘(11)为口咽和下咽的分界。

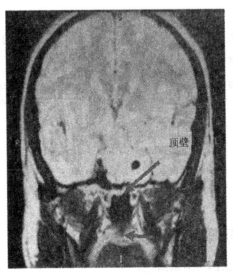

图 2-3-3　鼻咽顶壁和后壁

（二）鼻咽壁的结构

鼻咽壁由四层组织构成。

1.黏膜层 鼻咽壁黏膜主要由假复层柱状纤毛上皮构成,黏膜下含有腺体及大量淋巴组织。

2.腱膜层 腱膜层由纤维组织构成,上部坚韧肥厚,形成咽腱膜,下部形成坚韧的咽缝,为咽缩肌附着处。

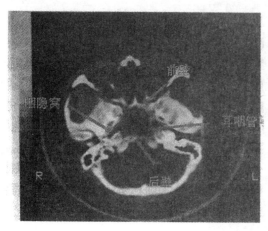

图 2-3-4　鼻咽前、后和侧壁

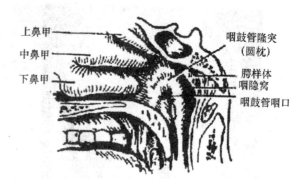

图 2-3-5　鼻咽侧面结构

3.肌肉层 肌肉层可分为三组。咽缩肌组:有上、中、下三对,自上向下呈覆瓦状排列,分别起自翼突、舌骨大角、舌骨小角、甲状软骨和环状软骨,止于咽缝;咽提肌组:主要由茎突咽肌构成,起自茎突,止于咽后壁等处;腭帆肌组:由腭帆张肌、腭帆提肌、悬雍垂肌等组成。

4.筋膜层 筋膜层为颈深筋膜浅层的延续,包裹于肌层之外(图 2-3-6)。

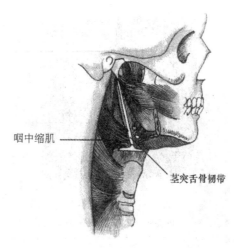

图 2-3-6　鼻咽肌肉

（三）咽周间隙

鼻咽腔由多条肌肉所围绕,肌肉的筋膜又构成多个脂肪间隙,这些间隙称为咽周间隙,主要有咽旁间隙和咽后间隙。

包绕鼻咽部的肌肉主要有咽缩肌组、咽提肌和腭帆肌三组肌肉,三组肌肉的筋膜构成了咽颅底筋膜和颊咽筋膜。咽颅底筋膜主要由咽上缩肌腱膜形成,上起颅底的翼内板,向下延伸,形成长环,包绕咽部的上缩肌,形成一个几乎密闭的、难以侵犯的腔,破裂孔、卵圆孔和颈内动脉分别位于该筋膜的内侧、外侧及后外侧,腭帆提肌和张肌分别位于该筋膜的内侧和外侧。颊咽筋膜的走行是从咽上缩肌上缘向上延伸,其内层至咽鼓管软骨部,外层越过腭帆张肌的表面至颅底舟状窝与咽颅底筋膜汇合(图 2-3-7~图 2-3-8)。

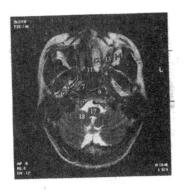 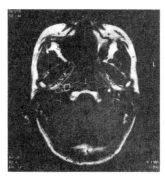

图 2-3-7　鼻咽的构造　　　　　　　　图 2-3-8　鼻咽的构造

图 2-3-7　咽鼓管圆枕(1)、腭帆提肌(2)、腭帆张肌(3)翼内肌(4)、翼外肌(5)、椎前肌(6)、(7)、咽鼓管咽口(8)、脂肪间隙(9)、咽旁间隙(10)、鼻中隔(11)、鼻甲(12)、上颌窦(13)颞下窝(14)、枕骨斜坡(15)、桥前池(16)、脑干(17)、小脑(18)。

图 2-3-8　颅底筋膜(1),以外的咽周间隙可分为咽旁间隙和和咽后间隙(2),咽旁间隙又分为茎突前间隙(3)和茎突后间隙(4)。也有学者将咽颅底筋膜以内的部分称为咽黏膜间隙、咽间隙、肌肉及筋膜。

鼻咽肌肉的筋膜又构成了咽周间隙,包括咽后间隙和咽旁间隙。

咽后间隙位于颊咽筋膜与椎前筋膜之间,咽腔后壁正中,前壁为颊前筋膜,后壁为椎前筋膜,上至颅底,下达气管分叉平面,与后纵隔相通,两侧有筋膜与咽旁间隙分开,中线处有椎前筋膜与颊咽筋膜在咽后正中线处紧密附着,形成一纤维隔,将咽后间隙分成左右两个互不相通的间隙,其内有咽后淋巴结内、外侧组,尤以外侧组更为明显,亦称为 Rouviere's 淋巴结,位于枢椎椎体前缘、中线旁 1.5~2.0cm,相当于孔突尖与同侧下颌骨角连线中点的深部(图 2-3-9)。

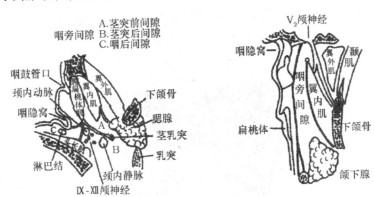

图 2-3-9　咽周间隙的构成

咽旁间隙位于咽肌环与咀嚼肌群和腮腺之间,是由深筋膜围成的脂肪间隙,左右各一,形如锥体,底朝上,尖向下。上起颅底,下至舌骨,内侧壁为下颌骨升支、翼内肌和腮腺,外侧壁为翼内外肌、腮腺和二腹肌后腹的筋膜,前界自上而下依次为蝶骨翼突内侧板后缘、颊咽筋膜、翼内肌、腭舌肌及腭咽肌筋膜,后壁为覆盖颈椎和锥前肌的锥前筋膜,顶部为岩锥和蝶骨大翼部分,底部为二腹肌后腹和舌骨大角连接处及颌下腺的包膜。茎突及其附着肌肉(茎突舌骨肌、茎突咽肌和茎突舌肌)、韧带(茎突舌骨和茎突下颌韧带)和茎突咽筋膜组成的隔膜将咽旁间隙分为前、后两部。茎突前间隙亦称茎突前区,主要为脂肪组织,较小,内上方与咽隐窝为邻,顶端为中颅窝底,对应卵圆孔、棘孔和蝶骨大翼,内侧与咽筋膜相贴,下方与扁桃体的底对应。肿瘤侵及此间隙时,可出现单一的三叉神经第三支麻痹症状,向前可侵及翼板、翼腭窝、上颌窦、后壁,向下扩展到颞下窝、颌下区、腮腺区。茎突后间隙亦称为茎突后区或颈动脉鞘区,位于茎突的内侧稍后方,上端与颅底骨的颈静脉孔、前内侧与咽后间隙为邻,前外侧与茎突前间隙相毗邻。内有颈内动脉、颈内静脉、Ⅳ～Ⅻ对颅神经、交感神经干(颈上节)及颈深上淋巴结(图2-3-10)。

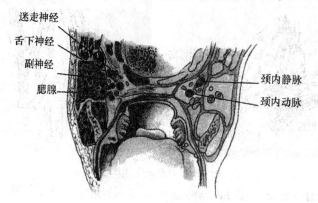

图 2-3-10　咽旁间隙的构成

(四)血管、淋巴与神经

1.动脉　颈外动脉的分支供应咽部:①咽升动脉:咽支分布于因上缩肌、咽中缩肌、茎突咽肌;腭支分布于软腭、扁桃体和咽鼓管。②甲状腺上动脉:咽支分布于下咽部。③面动脉:腭升动脉分布于软腭、扁桃体及咽鼓管;扁桃体动脉分布于扁桃体中部及其附近咽壁。④舌背动脉:舌背动脉分布于舌腭弓、扁桃体、软腭和会厌。⑤上颌动脉:腭降动脉分布于口腔黏膜、软腭和扁桃体;翼管动脉分布至鼻咽上部(图2-3-11)。

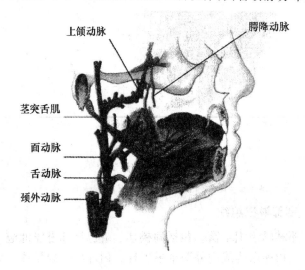

图 2-3-11　咽部动脉结构

2.静脉　咽部静脉在咽后壁形成咽静脉丛,向上与翼丛交通,向下与甲状腺下静脉和舌静脉联系或直接与面静脉或颈内静脉交通。

3.咽部神经　咽部神经主要来自由舌咽神经咽支、迷走神经支、副

神经及交感神经构成的咽丛,其中运动神经主要来自副神经,鼻咽上部与软腭的感觉为三叉神经的上颌神经所支配(图2-3-12)。

4.咽部淋巴组织　咽部淋巴组织丰富,包括扁桃体、淋巴结和淋巴滤泡。淋巴组织互相连通构成内外两个淋巴环,内环由咽扁桃体、咽鼓管扁桃体、腭扁桃体、舌扁桃体、咽侧索、咽后壁淋巴滤泡等构成,位于呼吸道和消化道的入口处,外环由咽后淋巴结、下颌角淋巴结、颌下淋巴结、颏下淋巴结组成。两环内淋

巴组织互相通连,流动的方向为内环淋巴流向外环,外环淋巴流向颈外侧淋巴结(图2-3-13)。

5.鼻咽部淋巴组织　　鼻咽部淋巴组织由咽扁桃体(腺样体)和淋巴管构成。咽扁桃体位于鼻咽部顶后壁交界处,其黏膜上皮为假复层纤毛柱状上皮,兼以复层鳞状上皮,基质与腭扁桃体相同,均为淋巴网状结构。咽扁桃体的纵槽中有大量黏液腺的开口,其黏液有清洁作用。咽扁桃体与咽壁间无纤维组织包膜,行咽扁桃体切除术时不易彻底切除。

鼻咽部淋巴网极为丰富,左右交叉,主要集中于侧壁的前后方,淋巴先汇入咽后壁下纤维组织内的外侧咽后淋巴结,再绕颈动脉鞘后方,汇入颈深上淋巴结。此外,鼻咽部淋巴管也可直接汇入颈深淋巴结或副神经淋巴结链(图2-3-12)。

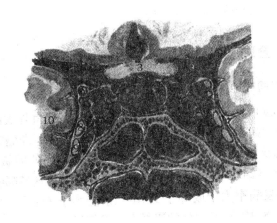

图2-3-12　鼻咽淋巴管回流

6.海绵窦　　海绵窦为一对重要的硬脑膜窦,位于蝶鞍和垂体的两侧,前达眶上裂内侧部,后至颞骨岩部的尖端。窦内有许多结缔组织小梁,将窦腔分隔成许多相互交通的小腔隙。海绵窦内有颈内动脉和外展神经通过,外侧壁内自上而下有动眼神经、滑车神经、眼神经和上颌神经通过。

二、鼻咽癌的临床表现、检查与诊断鼻咽癌的临床表现及鉴别诊断

【临床表现】

(一)临床症状

鼻咽癌发生部位隐蔽,又与眼、耳、鼻、咽喉、颅底骨和脑神经等重要器官相邻,具有易在黏膜下向邻近器官直接浸润或淋巴结转移的生物学行为,所以症状多变或不明显,常被患者或医师所疏忽。许多患者常先后到内科、外科、神经科、眼科求医,几经周折才到耳鼻喉科诊治。早期鼻咽癌由于肿瘤微小,位于黏膜表面可伴有黏膜下浸润,肿瘤未累及咽鼓管开口,故可以没有任何症状。早期鼻咽癌症状以抽吸性涕中带血最为多见,其次为听力减退、耳鸣、耳内闭塞等。鼻咽癌常见临床症状有:

1.鼻出血　　鼻咽癌早期即有鼻出血症状,常表现为吸鼻后痰中带血或擤鼻时鼻涕中带血。早期痰中或鼻涕中仅有少量血丝,时有时无。晚期出血较多,可有鼻血。

2.鼻塞　　肿瘤堵塞后鼻孔可出现鼻塞。肿瘤较小时,鼻塞较轻,随着肿瘤增大,鼻塞加重,多为单侧性鼻塞。若肿瘤堵塞双侧后鼻孔可出现双侧性鼻塞。

3.耳鸣、鼻涕带血、颈部出现肿块　　这时人们就会怀疑是不是得了鼻咽癌。但是,患鼻咽癌的另一个重要症状——不明原因的单侧耳鸣出现时,人们往往并不重视,以致延误了诊断和治疗。据统计,在鼻咽癌就诊人数中,约有半数的患者有耳鸣现象。人的鼻咽部与中耳腔之间有根相通的咽鼓管,它可以调节中耳

腔内的气压,保持鼓膜内外压力的平衡。鼻咽癌好发于鼻咽部咽鼓管开口的附近,癌肿压迫咽鼓管开口,导致阻塞,鼻咽癌发生耳鸣的道理就在此。因此,一旦出现原因不明的单侧耳鸣,尤其是年龄在 30 岁以下的男性,又有耳闭现象者,应高度警惕鼻咽癌的可能。

4.颈淋巴结肿大与颈淋巴结转移 以颈淋巴结肿大为首发症状的约占 1/2。颈淋巴结肿大多发生于颈深淋巴结上群,即位于乳突尖下方或胸锁乳突肌上段前缘处的淋巴结。开始为一侧,逐渐发展至对侧。肿块为无痛性,质较硬,活动度差。稍晚可累及颈淋巴结中群和下群,使颈部数个淋巴结连在一起。鼻咽癌发生颈部淋巴结转移率为 60.3%~86.1%,其中半数为双侧性转移。颈部淋巴结转移常为鼻咽癌的首发症状(23.9%~75%)。有少数患者鼻咽部检查不能发现原发病灶,而颈部淋巴结转移是唯一的临床表现。这可能与鼻咽癌原发灶很小,并与向黏膜下层组织内扩展有关。

5.头痛 为常见症状,占 68.6%。可为首发症状或唯一症状。早期头痛部位不固定,间歇性。晚期则为持续性偏头痛,部位固定。究其原因,早期患者可能是因神经血管反射引起,或是对三叉神经第 1 支末梢神经的刺激所致。晚期患者常是肿瘤破坏颅底骨,在颅内蔓延累及颅神经所引起。

6.眼部症状 是鼻咽癌侵犯眼眶或累及三叉神经眼支或视神经所致,可出现眼球突出、活动障碍、复视、视力下降、视野缺损等。由于肿瘤侵犯外展神经,常引起视物呈双影。滑车神经受侵,常引起向内斜视、复视,复视占 6.2%~19%,常与三叉神经同时受损。

7.面麻 指面部皮肤麻木感,临床检查为痛觉和触觉减退或消失。肿瘤侵入海绵窦常引起三叉神经第 1 支或第 2 支受损。肿瘤侵及卵圆孔、茎突前区、三叉神经第 3 支常引起耳郭前部、颞部、面颊部、下唇和颏部皮肤麻木或感觉异常。面部皮肤麻木占 10%~27.9%。

8.舌肌萎缩和伸舌偏斜 鼻咽癌直接侵犯或淋巴结转移至茎突后区或舌下神经管,使舌下神经受侵,引起伸舌偏向病侧,伴有病侧舌肌萎缩。

9.眼睑下垂、眼球固定 与动眼神经损害有关,视力减退或消失与视神经损害侵犯有关。

10.伴有皮肌炎 皮肌炎也可与鼻咽癌伴发,故对皮肌炎患者无论有无鼻咽癌的症状,均应仔细检查鼻咽部。

11.停经 作为鼻咽癌首发症状甚罕见,与鼻咽癌侵入蝶窦和脑垂体有关。

12.远处转移 鼻咽癌的远处转移率在 4.8%~27% 之间。远处转移是鼻咽癌患者治疗失败和死亡的主要原因之一。鼻咽癌远处转移率较高,占 5 年随访死亡病例的 20%~50%。远处转移主要以骨、肺、肝较多见,且常为多个器官同时发生。鼻咽癌远处转移后可出现受损器官的相应症状。

随着病情发展,肿瘤侵犯周围组织,累及咽旁间隙、颅底、鼻窦等,从而产生相应的症状和临床表现,如嗅觉减退、张口困难或张口时下颌歪斜、舌肌萎缩和伸舌偏斜、声音嘶哑、呛咳及吞咽困难等,晚期患者肿瘤还可转移到全身各个器官。

(二)颅神经症状

肿瘤经破裂孔侵入颅内或破坏颅底骨质进入颅中窝,压迫邻近组织,出现各种颅神经症状,常见侵犯第Ⅴ、第Ⅵ对颅神经,继而可累及第Ⅳ、第Ⅲ及第Ⅱ对颅神经。肿大的颈部淋巴结也可能压迫穿出颅底的第Ⅸ、第Ⅹ、第Ⅺ及第Ⅻ对颅神经。而第Ⅰ、第Ⅶ、第Ⅷ对颅神经受损甚少。各对颅神经及颈交感神经受损害的主要症状与体征如下:

1.嗅神经 此神经受损可出现嗅觉障碍。但鼻咽癌侵犯此神经极少见。

2.视神经 鼻咽癌常在视交叉与视神经孔之间压迫此神经,可出现复视、视力障碍甚至失明。

3.动眼神经 鼻咽癌如在颅中窝或眶内压迫此神经,眼球除向外运动外,处于固定状态,上眼睑下垂,瞳孔散大。

4.滑车神经 此神经受损可出现眼球向下、向外方运动障碍。

5.三叉神经 肿瘤侵犯三叉神经眼支时,可出现眼部、鼻腔前部黏膜及前额部皮肤感觉障碍。当肿瘤侵犯三叉神经上颌支时,可出现鼻腔后部黏膜、上颌牙、上唇、硬腭及颊部黏膜感觉障碍。当肿瘤侵犯三叉神经下颌支时,可出现耳廓前部、颞部、面颊部皮肤感觉障碍。下颌牙、下唇、口底黏膜及舌前 2/3 黏膜感觉障碍,颈部皮肤感觉障碍,运动支受损,可出现咀嚼肌萎缩无力,鼻翼内、外肌和颞肌萎缩,运动障碍.张口困难。三叉神经受累是最常见的颅神经受累。

6.外展神经 此神经受损可出现眼球向外转动障碍、复视及内斜视。外展神经是颅神经中较常受累者。

7.面神经 鼻咽癌多在茎乳孔周围侵犯此神经,可引起鼻唇沟变浅、口角歪斜、眼睑闭合不全、皱额无纹。鼻咽癌侵犯此神经极少见。

8.前庭蜗神经 此神经处于岩骨内,极少受累。

9.舌咽神经 鼻咽癌常在茎突后间隙处压迫舌咽神经。此神经受损,可出现软腭下陷,咽反射消失,吞咽困难,舌后 1/3 味觉丧失。舌咽神经是脑神经中较常受累者。

10.迷走神经 分喉上神经和喉返神经。迷走神经受损可出现声音嘶哑和声带麻痹,吞咽困难,呛咳。

11.副神经 此神经受损可出现患侧斜方肌萎缩,耸肩无力,外形改变,胸锁乳突肌萎缩无力。

12.舌下神经 此神经受损可出现患侧舌肌萎缩,伸舌时偏向患侧。舌下神经是脑神经中较常受累者。

除上述外,若肿瘤侵犯颈交感神经,可出现同侧瞳孔缩小、眼球内陷、眼裂缩小、面部皮肤无汗等。

【检查要点】

（一）鼻咽癌的自我检查方法

为方便大众了解、认识以及初步诊断鼻咽癌,下列几点鼻咽癌的自我检查方法,以供参考。

1.是否生活在我国鼻咽癌的高发地区、年龄是否在 40 岁以上。

2.是否经常接触到一些油烟、化学毒物,是否吸烟、饮酒。

3.你的家人或亲属是否有患鼻咽癌的。

4.是否出现过原因不明的头痛、鼻塞、鼻涕带血、鼻出血、耳鸣等症状,而且有的症状反复出现。

5.经常用手触摸自己的颈部,正常情况下颈部淋巴结是触摸不到的,如果能触摸到淋巴结就说明淋巴结肿大。

如发现可疑症状,应尽快到医院进一步检查,以便及早确诊。

（二）鼻咽癌的医学检查

鼻咽癌可疑患者均要通过病理学检查确诊,详细询问病史、头颈部检查、EB 病毒血清学检测、影像学检查等也非常重要。

1.临床症状有鼻塞、鼻涕中带血、耳聋、耳鸣、头痛、面麻及复视等。

2.体格检查可发现鼻咽部肿物、颈部肿块和颅神经麻痹等症状。

3.鼻咽镜检查包括间接鼻咽镜和纤维鼻咽镜,可见到鼻咽顶后壁、侧壁、后鼻孔、鼻腔后部、咽鼓管及软腭的背面情况等。

4.影像学检查,包括 CT 及 MRI 检查。CT 检查除了显示鼻咽腔内肿瘤部位外,还可以显示鼻咽腔外侵犯及颈部淋巴结转移的情况。MRI 由于能清楚地显示头颅各层次,可以显示肿瘤与周围组织的关系,确定肿瘤的界线较 CT 清楚和准确,并可了解颅脑侵犯的情况。

5.组织病理学诊断,鼻咽癌的活组织采集可以经口腔或鼻腔咬取活检,亦可以对颈部淋巴结及其他浅表肿块切除活检。近年来采用细针穿刺做细胞学检查。

6.血清 EB 病毒抗体检测可作为一种辅助诊断方法。应该强调的是,单靠 EB 病毒血清学检查不能确诊为鼻咽癌。有些单位只做 EB 病毒血清学检查,由于缺乏必要的解释,常使一些"阳性者"以为自己已患了鼻咽癌,吓得要命。鼻咽癌的筛查应以临床检查和 EB 病毒血清学检测为主,如临床鼻咽镜下有可疑变化,应活检送病理检查,最好在鼻咽纤维镜下作细致观察有无微小病灶。若鼻咽镜下无异常发现,但 EB 病毒血清学检查滴度较高时,应定期观察随访。

鼻咽癌的诊断除了根据临床表现外,尚需借助于影像学、鼻咽镜,甚至血清学的检查,但最后的确诊依据是组织病理学诊断。

(三)头颈部临床检查

提高鼻咽癌疗效的关键是早诊断、早治疗,为尽早对鼻咽癌患者作出正确诊断,临床医生不仅要通过间接鼻咽镜或鼻咽光导纤维镜仔细检查鼻咽腔,还应仔细检查头颈部,区域淋巴结有无肿大,颅神经有无损伤表现及其他。

1.耳鼻喉检查　应检查鼻腔、口咽、外耳道、鼓膜、软腭有无鼻咽癌向外扩展。

2.眼部检查　眼眶也是鼻咽癌常见的扩展部位,表现为视力减退或消失、突眼、眼眶内肿块,上眼睑下垂伴眼球固定。还应注意有无由于鼻咽癌局部扩展所致的各种综合征。

3.颅神经检查　鼻咽癌导致颅神经受累的发生率为 20%～40%,其中最常见的有三叉神经、外展神经、舌下神经和舌咽神经,对颅神经的检查需要逐项认真按常规进行,对疑有眼肌、咀嚼肌群和舌肌瘫痪者,有时还需反复检查才能引出阳性结果。

4.颈淋巴结检查　鼻咽癌的颈淋巴结转移率为 60.3%～86.1%,更有约 40%病人以此为首发症状,所以颈淋巴结检查也是必行的常规检查。易忽略的部位为颈内静脉组淋巴结,副神经链组淋巴结,锁骨上淋巴结和颌下淋巴结等。颈淋巴结检查法:检查者与被检查者面对而坐,一般检查左颈时,检查者将左手放于被检查者头顶,以便根据需要转动头颈。系统的检查自颏下及颌下,先使被检查者低头并屈向检查侧,以使肌肉松弛,然后将右手四指(除拇指外)以屈曲位由颌下向下颌骨内而进行触诊,倘有淋巴结肿大,可在手指与颌骨间触到,继将头屈向检查侧,用右手沿胸锁乳突肌由上向下进行触诊,必要时配合拇指沿该肌的前及后缘进行单指触诊,同法检查颈后三角区,检查右颈用左手,方法同前。鼻咽癌所致的淋巴结一般为无痛性,较硬,开始较小,活动,随着发展,逐渐增大,并与周围软组织粘连,终至固定,还可侵犯皮肤,引起溃破。

【诊断】

(一)鼻咽癌的诊断要点

疾病的诊断多根据症状和有关检查结果,诊断鼻咽癌时也不例外。发生鼻咽癌时,其临床症状常因人而异,有的因抽吸性涕中带血要求查找原因;有的则因一侧耳内闷胀或颈部肿块就诊;少数则因视物有双影(复视)由眼科转来。

要明确上述症状是否与鼻咽癌有关,首先要仔细检查鼻咽部。正常情况下,鼻咽部有时可有少量淋巴组织,但表面黏膜完整、光滑,左右两侧对称。若发现鼻咽顶部有组织增厚,表面高低不平,或有溃疡、出血等异常征象,应钳取少许组织,供病理检验。若在显微镜下找到癌细胞,才能确定鼻咽癌的诊断。

鼻咽癌原发于鼻咽,但可上行侵及颅底颅内,下行转移至颈淋巴结或经血行转移至骨、肝、肺等组织器官,临床症状复杂多变。临床上有抽吸性涕中带血、单侧性耳鸣、听力减退、耳内闭塞感、不明原因的颈淋巴结肿大、面部麻木、复视、伸舌偏斜、舌肌萎缩、头痛等症状者都应仔细作鼻咽镜和临床检查,才能早期发现鼻咽癌。

临床上诊断鼻咽癌主要依靠病理学检查。此外,病理学检查也是与其他鼻咽部病变进行鉴别的主要手段。引起鼻咽部组织增生的原因除癌肿外,还有鼻咽结核、慢性炎症等非肿瘤性疾病。由于它们的治疗方法与鼻咽癌迥然不同,将它们与鼻咽癌进行区别十分重要。因此,如果一次病理检查未能明确诊断时,应重复活检。经口腔取组织有困难时,可在鼻内镜明视下,经鼻腔伸入活检钳,钳取组织后,再行病理检验。

对于颈淋巴结肿大,经穿刺活组织检查已证实为转移性癌肿者,应常规作鼻咽、口咽及喉咽部检查,寻找原发病灶,必要时作鼻咽部活检,以明确淋巴结肿大是否由鼻咽癌引起。

(二)鼻咽癌的鉴别诊断

鼻咽癌除鼻咽部原发癌引起的症状与体征外,还可出现颈部肿块及颅神经损害症状。典型鼻咽癌的诊断并不困难,但临床上也经常会遇到一些类似的症状体征,使诊断发生一定的困难。需要和鼻咽癌鉴别的疾病包括:

1.鼻咽增生性结节　为鼻咽顶前壁孤立性结节,结节直径一般 0.1～1cm,表面覆盖一层淡红色黏膜组织,与周围的黏膜色泽相似,好发年龄为 20～40 岁,有时可发生癌变。

2.鼻咽腺样体　在鼻咽顶壁有几条纵形脊隆起,两隆起之间呈沟状,表面光滑呈正常黏膜色泽,好发于中青年。如有抽吸性涕中带血、颈淋巴结肿大者,应作血清 VCA-IgA 检测及活检。

3.鼻咽腔黏膜结核　好发年龄为 20～40 岁,鼻咽顶部黏膜糜烂,伴有肉芽样隆起,与癌很难区分,鼻咽活检可明确诊断。

4.鼻咽纤维血管瘤　男性青少年多见,主要症状为鼻塞和反复鼻出血。病变主要在鼻咽顶部和后鼻孔,肿块呈圆形和椭圆形,表面光滑,呈淡红色或深红色。此瘤可向鼻腔或颅内发展,破坏相应的组织,与鼻咽癌难以区别。

5.鼻咽恶性淋巴瘤　肿瘤巨大,可侵及口咽或有颈淋巴结转移,须作活检才能鉴别。

6.鼻咽囊肿　好发于鼻咽顶部,大小如半粒黄豆隆起,表面光滑,半透明,活检时可有红白色液体流出。

7.淋巴结病　有颈部肿块者须与慢性淋巴结炎、颈动脉体瘤、颈部恶性淋巴瘤、颈淋巴结核等相鉴别。

8.某些颅内疾病　须与脊索瘤、垂体瘤、听神经瘤、颅咽管瘤等相鉴别。

三、鼻咽癌的西医治疗

由于鼻咽癌对放射线治疗较为敏感,原发灶和颈部转移可同时完整暴露在照射野范围内,各期鼻咽癌放疗的 5 年生存率达 50%,而手术、化疗存在各自的局限性,因此,放射治疗(简称放疗)是目前治疗鼻咽癌的首选方法。病变局限在鼻咽腔的早期病例可给予单纯体外放射治疗,必要时辅以近距离腔内后装放射治疗,晚期病人可加用化学治疗(简称化疗)。已有远处转移者以化疗为主,并先期或同期给予转移灶姑息性放疗。放疗后病灶残留或复发病灶根据病情不同选择再程放疗或特殊放疗。

【鼻咽癌的放射治疗】

(一)放射治疗基础

1.放射治疗原则

(1)必须获得病理诊断,并完善相关检查,尤其是 CT 或(和)MRI 检查,明确病变大小范围后制订因人而异的放疗计划,并签署知情同意书后才能进行。

(2)以体外放疗为主,腔内后装放疗为辅,必要时可补充立体定向放疗。

(3)外照射反射源应选用穿透力强而皮肤量低的高能放射线,如高能 X 射线或 60 钴 γ 射线。

(4)临床 I 期～III 期病人采取根治性放疗,IV 期无远处转移者可给予高姑息性放疗。

2.放射治疗的适应证

(1)根治性放射治疗适应如下情况:①无远处转移。②一般情况好、卡氏评分大于60分。③白细胞大于$3.5×10^9/L$,血小板大于$8.0×10^9/L$,血红蛋白,大于80.5g/L,肝肾功能正常。④颈部转移灶未达锁骨上区,淋巴结转移灶直径小于6cm。

(2)姑息性放射治疗适应如下情况:①有远处转移。②一般情况差,卡氏评分小于60分。③头痛剧烈,广泛颅底骨质破坏。

3.放射治疗的禁忌证

(1)全身情况差,不能耐受放疗。

(2)有广泛远处转移。

(3)有影响放疗的疾病,如严重的心、肺疾病,严重的贫血及白细胞减少、恶病质等。

(4)曾做过放疗的患者,有以下情况不能进行再次放疗。①鼻咽及颈部接受根治性放疗剂量未满一年。②出现放射性脑病及脊髓的症状。③鼻咽部总疗程已经达三次,颈部放疗已达两次。

(二)常用放射治疗方法

1.常规体外放射治疗

(1)照射范围:常规照射范围包括鼻咽、颅底骨和颈部3个区域,若颈部无淋巴结转移,同时在颈上淋巴结引流区预防性照射;上颈部或下颈部有淋巴结转移,则要照射全颈。

(2)照射剂量:常规分割放射(高能射线肿瘤量,DT)1.8~2.0Gy/次,每周5次,鼻咽肿瘤剂量DT 70Gy,若放射结束后仍有肿瘤残留可加用腔内后装放疗。颈部照射剂量:无淋巴结转移者预防性照射剂量为DT 50~55Gy,有淋巴结转移者则为DT 65~70Gy。

(3)照射分割方法与时间剂量:

1)常规分割法:即连续照射,每周连续照射5天,每天1次,每次剂量DT 1.8~2.0Gy。根治剂量DT 70~80Gy/7~8周,预防剂量DT 50Gy/5周。

2)超分割放射治疗:即每天照射2次或2次以上,2次间隔时间至少6小时以上,每次剂量比常规放射低,DT 1.1~1.2Gy,总量在7周内达到DT 76~82Gy。

3)超分割后呈加速放射治疗:即每天2次,每次1.2Gy,2次间隔6小时以上,每周5天;剂量达到DT 48Gy/4周时,改为每天2次,每次DT 1.5Gy,2次间隔6小时以上,剂量DT 30Gy/2周,总剂量DT 78Gy/6周。

4)连续加速超分割放射治疗:即每天照射3次,每次1.4~1.5Gy,总剂量在DT 50~54Gy,连续12天完成。

5)同期缩野加量放射治疗:先给予常规放疗,每次DT 1.8Gy,每周5次,在此基础上,加一个小野,仅包括肿瘤,与大野照射间隔6小时以上,每次DT 1.5Gy,共10次,总剂量为DT 69Gy/6周。这一方法可缩短疗程,提高肿瘤局部控制率。

6)加速超分割合并分段放射治疗:即每天照射2次,间隔6小时以上,每次剂量1.6Gy,照射到DT 38Gy后休息10天~14天,然后进行下一阶段的放疗,总剂量DT 67.2~70.6Gy。

7)分段放射治疗:即常规放疗DT 130~40Gy/3~4周,休息2~4周后再照射DT 30~40Gy/3~4周。此法虽然可明显减轻口咽疼痛等急性黏膜反应,但肿瘤局部控制率及生存率有所下降。因为分段放射治疗延长总疗程有利于肿瘤细胞增殖,而不利于肿瘤的控制。这一方法主要用于高龄、体弱、一般情况差或急性放疗反应非常严重者。

2.腔内后装近距离放射治疗   腔内后装近距离放射治疗是目前鼻咽残留病灶最常见的放疗手段,具有副作用小、疗效较好、操作简单的特点,对鼻咽癌近期和远期疗效都有较大的提高。腔内后装近距离放疗由于空间剂量分布不均匀即衰减梯度大,治疗范围有限,因此只能治疗比较小的肿瘤,作为外照射的补充治疗方法。一般适应于初期病人($T_1N_0M_0$),或用于首程根治性外放疗后鼻咽腔内有残留病灶,或外照射2个疗程后鼻咽肿瘤复发、病变局限、肿瘤厚度小于1cm等。

剂量分割方法

(1)大分割法:每周1~2次后装治疗,每次剂量DT 6~8Gy,共2~3次。

(2)超分割法:即每天2次,间隔6小时以上,总疗程4~5次。

(3)间插法:即在治疗中与治疗后各一次,总疗程共2次。

3.立体定位放射治疗　立体定位放射治疗是借助立体定向装置和影像设备确定出照射区的空间位置,经计算机优化后通过γ射线或X射线聚焦照射,是肿瘤区接受高剂量均匀照射,而周围正常组织受照射量很低,以达到控制病灶目的。

放疗技术及时间剂量

(1)初次常规外照射达DT 65~75Gy以上仍有残留病灶,局部加量,采用15~50mm准直器,应用非共面照射野,以60%~90%的剂量曲线包围靶区,在9~16天内进行3~4次照射,每次照射剂量DT 6~8Gy。

(2)初次放疗后一年以上复发并接受2个疗程超分割放疗DT 50Gy仍有局部残留者,进行局部加量放疗,9~16天内照射3~4次,每次照射剂量DT 6~8Gy。

4.三维适形放射治疗　三维适形放射治疗是近年来迅速发展起来的一种立体放射治疗新技术,在立体定向放射技术的基础上,以CT或MRI影像进行靶区和关键器官的三维重建,应用三维治疗计划系统设计照射计划,借助立体固定系统,通过共面或非共面、多野或多弧照射的控制,使其照射野的形状在三维方向上与被照病变的形状吻合,达到在高剂量照射靶区的同时减少临近正常组织受照射量的目的。

放疗方案及时间剂量

(1)面颈联合野加鼻咽部三维适形放疗:加颈部切线野先以常规面颈联合野照射,剂量达到初次常规外照射量DT 36Gy后,以三维适形放疗进行缩野,整个鼻咽部为放疗靶区,设5~7个野,每次DT 2~2.5Gy,每天1次,每周5次,剂量DT 25~30Gy,使鼻咽部总剂量达DT 60~65Gy,然后再次缩野,以开始治疗时的鼻咽部肿瘤区为靶区,使局部剂量达DT 70~72Gy。颈部进行常规切线野照射,治疗剂量为DT 65~70Gy,预防剂量为DT 50Gy。

(2)全程三维适形治疗并颈部切线放疗:全程进行三维适形照射,以5~7个非共线野进行照射,每次剂量DT 2~2.5Gy,每天1次,每周5次,剂量达到DT 40~45Gy时,缩野放疗至DT 70~72Gy,如果无颈部淋巴结转移,以半颈部切线野进行预防性照射,剂量50Gy,如有淋巴结转移则按常规全颈切线野照射,剂量DT 65~70Gy。

(3)初次常规放疗后鼻咽部局部复发的再程治疗:在设计肿瘤靶区时应包括整个鼻咽部,给予5~7个非共面野进行缩野,每次剂量DT 2~2.5Gy。每天1次,每周5次,剂量达到DT 60~65Gy后进行缩野,以复发时的病灶区为靶区,进行适形放疗,总剂量达DT 70~72Gy。

5.调强适形放射治疗　调强适形放射治疗是在照射方向上射野的形状与靶区的投影形成一致,同时能调整照射内诸点的输出剂量率,使靶区内及表面的剂量按要求的方式进行调整,能最大限度地使剂量集中于靶区内,有效的杀灭肿瘤细胞,最大可能的保护正常组织,使靶区周围正常组织、重要器官少受或免受射线的照射,从而提高肿瘤局部控制率和提高患者生存率,改善生活质量。适应于各期鼻咽癌的初治。

分次剂量与分割方法:①常规分割法:每天1次,每次剂量DT 1.8~2Gy。②超分割法:每天2次,每次剂量 DT 1.6～1.8Gy,间隔 6 小时以上。③小分割法:每周 3 次,隔天 1 次,每次剂量 DT 4Gy。以上几种照射方法均已 5～7 个共面定向野照射,照射总剂量为 DT 70Gy 左右。

6.放射治疗的急性不良反应、并发症及其防治

(1)全身反应:如出现乏力、纳差、恶心、呕吐、头昏及白细胞下降等,应积极进行对症、支持等治疗,必要时暂停放疗。

(2)口腔黏膜反应:多在放疗至 DT 30Gy 左右时出现,有口干,口腔、咽喉疼痛,吞咽困难等症状,查体可见口腔、鼻腔等黏膜水肿、充血、糜烂、溃疡等,常随剂量加重而加重,多数患者给予抗感染剂等进行含漱、喷雾等局部处理后可坚持放疗。鼓励病人多吃半流质高蛋白饮食,补充大量维生素,同时应戒烟、酒,避免过热和刺激性食物,保持口腔清洁。少数患者反应严重,疼痛明显,影响进食时,需暂停放疗,用 0.5% 利多卡因稀释液餐前含漱。

(3)腮腺反应:在放疗开始的第 1～3 天内发生,常在放疗后 2～4 小时出现,因为腮腺受照射后水肿、充血、腮腺管黏膜水肿引流不畅所致,主要表现为腮腺肿胀疼痛,一般不需特殊处理,可自行消退。如果症状明显,伴局部红肿,全身发热,腮腺导管开口有脓性分泌物等,需局部及全身给予抗炎治疗并暂停放疗。

(4)皮肤反应:钴 60 或高能 X 射线照射表面剂量低,皮肤反应较轻,常规 X 射线或 β 射线照射时反应较明显。放射性皮肤反应分 3 度。Ⅰ度:照射野皮肤出现红斑伴有烧灼和刺痛感,以后逐渐变暗红,表皮脱落,成为干性脱皮。一般不予处理,注意保护照射野内的皮肤,避免强烈的阳光照射,避免摩擦和肥皂、碘酒、乙醇等刺激。Ⅱ度:局部皮肤出现水肿,表皮脱落、糜烂、渗出,为湿性脱皮,一般应暂停放疗,最好局部暴露,用维生素 E 涂在皮肤表面及局部。Ⅲ度:出现溃疡、坏死、有剧痛,局部用抗生素液湿敷,加强营养,勤于换药。

(5)张口困难:半数以上的病人会出现不同程度的张口困难,主要是由于咀嚼肌和颞颌关节受到照射所致。应嘱患者放疗后经常做张闭口练习,局部理疗等。

(6)鼻腔黏膜反应:病人有鼻塞、分泌物增多,轻者卧位下交替性鼻塞,重者立位也鼻塞,甚至张口呼吸,影响休息和睡眠。主要是由于鼻黏膜受照射后充血、水肿所致,剂量越高,反应越重。可给予淡盐水冲洗,冲洗干净后滴入复方薄荷油等,若鼻塞重,则短期内滴用血管收缩剂如 1% 麻黄素等。

(7)口腔干燥症:口腔干燥症是鼻咽癌患者常规放疗后存在的严重后遗症之一,由于放疗使主要的唾液腺遭受破坏而导致放疗后口腔干燥症的产生,严重影响鼻咽癌患者放疗后的生存质量,并可导致患者咀嚼、吞咽功能障碍,影响味觉、讲话和睡眠,口腔组织易于受损伤和患病。目前无确切的防治方法,有条件者尽量采用适形放疗或调强适形放疗,可明显减轻口腔干燥症。中医药辨证治疗可减轻口腔干燥症状。

(8)放射性龋齿:放疗使唾液腺受损,导致口腔环境改变,有利于细菌生长,加上射线对牙槽骨及供血血管的直接损伤而导致放射性龋齿。主要有牙痛、口臭、咀嚼困难,常继发感染形成牙槽溢脓、牙龈肿痛、颌下淋巴结炎,甚至继发颌骨骨髓炎等。预防方法是放疗时选用高能射线,放疗前要洁牙拔除患牙,放疗后 1～2 年内不能拔牙。放疗期间给予口腔清洁护理,加强营养,含漱朵贝氏液。

(9)放射性中耳炎:放疗后可以引起中耳肿痛,听力下降,应及时行听力分析检查,若有中耳积液,应及时抽液减压,若合并中耳感染则加用抗生素液滴耳治疗,必要时全身抗感染治疗。

(10)头面颈部急性蜂窝组织炎:放疗后局部软组织纤维化,淋巴回流障碍,局部免疫功能低下,易于发生头面颈部急性蜂窝组织炎,起病急,发展快,头面颈部原受照范围及其周围突然红肿,可伴全身高热,寒战,头痛,白细胞升高等,如不及时治疗可危及生命,应积极给予抗炎及对症等治疗。

(11)头颈部软组织纤维化:一般在放疗后 1～2 年内出现颈肌、咬肌纤维化致颈部坚硬,软腭会厌硬化,颈部活动障碍,头面肿胀,吞咽困难,呛咳,误咽,不能自主的阵发性颈肌、舌肌、咬肌痉挛抽搐,甚至出现一过性斜颈缩舌、牙关紧闭等症状。本病主要靠预防,主要掌握适当放疗剂量,避免相邻野重叠照射。

(12)放射性颅神经损伤:一般在放疗后 3 年以上出现某一颅神经或多支颅神经麻痹,主要见于后组颅神经,尤以舌下神经、喉返神经为多见,舌咽神经次之,也可见外展神经麻痹,发生的原因主要是由于放疗剂量较高或单纯使用面颈分野照射。一般不伴头痛,病程进展缓慢。舌咽神经麻痹可致吞咽疼痛、食物呛入鼻腔;舌下神经麻痹可致讲话、咀嚼及吞咽困难;喉返神经麻痹可致声音嘶哑,若双侧麻痹可致呼吸困难;常伴有放射性脑病等。放疗时应注意放射野设计及剂量,避免相邻野,尤其是耳前野下后部与颈部切线野上后部的剂量重叠,适时下移颅底野的上缘。一旦出现便不可逆转,可给予大量维生素,加强营养等,严重者应需气管造瘘、胃造瘘以维持生命,最终多因并发肺炎、恶病质而死亡。

(13)放射性脑病:一般在放疗后 3 年以上发生,主要表现为头晕、复视、记忆力下降或智力障碍,严重者还可出现头痛、呕吐、视力下降等,CT 或 MRI 检查可见颞叶广泛水肿,晚期可见囊性病变伴中心液化性改变,局部脑回变浅,脑室腔较小等征象。应给予大量维生素,血管扩张药、活血化瘀药物、脱水和激素等治疗。

(14)放射性脊髓病:早期反应以 Lhermitte 征为主要表现,即低头时出现腰骶、下肢触电样麻痹感,严重时低头触电感可波及颈背及四肢。多为一过性,经适当休息后可在 3～6 个月消失。晚期反应即为放射性脊髓病,一般在 1～7 年发生,出现下肢麻痹甚至高位截瘫。其治疗及预防同放射性脑病。

【鼻咽癌的化学治疗】

多年来,放射治疗一直是鼻咽癌的首选方法,对早期患者的治疗效果明显,5 年生存率高达 80% 以上。然而由于鼻咽部位隐蔽,肿瘤不易早期发现,另外,鼻咽淋巴组织非常丰富,很容易出现颈淋巴结转移。初诊病例,颈淋巴结转移率可高达 60%～80%,临床确诊时早期患者的比例较低,致鼻咽癌总体 5 年生存率仍然徘徊在 50%～60% 之间,未有显著改善;放射治疗结束后的患者中 10%～18% 有局部残留,20%～30% 会出现局部和颈部复发,20%～36% 可发生远处转移,而且放射治疗后遗症严重影响患者的生存质量。因此,寻求疗效好、后遗症轻的鼻咽癌综合治疗方案是十分必要的。近年来有报道,鼻咽癌远处转移通过化疗为主的综合治疗获得长期生存,国内外广泛开展了鼻咽癌姑息化疗、辅助化疗、同期化疗、诱导化疗、化疗增敏以及上述不同化疗方式联合使用的临床研究。化疗能够改善肿瘤的局部控制率,减少远处转移,改善患者生存质量和延长生存时间。

(一)姑息性化疗

目前认为 5-氟尿嘧啶(5-FU)＋顺铂(DDP)或 5-FU ＋亚叶酸钙(CF)＋DDP 是复发或转移鼻咽癌一线标准方案,联合化疗 5-FU 持续静脉滴注的效果好于静脉推注。紫杉醇、吉西他滨在鼻咽癌二线治疗中显示了良好的疗效及耐受性。

1.一线化疗方案

(1)PF 方案

顺铂(DDP)	20mg/m^2	iv.Dripd1～5
5-氟尿嘧啶(5-FU)	1000mg/m^2	iv.Dripd1～5

第 1 周用药 5 天,休息 1 周,第 3 周继续用药 5 天,即每 3 周为一个疗程。

(2)PBF 方案

顺铂(DDP)	20mg/m^2	iv.Dripd1-5
5-氟尿嘧啶(5-FU)	500mg/m^2	iv.Dripd1～5
博来霉素(BLM)	10mg	iv.d1,d3,d5

每 4 周为一个疗程

（3）PLF 方案

顺铂（DDP）	$20mg/m^2$	iv.Dripd1～5
亚叶酸（CF）	$200mg/m^2$	iv.Dripd1～5（2 小时滴完）
5-氟尿嘧啶（5-FU）	$375mg/m^2$	iv.d1～5（在 CF 滴至一半时执行）

每 4 周为一个疗程。

2.二线化疗方案

（1）IP 方案

顺铂（DDP）	$30mg/m^2$	iv.d1～5
异环磷酰胺（IFO）	$1.2g/m^2$	iv.d1～5
美司钠（Mesna）	0.4g	iv.d1～5（在 IFO 静脉滴注开始后 0 小时、4 小时、8 小时）

每 3～4 周为一个疗程。

（2）MAP 方案

丝裂霉素（MMC）	$8mg/m^2$	iv.d1
多柔比星（ADM）	$40mg/m^2$	iv.d1
顺铂（DDP）	$60mg/m^2$	iv.d1

每 3 周为一个疗程。

（3）IFL 方案

异环磷酰胺（IFO）	$1.2g/m^2$	iv.d1～5
美司钠（Mesna）	0.4g	iv.d1～5（在 IFO 静脉滴注开始后 0 小时、4 小时、8 小时）
5-氟尿嘧啶（5-FU）	$375mg/m^2$	iv.d1～5
亚叶酸钙	$20mg/m^2$	iv.d1～5

每 3 周为一个疗程。

（4）IT 方案

紫杉醇（Taxol）	$175mg/m^2$	iv.d1
异环磷酰胺（IFO）	$4.0mg/m^2$	iv.d2～4
美司钠（Mesna）	$1.2mg/m^2$	iv.d2～4（在 IFO 静脉滴注开始后 0 小时、4 小时、8 小时）

每 3 周为一个疗程。

（5）M-VCA 方案

甲氨喋林（MTX）	$30mg/m^2$	iv.d1
长春新碱（VCR）	$1.2mg/m^2$	iv.d1
多柔比星（ADM）	$30mg/m^2$	iv.d1
顺铂（DDP）	$70mg/m^2$	iv.d1

每 4 周为一个疗程。

（6）COMP 方案

环磷酰胺（CTX）	$500mg/m^2$	iv.d1,d8
长春新碱（VCR）	$1.2mg/m^2$	iv.d1,d8
甲氨喋林（MTX）	$12mg/m$	iv.d2,d5,d9,d15
顺铂（DDP）	$60mg/m^2$	iv.d3

每 4 周为一个疗程。

(7)GP方案

| 吉西他滨 | 1000mg/m² | iv.Drip d1,d8 |
| 顺铂(DDP) | 25mg/m² | iv.Drip d2～4 |

每3周为一个疗程。

(二)诱导化疗

诱导化疗又称新辅助化疗,是指放疗前使用的化疗。鼻咽癌治疗失败主要原因是远处转移和局部复发。其中远处转移发生率达30%～40%,是治疗失败最主要的原因。往往在首次放疗时,就有隐匿病灶存在,因此晚期鼻咽癌实施诱导化疗是合理的,可能杀灭远处的亚临床病灶。同时放疗前病人的营养状态良好,对化疗有良好的耐受及敏感性;且没有放疗造成的纤维化,肿瘤血供良好,有利于放疗药物分布及发挥作用;对于局部晚期鼻咽癌可在短时间减轻肿瘤负荷及各种临床症状,增强随后放疗的敏感性。

目前常规诱导化疗采用2～3个疗程,一般而言,鼻咽部肿物消退大部分在1～2个疗程后1～2周内。诱导化疗的疗程不宜超过3个疗程,化疗间隙应尽量缩短,化疗后放射的时间亦应尽量提前,以免化疗造成肿瘤细胞发生加速再增殖,出现肿瘤的"反跳效应"而对病人不利。

国内外都有对鼻咽癌的诱导化疗的广泛研究,结果也并不完全一致。一般认为,新辅助化疗可提高无远处转移生存率、无病生存率和总生存率。一般推荐DCF(多西紫杉醇＋顺铂＋5-氟尿嘧啶)。

(三)同步放化疗

同步放、化疗是指鼻咽癌在放射治疗的同时使用化疗。其优势在于没有延误放疗开始的时间,不足之处是由于非特异性增敏引起的副作用反应累积而被迫中断放疗,可能影响治疗增益。目前应用顺铂或紫杉醇＋顺铂方案。

(四)辅助化疗

在鼻咽癌治疗中,辅助化疗是在鼻咽癌放疗后进行的化疗,其作用是杀灭放射后局部区域残留的肿瘤细胞及全身亚临床的转移灶,并有可能推迟远处器官转移发生时间。按NCCN指南推荐。

四、鼻咽癌的生物、基因和抗血管生成治疗

【生物治疗】

肿瘤生物治疗是指用生物来源的制剂或生物反应修饰剂(BRM)对肿瘤进行治疗的一种方法,它主要是通过调节体内的生物反应来达到控制肿瘤的目的。1894年美国医师Coley首先应用细菌毒素治疗肉瘤,揭开了肿瘤生物治疗的序幕。而现代肿瘤生物治疗则是起始于1986年美国食品药品监督管理局(FDA)批准干扰素α上市,主要包括肿瘤免疫治疗和分子靶向治疗,肿瘤生物治疗作为除外科治疗、放射治疗、化学治疗之外,治疗恶性肿瘤的第4种治疗模式。

肿瘤生物治疗的特点:①以现代分子生物学、细胞生物学和分子免疫学等前沿学科为基础,强调肿瘤发生发展及转归的分子基础;②针对CD分子、膜受体信号传导、基因转导、血管形成等靶位,设计相应药物(单抗或小分子等)、病毒或细胞,用于肿瘤的防治。治疗具有针对性、特异性(靶向性)和有效性;③单独应用有确切疗效,与其他治疗手段联用可能增效;④对正常造血、免疫和主要器官功能大都没有负面影响和明显毒性。

肿瘤生物治疗在中晚期鼻咽癌的综合治疗中逐渐展示其重要地位,在肿瘤转移及复发方面发挥其独特作用,日渐引起肿瘤界的关注。主要有以下方面的治疗:

（一）非特异性免疫治疗

体外研究证实，40 个淋巴细胞杀伤一个癌细胞；鼻咽癌患者的淋巴细胞对 NPC 细胞株的细胞毒反应阳性率高达 82%，且 62% 鼻咽癌患者的淋巴细胞对自身癌细胞表现出杀伤活性。Jayasurya 等通过临床研究提示，淋巴细胞的浸润可抑制病灶向其邻近的淋巴结转移，使鼻咽癌患者获益。因而，应用非特异性免疫调节剂可能非特异地增强机体免疫，提高抗肿瘤能力。

（二）细胞因子治疗

目前应用于临床取得较稳定疗效的细胞因子主要有 IL、IFN、TNF。有研究提示晚期鼻咽癌患者联合应用 11-2，病灶及颈淋巴结转移灶消退率明显高于对照组（P<0.05），且局部副反应发生率明显降低（P<0.05）。IFN 是最早用于癌症治疗的细胞因子，主要由 IFN-α、IFN-β、IFN-γ 三类分子及其亚型组成，具有广泛的调节作用，其生物活性主要有诱导细胞抗病毒、调节免疫系统和细胞生长分化等。三种 IFN 中，以 IFN-α 使用最多，对鼻咽癌的有效率为 20%。TNF 是一种多功能蛋白，具有抗肿瘤、调节免疫效应细胞等多种生物活性，包括 IFN-α、IFN-β 两种，因其毒副反应严重，多用于局部给药或瘤体内直接注射。

（三）过继免疫治疗

过继免疫治疗（AIT）是通过注射免疫活性细胞增强患者的免疫功能达到抗肿瘤效果的一种生物治疗方法。目前研究较多的免疫活性细胞有细胞毒 T 淋巴细胞（CTL）、淋巴因子激活的杀伤细胞（LAK）和肿瘤浸润淋巴细胞（TIL）。大多进展性的鼻咽癌与 EB 病毒的感染有关，因而，针对 EBV 特异性多克隆 CTL 研究成为目前的关注点。

（四）单克隆抗体治疗

随着杂交瘤技术的发展，单克隆抗体（McAb）的制备及在肿瘤诊断治疗中的应用取得了极大的进展。BACs 是抗鼻咽癌单克隆抗体，与鼻咽癌细胞具有较好的亲和力，目前在动物实验中常与放射性核素结合，行放射免疫导向治疗，取得一定的进展。

（五）肿瘤疫苗治疗

肿瘤疫苗治疗是肿瘤特异性主动免疫治疗，主要有肿瘤细胞疫苗、肿瘤核酸疫苗、肿瘤多肽疫苗、抗独特型抗体肿瘤疫苗、肿瘤基因工程疫苗和树突状细胞（DC）疫苗，大多处于基础研究与临床试验阶段。

（六）小分子靶向药物治疗

小分子靶向药物，如伊马替尼、吉非替尼、埃罗替尼、索那菲尼和维甲酸等。肿瘤分子靶向药物治疗，即抗肿瘤药物或抗肿瘤制剂特异性地作用于肿瘤细胞的特定靶点，这些靶点在正常细胞不表达或很少表达；因此，靶向治疗的药物通常为高度选择性地杀伤肿瘤细胞而不损伤或很少损伤正常细胞。所以，可以把"肿瘤靶向治疗"定义为：应用分子靶向技术或药物特异性地作用于细胞膜表皮生长因子受体（EGFR）、信号传导通路中的特定位点、生长因子受体，以及肿瘤细胞增殖、分化、侵袭和转移相关基因的特定靶点，特异性地作用于肿瘤细胞，而不作用或很少作用于正常细胞。

（七）中草药的免疫调节作用

肿瘤生物疗法治疗是"杀"和"调"的有机结合，激活机体本身固有的抗癌系统。近年来，国内外一些学者开始探讨中草药在鼻咽癌治疗中的免疫调节作用。有研究表明，黄芪成分 F3 具有增强低剂量 rIL-2 诱导正常人 LAK 细胞细胞毒的作用；在维持同一水平的杀伤条件下，F3 即可减少 rIL-2 的剂量又可减少效应细胞的数量；对 rIL-2 诱导 LAK 现象极不敏感的病例，经使用 F3 后变得异常敏感；F3 还可以增强病人异常低下的 NK 细胞的杀伤能力，尤其是在生理剂量 rIL-2（1μ/mL）的诱导下更加明显；F3 在非特异的 LAK 现象中可能具有提高其中特异性 T 杀伤细胞的作用，因而大大加强了 LAK 细胞的攻击能力。曹广文等对 75 例鼻咽癌晚期肿瘤病人进行治疗观察,枸杞多糖(LBP)联合 LAK/IL-2 疗法组疗效显著优于 LAK/IL-2 疗法组,前者的缓解持续时间显著长于后者,前者治疗前后外周血淋巴细胞的 NK 细胞和 LAK 细胞活性增高程度均显著大于后者,表明 LBP 能提高 LAK/IL-2 疗法对晚期肿瘤的治疗效果。另有用三氮唑核苷、聚肌胞、柴胡、郁金、板蓝根、抗毒清咽合剂按不同浓度加入到能自发产生 EBV 的 B95-8 细胞悬液中,这几种药物均有一定的抑制细胞中 EBV-VCA 表达的能力,尤其三氮唑核苷、板蓝根和抗毒清咽合剂有较强的抗 EBV 作用,抑制率分别达 55.56%、57.89% 和 54.17%,实验结果表明,用药物抑制 EBV 的复制和表达,有可能作为控制鼻咽癌的重要方法之一。

【基因治疗】

肿瘤的发生是细胞凋亡和增殖平衡状态受到破坏的结果,从分子水平而言,其发生、发展涉及癌基因的激活或抑癌基因的失活等多个过程。目前,基因重组 DNA 技术的发展使依据肿瘤本身及发生机制而制定的基因治疗方案和临床应用成为肿瘤治疗的热点。

基因治疗从广义上来说指的是将特定的遗传物质转移到病人的特定靶细胞中,以达到防治疾病的目的。一般而言,基因治疗通常是指将经过修饰的基因导入病人体内。它包括以下三个基本步骤:①基因给药:指把基因或含基因的载体输入人体;②基因转移:指从输入部位输送到靶细胞核;③基因表达:指在细胞内合成治疗基因产物。基因治疗策略主要有三:①基因置换:是用正常基因替换缺陷基因;②基因修复:是在原位矫正缺陷基因;③基因拮抗:是用反义寡脱氧核糖核酸或核酶抑制基因表达。目前鼻咽癌主要的基因治疗方法有 p53 基因疗法,bax 基因疗法,及 EB 病毒相关的 BHRF1 反义寡核苷酸基因疗法,LMP1 基因疗法等。

(一)p53 基因疗法

抑癌基因 p53 是迄今发现的与人类肿瘤相关性最高的基因,由 11 个外显子和 10 个内含子组成,表达产物为 p53 蛋白,分子量为 53000Da,对细胞的生长和分化起重要调节作用,在许多肿瘤发病过程中起着重要作用,p53 基因突变与肿瘤发生、演变及预后有关。陈传本等用重组人 p53 腺病毒注射(rAd2p53,是将野生型 p53 基因插入缺陷型腺病毒构建而成的国家 I 类新药),配合放疗治疗鼻咽癌,II 期试验结果显示与单纯放疗者比较有较好疗效,治疗 8 周,放射剂量仅达 70Gy 时,联合治疗组肿瘤完全消退率高达 75%,显著高于单纯放疗组 15% 的肿瘤完全消退率,主要药物反应为自限性低热。

(二)bax 基因疗法

随着分子生物学、细胞遗传学发展,发现鼻咽癌组织的绝大部分瘤细胞呈 bcl-2/bax 高表达。原癌基因 bcl-2 能编码蛋白质 bcl-2a 和 bcl-2b,与 EB 病毒的 BHRF1 基因同源,抑制多种细胞凋亡。bax 基因是近年来发现的一种促凋亡基因,属 bcl-2 基因家族中的一员。bax 基因拮抗 bcl-2,调节肿瘤增殖与死亡平衡、直接促进肿瘤细胞凋亡。正常情况下,bcl-2 与 bax 之间保持相对的平衡状态,当 bcl-2 在细胞内过度表达,促进细胞存活,反之当 bax 在细胞内过度表达,则促进细胞凋亡。以 bax 基因转导鼻咽癌细胞株 HNE-1,并对鼻咽癌裸鼠种植。瘤局部注射 bax 基因,HNE-1 细胞的分裂过程明显受到抑制,细胞的代谢过程显著下降,动物实验移植瘤的体积也相应缩小。

(三)bcl-2 基因疗法

bcl-2 即 B 细胞淋巴瘤/白血病基因 2,是与细胞凋亡关系密切的基因之一,称为细胞凋亡抑制基因,对细胞凋亡具有直接抑制作用。bcl-2 基因位于染色体 18q21 位点,bcl-2cDNA 约 61kd,整个基因含有 37 个外显子,2 个开放阅读框架,编码两种蛋白产物 bcl-2a、bcl-2B。bax 基因是近年来发现的一种促凋亡基因,属 bcl-2 基因家族中的一员。bax 基因拮抗 bcl-2,调节肿瘤增殖与死亡平衡、直接促进肿瘤细胞凋亡。正常情况下,bcl-2 与 bax 之间保持相对的平衡状态,当 bcl-2 在细胞内过度表达,抑制细胞凋亡,反之当 bax

在细胞内过度表达,则促进细胞凋亡。研究发现、EB 病毒中的一个开放阅读框架与 bcl-2 基因有同源性,称作 BHRF-1,它与 bcl-2 相似,能阻止人与鼠的淋巴细胞中由于生长因子缺乏引起的凋亡。EB 病毒还通过介导内源性 bcl-2 的表达而发挥其抑制细胞凋亡的作用。后来的研究证实,该病毒含有额外的基因,能间接地在细胞中引起 bcl-2 的反转录表达,且利用 bcl-2 阻止宿主细胞的凋亡。EB 病毒与鼻咽癌的发病表现出高度的正相关性,可以推测 EB 病毒导致鼻咽癌可能与 bcl-2 抑制凋亡有关。

(四)p16 基因疗法

p16 基因是一个抑癌基因,定位于人染色体 9p21 上,p16 基因所编码的蛋白为细胞周期蛋白 D/细胞周期蛋白依赖激酶 4(CDK4)的抑制因子,起调节细胞周期作用。张楠等研究表明,抑癌基因 p16 在非癌鼻咽上皮和正常鼻咽上皮细胞中均表达阳性(100%),而在 NPC 癌细胞中有明显表达缺失,且随临床分期增高及分化程度的降低,阳性率有明显降低。鼻咽癌的发生与 p16 蛋白表达缺失和 p16 基因变异关系密切,研究认为 p16 蛋白表达下调可能是鼻咽癌发生、发展的主要原因,而且预示着预后不佳。

(五)与 EB 病毒相关的基因疗法

目前认为鼻咽癌的发生与遗传易感性、环境因素和 EB 病毒感染有关。BHRF1 属 EB 病毒早期抗原,在 EB 病毒溶解复制周期的早期大量表达,和 bcl-2 具有部分相同的蛋白序列,可能与 bcl-2 一样能延缓细胞的终末分化,增加抵抗 DNA 损伤药物和促进细胞在无血清情况下生存,从而抑制细胞凋亡。朱振宇等应用 BHRF1 反义寡核苷酸片段作用鼻咽癌细胞株 SUNE-1 后发现,适当浓度的 BHRF1 反义寡核苷酸片段能抑制无血清培养有 SUNE-1 细胞株的增殖。

LMP1 是目前被证实的 EB 病毒在鼻咽癌细胞中表达的具有转化功能的跨膜蛋白,其编码基因被称为 EB 病毒的癌基因,能诱导转录因子表达活化,跨域激活一些病毒启动子等诱导原癌基因表达。另有学者通过构建反义 LMPlmRNA 转化细胞得到相类似的结果,转化后的 C1936 和 B95-8 细胞系的生长受到明显抑制。

胸苷激酶基因疗法是目前美国食品及药物管理局批准的 194 项应用治疗基因进行基因治疗项目中的一项。胸苷激酶基因,亦称药物敏感基因,在疱疹类病毒和正常哺乳类动物细胞中都存在。胸苷激酶基因疗法的作用机理表现在直接杀伤作用和旁观者效应两大方面,胸苷激酶基因编码的酶类,能催化对真核细胞无毒或低毒的药物,使无活性的药物前体转变为具有抑制核酸合成的抗代谢药物,阻止肿瘤细胞 DNA 合成,选择性地直接杀死快速增殖的肿瘤细胞。1986 年,Moolten 观察到转导了 Ⅰ 型单纯疱疹病毒胸苷激酶(HSVl-tk)基因的肿瘤与未转导的肿瘤细胞按一定比例混合培养,加入前体药物更昔洛韦(化学名为丙氧鸟苷,GCV)后不仅转导了 TK 的细胞被杀死,邻近的未转导的细胞也被杀死,Moolten 首次提出用单纯疱疹病毒胸苷激酶(HSV-tk)基因转移联合丙氧鸟苷(GCV)即 HSV-tkGCV 方案治疗恶性肿瘤的设想。这种效应后来被称之为旁观者效应,对这种胸苷激酶基因疗法特有的旁观者效应,很多学者认为其机制可能与细胞间缝隙连接、细胞凋亡、免疫系统及抑制血管形成有关。文献报道目前有许多学者采用 HSVl-tk/GCV 治疗恶性肿瘤,在卵巢癌、神经胶质瘤、肝癌、人视网膜母细胞瘤(RB)、肾癌等肿瘤的治疗方面,取得良好的实验性效果。

【抗血管生成治疗】

肿瘤血管生成是指肿瘤细胞诱发的毛细血管新生以及肿瘤中毛细血管网的形成,为实体瘤的后续生长及转移提供物质基础。抗血管生成治疗以肿瘤新生血管为作用靶点,目的是切断肿瘤生长转移所需要的营养,从而达到"饿死"肿瘤的目的。抑制肿瘤血管生成是恶性肿瘤治疗的新方向,它以肿瘤间质为攻击的靶点,不仅对原发灶有效,对转移灶也有相同的作用。由于大量高效低毒的血管生成抑制剂的合成,应用抗血管生成治疗恶性肿瘤显示了良好的临床应用前景。

肿瘤的血管生成是一个复杂的过程,它一般可以分成以下几个步骤:①肿瘤细胞及其吸引的巨噬细胞释放血管生成因子,作用于血管内皮细胞,诱导肿瘤内新血管生成。肿瘤细胞向基质中的血管生长,同时基质中的血管也开始长入肿瘤中;②肿瘤细胞和内皮细胞释放胶原酶及尿激酶降解基底膜,使其伸出血管壁。血流中的纤维蛋白溶解酶原释放到肿瘤基质中,经激活后降解血管外基质;③内皮细胞迁移增生形成血管芽,血管芽中出现空腔。两个以上血管芽相连接形成环路;并有血流通过,肿瘤血管网就形成了;④新生血管分化成熟,形成基底膜,并有管周细胞长入。

血管生成抑制剂一般不能使实体瘤退缩,但它可以抑制肿瘤浸润生长,使其处于稳定状态,因此在临床应用中有其独特意义。①阻止微小的转移灶由血管前期过渡到血管期,预防肿瘤转移复发:血管生成抑制素能抑制内皮细胞的迁移增生,特别是术后的病人应用 Angiostain 可以使微小转移灶长期处于休眠状态,阻止肿瘤复发;②与传统的治疗方法联合应用:目前这方面的研究主要集中于对化疗药物的研究。血管抑制剂能增加化疗药物的疗效,特别对转移灶更加有效。其原因可能是血管抑制剂增加了毛细血管的通透性,升高了化疗药物在治疗组织中的浓度。此外,血管抑制剂在增加毛细血管通透性的同时亦减少了内皮细胞的耗氧,使弥散在组织中的氧增加了,减少了肿瘤中的乏氧细胞数量,有利于提高肿瘤的放射敏感性;③多种血管生成抑制剂联合应用:血管生成抑制剂的联合应用可以明显增强疗效,而且对体积小的肿瘤较体积大的肿瘤更加有效;④肿瘤血管生成是一个涉及多种细胞增殖、凋亡、迁徙、整合、ECM 降解以及结构重塑的复杂过程。故针对该过程的任一环节在理论上均可阻断血管的生成。血管生成抑制剂主要包括内皮细胞抑制剂、VEGF 和 VEGFR 单克隆抗体或小分子酪氨酸激酶抑制剂、ECM 降解抑制剂、黏附分子抑制剂和细胞信号传导抑制剂等。

尽管抗血管生成治疗肿瘤研究呈现出诱人前景,但仍有不少问题有待解决:①很难在短时间内评价疗效;②动物实验中没有发现明显毒副作用并不代表在人体中不会出现毒副作用,在一个或几个疗程中耐受性良好并不代表在更长治疗周期中不出现毒副作用;③不易对抗血管生成药物产生耐药性的理论基础是其靶细胞为遗传性状稳定的血管内皮细胞,而获得性耐药很大程度上是由于肿瘤细胞遗传不稳定性造成的。当肿瘤复发和转移时,肿瘤细胞可能转而依赖其他生长因子或其他细胞而生长。

从长远来看,抗肿瘤血管生成的治疗策略和针对肿瘤血管特异性的内皮靶分子治疗是今后研究的方向。抗血管生成的治疗能在肿瘤局部区域产生并维持高浓度的治疗药物,避免了全身应用抗血管生成药物对机体正常血管生成带来不良影响。且降低制备大量重组蛋白的成本,减少给药次数。近 10 年来,抗血管生成治疗肿瘤在理论上和临床研究方面都取得了可喜成绩,部分药物已经显示良好应用前景。但现有的抗血管生成治疗不可能彻底治愈肿瘤,必须对肿瘤血管生成的分子机制、药物筛选、临床前药理、临床应用等上游和下游进行更深入的研究。

五、预后因素

【预后因素研究的意义】

预后因素的研究主要有两大作用:①阐明鼻咽癌的生物学特征及肿瘤复发、转移的机制;②为临床治疗的决策提供信息。临床医生最关心的问题是鼻咽癌病人经根治性治疗后复发或死亡的危险性。这些信息对指导病人是否需辅助治疗及判断预后是有用的。同时,选择不同的治疗方案,从肿瘤得到的信息能预测哪种治疗方案是否特别有效。因此,大部分临床研究的主要目的是为判断预后或预测治疗反应。在制定辅助治疗方案前,需考虑肿瘤复发及转移危险性的大小,评价各种治疗方案的利弊,再决定是否实施辅助治疗。

　　在进行肿瘤预后和预后因素分析中,预后指标多采用生存率,其终点事件是死亡,但引起恶性肿瘤死亡的直接原因主要是肿瘤的复发和远处转移,两者的发病因素和处理方法是有差别的。

【预后因素】

1.传统预后因素

　　(1)性别:性别对鼻咽癌的预后影响各家报道不一。沈春英等报道局部晚期鼻咽癌男性患者无论在单因素或多因素分析中均是转移的不良因素,而黄国栋等报道性别与鼻咽癌生存率无明显关系。据报道,单因素分析男性为老年鼻咽癌患者预后影响的因素,且 Cox 多因素分析亦表明仅男性为独立的预后不良因素,这可能与多数老年男性患者长期嗜烟酒导致机体免疫功能下降,而女性自然生存期又高于男性有关。

　　(2)年龄:

　　①青年鼻咽癌患者的预后因素:年轻患者身体素质好,抗病能力强,加上对所患疾病重视而就医早,10 年生存率达 $50\%\sim60\%$。朱小东等报道影响青年鼻咽癌预后因素为原发灶放射剂量、放疗结束时有无肉眼肿瘤残留。杜心桂等亦认为放疗结束时病灶残留者 5 年生存率低于无病灶残留者。翟利民等报道鼻咽癌颈淋巴结切取活检,死亡病例远处转移率高于鼻咽活检者 $20\%\sim30\%$,是影响预后的因素。

　　②中年鼻咽癌患者的预后因素:鼻咽癌好发于 $40\sim60$ 岁。国内外认为影响鼻咽癌的预后因素有:高龄,Karofsky 评分低,有难以矫正的合并症,茎突、椎前、颞下窝受侵,颅底骨破坏,颅神经麻痹(特别是后组颅神经麻痹),Homer 征和(或)后颅窝受浸润,转移淋巴结大、固定或锁骨上转移。

　　③老年鼻咽癌患者的预后因素:老年患者由于年龄偏高,且多患有某些慢性疾病,机体抗病能力较弱,再加上患病后对疾病不重视,部分患者就医晚,以致晚期病例多,疗效差,较大年龄是生存期短的明显预测因素。沈春英等报道局部晚期鼻咽癌男性患者无论在单因素或多因素分析中均是转移的不良因素,而黄国栋等报道性别与鼻咽癌生存率无明显关系。本研究老年鼻咽癌患者 58 例,Ⅲ～Ⅳa 期病例占 87.9%(51/58),5 年、10 年生存率分别为 22.9%、15.3%,远低于中青年患者。

　　(3)肿瘤分期:对恶性肿瘤进行分期的目的在于:①预测患者不同的治疗疗效;②对不同期的患者采取相应的治疗措施;③便于国内不同治疗中心或国际的学术交流。世界范围内存在着不同的鼻咽癌分期标准,虽然原发灶 T 都依据影像学上侵犯的解剖范围划分,颈部淋巴结则按照位置和(或)大小来区分,但是划分的标准有一定的差异,由于现在尚缺乏一个被大家公认的鼻咽癌分期"金标准",因此不利于治疗疗效的比较以及新的治疗手段的推广。目前常用 97 分期(福州分期)和 WHO 分期两种鼻咽癌分期。92 分期 T_2 定义部分与 Ho's 分期和 97 分期的 T_2 相同,包括肿瘤侵及鼻腔、口咽或咽旁间隙。$T_{3\sim4}$ 期存在较大的差别,Ho's 分期仅有 T_3 期,包括肿瘤侵及颅底骨质、蝶窦、眼眶、喉咽或颞下窝等。颈部淋巴结的划分依据肿块位置,侧数或直径大小等几个参数,不同分期标准有很大差别。

　　有报道 621 例患者的 Ⅰ～Ⅳ 期(92 分期)5 年生存率分别为 89.32%、75.00%、59.78% 及 34.30%(P<0.05);无瘤生存率分别为 87.68%、74.62%、58.28% 及 33.37%(P<0.05)。Heng 等报道 677 例 M_0 鼻咽癌患者 Ⅰ～Ⅳ 期(UICC1997 分期)的 5 年生存率分别为 Ⅰ期:88%、ⅡA 期:75%、ⅡB 期:74%、Ⅲ期:600%、ⅣA 期:35%、ⅣB 期:28%。Teo 等对 903 例鼻咽癌临床特征的 Cox 模型多因素分析,得出不同的 T 及 N 特征对预后的影响,影响患者预后的主要因素包括淋巴结转移的位置、颅神经损伤、颅底骨质破坏、淋巴结固定、双侧淋巴结转移、性别及年龄。

　　(4)病理组织学指标:根据 1991 年世界卫生组织的"上呼吸道和耳肿瘤的组织学分类",鼻咽癌的病理类型分为角化性鳞状细胞瘤和非角化性癌(包括分化型非角化性癌及未分化癌)。有报道,癌实质组织类型与预后关系鼻咽癌组织类型不同其预后也不同。放疗后,鼻咽癌 5 年生存率与实质分化程度呈明显平行关系,高分化鳞癌达 56.7%,未分化癌为 12.5%,低分化癌介于两者之间,大圆细胞放疗预后良好,其 5

年生存率仅低于高分化癌而占第二位,腺癌仅占 39 例,且为低分化型,皆于 5 年内死亡。相反,有相关报道认为组织学类型对预后未见有影响。洪明晃对 411 例鼻咽癌患者(93% 为低分化鳞癌)进行 Cox 模型多因素分析,采用总生存率、无局部复发生存率及无远处转移生存率为预后指标,结果病理类型均未进入模型。

恶性肿瘤内免疫细胞的浸润常与预后有关。癌巢有多量的淋巴细胞浸润者,其预后较中量及少量者好,且有显著差异。间质以淋巴细胞为主者,其 5 年生存率高于间质以纤维组织为主及肉芽组织为主的类型,且具有明显差异。

(5)颅底骨质破坏:由于鼻咽的特殊解剖部位,颅底骨质很容易受到侵袭,进一步发展则影响各组颅神经、眼眶以及脑组织等重要器官,颅底骨质破坏是影响预后的重要因素。

(6)淋巴结转移:无颈部淋巴结转移预后较好,发生单侧转移的比双侧转移预后好,仅有上颈转移比兼有下颈转移预后要好($P < 0.01$),说明在颈淋巴结转移的位置及在颈部的单双侧性也是影响预后的重要因素,与 Lee 的研究报道一致。肿瘤一旦发生远处转移,预后很差。8 例在治疗前已经发生远处转移,均在 2.5 年内死亡,要提高远处转移患者的治疗效果和改善其生活质量,需要进行综合治疗。

2.实验室检查指标

(1)血管内皮生长因子鼻咽黏膜组织淋巴管、血管丰富,通透性高。血管内皮生长因子(VEGF)首先是从正常垂体滤泡细胞中分离出来的一种能选择作用于血管内皮细胞的蛋白质,能促使血管内皮细胞增殖,并增加血管的通透性,使肿瘤组织的血流供应增多,而影响肿瘤的生长,转移等生物学特征,VEGF 可作为判断鼻咽癌预后的一项有实用价值的预测指标。Lawrence 等,用原位杂交和免疫组织化学技术对乳腺癌和胃肠道肿瘤的 VEGF 表达研究认为:VECF 的高表达与肿瘤患者的生存期,转移等有关。即 VEGF 高表达者生存期短,易转移。用免疫组织化学法测定 81 例鼻咽低分化鳞癌 VEGF 及 p21ras 蛋白表达,对阳性和阴性病例进行统计分析。结果表明,VEGF 的表达与鼻咽癌的预后呈正相关,即 VEGF 表达阳性者预后差,生存期短,与 VEGF 表达阴性者生存期有显著差异,而 Cox 逐步回归模型未显示 VEGF 可作为鼻咽癌放射治疗后的独立的预后因子。

(2)超氧化物歧化酶、脂质过氧化物及肿瘤坏死因子-α,采用比色法测定 86 例 NPC 患者和 65 例正常对照者血清中 SOD 活性和 LPO 含量;用双抗夹心 ELISA 法分别测定其血清中 TNF-α 水平。鼻咽癌患者外周血血清中 IPO 含量极显著高于正常对照组($P < 0.001$),SOD 活性非常显著低于正常对照组($P < 0.001$),而 TNF-α 水平显著高于正常对照组($P < 0.01$)。结果表明,鼻咽癌患者外周血血清中 SOD 活性和 LPO 含量及 TNF-α 水平的联合检测,有助于了解鼻咽癌患者的机体免疫状态,对探讨鼻咽癌的发病机制、病情判断、转归、预后以及临床治疗有指导意义和价值。

(3)血浆 EB 病毒 DNA:对初诊鼻咽癌患者 100 例,放疗后鼻咽癌患者 106 例,以及健康对照者 40 例,分别采集血浆标本,应用 Real-timePCR 方法检测 EB 病毒 DNA 含量,比较健康者和初诊鼻咽癌患者、放疗后转移或复发及持续临床缓解鼻咽癌患者的血浆 EB 病毒 DNA 拷贝数差异。结果显示,初诊鼻咽癌患者、放疗后转移和复发鼻咽癌患者的血浆中游离 EB 病毒 DNA 检出阳性率分别为 90.7%(97/100),96.5%(27/28)和 100.0%(18/18),明显高于健康对照组的 7.5%(3/40),持续临床缓解鼻咽癌患者的 10.0%(6/60)和其他肿瘤患者的阳性检出率($P < 0.001$)。血浆 EB 病毒 DNA 定量检测对初诊鼻咽癌患者的诊断敏感性为 97.0%,特异性为 92.0%。研究表明,血浆 EB 病毒 DNA 定量检测是一种敏感而可靠的实验方法,对鼻咽癌的诊断、病情监测和预后评估具有重要价值。

(4)热休克蛋白 90β:用免疫组织化学方法检测 50 例鼻咽癌组织和鼻咽部炎性组织中热休克蛋白 90β 的表达情况。结果显示,HSP90β 在鼻咽部炎性组织、鼻咽癌组织中的阳性表达率分别为 24.0%、56.0%,在鼻咽癌中的表达阳性率明显高于鼻咽部炎性组织($P < 0.01$)。鼻咽癌中的 HSP90β 阳性表达与肿瘤的分

化程度有关,随着鼻咽癌分化程度的降低,HSP90β 的阳性表达率升高,HSP90β 有可能成为判断鼻咽癌预后的指标之一。

(5)PCNA(增殖细胞核抗原):增殖细胞核抗原(PC-NA)是 DNA 聚合酶 δ 的辅助蛋白,对调节 DNA 合成和增殖细胞有重要的作用。肿瘤细胞的增殖状态与肿瘤的发生、发展及预后有相关性。韦雄等报道 PCNA 的阳性程度与 T、N 分期、临床总分期及放疗结束的颈淋巴结残留无关,与肿瘤复发和转移有显著性相关($P < 0.01$)。

(6)P16 蛋白:王力红等报道,采用免疫组织化学 LSAB 法,检测了 73 例鼻咽癌和 10 例鼻咽部慢性炎症黏膜上皮中的抑癌基因 P16 蛋白的表达情况。结果显示:①P16 蛋白在鼻咽部慢性炎症的黏膜上皮的阳性表达率(100%)明显高于鼻咽癌的阳性表达率(38.4%),两者间具有显著性差异($P < 0.01$);②P16 蛋白的阳性表达率与鼻咽癌的分化程度(低分化和未分化)、临床分期(Ⅰ～Ⅱ期与Ⅳ期)、肿瘤浸润程度($T_1 \sim T_2$ 与 T_3、T_4)之间均有显著性差异($P < 0.01$),而未发现 P16 蛋白表达与颈淋巴结转移有关($P > 0.05$);③P16蛋白表达阳性组的 3 年生存率(88.9%),高于表达阴性组的 3 年生存率(72.9%)($P < 0.05$)。研究表明,P16 与鼻咽癌的发生、发展有关,它可作为了解鼻咽癌生物学特性及判断预后的指标。

3.治疗相关因素

(1)放射剂量:放射治疗是治疗鼻咽癌的主要手段,合理的放疗能够明显提高生存率。华贻军等报道,对鼻咽癌放疗,鼻咽原发灶的合理剂量为 66～72Gy,颈部转移淋巴结 50～60Gy。接受放射治疗的鼻咽癌患者,5 年生存率从Ⅰ至Ⅳ期分别为 90%、76%、51% 和 22%。406 例患者中Ⅲ/Ⅳ期病例(282 例)为 69.46%,而死亡的 154 例中Ⅲ和Ⅳ期(133 例)占 86.40%。

(2)照射野的设计:鼻咽癌发生部位隐蔽,易于沿黏膜下向邻近器官、组织直接浸润或淋巴结转移,且又与眼、耳、脊髓和脑等重要器官相邻,给临床肿瘤范围的确定,放疗计划的制订及实施带来很大的困难。随着 CT 及 MRI 的临床应用,克服了常规临床检查的局限性,可以更准确地确定鼻咽肿瘤的侵犯范围,特别是向邻近腔处侵犯的部位和界限,为放射治疗靶区的准确划定,避免遗漏和失误提供了先决条件。适形调强放射治疗可准确定义肿瘤靶区和危及器官,剂量分布与靶区形态一致,并采用逆向放射治疗计划,使靶区内剂量能按处方剂量要求分布,克服了常规放疗的剂量重叠或漏照,有效提高放射治疗效益比和肿瘤局部控制率及生存率,改善生存质量。

(3)放疗计划的实施:放疗计划是否准确无误地被实施,直接影响治疗的效果。其中放射摆位和放疗过程体位固定是关键。

(4)外照射时间-剂量-分次因素:鼻咽癌常规分割照射局部失败的原因,除肿瘤范围、放射敏感性以及放疗技术外,存活肿瘤干细胞在常规分割放疗中的加速增殖是重要原因之一。动物和人体肿瘤的实验研究发现,辐射能使肿瘤细胞快速增殖,其倍增时间往往由 3～5 天缩短为 1～2 天,这种加速增殖在临床上非常重要,因为克隆性肿瘤细胞在治疗过程中的加速增殖是治疗失败的主要原因。随着放射的疗程延长,肿瘤中残存的干细胞加速再增殖,所产生的细胞数就会明显增加而降低局部控制。为克服肿瘤干细胞的加速再增殖。常采用缩短总疗程的非常规分割方案。

(5)鼻咽腔内近距离后装治疗:腔内后装治疗作为一种与外照射相配合的手段,在鼻咽癌的治疗中占有相当重要的地位。近年来已广泛应用高剂量率后装治疗。Teo 等对 509 例 $T_{1\sim2}$ 期患者进行分组治疗,163 例患者外照射＋后装治疗,346 例患者单纯外照射治疗,结果后装治疗组局控率明显高于单纯外照组。多因素分析显示后装治疗是唯一的一个预测局部复发的独立因素。王安宇等报道外照射加近距离治疗鼻咽癌 128 例,对照组 120 例,3 年局控率分别为 95.3% 和 87.5%($P < 0.05$),3 年生存率分别为 81.25% 和 87.5%($P > 0.05$)。

（6）中西医结合治疗：晚期一些鼻咽癌患者，经过一段时间的放疗或化疗，体质越来越差，免疫功能低下，对放、化疗耐受性也越差，被迫终止放、化疗，或经放、化疗无效且有远处转移或放疗后复发，不能再次接受放疗者，应用中医药有可能使其进一步得到治疗。虽然患者带瘤生存，但较之频繁的用放、化疗来说，生活质量提高，生存期延长，就达到了晚期鼻咽癌治疗的目的。对 24 例晚期鼻咽癌患者进行中医辨证治疗，结果鼻咽癌初诊组平均存活期为 32 个月，存活期最长者达 71 个月，复发组从复发至死亡平均 20.8 月。白花蛇舌草治疗 2 例晚期鼻咽癌患者，治疗后分别随访 9 年及 6 年未见复发。用中药辨证治疗 6 例鼻咽癌放疗后颞叶转移性肿瘤，用药近 8 月后，CT 复查颞叶转移瘤基本吸收消失。用清热解毒中药配合六神丸，治疗放疗期终止治疗的患者，经治病例均已存活 4 年以上。

（三）问题与挑战

如何有效地综合以上与鼻咽癌预后相关的因素，对个体进行准确的预测预后，指导治疗方案的选择，还有很多工作要做。癌症患者的预后除 T、N、M 分期外，还受其他不同程度的预后因素的影响，这些因素包括患者相关因子，如年龄、性别、KPS 评分、临床症状；肿瘤相关因子，如组织学病理分级、血管及神经侵犯、受体、基因异常、多倍体及增生程度；治疗相关因素，如手术方式、放疗及化疗剂量强度。这些因子存在不同的作用强度，需要通过多因素模型分析不同因子对预后的影响，同时证明 T、M、N 分期结合这些因子后对判断预后及治疗选择有作用。

预后预测不是目的，而是为了有助于选择适当的治疗，最终改善预后。预后研究的目的是为个体患者提供更准确的预后判断及治疗选择，但目前对于预后的认识还需要长期的努力去探索和研究。泌物以恢复咽鼓管的引流。

综上所述，鼻咽癌患者放疗后并发症的发生，有些是现有放疗设备尚不能避免的，如口干、纤维化；有些是不恰当的放疗造成的，如颞叶、脑桥、垂体、视神经的过量照射；而有些是可以预防或减轻的；有些是没有采取有效措施所导致的，如放射性龋齿、鼻腔粘连等，这些并发症严重影响了患者的生存质量。因此，在强调精确设计、精确定位、精确放疗，严格控制分次剂量、总剂量、总疗程，切实屏蔽重要器官，确保肿瘤控制的同时，应加强与相关学科的联系和合作，让患者在放疗后，尤其是放疗后半年至 1 年内得到相关学科的配合治疗，有望能较大地减少鼻咽癌放疗后并发症的发生，从而明显提高患者放疗后的生存质量，同时也减轻了患者家庭及社会的负担。

（陈建清）

第四节　鼻腔癌

鼻腔癌是指原发于鼻腔内的恶性肿瘤，多见于鼻腔外侧壁，如中鼻甲、中鼻道和下鼻甲。起源于鼻腔内侧壁如鼻中隔者较少见，但鼻中隔癌较鼻腔外侧壁癌更易出现颈淋巴结转移。鼻腔癌以未分化癌和鳞状细胞癌多见，其他尚可有腺样囊性癌、腺癌、基底细胞癌、嗅神经上皮癌及淋巴上皮癌等。

继发性鼻腔癌多来源于鼻窦，如上颌窦癌和筛窦癌即较常侵入鼻腔，此外，发生于外鼻、眼眶、鼻咽等处的癌肿在晚期也可侵犯鼻腔。临床上偶可见到由远处器官的恶性肿瘤转移到鼻腔者，其中肾上腺癌、肾癌、喉癌、肺癌、乳腺癌、胃癌、肝癌等均可向鼻腔内转移，但极少见。继发性鼻腔癌的生物学行为因其原发部位不同而有较大差异。

【常规诊断】

鼻腔癌以男性较多见。鼻出血、鼻塞和鼻腔肿块是鼻腔癌的三大症状。早期常仅有单侧鼻塞、鼻出血等症状,鼻出血常频繁发生,出血量并不多,可仅表现为鼻涕带血,容易被忽略或误诊。随着病变的发展,可出现面鼻部麻木感、胀满感、顽固性头痛、进行性持续性单侧鼻塞、流血性涕及嗅觉障碍等,有时患者可自诉发现鼻腔肿块或发现鼻外形改变。随着病变发展,可伴有感染,肿瘤溃烂,出现有恶臭的血性脓涕,反复大量鼻出血。病史较长者,肿瘤可堵塞鼻腔,将鼻中隔推向对侧,或突破鼻中隔累及对侧鼻腔。晚期肿瘤可在鼻腔内广泛扩展,常侵犯鼻窦、鼻咽、眼眶、腭、牙槽等部位而出现相应的临床症状,如视力减退、复视、眼球移位、突眼、面颊膨隆、腭部肿块、耳鸣、听力减退和剧烈头痛等。患者最终可出现贫血、恶液质、颈淋巴结转移或远处转移。

体检可见肿瘤外观一般呈外突菜花样乳头状或桑椹样,伴有出血和溃烂,呈粉红至红色,质地较硬而脆,易伴感染、坏死,常伴有息肉或化脓性鼻窦炎。

患者就诊时多已属晚期,肿瘤多已超越鼻腔之外,扩展至邻近器官,因而较难判断其原发部位。早期诊断要靠早期症状的重视和警惕,并及时活检。对40岁以上近期出现单侧进行性鼻塞并有血性鼻涕者,或长期患鼻窦炎,近来有剧烈头痛和鼻出血者,反复切除息肉后迅速复发者,均应怀疑鼻腔癌的可能,应反复详查。

鼻窦CT扫描有助于明确肿瘤的原发部位及其扩展侵犯范围,应列为常规检查。鼻窦CT对肿瘤侵犯骨质的情况显示较清楚,但有时与鼻窦阻塞性炎症不易区分,此时应行强化CT检查。如肿瘤累及海绵窦、颞下窝、鞍区或侵及额叶等重要结构时,MRI检查可获得肿瘤对以上区域软组织破坏范围的细节。鼻腔癌确诊需依赖活检,但鼻腔癌表面有时常有一层坏死组织,如取材表浅,可能取不到肿瘤,但做深部大块组织活检,有可能引起较大量出血,因此,活检时先去除表面坏死组织,再在肿瘤实体外层取材,组织块以够用为度。

鼻腔癌在临床上可分为四期:Ⅰ期:肿瘤局限于鼻腔内,无转移或扩展表现。Ⅱ期:肿瘤破坏鼻腔骨壁,侵入邻近某一鼻窦内或扩展人对侧鼻腔,但尚无肯定的颈淋巴结转移或Ⅰ期肿瘤伴有可活动的可疑淋巴结转移。Ⅲ期:肿瘤已明显侵入鼻窦或眼眶内,无或有尚可活动的颈淋巴结转移或Ⅰ期~Ⅱ期肿瘤伴有已固定的颈淋巴结转移。Ⅳ期:肿瘤侵犯颅底,无论有否转移发生,或任何一期肿瘤具有远处转移。

【常规治疗】

鼻腔癌患者应采取以手术切除为主的综合治疗。手术前后辅以放疗。对未分化癌和低分化癌可首选放疗,放疗未控制者行手术切除。手术切口多采用鼻侧切开或唇下正中切口,尽可能在肉眼所见肿瘤边缘以外1~2cm的正常组织外,开始做整块切除。对鼻中隔癌,必要时应连同鼻尖、鼻背、鼻底、犁骨或腭骨一并广泛切除。对起源于鼻腔外侧壁者,可行内侧上颌骨与眶内容切除。疑有颈淋巴结转移时,可行颈淋巴结清扫术。发生于鼻腔下部的肿瘤因周围无重要结构,容易彻底切除,预后要好于发生于鼻腔上部的肿瘤。手术治疗时主要步骤如下:

1.切口:上界不超过内眦与鼻根部连线中间上方0.5cm处,沿鼻背外侧缘向下直达鼻翼旁。如肿瘤范围较广,可将切口向上延至眉弓内端,切口下端绕过大翼软骨外侧脚向后伸入鼻前庭少许,再向内前达鼻小柱下方。继之可正中切开上唇。为减少出血,可由鼻翼开始向上切至内眦部,可以明显减少切口的出血量,可能是因为先切断了血管的近心端止血后,使远心端出血减少。

2.切口应与皮肤垂直,皮肤切开后,可用电刀切开皮下各层直达骨质,暴露骨质后,将骨膜连同软组织一起推向外侧,也可沿骨面以电刀分离切开,分离皮瓣时注意保护眶缘附近的眶下神经。

3.暴露鼻骨、泪骨、上颌骨额突、眶缘及梨状孔周围骨质。用剥离器沿鼻骨下缘分离鼻腔外侧壁软组织,然后用骨凿沿两侧内眦连线平面凿去患侧鼻骨及部分上颌骨额突。扩大梨状孔边缘,切开鼻腔黏膜,将患侧鼻锥拉向健侧,充分暴露鼻腔,探查肿瘤范围。

4.根据病变范围切除鼻腔外侧壁结构。肿瘤切除后再检查有无残留病变及碎骨片,彻底止血,以碘仿纱条填塞鼻腔,用丝线将鼻腔黏膜、皮下组织及皮肤逐层对位缝合,使两侧鼻背保持对称,局部进行包扎。

【诊断思路点拨】

鼻腔癌在临床上较易误诊。其原因主要有:部分患者有长期的慢性鼻炎或鼻窦炎病史,出现近期加重的鼻阻塞时医患双方均因既往病史而丧失了对肿瘤的警惕性。这部分患者通常有下鼻甲肥大,鼻腔检查时除下鼻甲前端外,中鼻道和中鼻甲结构看不到。如未能将下鼻甲收缩后仔细检查鼻腔或未能进行正规的鼻内镜检查,则漏诊早期鼻腔癌的可能性极大。对于临床中常见的鼻腔少量出血或涕中带血,大部分患者是因为鼻腔黏膜干燥或鼻中隔利特尔区出血,但确有部分患者是因为肿瘤或真菌性鼻窦炎引起。不管是鼻窦炎症还是肿瘤,总会在鼻腔中有所体现,进行系统的鼻内镜检查不但可发现鼻腔病变,而且对早期发现鼻窦病变是十分重要的。因此,在条件具备的前提下,对这些病例进行常规鼻内镜检查是必要的。如鼻内镜检查发现病变,则常需随之进行影像学检查以对病变做出科学全面的评估。

在未看清鼻腔全貌的情况下,任何疏忽心理都会将患者置于不利的地位。对于单侧鼻腔的新生物一定要进行鼻内镜检查,必要时予以活检。除非是上颌窦后鼻孔息肉,鼻息肉多是双侧发生的,即使是单侧小的中鼻道息肉如进行仔细的鼻内镜检查,多可在对侧发现钩突或筛泡的小息肉。有许多恶性肿瘤外貌颇似息肉,但肿瘤发生双侧者不多,除非极晚期,但这时已无鉴别诊断的必要。

临床医生的思维应当冷静、缜密、全面、细致,不能受外界因素左右。如经常有这样的情况出现,患者经济条件较好,发现较轻的病变即行 CT 等检查,医生此时的心理是虽然阳性率低,但不易漏诊,无形中是在为开大检查单在潜意识中自我辩护。但如患者经济条件较差,则一般医生可能会因其同情心,能少开则少开,医生此时的心理是,即未让这些患者花费过大,又因有了让其复诊的医嘱而不致延误可能存在的严重病情。但这些患者可能来一次大医院是做了很大的努力才下定决心的,放走一次,则患者可能再也不会来复诊,直到病情严重到不可医治。避免出现漏诊的另一原则是:所有手术中切除的组织一定要有病理检查,这应当成为诊疗常规,不能因降低治疗费用或懒惰而放弃病理检查,这既有利于患者,也是保护医生自己,避免在出现医疗纠纷时不能举证。

【治疗思路点拨】

鼻腔癌的治疗首先需树立综合治疗的理念。何种情况下需要首先选择手术,何种情况下需首先选择放疗,需头颈外科医生与放疗科医生密切合作共同讨论制定治疗方案。现在常出现的情况是,患者先就诊于哪个科,则先行该科的治疗,这其中不仅有经济因素的影响,还有不同科的医生所接受的治疗理念不同所致。各科医生通常会将自己科的技术无形中凌驾于其他科之上。

鼻腔癌的手术治疗,需根据病变情况不同进行相应的处理。手术中应注意:①手术前应将术侧眼内敷以眼药膏,将眼睑缝合,避免损伤角膜。②切除中鼻甲以上骨质及病变时,用力切勿过猛,切除中鼻甲时不可粗暴撕扯,以免损伤筛板,出现脑脊液漏,用咬骨钳咬骨时不能扭折,否则损伤过大。③切口时刀刃与皮肤保持垂直,避免将切口切斜,否则术后面部皮肤愈合瘢痕会较明显。④尽量做到肿瘤的整块切除。通常鼻腔癌如仅限于下鼻甲或中鼻甲,肿瘤整块切除较易做到,一旦累及筛窦,因后筛骨隔较薄,很容易造成后组筛房破碎,肿瘤不易整块切除。在面部皮瓣分离完毕后,先以小剥离子沿眶内下壁将眶筋膜分开,向后分离至眶尖,电凝切断筛前动脉和筛后动脉,注意保持眶筋膜的完整性,一旦眶脂肪脱出,会影响手术进程。用小的牵开器向外侧牵开骨膜及眶内容,以便于眶内下部分的切除。应用骨膜剥离子自泪囊窝分离泪囊及鼻泪管,将鼻泪管横之。上颌窦前壁开窗,探查上颌窦内病变,如上颌窦内无肿瘤累及,则将鼻翼向对侧牵开,切开梨状孔黏膜,进入鼻腔。用骨凿于鼻底水平方向凿开上颌骨内壁,直达上颌窦后缘,从上颌窦前壁开窗处可看到骨凿尖端。再在上方凿开眶内侧壁骨质。如肿瘤累及筛窦,需切除患侧鼻骨,以利于暴露筛窦。上颌骨内侧壁松解后,将手指伸入上颌窦内,另一手指伸入鼻腔,轻轻摇动肿块,使筛房骨质离断,也可用骨凿从上颌骨、鼻骨和额骨眶面凿开眶纸板。为避免损伤眶尖,可用手指伸入眶筋膜内侧达眶尖引导骨凿。再用弯剪于邻近后鼻孔处剪断标本后部,则包括筛窦、中鼻甲、下鼻甲及上颌窦内侧壁在内的鼻腔外侧壁整块切除。⑤对鼻面部外形的保护。如肿瘤未累及外鼻支架,可保留部分骨质,特别是注意保持眶下缘及内下骨缘的连续性和轮廓。我们建议早期肿瘤的手术切除中多用微型电锯,切下的未受累及的外鼻支架骨质予以保留,术后以微型钛板固定,尽最大限度减轻面部畸形。分离眶骨膜时,内眦韧带切断后缝一根长丝线作标记,手术邻近结束时,于鼻骨处钻一骨孔,用不可吸收缝线将内眦韧带固定其上,使内眦位置与对侧一致,将眶内容物恢复至正常位置。缝合皮肤时,可用可吸收缝线缝合皮下各层,皮肤缝合时可用5-0的细丝线间断缝合。

晚期鼻腔癌可侵及前颅底,需行颅面联合入路切除。患者先于侧卧位行腰穿,留置脑脊液引流管,作为脑脊液引流和术中、术后近期脑脊液压力监控。经口气管插管全麻,上下眼睑用细线缝合,以术中保护角膜。行一侧至对侧耳屏的发际内双冠状切口,可充分暴露颅前窝。切开头皮、皮下组织达帽状腱膜和颅骨膜以前,将切口后部皮瓣向后掀起数厘米暴露出颅骨膜,可用头皮夹进行头皮切缘止血。将后部头皮瓣向后牵拉以获得长度充足的带蒂帽状腱膜骨膜瓣。U型切开帽状腱膜和颅骨骨膜,蒂位于眶上缘,用骨膜起子将骨膜瓣自头顶小心向前掀起,直至眶上缘,需特别小心不要将骨膜瓣穿破,在帽状腱膜以浅掀起头皮前部皮瓣,形成以眶上血管和滑车上血管为蒂的帽状腱膜颅骨骨膜瓣。尽量向下翻起前方头皮瓣,充分暴露出眉间区和鼻骨上半。标出额窦前壁和额骨骨切口。用电锯于颅骨中线钻孔,用脑膜剥离子于钻孔内周围两侧轻轻分离硬脑膜,沿预先标出线环形切开颅骨,下部仅切开额窦前壁,用骨凿撬开骨瓣,将额窦中隔折断后,小心取下骨瓣,须避免损伤其下的硬脑膜,取下骨瓣后,可暴露出大脑额叶脑膜和额窦。用咬骨钳将额窦中隔咬除,刮除额窦内黏膜并去除额窦后骨壁,用明胶海绵填塞鼻额管开口。此时从前颅窝小心掀起硬脑膜,附着在鸡冠上的硬脑膜需锐性分离,分别切断结扎两侧包绕嗅神经的袖状硬脑膜结构,掀起脑膜后,将暴露的鸡冠用咬骨钳切除。每一由硬脑膜包绕的嗅神经均需切断结扎。

如肿瘤穿出筛板,则需行硬脑膜切开,并将其与筛板肿瘤一并切除。自腰穿引流管放出部分脑脊液,使脑组织回缩。用脑压板保护大脑,并充分暴露筛板和蝶骨平面,用一精细高速电钻切开颅底骨板,自上面包绕整个手术标本。在上唇人中处切开,向上至鼻小柱根部,自此点切口向外向上进入鼻腔底,后转45°,出鼻腔底,沿鼻翼外沟和鼻翼一直向上切至鼻外侧,再沿鼻背外面向上切开至内眦。自内眦切口可向两个方向延长,向上切口继续沿鼻梁的外侧向上至眉毛内侧,如需下睑切口,需向外转90°,紧贴距下眼睑缘最近的皮纹至外眦,并根据需要进一步沿皮纹至颧骨区及眶外。如面部需暴露鼻骨,切口可在眉间延长至对侧眉毛内侧。如需上颌骨全切除或眶内容物摘除术,可行睫毛下切口。掀起眶内侧骨膜,使眶内容物完整保留于骨膜囊中,切断内眦韧带,用骨膜剥离子将鼻泪管自泪囊窝分出,并于眶缘平齐处切断。自上颌骨表面掀起颊部皮瓣,保护好出自眶下孔的眶下神经。切断筛前筛后血管,于鼻前庭沿上颌骨前内侧切开鼻腔外侧壁黏膜,暴露鼻腔内部。打开上颌窦前壁,将鼻部皮肤软组织自鼻骨掀起,切开上颌骨额突泪囊窝及眶纸板前份,用骨凿于鼻腔底部向后断开上颌骨内侧壁。自前鼻孔置入鼻腔剪刀切开鼻腔侧壁后方,暴露上方颅内术野,用骨凿从颅腔分离标本,完整切除标本。将内眦韧带缝合固定于残留的鼻骨上,将帽状腱膜颅骨骨膜瓣覆盖于前颅底修补缺损。用小钛板关闭颅骨切口,缝合头皮,鼻腔填塞碘仿纱条,缝合面部皮肤切口。

鼻腔癌的术后处理需注意以下几点:①术后病人取平卧位,头向患侧,注意呼吸、血压、脉搏及刀口渗血情况。随时清除咽部分泌物,如有新鲜血液,需判断是否有继续出血现象。②注意观察眼部情况,有无出现眶周瘀血、视力下降、出现复视、出现眶内血肿等,出现视力下降和眶内血肿需紧急处理。③术后应用抗生素预防感染,维持血容量及水电解质平衡。④鼻腔纱条抽出时间根据手术范围大小,视情况于术后 3～5 天分次抽出,伤口缝线于术后 5～7 天间断拆除。⑤鼻腔纱条抽出后,可进行鼻腔冲洗,清除血痂及分泌物。可滴入复方薄荷油,若有结痂,可用生理盐水冲洗鼻腔。⑥术后若发现鼻腔有清水样分泌物滴出,病人有头痛及发热,应做鼻腔液体的生化检查,如糖定量和 B. 转铁蛋白,确定为脑脊液鼻漏者,抽净鼻内纱条,给以大量广谱抗生素,取半坐位,数日后未自行修复者应进行外科手术治疗。

(一)单纯放射治疗

适用于病期早或对射线敏感的病理类型的癌,如低分化癌或未分化癌,或局部病期偏晚但尚无远处转移,或年老体弱不宜手术者。

1.射线选择　对原发灶常采用 $^{60}Co\gamma$ 线、高能 X 线或电子线。

2.照射方法　对局限于鼻腔或筛窦的早期分化好的癌,常可用一面前野照射,高能 X 线与电子线混合射线照射,经治疗计划系统设计两种射线的剂量配比最为理想。分化差的癌已有邻近结构侵犯,用面前野及配合用受侵侧的面侧野,两野成角加楔形滤板照射。放疗总剂量应达 60～70Gy/6～7 周。治疗中肿瘤缩小明显,则在 50Gy 时可适当缩野照射至根治量,于足量放疗后仍有肿瘤残存,则可采用手术挽救。照射过程中应注意健眼的保护。

颈淋巴结转移者可术前放疗加手术治疗。术前放疗剂量 50Gy/5 周,颈部单纯放疗则先用前、后切线野 40～50Gy/4～5 周,再改用电子线垂直照射 20～30Gy/2～3 周。

(二)放疗与手术综合治疗

1.术前放疗　适用于原发肿瘤偏晚,单一手段难以获得根治及保留面容者。术前放疗的照射野与单纯放疗设野范围相同,照射剂量为 50～60Gy/5～6 周,休息 2～4 周后行手术治疗。

2.术后放疗　先行手术,但手术切缘接近瘤体或切缘阳性时应补充术后放疗。照射野参照术前肿瘤范围,甚或包括手术切缘在野内,不宜缩小照射野,术后放疗剂量 60～70Gy/6～7 周。

(李江平)

第五节　喉癌

近十年的资料表明,喉癌的发病率有增长趋势。喉是重要的发音器官,对喉癌患者的治疗,不仅对发音产生影响,还涉及到对患者心理方面的深刻影响。为了保留喉癌患者的发音功能,医学界已探索出许多综合治疗方法,如喉部分切除术、放射治疗、放射治疗和化学治疗的联合应用等。综合治疗喉癌的目的旨在保证在相同的控制率和治愈率的前提下,最大限度地保留发音功能和吞咽功能。

【常规诊断】

喉癌多数是鳞状细胞癌,占 95%,其余有腺癌、神经内分泌癌、黑色素瘤和肉瘤等病理类型。喉肿瘤呈表面生长,常规喉检查多可发现,但少数表现为隐匿性病变。纤维内镜的应用为医师检查喉部提供了广阔的空间,随着设备的更新,如电子动态喉镜和电子喉镜,使治疗前、治疗后检查和随诊已获得明显的改进,即使是不熟练的检查者利用这些技术也可观察到以前视觉不易分辨的病变。

早期喉癌的常规检查首选物理方法,不应该直接申请影像学检查,初诊患者首先用适宜的物理技术进行检查,一旦发现病变,再用 CT 或 MRI 进一步了解其深度、体积、软骨侵犯和区域淋巴结转移情况。CT 和 MRI 技术各有优势,喉的 CT 冠状扫描可以很好地显示侧面肿瘤的侵袭情况及与颈部淋巴结的关系,有效显示声门旁间隙和肿瘤垂直侵犯的范围,MRI 能提供喉的多维成像,对评价声门前间隙和舌根部情况特别有意义。

【常规治疗】

肿瘤外科治疗的目的是将原发肿瘤和区域淋巴结转移癌全部切除，以期达到治愈的目的。但手术治疗适用于肿瘤比较局限者，对病变范围广泛和有远处转移的肿瘤，其治疗效果有限。而且，头颈器官紧密相邻，限制了手术的治疗区域，按照现代肿瘤学和循证医学的观念，在疗效相同的情况下，更注重于保留器官功能，提高患者的生活质量，因此，对喉癌的手术治疗多应与放射治疗和化学治疗相联合，在切除肿瘤的基础上尽量保留患者的发音和吞咽功能。

放射治疗是喉癌治疗的主要方法之一，分为外照射和内照射。放射治疗的基础是放射生物学、放射肿瘤学、放射物理学和临床剂量学，其优点是：①喉癌多为鳞状细胞癌，对放疗敏感；②放射治疗创伤小，能克服手术造成器官功能的损伤；③放疗与化疗联合，能取得手术同样的疗效，且可以保留发音功能。

化学治疗是以药物治疗为基础的治疗方法，在喉癌的治疗中可以达到抑制原发肿瘤、控制淋巴结转移和远处血行转移的目的，随着新一代化疗药物的研发，化疗将起到更重要的辅助治疗作用。

【诊断思路点拨】

早期声门上区癌多无症状和体征，常以颈部淋巴结肿大而就诊。症状常轻微，表现为原发部位疼痛或耳痛，吞咽时异物感，或仅仅是对冷、热食物耐受性的改变。通气道改变、声嘶或分泌物增多常是病变晚期的表现。

声门癌在发病早期即出现症状，因为真声带表面的轻微变化即可引起声音的改变，但吸烟者常伴有声嘶，出现声音改变可能不会引起他们的注意。声音改变如果持续2周以上不能缓解，需要进行喉部检查。声门癌患者因颈部淋巴结肿大就诊者不多见，淋巴结转移多发生于晚期病变。

声门下区癌少见。如果发病，也很少出现早期症状，就诊时常是晚期。

常用的检查喉的物理方法有间接喉镜、直接喉镜、纤维喉镜和电子喉镜等。直接喉镜可用于取活检或观察肿瘤情况，但在局麻下做直接喉镜检查，患者比较痛苦，常常配合不好，有些外表的细小变化，如局部肿胀和活动受限，在直接喉镜下不易发现。纤维喉镜和电子喉镜是目前最常用和效果最好的检查方法，医生依靠这些先进技术能够精确地检查喉内黏膜情况和声带活动的细微变化，而且能在镜下准确地钳取活检，患者耐受好，痛苦小。

动态喉镜能观察到声带表面的微小病变和声带活动的细小变化。早期的浸润性声门癌通过黏膜侵及其固有层，表现为黏膜沿其深层结构的滑动受到限制，声带的外展功能可能不受影响，动态喉镜检查可发现肿瘤的早期浸润特性，并可显示声带活动受限的特点。当声带肌受侵时，声带的活动受限，最后完全固定。其实，真声带的病变如未侵及基底层，不会引起运动受限，只有当侵及其基底层时才会引起。对良性病变或原位癌，应采用适当的诊断技术，以明确其侵犯深度。尽管当前肿瘤分期侧重于肿瘤的体积和形态大小而非深度，但新的观点认为肿瘤的浸润深度越来越重要，浸润深度与肿瘤患者的预后相关。

喉软骨是否受累对制定治疗计划有重要影响，有软骨受累的喉癌患者手术治疗效果好，放疗效果差。喉本身有不均匀的骨化，确定喉软骨是否受侵比较困难，一般来说，软骨骨化区易受肿瘤侵犯，未骨化区对肿瘤浸润可产生天然屏障。MRI是检查软骨是否受侵的重要工具，许多文献报道MRI显示的软骨受侵与放射治疗的疗效有关，声门小病灶但伴有软骨受侵的患者中，放疗后失败的机会增多。

【治疗思路点拨】

（一）声门上区癌

喉声门上区由多个亚区组成，在讨论病情时，把它们看作一个整体常常不够准确。所有亚区紧密相连，且声门上区与下咽部、声门区和口腔相联，因此，对较大肿瘤确定其原发部位比较困难。例如，当声门上区癌累及到咽会厌襞、构会厌襞和梨状窝时,很难确定病变是原发于下咽向上侵犯,还是原发于声门上区向下侵犯。

早期声门癌颈部淋巴结转移少见,但声门上区癌淋巴结转移的概率非常大,对侧淋巴结转移的机会也非常多,且随原发肿瘤的增大而增加,对会厌癌尤其明显,它构成了声门上区癌的绝大部分。声门上区癌治疗失败的原因多因颈部淋巴结未得到有效控制,因此,治疗原则要求必须对颈部病变积极治疗。颈部 N_0 期的患者,要行选择性颈淋巴结清扫术或选择性放疗,临床颈部淋巴结阳性的患者,要行颈部清扫术或根治性放疗,或者两者结合。

早期声门上区癌行喉部分切除术或者放射治疗,治愈率较高。这对会厌上端的病变(如舌骨上会厌部分)特别有效,但对部位低的病变并非如此,因为病变可以通过孔隙穿过软骨进入会厌前间隙,最终到达舌根。对晚期声门上区喉癌,多数治疗方法效果不佳,包括单纯放疗、声门上喉切除术伴或不伴术后放疗、声门上区喉部分切除术或者放射治疗以及同时放化疗。这些患者复发率高,最终需要全喉切除术,总的生存率较低。

声门上区癌首选放射治疗的结果已被证实,T_1 期 5 年局部控制率为 100%,T_2 期为 83%,T_3 期为 68%,T_4 期为 56%。Wang 报道 T_1 期 5 年局部控制率为 96%,T_2 期为 86%,T_3 期为 76%,T_4 期为 43%。加上手术补救治疗,T_1 期 5 年局部控制率为 96%,T_2 期为 93%,T_3 期为 88%,T_4 期为 51%。

引起声带固定的声门上区癌,侵及环后区的 T_3 期,侵及喉软骨的 T_3 期,或者扩展到喉外的 T_4 期病变,常能用全喉切除术加术后放疗有效控制。但是,对晚期的患者最初就行全喉切除术常常不是例行而是例外,为了保留器官功能,喉部分切除术加术后放疗,同时放化疗和治疗失败后行挽救性手术治疗,常常是治疗的选择,每个病例必须被个体化选择。

对声门上喉切除术的患者,有时需要术后放疗。在选择的 T_3 和 T_4 期病变中,可获得理想的局部控制率;但是,手术联合放疗,可能增加胃造瘘术或者气管造瘘术、通气障碍、吞咽困难等并发症,最好是选择一种方法(如放疗或者手术)进行局部治疗,声门上喉切除术后局部复发率非常低,并非常规选择术后放疗。

对早期声门上喉癌最初选择放疗的优点是并发症少。选择合适的剂量照射颈部,病变复发率小于 5%。如果对 T_1 或者 T_2 期声门上喉癌选择手术治疗,声门上喉切除术应该联合双侧选择性颈淋巴结清扫术,即使是对 N_0 期的患者。对那些有颈部转移可能性的患者应加用术后放射治疗。而最初选择对原发病灶和颈部进行放疗的患者,可以避免手术治疗仅用一种方法。最初选择放疗患者的不足之处是治疗失败时,需行全喉切除术。

CT 扫描能预测放射治疗声门上喉癌患者的预后,从 CT 分析所获得的肿瘤体积是局部治疗失败的指标,声门旁间隙受侵的程度、声门下侵犯范围、会厌前间隙侵犯都是重要的因素。Mancuso 等报告了 CT 影像与局部控制的关系,肿瘤体积小于 $6Cr13$ 的患者,单纯放疗局部控制率是 89%;肿瘤体积大于 $6cm^3$,局部控制率是 52%;如果会厌前间隙 25% 或者更多有肿瘤侵犯,局部控制率和语言保留率均显著降低。

比较声门上喉切除术和全喉切除术,前者能保留发音和吞咽功能。因为喉独特的淋巴引流以及能阻止肿瘤扩散屏障结构,喉部分切除术和全喉切除术可以获得同样的局部控制率。喉的解剖分区和淋巴引流类型,为外科医师提供了行声门上喉部分切除术的理论指导,经合适的重建,可以恢复患者的吞咽功能和发音功能。由于喉癌的区域淋巴引流是固定的,因此,声门上喉部分切除术与因同一病变而行全喉切除术的治愈率相同。如水平半喉切除术,手术切除甲状软骨上 1/2 及其内结构,即假声带、会厌和构会厌襞,向上达到或接近舌根。支配声带的运动神经来源于喉返神经,可使声带保持外展和内收的功能,术后声门发音和其他重要功能得以保留。

不同的喉癌有不同的保留功能的手术方法,其分类如下:①半喉切除术,包括水平半喉切除术(声门上)、垂直半喉切除术、侧位半喉切除术和前位半喉切除术。②声带切除术。③环状软骨上喉切除术。④部分喉咽切除术。

放射治疗用常规分割,每周5次,每日1次,每次1.8～2Gy,用相对野照射原发病灶和上颈部,单前野照射下颈部。对全喉切除术患者放疗时,应包括气管造瘘口。原发部位的剂量应达到65～70Gy。对晚期喉癌,可应用多种分割方法,如每日1次,每日2次,局部缩野技术等。有资料比较四种不同分割放射治疗晚期头颈癌:每日1次放疗达到70Gy/7周;每日两次放疗,每次1.2Gy达到总剂量81.6Gy;加速超分割每次1.6Gy,每日两次达到38.4Gy,休息2周,然后用同样方法增加到67.2Gy;开始每日1次放疗,然后每、日2次放疗,剂量达到72Gy以上。结果显示最后一种方法2年局部控制率较好,无病生存率增加,急性和晚期不良反应比常规分割增加,但患者可以耐受。

(二)声门癌

声带原位癌治愈率高,应用显微手术、激光或放射治疗可获得相同疗效。单纯的原位癌不常见,原位癌和浸润性癌之间有密切联系。声带原位癌剥脱后许多病例复发,几乎所有这些病例都含有浸润性癌变。因此,显微手术好于激光治疗,后者无法获得能确定微小浸润癌的病理检查。准确地讲,原位癌为局限于基底膜的肿瘤,对原位癌行黏膜切除术,其治愈率与放射治疗的结果一样。显微手术的优点是比放射治疗简单,放射治疗可以作为以后治疗的选择。放射治疗的优势是不需要麻醉,发音功能的保留常比手术好,也是对浸润性癌控制较好的治疗方法。不管显微手术或者放射治疗失败后,喉切除术仍可挽救患者,且多数患者仍然能保留喉功能。如果声带原位癌的诊断非常明确,显微手术是合适的治疗方法。用显微手术切除适当的范围,然后对标本进行全面病理分析,查找微侵袭灶。声带切除术切除声带肌后会消弱发音功能,并不比显微手术或者放疗有更好的疗效。因此,声带切除术不能作为治疗声带原位癌的方法。

放射治疗在不能进行显微手术时是原位癌最好的治疗方法之一,或者对手术后复发的原位癌患者可以作为挽救治疗。临床资料显示放射治疗原位癌非常有效,对声带原位癌多数选用显微手术治疗,其次选择放射治疗。

对 T_1 或者 T_2 期侵袭性声带癌,理想的局部控制依靠放疗或者手术切除来获得,但放射治疗后的发音质量较好,经过放射治疗的 T_1 和 T_2 期声带癌患者发音功能最后都能恢复正常。虽然有一些患者在放疗后会出现功能障碍,但放疗结束后3个月均能恢复正常。而且对 T_1 和 T_2 期声带癌放射治疗不能控制的患者,挽救性喉部分切除术能成功地治疗许多患者,可获得很高的治愈率并保留发音功能。对 T_1 期声带癌首选手术(声带切除术和半喉切除术)或放疗,其5年生存率相近。选用手术的局部控制率为87%,首选放疗的局部控制率为93%。

放射治疗侵及前联合的早期声带癌,5年生存率为80%(包括复发后手术治疗者)。如果前联合病变表浅且体积小,没有声门下侵犯,应用喉部分切除术或放疗,可获得同样的疗效。如果病变更晚,前联合韧带的自然屏障被破坏以及甲状软骨受侵,常首选手术。多数前联合病变是声带癌蔓延的结果,原发于前联合的肿瘤并不常见,仅占声带癌的1%～2%。总之,对 T_1 期声带癌多选用放射治疗,部分或全喉切除术作为放疗后复发的补救治疗方法。

T_2 期声带癌的治疗较复杂。外科常常采用垂直半喉切除术,由于 T_2 期病变本身的差异性,将 T_2 期分成 T_{2a}(活动正常)和 T_{2b}(活动受限)两个亚型,对 T_a 期声带癌无声带运动受限(T_{2a})者,常常首选放射治疗;但是,对有声带运动受限的病变(T_{2b}),常常首选半喉切除术。这些标准的选择,也依赖于肿瘤的体积大小,对 T_{2b} 期伴有较小体积的肿瘤,可以首选放疗。如果声带运动受限是由于表面肿瘤引起,而不是肌肉受侵,放射治疗常常是有效的。

T_2 期声带癌的放射治疗,不需要进行选择性颈部治疗。放射野的设计与 T_1 期相似,射野大小必须足够大,包括整个病变范围,总剂量常常在 70Gy 左右。最常用的照射野是对穿照射野,大小为 5.5cm×5.5cm 和 6.0cm×6.0cm,仅仅包括喉结构。患者必须合适地固定,定位时要考虑喉的外形,加用合适的楔形板,把剂量不均匀控制在 5%~10%之间。有许多因素影响声带癌放射治疗的预后,贫血是影响 T_1 期、T_2 期声带癌放疗的不良因素,有报道血红蛋白降低 1g,局部控制率降低 6%。

声带癌引起声带或半喉活动受限或者固定时(T_3),预后明显不好。这些运动障碍至少反映了声带肌肉的受侵,如果肿瘤进一步扩展到声带旁间隙,肿瘤即可很容易地向全喉和邻近组织扩散。有时会低估伴有声带固定的声带癌,这种病变有许多伴有甲状软骨、环状软骨的破坏,有相当数量的声带癌最初认为是 T_3 期,实际上是 T_4 期伴有喉外侵犯。由于有时无法准确估计病变范围和软骨破坏情况,T_3 期声带癌首选手术治疗(常包括全喉切除术),疗效优于放射治疗,在 CT 或 MRI 应用于临床之后,利用这些技术可以更准确地估计和测定肿瘤的大小和范围,正确选择适合于半喉切除术的 T_3 期患者。

治疗 T_3 期声带癌,少数患者能用喉部分切除术有效控制,但由于这种方法有复发的危险性,以往的文献倾向于行全喉切除术。如今有所改变,对过去需要全喉切除术的 T_3 期声带癌患者,现在可以选择器官保留化放疗方法,只对治疗无效的患者行全喉切除术。用三种方法(化疗、放疗和手术)治疗的患者,与只用化疗和放疗治疗的患者,生存率完全相同,但后者使许多患者保留了喉功能。

T_4 期肿瘤的定义为肿瘤破坏软骨或侵犯喉以外的组织,不是以肿瘤的厚度和体积做为判定标准,而是指肿瘤原发于一个区域,后扩展到邻近的区域,如梨状窝、舌根等。正像 T_3 期声门上区癌一样,T_4 期声带癌有预后好和预后差之分,这种区别与肿瘤的体积、深度和厚度有关。T_4 期声带癌的预后比其他期的肿瘤差,多数需行全喉切除术和某种程度的颈部淋巴结清扫术。有报道 T_4 期喉癌组 5 年生存率为 25%~30%。

(三)声门下区癌

声门下区癌多为鳞状细胞癌,但腺癌和腺样囊性癌偶然可见。即使采用综合治疗,声门下区肿瘤治愈率仍非常低。最基本的手术治疗,包括全喉切除术、颈部淋巴结清扫术、甲状腺切除术,术后也应行放射治疗。气管旁淋巴结纵隔清扫术,并不增加生存率,手术联合放射治疗是声门下区癌的标准治疗选择。

(四)颈部手术治疗

颈部病变治疗是声门上区癌治疗的关键,因此,即使是小范围的声门上区癌,也需要选择性做颈淋巴结清扫术。喉癌颈部手术的方式多种多样,包括经典的根治性颈淋巴结清扫术、改良根治性颈淋巴结清扫术、选择性区域淋巴结清扫术(又称为选择性颈淋巴结清扫术)。颈部临床检查阴性的患者,即使转移的可能性非常大,也很少选用根治性颈淋巴结清扫术,只在颈部有明显淋巴结转移时才选用;有肉眼可见病变时,常选用选择性颈淋巴结清扫术,但目的是为了收集淋巴结标本以便于分期,一旦颈部发现转移灶,即应进行放射治疗。

喉内不同亚区淋巴引流不同,因此,选择性颈淋巴结清扫术的范围应依据淋巴结转移的特点而确定。例如,声门上区癌易发生两侧颈部转移,且以 Ⅱ 区和 Ⅲ 区多见。Ⅰ 区淋巴结很少发生转移,因此,对临床淋巴结阴性者,应有针对性地进行颈部淋巴结清扫术。

(五)化学治疗

1.诱导化疗　诱导化疗或称新辅助化疗,指在手术和(或)放疗前进行的化学药物治疗。目前的理论认为,诱导化疗能较好地控制肿瘤和保存器官功能,手术或放疗作为最初的治疗常导致肿瘤周围组织、血管损伤和血运差,再应用化疗时药物浓度不足,诱导化疗能减少这种影响,增加药物对瘤床的分布,增加对局部肿瘤的控制,消灭微小转移灶。诱导化疗也可减少手术范围或不做手术,保护器官的正常功能,提高患者生存质量如发音、吞咽和颈部肌肉的功能,也可能给患者较满意的整容效果。

　　20世纪80年代以后,诱导化疗广泛应用于喉癌的治疗,多组临床随机试验结果显示:①获得临床完全缓解的患者中,大约2/3的患者,其手术标本中没有发现残留肿瘤细胞;②诱导化疗并不增加以后进行局部治疗的并发症;③化疗敏感者预示较好的生存率;④异倍体肿瘤和分化差的肿瘤对化疗较敏感。

　　喉癌的诱导化疗,大多以DDP为主,首推DDP＋5-Fu,两者联合有较高的缓解率(包括完全缓解和部分缓解)。

　　美国退伍军人医院(VA)研究组报道了具有里程碑意义的研究结果,对332例Ⅲ、Ⅳ(M₀)期喉癌患者随机分组,分别行手术(全喉切除术)加放射治疗或者诱导化疗、放疗加挽救性手术治疗,并得出以下重要的结论:①肿瘤的大小和生长方式(边界清楚或声带形态规则程度)是化疗完全缓解的重要预测指标;②化疗后安全缓解的患者无瘤生存率明显增高;③化疗组局部失败率明显增高,远处转移率明显降低,但化疗组和手术组患者死亡原因(局部复发或远处转移)几乎相同;④化疗无效的患者和最初随机分到手术组的患者生存率无差异;⑤N₂或N₃期患者化疗后,颈部病变无完全缓解是需要手术治疗的唯一因素。

　　美国NCCN对可手术的晚期喉癌的综合治疗,归纳为三种基本治疗方法,手术、诱导化疗和放射治疗,医师应根据不同情况进行选择,如根据患者的不同要求、肿瘤大小、肿瘤分期等,选择适合的治疗方式。

　　2.辅助化疗　对局部无法切除干净或者不能手术的喉癌患者,应联合化疗辅助手术或放疗,或者放疗化疗同时进行。联合化放疗是基于放疗期间肿瘤细胞加速增殖,而化疗又对迅速分裂的肿瘤细胞特别有效的生物学原理。此外,S期细胞对放疗抗拒但对抗代谢药MTX、5-Fu敏感,乏氧细胞对放疗不敏感但对MMC有效。化疗还可以减少放射区域内肿瘤细胞数目,改善局部血液供应,减少乏氧细胞,增加放射敏感性。DDP、MTX、5-Fu和新药Taxol、Taxoltere已被证实对放疗有增敏作用,DDP的放疗增敏作用主要是通过干扰受损害细胞的修复或同步化而具有协同作用,铂类抗癌药不产生口腔黏膜炎,不影响放疗的进行,而MTX和5-Fu常引起严重的口腔黏膜炎而影响放疗的进行。化放疗同时进行有增加不良反应的危险,应减少化疗药物剂量或采用分段放、化疗。放疗同时配合DDP化疗,较单纯放疗有效,对不能手术的患者是一个重要的治疗策略。

　　1992年,Laramore等报道了美国对446例头颈癌患者进行3周期辅助顺铂加氟尿嘧啶的化疗。该项研究要求手术彻底切除肿瘤,手术切缘无瘤细胞,研究病种包括喉癌、下咽癌、口咽癌。将患者分为低危组和高危组,随机进行术后的辅助化疗加放疗,或者单纯辅助放疗。高危因素为手术切缘较近(5mm)或者手术切缘有癌细胞或者有淋巴结转移。治疗时对高危组放射治疗DT 60Gy,对低危组放射治疗DT 50～54Gy。结果两组生存率、无瘤生存率和局部控制失败率均无显著性差异,但是,治疗后淋巴结发生转移和远处发生转移的总发生率,两组之间存在差异,化学治疗组低于非化学治疗组,而且对高危患者进行辅助化疗对比单纯辅助放疗,其疗后复发率和生存率均有明显差异,结论为:对低危患者进行辅助化疗没有作用,对高危患者进行辅助化疗明显有效。

(六)综合治疗展望

　　对喉癌患者进行诱导化疗和辅助化疗,结合适宜的手术补救治疗,对那些常规喉切除术的患者,可以获得相似的生存率,但明显保留患者的语音功能。综合治疗的不足是成本较高,治疗间期长,多种治疗方法可能产生较多的并发症,而且其中30%～40%的患者最后仍需要补救性手术治疗,因此,预测哪些患者可能更适合于综合治疗而获得喉保留,将会明显提高疗效,并减少补救性喉切除术的概率。

　　Bradford等报道,肿瘤病理分级是诱导化疗喉癌完全缓解的最佳预测因素,而生物因子PCNA和p53也可以预测化疗的敏感性,研究结果显示病理分级增高、p53过度表达、PCNA指数升高,是选择诱导化疗加放疗并能成功保留喉功能的独立因素。如果将来能发现更特异的自主神经,能准确预测肿瘤对化疗的抗拒性和敏感性,将会提高喉癌治疗的科学合理设计的水平,增强对诱导化疗的操作手段,提高生存率和喉保留率。

总之,诱导化疗的应用虽然局限,但对某些喉癌患者,可以改变首选手术的治疗模式,达到保留喉功能的目的。辅助化疗的地位在术后低危因素患者的治疗中仍不十分明确,因此,辅助化疗配合放射治疗,或者两者同时进行的方法,值得进一步研究和探索;对术后高危患者,例如喉癌Ⅲ、Ⅳ期患者,若要提高治愈率和生存率,必须辅助应用化疗和放疗。

(七)喉癌的生物治疗

肿瘤的生物治疗是其综合治疗的内容之一,主要包括免疫治疗和基因治疗。肿瘤细胞具有抗原性并能引起抗体免疫应答,是肿瘤免疫治疗的理论基础;基因治疗是通过人工方法改变靶细胞的基因结构而获得疗效。

免疫学研究表明,机体免疫系统识别肿瘤抗原,成为机体抗肿瘤免疫功能的关键。但肿瘤病人大多伴有免疫功能低下,体内白介素-2(IL-2),肿瘤坏死因子(TNF)和干扰素(IFN)等细胞因子产生减少,因此,常通过增加机体免疫功能的方法进行肿瘤免疫治疗。

免疫疗法根据治疗因子作用的对象分两大类。第一类是主动免疫疗法,治疗因子作用于宿主免疫系统,诱发或增强抗肿瘤免疫应答,达到消灭肿瘤或延缓肿瘤生长的目的。治疗因子可以是特异性的,如肿瘤疫苗;也可以是非特异性的,如卡介苗(BCG)、干扰素(IFN)、左旋咪唑(LMS)。第二类是被动免疫疗法,治疗因子不需要宿主免疫系统介导,直接作用和杀伤肿瘤细胞。治疗因子也分为特异性的,如单克隆抗体、肿瘤浸润淋巴细胞(T1L);非特异性的,如肿瘤坏死因子(TNF)、淋巴因子活化的杀伤细胞(LAK)。

生物反应调节剂(BRM)是在第二届国际免疫药理学会会议(1982年)上作为讨论主题而确立的,其理论依据是在肿瘤的发生、发展过程中,机体的免疫系统和肿瘤之间失去平衡,BRM通过调动机体内在的防御功能,重建或提高机体的免疫功能,清除肿瘤细胞。BRM主要有重组的细胞因子、过继转移的免疫细胞、单克隆抗体和肿瘤分子瘤苗等。目前,重组合成的细胞因子是BRM用于抗肿瘤治疗的主要内容,包括干扰素(IFN)、白介素-2(IL-2)、肿瘤坏死因子(TNF)、粒细胞集落刺激因子(G-CSF)、粒细胞巨噬细胞集落刺激因子(GM-CSF)、促红细胞生成素(EPO)等。

IFN按抗原性不同可分为3种,即IFN-α、IFN-β、IFN-γ。由白细胞或淋巴细胞产生的称为IFN-α,由人体纤维母细胞培养生成的称为IFN-β,经抗原致敏的$CD4^+$和$CD8^+$细胞生成的称为IFN-γ。目前IFN-α和IFN-γ已广泛应用于恶性肿瘤的治疗,并显示出一定的疗效。

IL-2主要是由抗原激活的T细胞(主要是$CD4^+$亚群)所产生。IL-2具有多种生物学活性,它能通过与IL-2受体的相互作用刺激各种免疫细胞增殖,促进它们的活性。IL-2可促进T细胞增殖,刺激NK细胞生长,并增强其杀伤活性,还可诱导CT1、LAK等多种杀伤细胞的分化和效应功能。IL-2用于治疗膀胱癌、头颈部肿瘤、肾癌已取得可喜的疗效。

TNF有两种,由活化的单核巨噬细胞产生的称为TNF-α,由活化的T淋巴细胞产生的称为TNF-β。TNF有直接杀伤肿瘤细胞的作用,可以活化巨噬细胞,且能诱生多种免疫调节介质,能引起肿瘤微血管损伤和抑制肿瘤血管形成,继而引起肿瘤出血坏死。

CSF是体内促进造血细胞增殖,分化为各种成熟细胞的低分子量糖蛋白,CSF不仅参与造血调节,而且参与血细胞生长及机体免疫功能的调节。G-CSF能促进多能干细胞、巨核细胞的形成,并可加强中性粒细胞的细胞毒效应。GM-CSF具有促进骨髓干细胞增殖,增强单核-巨噬细胞抗肿瘤效应和补体介导的吞噬活性。对恶性肿瘤化疗相关的白细胞减少症患者,G-CSF和GM-CSF能显著升高白细胞数。

国内外大量资料显示喉癌患者的细胞免疫和体液免疫水平下降,而且存在免疫状态失调。机体免疫状态对喉癌的生长和发展有特别重要的影响,免疫治疗也是喉癌治疗的重要手段之一。除了细胞因子疗法以外,目前应用于头颈部肿瘤的免疫疗法主要有淋巴因子活化的杀伤细胞(LAK)疗法和肿瘤浸润淋巴细胞(T1L)疗法。

基因疗法是一种应用遗传工程技术将一个功能性基因导入细胞,改变细胞生物特点的治疗技术。其中,必须依靠基因转移技术将外源性功能基因导入靶细胞才能进行。所采用的基因转移技术主要包括理化方法和病毒介导法两大类,目前应用最为广泛、有效的基因转移方法是逆转录病毒载体介导法。

目前,对喉癌的基因治疗尚处于探索阶段,实验室研究证实基因疗法用于恶性肿瘤的治疗,通过促进肿瘤细胞凋亡,抑制肿瘤新生血管形成.抑制肿瘤细胞增殖的作用,达到控制肿瘤的目的。对喉癌基因治疗的临床应用,需要进一步探索和验证。

(李江平)

第六节　甲状腺癌

甲状腺癌是最常见的甲状腺恶性肿瘤,是来源于甲状腺上皮细胞的恶性肿瘤,绝大部分甲状腺癌起源于滤泡上皮细胞,按病理类型可分为乳头状癌(70%)、滤泡状腺癌(15%~20%),髓样癌(5%)和甲状腺未分化癌(5%)。由于甲状腺癌的病理类型较多,生物学特性差异很大。乳头状癌易于较早地向局部和区域淋巴结转移,但血行转移则较晚,预后较好。滤泡状腺癌肿瘤生长较快,属中度恶性,易经血运转移。未分化癌预后很差,平均存活时间3~6个月。甲状腺癌中是近20多年发病率增长最快的实体恶性肿瘤,年均增长6.2%。目前,已是占女性恶性肿瘤第5位的常见肿瘤。

甲状腺癌大约占所有癌症的1%,病因不是十分明确,可能与饮食因素(高碘或缺碘饮食),放射线接触史,雌激素分泌增加,遗传因素,或其他由甲状腺良性疾病如结节性甲状腺肿、甲亢、甲状腺腺瘤特别是慢性淋巴细胞性甲状腺炎演变而来。甲状腺癌发病年龄因类型不同而异,乳头状腺癌分布最广,可发生于10岁以下儿童至百岁老人,滤泡状癌可见于20~100岁,髓样癌多发生于40~80岁,未分化癌多见于40~90岁。

一、甲状腺癌的诊断和分期

(一)甲状腺癌的诊断

1.病史和体格检查　甲状腺肿物或结节的检出并不难,重要的是如何鉴别结节的性质。绝大多数甲状腺结节患者没有临床症状,常常是通过体检或自身触摸或影像学检查发现。当结节压迫侵犯周围组织器官时,可出现相应的临床表现,如声音嘶哑、憋气、吞咽困难等。合并甲状腺功能亢进(甲亢)时,可出现甲亢相应的临床表现,如心悸、多汗、手抖等。

详细的病史采集和体格检查对于评估甲状腺结节性质很重要。病史采集的要点是患者的年龄、性别、有无头颈部放射线治疗史或辐射暴露史(特别是童年期)、结节的大小、变化和增长的速度、有无局部症状、有无甲亢、甲状腺功能减退(甲减)的症状,有无甲状腺肿瘤、甲状腺髓样癌或多发性内分泌腺瘤病2型(MEN₂型)、家族性多发性息肉病、某些甲状腺癌综合征(如Cowden综合征、Carney综合征、Werner综合征和Gardner综合征等)家族史等。

体格检查中应重点注意:甲状腺肿物的数目、大小、形态、质地、活动度、表面是否光滑、有无压痛、能否随吞咽上下活动、局部淋巴结有无肿大及声带活动情况等。提示甲状腺恶性结节的病史和体格检查结果包括:①童年期头颈部放射线照射史或放射性尘埃接触史;②因骨髓移植接受全身放疗史;③有甲状腺癌和(或)甲状腺癌综合征家族史;④年龄小于14岁或大于70岁,儿童期甲状腺结节50%为癌;⑤男性;⑥结节短期内突然增大,甲状腺腺瘤、结节性甲状腺肿等恶变为甲状腺低分化癌或未分化癌时,肿物可短期突然增大。但甲状腺腺瘤等合并囊内出血,也可表现为短期内突然增大,应注意鉴别;⑦产生压迫症状,如持续性声音嘶哑、发声困难、吞咽困难和呼吸困难;⑧肿瘤质地硬实,表面粗糙不平,形状不规则、活动受限或固定,不随吞咽上下移动;⑨伴颈部淋巴结肿大,某些病例淋巴结穿刺可抽出草绿色液体。

2.辅助检查

(1)血清TSH:对所有甲状腺结节患者均应检测血清TSH水平,因多项研究已经显示较高水平的TSH(即使在正常范围内)预示着结节有较高的恶性风险。如果血清TSH水平降低,应对结节行放射性核素扫描以确定其是否为"热结节"或功能自主性/高功能性结节(比周围正常甲状腺组织的摄取率高)。功能自主性结节恶变率很低,因此可不必对此类结节行细胞学检查。

(2)甲状腺球蛋白(Tg):Tg是由甲状腺滤泡上皮细胞分泌的一种特异性蛋白,是甲状腺激素合成和储存的载体糖蛋白。血清Tg水平升高与以下3个因素有关:结节性甲状腺肿;甲状腺组织炎症和损伤;TSH、人绒毛膜促性腺激素(hCG)或TRAb对甲状腺刺激。在许多甲状腺疾病中均可出现血清Tg水平的升高,因此它并不是甲状腺癌特异的、敏感的指标。不建议将血清Tg浓度的检查作为甲状腺结节术前良恶性评估的常规检查。

(3)降钙素(Ct):甲状腺滤泡旁细胞(C细胞)是循环中降钙素(Ct)的主要来源。一些前瞻性、非随机研究评估了血清Ct检测的实用价值。研究数据显示常规测定Ct浓度可早期检出甲状腺C细胞增生和甲状腺髓样癌,从而改善这类患者的整体生存率。正常基础血清Ct值应低于10ng/L,如>100pg/ml则提示可能存在甲状腺髓样癌。激发试验包括五肽胃泌素激发试验或钙激发试验,可协助早期诊断C细胞异常,通常用于:①当基础降钙素仅轻度增高(<100ng/L)时;②在RET重排突变体阳性携带者中筛查C细胞病;③RET阳性儿童的术前监测;④手术后监测肿瘤复发;⑤高危人群无法进行遗传学检查时。值得注意的是,临床常规所采用的免疫学检测Ct仍存在一些技术性问题,而且甲状腺髓样癌以外的某些疾病也可出现Ct水平增高,如神经内分泌肿瘤、良性C细胞增生、严重肾功能不全、高胃酸血症、高钙血症、急性肺炎、局部或全身性脓毒血症等。如临床怀疑甲状腺髓样癌,检测Ct值的同时应检测癌胚抗原(CEA)。

(4)其他实验室检查:血清游离甲状腺素(FT₄)和游离三碘甲状腺原氨酸(FT₃)可以辅助血清TSH,判定甲状腺结节患者的甲状腺功能状态。多数甲状腺结节患者FT₄和FT₃正常,因此测定结果对结节的良恶性鉴别没有帮助。

甲状腺自身抗体,包括抗甲状腺过氧化物酶抗体(TPOAb)、抗甲状腺球蛋白抗体(TgAb)和TSH受体抗体(TRAb)有助于结节合并自身免疫性甲状腺病(慢性淋巴细胞性甲状腺炎和Graves病)的诊断,对结节的良恶性鉴别无帮助。

有MTC家族史的甲状腺结节患者,尤其是儿童,应考虑进行RET原癌基因检测。因为近90%的家族性甲状腺髓样癌(FMTC)存在RET基因突变,约95%的2型多发内分泌腺瘤(MEN₂)存在RET基因突变。

3.甲状腺结节的影像学评估

(1)甲状腺超声检查:甲状腺超声是评价甲鉴别甲状腺结节良恶性的最精确、性价比最高的诊断方法。文献报道其敏感性达83%(65%~98%),特异性达92%(72%~100%),阳性预测值达75%(50%~96%),假阴性率为5%(1%~11%),假阳性率为5%(0~7%)。但是,FNAB检查区分甲状腺滤泡状癌和滤泡细胞腺瘤较为困难。术前FNAB检查有助于减少不必要的甲状腺结节手术,并指导确定正确的手术方案。

FNAB 的适应证:直径大于 1cm 的结节,均可考虑 FNAB 检查,但伴有 TSH 降低、甲状腺核素扫描证实为"热结节"及超声高度提示为良性的结节(如纯囊性结节、含多个小囊泡的海绵状改变的结节)可不穿刺。

直径小于 1cm 的结节,FNAB 不作为常规推荐,但如存在下述情况,可考虑在超声引导下行 FNAB:①超声提示有恶性征象的结节(如微小钙化的实性低回声结节);②超声检查提示伴颈部异常淋巴结改变的结节;③幼年期有颈部放射线照射史或辐射污染接触史;④甲状腺癌病史及家族史;⑤^{18}F-DG-PET 显像阳性;⑥无任何干扰因素情况下血清 Ct 值水平升高。

(二)甲状腺癌的分期

根据 AJCC 制定的第七版(2%)国际 TNM 分类及分期如下:

1.分类

T 原发灶[注:所有的分类可再分为 S(单个病灶),M(多发病灶,以最大的病灶确定分期)]

T_x:原发肿瘤无法评价

T_0:无原发原肿瘤的证据

T_1:局限于甲状腺内的肿瘤,最大直径≤2cm

T_{1a}:肿瘤局限于甲状腺内,最大直径≤1cm

T_{1b}:肿瘤局限于甲状腺,最大直径>1cm,≤2cm

T_2:肿瘤局限于甲状腺内,最大直径>2cm,≤4cm

T_3:肿瘤局限于甲状腺内,最大直径>4cm,或有任何大小的肿瘤伴有最小程度的腺外浸润(如侵犯胸骨甲状肌或甲状腺周围软组织)

T_{4a}:较晚期的疾病。任何大小的肿瘤浸润超出甲状腺包膜至皮下软组织、喉、气管、食管或喉返神经

T_{4b}:很晚期的疾病。肿瘤侵犯椎前筋膜、或包绕颈动脉或纵隔血管

所有的未分化癌均为 T_4

T_{4a}:甲状腺内的未分化癌

T_{4b}:腺外侵犯的未分化癌

N:区域淋巴结转移(区域淋巴结包括颈正中部淋巴结、颈侧淋巴结、上纵隔淋巴结)

N_x:区域淋巴结无法评价

N_0:无区域淋巴结转移

N_1:区域淋巴结转移

N_{1a}:转移至Ⅵ区淋巴结(包括气管前、气管旁、喉前淋巴结)

N_{1b}:转移至单侧、双侧或对侧颈部(Ⅰ、Ⅱ、Ⅲ、Ⅳ、Ⅴ区)或咽后或上纵隔淋巴结

M:远处转移

M_0:无远处转移

M_1:远处转移

2.分期

DT C,年龄小于 45 岁

	T	N	M
Ⅰ期	任何 T	任何 N	M_0
Ⅱ期	任何 T	任何 N	M_1

DTC,年龄大于或等于45岁

T	N	M
Ⅰ期	T_1、N_0	M_0
Ⅱ期 T_2	N_0	M_0
Ⅲ期 T_3	N_0	M_0
$T_1/T_2/T_3$	N_{1a}	M_0
Ⅳa期 T_{4a}	$N_0/N_{1a}/N_{1b}$	M_0
$T_1/T_2/T_3$	N_{1b}	M_0
ⅠVb期 T_{4b}	任何 N	M_0
Ⅳc期 任何 T	任何 N	M_1

髓样癌,不论年龄

T	N	M
Ⅰ期	T_1	N_0	M_0
Ⅱ期	$T_1 T_2/T_3$	N_0	M_0
Ⅲ期	$T_1/T_2/T_3$	N_{1a}	M_0
Ⅳa期	T_{4a}	$N_0/N_{1a}/N_{1b}$	M_0
	$T_{1/2}/T_3$	N_{1b}	M_0
Ⅳb期	T_{4b}	任何 N	M_0
Ⅳc期	任何 T	任何 N	M_1

未分化癌(所有未分化癌均为Ⅳ期)

T	N	M
Ⅳa期	T_{4a}	任何 N	M_0
Ⅳb期	T_{4b}	任何 N	M_0
Ⅳc期	任何 T	任何 N	M_1

3.DTC的复发风险分层

高危组:<15岁或>45岁;

肿瘤直径>4cm;

甲状腺腺外侵犯;

有甲状腺放射暴露史;

有不良病理类型,如:高细胞、岛状、

圆柱状等;

切缘阳性;

有远处转移;

颈部淋巴结广泛转移。

低危组:15岁<年龄<45岁;

肿瘤直径<4cm;

无甲状腺放射暴露史;

无甲状腺相关疾病史;

切缘阴性;

无远处转移；

无颈淋巴结转移；

无其他浸润性变异。

【甲状腺癌的综合治疗原则】

分化型甲状腺癌(DT C)起源于甲状腺滤泡上皮细胞,包括乳头状癌(PTC)和滤泡样癌(FTC),约占所有甲状腺癌的90%。DT C的某些组织学亚型容易侵袭血管、甲状腺外组织或出现大范围的肿瘤坏死以及肿瘤细胞核有丝分裂,预后较差,这些亚型包括PTC的高细胞、柱状细胞、弥漫硬化型,FTC的小梁状、小岛状和实性亚型。

早期的分化型甲状腺癌主要以手术治疗为主,术后行内分泌治疗。较晚期或出现远处转移的分化型甲状腺癌和甲状腺未分化癌的患者需采用综合治疗,其中包括手术治疗、内分泌TSH抑制治疗、术后放射性碘治疗、放疗、化疗及靶向治疗等。

(一)手术治疗

除了未分化癌外,甲状腺癌的治疗以外科手术为主。根据不同的病理类型和侵犯范围,其手术方式也有所不同。应根据原发肿瘤的大小、病理类型、对周围组织的侵犯程度、有无转移及转移的范围来决定具体的术式。

1.原发癌的处理

(1)一侧腺叶加峡部切除:当肿瘤局限于一侧腺体(若术前检查为单侧腺叶病变,术中探查发现为双侧腺叶病变,则按双侧病变处理),不超过 T_2 的病变都可行一侧腺叶加峡部切除。

对性质不明的甲状腺内的实质性肿块至少要行一侧腺叶次全加峡部切除术。怀疑甲状腺癌的病例应行一侧腺叶加峡部切除术。

行一侧腺叶切除时应显露并注意保护喉返神经,常规探查气管前和喉返神经旁(Ⅵ区)是否有肿大的淋巴结,若有,应一并清除。

(2)甲状腺全切除或近全切除:当甲状腺病灶累及双侧腺叶,或甲状腺癌已有远处转移时,需要在手术后行放射性核素治疗时,应先切除甲状腺。行甲状腺全切除术时,应尽量保留至少一个甲状旁腺,有时为了保留甲状旁腺,可保留少许后包膜,行甲状腺双侧叶近全切除或一侧腺叶全切加对侧腺叶近全切除术。

(3)一侧残叶扩大切除术:对性质不明的甲状腺肿物仅行肿物局部切除,术后病理证实为癌,再次手术切除残存腺叶,其残癌率为29.2%~60%。再次手术应将甲状腺同侧残留腺叶连同瘢痕及同侧的颈前肌一起切除,同时探查气管前和喉返神经旁是否有肿大的淋巴结,若有,应一并清除。

(4)甲状腺扩大切除术:指将甲状腺和受侵犯的组织器官一并切除的术式,当肿瘤侵犯腺体外组织或器官如喉、气管、食管和喉返神经等,只要患者情况允许,应争取行扩大切除术。有资料显示手术切除彻底与否影响患者的预后。

2.区域淋巴结的处理   甲状腺癌的区域淋巴结转移包括颈部和上纵隔的淋巴结转移,临床上颈淋巴结转移较为常见。因为大多数的文献显示颈淋巴结转移对患者的生存无显著性影响,因此对于临床颈淋巴结阴性的病例,一般不主张行选择性颈淋巴结清扫术;而对于临床颈淋巴结阳性的病例,应行治疗性颈淋巴结清扫术。在临床颈淋巴结阴性的甲状腺癌的初次手术中,应常规探查气管前和气管旁(Ⅵ区)是否有肿大的淋巴结,若有,可行Ⅵ区淋巴结清扫术,但应注意保护喉返神经和甲状旁腺。

分化型甲状腺癌的恶性程度较低,颈清扫的术式以功能性清扫为主。对肿瘤侵犯范围大、转移性淋巴结广泛甚至侵及周围组织、器官者,则应考虑行经典性或者范围更为广泛的颈淋巴结清扫术。对于有上纵隔淋巴结转移的病例,可采用颈部切口或行胸骨劈开行上纵隔淋巴结清扫。

(二)非手术治疗

甲状腺癌的非手术治疗包括内分泌治疗、^{131}I碘治疗、放射治疗、化学治疗和靶向治疗等。研究表明甲状腺癌的非手术治疗可提高其长期生存率。

1.^{131}I碘治疗 应用^{131}I治疗甲状腺癌远处转移患者的剂量和方法有3种:①经验性固定剂量;②通过血液和身体的放射线耐受量的上限确定治疗剂量;③测定肿瘤所需的放射量。剂量确定法通常用于有远处转移或罕见情况如肾功能衰竭或确实需要1hTSH刺激的患者。目前尚无前瞻性随机对照研究来确定最佳治疗方案,有专家认为使用较高剂量^{131}I后,每个肿瘤组织的总^{131}I摄入和疾病转归成正比,也有人不同意这种观点。

甲状腺癌远处转移患者的治疗原则:

(1)出现远处转移的患者的发病率和致死率升高,但某个个体的预后依赖于原发灶的组织学特征、转移灶的数目和分布(如脑部、骨髓、肺)、肿瘤大小、转移灶诊断时的年龄以及^{18}F-DG和RAI亲和力。

(2)生存率的提高与机体对手术和(或)RAI治疗的反应性大小有关。

(3)即使无法提高生存率,某些疗法仍是可以明显缓解症状或改善生存质量。

(4)如果无法提高生存率、无法缓解症状或改善生存质量,经验性治疗会因其潜在的毒性而被限制应用。

(5)特殊转移灶的治疗应考虑患者的体力状态和其他部位的疾病,如5%～20%的远处转移的患者死于进展性的颈部疾病。

(6)有必要纵向重新评估患者状态和重新判定潜在益处和干预后的风险。

(7)X线证实或有症状的肿瘤转移者对RAI治疗无反应,转归也较差,多学科的综合治疗以及前瞻性临床研究的结果激励临床医师将这部分患者委托给特殊领域的专家。

甲状腺癌肺转移患者的治疗,关键在于:①转移灶的大小(X线胸片显示巨块样变;CT显示小结样变;CT无法分辨的病变);②对RAI的亲和力,如果适用,观察其对先前的RAI治疗的反应;③转移灶的稳定性。高剂量的放射碘治疗极少导致肺炎和肺纤维化。如果怀疑肺纤维化,应定期行肺功能检查并咨询相关专家。肺纤维化的存在可能限制用RAI进一步治疗转移灶。

对于肺部微小转移癌的患者,可予以经验性(100～200mCi)或剂量确定法估计的使全身滞留80mCi剂量^{131}I达48小时,红骨髓滞留200cGy的^{131}I治疗。如果病灶持续摄入RAI并对其有反应,则应每6～12个月重复进行一次,因为这些患者治疗后可有很高的疾病完全缓解率。

如果肺部巨块转移灶可摄取碘,也可以考虑行RAI治疗。予以多大剂量和多久给一次必须个体化,依据患者对治疗的反应、治疗期间疾病的进展、患者年龄、是否有其他转移灶以及有无其他治疗手段。若有效(病灶直径减小、Tg浓度降低),应重复进行该治疗。但是不易达到完全缓解而且生存率仍然较低。RAI治疗剂量可予以经验性(100～200mCi)或病灶所需的放射量或剂量确定法估计的使全身滞留80mCi剂量^{131}I达48小时,红骨髓滞留200cGy的^{131}I治疗。

对于不能摄取RAI的患者予以放射碘治疗是没有意义的。有研究指出,10名伴肺部巨块状转移灶的患者进行3mCi的诊断性扫描结果为阴性,予以200～300mCi的RAI治疗后的Tg水平增加了五倍,而且部分患者在治疗后的4年内即死亡。虽然对肺部病变的治疗无特殊限制,PET扫描显示i8F-DG摄取量增加的患者很少对RAI有反应,且与^{18}F-DG阴性的患者相比3年生存率较低。另有研究发现^{18}F-DG-PET阳性的转移灶患者,RAI治疗无效。一项对400名接受过^{18}F-DG-PET扫描检查的伴远处转移甲状腺癌治疗患者进行回顾性单变量分析研究发现,年龄、肿瘤初始分期、组织学、Tg水平、RAI摄取以及PET结果全部与生存率有关,但是只有年龄和PET结果是生存率的强有力预测因子。生存率与最活跃病灶的糖酵解率、可摄取^{18}F-DG的病变数目成负相关。该研究还发现不摄取^{18}F-DG的肿瘤在平均8年的随访中较可摄取^{18}F-DG的肿瘤患者的预后明显要好。

骨转移患者的治疗,治疗效果取决于:①已发生病理性骨折或存在该风险,尤其是承重部位;②脊椎病变引起神经性损伤的风险;③疼痛控制效果;④RAI摄取的能力;⑤可摄取RAI的骨盆转移病灶接受放疗时使正常骨髓暴露于放射线的几率增加。

对可摄取碘的骨转移灶行RAI治疗可以改善生存率,尽管RAI很少可以治愈患者,也应该考虑应用。可予以经验性(100~200mCi)或按剂量确定法计算所需剂量。手术彻底切除孤立的有症状的转移灶可改善生存率,可考虑应用,尤其是对于那些疾病缓慢进展的<45岁的患者。如果骨转移部位位于容易出现急性肿胀后剧痛、骨折或神经系统并发症者,应考虑行外照射并同时应用糖皮质激素以最大可能地降低TSH诱导和(或)放射相关的肿瘤增大。不能切除的疼痛病灶可以考虑其他治疗方案或几个治疗方案联合应用,包括RAI、外照射、动脉内栓塞、射频消融、周期性应用氨羟二磷酸二钠或唑来膦酸(密固达)静脉输注或脊椎成形术。

2.辅助性放疗   除局部姑息治疗及其他无法行手术切除的病灶以外,DTC的初始治疗中很少使用外放疗。对于初次手术治疗充分和(或)^{131}I消融治疗后的、具有侵袭性组织学亚型的DTC患者,外放疗是否能够降低颈部肿瘤复发的风险尚不可知。对年龄超过45岁、在手术治疗时发现很明显的甲状腺外浸润和很可能存在显微镜下才能发现的残留病灶,以及那些存有显而易见的残留肿瘤者,若无法进行再次手术或^{131}I治疗、或^{131}I治疗可能无反应的患者,应当考虑应用外放疗。外放疗与^{131}I治疗的顺序选择依赖于DTC残留病灶的体积及肿肿组织对^{131}I的反应。

3.内分泌治疗   TSH抑制治疗,目前的观点认为分化型甲状腺癌是一种激素依赖型肿瘤。垂体分泌的促甲状腺素(TSH)是甲状腺滤泡细胞合成、分泌甲状腺素和甲状腺滤泡细胞增殖、分化的主要因素。自1957年Crile报道了甲状腺素对部分分化型甲状腺癌病例的显著治疗效果后,分化型甲状腺癌术后行TSH抑制治疗(服用甲状腺素)成为常规治疗方法,其理论基础是甲状腺素可抑制TSH的分泌从而减少分化型甲状腺癌的复发和转移。对于行甲状腺全切除术的患者,服用甲状腺素不仅可抑制TSH的水平,也有替代治疗的作用。我们的做法是绝大多数病例术后坚持长期或较长期地服用左甲状腺素(L-T$_4$),使血清TSH水平保持在0.1mU/ml以下,左甲状腺素的具体用量根据血清TSH水平调整。虽然有大规模的研究表明,TSH抑制程度并非疾病进展的独立预测指标,然而汇集60余年4000余例的临床荟萃分析显示:TSH抑制治疗可显著减少甲状腺癌主要临床不良后果、降低Tg水平、减少复发;有效阻止残余甲状腺癌细胞生长。TSH抑制治疗对延缓高危患者病情进展、减少癌相关死亡率等方面的获益作用已得到回顾性和前瞻性研究的证实。

TSH抑制疗法的药物首选左甲状腺素(L-T$_4$)口服制剂。合用T$_3$并未显示出比单独使用T。在改善甲状腺功能减退症状、改善生活质量等方面的优势,因此仅在下述情况下考虑使用T$_3$制剂:①单独使用T$_4$后仍有甲减的不适症状或TSH仍未得到有效抑制时,可试验性联合应用T$_3$制剂;②进行放射性碘检查和治疗前,为缩短甲状腺功能减退的持续时间,可在停用L-T$_4$后,以T$_3$制剂作为停用所有甲状腺激素类药物前的过渡。甲状腺片所含的甲状腺激素剂量不稳定,可能带来TSH波动,因此不推荐在TSH抑制治疗中使用。

目前尚缺乏以降低癌相关死亡率、长期无病生存、提高生活质量,同时减少外源性亚临床甲亢副作用为目的的TSH抑制治疗最佳值的大型、前瞻性、多中心、随机对照研究。一方面回顾及前瞻性的研究证明将TSH抑制到<0.1mU/L水平可能改善高危甲状腺癌患者的结局,但另一方面TSH明显抑制可能导致亚临床甲亢、心脏疾病风险和绝经妇女发生骨质疏松危险性增加等不利影响。因此,目前建议应当综合分

析 DTC 患者肿瘤复发的风险和 TSH 抑制治疗的风险,衡量 TSH 抑制治疗的利弊,设定个体化的 TSH 抑制治疗目标。

对 TSH 抑制治疗的目标,首先建立 TSH 抑制程度的分级系统:

0 级:TSH 维持在正常范围低限值(0.5~2.0mU/L,其中低限值 0.5 的数值因各实验室的正常参考范围下限不同而有所不同,下同);

1 级:TSH 正常范围低限以下水平(0.1~0.5mU/L);

2 级:TSH 维持在 0.1mU/L 以下。

根据患者长期随访中病情变化给予动态分层,并相应调整 TSH 的抑制水平:无病生存的低危患者、未实施放射碘消融甲状腺癌残余组织的低危患者,血中测不到 Tg、颈部 B 型超声检查阴性者,TSH 保持在 1 级水平 3~5 年,继续随访无复发及转移征象者提高 TSH 到正常范围低限即 0 级;

无病生存的中、高危患者、存在任何部位转移者应使 TSH 保持低于 0.1mU/L(2 级)至少 5 年;5~10 年随访无肿瘤复发及新的转移征象者 TSH 可保持上升到 1 级;病情持续或进展者无限期保持 TSH 在 2 级水平。

鉴于 L-T$_4$ 治疗的潜在副作用,强调充分权衡 TSH 抑制治疗的利弊关系后实施个体化治疗:70 岁以上、存在基础心脏病、有高危心脏病因素者酌情放宽至可耐受的最大或最接近达标剂量;临床医师需要权衡利弊,找到能够兼顾癌复发、转移与心脏、骨骼副作用以及显著甲亢症状之间的最佳药物剂量,随访并酌情调整之,同时应针对可能发生的副作用给予预防用药。

TSH 抑制治疗的 L-T$_4$ 用量,应高于平均替代剂量,约为 1.5~2.5mg/(kg·d),国内多数患者达标后的日平均剂量约 100~200μg,低于国外报道。老年尤其 80 岁以上因外周甲状腺激素降解率下降超过其口服吸收率的降低,致使达到 TSH 抑制 L-T$_4$ 的剂量较年轻个体低 20%~30%,并且老年患者所需的 /-T$_4$ 剂量随年龄增长有减少趋势。然而最合适剂量需根据个体情况和 TSH 监测的结果酌情调整。

L-T$_4$ 的起始剂量因人、因具体情况而异。年轻健康的成年人可直接使用足量 L-T$_4$,而不是由小剂量开始并逐渐加大到目标剂量。没有冠心病(心脏供血不足)的 50 岁以上者,起始剂量可为每日 50μg;如果有冠心病及其他高危因素,则剂量通常进一步减少到每天 12.5~25μg,且增量应缓,并给予严密监测。

4.化学药物治疗　对于分化型甲状腺癌患者,目前尚缺乏有效的化疗药物,因此临床治疗中,化疗仅有选择性地试用于一些晚期无法手术或有远处转移的患者,或者与其他治疗方法相互配合应用;相比较而言,未分化癌对化疗则可能较为敏感,临床上多采用联合化疗。

传统的细胞毒化疗药物(如多柔比星和顺铂)一般最高的部分缓解率不超过 25%、完全缓解率极低、毒性相当大。多柔比星单药治疗仍然是美国食品与药品管理局批准的唯一治疗甲状腺癌转移的治疗方案,此疗法也只是在剂量合适(每 3 周 60~75mg/m^2)才会有效,但是药效仍不持久。大部分联合化疗方面的研究指出联合化疗与单用多柔比星相比并不增强治疗效应却可以增加治疗毒性。根据未分化甲状腺癌方面的有限的数据,有专家推荐单用多柔比星或紫杉醇,或二者联合应用。一项近期的研究评估了 TSH 刺激(内源性或 thTSH)下的联合化疗(卡铂和表柔比星)方案的疗效,发现完全和部分缓解的总概率为 37%。Pudnev 报告 5 例外科医师认为不能单纯手术的甲状腺未分化癌(Ⅳb 期)患者行手术、放疗、化疗的综合治疗。2 例就诊时有明显的局部症状,所以立即进行了同期放疗和化疗,其中 1 例出现中性粒细胞缺乏性发热。另 3 例无明显局部症状,所以先进行了诱导化疗,多西他赛 75mg/m^2+多柔比星 50mg/m^2+环磷酰胺 500mg/m^2,3 周后重复,共 4 个疗程。2 例 4 度骨髓抑制,1 例 22 个月后死于局部进展。诱导化疗中的另一例化疗后 PET-CT 显示完全缓解(CR),手术切除了残留病灶,术后病理未发现有增殖活性的肿瘤细胞。另一例患者在诱导化疗中,病变进展。该组患者中位无进展生存 11 个月,中位总生存期 13

个月。

此外,还有一些文献报道阿霉素、顺铂、博来霉素、依托泊苷(鬼臼乙叉苷)和米托蒽醌、紫杉醇、多西他赛、吉西他滨有一定的疗效,甲状腺癌的化疗并发症及处理与其他实体肿瘤相似。

5.甲状腺癌的靶向治疗　近年来,随着对甲状腺癌分子机制研究的不断深入,越来越多的靶向药物开展了针对甲状腺癌的临床试验。根据治疗的靶点不同,靶向药物可分为以下几类:目前的靶向药物分为:①单克隆抗体(mAb)-阻断生长因子与受体的相互作用,调节肿瘤细胞表面的致癌蛋白;②致癌信号通路抑制剂——大多数DTC存在着致癌酪氨酸激酶受体信号通路的异常激活,酪氨酸激酶抑制剂(TKIs)可靶向性作用于酪氨酸激酶受体,从而阻断致癌信号通路的激活。③抗血管生成药物——通过阻断血管内皮生长因子(VEGF)及/或其信号通路起作用;④蛋白酶体抑制剂——针对在细胞周期调节、凋亡、血管生成的多种蛋白质降解中起关键作用的酶复合体.蛋白酶体起作用;⑤维A酸(视黄酸)及过氧化物酶增殖体(PPAR)-配体——通过与特异核受体结合而作用于细胞核;⑥放射性核素靶向治疗——针对特殊分子结构如钠碘协同转运体(NIS)、生长抑素受体(SSTRs);⑦表观遗传学药物——组蛋白脱乙酰基酶抑制剂及脱甲基制剂等;⑧免疫调节剂——通过增强抗原树突细胞的活性可能会刺激肿瘤的免疫应答,目前还未用于甲状腺癌的研究。

(1)分化型甲状腺癌(DTC)

1)血管生成抑制剂:肿瘤的生长存活与血管的形成和保持关系密切。研究表明新血管的形成需要持续的VEGF分泌;VEGF表达水平也与甲状腺癌远处转移和预后有关。一些抗VEGF类的药物已经在临床试验中用来治疗分化型的甲状腺癌。

Axitinib(AG-013736、阿西替尼)是一种针对VEGF受体1/2/3、PDGFR和c-KIT(CD117)的小分子抑制剂。Cohen等选择了60例不能手术切除、转移和无法行131碘治疗的分化型甲状腺癌患者入组试验,患者按照单药5mg每天口服两次的初始治疗量,治疗时间6～670天。其中部分缓解为22%,疾病控制为50%。副作用包括疲劳(37%)、蛋白尿(27%)、口炎/黏膜炎(25%)、腹泻(22%)、低血压(20%)和恶心(18%)。

索拉非尼(Sorafenib、Bay43-9006、Nexava)是一种多靶点的小分子激酶抑制剂(VEGF受体和BRAF激酶)。Gupta等的一项Ⅱ期临床试验中,19例碘治疗无效的转移性甲状腺乳头状癌患者入组接受索拉非尼,其中部分缓解5例,疾病控制8例。对其中2例有效者进行药代动力学分析,发现pERK9(磷酸化细胞外信号调节激酶,VEGFR和BRAF的下级级联信号分子)和pAKT(磷酸化丝氨酸/苏氨酸蛋白激酶,VEGFR的下级级联信号分子)在接受治疗后下降。Brose等入组36例甲状腺癌患者,包括乳头状癌(22例)、滤泡状癌(10例)、髓样癌MTC(2例)和未分化癌(2例),其中CR达到59%,PR达到21%。

AMG-706也是一种多靶点激酶抑制剂(VEGF/PDGF受体,Kit和RET)。在一项Ⅱ期试验中,93名入组的分化型甲状腺癌患者接受AMG-706治疗后,经过平均32周的随访,部分缓解为12%,疾病控制为69%。副作用最常见的为腹泻(11%)和低血压(22%)。

2008年第44届ASCO年会上,有学者报道了关于舒尼替尼治疗晚期分化型甲状腺癌的Ⅱ期临床研究报告。舒尼替尼是一种选择性的酪氨酸激酶抑制剂,主要作用于PDGFR、VEGFR和FLR3,通过RET/PTC3基因诱导表达的多肽E4Y,抑制酪氨酸合成中的磷酸化作用。E.E.Cohen等报道了43例患者(37例DTC,6例MTC),给予6周为一疗程的舒尼替尼50mg,每天1次,其中31例DTC患者经过2程治疗后,PR13%、SD68%、PD10和NE13%,MTC患者的反应为SD83%和PD17%。药物副作用包括乏力(79%)、腹泻(56%),手足综合征(53%),中性粒细胞减少症(49%)和低血压(42%)。

2)表皮生长因子受体抑制剂:表皮生长因子受体(EGFR)是一种原癌基因c-erb编码的细胞膜糖蛋白。

这种受体在分化型甲状腺癌中表达提示其预后差。Gefitinib 是一种酪氨酸激酶抑制剂，在体外试验中，Gefitinib 已经被证实能抑制甲状腺癌细胞生长。NathanA 入组 27 例晚期及转移的甲状腺癌患者（分化型 67%，未分化型 19%，髓样癌 15%），25 例患者 Gefitinib 治疗后评估未得到缓解的客观证据。3、6、12 个月 SD 率（疾病稳定）分别为 48%、24% 和 12%。其中有 5 例患者的血清甲状腺球蛋白水平有下降。最常见的副作用包括皮疹（52%）和腹泻（41%）。

3）环氧酶-2（COX-2，）：甲状腺乳头状癌中最常见的两种基因，RET/PTC1 和 RET/PTC2，诱导表达 COX-2。COX-2 表达与一种凋亡蛋白 surwvln 表达存在相关性。这类药物中进入临床试验的主要有 Celecoxib。在一项二期试验中，Mrozek 等入组了 25 例晚期分化型甲状腺癌患者，接受 400mg 每天两次的剂量达 12 个月。23 例因毒性反应终止试验，结果显示 1 例 PR，1 例 SD。其结果并不令人满意。

4）抗血管生成复合物：Thalidomide 是一种抗血管生成复合物。KennethB 等报道，36 例进展期甲状腺癌的患者（分化型甲状腺癌 81%，髓样癌 19%），起始剂量为 200mg 每天 1 次，6 周内增至 800mg 或者最大可耐受剂量。结果显示 PR 为 18%（5），SD 为 32%（9）。有效组的平均生存时间为 23.5 个月（PR＋SD），未反应组生存时间约 11 月。常见的副作用包括乏力（1~2 级 69%，3~4 级 8%），4 例感染，1 例心包积液，1 例肺栓塞。Leinalidomide 是 Thalidomide 的一种衍生物，K.B.Ain 等报道 18 例患者给予 25mg 每天 1 次 Leinalidomide，缓解率达到 67%（44%SD，22%PR）。

（2）甲状腺髓样癌（MTC）：甲状腺髓样癌可分为偶发型和家族型（MEN$_{2a,2b}$ 和家族性甲状腺髓样癌），它对放疗化疗都不敏感。对于不能手术切除、复发和转移的甲状腺髓样癌患者预后很差。RET 基因是一种原癌基因，编码酪氨酸激酶受体。它与不同类型的甲状腺癌的发病机制有关。

目前关于这方面的研究药物主要有伊马替尼（或者与其他化疗药合用）。Karin 等入组了 9 名 MTC 患者，给予 Imatinib 600mg 每天一次，其中经过 6~12 个月的随访，3、6、12 个月的 SD（疾病稳定）率分别为 77%，55% 及 11%。PD（疾病进展）率分别为 11%，11% 及 44%。多数患者对治疗能够很好地耐受，副作用包括轻中度的失眠（3 例）、腹泻（2 例）、皮疹（2 例）、水肿（3 例）。

范得他尼（ZD6474），是一种合成的苯胺喹唑啉化合物，属于抗肿瘤小分子化合物类药物，多靶点酪氨酸激酶抑制剂，可通过抑制 RET、EGFR、VEGF 等多种酪氨酸激酶而抑制肿瘤的生长和转移。由于 95% 的遗传性甲状腺髓样癌和 70% 的散发性髓样癌是 RET 基因突变引起，所以，2006 年 2 月，FDA 快速批准并推荐范得他尼用于晚期甲状腺髓样癌的治疗。在一项临床 Ⅱ 期研究中，入组 30 例患者，给予范得他尼 300mg 口服，每天 1 次。根据 RECIST 评价标准，其中 20% 患者部分缓解，53% 病情稳定超过 24 周，73% 疾病得到控制，其中 24 例患者的降钙素较基线值下降 50%，并维持至少 4 周以上，此外，16 例患者的癌胚抗原（CEA）表达也出现下降。Sherman 等报道 10 例甲状腺髓样癌患者，给予范得他尼 100mg 口服，每天 1 次，初步评估结果显示，2 例患者为部分缓解，6 例患者稳定至少 24 周，2 例疾病进展，8 例患者的病情得到控制。其最常见的不良反应是腹泻，皮疹，恶心、疲劳、不典型 QT 间期延长等。

（3）甲状腺未分化癌（ATC）：甲状腺未分化癌包括鳞癌、腺样囊性癌、大细胞癌、小细胞癌、黏液腺癌、分化差的乳头状癌、分化差的滤泡状癌等，恶性度高、手术切除率低、易局部复发、易远处转移、单纯手术或放射治疗效果不佳。目前关于未分化癌的靶向药物进入临床试验的有 CA4P。它是一种抗血管生成的复合物。和其他血管生成抑制剂（如 VEGF）不同，CA4P 是一种微管蛋白结合血管破裂因子，主要是阻止血液流向肿瘤血管从而减少肿瘤的营养和氧气供给。CooneyMM 在一项 Ⅱ 期试验中有 18 名 ATC 患者入组，6 例疾病得到控制（SD），28% 在 3 个月以上没有恶化。

此外，还有 TKIs 类靶向药物，但治疗的病例数很有限。莫替沙尼和索拉非尼治疗后均未见缓解病例，阿昔替尼治疗的 2 例 ATC 患者中有 1 例部分缓解。另一种能够阻止血管再生（肿瘤内血管生长）的药物——考布他汀也处于临床试验中。其他研究中的药物包括硼替佐米和肿瘤坏死因子相关凋亡诱导配体（TRAIL）。短期内尚难预测上述药物的应用前景。

（陈春丽）

第七节　上颌窦癌

上颌窦癌多是原发于上颌窦黏膜的恶性肿瘤,继发性上颌窦癌可见于邻近解剖部位如鼻腔、筛窦、眼眶的原发癌扩展侵入上颌窦内,远处器官的恶性肿瘤偶有转移到上颌窦内者,多见于肾脏、睾丸、乳腺或肺,本章节讨论的均为原发性上颌窦癌。上颌窦癌以鳞状细胞癌较多见,其次为腺癌、乳头状癌、腺样囊性癌、移行细胞癌、基底细胞癌、淋巴上皮癌等。

上颌窦癌多为单侧发病,根据原发部位不同,其临床表现、疗效及预后等可有较大差异。Ohngren 提出自下颌角至同侧内眦之间做一假想的平面,再于瞳孔处做一假想的垂直平面,和上述平面一起将窦腔分为:前下内、前下外、后上外和后上内四部分。一般说来,起源于前下内侧的恶性肿瘤,早期即可出现牙齿症状,易于早期诊断和完整切除,故预后较好。起于前下外部者,亦易侵入口腔,确诊也较早,预后也较好。后上外侧者易侵入眼眶、颧部、颞下窝,肿瘤不易彻底切除,预后较差。源于后上内侧的恶性肿瘤,症状出现较晚,多为鼻部症状,且易早期侵入邻近的重要器官如眼眶、颅内,难以完整切除,预后最差。

患者应诊时多已达晚期,肿瘤可破坏窦壁,超出窦腔侵入邻近器官。上颌窦癌以向内壁和后壁穿破最多,其次为上壁、前壁和下壁骨质较厚,受累及破坏者较少。上颌窦癌最易扩展侵入同侧筛窦,约 1/3 的患者可同时累及筛窦。上颌窦癌只要未累及面颊和口腔,则很少出现颈淋巴结转移,且出现较晚,多见于颌下淋巴结或颈深淋巴结上群。

【常规诊断】

上颌窦癌患者发病年龄以 40～60 岁间多见,男性较多见。早期常无明显特征性症状,易与慢性鼻窦炎或鼻息肉等相混淆。患者一般就诊较晚,多在初发症状出现后 4～6 个月才就诊,此时肿瘤已破坏窦壁骨壁或侵入邻近器官,已属晚期。

（一）早期症状

单侧出现进行性鼻塞,系肿瘤推压鼻腔外侧壁内移或破坏鼻腔外侧壁侵入鼻腔所致。此时检查鼻腔,肿块有时可以不明显。单侧出现鼻分泌物增多,脓性,有特殊臭味的带血涕,近期内无明显原因的鼻出血,血液来于中鼻道或嗅沟。头、面颊、上腭或牙槽突部出现持久而顽固的钝痛,程度不重,夜间及平卧位加剧,常半夜痛醒。面颊或上牙槽麻木、坠胀或沉重感,主要出现于眶下神经分布的上颌部,可为首发症状,对早期诊断甚为重要。患侧上颌磨牙疼痛、松动或伸长感,也可表现为上磨牙无痛性松动、脱落。常先就诊于口腔科,因牙痛拔牙后创口经久不愈、肉芽增生或牙槽瘘管形成而流血性恶臭脓液。上颌窦癌常伴有化脓性鼻窦炎,以致炎症掩盖了肿瘤而致误诊。对经长期反复上颌窦穿刺症状无改善甚或加重的慢性上颌窦炎,应及时行 CT 等影像学检查或手术探查以便确诊。

（二）晚期症状

患者的晚期表现视肿瘤的部位、范围、病程及扩展方向等因素而异,大多系肿瘤侵及邻近器官的表现。

患侧上颌窦前壁面颊隆起,鼻侧壁颧突部膨隆畸形,进而发生瘘管或溃烂。眼部症状如泪溢、眼球向上移位、眼肌麻痹、眼球运动受限和复视、眶下缘变钝或饱满等,是压迫鼻泪管和向上压迫破坏眶底并侵入眶内所致。视力多不受影响。可在鼻腔内见到暗红色新生物,尤其原发于后上内部的癌肿更易侵入鼻腔。

肿瘤在鼻腔内多为广基,呈结节状或菜花样,易溃烂和继发感染,组织脆而易出血。有时鼻腔内见不到肿块,但鼻腔外侧壁有明显向内移位。硬腭隆起或溃烂、牙槽变形增厚和牙齿松动或脱落,是肿瘤向下发展压迫或破坏硬腭和牙槽所致。肿瘤破坏窦后壁,累及翼腭窝和翼肌后,可引起张口困难,破坏侧壁侵入颞下窝可引起患侧上颌神经分布区域的持续顽固的神经痛、面颊部麻木感、颧弓下方肿胀、张口困难、张口时下颌向患侧偏斜、软腭瘫痪、同侧传导性耳聋等表现。肿瘤如经鼻顶筛骨筛板侵入颅内,可引起剧烈头痛和相应的神经受累表现。如出现颈淋巴结转移,多属病程晚期。局部可继发感染、蜂窝织炎1,全身可呈恶液质表现。

(三)分区表现

1.前下内区　早期即出现牙痛、牙松动和脱落感,牙槽突和硬腭肿块,表面光滑或呈结节状,常有拔牙后创口不愈合病史。待晚期才出现鼻部症状和面颊畸形。

2.前下外区　早期常无症状,或有上磨牙区放射性疼痛,易误诊为三叉神经痛。晚期易侵入翼腭窝,也可向后侵犯咽侧间隙和下颌骨升支等。腭部肿块出现较早。

3.后上外区　早期无明显症状,压迫眶下神经后可有患侧上颌区疼痛、感觉异常或面颊麻木。稍晚侵犯颧突颞下窝翼腭窝,出现相应表现。如经眶下壁突入眶内则有眼部表现。

4.后上内区　极易于早期侵入患侧筛窦、鼻腔、眼眶及前颅底,出现患侧鼻塞、血性涕、眼睑水肿、眼球移位等。其首发症状常为鼻出血。颈淋巴结转移出现较早,手术切除不易彻底,预后较差。

(四)影像学检查

1.X线检查　有助于了解肿瘤侵犯范围及治疗前后的对比观察等。早期患者因尚无典型的骨质破坏,仅表现为患窦密度增高,不易与炎症或良性肿瘤区别。晚期才有窦腔扩大、骨壁破坏等典型改变。通常表现为溶骨性破坏,可显示为窦腔混暗、扩大,鼻腔内软组织阴影,窦骨壁增厚、粗糙,窦壁边缘的连续性中断或消失,骨质吸收及破坏等。

2.CT检查　可了解早期骨质破坏窦后壁及外壁情况、肿瘤扩展范围等,较X线片优越,如行强化CT检查,则可对肿瘤范围做出较准确的评估。

3.MRI检查　对软组织的分辨率较X线片和CT明显优越,能明确区别肿瘤与其他软组织、积存分泌物等,在判断肿瘤范围上明显优于其他检查法。

(五)细胞学检查

可取患侧鼻分泌物或上颌窦穿刺冲洗液行脱落细胞学检查。但脱落细胞学检查阳性的患者仍需行病理切片检查确诊。

(六)病理检查

是目前确诊上颌窦癌最可靠的方法,但切取病变组织进行病理检查有一定困难,早期肿瘤局限于窦腔内时不易取到,晚期肿瘤侵入鼻腔后又常伴有感染、坏死而易出现误诊。故采取组织应深一些,且一次结果阴性并不能排除恶性肿瘤,对可疑者应多次活检。

【常规治疗】

治疗方法视肿瘤的原发部位及扩展范围、类型、年龄及全身情况等而定。目前多采用术前放疗和手术治疗结合的综合治疗。

上颌骨全切除术:适用于中晚期上颌窦癌。主要手术步骤如下:①切口。多采用Weber-Fergusson切口,切口起自患侧目内眦,沿鼻侧向下至鼻翼处,即绕过鼻翼向内至鼻小柱,切开皮肤及皮下组织,再向下切开上唇中部。于唇及口腔与牙龈黏膜交界处,自中线向外至上第三磨牙后切开黏膜及骨膜。再自患侧目内眦第一切口的起端,向外沿眶下缘至目外眦的外侧做一平行切、口,切开皮肤及骨膜。继而沿切口分离颊部皮肤及皮下组织,但不分离骨膜,将皮片翻向外侧,沿眶下缘、颧骨处切开软组织及骨膜,并分离软组织暴露眶下缘、鼻骨及颧骨。②切断骨质。将鼻软骨与鼻骨分离,沿鼻骨及上颌骨额突的骨缝,用咬骨钳切断至眶内侧边缘,有时可自鼻骨中线剪开,然后分离眶底骨膜轻轻牵引向上,用骨凿斜向外凿开眶底骨板至眶下裂的前端。再沿眶下缘向外分离骨膜至眶外侧暴露颧骨,用咬骨剪或线锯自颧骨中部切断,再用骨凿斜向上、向内凿开眶底骨板至眶下裂前端。用剥离器沿鼻腔底部分离骨膜至鼻后孔。沿牙龈内侧自前门齿向外、向后至第三臼齿后缘切开黏膜及骨膜,而后转向外与口腔牙龈交界处的切口相接。用剥离器沿硬腭分离骨膜,将黏膜骨膜片翻向内侧,再沿硬腭后缘将软腭分离。以拔牙钳将患侧前门齿拔除,用骨凿由前向后将牙槽突正中稍偏患侧处凿开,并继续向后凿开硬腭骨板。然后再用平凿轻凿开上颌结节与翼突间的骨性联系。至此,患侧上颌骨与周围的骨性联系已完全断离。③去除上颌骨。用持骨钳夹持上颌骨体轻轻摇动,如发现有骨性或软组织联系处,以咬骨钳或长弯剪断离其联系,完整去除上颌骨,将创腔内出血点逐一钳夹或结扎出血。详细检查并除去创腔内可能残留的肿瘤组织。④创腔及切口处理。取大腿内侧中厚皮片缝植于创面。用碘仿纱条填塞手术创腔并以腭托板加以支持固定,将面颊部软组织瓣放回原位并逐层缝合,加压包扎。

上颌骨部分切除术:适用于较早期、肿瘤局限于上颌窦底、牙槽突、硬腭、上颌窦内侧壁,尚未侵犯窦腔上壁或筛蝶窦者。肿瘤局限于上颌窦底部者可经唇龈切口行扩大的 Denker 手术,切除牙槽突和部分硬腭,亦要行保留眶下壁的上颌骨次全切除术。如肿瘤局限于上颌窦内侧壁,则可行鼻侧切开术或面中部掀翻术切除上颌窦内侧壁。

【诊断思路点拨】

上颌窦癌位于鼻窦内,经鼻腔所见只是其一小部分,诊断主要依靠各种影像学检查。CT 检查能显示组织密度的微细差别,描绘出正常和异常的解剖关系,显示上颌窦后壁破坏和累及范围,为治疗设计提供有价值的参考资料。阅读 CT 片时,应注意颞下窝、翼板、翼腭窝有无受累,是否累及鼻咽,眼眶和眶圆锥内肌群有无侵犯,筛窦有无累及,颅底有无骨质破坏等。强化 CT 能提供更为明确的肿瘤与周围软组织的对比关系,对确定手术是否能保留眶内容和扩大切除范围有重要的作用。

上颌窦癌由于临床症状出现较晚,多数患者就诊时病变已达晚期。因此,对有较长涕中带血病史的患者和单侧进行性鼻塞的患者应及时行鼻窦 CT 检查,以免漏诊。面颊部麻木可成为上颌窦癌的早期临床表现,对此类患者也应及时行鼻窦影像学检查。上颌窦癌最多见的是鳞状细胞癌,周围骨质易受侵蚀破坏,CT 诊断不难。但对一些腺样囊性癌,因其可沿神经侵袭性扩展,有时局部骨质尚无明显破坏时,肿瘤可沿眶下裂向上侵及眶尖,引起眼球突出和视力下降。对此类患者如不行强化 CT 检查,则不易对肿瘤向眶内侵犯程度进行准确评估。

【治疗思路点拨】

（一）减少出血的措施

由于上颌骨及其周围软组织血供丰富,切除上颌骨时出血会很多,在上颌骨未取下时,由于视野及操作空间所限,止血较困难。减少出血的措施是加快操作速度,尽快切下上颌骨,再行彻底止血。此外,手术操作中尽量采用电刀也可取得较好的止血效果。一般在用手术刀切开皮肤后,即可用电刀切开皮下组织至骨面,如上颌骨前壁骨质未受累,则可紧贴骨面以电刀分离,如上颌骨前壁破坏,肿瘤累及面前部皮下脂肪,则需将脂肪及骨膜保留于骨上,尤其是眶下孔处应尽量保留,以免造成扩散。唇龈切口及硬腭骨黏膜切口亦需只用电刀即可。此外,为加快手术进程,截骨顺序可自上而下,上部骨松解后,下部骨较易切开止血。分离硬腭骨黏膜瓣时,可遇到腭大动脉,应分离后结扎。

（二）上颌骨部分切除术

对于发生于上颌窦底部的肿瘤可行上颌骨部分切除术，此时可经唇龈切口即可完成手术。手术在全麻下进行，经对侧鼻腔行气管插管，用牵开器暴露口腔，在龈颊沟及硬腭做切口，于可见及可触及肿瘤边缘周围切开，于肿瘤边缘外拔除适当的牙齿，并于该牙槽处切开上颌骨，以保证其余牙齿的完整。经口切开黏膜、软组织至上颌窦前壁及硬腭。截骨前切断与硬腭及上颌骨下部相连的所有软组织，再完整切除上颌骨下部。

（三）特殊情况下病变处理方法

1.肿瘤侵入眼眶　如仅有眶壁骨板和骨膜受累，眶脂肪正常者，可保留眼球及眶内容物，如眶内容物已受侵犯，则应考虑一并切除。对肿瘤侵入眼眶者，可先行放疗，待局部肿瘤得到控制后再进行手术，则相当一部分患者可得以安全地保留眼球。切除眶内容物时可紧贴眶骨壁分离眶筋膜，如此则层次清晰，出血少，不易遗留肿瘤。

2.肿瘤侵入筛、蝶窦　应开放窦腔，清除肿瘤。上颌窦癌对于邻近鼻窦的侵犯多数情况下范围有限，极少累及筛顶和蝶窦外侧壁骨质，肿瘤不难彻底切除。手术中应当使窦腔骨骼化。

3.肿瘤累及面颊部软组织及皮肤　应连同皮肤一起切除。可采用胸大肌肌皮瓣或游离皮瓣修复面颊部皮肤缺损。

4.肿瘤侵犯前颅窝硬脑膜　可切除部分硬脑膜。但侵犯脑实质时，则因不易彻底切除肿瘤，应视为手术禁忌。

5.肿瘤累及上颌骨后外壁

需大范围切除翼腭窝和颞下窝组织，此时肿瘤有时不易整块切除，可待上颌骨切除后，再补充切除颞下窝组织。必要时可从各部位取材做冰冻切片，及时了解手术是否彻底。切除颞下窝组织时，可遇到来自翼丛的出血，电凝不易止血，此时应采取缝扎止血。

6.上颌窦底和硬腭未被肿瘤侵犯　可将患侧硬腭骨黏膜瓣保留，于术毕时与颊唇部黏膜缝合，以隔开创腔与口腔。如肿瘤累及硬腭，则需切除全部硬腭骨质及骨黏膜，术后配戴牙托，以恢复正常饮食。

7.上颌骨切除术后创腔植皮　可使愈合快，创面清洁，痛苦轻，并发症少，并可减少面颊部皮肤的挛缩。但对上颌骨部分切除者，因可保留部分鼻腔鼻窦黏膜，上颌骨骨面可很快上皮化，不必行创腔植皮。

8.睑下缘皮肤横切口　应距睑下缘2～3mm，切开皮肤后，以低压针状电刀沿眼轮匝肌表面分离至眶下缘再切开骨膜，如此可避免下睑外翻。如未能确定肿瘤是否累及眶内容物，可先不做睑下缘横切口，将皮瓣分离后，以剥离子沿眶底分离眶筋膜，如确定眶内容物受累，则直接切开内眦及下睑结膜，将面颊部皮瓣翻向外侧。

本病治疗手段主要为放射治疗及手术治疗，单一方法不甚理想，术前放疗加手术的综合治疗应为首选方法，但肿瘤细胞分化差的癌对放疗敏感者，或病人高龄伴有其他疾患不适合手术，病期甚晚或病人拒绝手术时，也可行姑息性放疗。

照射布野方法：原发病灶通常选用^{60}Coγ线或高能X线，若面颊部软组织受侵时可用电子线补量。照射野以患侧面前及面侧两照射野成角照射，两野交角约75°～90°（注意保护健侧眼球角膜及晶状体），野内加用楔形滤板令治疗区剂量均匀。若有眶内受侵则应将其包括在野内。通常照射野应超出肿瘤外侵边缘1～1.5cm。有条件者以CT扫描图像为依据，经治疗计划系统制订方案更为合理。

颈淋巴结阳性者则以术前放疗与颈淋巴结手术清扫相结合为宜。

放射剂量：①单纯放疗：原发灶一般应予以70Gy/7周左右，若肿瘤对放疗敏感时，则可在DT 50Gy时缩野推量直至根治量。②术前放疗：原发灶达DT 50～60Gy/5～6周左右，休息2～4周时，行根治性手术治疗。手术后病理提示切缘不净,则可酌情用电子线或高剂量率近距离后装,针对残余部位补充放疗。③术后放疗:若先采用手术治疗,术后病理提示切缘不净,则可依据手术范围、残留灶部位设计照射野,术后放疗剂量约为 $55\sim70Gy/5.5\sim7$ 周。

(陈春丽)

第八节　扁桃体癌

扁桃体癌起源于扁桃体区,包括扁桃体、扁桃体窝、咽前后柱及舌扁桃体沟。本病是头颈部常见的恶性肿瘤之一,约占全身恶性肿瘤的 $1.3\%\sim5\%$,占头颈部恶性肿瘤的 $3\%\sim10\%$。男性多见,男女之比为 $2\sim3:1$。发病年龄以 $50\sim70$ 岁为高峰,占各年龄组的 $60\%\sim69\%$。

【病因】

确切病因不明。可能与烟酒嗜好、慢性刺激与损伤有关。

【病理】

病理类型以鳞状细胞癌和恶性淋巴瘤为多见,占 95% 以上,其他类型少见。

【诊断】

(一)临床表现

1.症状　首发症状常是咽喉部一侧疼痛,并可放射至耳部,进食时加重。少数可有吞咽困难、呼吸困难、咽部出血等症状。

2.体征　①扁桃体肿物。为外生性肿物,表面常有溃疡或呈菜花状。②颈淋巴结肿大。扁桃体癌易早期出现上颈淋巴结转移。

(二)特殊检查

1.影像学检查　包括常规 X 线、CT、MRI、骨放射性核素扫描检查。可观察肿物范围、有无下颌骨破坏等。

2.病理组织学检查　是扁桃体癌的确诊依据。

(三)诊断与分期

1.诊断要点　凡病人主诉上述症状,检查发现扁桃体区内有外生性肿物,局部变硬、增大或发生溃疡时应即时取活体组织送病检,以明确诊断。

2.分期(UICC)

TNM 分类

T	原发肿瘤。
T_1	肿瘤最大直径在 2cm 以内。
T_2	肿瘤>2cm,<4cm。
T_3	肿瘤已超过 4cm。
T_{4a}	肿瘤侵犯喉、深层非固有舌肌、翼内肌、翼板、下颌骨,肿瘤可切除。
T_{4b}	肿瘤侵犯翼外肌、翼板、鼻咽侧壁或颅底骨或包绕颈内动脉,肿瘤不可切除。
N	颈部淋巴结。
N_0	临床检查颈部无转移淋巴结。
N_1	同侧单个转移的淋巴结,直径 3cm 以下。
N_{2a}	同侧单个转移的淋巴结,直径,3~6cm。

N_{2b}　　同侧多个转移的淋巴结,直径 6cm 以下。

N_2c　　双侧或对侧转移的淋巴结,直径 6cm 以下。

N_3　　颈转移的淋巴结,最大直径 6cm 以上。

M　　全身转移。

M_0　　无全身转移。

M_1　　有全身转移。

分期

0 期　　T_1s,N_0,M_0

Ⅰ期　　T_1,N_0,M_0

Ⅱ期　　T_2,N_0,M_0

Ⅲ期　　$T_3,N_0,M_0;T_1,N_1,M_0;T_2,N_1,M_0;T_3,N_1,M_0$

Ⅳa 期　　$T_{4a},N_0,M_0;T_{4a},N_1,M_0;T_1,N_2,M_0;T_2,N_2M_0;T_3,N_2,M_0;T_{4a},N_2,M_0$

Ⅳb 期　　T_{4b},任何 N,M_0;任何 T,N_3,M_0

Ⅳc　　任何 T,任何 N,M_1

(四)鉴别诊断

1.扁桃体炎　　为双侧性,有反复感染史,常见于青少年。

2.咽后脓肿　　急性化脓性咽区脓肿只发生于幼儿。成年人为结核性冷脓肿。宜拍摄颈椎片帮助确诊。

【治疗】

(一)治疗原则

由于扁桃体癌的生物学行为和特征,根治性放疗无论对原发病灶或颈部转移淋巴结,均能获得良好结果,并可避免手术治疗的技术困难和手术后的并发症,因此,应首选放疗。1～2 期病变单纯手术切除或根治性放疗均可。3～4 期病变放疗+手术的综合治疗是目前标准手段。晚期病变则采用同步放化疗+手术挽救治疗。

(二)治疗方法

放射治疗

1.射线选择　　应选用高能射线,如^{60}Co、直线加速 X 线等,辅以深部 X 线或电子束。

2.照射野及剂量　　照射野的设计,需根据扁桃体肿瘤的大小、邻近结构受侵范围、肿瘤的病理类型,颈淋巴结转移等情况决定。照射野采用两侧面与颈平行相对野,射野包括原发灶、咽淋巴环及上颈淋巴结。照射总量至 36～40Gy 时,应避开脊髓,照射肿瘤总量达 66～76Gy。

3.颈部照射　　扁桃体肿瘤分化差,有较高的颈部淋巴结转移率,下颈和锁骨上常规预防照射。预防性照射组织量为 50Gy,治疗剂量应给予 65Gy。

4.组织间插植近距离治疗　　可有计划的与外照射结合进行,从技术上讲难度大,临床少用。

【预后】

扁桃体癌经放射治疗后的 5 年生存率在 32.4%～83%。临床Ⅰ、Ⅱ期病人放疗后的 5 年生存率可分别达 100%或 80%。影响预后的因素主要有原发灶期别、病理类型、治疗剂量以及治疗后有无原发灶及颈部转移灶残存等。治疗失败原因是局部未控或复发,常见肺转移。

【随诊】

扁桃体癌治疗后需长期随诊,治疗后第 1 年每年随诊 5～6 次,第 2 年 3～4 次,以后则每半年 1 次。

(陈春丽)

第九节　口腔癌

国际抗癌联盟(UICC1986)根据发病部位将头颈部肿瘤分为7类:唇、口腔、上颌窦、咽、涎腺、喉和甲状腺肿瘤,将颜面部皮肤、骨、颈部转移癌等列入其他肿瘤的范围,与我国临床医学分科所涉及的病种范畴存在差异。在我国的临床实践中,口腔颌面部恶性肿瘤包括口腔颌面部上皮源性恶性肿瘤、口腔颌面部间叶组织恶性肿瘤、口腔颌面部淋巴造血系统恶性肿瘤、涎腺恶性肿瘤、甲状腺癌、口腔颌面部转移癌和口腔颌面部其他组织源性恶性肿瘤。其中以上皮源性恶性肿瘤最为常见。上皮源性恶性肿瘤96.5%为不同分化程度的鳞状细胞癌,其次为源于小涎腺的腺癌。由于鳞癌的发生部位不同,其恶性程度和浸润、转移方式有所差异,因而其治疗方法也有所不同。

按照癌细胞的分化程度,鳞癌分为三级:Ⅰ级恶性程度最低,Ⅱ级次之,Ⅲ级分化最差;未分化癌的恶性程度最高。

口腔癌的治疗和全身其他部位的恶性肿瘤一样,强调综合治疗,包括手术治疗、放射治疗、化学药物治疗等。根据口腔癌的病理类型、生长部位、临床分期等不同情况,选择科学的治疗方案,以取得最佳的治疗效果。

早期、正确的诊断是综合治疗的前提和基础。

一、口唇癌

发生于上下唇红和口角部的恶性病变,绝大多数为鳞状细胞癌,腺癌及基底细胞癌少见。户外工作者多见,常有吸烟史。

【常规诊断】

1.多见于下唇,以下唇中外1/3处的唇红缘黏膜多发。

2.生长较慢,常无明显自觉症状。

3.外突型与溃疡型多见,可与白斑同时存在。

4.淋巴结转移率较低,转移部位以颌或颏下淋巴结常见。

5.活体组织检查可确定诊断。

【常规治疗】

早期病变、范围局限者,采用手术、放射、激光、冷冻等,均可取得良好的效果。病变范围较大者,手术切除原发灶后需行局部皮瓣修复。临床上未证实有淋巴结转移者,不主张做颈淋巴结清扫术,当怀疑或临床诊断颈淋巴结有转移者,应行颈淋巴结清除术。

【诊断思路点拨】

(一)询问病史

唇癌的发生年龄多在40岁以上,男性多于女性。唇部外生型肿块溃疡为唇癌的重要症状,患者如果出现下列症状应该高度怀疑唇癌的可能性:唇部白斑、扁平苔癣、乳头状瘤等癌前病变近期生长加快,表面糜烂;唇部久治不愈的慢性溃疡、炎症;有吸烟嗜好者等。

(二)典型的临床表现有助于诊断

早期为疱疹样结痂的肿块,或局部黏膜增厚,随后呈菜花样增生或火山口样溃疡型生长,表面靡烂、出血,少数为疣状肿,表面伴有皲裂/溃疡。由癌前病变发展来的唇癌,肿块周围常有原发病如白斑/扁平苔癣的痕迹。晚期病人可出现局部扩散和颈部淋巴结转移。

(三)鉴别诊断

唇癌应注意与慢性唇炎、盘状红斑狼疮、梅毒性唇下疳、角化棘皮瘤、乳头状瘤等相鉴别。慢性唇炎以唇黏膜的皲裂、糜烂、渗出等症状为特征,对症治疗后症状好转;盘状红斑狼疮在唇部的表现是早期呈增厚的红斑,以后形成溃疡。在两侧颧部皮肤也可见蝴蝶斑;梅毒性唇下疳的唇黏膜呈单发性红斑,伴有水肿,溃疡面覆有痂皮,去除痂皮后可见圆形较浅的溃疡。梅毒血清血检查阳性,抗生素治疗有效;角化棘皮瘤在唇红部起初为一小乳头状病损,单发或多发,可自行停止生长,有的甚至自愈;乳头状瘤呈乳头状突起,边界清楚,表面高低不平,有蒂或无蒂。

【治疗思路点拨】

1.唇癌的治疗采用以手术为主的综合治疗。

2.早期唇癌原发灶采用手术、激光、低温冷冻等方法均能取得良好的效果。唇癌的颈淋巴结转移率不高,T_1N_0、T_2N_0 期的病灶一般不主张行颈淋巴结清扫术,可严密随访观察。当怀疑有颌下或颏下转移时,可先做舌骨上淋巴结清扫术,根据术中冰冻切片的结果,再决定是否实施根治性颈淋巴结清扫术。

3.晚期唇癌采用手术治疗为主,辅以放疗的综合疗法。

4.原发灶彻底切除,唇缺损通常进行即刻手术整复。

二、牙龈癌

牙龈癌是发生在上下颌游离龈和附着龈的上皮源性恶性肿瘤。磨牙后三角区癌性病变属于颊黏膜癌。牙龈癌的发生与口腔卫生不良、不良修复体、癌前病变等有关。在病理上,牙龈癌为鳞状细胞癌,后牙区较前牙区常见,细胞分化程度较好,多为高分化鳞癌。

【常规诊断】

1.肿瘤位于牙龈部,临床表现为菜花样溃疡或乳头样突起。

2.早期症状为牙痛、松动甚至脱落,侵犯咀嚼肌时伴有开口受限。

3.局部可有白斑或不良修复体存在。

4.X线检查表现为病变区溶骨性破坏,其周围有时可见骨密度增高的硬化表现。晚期病例可见病理性骨折。

5.活组织检查可明确诊断。

【常规治疗】

以手术治疗为主,下颌牙龈癌多同时选择颈淋巴结清扫术,上颌牙龈癌有颈淋巴结转移者,应同期实施手术治疗。未分化癌可考虑用放射治疗。

【诊断思路点拨】

牙龈癌多发年龄为 40～60 岁,男性多于女性。在病史上,久治不愈、逐渐加重的牙龈溃疡或者生长较快的牙龈肿块;白斑、扁平苔癣等癌前病变近期加重、表面溃烂、基底变硬;不良修复体长期刺激所引起的牙龈溃疡等,应高度怀疑牙龈癌的可能。

在临床表现上,起初为局限性溃疡或肿块,以后可生长为菜花样,表面呈内芽颗粒状,糜烂,易出血。侵犯牙槽骨使牙齿松动、脱落。肿瘤向周围扩散可以累及唇颊沟、口底或腭部,在上颌可破坏上颌窦底,在下颌可破坏下颌骨,向后可发展到磨牙后区及咽部。

下颌牙龈癌应主要与中央性下颌骨癌相鉴别。在病史上,下颌牙龈癌首先出现牙痛、牙松动等症状,肿瘤累及颏神经或下牙槽神经时出现下唇麻木症状;在临床症状上,下颌牙龈癌早期出现牙龈溃疡和软组织肿胀,后期出现牙齿松动脱落,中央性癌的肿胀多为骨性膨隆,牙齿松动脱落较早,且为多个牙,脱落牙槽窝内有新生物;X 线片上牙龈癌表现为口大底小的虫噬样破坏,中央性癌为口小底大,由颌骨中央向周围扩散。

活组织检查是确诊的最重要依据。

【治疗思路点拨】

牙龈癌多数为高分化鳞癌,早期侵犯颌骨,所以手术是主要的治疗方法。其他方法可以作为综合治疗方法中的辅助疗法。

(一)下颌牙龈癌的治疗

早期下颌牙龈癌行原发灶及下颌骨方块切除。侵及下颌神经管的牙龈癌可沿下颌孔扩散,应做下颌孔至同侧颏孔的孔间骨断切除术。下颌骨缺损可做血管化或非血管化的同期骨移植。

(二)上颌牙龈癌的治疗

上颌牙龈癌应行上颌骨次全切除术,肿瘤已波及上颌窦者,行上颌骨全切术。切除后的缺损应用赝复体修复,也可用各种组织瓣同期修复上颌骨缺损,或者以钛网支架重建上颌骨,以自体髂骨的松质骨填塞钛网以修复上颌骨缺损,并以颞肌瓣覆盖钛网支架表面。但上颌骨缺损的同期修复要慎用,因为封闭式修复不利于早期发现局部病灶的复发。

下颌牙龈癌的颈淋巴结转移率高,一般进行选择性颈淋巴结清扫术。上颌牙龈癌一般不做颈淋巴结清扫术,N_0 期的上颌牙龈癌可以在原发灶彻底切除后严密观察,一旦发现可疑的颈淋巴结可行治疗性颈淋巴结清扫术。

一般情况下,牙龈癌以外科治疗为主。T_1 期外生型牙龈癌可采用外照射加口腔限光筒治疗,放射剂量 $65\sim70Gy$;牙龈癌侵犯下颌骨者以手术治疗为首选,或术前放疗 $45\sim55Gy$,休息 $2\sim4$ 周后手术治疗。无手术指征的晚期及复发的患者,可采用姑息性局部放疗 $60\sim65Gy/6\sim7$ 周。上牙龈癌已侵犯上颌窦时,按上颌窦癌治疗。

三、舌癌

舌癌是口腔癌中最常见的疾病,是发生在以轮廓乳头为界的舌前 2/3 的癌性病变,舌后 1/3 即舌根部的癌性病变属口咽癌范畴。舌癌约 85% 以上发生在舌体,舌体癌中约 70% 发生在舌中 1/3 侧缘部位,发生在舌腹者占 20%,舌背约 7%,舌前 1/3 近舌尖部位者少见。舌癌的发病因素与局部刺激(残根、残冠、不良修复体)和烟酒嗜好有关,此外,临床也见白斑等癌前病变发展为舌癌的病例。在病理特点上,舌体癌几乎全是鳞状细胞癌。由于舌体具有丰富的淋巴和血液循环,加上舌体非常频繁的机械运动,因而舌癌很容易早期发生淋巴结转移,且转移率高。舌癌的远处转移一般到肺部。

【常规诊断】

最常见的发生部位为舌侧缘中 1/3,病变区表现为浸润性溃疡,随溃疡向深部浸润,疼痛逐渐加重,并向患侧耳颞部放射。肿瘤侵犯舌、舌下神经和舌肌,出现舌的感觉麻木和运动受限,晚期多向口底浸润,破坏下颌骨。早期出现颈淋巴结转移。活体组织检查可明确诊断。

【常规治疗】

早期病变,溃疡范围局限、表浅、浸润较浅的原发病灶(T_1、T_2),可手术或用冷冻治疗;晚期病灶或舌根部的病灶,以手术治疗为主,辅以术前和术后化疗。颈部淋巴结应行治疗性和选择性清扫术。舌缺损 1/2以上者,应行舌组织移植成形术。

【诊断思路点拨】

(一)病史

舌部边缘、舌腹、舌背部溃疡和浸润性肿块是舌癌的主要症状。凡病程超过 3 周,久治不愈的溃疡,边缘隆起,表面呈桑椹状;白斑、扁平苔癣等癌前病变近期发展加快,表面糜烂;生长较快的舌部肿块;与舌部溃疡相对应部位的长期残根、残冠和不良修复体的慢性刺激等,都应高度怀疑舌癌的可能性。

(二)临床症状

舌部肿块多呈溃疡型或浸润型,通常为溃疡中央凹陷,边缘隆起,基底硬,边界不清。侵及舌肌时,出现舌的运动受限,舌根部肿瘤可以累及扁桃体,早期可有颈淋巴结转移,转移一般到达肺部。

(三)活组织检查是确诊的最重要依据

【治疗思路点拨】

(一)采用以手术为主,辅以化疗和放疗的综合治疗

舌癌具有颈淋巴结转移早、转移率高的特点,除早期病变或仅位于舌尖的癌肿可局部切除外,一般行原发灶与颈淋巴结联合根治术。

(二)舌癌原发灶的切除

舌癌往往由于切除不彻底而复发,因此,应该在肿瘤周围至少 1cm 的安全范围内进行切除。除舌尖部的早期病变可进行直接切除并拉拢缝合外,舌侧、舌背、舌腹部的病变一般进行舌半侧切除,接近或超过中线的要行大半舌或全舌切除。

(三)口底的处理

半舌或全舌切除时应连同口底黏膜肌肉、舌下腺、颌下腺一并切除,如果舌腹口底受累,应连同下颌骨一并切除。对累及下颌骨内侧骨膜者,应在颏孔至下颌角之间的下颌骨体切除。对未累及下颌骨膜者,也可切除相应区域的牙槽骨或自下颌神经管上做下颌骨方块切除,以利于切除创面的关闭。

(四)颈淋巴结清扫术

对于白斑癌变、舌前 1/3 无肌肉浸润、舌侧 1/3 的 T_1 期肿瘤而临床颈淋巴结阴性者,可考虑局部广泛切除,术后密切观察颈淋巴结变化。除此之外,即使颈淋巴结阴性,也要进行选择性颈淋巴结清扫术。当舌癌接近或超过中线;或舌背 $T_2 \sim T_3$ 晚期双侧颈淋巴结阳性,或一侧阳性但原发灶切除几乎占全舌者,应考虑同期双侧颈淋巴结清扫术。为避免双侧颈淋巴结清扫所致的颅内静脉回流障碍,应保留一侧的颈内静脉或者保留双侧的颈外静脉。

(五)舌切除后的修复

当舌缺损 1/2 以上时,应进行同期舌的再造,以恢复舌的功能。常用的组织有胸大肌皮瓣、前臂皮瓣等。

舌活动部鳞癌的治疗包括原发灶及颈部两部分。N_0 期患者原发灶和上颈部可采用平行相对野,下颈、锁骨上行预防性照射。外照射 $40 \sim 50$ Gy/$4 \sim 5$ 周时,T_1、T_2 早期病变原发灶缩野继续推量至 70Gy/7 周(注意脊髓剂量不超过 $40 \sim 45$Gy)或行 ^{192}Ir 组织间插植 $20 \sim 40$Gy/$1 \sim 2$ 次;T_2 晚期及 T_3、T_4 期可根据病变消退情况及患者对功能和美容的要求行外照射推量至根治量 70Gy/7 周;或加组织间近距离治疗;或休息 2 周后行手术治疗。

对于伴有颈部淋巴结转移的患者,其治疗原则应以外科治疗为主,亦即根据病变情况可行术前或术后放疗。

四、口底癌

口底癌是原发于口底黏膜的癌性病变,不包括起源于舌下腺的涎腺恶性肿瘤。口底是一个半月形的解剖区域,位于下颌骨体的内侧,并与舌腹和舌系带相毗邻。口底与舌侧下牙龈的分界线是颌舌沟,在前端的舌系带将口底一分为二,口底的后界为舌腭弓和第三磨牙处。两侧前磨牙以前的区域为口底前区,其后的区域为口底后区。口底癌的病理类型主要为鳞状细胞癌,分化程度一般较好。口底癌少数情况下来自口底小涎腺。口底的淋巴引流是颏下和颌下淋巴结,然后注入颈深上淋巴结。

【常规诊断】

1.发生在口底区域,常表现为溃疡和浸润块并存,侵及口底肌内、舌肌时,出现舌体运动受限。侵及舌神经时可致舌麻木;侵及舌下神经时伴患侧舌肌萎缩、伸舌时偏向患侧。

2.淋巴结转移率较高,转移位置以颏下、颌下和颈深上淋巴结多见,接近中线者可发生双侧颈淋巴转移。

3.活体组织检查可明确诊断。

【常规治疗】

1.应进行以手术为主的综合治疗,手术治疗的原则是扩大切除术。

2.同期颈淋巴结清扫术。

3.同期行手术整复口底,以保障舌的运动功能。

【诊断思路点拨】

(一)病史

往往无意中发现口底溃疡或肿块,无疼痛或伴有疼痛。凡病程超过 3 周,久治不愈的口底溃疡,生长较快的肿块,口底白斑、扁平苔藓等癌前病变近期生长加快、表面糜烂等,应该高度怀疑口底癌的可能。

(二)临床症状

溃疡或肿块多位于舌系带两侧或一侧,向周围组织蔓延可以侵犯舌系带或对侧口底;容易侵犯牙龈、下颌骨、舌体、舌下腺和口底肌肉。引起相应的临床症状。常有颌下、颏下或颈深上淋巴结转移。

(三)活组织检查是确诊的最重要依据

【治疗思路点拨】

1.采取手术为主的综合治疗。

2.由于口底癌早期侵犯舌下腺、口底肌肉、牙龈、下颌骨等周围组织,因此,在原发灶切除的同时,需要将下颌牙槽突切除或将下颌骨舌侧骨板同期切除。肿瘤侵犯范围较大的,还需将受累的口底肌肉和舌下腺一并切除。晚期肿瘤累及下颌骨者,要做下颌骨部分切除及口底全切术。

3.口底癌切除术后的口底缺损应该在术中同期修复,以消灭创面和恢复舌的功能。小的缺损可以将舌侧缘与颊黏膜直接拉拢缝合,大的缺损需要用组织瓣修复。常用的组织瓣有前臂皮瓣、胸大肌皮瓣、颊黏膜瓣等。对于下颌骨缺损,可采用再造钛板植入,或自体髂骨、肋骨移植,或血管化髂骨、腓骨移植。

4.口底癌的颈淋巴结转移率高,一般行同期颈淋巴结清扫术。对中晚期口底癌应同期行双侧颈淋巴结清扫术,对临床颈淋巴结阴性患者,可考虑保留一侧颈内静脉,或者保留双侧颈外静脉。

5.早、中期未侵犯下颌骨的口底癌,可采用单纯外照射或外照射加组织间照射,剂量参照颊黏膜癌。口底癌侵及下颌骨或已有颈淋巴结转移者,宜采用手术与放疗综合治疗。放射剂量见总论。口底黏膜对放射线的耐受性差,易出现黏膜溃疡和/或黏膜坏死。

五、颊黏膜癌

颊黏膜癌是原发于颊黏膜的癌性病变,是口腔癌中最常见的癌肿之一。根据 UICC 的定义,颊黏膜是指上下颊沟之间,翼颌韧带之前,包括口角及唇内侧的黏膜区域。颊黏膜癌的发生与不良的饮食嗜好,残根、残冠和不良修复体的刺激以及口腔黏膜的癌前病变有关。颊黏膜癌的主要病理类型是鳞癌,60% 以上病理分化属 I 级,其中分化较好且呈外生型者称为疣状癌。

【常规诊断】

1.病变区可见糜烂、溃疡及癌性浸润。

2.常在病变区周围伴有白斑、扁平苔癣,或相应部位有残根、不良修复体等慢性刺激物。

3.侵犯肌肉、皮肤及颌骨者,可出现张口受限。

4.常出现颌下或颈深上淋巴结转移。

5.活体组织检查可明确诊断。

【常规治疗】

（一）原发灶的治疗

直径 1.0cm 以下且表浅者,可行局部扩大切除,遗留创面可拉拢缝合或植皮。病变区直径大于 1.0cm,浸润深度达肌层者,局部扩大切除后,应行皮瓣修复组织缺损。

（二）颈淋巴结肿大

应行治疗性颈淋巴结清扫术。临床检查未见肿大淋巴结,原发灶为 T_2 以上者,行选择性颈淋巴结清扫术。

（三）中、晚期病例

术前、术后辅以化疗或放射治疗。

【诊断思路点拨】

（一）病史

颊部溃疡和增生突起是颊黏膜癌的重要症状。凡长期不愈的颊部慢性溃疡,生长较快的菜花状或疣状肿块,长期残根、残冠和不良修复体的慢性刺激,具有咀嚼烟叶、槟榔嗜好,具有白斑、红斑、扁平苔癣等癌前病变并出现近期发展加快、表面糜烂者,应高度怀疑颊黏膜癌的可能。

（二）临床症状

颊黏膜癌以溃疡型居多,颊黏膜破溃、糜烂,表面有颗粒样肉芽,基底较硬。也有外生型和浸润型,但较为少见。早期可无张口受限,随着肿瘤向周围和深层组织浸润,逐渐出现张口受限。晚期颊黏膜癌可以越过颊黏膜的范围,累及牙龈、上下颌骨、软硬腭、口底等。

（三）淋巴结转移

主要见于颌下淋巴结和颈深上淋巴结,部分患者可转移至腮腺淋巴结。

（四）活组织检查

是确诊的重要的依据。如不能确诊则不能进行下一步的治疗。

【治疗思路点拨】

颊黏膜癌的局部复发往往与手术切除范围偏小有直接关系,颊肌是否受累可以作为手术切除深度的重要指标。如果颊肌未被累及,应做包括颊肌在内的原发灶切除术,如果颊肌已经累及,应做颊部全层组织洞穿性切除,周围安全边界在上下龈颊沟未受累及时可做单纯颊部切除,若已经受累则做上下牙槽骨切除术,后界达翼颌韧带外侧时,应将该韧带一并切除。颧后区上颌结节区是颊黏膜癌复发的常见部位,手术时应将其作为重点区域。由白斑、扁平苔癣等癌前病变而来的颊黏膜癌,应将颊黏膜癌周围的癌前病变一并切除。颊黏膜癌的颈淋巴结转移率高,对中晚期颊黏膜癌无论有无颈淋巴结阳性发现都应行颊颌颈联合根治术。颊黏膜癌切除术后的遗留创面应做同期手术整复,以免对患者的生活、治疗造成过重的影响。常用组织瓣有带蒂的舌瓣、腭瓣、前额皮瓣、前臂皮瓣、胸大肌肌皮瓣等。

小的、表浅的、与周围正常组织边界清楚的 T_1 期病变应首选手术切除。由于手术切除范围和美容效果的限制,T_2 期病变应首选放射治疗。累及深部肌肉、龈颊沟和相邻颌骨的 T_3、T_4 期病变单纯放射治疗局部控制率低,应以手术治疗为主,或手术和放射治疗综合治疗。对于不能手术的晚期病变可考虑姑息性放疗。位于前中部的颊黏膜癌,外照射可采用高能电子线照射或高能电子线和高能 X 线或 ^{60}Co 混合线照射。采用同侧单野或同侧前野＋侧野两楔形野照射。照射剂量至 50Gy/5 周时或缩野用体腔管推量至 70Gy,或加组织间插植 20～30Gy/1～2 次。一般不行常规颈部预防性照射,但 T_3、T_4 期病变可行同侧颌下、颏下和上、中颈淋巴结引流区的预防照射,剂量同舌癌。

六、中央性颌骨癌

中央性颌骨癌在临床上虽然不如舌癌、上颌窦癌、牙龈癌等常见,但由于其难以早期发现,容易误诊误治,应该予以高度警惕。中央性颌骨癌的上皮来源主要有:①颌骨发育中的上皮剩余,包括牙源性上皮和马拉塞上皮剩余;②涎腺上皮,与涎腺异位或胚胎时期腺上皮的混入有关。病理类型上主要包括鳞状细胞癌和腺性上皮癌。绝大多数见于下颌骨,上颌骨者罕见。淋巴转移主要是颌下和颈深上淋巴结。

【常规诊断】

1.好发于下颌磨牙区。

2.早期症状为牙痛、下唇麻木,继之相应部位牙齿松动、脱落。

3.局部可见骨性膨隆、肿块、黏膜溃疡及皮肤浸润。

4.病理性骨折、咀嚼肌和皮肤受累可致张口受限。

5.可向颈部淋巴结及远处转移。

6.X 线片表现为溶骨性破坏,边缘不规则。

7.活组织检查可明确诊断。

【常规治疗】

手术是中央性颌骨癌的主要治疗手段,一般行半侧下颌骨切除术。病变邻近或超过中线者,应扩大切除范围,甚至行整个下颌骨切除术。同期行选择性颈淋巴结清扫术。为防止远处转移,术前术后应配合化学治疗或生物治疗。

【诊断思路点拨】

1.在病史上,凡出现下唇麻木,牙痛、牙齿松动;颌骨肿块伴有疼痛或无疼痛;中年以上患者,尤其是男性,应高度怀疑中央性颌骨癌的可能。

2.临床表现方面,早期无自觉症状,以后出现牙痛,局部疼痛,并相继出现下唇麻木。肿瘤自颌骨中央的骨髓向皮质骨浸润,突破皮质骨后在相应部位的颊舌侧出现肿块,肿瘤侵犯牙槽骨则出现多数牙齿松动、脱落,而后肿瘤自牙槽窝突向口腔。肿瘤突破皮质骨后也可以侵犯肌肉与皮肤,出现张口困难。肿瘤还可以沿下牙槽神经管扩散至对侧,或通过下颌神经孔进入翼颌间隙。

3.X线表现,早期为病损局限于根尖区皮质骨内,呈不规则虫噬样破坏,以后骨质溶解性破坏,边缘不规则,有的呈囊肿样改变,有单房或多房性阴影。

4.于拔除罹患牙的牙槽窝内或颊侧肿块处切取组织做病理学检查,是确诊的最重要依据。

5.中央性颌骨癌需要与慢性骨髓炎、晚期牙龈癌相鉴别。

【治疗思路点拔】

手术是治疗中央性颌骨癌的主要方法。根据病变扩散的特点,应做广泛的下颌骨切除。限于一侧者应做半侧下颌骨切除,邻近或超过中线者,根据解剖特点于对侧颏孔或下颌孔处截骨。甚至行全下颌骨切除。中央性颌骨癌一般行选择性颈淋巴结清扫术。癌肿切除后一般不主张立即植骨,待肿瘤根治后再行整复。

（柴红波）

第十节　头颈部肿瘤的病理诊断

眼及耳鼻咽喉疾病种类繁多。其中多种软组织、骨组织、淋巴组织及皮肤疾病的病理表现与身体它处相应疾病表现类似。

一、眼部疾病

眼部疾病包括眼睑、结膜、角膜、葡萄膜、视网膜、晶状体、泪器及眼眶疾病。病理科接收的标本包括眼球摘除和活检两类。眼球摘除标本见于眼内肿瘤、交感性眼炎、继发性青光眼和角膜溃疡等,前两者其病理检查诊断结果对确立疾病的治疗方针非常重要。眼内肿瘤包括恶性黑色素瘤、转移性肿瘤、恶性淋巴瘤及视网膜母细胞瘤等。

（一）葡萄膜恶性黑色素瘤

是起源于葡萄膜基质内黑色素细胞的恶性肿瘤。多为单眼发病,约半数发生于眼底后极部,半数见于眼底周边部及睫状体及眼底后极部和睫状体之间。初期几无自觉症状,随着肿瘤的增大可出现视网膜剥离、青光眼及白内障等并发症。

【诊断要点】

1.梭形细胞A型　梭形细胞紧密排列,染色质丰富,核呈椭圆形,常见线状核膜纵褶,核分裂常见,核仁不明显,核浆比较痣细胞增高。

2.梭形细胞B型　梭形细胞,核呈大的椭圆形,核仁明显,有丝核分裂较常见,瘤细胞呈簇状密集增生,常见血管周围密集排列,有时可见核分裂呈波浪状,似神经纤维瘤,此时也称为纤维束型。

3.上皮样细胞型　有大的多形性的细胞核,肿瘤细胞体积大,呈不整形,核染色质丰富,常见大的核仁,核分裂多见,也常见到多核巨细胞,细胞间结合弱,石蜡切片上可见瘤细胞破损产生的"人工产物"。

4.气球样细胞型　较少见,可见成堆的气球样细胞聚集,细胞体积大,胞浆丰富,呈空泡状,核固缩变小、位于细胞一侧。

5.坏死型　较少见,可见大片坏死,常合并出血。

【预后】

梭形细胞型 15 年后的死亡率约 2%,上皮样细胞型约 75%,混合细胞型及坏死型的死亡率居二者之间。肿瘤愈靠近葡萄膜前方,生存率愈高。通常葡萄膜恶性黑色素瘤正确诊断需要充分的脱色素处理,瘤细胞色素含量愈丰富预后愈差。肿瘤的体积在 $1mm^3$ 以下者其预后较大于 $1mm^3$ 者好,其死亡率<14%。脉络膜恶性黑色素瘤直径小于 7mm,高度<2mm 者,行眼球摘出后其死亡率为 0。肿瘤浸及巩膜则眼球摘除术后眶内复发率高,而无巩膜浸及者则预后较好。诊断延迟及肿瘤浸至巩膜外是其预后不良的原因,此时死亡率可达 50%,与组织学类型无关。其他预后差的原因还有肿瘤浸润视神经、血管尤其是涡静脉。

(二)视网膜母细胞瘤

是发生于视网膜母细胞的恶性肿瘤,为婴幼儿期眼内最常见的恶性肿瘤,平均诊断时年龄为 13 个月,80% 发生于 3 岁以前,10 岁以后罕见。可发生于双眼或单眼,双眼患儿平均年龄为 10 个月,单眼患儿平均年龄为 2 岁,罕见于成年人。分为遗传型和非遗传型。遗传型又分有家族史(占 10%)和无家族史(占 90%)。有家族史者为常染色体显性遗传,伴有高而不完全的外显率(80%～90%),在父母生殖细胞内发生第一次突变,在体细胞内发生第二次突变,临床上发病早,2/3 为双眼患者,每眼可发生多个独立肿瘤,易发生第二肿瘤;1/3 为单眼发病。散发患者则由基因新的突变引起。非遗传型占 55%～56%,二次基因突变均在体细胞发生,临床表现发病晚,多为单眼发病,单个肿瘤病灶,无家族史。

【诊断要点】

1.分化型　镜下肿瘤由小圆形细胞组成,可见 Flexner-Winterstainer(F-W)菊形团,由核位于周边细胞质向腔内伸出的数个及数十个肿瘤细胞围成,中心有空腔,呈整齐的花环状,为视网膜母细胞瘤特征性的形态结构,电镜下菊形团的中心腔内可见刷状突起,酷似视细胞花状饰的扇状突出的超微结构。此外还可见 Homer-Wright(H-W)菊形团。

2.未分化型　瘤细胞核深染,胞质少,常见以血管为中心的假菊形团及肿瘤周血管生长,周围伴坏死和钙化,引起继发性青光眼的虹膜血管增生多见于此型。电镜下肿瘤细胞间可见连接结构,说明其为上皮性肿瘤。

【预后】

分化型恶性度较低,预后较好。肿瘤向周围浸润的通路如下:①通过视神经进入脑脊液。②通过葡萄膜、巩膜呈连续性浸入眶内。③通过葡萄膜或偶尔通过视网膜的静脉血行播散至骨及其他全身血管。摘除眼球视神经断端或眼球壁外浸润的有无及葡萄膜浸润本身并不意味着预后不良。也可见未经治疗的自愈病例。

二、耳部疾病

(一)外耳道

主要为耵聍腺肿瘤。也可发生内翻性乳头状瘤,其病理形态与鼻腔内翻性乳头状瘤相同。

1.耵聍腺腺瘤　约占全部耵聍腺肿瘤的 8.9%～38%。发病年龄分布广泛,40～60 岁多见,男性多于女性。为缓慢生长的外耳道肿物或堵塞伴耳聋,分泌物少见。

诊断要点：

(1)肿瘤一般较小,大体为圆形或息肉状灰白色肿物,可有蒂。肿瘤表面被覆皮肤,光滑无溃疡,切面灰白色,可见小囊腔。

(2)镜下:肿瘤界限清楚,但无包膜。肿瘤细胞呈腺样或腺管状排列,可有囊性扩张,可伴腔内突起和乳头状增生。有少量纤维性间质。形态上近似耵聍腺,但缺乏正常耵聍腺的小叶结构。腺上皮由两层细胞构成,内层细胞可见顶浆分泌,胞浆丰富、呈酸性、核圆、染色质致密。外层肌上皮细胞可增生,但并不是肿瘤所有部分都明显存在肌上皮细胞。

(3)免疫组化:内层细胞 CK7 阳性,外层细胞表达 P63、CK5/6、S-100,CD117 优先表达于内层细胞。

鉴别诊断：

①耵聍腺腺癌:呈浸润性生长,细胞有异型性。有时表皮下的腺癌很像腺瘤,到深部才表现出异型性和浸润性生长的特点。②中耳腺瘤:具有神经内分泌肿瘤标记的特点。

2.软骨样汗腺瘤 又称多形性腺瘤或混合瘤。有人认为该肿瘤起源于外耳道异位涎腺组织。

镜下组织学形态与涎腺多形性腺瘤相似。

3.生乳头状汗腺囊腺瘤 常为先天性,多发生于面部和头皮,一般无特殊症状。发生于外耳道及耳廓者罕见。形态与同类皮肤附属器肿瘤相似。表面上皮形成囊性凹陷,被覆双层上皮的乳头突向囊腔,该上皮可表现出耵聍腺典型的全浆分泌。

4.良性外分泌圆柱瘤 也称为 Turban 瘤。发病年龄 20～40 岁较多,无性别差别或女性稍多。

诊断要点：

(1)位于外耳道真皮的硬性结节状肿物,境界清楚,体积一般较小。

(2)镜下:肿瘤细胞排列成团、索和腺管样结构,周围绕以粉染、均质物质。纤维间质少。细胞团中央区细胞较大,胞浆多,核染色浅;外周区细胞小,胞浆少,核染色深,有的有呈栅栏状排列的趋势。细胞团内可出现小梁、小囊结构,腺管样结构由双层上皮构成。瘤细胞形态一致,无多形性。

5.耵聍腺恶性肿瘤 耵聍腺恶性肿瘤包括耵聍腺腺癌、腺样囊性癌及黏液表皮样癌,其镜下特点近似于发生于涎腺者。肿瘤发生于外耳道的浅表部位,应排除起源于邻近腮腺的肿瘤。

(二)中耳

1.中耳神经内分泌腺瘤 是发生于中耳黏膜的良性肿瘤,又称中耳腺瘤、中耳腺瘤样瘤和中耳类癌等,具有神经内分泌和黏液分泌双重分泌的特点。

诊断要点：

(1)镜下:肿瘤无包膜,组织学及细胞学形态似类癌。

(2)免疫组化:免疫组织化学 CK7、Cam5.2、AE1/AE3 弥漫阳性,CK20 局灶弱阳性。肿瘤细胞可表达神经内分泌标记如 Chg-A、Syn、NSE 及多种多肽激素(人胰多肽、5-羟色胺、胰高血糖素、Leu-7)。Vimentin 可阳性。肿瘤细胞可具亲银性和嗜银性。超微结构肿瘤细胞显示黏蛋白性腺样和神经内分泌样双向分化。

鉴别诊断:①鼓室球瘤;②脑膜瘤;③听神经瘤;④继发于中耳炎的化生性腺体增生;⑤耵聍腺腺瘤;⑥中耳腺癌。

2.中耳侵袭性乳头状肿瘤 中耳侵袭性乳头状肿瘤,也称颞骨侵袭性乳头状肿瘤,具有侵袭性。该肿瘤是一独立的疾病还是源于内淋巴囊的低级别腺癌尚存争议。肿瘤只存在中耳而无内淋巴囊受累。女性多见。发病年龄平均 34 岁。多数病例的临床及听力学特征均指向中耳病变。影像学上,大多数病例的岩颞骨中部显示溶解性病变,表现为侵袭性肿瘤,可向后蔓延至颞骨外并侵犯小脑。15％的中耳侵袭性乳头状肿瘤具有 VonHippel-Lindau 病。

诊断要点：

(1)镜下：呈乳头状腺样排列,乳头衬附单层矮柱状至柱状上皮。细胞核一致、胞质嗜酸、细胞界清。可见甲状腺滤泡样区域。

(2)免疫组化：瘤细胞 CK、EMA、S-100 可阳性、TG 阴性。

3.中耳脑膜瘤 分为原发性和继发性。累及耳及颞骨的脑膜瘤多数继发于膨出的颅内病变,当临床及影像学证实颅内无任何病变亦无"硬脑膜增强"时,才可诊断为耳及颞骨的原发性脑膜瘤。

4.颈静脉鼓室副神经节瘤 为肾上腺外的神经嵴源性良性肿瘤,起源于位于邻近颈静脉或中耳(鼓室球)的中耳蜗岬的副神经节。也称颈静脉球瘤、鼓室球瘤及颈静脉鼓室化感瘤。

颈静脉鼓室副神经节瘤 85%发生于颈静脉球(颈静脉球瘤),形成中耳或外耳道肿物;12%源于迷走神经耳后支(鼓室球瘤),表现为中耳肿物;3%源于舌咽神经鼓室支(鼓室球瘤),表现为外耳道肿瘤。

诊断要点：

(1)肿瘤包膜不完整,镜下表现与副神经节瘤一致。

(2)免疫组化：主细胞表达 CgA、Syn、NSE、CD56(膜)、NF 及多种多肽,支持细胞 S-100 阳性。主细胞和支持细胞表达 Vimentin 的情况不定。

5.中耳胆脂瘤 是发生于中耳或乳突区的一种瘤样病变,非真正的肿瘤,也不含胆固醇物质。分为先天性和获得性两类。先天性胆脂瘤又称表皮样囊肿,多主张源于胚胎发育过程中残余的上皮原基,以鼓室前上部多见,发生时患者鼓膜完整,见于婴幼儿和儿童。获得性胆脂瘤一般有慢性中耳炎史,病程长,鼓膜可穿孔,通常发生在鼓膜上缘。

诊断要点：

镜下诊断胆脂瘤须看到：角化的复层鳞状上皮、皮下纤维结缔组织或肉芽组织、角化物。角化的鳞状上皮通常为薄层、萎缩、缺乏上皮脚,无炎症反应(除非在炎症期),上皮细胞形态温和、成熟、无异型性。囊内角化物可引起异物肉芽肿反应。角化的鳞状上皮是诊断中耳胆脂瘤的必要条件,若只是看到角化物则不足以做出中耳胆脂瘤的诊断。

6.中耳胆固醇性肉芽肿 多见于中耳乳突及颞骨岩部,常为单侧,患者常有慢性中耳炎病史。镜下为炎性肉芽组织或纤维组织,内有柳叶状裂隙、异物巨细胞反应及细胞外的含铁血黄素沉积等。

(三)内耳

1.内淋巴囊肿瘤 可能源于内淋巴囊,其生物学行为处于良、恶性肿瘤之间,肿瘤生长缓慢,呈侵袭性生长,可广泛侵犯岩骨,但不发生转移,故又称内淋巴囊低度恶性腺癌。因肿瘤镜下呈乳头状生长,也称侵袭性内淋巴囊乳头状瘤。与 vonHippelLindau 综合征相关。临床应注意检测内淋巴囊肿瘤患者 3 号染色体短臂的突变情况。

诊断要点：

(1)镜下：肿瘤细胞呈乳头状、腺样排列,位于扩张的腔内。乳头被覆单层矮立方至柱状上皮细胞,类似于内淋巴囊的内衬上皮。瘤细胞无多形性及核分裂。有的病例可见扩张的管腔,内含胶样分泌物,类似甲状腺滤泡结构。少数病例以透明细胞为主,类似前列腺癌或透明细胞癌。

(2)免疫组化：肿瘤细胞弥漫表达 CK、EMA、S-100、Vimentin、NSE、GFAP 等表达不稳定。TG 阴性。

(3)电镜：显示细胞内连接复合体、微绒毛、基底膜物质、粗面内质网、胞浆内糖原及分泌颗粒。

鉴别诊断：

①甲状腺乳头状癌(TG＋、TTF-1＋)。②转移性肺癌(TTF-1＋、CK7＋、CEA＋)。③结肠癌(CK20

＋、CEA＋）。④肾细胞癌 Vimentin＋、RCC＋、CD10＋。⑤中耳神经内分泌腺瘤（表达神经内分泌标记）。

2.前庭 Schwann 细胞瘤 特异地发生于第Ⅷ对颅神经，又称听神经瘤、神经鞘瘤。合并 2 型神经纤维瘤病者存在 NF2(22q12)基因突变。为颞骨最常见的肿瘤，占小脑桥脑脚肿瘤的 90％。多数累及第 8 对脑神经的前庭神经，罕见起源于耳蜗神经者。大多数患者为单侧及散发，8％的患者可为双侧性，双侧性者合并 2 型神经纤维瘤病（NF2）的可能性大。

诊断要点：

肿瘤无包膜。镜下改变与免疫组化同其他部位的神经鞘瘤。

3.2 型神经纤维瘤病 是一种常染色体显性遗传病，以双侧前庭 Schwann 细胞瘤、其他颅内及外周神经的 Schwann 细胞瘤及其他颅内及脊柱内良性肿瘤的高发生率为特征。发病年龄通常 10 岁或 20 岁以内，30 岁以内有听神经瘤或脑膜瘤的患者应注意排除 NF2 的诊断。眼科症状包括视力下降和白内障。70％的 NF2 患者伴发皮肤的肿瘤。

（四）转移性肿瘤

较少见。最常见的原发性肿瘤是乳腺癌，其次是肺癌、肾癌、胃癌、前列腺癌、甲状腺癌、喉癌、肾上腺癌、睾丸癌、恶性黑色素瘤、结肠癌、子宫内膜癌、恶性淋巴瘤及白血病。应用相关的免疫组化标记可识别其来源。

三、鼻腔和鼻窦疾病

（一）腺上皮肿瘤及瘤样病变

1.涎腺型肿瘤 鼻腔鼻窦柱状上皮及黏膜内分布的黏液浆液腺属小涎腺，可发生多种涎腺型肿瘤，其组织学类型及改变与口腔小涎腺肿瘤相同，其中恶性者多于良性。良性肿瘤以多形性腺瘤最多见，恶性肿瘤中以腺样囊性癌最多见。

2.非涎腺型腺癌

(1)肠型腺癌：以老年男性多见，好发于筛窦、鼻腔及上颌窦。

诊断要点：

①形态与结肠腺癌近似。部分肿瘤内可见小肠型细胞。②免疫组化染色：瘤细胞上皮标记物、CDX-2 及 ITACs 阳性，CEA 表达情况不一，另外神经内分泌细胞可见不同程度的表达 Chg-A、激素肽（5-羟色胺、缩胆囊素、胃泌素、生长激素抑制素及脑啡肽）。在诊断为上呼吸道来源之前应排除结肠癌的转移。

(2)非肠型腺癌既非小涎腺来源也无肠型腺癌特征的腺癌。发病年龄广，以老年男性多见。以筛窦和上颌窦多见。

诊断要点：

低级别者因可见分化良好的腺腔，易于诊断；高级别者腺腔结构较少，不明显或呈较小的空泡状。

鉴别诊断：

与低分化癌瘤相鉴别：鉴别要点是可见坏死，细胞分化差，核大异性明显，总能找到小的腺腔样结构；免疫组化染色 CK8/18 阳性程度较强，神经内分泌标记物阴性。

3.呼吸上皮腺瘤样错构瘤 多见于中、老年人，男∶女＝7∶1，高峰年龄为 50 多岁。多数病例表现为鼻中隔后部或鼻侧壁单侧性肿块，也可见于鼻窦及鼻咽部。

诊断要点

(1)肉眼呈息肉样肿块，最大直径可达 6cm。

(2)镜下为鼻窦黏膜小涎腺的良性过度增生性错构瘤病变,内衬呼吸性纤毛上皮,杂有黏液分泌细胞,细胞层数较多,但腺体结构分化良好,无异型性,周围可见粉红色增厚的基底膜样物质,偶见软骨及骨的成分。

(二)神经外胚层来源的肿瘤

包括嗅神经母细胞瘤、恶性黑色素瘤及 Ewing 肉瘤/PNET。

1.嗅神经母细胞瘤 为嗅上皮基底细胞发生的恶性肿瘤。占鼻腔内肿物的3%。近来研究显示,发病年龄呈现一个50～60岁的单峰分布。好发生于嗅黏膜区,可呈局部浸润性生长,累及邻近的筛窦、上颌窦、蝶窦和额窦,也可向颅内和眼眶侵犯。

临床可分为四期:A 期,肿瘤局限于鼻腔内;B 期,肿瘤局限于鼻腔及鼻窦;C 期,肿瘤超出鼻腔及鼻窦,可侵犯筛板、眼眶、颅底及颅内;D 期,有颈部淋巴结及其他远处转移。

诊断要点:细胞形态学上兼具有神经上皮瘤和神经母细胞瘤的特征,肿瘤细胞大小形态一致,呈小圆形或小梭形,胞浆稀少,核膜不清,被明显的纤维血管性间质分隔,呈小叶状结构。间质血管有时增生明显,可呈血管瘤样。可见 Homer-Wright 型假菊形团或 Flexner-Wintersteiner 型真菊形团。有时可见嗅上皮的不典型增生、原位肿瘤及早期浸润。分化好的肿瘤嗅丝多而明显。作为特殊结构可见鳞状及黏液腺细胞分化,后者可形成小的黏液囊肿/黏液池。有的病例偶尔可以见到较多的钙化小球。

病理分级:

1 级,分化最好,其特征为明显的小叶结构,大量的血管基质及神经原纤维矩阵,含有无核分裂的单一核的分化良好的细胞,可见到假菊形团,无坏死。

2 级,也有小叶结构、血管基质及神经原纤维矩阵,但有少量的核间变及有丝分裂的活性增加,能见到假菊形团及局部坏死。

3 级,有更多的核间变及核分裂活性增加,染色质浓聚,小叶结构及神经原纤维物质较难见到,能见到真菊形团及少量坏死。

4 级,肿瘤分化最差,缺乏小叶结构,核间变多,核分裂活性高,无菊形团,坏死常见。

特殊检查:免疫组织化学肿瘤细胞神经内分泌标记物阳性,包括神经元特异性烯醇化酶(NSE)、嗜铬素 A(CgA)、突触素(Syn)和 S-100 蛋白。其中 NSE 阳性是本瘤的主要特征,阳性率可达100%,可作为嗅神经母细胞癌诊断的必备条件之一。S-100 蛋白着色于周边的支持细胞及神经丝束。CgA 在分化差的肿瘤细胞阳性表达率低,Syn 的敏感性优于 CgA,且更具特异性。Syn、S-100 和 CgA 等具有支持诊断价值,其阳性表达率较低,但阴性结果不能排除诊断。细胞角蛋白通常呈阴性表达,当有鳞状上皮分化时部分细胞呈散在灶状阳性表达。

电镜下在肿瘤细胞胞质或胞质突起内可见神经内分泌颗粒,直径在50～200nm,亦可见神经丝和神经管,细胞间有原始连接。

鉴别诊断:与鼻腔鼻窦的各种小圆细胞肿瘤相鉴别。此外还需与腺样囊性癌、B 细胞淋巴瘤、鼻窦异位垂体腺瘤、神经内分泌型小细胞癌等相鉴别。

2.恶性黑色素瘤和 Ewing 肉瘤/外周原始神经外胚叶瘤 两者的病理诊断标准同其他部位发生者相同,鉴别诊断同嗅神经母细胞瘤。

(三)异位颅内肿瘤及异位组织瘤样病变

1.异位垂体腺瘤 是蝶鞍外的良性垂体腺肿瘤,它常独立存在,与鞍内垂体腺无关,又称为鞍外垂体腺瘤。最常发生于蝶窦、蝶骨和鼻咽。其他部位见于鼻腔、筛窦和颞骨。

鉴别诊断:①慢性蝶窦炎可有弥漫浸润的淋巴细胞,表达 LCA 等淋巴细胞标记,而不表达 CgA 等神经内分泌标记;②浆细胞瘤免疫组化 PC＋、CD138＋;③其他小圆型细胞肿瘤,如 Ewing's 肉瘤/PNET、嗅神经母细胞瘤等。

2.异位中枢神经系统组织 也称为鼻胶质瘤,是异位于鼻内和鼻周的神经胶质性肿块。罕见。大部分患者出生时就存在,90%的患者在 2 岁时确诊。病变位于鼻梁附近或鼻腔内,也可见于鼻窦、鼻咽、咽、舌、腭、扁桃体、眼眶。

诊断要点:镜下病变无包膜,由大小不一的神经胶质组织岛和相互交错的血管纤维组织带组成。神经胶质组织岛包括灰质、白质,神经元罕见或缺乏。有时可见脉络丛、室管膜样排列的裂隙、色素性视网膜上皮和脑垂体组织。

鉴别诊断:①鼻腔脑膨出或脑膜脑膨出:是脑膜内脑疝,通过颅骨的缺损区与颅内神经系统和蛛网膜下腔相连。鼻腔脑膨出由中枢神经系统组织组成,内易见神经元。②畸胎瘤:畸胎瘤包括 3 个胚层的组织。③纤维性息肉:缺乏胶质组织分化,GFAP 阴性。

3.脑膜及脑膜脑膨出 是指颅腔内组织自颅骨缺损处突出,若仅有脑膜突出称为脑膜膨出,如果同时有脑组织的突出,则称为脑膜脑膨出。

4.原发性脑膜瘤 可见于鼻腔鼻窦,发病年龄在 19～50 岁,无明显性别差异。颅外脑膜瘤以眼眶多见,鼻腔和鼻窦少见。镜下组织学改变和分型同颅内脑膜瘤。

5.颅咽管瘤 发生在鼻咽部和蝶窦者多见,也可原发在鼻腔和蝶窦,但很少见。镜下形态同颅内者。偶见病例上皮发生恶变,恶变以后细胞的异型性明显增加。诊断恶变应结合既往病史。

(四)软组织肿瘤及瘤样病变

1.良性肿瘤 可见毛细血管瘤、化脓性肉芽肿、海绵状血管瘤、血管平滑肌瘤、平滑肌瘤、黏液瘤、血管纤维瘤、血管球瘤、施万细胞瘤、神经纤维瘤、神经束膜瘤、纤维组织细胞瘤、巨细胞瘤、副神经节瘤、淋巴管瘤、Masson 血管瘤及原发性造釉细胞瘤等。除血管瘤较多见以外,其他肿瘤的发病率均较低。

2.嗜酸性血管中心性纤维化 罕见,有报道与长期的过敏性鼻炎有关。患者以中青年女性为主。主要发生于上呼吸道,鼻腔多见,可波及上颌窦、眼眶、颞下窝及翼腭窝。

诊断要点:

镜下病变:早期主要是小血管增生,内皮细胞肿胀,周围有密集的淋巴细胞、浆细胞、各种炎症细胞浸润,其中以嗜酸性粒细胞为多,也可以出现巨噬细胞。如病变进展,其特征性的病变是血管周围的胶原纤维束围绕血管,呈旋涡状洋葱皮样增生。血管壁不发生纤维素样坏死。

3.交界性及潜在低度恶性肿瘤 包括硬纤维瘤病、炎性肌纤维母细胞瘤、鼻腔鼻窦型血管外皮细胞瘤、孤立性纤维瘤及低度恶性肌纤维母细胞肉瘤等。

(1)炎性肌纤维母细胞瘤:原发于鼻腔鼻窦者少见。

诊断要点:同其他部位炎性肌纤维母细胞瘤。

鉴别诊断:①低度恶性肌纤维母细胞肉瘤,瘤细胞出现中度异型,核增大、深染。②纤维瘤病。③血管外皮细胞瘤。④炎症性恶性纤维组织细胞瘤。⑤黏膜非特异性慢性炎症。⑥其他梭形细胞肿瘤,如神经鞘瘤、单相型滑膜肉瘤及梭形细胞癌等。

(2)鼻腔鼻窦型血管外皮细胞瘤:发病年龄极广,平均发病年龄 55 岁。

诊断要点:镜下肿瘤形态同鼻腔鼻窦外者,不同点是弱表达 CD34、Bcl-2,不表达 CD99。当核分裂≥4/10HPF,出现出血坏死时应诊断为恶性血管外皮细胞瘤。

鉴别诊断:与多种梭形细胞肿瘤相鉴别:如孤立性纤维瘤、血管球瘤、平滑肌肿瘤、单相型滑膜肉瘤、低度恶性肌纤维母细胞肉瘤、纤维肉瘤和恶性外周神经鞘瘤。

4.恶性肿瘤   包括横纹肌肉瘤、纤维肉瘤、恶性纤维组织细胞瘤、平滑肌肉瘤、血管肉瘤、恶性外周神经鞘瘤、脂肪肉瘤及滑膜肉瘤等。诊断要点与鼻腔外其他部位发生者相同。

(五)生殖细胞肿瘤

1.畸胎癌肉瘤   是一种罕见的高度恶性、高度侵袭性的肿瘤,又名恶性畸胎瘤、畸胎癌和胚细胞瘤。由源自三个胚层的多种组织成分构成,这些成分成熟程度不同,既有良性成分也有恶性成分,具有畸胎瘤和癌肉瘤的特点,但缺少胚胎性癌、绒毛膜癌或精原细胞瘤的成分。患者常在较短时间内死亡(平均存活 1.7 年)。

诊断要点:①幼稚的非角化透明鳞状细胞巢;②癌肉瘤成分,最常见的癌是腺癌,肉瘤是横纹肌肉瘤;③嗅神经母细胞瘤成分。虽然幼稚的非角化透明鳞状细胞巢是一个重要的诊断因素,但它不是绝刈特征,只要存在:畸胎瘤样成分、癌肉瘤成分、嗅神经母细胞瘤成分就可诊断。

鉴别诊断:①嗅神经母细胞瘤:肿瘤成分相对单一,缺乏畸胎瘤和癌肉瘤成分。②未成熟型恶性畸胎瘤:肿瘤由来自两个或三个胚层的未成熟和成熟组织构成,未成熟组织多为不等量的原始神经组织和幼稚间叶组织,没有嗅神经母细胞瘤和癌肉瘤成分。可见原始神经组织,有神经管结构及大片的神经胶质细胞(GFAP 阳性)。③畸胎瘤:肿瘤成分为源自两个或三个胚层的成熟组织,没有恶性成分。④畸胎瘤恶变:是畸胎瘤的一个胚层发生恶变,以鳞癌最多见,还可发生肉瘤变,主要是平滑肌肉瘤、血管肉瘤和骨肉瘤等,没有癌肉瘤成分以及嗅神经母细胞瘤成分。⑤癌肉瘤:多只由一种单一的恶性上皮成分和一种单一的恶性间叶细胞成分组成,没有畸胎瘤成分及嗅神经母细胞瘤成分。⑥恶性多形性腺瘤:没有畸胎瘤成分及嗅神经母细胞瘤成分。

2.其他生殖细胞肿瘤   包括成熟性畸胎瘤、皮样囊肿、未成熟畸胎瘤、畸胎瘤恶变、卵黄囊瘤等。均较罕见。

(六)骨及软骨组织肿瘤和瘤样病变

可以发生不同类型的骨及软骨肿瘤和瘤样病变,其病理诊断要点与身体其他部位扁骨发生的肿瘤无明显差别。

(七)淋巴组织增生性疾病

1.良性及瘤样病变   可见嗜伊红淋巴肉芽肿、Langerhans 细胞组织细胞增生症及 Rosai-Dorfman 病累及鼻腔等。后者常先有颈部淋巴结病变,黏膜病变其纤维化较明显,重点需与鼻硬结病鉴别。

2.恶性淋巴瘤   鼻腔淋巴瘤主要为 NK/T 细胞淋巴瘤,位于鼻窦、Waldeyer 咽环者多为 B 细胞淋巴瘤,且以弥漫性大 B 细胞淋巴瘤居多,其他还可见到淋巴母细胞性淋巴瘤、Burkitt 淋巴瘤等,均极为少见。

(1)鼻及鼻型 NK/T 细胞淋巴瘤:与 EB 病毒感染有关。过去曾被称之为中线恶性网织细胞增生症、鼻致死性肉芽肿等。本瘤好发于亚洲及南美地区,尤以中国、日本及香港国家和地区多见。以中青年居多。

诊断要点:表现为弥漫性异型性明显的淋巴样细胞增生浸润,肿瘤细胞可分为小、中、大型三型;以中等大细胞为主型最多,其次为混合细胞为主型。细胞多形、扭曲状,胞浆透亮,常聚集在血管周围或浸润血管壁,可见核分裂。常可见多灶状或大片状肿瘤细胞团的坏死,有时在肿瘤组织中可见混杂有较明显的嗜酸性粒细胞、浆细胞或胞浆透亮的组织细胞浸润,被覆的鳞状上皮可形成假上皮瘤样增生。

特殊检查:瘤细胞免疫表型为胞浆型 CD3(cCD3)+、CD56+、CD45RO+、CD2+、CD20-、胞膜型 CD3(sCD3)-,细胞毒性颗粒粒酶 B(GrB)+、T 细胞限制性中间细胞抗原(TIA-1)+,穿孔素(performn)+、EBV+,EB 病毒的小 mRNA EBER1/2 原位杂交检测阳性率几乎为 100%;TIA-1 较粒酶 B 敏感,表达强度强,Ki-67 增殖指数在 80%以上。

遗传学上瘤细胞 αβ 与 γδTCR(T 细胞受体)及 TCR 基因克隆性重排。

极个别病例 CD56 可以阴性表达,认为来源于细胞毒性外周 T 细胞(CTC),此时,cCD3、粒酶 B 及 TIA-1 等应该有所表达,EBER 应该＋。虽然有报告 CD45RO 对标记 B 细胞会有非特异性阳性反应,但在 NK/T 细胞淋巴瘤时几乎总是呈强阳性表达,包括坏死的肿瘤组织,明显强于 CD3,有参考意义,如 CD45RO 仅散在阳性,则诊断值得可疑;另外,如炎症背景不明显时以 CD20 染色则显示肿瘤视野反应性 B 细胞极为少见。胞浆型和胞膜型 CD3 阳性在对实际病例鉴别时常比较困难。

鉴别诊断:①黏膜重度急慢性炎症及溃疡。②与黏膜重度慢性炎症并存。③鼻硬结病。④外周 T 细胞淋巴瘤。⑤与假上皮瘤样增生并存。⑥侵袭性真菌性鼻窦炎伴坏死。⑦鼻腔鼻窦的多种小圆细胞型恶性肿瘤。

(2)鼻窦 B 细胞淋巴瘤:主要为弥漫性大 B 细胞淋巴瘤。较少见。年龄范围 6～78 岁,中位年龄 39.1 岁,女性居多。临床症状多较轻或不明显。镜下表现及免疫表型同其他部位的弥漫性大 B 细胞淋巴瘤。

(八)继发性肿瘤

口腔、眶内及颅内等相邻解剖部位的肿瘤均可突破正常解剖间隔侵犯到鼻腔鼻窦,形成口-鼻、眶-鼻及颅-鼻穿通性病变。口腔者以牙源性肿瘤相对常见;颅内者可见垂体腺瘤、颅咽管瘤、脊索瘤等。

远处恶性肿瘤转移至此者少见,以上颌窦最多见,其次为蝶窦、筛窦、额窦,也可多个窦房同时受累,原发肿瘤包括肾癌、肺癌、乳腺癌、甲状腺癌及前列腺癌等。

四、咽部疾病

(一)鼻咽癌
包括非角化型癌、角化型鳞状细胞癌和基底样鳞状细胞癌。和 EBV 有密切关系。好发于鼻咽部的上壁和顶部,其次是侧壁的咽隐窝。镜下可分为如下三型。

1.非角化型鳞状细胞癌

诊断要点:(1)不规则岛状、无黏着性的片状或梁状的肿瘤细胞巢及不同数量浸润的淋巴细胞和浆细胞。进一步可将其分为分化型和未分化型。未分化型更常见,肿瘤细胞呈大的合体样,细胞界限不清,核圆形或椭圆形泡状,大核仁位于中央。分化型瘤细胞呈复层和铺路石状,呈丛状生长,与膀胱的移行上皮癌相似。瘤细胞界限较清楚,偶见角化细胞。坏死和核分裂常见,纤维组织增生性间质不明显。

(2)免疫组织化学染色:几乎全部肿瘤细胞对全角蛋白(AE1/AE3)和高分子量角蛋白(CK5/6,CK34βE12)表达强阳性,但对低分子量角蛋白(CAM5.2)等表达弱阳性或小灶状阳性。不表达 CK7,CK20。EB 病毒检测几乎 100％ 阳性。

鉴别诊断:与免疫母细胞淋巴瘤区别。

2.角化性鳞状细胞癌 有明显的鳞状细胞分化,大部分肿瘤有细胞间桥和(或)角化物,形态上与黏膜角化性鳞癌相似,分化程度分高、中、低三类。此亚型对治疗的敏感性差,预后比非角化性癌差。

3.基底样鳞状细胞癌 较为少见,形态上与其他部位发生的此类肿瘤相似。

(二)鼻咽乳头状腺癌
【诊断要点】

1.镜下 肿瘤起源于表面上皮,由微小的树状分支的乳头状小叶和密集的腺体构成。瘤细胞呈柱状或假复层,核呈圆形、卵圆形、温和,有小核仁,核分裂难见。肿瘤组织无包膜,呈浸润性生长。有时可见砂砾体结构,类似于甲状腺乳头状癌。

2.免疫组化染色 对 CK,EMA 等上皮标记物强阳性,TG 和 S100 阴性。

【鉴别诊断】

①呼吸上皮乳头状瘤。②甲状腺乳头状癌。

【预后】

是一种无潜在转移性的低度恶性肿瘤,可手术切除,预后好。

(三)涎腺型癌

咽部涎腺型癌较少见。最常见的是腺样囊腺癌和黏液表皮样癌。下咽常见黏液表皮样癌和腺样囊腺癌。口咽部涎腺肿瘤罕见,一半是恶性,可见腺样囊性癌及上皮-肌上皮癌等。

(四)鼻咽部血管纤维瘤

常发生于10~25岁男性。可原发于鼻咽顶、鼻咽后壁咽腱膜和蝶骨翼板骨外膜等处。该病虽是良性肿瘤,但因可破坏颅底骨质并累及周围软组织结构可导致严重的并发症。

【诊断要点】

镜下肿瘤由纤维组织及血管组成,中央区纤维成分多,周边区血管成分多,纤维结缔组织由丰满的梭形、多角形或星形细胞及胶原纤维构成,血管直径不一、薄壁、裂隙状,肌层缺如。间质细胞可具有多形性,有时出现奇异核,可黏液变。

【鉴别诊断】

①息肉。②血管外皮细胞瘤。③孤立性纤维性肿瘤。④纤维瘤病。

(五)其他软组织肿瘤

良性者可见咽部血管瘤、血管平滑肌脂肪瘤、纤维瘤病、神经节细胞瘤、血管内皮细胞瘤、纤维组织细胞瘤、平滑肌瘤、横纹肌瘤、血管外皮细胞瘤、神经鞘瘤、神经纤维瘤、脂肪瘤和错构瘤及骨纤维结构不良、骨瘤、软骨瘤和脊索瘤。

恶性者可见横纹肌肉瘤、血管肉瘤、滑膜肉瘤、脂肪肉瘤、恶性纤维组织细胞瘤、脊索瘤、Kaposi肉瘤、软骨肉瘤、血管肉瘤、恶性外周神经鞘肿瘤、纤维肉瘤、平滑肌肉瘤、恶性血管外皮细胞瘤、恶性畸胎瘤等。其组织学形态与其他部位者相同。

(六)淋巴造血组织肿瘤及瘤样病变

咽部淋巴造血组织主要集中于Waldeyer咽环(包括舌根、腭部及鼻咽部淋巴组织),此处淋巴瘤少见,但可以见到多种类型,可为系统性淋巴瘤如霍奇金淋巴瘤和多种非霍奇金淋巴瘤/白血病的累及,也可为原发性的。多种瘤样病变也可见到,如嗜伊红淋巴肉芽肿、Rosai-Dorfman病及传染性单核细胞增多症等。

(七)咽部转移性肿瘤

皮肤恶黑、肾癌、Wilms瘤、肺癌、乳腺癌、结肠癌、宫颈癌、白血病,亦可累及咽部。

五、喉部疾病

(一)癌前病变

是指增加了进展成鳞癌可能性的上皮病变,在喉使用上皮异型增生,而不使用不典型增生一词。

【诊断要点】

镜下可见两种主要形态:一种是上皮表层一般没有角化,上皮基底面较平坦,形态及分级与大多数子宫颈异型增生一致(Ⅰ型),较为少见。主要见于喉室。

另一种是上皮表层一般有角化,表现为过度角化或不全角化,上皮基底面不平坦,表现为增生上皮的副基底层和基底层细胞形成上皮突,向固有层内深入延伸,上皮突可呈杵状、球嵴状、广基状及网状钉突样,造成上皮的基底面不平,上皮的表浅层和副基底层的部分或全部没有明显的异型增生(Ⅱ型)。此型明显多见,有时分级诊断尚存在一定困难。

已经明确喉癌可以从异型增生的任何一个阶段发生,甚至是从形态上正常的上皮发生。即喉的浸润癌可不需要经过全层异型增生(原位癌)阶段发展而来。有人认为当出现不可避免的发展成浸润癌的趋势时,可将其划归为重度异型增生。由于对何种改变是其初始癌变尚缺乏一致性意见,故目前其诊断带有较大的主观性。

异型增生Ⅰ型和Ⅱ型可同时见于同一病例中。

【鉴别诊断】

1.反应性上皮病变。

2.感染性疾病。

3.微浸润癌。

【预后】

不伴异型增生的角化性上皮发展成癌的风险低,1%～5%左右;而伴异型增生的角化上皮后继发展成癌前病变或癌的风险大大增加,约11%～18%,其癌变风险比无不典型性的角化病变提高了3～5倍;取决于不典型性/异型性的程度:其中轻度异型增生约为6%,中度异型增生约为23%;重度异型增生约为28%。诊断为伴异型的角化后,病变发展成浸润癌的平均潜伏期约为3.8年。

(二)原位癌

原位癌是指黏膜上皮细胞的异型性增生累及全层,但尚未突破基底膜向间质浸润的上皮内癌。大体缺乏特征性表现,常为局部黏膜增厚、发白。

(三)早期浸润癌

早期浸润癌尚无明确的定义,一般是指浸润至基底膜下固有层内的癌,无脉管的浸润。有人限定其浸润深度在2mm以内。

(四)浸润癌

指突破上皮基底膜向深部组织浸润的癌。约占所有喉癌的95%。按肿瘤的发生部位,喉鳞癌分为声门上型、声门型、声门下型及跨声门型。跨声门癌是指原发于喉室或以喉室为中心上下发展或向周围扩展的癌,其中声门型最多见。

浸润癌与其他部位的鳞癌一致,分为高分化、中分化、低分化鳞癌。喉的鳞状细胞癌还可以见到如下变型:疣状癌、乳头状鳞状细胞癌、基底样鳞状细胞癌、梭形细胞癌、腺鳞癌、棘层松解性鳞状细胞癌、淋巴上皮癌、巨细胞癌,其形态及病理诊断和鉴别诊断标准同其他部位的同型鳞癌。

(五)涎腺型肿瘤

喉黏膜也可以发生小涎腺的良性及恶性涎腺型肿瘤,但很少见,包括多形性腺瘤、嗜酸细胞性乳头状囊腺瘤、腺样囊性癌、黏液表皮样癌等。

(六)接触性溃疡

接触性溃疡又名接触性肉芽肿或消化性肉芽肿,是由多种因素引起的发生于喉的慢性炎症性疾病。多见于成人,男性居多。好发于声带后部。

【诊断要点】

肉眼呈息肉状,常累及双侧声带。组织学表现为炎性肉芽组织增生,表面溃疡形成,被覆纤维素性渗出物和(或)纤维素样坏死物。常被误诊为化脓性肉芽肿、血管瘤、血管外皮细胞瘤、Kaposi 肉瘤、血管肉瘤、梭形细胞癌及肉芽肿性感染性疾病。

【鉴别诊断】

①声带息肉。②血管瘤。

(七)喉膨出

由于喉室小囊堵塞,喉室黏膜上外侧壁从喉室向声门旁间隙囊状膨出形成。镜下囊内被覆呼吸上皮并伴有不同程度的鳞化,间质慢性炎症细胞浸润。

(八)淀粉样变

耳鼻咽喉部位原发性局限性淀粉样变,以喉部最为多见,其次为咽部,年龄 22~68 岁。

【诊断要点】

1.肉眼病变:为黏膜隆起,灰白色,质硬。

2.镜下:见黏膜上皮下、小血管周围及腺体周围粉染的云絮状、小片状、大片状乃至团块状物质沉积,常有炎症细胞浸润,团块状淀粉样物质周围可有异物巨细胞吞噬淀粉样物质。

3.淀粉样物质经刚果红染色后呈橘红色,偏振光显微镜下呈绿色双折光,免疫组化染色,抗淀粉样物质阳性,透射电镜下淀粉样蛋白结构呈特殊的淀粉样纤维,长 30~1000nm,直径 8~10nm,僵硬无分枝,杂乱无序地分布。

(九)良性软组织肿瘤

可见颗粒细胞瘤、炎性肌纤维母细胞瘤、黏液瘤、横纹肌瘤、平滑肌瘤、血管平滑肌瘤、血管瘤、淋巴管瘤、神经纤维瘤、乳头状血管内皮细胞增生、脂肪瘤、幼年性黄色肉芽肿、纤维组织细胞瘤、巨细胞瘤、纤维瘤、纤维瘤病、神经鞘瘤、副神经节瘤等。形态学及免疫组化特点与其他部位者同。

(十)肉瘤

喉部肉瘤较癌少见,占头颈部恶性肿瘤的比率不到 1%。可见血管肉瘤、滑膜肉瘤、恶性纤维组织细胞瘤、脂肪肉瘤、骨肉瘤、平滑肌肉瘤、横纹肌肉瘤、Kaposi 肉瘤、低度恶性肌纤维母细胞肉瘤、恶性外周神经鞘瘤、血管黏液纤维肉瘤、恶性黑色素瘤、腺泡状软组织肉瘤及癌肉瘤等,但均较罕见。其组织学形态及免疫组化特点与其他部位者同。

喉部软骨肉瘤在恶性间叶组织源性肿瘤相对常见,来源于喉部软骨组织。环状软骨是最常见的好发部位,约占 75%,也可见于甲状软骨、杓状软骨及会厌软骨。肿瘤生长缓慢、症状不特异、恶性程度低,因此有时误诊为软骨瘤,但是喉部真正的良性软骨性肿瘤很少见。

(十一)喉的神经内分泌肿瘤

喉的神经内分泌肿瘤是一组异质性的肿瘤,是喉第二常见肿瘤,仅次于鳞状细胞癌。声门上区多见。其分类一直有争议。世界卫生组织将其分为四种:典型类癌、不典型类癌、神经内分泌型小细胞癌、混合性神经内分泌型小细胞癌。因其治疗和预后均不同,因此组织学诊断尤为重要。

【诊断要点】

主要依靠形态学特点和神经内分泌分化的征象。其中不典型类癌最常见,其次为神经内分泌型小细胞癌、典型类癌。

【预后】

喉类癌是低度恶性肿瘤,很少转移,预后好;不典型类癌恶性程度高,就诊时常有淋巴结甚至远处转移;小细胞癌为高度恶性肿瘤,侵袭性生长,5 年生存率极低。

（十二）喉淋巴造血组织肿瘤

罕见，多为外周 T、NK/T 细胞淋巴瘤及浆细胞淋巴瘤。

（十三）喉的继发性肿瘤

罕见。有远处转移至喉者，也有周围器官肿瘤直接蔓延至喉者。类型有肺癌、肾癌、乳腺癌、甲状腺乳头状癌、恶性黑色素瘤、小细胞神经内分泌癌、结直肠癌、胃癌、前列腺癌等。

（方捷迪）

第十一节　头颈部肿瘤的放射治疗

一、总论

（一）颈部淋巴结分区

常见的头颈部肿瘤，根据肿瘤的生物学行为分为两大类：鼻咽癌和非鼻咽癌的头颈部鳞癌，它们的淋巴结转移规律存在区别，在淋巴结分区上存在差异，采用的标准不一致。

对于非鼻咽癌的头颈部鳞癌，颈部淋巴结分区采用 DAHANCA、EORTC、GORTEC、NCIC、RT$_0$C 等欧美放射肿瘤机构根据头颈部 CT 影像对颈部淋巴结为 N$_0$ 的情况达成一致的颈部淋巴结分区法，见表 2-11-1，表 2-11-2）。

表 2-11-1　头颈部鳞癌淋巴结分区定义（仅适用于颈部淋巴结阴性的患者）

分区		推荐边界		
I a	上界	颏舌肌或下颌骨下缘的切线平面	下界	舌骨
	前界	颈阔肌，下颌骨前联合	后界	舌骨体
	外侧界	二腹肌前腹内缘	内侧界	体中线结构
I b	上界	下颌舌骨肌/颌下腺上缘	下界	舌骨体中平面
	前界	颈阔肌，下颌骨前联合	后界	颌下腺后缘
	外侧界	下颌骨下缘/内侧面	内侧界	二腹肌前腹外缘，颈阔肌，皮肤
II a	上界	C1 横突下缘	下界	舌骨下缘
	前界	颌下腺后缘，颈内动脉前缘，二肌后腹后缘	后界	颈内静脉后缘
	外侧界	胸乳肌内缘	内侧界	颈内动脉内缘，头长肌
II b	上界	C1 横突下缘	下界	舌骨下缘
	前界	颈内静脉后缘	后界	胸乳肌后缘
	外侧界	胸乳肌内缘	内侧界	颈内动脉内缘，头长肌
III	上界	舌骨下缘	下界	环状软骨下缘
	前界	胸骨舌骨肌侧后外缘，胸乳肌前缘	后界	胸乳肌后缘
	外侧界	胸乳肌内缘	内侧界	颈内动脉内缘，头长肌

分区		推荐边界		
Ⅳ	上界	环状软骨下缘	下界	胸锁关节上 2cm
	前界	胸乳肌前内缘	后界	胸乳肌后缘
	外侧界	胸乳肌内缘	内侧界	颈内动脉内缘,椎旁肌
Ⅴ	上界	舌骨体上缘	下界	CT 上包括颈横血管
	前界	胸乳肌后缘	后界	斜方肌前外缘
	外侧界	颈阔肌,皮肤	内侧界	肩胛提肌,头夹肌
咽后淋巴结	上界	颅底	下界	舌骨上缘
	前界	咽部黏膜下筋膜	后界	椎前肌
	外侧界	颈内动脉内缘	内界	体中线

表 2-11-2   鼻咽癌颈部淋巴结分区定义

分区	推荐边界
Ⅰ区	上界:下颌舌骨肌,下界:舌骨,前界:下颌骨前缘,外侧界:下颌骨内侧缘,后界:颌下腺后缘,内侧界:二腹肌前腹外缘
Ⅰ A:	颏下淋巴结(前正中线至二腹肌前腹与舌骨下缘之间的区域)
Ⅰ B:	颌下淋巴结(下颌骨上缘、二腹肌前腹与颌下腺后缘间的区域)
Ⅱ区	上界:颅底,下界:舌骨下缘,前界:颌下腺后缘,后界:胸乳肌后缘,内侧界:颈部血管鞘内缘,外侧界:胸乳肌内缘
Ⅰ A:	颈动脉前区
Ⅰ B:	颈动脉后区
Ⅲ区	上界:舌骨下缘,下界:环状软骨下缘,前界:胸骨舌骨肌侧后缘,后界:胸锁乳突肌后缘,内侧界:颈部血管鞘内缘,头长肌,外侧界:胸锁乳突肌内缘
Ⅳ区	上界:环状软骨下缘,下界:锁骨上缘,前界:胸乳肌后外侧缘,后界:椎旁肌前缘
Ⅴ区	上界:颅底,下界:锁骨上缘,前界:胸乳肌后缘,后界:斜方肌前缘
Ⅰ A:	环状软骨下缘以上区域
Ⅰ B:	环状软骨下缘至锁骨上缘区域
Ⅵ区	颈前淋巴结(上界:舌骨,下界:胸骨切迹,后界:颈动脉鞘前方)
Ⅶ区	上纵隔淋巴结(至主动脉弓上缘)
咽后 LN	上界:颅底,下界:舌骨上缘,前界:腭帆提肌,后界:椎前肌,内界:体中线,外侧界:颈血管鞘内缘

对于术后或颈部淋巴结阳性患者,应该注意:

1.如果在Ⅱ、Ⅳ或Ⅴb有阳性淋巴结,CTV 向上要包括茎突后间隙,向下要包锁骨上区。

2.如果有包膜外受侵(影像或病理),CTV 包括相邻的肌肉。

3.淋巴结位于两个分区交界处,CTV 包括两个区;术后放射治疗,CTV 包括整个手术床。

4.咽部肿瘤患者,CTV 包括咽后间隙。

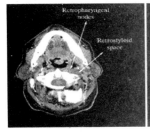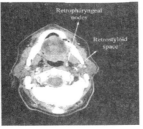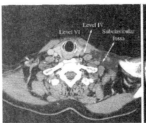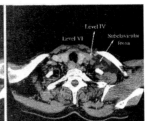

茎突后间隙　　　　　锁骨上窝

各淋巴结分区代表性层面图谱：

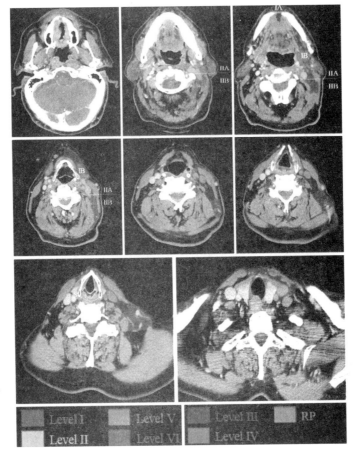

鼻咽癌锁骨上窝的定义：

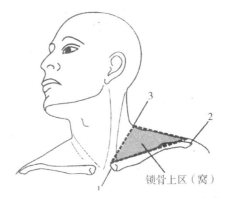

锁骨上区（窝）

1.锁骨胸骨端，2.锁骨外侧端 3.肩颈汇合点

（一）头颈放疗入院检查常规

检查项目	疗前	50Cy	疗终	说明
血常规＋血型＋凝血三项		每周1次		凝血三项疗前查1次即可
尿便常规	√			糖尿病患者必要时每周查两次尿糖
咽拭子细菌培养＋药敏	√			可能的话,最好在肿瘤表面取标本
增强 CT ＋/-MRI	√	√	√	NPC 增强 CT＋增强 MRI
病理(活检或切片会诊)	√			放疗前一天进行,同时送放射生物室
传染病指标全套	√			
血液生化(肝肾功能全套)	√	√ 化疗者	√	异常者疗中、疗终均要复查,糖尿病患者必要时每周查血糖一次
激素水平（ T_3、T_4、FT_3、FT_4、GH、PRL、TSH) *	√		√	出院后每半年复查1次
胸正侧位片	√		√	
颈部、腹部彩超	√	√	√	
骨扫描	√		√	(限高危远转病例)
心电图	√		√	(限化疗及 EKG 异常者)
间接鼻咽、喉镜		每周1~2次		
纤维鼻咽、喉镜检查	√	√	√	最好每周1次
口腔科会诊	√			非五官科患者除外
其他科室会诊			√	需综合治疗的患者
B-HCG *				育龄期女性

* 生育期妇女应查 HCG。

（三）头颈放疗入院医嘱常规

长期医嘱	临时医嘱
1.××级护理＋	1.三大常规＋血型
2.普食/软食/半流/流食/禁食/糖尿病饮食	2.凝血三(四)项
3.陪护一人 **	3.增强 CT/增强 MRI＃＃
4.威氏克　　0.2g tid	4.血液生化和传染病指标(门诊一个月内已查者除外)
5.Vit C 0.2g tid	5.间接鼻咽镜/间接喉镜检查
6.Vit B210mg tid	6.活检(最好在第一次治疗前进行)
7.维生素 E 20mg tid	7.纤维鼻咽/喉镜(每查一次下一次医嘱)
8.洗必泰漱口液　tid	8.胸片(正、侧位)
9.免疫增强剂…	9.颈部、腹部彩超
10.辅助放疗的中药	10.EKG
	11.骨扫描

续表

长期医嘱	临时医嘱
	12.EB 病毒抗体
	13.激素水平(T_3、FT_3、T_4、FT_4、GH、PRL、TSH1…
	14.口腔科会诊(每会诊一次下一次医嘱)
	15.肺功能(限老年患者/既往有慢性肺部疾病者、甲状腺、颈段食管患者)
	16.其他科室会诊(同时填会诊单)
	17.咽试子(细菌培养＋药敏)

　　＊脑瘤患者、＞70 岁的患者和儿童为Ⅱ级护理,其他根据病情需要;＊＊脑瘤患者、＞70 岁的患者和儿童可开陪伴,其他根据病情需要;♯活检标本分别送病理室和放射生物室;♯♯NPC 患者最好两项均做;♯♯♯凡照射野包括垂体和或甲状腺者;注:外院或门诊检查超过 1 个月者均须复查以上实验室和化验室检查。

(四)医师对患者自我护理的建议

　　1.保护放射区域内的皮肤　①禁用刺激性清洁剂;②尽量避免曝晒;③禁止抓挠、热敷等物理刺激,皮肤有破损请及时就诊,防止感染。

　　2.保持口腔卫生　①进食后要漱口;②每日刷牙 2～3 次,并使用含氟、钙牙膏;③每年最好洁齿 1～2 次;④最好不拔牙,如必须拔牙,应向牙科医师说明放疗史,并在拔牙后遵医嘱使用抗生素;⑤有口腔感染时,需及时就诊。

　　3.保养　保持鼻腔清洁、湿润(干燥季节可使用加湿器,必要时可在医师指导下使用薄荷滴鼻剂等)。保持房间湿润,经常通风,避免感冒及中耳炎。

　　4.功能锻炼

　　(1)张口训练:①持续性张口,口含直径 3～4cm,木质开口器,每日 2～4 次,每次 10～30 分钟,如果一开始即已有一定的张口困难,则宜采用锥(或楔)形木塞,每天记录牙印,以便知道自己锻炼的效果;②爆发性锻炼,口腔迅速一张一合。

　　(2)颈部运动:在坐位进行点头、转头锻炼,动作要轻柔、幅度不宜过大。功能锻炼要持之以恒,方才能保持其锻炼效果。

　　5.饮食　高蛋白、高纤维素、高维生素、低脂肪均衡饮食,饮食无特殊禁忌。建议戒烟、少饮酒。

　　6.工作、锻炼、生活　如果病情稳定,根据自身情况可在休息一段时间后进行正常工作,但注意不能过于劳累。适宜、适量的运动对疾病的恢复及增强体质有促进作用,但体育锻炼强度不宜过大。正常的性生活不会对身体健康造成不利的影响,女性患者应避免妊娠。避免熬夜等不良习惯,保持良好的心情和体力。

　　7.复查　遵医嘱,定期复查。一般情况下 2 年内每 3 个月复查 1 次,3～5 年每半年复查一次,5 年以后每年复查 1 次。如有需要,可随时就诊。复查内容包括:头颈部增强 CT 或 MRI 检查、胸部正侧位片、颈部及腹部彩超、血常规、EBV 抗体、激素水平等或遵医嘱。

　　8.自查　在放疗急性反应消退后,可自查是否有颈部肿块,是否有原发肿瘤的症状,是否有骨固定点压痛(呈进行性加重),如果有,请及时就诊。

二、口腔癌

【概述】

　　口腔癌居头颈部恶性肿瘤的第二位。口腔黏膜白斑(或红斑)等被认为是癌前病变,密切相关的病因:

长期异物刺激(义齿)、饮酒、嚼槟榔、吸烟、紫外线(唇)电离辐射等。可能相关的病因:基因相关疾病(范可尼综合征、济失调性毛细血管扩张病、干皮病色素沉着)、HIV 感染、维生素 A 缺乏等。

【解剖学、淋巴引流、血行转移】

1.解剖学   包括唇、颊黏膜、磨牙后区、龈颊沟、上下齿龈、硬腭、口底和舌活动部。

2.淋巴引流

(1)上唇引流至颌下淋巴结、上颈淋巴结、耳前或腮腺淋巴结;下唇引流至颌下或颏下淋巴结;近中线处至颏下淋巴结;口角处至颊淋巴结。

(2)舌体淋巴引流最常见二腹肌淋巴结,其次为颌下淋巴结和中颈淋巴结。舌前 1/3 或舌尖的淋巴常引流至颈中、下深淋巴结,而舌后部的淋巴则常引流至颈上深淋巴结。

(3)口底淋巴引流最常见为颌下淋巴结,其次是二腹肌淋巴结、颈中深淋巴结和颏下淋巴结

(4)上、下齿龈的淋巴引流基本相同,齿龈颊面淋巴引流至颌下、颏下和二腹肌淋巴结,齿龈舌面淋巴引流常至二腹肌淋巴结、颈上深和咽后淋巴结。

(5)颊黏膜引流以颌下淋巴结转移常见,其次是上颈和腮腺淋巴结转移。

(6)磨牙后三角区引流到二腹肌淋巴结,其次为颌下、上颈淋巴结。

(7)硬腭淋巴引流主要至咽后、颌下、二腹肌和颈外侧深淋巴结。

3.血行转移   口腔癌血行转移出现较晚,常见的转移部位为肺和骨。

【病理】

口腔癌的病理类型以鳞癌为主,大多为分化好的鳞癌。

【临床表现】

原发肿瘤:多表现为上述解剖部位的肿块,最先可表现为经久不愈的溃疡,逐渐发展成为局部肿物,直接破坏邻近组织和结构相应症状和体征,如疼痛,牙痛,牙齿松动、脱落,出血,语言、进食不利等症状。

转移淋巴结:口腔癌淋巴结转移较为常见。影响淋巴结转移的主要因素有:肿瘤部位,分期,浸润深度、分化程度等。

容易出现淋巴结转移的原发肿瘤依次为:舌癌,口底癌,齿龈癌、颊黏膜癌、磨牙后三角区癌、硬腭癌、唇癌。

各期淋巴结转移几率为 T_1 10%~20%,T_2 25%~30%,T_3 和 T_4 50%~70%。

中线结构或靠近中线的病变容易出现双侧/对侧颈淋巴结转移。

浸润深度<2mm 时,隐匿性转移率为 7.5%;2~8mm 时,为 25.7%;超过 8mm 时,高达 41.2%。

分化程度差,转移率高。

远地转移:常见的血行转移部位为骨,肺,肝等。

【分期检查】

临床查体(包括原发灶和颈部)。

原发灶部位的 CT 成 MRI,颈部彩色超声,胸片,腹部超声,Ⅲ/Ⅳ期患者骨扫描

除外上消化道和上呼吸道第二原发癌的检查[气管镜、胸部 CT(增强)、食管镜或下咽、食管造影等]。

【分期】

(一)T 分期

T_1:肿瘤最大直径≤2cm

T_2:肿瘤最大直径>2cm,但≤4cm

T_3:肿瘤最大直径>4cm

T_{4a}：唇：肿瘤侵犯骨皮质、下牙槽神经、口底或皮肤（颏或鼻部）；口腔：肿瘤侵犯骨皮质、舌深部肌肉/舌外肌（颏舌肌、舌骨舌肌、腭舌肌和茎突舌骨肌）、上颌窦或面部皮肤

T_{4b}：肿瘤侵犯咀嚼肌间隙、翼板或颅底、或包绕颈内动脉

（二）N 分期

N_1：同侧单个转移淋巴结转移，最大直径≤3cm

N_{2a}：3cm＜同侧单个淋巴结转移最大直径≤6cm

N_{2b}：同侧多个淋巴结转移，最大直径≤6cm

N_{2c}：双侧或对侧淋巴结转移，最大直径≤6cm

N_3：转移淋巴结的最大直径＞6cm

（三）临床分期

0 期：$T_1 s N_0 M_0$

Ⅰ 期：$T_1 N_0 M_0$

Ⅱ 期：$T_2 N_0 M_0$

Ⅲ 期：$T_3 N_{0\sim1} M_0$、$T_{1\sim2} N_1 M_0$

Ⅳ 期：

A：$T_{1\sim3} N_2 M_0$、$T_{4a} N_0 \sim 2 . M_0$

B：$T_{4b} N_{0\sim3} M_0$、$T_{1\sim4} N_3 M_0$

C：$T_{1\sim4} N_{0\sim3} M_1$

【治疗原则和适应证】

口腔癌的治疗对功能及美容的要求均较高，治疗方式应由外科和放疗专家讨论并且要充分考虑患者的意愿后决定。

早期唇或口腔癌病例（T_1、T_2 早）无论手术或放疗均可取得较好的疗效。

T_3、$T_4 N_0$ 或 $T_{1\sim4} N_{1\sim3}$ 的病例应以综合治疗为主，中国医学科学院肿瘤医院通常采用术前放疗和/或术前同步放化疗的综合治疗原则。

术后放射治疗指征：$T_{3/4}$ 病变；切缘阳性或安全距离不足（＜5mm）；淋巴结包膜外受侵；N_2 及 N_2 以上；肿瘤侵及血管、淋巴管、神经；分化差或未分化癌；多次手术后，估计再次复发手术难以保留功能和根治者。

【放射治疗的原则】

1. 根治性放疗　①原发灶和转移淋巴结剂量 66～70Gy；②高危区：60Gy；③预防区：50Gy。

2. 术后放疗　①原发灶瘤床和包膜外受侵淋巴结区域 66Gy；②手术区域 60Gy；③根治性（改良）颈清扫全颈淋巴结阴性，Dr50Gy 或观察。

3. 术后同步放化疗　具有术后放疗指征的高危患者，有证据表明术后同步放化比单纯术后放射治疗能提高疗效。

4. 术前放疗/同步放化疗　DT 50Gy 时疗效评价，原发灶：CR 继续放疗，PR 则手术治疗；颈部淋巴结：$N_{0\sim1}$，CR 单纯放疗，PR 颈清扫。$N_{2\sim3}$，计划性颈清扫。

5. 照射野设计根治性放疗

（1）体位及固定一般采用仰卧位，平架并选用适当头枕，用 U 形或头颈肩热成型面罩固定。舌癌和口底癌可选择张口含瓶。

（2）射野设计原则原发灶和上颈水平野照射；下颈、锁骨上野垂直野射。

（3）照射范围早期病变，原发肿瘤外放 2～2.5cm；淋巴结根据原发灶部位和期别、分化程度给予Ⅰ、Ⅱ、

Ⅲ区照射或全颈照射。

【常见口腔肿瘤照射野设计】

1.舌癌

(1)原发灶野包括原发灶和双上颈淋巴结(图 2-11-1A)。

上界:在含口含器,将舌压至口底状况下,应于舌面上 1.5～2cm。

后界:至椎体后缘,应包括颈静脉链。

前界:以避开下唇为度。

下界:舌骨水平。

(2)颈部野　中下颈和锁骨上区(图 2-11-1B)。

术后放疗照射野应包括整个手术区和全颈,而且放疗应在伤口愈合后即开始,一般认为手术与放疗的间隔应<4～6 周。

2.口底癌　(图 2-11-2)

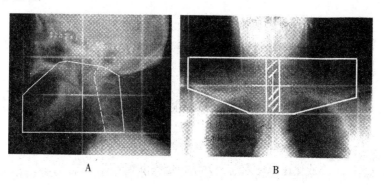

图 2-11-1　舌癌照射野设计

A:原发灶野;B:颈部野。

上界:(前份)舌背上 1.0cm,(后份)包括二区淋巴结,N_0 时在第 C_1 横突水平,N+时,到颅底水平。

下界:舌骨下缘水平。

前界:开放。

后界:椎管后缘水平。

3.齿龈癌

(1)原发灶照射野根据病灶期别采用一前一侧或两侧对穿野照射,照射野应包括同侧全下颌骨(尤其下齿龈癌侵及颌骨时)。上齿龈癌常易侵及上颌骨及上颌窦,照射野在满足肿瘤情况的同时,应包括同侧上颌窦。

(2)颈部淋巴结照射范围(原则)

$T_{1～2}$病变:颈部淋巴结阴性,照射双侧Ⅰ～Ⅲ区。

$T_{3～4}$病变:颈部淋巴结阴性,照射双侧Ⅰ～Ⅲ,同侧Ⅳ～Ⅴ。

$T_{3～4}$病变:同侧颈部淋巴结阳性,同侧Ⅰ～Ⅴ区,对侧Ⅰ～Ⅲ区,对侧Ⅳ～Ⅴ区预防。

$T_{3～4}$病变,双颈淋巴结阳性,双颈Ⅰ～Ⅴ区。

4.颊黏膜癌

(1)早期病变采用 X 线与电子线结合(或与近距离插植治疗结合)局部治疗,保护颌骨。

(2)原发灶照射野采用同侧两楔形野或一前野+一侧野照射,照射野的上界应放至颧弓水平,后界至1/2 椎体处。

(3)早期病变不作颈部预防照射。

(4)中晚期病变对区域淋巴结进行治疗或预防性照射.参考齿龈癌设计原则。

5.硬腭癌 (图2-11-3)

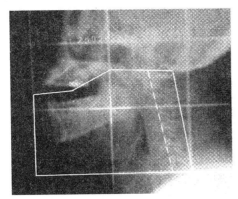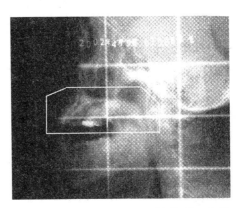

图2-11-2 口底癌照射野设计(张口含瓶),颈部野参考舌癌　图2-11-3 硬腭癌 $T_{1\sim2}N_0$ 照射野(张口含瓶)

(1)早期病变照射野应包括上颌窦下半部、全部硬腭和部分软腭。

(2)原发灶照射野可采用平行相对野、平行相对野加前野或前野加侧野两楔形野照射,小涎腺来源的腺样囊性癌,因其有沿神经鞘播散的可能,照射野要适当加大,上界应至颅底,后界至1/2椎体处,下界至舌骨水平。

(3)早期病变一般不需要作颈部预防照射。

(4)颈部淋巴结阳性或局部晚期,参考齿龈癌设计颈部淋巴引流区照射野。

上界:硬腭上缘上 1.5～2.0cm。

下界:硬腭下缘下 1.5～2.0cm。

前界:包括硬腭并保护唇红。

后界:椎体前缘。

【预后】

1.疗效与肿瘤的大小和有无淋巴结转移有关。

2.局部控制率　T_1：75%～80%,T_2:50%～60%,T_3、T_4:20%～30%。

三、口咽癌

【概述】

口咽部的恶性肿瘤,临床上以上皮来源的癌及恶性淋巴瘤多见。扁桃体区恶性肿瘤最常见,约占口咽部恶性肿瘤的 60%,其次为舌根,占 25%左右,发生于软腭部位的约占 15%。

【解剖学,局部侵犯,淋巴及血行转移】

1.解剖学　口咽介于软腭与舌骨水平之间。上借软腭与鼻咽为界,下至舌会厌谷并与下咽相毗邻,前方以舌腭弓及舌轮廓乳头与口腔为界,分为四个解剖分区。

(1)前壁:即舌会厌区,包括舌根部(轮廓乳头以后部分或舌的后1/3)和舌会厌谷。

(2)顶壁:包括软腭舌面及腭垂。

(3)后壁:为一层软组织覆盖于颈椎椎体的前缘。

(4)侧壁:包括扁桃体、扁桃体窝、咽柱及舌扁桃体沟。

2.淋巴引流

(1)口咽淋巴组织丰富,淋巴引流经常交互到对侧。

(2)腭垂、软腭、舌根等部位的肿瘤,淋巴结转移的几率高,而且通常转移到对侧;扁桃体区的肿瘤淋巴结转移的几率与肿瘤大小、分化程度有关,病期晚、分化差的肿瘤发生淋巴结转移的几率高,也容易转移到对侧。

(3)最常见的淋巴结转移部位为Ⅱ区和Ⅲ区淋巴结。在确诊时颈部淋巴结转移的阳性率占 60%~75%,若原发肿瘤已越过中线,则对侧淋巴结发生转移的几率为 20%~30%。

【病理分类】

咽前、后柱以高分化鳞癌为多,扁桃体以低分化癌多见;软腭高分化癌多见;舌根癌分化程度较差。

【临床表现】

1.口咽部异物感/咽部疼痛。

2.口咽部肿物。

3.颈部淋巴结肿大。

4.病变晚期,可致吞咽困难,呼吸困难,张口困难,言语不清。

5.因营养不良导致疲乏、贫血等症状。

6.不同部位转移导致相应症状。

【分期检查】

1.临床检查

(1)原发灶检查:间接咽喉镜、鼻咽镜、纤维光导鼻咽喉镜明确原发肿瘤的部位及侵犯范围。手指触诊检查肿瘤浸润范围,明确有无舌根和舌会厌谷的侵犯。

(2)颈部淋巴结检查:记录有无淋巴结肿大,肿大淋巴结的部位及数目,质地、活动度、颈部皮肤是否受侵等。

2.辅助检查

(1)诊断及分期相关的影像学检查:包括口咽侧位片、下颌骨曲面体层片,CT、MRI 及胸片、腹部超声等。

(2)除外第二原发肿瘤的检查:①口腔、口咽,食管,肺等器官均应详细检查;②口咽和下咽癌患者一般要求进行食管造影和食道镜检查。

(3)病理诊断:病理诊断是开始放射治疗的前提条件。

【临床分期】

（一）T 分期

T_1:肿瘤最大直径≤2cm

T_2:肿瘤最大直径>2cm,但≤4cm

T_3:肿瘤最大直径>4cm

T_{12}:肿瘤侵犯下列任一结构:喉、舌深部肌肉/舌外肌(颏舌肌、舌骨舌肌、腭舌肌和茎突舌骨肌),翼内肌、硬腭和下颌骨

T_{4b}:肿瘤侵犯下列任一结构:翼外肌、翼板、鼻咽侧壁、颅底或肿瘤包绕颈动脉

（二）N 分期

N_a:区域淋巴结无法评价

N_0:无区域淋巴结转移

N_1:同侧单个转移淋巴结转移,最大直径≤3cm

N_{2a}:同侧单个淋巴结转移最大直径>3cm,但≤6cm

N_{2b}:同侧多个淋巴结转移,最大直径≤6cm

N_{2c}:双侧或对侧淋巴结转移,最大直径≤6cm

N_3:转移淋巴结的最大直径>6cm

注:中线部位的淋巴结归入同侧淋巴结

(三)M 分期

M(远处转移)分期

M_0:无远处转移

M_1:有远处转移

(四)临床分期

0 期:$T_1sN_0M_0$

Ⅰ期:$T_1N_0M_0$

Ⅱ期:$T_2N_0M_0$

Ⅲ期:$T_{1\sim2}N_1M_0$、$T_3N_{0\sim1}M_0$

Ⅳ期:

A:$T_{1\sim3}N_2M_0$、T_{4a}　$N_0\sim_2M_0$

B:$T_{4b}N_0\sim_2M_0$、$T_{1\sim4}N_3M_0$

C:$T_{1\sim4}N_{0\sim3}M_1$

【治疗原则】

总则:在考虑局部控制的同时,还应考虑尽量保留口咽部的功能,提高患者生活质量。

(一)原发灶的处理

1.早期口咽癌　放射治疗和手术治疗的效果相似。可首选放射治疗,不仅可取得治愈性效果,而且能有效地保留器官解剖结构的完整性。

2.晚期口咽癌

(1)放射治疗与手术治疗的综合:是局部晚期口咽癌的标准手段。①外生型肿瘤,若无明显的坏死溃疡、周围浸润及骨受侵等情况;分化差的癌或未分化癌就可首选术前放射治疗;②浸润型、溃疡型病变、伴有骨受侵等;分化程度较高的腺癌可首选手术±术后放射治疗/术后同步放化疗。

(2)同步放化疗±手术挽救:①不可手术患者:同步放化疗的疗效明显好于单纯放射治疗;②可手术患者,术前同步放化疗能够提高器官功能保全率和生存率。Drr50Gy 时进行疗效评价,原发灶完全消退,继续根治放疗,如未完全消退,行手术治疗。

(3)术后放疗:指征同口腔癌。

(二)颈部淋巴结的处理

参考表 2-11-3。根据口咽癌的 TNM 分期的靶区及剂量建议,其中 CTV1 所包含的淋巴引流区为常规照射时的治疗区,需要给与 60Gy,阳性淋巴结通过缩野加量到 70Gy,CTV2 为预防区,通常给与 50Gy 照射。

表 2-11-3　根据口咽癌的 TNM 分期的靶区及剂量建议

临床期别	GTV	CTV1	CTV2
$T_{1\sim2}N_0$	影像学和临床检查所示肿瘤,包括阳性淋巴结	CTV 及周围邻近软组织和淋巴引流区	同侧 Ib～Ⅳ,咽后淋巴引流区±对侧区Ⅰb～Ⅳ区
$T_{3\sim4}N+$	影像学和临床检查所示肿瘤,包括阳性淋巴结	GTV 及周围邻近软组织＋同侧Ⅰ～Ⅴ区及咽后淋巴区	对侧Ⅱ～Ⅳ区及咽后淋巴引流区
N_{2c}	影像学和临床检查所示肿瘤,包括阳性淋巴结	GTV 及周围邻近软组织＋双侧Ⅰ～Ⅳ区及咽后淋巴区	
剂量	68～76Gy	60～66Gy	50～56Gy

【放射治疗技术】

(一)常规放射治疗

1.体位　采用仰卧位水平野照射,头、肩垫合适角度的头、肩枕,热塑面罩固定。

2.照射野　上、中颈一般和原发病变区包括在一个照射野内,以两侧面颈联合野水平对穿照射为主。DT $_3$6～40Gy 时注意避开脊髓。下颈、锁骨上区常规预防性照射,应另设一个单前野垂直照射。

3.剂量

(1)根治性放疗原发灶及阳性淋巴结 DT 68～72Gy,高危区 DT 60Gy,低危区(预防区)D.r50Gy。

(2)术前放疗原发灶及阳性淋巴结 DT 50～60Gy,低危区(预防区)DT 50Gy。

(3)术后放疗根治性手术原发灶及手术区域 D,60Gy,高危区 66Gy;切缘不净,DT 70Gy。

(二)三维适形/调强放射治疗技术(流程见总论)

靶区规定和剂量要求见表 2-11-4。

表 2-11-4　口咽癌根治性放射治疗和术后放射疗的靶区规定和剂量要求

靶区	根治性调强放疗	高危患者术后 IMRT	中等危险患者的术后 IMRT
大体肿瘤(GTV)	影像学和临床检查-所示肿瘤,包括阳性淋巴结		
高危亚临床区(CTVl)	GTV 及周围邻近软组织和淋巴引流区	受累软组织的手术区和/或有包膜外受侵的淋巴结区域	未受累软组织的手术区和/或有无包膜外受侵的阳性淋巴结区域
低危亚临床区(CTV2)	选择性林巴引流区	选择性淋巴引流区	选择性淋巴引流区

【具体部位肿瘤的放射治疗】

(一)扁桃体癌

1.常规照射技术　照射野设计:两侧面颈联合野包括原发病变、周围邻近结构和上颈淋巴结。上界位于颧弓水平,下界位于甲状软骨切迹水平或根据病变向下侵犯的范围而定,前界应至少超出病变前缘前2cm,后界包括 VA 区淋巴结。DT $_3$6～40Gy 时,照射野后界前移至脊髓前缘,并继续加量放疗。颈后区如需继续加量时.可用合适能量的电子线补量。

下颈、锁骨上区常规预防性照射,一般用单前野垂直照射。

颈部淋巴结阴性,体中线处挡 2~3cm 宽的铅以保护喉和脊髓。

对于颈部有不规则手术史,或上颈部有大淋巴结患者,或中、下颈及锁骨上区有肿大淋巴结,喉头处挡铅为 2cm×2cm~3cm×3cm,敛 DT$_3$6~40Gy 时,改为全挡脊髓。

2.术后放射治疗射野设计 对于具有术后失败高危因素的扁桃体癌患者,应该给予术后放射治疗或术后同步化放疗,照射野设计两者相同。原则是瘤床+手术区必须包括在照射范围内,并且作为高危区处理,并对可能出现淋巴结转移的区域给予预防性照射。

(二)软腭癌

如病变为高分化鳞癌,而上颈又无转移淋巴结,则照射野仅包括原发病变及上颈部淋巴引流区即可,中、下颈不需要预防性照射;如一侧上颈淋巴结阳性,则同侧中下颈、及锁骨上区应行预防性照射,而对侧中下颈无需照射;如双侧上颈淋巴结阳性,则双侧下颈、锁骨上区均要预防性照射。

如病理为分化较低的鳞癌、或低分化癌、或未分化癌,则不论上颈是否有淋巴结转移,双侧中下颈、锁骨上区都要给予预防性照射。具体方法可参照扁桃体癌的颈部照射技术。

(三)舌根癌

照射野:双侧对穿野+下颈锁骨野。

双侧照射野包括原发病变及上颈部淋巴引流区。

常规照射时,患者取仰卧位,下颌上仰,张口含瓶/或楔形压舌器,将舌压于瓶底,面罩固定。

上界:要求超过舌和舌根表面 1.5~2.0cm,如果肿瘤侵及口咽咽前后柱,或鼻咽.上界相应提高,可达颅底,包全整个受侵的解剖结构。

下界:舌骨下缘水平,可根据颈部转移淋巴结位置适当调整位置。

前界:应包括咽峡及部分舌体。

后界:包括 VA 淋巴引流区。

下颈锁骨上野:单前野垂直照射,但要注意单前野脊髓挡铅或两野交界处挡 2cm×2cm~3cm×3cm 铅,以避免两相邻野处脊髓过量照射。

【放疗副作用和晚期并发症】

口咽癌放射治疗最常见的急性反应是口咽部黏膜炎,中到重度的吞咽疼痛和吞咽困难。

大约 10% 的患者会出现严重营养不良,绝大多数患者在治疗过程中体重下降会超过 10%。通常需要给患者置放胃管或胃造瘘来解决患者的营养问题并需要保持水、电解质平衡。

下颌骨放射性骨坏死是比较严重的后遗症,可以采用高压氧保守治疗,但保守治疗手段疗效相对较差,坏死段下颌骨切除+修补术疗效更肯定。

【预后】

扁桃体癌 Ⅰ、Ⅱ 期患者放疗后的 5 年生存率可分别达到 100% 与 80%。晚期病变 20%~40% 左右。中国医学科学院肿瘤医院 160 例扁桃体癌单纯放射治疗结果总的 5 年生存率为 59.2%,其中 T$_1$~T$_4$ 期 5 年生存率分别为 82.4%、62.7%、55.7%、41.7%;N$_0$~N$_3$ 期 5 年生存率分别为 78.4%、68.9%、44.5%、34.0%;Ⅰ~Ⅳ 期的 5 年生存率分别为 83.3%、83.7%、73.5%、40.7%。

软腭癌单纯放疗的 5 年生存率在 30%~60% 左右,其中 T-病变为 80%~90%,T$_2$ 病变,60%~80%,而 T$_3$、T$_4$ 病变仅为 20%~40%。

舌根癌放疗后总的 5 年生存率可达 40%~60%。T$_1$、T$_2$ 病变放疗的局部控制率可高达 80~100%。即使是晚期的 T$_3$、T$_4$ 病变,放疗的局部控制率也能达到 30%~60%。

四、下咽癌

【概述】

下咽癌约占头颈部恶性肿瘤的 $0.8\%\sim1.5\%$，下咽癌发病率与烟酒的消耗量呈显著正相关。下咽癌患者发生上消化/呼吸道第二原发癌的几率在 $1/4\sim1/3$。

【解剖学、淋巴引流、血行转移】

1.解剖学　下咽是口咽的延续部分，相当于第三到第六颈椎水平，临床上分为 3 个区域：梨状窝区、环后区和咽后壁区。

梨状窝区其上至会厌咽皱襞，下至食管入口，内邻杓会厌皱襞、杓状软骨和环状软骨，外邻甲状软骨板。

环后区，即环状软骨后缘的区域，其上至杓会厌皱襞，下至环状软骨下缘，外邻梨状窝。

咽后壁区为会厌溪的底部（相当于舌骨上缘水平）至环状软骨下缘之间的咽后壁。

2.淋巴引流　淋巴引流主要通过甲状舌骨膜至 Ⅱ，Ⅲ，Ⅳ区，少数可到 VA，甚至锁骨上区（VB）。

同侧 Ⅱ 区淋巴结是最常见的转移部位，其次为 Ⅲ，Ⅳ区、Ⅴ区和咽后淋巴结。

下咽下部如环后区、梨状窝顶部的淋巴引流还可随着喉返神经引流至气管旁、食管旁和锁骨上淋巴结。

咽后壁区淋巴引流的一个显著特点是其与咽后淋巴结及咽侧间隙的淋巴结相互贯通。

【病理类型】

下咽癌约 95% 以上为鳞癌，且其分化程度较低。

【临床表现】

1.男女之比为 $2\sim3:1$，多数发病年龄在 $60\sim65$ 岁之间。

2.梨状窝者最为常见，占 $60\%\sim70\%$；其次为咽后壁区，占 $25\%\sim30\%$；环后区占 5% 左右。

3.初次就诊时，大约 40% 的患者的疾病局限于原发灶部位，40% 多为原发灶伴区域淋巴结转移，还有 $10\%\sim20\%$ 的患者合并有远地转移。

4.主要临床症状：咽部异物感，吞咽困难、吞咽疼痛、声嘶、喉鸣、痰血、咳嗽，颈部淋巴结肿大等。

【分期检查】（同口咽癌）

特别强调第二原发肿瘤的检查，下咽癌合并食管癌发病率较高，要求进行食管造影和食管镜检查，口腔、口咽、食管、肺等器官均应详细检查。

【分期】（UICC2002 年分期标准）

（一）T_1 分期

T_2：肿瘤局限于下咽的一个亚区，并且最大直径 $\leqslant2cm$

T_3：肿瘤侵犯一个以上的亚区或临近结构，肿瘤最大直径 $>2cm$，但 $\leqslant4cm$，不伴半喉固定

T_3：肿瘤最大直径 $>4cm$，或伴有半喉固定

T_{4b}：肿瘤侵犯下列结构：甲状/环状软骨、舌骨、甲状腺、食管、软组织中心部分（喉前带状肌和皮下脂肪）

T_{4b}：肿瘤侵犯椎前筋膜、包绕颈动脉，或侵犯纵隔结构。

（二）N 分期

N_1：同侧单个转移淋巴结转移，最大直径≤3cm

N_{2a}：同侧单个淋巴结转移最大直径＞3cm，但≤6cm

N_{2b}：同侧多个淋巴结转移，最大直径≤6cm

N_{2c}：双侧或对侧淋巴结转移，最大直径≤6cm

N_3：转移淋巴结的最大直径＞6cm

注：中线淋巴结按同侧淋巴结处理

（三）M 分期

M_0：无远地转移

M_1：有远地转移

（四）临床分期：

0 期：$T_{is}N_0M_0$

Ⅰ 期：$T_1N_0M_0$

Ⅱ 期：$T_2N_0M_0$

Ⅲ 期：$T_{1\sim2}N_1M_0$、$T_3N_{0\sim1}M_0$

Ⅳ 期：

A：$T_{1\sim3}N_2M_0$、$T_{4a}N_0\sim2M_0$

B：$T_{4b}N_{0\sim2}M_0$、$T_{1\sim4}N_3M_0$

C：$T_{1\sim4}N_0\sim3M_1$

【治疗原则与疗效】

总则：既要最大可能地提高肿瘤的局部区域控制率，又要尽量降低治疗手段对器官功能损害。早期下咽癌应该首选放射治疗。晚期病变采用"放射治疗＋化疗±手术"的综合治疗模式。

【放射治疗】

（一）适应证

1.单纯放射治疗　T_1、T_2N_0 病变，尤其是肿物呈外生性生长的可首选根治性放射治疗。病理类型为低分化癌或未分化癌者，不论病期早晚，均应首选放射治疗。如放射治疗后有残存，可行手术切除

2.术前放疗　可以手术的 T_3、$T_0N_{0\sim1}$ 的患者作计划性的术前放射治疗或术前同步化放疗。对放疗反应好，DT 50Gy 后肿瘤完全消退（临床及影像学评价，只有临床评价不能准确反映疗效），可采用根治性放射治疗和/或同步化放疗，手术作为挽救治疗手段。

3.术后放射治疗　首先采用手术治疗的患者，有以下高危因素：手术切缘安全距不够（通常小于5mm为标准）、切缘不净、肿瘤明显残存、淋巴结直径＞3cm，或者多个淋巴结转移，或颈清扫术后提示广泛的淋巴结转移、淋巴结包膜外受侵、周围神经受侵者，均应行术后放射治疗或者术后同步化放疗。

4.姑息性放射治疗　①一般情况差、局部晚期、不能手术者拒绝手术者可作姑息性放射治疗；②手术后、首程放疗后复发的患者行姑息性放射治疗。

（二）常规放射治疗技术

1.体位　仰卧位，头垫平架，选用合适型号的头枕使颈椎拉直，面罩固定，采用水平相对野，在模拟机下摄定位片，并按照照射野的形状及大小制作整体铅挡。

2.射野设计　主要采用面颈联合野对穿照射＋下颈锁骨上野垂直照射技术，如果原发灶位置低或患者

颈部较短,同术后放疗照射野设计。

（1）面颈联合野

上界:一般至颅底;

下界:至食管入口（相当于环状软骨下缘水平）,包括整个咽侧间隙、口咽、下咽部、喉部、颈段食管入口及上、中颈部和咽后淋巴引流区;

后界:的位置应根据颈部有无转移淋巴结而定:如颈部阴性,后界置于颈椎棘突的位置;如颈部阳性,则后界应后移以包括颈后淋巴结为准;

前界:一般开放。

（2）下颈锁骨上野常规作预防性照射。预防性照射的剂量为 50Gy/25F。

3.术后放射治疗照射野设计

对术后具有高危复发因素,需要放射治疗的患者,照射范围应该包括所有手术区域。采用转两侧 4(1) T 平对穿照射。

4.照射剂量

（1）根治性放疗原发灶及阳性淋巴结 DT 68～72GyDT 60Gy,低危区（预防区）DT 50Gy。

（2）术前放疗原发灶及阳性淋巴结 DT 50～60Gy,低防区）DT 50Gy。

（3）术后放疗根治性手术原发灶及手术区域 DT 60Gy;高危区 66Gy;切缘不净,DT 70Gy。

（三）适形和调强放射治疗技术

1.体位固定　适形调强放射治疗对体位重复性要求高,要求很好的固定方式,一般采用热塑膜头颈肩固定方法。

2.靶区定义及确定　如果患者接受了诱导化疗,靶区应该按照化疗前的侵犯范围来确定。

【并发症及处理】

1.放疗前　如有呼吸困难,请外科会诊,必要时先行气管切开。

2.放射治疗并发症

（1）急性放疗反应主要包括:①急性黏膜反应;②口腔干燥、味觉障碍;③喉水肿:一般在放疗后 6 月消退。超过 6 月仍持续存在的喉水肿,应警惕有肿瘤残存或复发的危险,应紧密随访,必要时活检证实,但应注意活检有可能导致周围喉软骨坏死的危险;④放射性皮肤反应。

（2）晚期损伤晚期损伤主要包括:①喉软骨坏死、软组织坏死;②严重喉水肿需要紧急气管切开;③颈部皮肤纤维化;④单纯放射治疗后因吞咽困难而需要胃造瘘。

【预后】

单纯手术 5 年生存率为 30%～40%,单纯放射治疗 5 年生存率为 10%～20%。手术＋放射治疗的综合治疗在局部区域控制率和无瘤生存率明显好于单纯放射治疗,中国医学科学院肿瘤医院梨状窝癌术前放射治疗组的 5 年局部控制率、总生存率、无瘤生存率分别为 77.4%、58.1%、51.6%;而单纯放射治疗则分别为 55.0%、29.4%、32.5%。

（郭　亮）

第三章　乳腺癌

第一节　乳腺癌的病因及发病机制

一、乳腺癌的病因

【电离辐射】

电离辐射主要包括短波、电磁波、电子、质子、中子、α粒子等的辐射。电离辐射引起乳腺癌的流行学调查报道见于日本广岛原子弹爆炸后幸存的 12000 名女性,其中有 31 例相续发生了乳腺癌,发病率较一般地区女性高出 2～4 倍。31 例中半数暴露于 90rad(拉德)以上的放射剂量,而未发生乳腺癌者仅 18％暴露于这种重剂量的照射。长期暴露于放射线下,乳腺癌发病率明显增高。有学者报道用放射治疗 1115 例乳腺良性疾病,随诊 30 年,有 149 例发生乳腺癌,比一般人群乳腺癌发病率高 4 倍。40 岁以后接触放射线仅使危险略微增加,而年轻时接触放射线则将产生极大的危险。

电离辐射对生物靶损伤的机制主要是电离形成的自由基。DNA 是电离辐射的重要生物靶,DNA 的损害主要是单链断裂以及碱基结构改变,尤其是嘧啶碱基对电离辐射的敏感性较高,腺嘌呤脱氨降解为次黄嘌呤,胞嘧啶脱氨降解为尿嘧啶。表现为多种染色体畸变方式,如重复、互换、倒位、易位等。染色体畸变的形成直接影响结构基因在基因组内的正常排列,或造成基因片段的丢失或重排,甚至可能改变基因的调控机制。

【病毒因素】

尽管病毒与人类恶性肿瘤的病因学关系仍未完全阐明,但有实验证据表明某些病毒确实与人类某些恶性肿瘤有关。1936 年 Bittner 首次证明含有致瘤病毒的乳汁可将鼠乳腺癌传给子代。Bernhard 在鼠类乳腺癌的组织切片上找见 2 种类型鼠类乳腺肿瘤病毒,A 型(位于胞浆内)和 B 型(位于细胞外)。与肿瘤有关的病毒可分为致瘤性 DNA 病毒和致瘤性 RNA 病毒 2 大类。小鼠乳腺肿瘤病毒属于 RNA 病毒。与哺乳类动物和人类肿瘤有关的致瘤性 RNA 肿瘤病毒主要是逆转录病毒,根据病毒形态可分为 A、B、C、D 四种类型,其中 D 型病毒是从恒河猴乳腺中分离出来的,但目前还未证明它的致瘤作用。

用 PCR 检测显示 29 例(28.4％)乳腺癌有人类疱疹病毒(EB 病毒)DNA,免疫组化技术显示 EB 膜蛋白和核抗原 2 的阳性率分别为 13.7％和 17.8％,阳性物质定位于肿瘤细胞。EB 病毒感染与乳腺癌的发病可能有一定关系。一个国际研究小组也分析了北非 116 例、北欧 229 例、法国 229 例的乳腺癌与 EB 病毒的关系,结果为 EB 病毒总阳性率为 32％,其中北非的阳性率最高(37％),其次是北欧(33％)和法国(28％)。

【遗传因素】

流行病学调查、分析表明恶性肿瘤有着种族分布的差异、家族性肿瘤聚集现象,提示遗传因素在肿瘤发生中起重要作用。在所有乳腺癌患者中有5%~10%的患者具有明显的遗传倾向性。一项在瑞典南部的调查显示,在所有41岁以内的乳腺癌患者中,有家族史的占95%,有BRCA1和BRCA2突变的比例占89%。而在所有BRCA基因突变人群中,发生乳腺癌的可能性高达30%~70%。

遗传性乳腺癌的特点是:①发病年龄轻、常在45岁以前发病;②双侧乳腺癌发病率高;③相关肿瘤发病率高,如卵巢癌、结肠癌、前列腺癌、子宫内膜癌、骨肉瘤和男性乳腺癌;④常染色体显性遗传,父母一方携带突变基因就足以使后代得病,其后代继承这种物质的总体可能性是50%。家族性乳腺癌是指在一级和二级亲属中有乳腺癌患者,但并未达到遗传性乳腺癌的标准。

Miki等于1994年报道了与家族性乳腺癌和卵巢癌相关的易感基因BRCA1,是迄今发现的与乳腺癌发生相关的最重要抑癌基因,主要包括BRCA1和BRCA2。

BRCA1定位于人染色体17q21,基因全长约lookb,编码1863个氨基酸,分子量220kD的核内磷酸化蛋白,在氨基酸有一个锌指区,提示BRCA1蛋白可能是一种DNA结合蛋白,在细胞核内有重要的转录调控功能。BRCA1在乳腺癌、卵巢癌的最主要形式为等位基因杂合型丢失和突变。在50%乳腺癌和57%卵巢癌存在杂合型丢失,在家族性乳腺癌和卵巢癌的等位基因丢失频率可高达90%。BRCA1基因的另一种变化为基因突变,在家族性乳腺癌中BRCAJ突变频率约为45%,而在遗传性乳腺癌中BRCA突突变频率约为80%,BRCA1在散发性乳腺癌中的突变很少见,突变可作为乳腺癌发病风险评估和患者预后评价的一个指标。

BRCA2基因子1995年被发现,定位于人染色体13q12,基因长约60kb,编码蛋白含3418个氨基酸残基。BRCA2突变频率约35%,男性乳腺癌患者中只有BRCA2的突变。BRCA2突变基因携带者的乳腺癌风险与BRCA1突变基因携带者相同。在25%的散发性乳腺癌患者可检出BRCA2突变,提示BRCA2突变与散发性乳腺癌也有密切的关系。

BRCA1和BRCA2基因突变大部分是"私人突变"——在每个高危家庭是不同的,某些封闭人群是"始祖突变"——由一位祖先首先发生突变并将其引入了这个人群。复旦大学研究60个乳腺癌家族,至少有2个一级亲属或3个二级亲属患原发性乳腺癌,研究BRCA1的4个STR位点(D17S855、D17S1322、D17S1326、D17S1327),在北方人群中,此突变可能是"始祖突变"。

二、发病机制

【激素调节失控与信号传导】

乳腺是一个激素反应器官,内分泌系统与乳腺的发育和疾病的发生有着密切的关系。乳腺癌的发生与人体内分泌平衡失调有关,其中最重要的是雌激素和孕激素。此外,催乳素、缩宫素、雄激素、生长激素、皮质甾体类激素、甲状腺素、甲状旁腺激素及胰岛素也有一定的作用。

(一)催乳素

乳腺组织中存在催乳素及其受体,催乳素具有促进乳腺的发育和乳汁的分泌的作用,是泌乳所必需的激素。人类催乳素含199个氨基酸,其基因位于第6对染色体上,长约15kb,包括6个外显子。

给大鼠注射催乳素后发现肿瘤的潜伏期明显缩短。相反,催乳素抗血清可以延长乳腺肿瘤的潜伏期,使肿瘤生长停滞或消退,提示催乳素对乳腺癌的发生促进作用。Rose等利用NRL-PRL转基因小鼠,使乳腺上皮细胞产生过多的催乳素,结果发现每两个这样的转基因雌性小鼠中就有一个乳腺出现病理改变直至癌变。在正常乳腺细胞、良性增生细胞和恶性乳腺癌细胞中,催乳素受体的数量有逐渐增加的倾向。催乳素主要是通过抑制肿瘤细胞凋亡而促进肿瘤的快速发展。

(二)生长激素

生长激素由脑垂体分泌,其靶腺激素为胰岛素样生长因子-1,后者在乳房的发育过程中扮演了重要的角色,能促进细胞增殖和生长并可拮抗细胞的凋亡。Swanson 等采用生长激素基因突变的 SD 大鼠,在直接致癌物 N-甲基 N-亚硝脲的作用下,发现对照组大鼠与实验组在发生癌情况上出现了明显的差别。Pollak 等研究了表达生长激素拮抗剂的转基因小鼠和非转基因小鼠对化学致癌剂二甲基苯蒽的反应,转基因小鼠表达低水平胰岛素样生长因子,在体型和体质量上较小,在同样的控制条件下有着较低的肿瘤发生率。

(三)甲状腺激素

甲状腺分泌的激素包括 T_3 和 T_4,它们通过与核内特异性受体结合的方式影响基因表达,发挥对生长发育和新陈代谢的调节作用。目前,它们与乳腺癌的关系研究较少,尚未有实验性的临床应用,而由此引申出的乳腺癌与甲状腺疾病的关系,却是许多学者关注的热点。

Gonzalez 等研究表明 T_3 能够抑制细胞周期蛋白 D1 和 T1 基因的表达,缩减乳腺上皮细胞的增殖。T_3 能够影响 $T_4$7-D 细胞的生长及增殖周期,提升 p53 基因的水平,促进 pRb 蛋白的磷酸化。Tang 等在 MCF-7 细胞系上的研究表明,T_4 能够作用于核雌激素受体 MAPK 传导系统,通过丝氨酸的磷酸化来促使细胞的增殖,与雌二醇的作用机制极为类似。Orhan 等对 150 例乳腺癌患者及 100 例对照人群进行研究,结果发现甲状腺过氧化酶(TPO)平均值在乳腺癌组明显地高于对照组。

(四)雌激素及其受体

雌激素包括雌酮、雌二醇及雌三醇,主要来自于卵巢,绝经后妇女血循环中的雌激素是在脂肪组织中由雄甾烯二酮转化而来。雌酮是雌二醇的前体,雌三醇是雌酮和雌二醇的代谢产物。发挥生物学效应的主要是雌二醇。雌激素对人乳腺上皮有刺激增生的作用,主要通过与乳腺上皮细胞的雌激素受体的结合起作用的。当细胞发生癌变时,雌激素受体(ER)和孕激素受体(PR)出现部分或全部缺失。如果细胞仍保留 ER 和 PR,则该乳腺癌细胞的生长和增殖仍然受内分泌的调控,称为激素依赖性乳腺癌。如果 ER 和(或)PR 缺失,则该乳腺癌细胞的生长和增殖不再受内分泌的调控,称为非激素依赖性乳腺癌。

1.ER 的结构与分布　　雌激素受体是类固醇激素受体超家族成员之一,也是核受体家族中的一员。ER 分为 ER-α 和 ER-β 两种。人 ER-α 基因位于 6q24～27,含 7 个内含子和 8 个外显子,外显子编码 595 个氨基酸的蛋白质,该蛋白定位于核内,分子量为 67kD,包括 A/B～F5 个功能区。ER-β 基因位于 14q22～24,编码含 530 个氨基酸的蛋白质。它们都包括从 N 端到 C 端的 A～F 等 6 个结构域:A/B 区参与对靶基因的转录激活,为转录激活功能域 1,并与受体作用的特异性有关;C 区是高度保守的 DNA 结合区,含有 66 个氨基酸的核心序列,是受体与 DNA 特异性结合及二聚化的功能区;D 区为铰链区,可以与热休克蛋白 90 结合,具有核定位信号及稳定 DNA 结合的功能;E/F 区包括配体结合区及配体依赖性转录激活功能域。

在人正常乳腺组织中,ER-α 和 ER-β 都有表达,其表达主要位于乳腺导管上皮细胞的细胞核及细胞质。另外,在乳腺内的脂肪组织和脉管系统也有较高表达。

2.ER 信号转导途径与乳腺癌　　雌激素可通过代谢转化或诱导表达等引起乳腺上皮细胞增殖,引起乳腺癌形成。Dechering 等提出雌激素在细胞核中与受体蛋白结合,受体被激活,激活的 ER-α 和 ER-β 形成同源或异源二聚体,一些共同调节因子与二聚体形成复合物,复合物与雌激素反应元件结合启动转录。ER-α 和 ER-β 存在野生型和变异型,变异的 ER 导致对雌激素高度敏感。

（五）受体酪氨酸激酶信号传导

许多癌基因的蛋白产物本身就是具有酪氨酸激酶活性的生长因子受体。其家族是一类具有内源性蛋白酪氨酸激酶活性的细胞表面受体，都属于Ⅰ型膜蛋白，分为经典的胞外段、跨膜区和胞内段三部分。胞外段是一段糖基化的肽链，为配体结合区域，可以与相应的配体特异性结合；中间跨膜区为一段疏水性的α螺旋；胞内段深入细胞质溶质，含有酪氨酸激酶催生结构域及调控序列。

酪氨酸激酶家族可分为：①表皮生长因子受体，如表皮生长因子受体、erbB-2、erbB-3和erbB-4等。erbB-2原癌基因，其蛋白产物P185与表皮生长因子受体具有广泛的同源性，属于受体酪氨酸激酶。②胰岛素受体家族，如胰岛素受体、胰岛素样生长因子受体和胰岛素相关受体等。③血小板衍生因子受体家族，如PDGFR-α、PDGRF-β和克隆刺激因子-1受体等。④纤维细胞生长因子受体家族，如纤维细胞生长因子受体Ⅰ、纤维细胞生长因子受体Ⅱ、纤维细胞生长因子受体Ⅲ、纤维细胞生长因子受体Ⅳ和解化细胞生长因子受体等。⑤血管内皮细胞生长因子受体。酪氨酸激酶家族成员的配体多为生长因子，生长因子与其受体结合后，激活受体胞内段的酪氨酸激酶并引发一系列的胞内信号转导，产生多向性的生物效应，如细胞的增殖、迁移、分化和内环境的稳定等，并和乳腺恶性肿瘤的发生、发展和转移有密切关系。

酪氨酸激酶通过二聚化和（或）寡聚化的机制被激活。二聚化的受体分子通过胞间区的相互作用及激酶结构域的活化，使酪氨酸激酶活性显著增加，导致受体分子自身磷酸化及细胞内下游信号分子磷酸化，并由此激活一系列下游信号转导途径。酪氨酸激酶磷酸化后，可触发ras途径和磷脂酰肌醇-3-激酶途径。

1. ras途径　所有细胞都具有的一条高度保守的信号转导通路即RTK→ras→raf→MEK→ERK。它使转录因子磷酸化而使之激活，从而介导细胞分化、增殖、存活及原癌基因转化等。由于ras信号转导通路具有促进细胞增殖和保护细胞免受凋亡的作用，所以该通路与人类肿瘤的发生、发展及生物学行为的维持具有重要的意义。ras分有活性的GTP结合构象和无活性的GDP结合构象。具有活性的ras-GTP通过ras的效应结构域与下游的c-raf-1的RBD结合，形成的ras-GTP-raf复合物，通过c-raf-1激酶启动信号放大的级联作用。其下游信号为细胞分裂原活化蛋白激酶（MAPK）又称为细胞外信号调节的激酶（ERK），属于丝氨酸/苏氨酸蛋白激酶。MEK家族包括MEK1～MEK7，可激活不同的下游激酶。MEK催化MAPK分子中的第183位苏氨酸和第185位酪氨酸磷酸化，成为磷酸化的MAPK（p-MAPK）。p-MAPK进入核内，激活c-fos和c-jun，并进一步诱导cyclinDl和c-myc等癌基因表达，增加与DNA的结合能力，促进和调节与细胞生长和分化有关的基因表达。MEK的激活是细胞周期进入S期的关键，持续激活该信号通路促进cyclinDl表达及其与细胞周期蛋白依赖性激酶4的结合，导致细胞从G_1期向S期转化，从而促进细胞增殖。

2. 磷脂酰肌醇-3-激酶途径　磷脂酰肌醇-3-激酶分为三类：①由85Kdr调节亚单位和110×10^3的催化亚单位组成，具有脂贡和丝氨酸活性。调节亚单位借src同源区SH2结构域与上游蛋白的磷酸化酪氨酸残基相互作用可引起p110催化亚单位膜转位和激活。②以磷脂酰肌醇（PI）以及4'-磷脂酰醇脂-4作为底物。③仅使用PI作为底物。

磷脂酰肌醇-3-激酶催化磷脂酰肌醇D-3位置磷酸化，产生PI(3)P、PI(3,4)P2及PI(3,4,5)P3，它们又可生成第二信使IP3和DAG；IP3可引起细胞内储存的Ca^{2+}释放，DAG则进一步激活蛋白激酶C，引发下一步的信号传递，如核因子-KB（NF-KB）。

【癌基因与抑癌基因表达异常】

肿瘤是一类多基因疾病，它包括三层含义：一是肿瘤的发生源于遗传物质DNA的改变；二是这种改变是多步骤完成的多个基因变化的细胞进化过程，目前公认的结论为正常细胞第一次引入癌基因不一定发生肿瘤，可能涉及多次才可产生癌；三是所有的基因变化最终导致的是细胞的失控性生长，癌基因不仅在启动阶段参与细胞突变,而且在乳腺癌形成后仍起作用。从正常乳腺上皮组织增生再到癌变过程中可能有不同的基因参与,如原癌基因中的 *c-erb*B-2、c-myc、int-2 和 ras 基因等,抑癌基因中的 p53、Rb、BRCA 等。

(一)癌基因

原癌基因指在细胞的增殖和分化过程中起重要调控作用的基因。而活化后的原癌基因被称为癌基因,具有致癌作用。原癌基因活化的方式有:点突变——单个碱基的异常改变;染色体易位——原癌基因在染色体上的位置改变;基因扩增——原癌基因在细胞基因组内拷贝数的增加及其表达水平的提高;插入诱变——由不携带病毒癌基因的慢性转化型病毒通过其前病毒插入到细胞基因组而引起靶基因转录增强。

1.*c-erb*B-2 基因(neu 基因、HER-2 基因)　Shih 等于 1981 年在乙基亚硝脲诱发的大鼠神经胶质瘤中发现一种转化基因,称为 neu 基因。而在人类的同源基因被称为 *c-erb*B-2 基因或 HER-2 基因。*c-erb*B-2 基因是乳腺癌的显性基因,位于人染色体 17q21,属表皮生长因子受体家族成员,有 7 个外显子,其编码产物是由 1255 个氨基酸残基组成的细胞膜糖蛋白,分子量约 185kD,因此又被称为 P185,其结构由胞外区、跨膜区和胞内酪氨酸激酶活性区组成。*c-erb*B-2 激活方式有配体对它的激活、蛋白的过度表达、基因突变和其他受体的反式调节。*c-erb*B-2 可促进蛋白水解酶的分泌,增强细胞的运动能力,从而促进肿瘤的侵袭和转移。

在人类乳腺癌肿瘤中,*c-erb*B-2 基因变异方式主要是扩增和 RNA 及蛋白质的过度表达,16%～20% 的乳腺肿瘤基因扩增阳性。蛋白过度表达在正常乳腺组织中呈低表达,在乳腺癌组织中表达率可增高至 30%～45%。蛋白的过度表达能够加速乳腺癌细胞 DNA 合成和分裂,促进肿瘤的细胞增殖分化,加速乳腺癌细胞的转移,从而影响患者预后。对乳腺癌原发病灶和转移淋巴结的研究发现,*c-erb*B-2mRNA 失表达在有无淋巴结转移的原发肿瘤之间,组织学Ⅰ～Ⅲ分级之间,以及淋巴结转移灶与原发肿瘤之间的差异具有显著性,表达率越高,预后越差。

2.*ras* 基因　ras 基因分 H-ras、K-ras 和 N-ras,分别定位于 11、12 和 1 号染色体,含有 4 个外显子和 1 个 5′端非编码外显子。ras 基因可编码一种鸟苷酸结合蛋白,分子量为 21000kD,即 P21 蛋白。ras 基因活化的主要方式有:①第 12、13 及 61 位密码子致瘤性点突变,降低了 ras 蛋白水解三磷酸鸟苷为二磷酸鸟苷的能力。其结果是导致 ras 蛋白与 GTP 的持续结合并具有促进细胞生长的作用;②插入强启动子或增强子使基因表达增强。

人乳腺癌中 ras 基因的突变率很低,有 60%～70% 的乳腺癌出现 P21 蛋白表达增加。多数研究支持从正常乳腺上皮到单纯性增生、不典型增生和原位癌,ras 蛋白的表达水平是逐渐升高的。

3.*c-myc* 基因　c-myc 基因与禽类髓细胞病毒 MC-29 的 V-myc 基因同序列,由三个外显子及两个内含子组成。c-myc 基因编码一个 439 个氨基酸的蛋白质。人类 *c-myc* 基因定位于 8q24,产物为 62×10^3 的磷酸化蛋白,定位于细胞核内,为核蛋白。*c-myc* 包括 *c-myc*、*nmyc*、*l-myc*、*b-myc*、*r-myc* 和 *p-myc*。*c-myc* 基因是一种多种物质调节的可调节基因,也是一种可使细胞无限增殖、获永生化功能和促进细胞分裂的基因。

c-myc 基因主要通过扩增和染色体易位重排的方式激活,与乳腺癌发生发展和转归有重要关系。在正常乳腺及良性病中 *c-myc* 表达阳性率很低,而对于良性病变能演变为肿瘤者,其阳性率明显增高。Park 等用基因芯片检测 214 例乳腺癌患者 *c-myc* 表达,发现 *c-myc* 基因扩增率为 15.4%,其扩增明显与 HER-2 扩增和增殖活力有关。Naidu 等发现 *c-myc* 过表达与乳腺癌缺乏 ER 和不良预后等有关。

4.乳腺癌特异基因　有学者利用直接差异 cDNA 序列分析克隆出乳腺癌特异基因 1,用原位杂交检测乳腺癌特异基因 lmRNA 在正常或良性乳腺组织中不表达,在乳腺癌中呈部分表达,而在进展期乳腺癌有着明显表达,乳腺癌特异基因高表达反映乳腺癌的恶性进程。

（二）抑癌基因

抑癌基因功能失活或出现基因缺失、突变等异常可导致细胞发生恶性转化。

1.p53 基因　p53 基因定位于人类染色体 17p13.1，全长约 20kD，由 11 个外显子和 10 个内含子组成，编码 393 个氨基酸组成 53kD 的核内磷酸化蛋白，具有蛋白质-DNA 和蛋白质-蛋白质结合的功能。p53 基因分为野生型和突变型两种，其产物也有野生型和突变型。野生型 p53 基因是肿瘤抑制基因，其 p53 蛋白极不稳定，半衰期仅数分钟，可刺激 Cipt 基因产生相对分子量为 $21×10^3$ kD 的蛋白，这种蛋白能够有效抑制某些促使细胞通过细胞周期进入有丝分裂的酶活性，从而抑制细胞生长，具有抗肿瘤的作用。突变型 p53 是一种肿瘤促进因子，可在细胞恶性转化中代替癌基因起启动作用，其蛋白半衰期为 $1.4～7h$，其突变形式有点突变、缺失突变、插入突变、移码突变、基因重排等。

在家族性乳腺癌中，p53 的基因突变明显高于散发性乳腺癌。Haldar 等研究发现，乳腺癌组织中 p53 蛋白表达水平显著高于相应癌旁组织和良性乳腺肿瘤，提示 p53 失活与乳腺癌发生和发展有密切关系。Hitoshi 等研究证明，p53 突变率高的乳腺癌细胞增殖活力强、分化差、恶性度高、侵袭性强和淋巴结转移率高，患者的生存期短。40％乳腺癌患者有 p53 突变，9％患者血清中有 p53 蛋白。

2.视网膜母细胞瘤基因　视网膜母细胞瘤基因是第一个被克隆的抑癌基因，定位于 13q4，约 200kD，有 27 个外显子和 26 个内含子，编码 $105×10^3$ 的 DNA 结合蛋白 plo5Rb。plo5Rb 属于磷蛋白，位于细胞核，含有 928 个氨基酸残基，与 DNA 双链结合，可抑制 fos 和 myc 基因转录，调节细胞生长分化。在肿瘤细胞中，突变的 Rb 蛋白失去了同核配体结合的功能。当机体发生肿瘤时，Rb 基因的主要变化形式有缺失、突变、甲基化等。

研究发现，乳腺癌中 Rb 的表达下调或失表达率在 17％～46％。无论在进展期患者，还是在非整倍体或长 S 期乳腺癌都有该基因的变化，提示 Rb 的改变并不是乳腺癌的触发因素，只是因其基因组的不稳定导致了这些变化。Bieche 等采用 RT-PCR 法观察了乳腺癌患者 Rb 的表达，发现 Rb 表达下降并与等位基因缺失有关，进一步验证了 Rb 是乳腺癌患者 13 号染色体杂合子丢失的主要区域。

3.多肿瘤抑制基因　多肿瘤抑制基因又称 p16 基因，定位于人染色体 9p21，有 3 个外显子和 2 个内含子，分子量 15.8kD。它是细胞周期有效调控者，也是抑制肿瘤细胞生长的关键因子。p16 基因产物 P16 蛋白为 148 个氨基酸组成的单链多肽蛋白，直接参与细胞增殖的负调节，P16 能与细胞周期素 D 竞争与 CDK4 结合。当 P16 与 CDK4 结合后能特异性地抑制 CDK4 的活性，从而抑制增殖。当 p16 基因因缺失、突变或 5′CpG 异常甲基化而不能正常表达时，CyclinD 则与 CDK4 优势结合，使细胞生长失去控制，缩短 G_1 期、促进细胞提前进入 S 期，引起细胞生长失控、转化和癌变。

p16 基因异常主要表现为纯合子的缺失，在肿瘤细胞系中可达 80％以上，在实体瘤中可达 70％。在原发性乳腺癌组织中有近 50％的患者完全缺失或部分表达 p16 蛋白，如 Emig 等报道仅在 9％的浸润性乳腺癌和 4％导管内癌组织中有 p16 蛋白表达，同时这些患者均同时存在分化差、增殖活性高、ER 或 PR 阴性表达和 p53 过表达，这可能由于 p16 基因在转录水平的改变导致蛋白表达异常。Northernblotting 方法检测 314 例乳腺癌患者，发现 p16mRNA 高表达的肿瘤呈现低水平的 ER 和 CyclinDl，p16 和 ER 呈负相关，提示 p16 高表达的乳腺癌患者对激素的反应性低。

【增殖与凋亡失衡】

肿瘤的研究经历了 20 世纪 70 年代的癌基因时代，20 世纪 80 年代的抑癌基因时代，20 世纪 90 年代则进入了多基因时代或癌基因蛋白网络时代。人们已不再满足于孤立地研究癌基因或抑癌基因的结构，而是将其以蛋白组的形式、以基因家族的形式与细胞的重要生命活动联系在一起进行研究，包括肿瘤多步骤理论学说、细胞凋亡理论、细胞周期核心机制等。

　　乳腺癌细胞来自正常细胞,但其结构、功能和代谢与正常细胞有显著区别。正常乳腺上皮细胞发生癌变是一个渐进的过程,早期阶段主要是细胞过度增殖以及增殖/凋亡调控机制的紊乱,最终导致癌变和转移。乳腺癌细胞的失控性生长是多基因突变、多步骤发生,细胞克隆性选择和进化性疾病,最终会聚到一个共同的环节,细胞周期机制的破坏,许多癌基因和抑癌基因的相关产物为细胞增殖、分化和生长等信号转导途径的成员。

　　多基因突变和多步骤发生的提出经过是:最早 Knudson 提出的肿瘤"二次打击学说"认为,具有一种遗传缺陷的子代只是易患肿瘤,而不能直接引起肿瘤,肿瘤的发生还需要另外的基因缺陷才能发生。Robert 和 Weinberg 提出肿瘤的发生,至少需要 2 个原癌基因的突变,只有按一定方式组合的突变才能导致肿瘤,单个癌基因本身,尽管很关键,但不能引起肿瘤。后来发现,原癌基因和抑癌基因在同一细胞内的先后突变才是肿瘤发生的根本原因。一个细胞有了一个基因突变,使其在一般正常细胞不足以分裂的条件下能够进行细胞分裂,结果是子代细胞也具有亲代细胞同样的不正常分裂能力,这种子代细胞带着这一突变基因继续分裂下去。随后,这种子代细胞中的某一个细胞又获得一次基因突变,使其生长、分裂的能力进一步加强,如此进行下去,某一个细胞最终发展成为恶性肿瘤细胞,发展到失控性和转移的境地。因此,Knudson 的"二次打击学说"进一步被"多步骤理论"学说所代替,如乳腺癌的发生需经历增生-不典型增生-原位癌-浸润性癌的过程,在此过程中有 ras 信号传导、c-erbB-2 基因、p53 基因等的参与,这些基因的功能改变引起癌细胞生长和增殖的调控异常。

(一)细胞周期的调控

　　细胞分裂依次经历如下时期:DNA 合成前期(G_1 期)→DNA 合成期(S 期)→G_2 期→有丝分裂期(M 期)。其中部分 G_1 期细胞处于休眠状态,称为 G_0 期细胞。调控细胞周期的分子有周期素 D、细胞周期蛋白依赖性激酶等。细胞增殖量与细胞死亡量调节组织细胞的正常平衡,增殖受癌基因和抑癌基因调节,死亡受凋亡基因和抗凋亡基因调节。当癌基因活性增强而加速细胞周期的运行、抑癌基因丢失而降低细胞周期的抑制、bcL-2 过度表达而增强抗凋亡信号或 bax 的减少而降低促凋亡信号,均可导致癌细胞周期启动、运动和终止的异常,使乳腺癌细胞增殖过多、凋亡减少。细胞周期能否启动进行细胞增殖,主要的调控点在 G_1 期,它决定细胞是否通过 G_1 期,进入 S 期。

(二)细胞凋亡的调控

　　当细胞增殖大于死亡时,肿瘤就可能发生和发展;而细胞死亡大于细胞增殖时,肿瘤则可能缩小甚至消亡。肿瘤细胞的自主性死亡即细胞凋亡是指在特定时空中发生的、受机体严密调控的细胞"自杀"现象。它呈现其独特的形态学特点,如凋亡细胞体积萎缩、与周围细胞分离,细胞膜出泡,细胞器完整,细胞核固缩、降解,溶酶体完整,线粒体浓缩,凋亡小体形成。

　　Bcl-2 是调控细胞程序性死亡的癌基因,定位于 18 号染色体,有 3 个外显子,编码 224 个氨基酸,分子量为 26kD,控制着细胞分化、生长和凋亡。Bcl-2 同源蛋白包括 Bcl-2、Bcl-xl、Blf-1、Bag-1、Mcl-1、Mcl-A1 蛋白和促凋亡基因 Bax、Bak、Bcl-xs、Bad、Bid、Blk、Hrk 蛋白。Bcl-2 是一种跨膜蛋白,主要定位于线粒体、内质网和核膜。有学者提出,Bcl-2/Bax 比例可能是决定细胞对凋亡刺激信号的敏感性的重要因素之一。当它们的比例过量时,细胞免遭凋亡。反之,当它们的比例下降时,肿瘤细胞发生凋亡。bcl-2 蛋白可以增加 GSH、抑制氧自由基的产生与活化、增加过氧化氢酶和超氧化物歧化酶的活性,抑制磷脂酰丝氨酸外翻,抑制 Ca^{2+} 自内质网外流和向核内流、防止胞浆酸化,抑制 Caspase-3 的活化等。50% 以上乳腺癌组织有 bcL-2 表达,bcL-2 表达与 ER 表达正相关,与 c-erbB-2、p53 表达负相关,Bcl-2 蛋白检测可作为乳腺癌预后判断的一个主要指标。Bcl-2 阴性的乳腺癌组织分化好,患者预后优于 Bcl-2 阳性患者。

(王振焕)

第二节　乳腺癌的病理诊断

一、乳腺癌的组织学及组织学分级

（一）乳腺癌的组织学

乳腺的组织结构因年龄和生理状况的变化而异。乳腺于青春期开始发育,妊娠和哺乳期的乳腺有泌乳功能,称活动期乳腺。无分泌功能的乳腺,称静止期乳腺。

乳腺一般结构由结缔组织分为 15～20 个叶,每叶又分为若干小叶,每个小叶是一个多管泡状腺。腺泡上皮为单层立方或柱状上皮,腺腔很小,上皮基底面有基膜,上皮和基膜之间有肌上皮细胞。导管包括小叶内导管、小叶间导管和总导管。小叶内导管多为单层立方或柱状上皮,小叶间导管为复层柱状上皮;总导管开口于乳头,管壁为复层扁平上皮细胞,与乳头表皮相续。

静止期的乳腺仅见少量导管和萎缩的腺泡,脂肪组织和结缔组织丰富。在排卵前后,导管和腺泡略有增生。妊娠期乳腺在雌、孕激素的作用下导管腺泡迅速增生,腺泡增大,上皮为单层柱状,结缔组织和脂肪组织相对减少。妊娠后期,在催乳素的影响下,腺泡开始分泌且腔内出现初乳。哺乳期的乳腺结构与妊娠期乳腺基本相同,腺体更为发达,结缔组织成分更少,小叶内可见处于不同分泌阶段的腺泡,腺泡细胞呈高柱状、立方形或扁平形。断乳后腺组织又恢复至静止状态。绝经后腺组织萎缩,脂肪组织逐渐随年龄减少。

（二）组织学分级方法

许多研究证明了乳腺癌的组织学分级与患者生存率显著相关,是重要的预后预测因素,应作为一个必不可少的指标列入病理报告中。改良后的 Patley&Scarff 方法使得乳腺癌的组织学分级更为客观,该方法由 Bloom 和 Richardson 首次提出,近来 Elston 和 Ellis 对其进行了改进。然而国内学者认为 Elston 和 Ellis 的乳腺癌分级只适用于浸润性导管癌,对大多数特殊类型癌并不适用。但核异型性及核分裂数 2 项指标适用于大多数浸润性癌。

组织学分级的评判标准包括肿瘤的三大特征:腺体分化的腺管形成,核的异型性和核分裂计数。可用计分方法分别对每项指标进行评价。

核异型性可参照邻近正常乳腺组织上皮细胞的大小和形状的标准进行评价;另外,细胞核形状不规则及核仁的大小和数目的改变都是有价值的特征。

核分裂计数要仔细,只需计算清楚明确的核分裂相,异染色质和核固缩均应排除,因为它们更可能提示凋亡而不是增殖。核分裂计数要做到标准化选择固定的视野区,或是使用网格系统,结果计为每 10 个高倍视野(HPF)核分裂总数。视野的选择应从肿瘤周边浸润区开始,如果存在异型性,要选择核分裂相明显增多的区域。选择要随机化进行,只有选择代表肿瘤特性的区域进行评价,才是有价值的。

把对三大特征的评判分数相加,可得 3～9 分,依据分值分级如下。

（1）Ⅰ级(grade 1)为高分化:3～5 分。

（2）Ⅱ级(grade 2)为中分化:6～7 分。

（3）Ⅲ级(grade 3)为低分化:8～9 分。

二、乳腺浸润癌的遗传学

遗传学在乳腺癌的研究中日趋重要。乳腺癌进展是由一系列基因的变异而引起,包括癌基因的激活(如基因扩增)和抑癌基因的失活(如基因突变和缺失)。

(一)细胞遗传学

迄今还没有发现特异性的乳腺癌染色体标志,甚至没有任何乳腺癌亚型的细胞学标志物,这与乳腺癌的基因复杂性有关。然而,已经分出数百个原发癌的核型,可以分辨一些一般的肿瘤。乳腺癌的染色体数目呈多变性,2/3 的乳腺癌是 DNA 多倍体。复发性乳腺癌中染色体不平衡易位比较常见,尤其明显的是 i(1)(q10)和 der(1;16)(q10;p10)。其他明显的改变为 1(8)(q10)和亚染色体(p13,p22,q12,q42)、3p12~14 和 6q21 的缺失。未发现有特异性基因和这些变化有关。

1.DNA 扩增　细胞遗传学分析发现,双微体染色体和均一性染色区域时常发生乳腺癌,后来证实这些区域包含有增加扩增的癌基因。DNA 序列拷贝数目,包括 1q31q32、8q24、11q13、17q12、17q22-24 和 20q13。对于这些区域中的大部分还不能精确地知道哪些是重要的扩增基因。序列数目增加的染色体区域时常跨越了数十个碱基对,提示有多个基因的参与。CGH 发现染色物质的丢失与杂合子数据的丢失大致吻合。

2.癌基因　通过 Southenblot 分析和 Fish 染色以及后来的 CGH 和基因表达分析技术发现有些基因是 DNA 扩增的重要靶标。乳腺癌中通过点突变激活癌基因是比较少见的。按照染色体区域,下列基因扩增参与了乳腺癌的演进过程。

(1)lp13-21:在 2 个乳腺癌细胞系中发现有 DNA 扩增,但不确定是否是它促使了基因扩增。

(2)7q13 表皮生长因子受体基因(EGFR):编码一种细胞膜生长因子受体,在<3%的乳腺癌中有扩增。

(3)8p12 纤维母细胞生长因子受体 1 基因(FGFRJ):编码细胞膜纤维细胞生长因子受体,大约 10%的乳腺癌有扩增。

(4)8q24MYC 基因:编码一种调节生长和凋亡的核蛋白质,大约 25%的乳腺癌可出现此基因的异常扩增。MYC 蛋白半衰期很短,因此不能用于评价由于基因扩增而引起的蛋白过量表达。该基因的过度表达可能与缺乏雌激素受体和乳腺癌不良预后有关。8q 亚区的基因扩增比较复杂,可能至少有一个癌基因区域,但尚未证实。

(5)10q26 纤维母细胞生长因子受体 2(FGFR2)基因:编码纤维纯洁细胞生长因子细胞膜受体,大约 12%的乳腺癌有扩增。

(6)11q13 细胞周期素 D1 基因(CCND1):编码调节细胞周期的核蛋白。在 15%～20%的乳腺癌中有扩增,并伴有雌激素受体的表达。细胞周期素 D1 可与雌激素受体结合,从而独立激活受体。免疫组化显示细胞周期素 Dl 在 80%的乳腺小叶癌有过度表达,但不一定伴有细胞周期素 D1 基因的扩增。

(7)17q12 人类表皮生长因子受体 2(ERBB2)原癌基因(即 HER2):编码一种具有酪氨酸激酶活性的跨膜糖蛋白。20%～30%的乳腺癌有表达,ERBB2 的扩增及蛋白表达与乳腺癌的组织学分级、淋巴结转移度、病死率、复发率呈正相关。

(8)17q22-24:大约 10%的乳腺癌至少有 3 个基因(RPS6KBt、PAT1 和 TBX2)共同扩增和表达过度。进一步分析,在两个经常发生扩增的亚区内,RPS6KBI、MUL、APPBP2、TRAP240 和一个未知的基因都有过度表达。

(9)20q13:大约 15%的乳腺癌在这个区域可以发现 CSEIL/CAS 基因、NCOA3 基因或任何其他的基因,但尚不知这些基因是否有扩增,已经确认有 3 个独立的扩增区域,并且常共同扩增。

(10)细胞凋亡易感性:细胞凋亡易感性(CAS)受到一种蛋白控制,该蛋白在细胞凋亡和增殖中起作用。NCOA3 基因编码雌激素受体的一个共激活剂,而且它的扩增伴有雌激素受体的表达。高分辨率基因提示 ZNF217 和 CYP24(编码维生素 D24 羟化酶)可能有扩增,它们的过度表达使维生素 D 介导的生长控制失效。

(11)STK15(BTAK,AuroraA):在 12% 的原发乳腺癌中有扩增,在卵巢癌、结肠癌、前列腺癌等的细胞系中也可见类似扩增。STK15 基因编码一种中心相关的丝氨酸-苏氨酸激酶,在没有 20q13 扩增的情况下也可能过量表达。中心体不受控制的复制和分布导致染色体分离反常,从而出现许多癌细胞中都可见到的非整倍体,STK15 的高表达引起中心体的扩增,破坏了有丝分裂纺锤体合成的纠错机制,导致染色体不稳定。

3.杂合性丢失(LOH)　LOH 在乳腺癌中不同程度地影响着染色体臂,应用不同的方法和技术对 LOH 数据进行校对,从而绘制成连贯的染色体图非常复杂、工作量也非常巨大。肿瘤特殊的等位基因缺失、等位基因的不平衡性都叫做 LOH。LOH 经常被等同于基因缺失,但它也可能是体细胞重组引起的。乳腺癌 DNA 样品的等位基因缺失只能在没有正常细胞污染的样品中精确、可靠地测量,如果没有显微切割技术和流式细胞分离技术,在许多肿瘤组织中获得标本几乎是不可能的。等位基因的不平衡也可能由于染色体的非整倍体性(如三倍体),或某些染色体区域低水平的扩增引起的,从根本上有别于经典的 LOH。

LOH 可以用 Knudsonstwohit 模型解释抑癌基因的失活。许多研究尝试绘制染色体臂特定区域 LOH 基因图,这些区域精确标志抑癌基因的位置,有助于识别它们。

4.抑癌基因　一些发生 LOH 频率较高的染色体区域成为研究热点,其中可能有抑癌基因的参与,CGH 技术和细胞遗传学分析结果显示:这些染色体区域包括 1p32～36、3p14～21、6q25、7q31、8p12～21、9p21、13q12～q14、16q22、16q24、17p13 和 18q21。

一些潜在的抑癌基因有可能位于这些区域,如 16q24 的 FANCA、17p13 的 HIC1、8p21 的 PDGFRL、3p14 的 FHIT、9p21 的 CDKN2A 和 1p-36 的 TP73,但它们在乳腺癌中的作用还有待于继续研究。

抑癌基因主要功能为抑制肿瘤生长的基因,尽管没有达成共识,但细胞生物学、生物化学或基因遗传学都有它们存在的证据,例如体外将视网膜母细胞瘤基因 RB1 转染到乳腺癌细胞系中会改变它们的基因表型,但是在原发乳腺癌中可以有 RB1 基因的突变;RASSFlA 位于 3p21,在乳腺癌细胞中经常缺失,它可能是 RAS 基因的效应子,介导 RAS 基因的凋亡作用。在乳腺癌细胞系中,RASSFlA 的启动子高度甲基化,表达下调,在原发癌细胞中这种情况少见。在编码区没有发现失活性的基因突变,LOH 和启动子甲基化的关系尚不清楚。研究的重点应放在这些突变而失活的基因上,在部分原发癌细胞和细胞系中已经有所发现。在这个原则下,已发现并证实了少量抑癌基因,下面按染色体位置列举一下基因。

(1)6q26IGF2R:M6P/IGFgR 基因编码胰岛素样生长因子 2(IGF2)/6 磷酸-甘露糖,常在肿瘤生长过程中失活。IGF2R 能够结合、降解有丝分裂 RTGF2,促进生长抑制因子 IGFJ3 活化,控制溶酶体酶作用靶标,因此认为它是抑癌基因。M6P/IGF2R 的错义突变干扰了 IGF2R、配体结合功能。约 6% 原发乳腺癌中可有错义突变。

(2)7q31ST7:是一个功能未知的基因。把 ST7 转染进入 PC3(源于前列腺癌)使之在体内无法生长。有 3 个乳腺癌细胞系发现 ST7 移码突变,其中一个伴有 LOH。ST7 在乳腺癌中的作用还需进一步研究。

(3)8q11RBICC1:RBICC1 蛋白是抑癌基因 RB1 的主要调解子,它位于核内,具有亮氨酸拉链系列和卷积结构,是一个转录因子。20% 的原发乳腺癌 RBICC1 有突变,包括 9 处大基因序列缺失,因此翻译出来的

RBICC1 蛋白明显缩短。所有 RBICC1 的等位基因都失活,突变发生在体细胞内。

(4)16q22CDH1:细胞间黏附分子 E-cadherin 在肿瘤细胞系中表现出强烈的抑制肿瘤侵袭的作用。60%的乳腺小叶浸润癌发生 CDH1 基因突变、失活,而导管浸润癌却没有此现象。大多数突变是翻译移码突变,形成分泌型 E-cadherin 蛋白片断。多数突变伴有 LOH。免疫组化方法可以检测 E-cadherin 蛋白是否表达,这可以解释为什么乳腺小叶浸润癌细胞呈分散性生长。小叶原位癌也有 CDH1 的突变。

(5)17q13TP53:TP53 编码一个 53kD 的核蛋白,参与 DNA 复制和转录的调控。正常 p53 可诱导细胞周期静止或凋亡。20%的乳腺癌有 p53 基因的突变、失活。p53 突变产物的出现,不仅是乳腺细胞癌变的特异性指标,而且可作为乳腺癌患者预后不良的一个非常重要的参考指标。TP53 的错义突变能通过免疫组化方法检测。

5.微卫星不稳定　微卫星不稳定(MSI)是错配修复基因(MLH1、MSH2、MSH6、PMSf 和 PMS2)突变引起的基因缺陷,表现为小串联重复序列或单核苷酸序列构成的复等位基因的存在。除源于 HNPCC 遗传结肠癌症候群的乳腺癌外,乳腺癌的微卫星不稳定可以忽略。Anbazhagan 等研究了 267 例乳腺癌的104 个微卫星位点,没有 1 例有微卫星不稳定现象。

6.基因表达模式　表达模式的描绘依靠显微阵列技术同时对数以千计的基因表达进行分析。肿瘤基因表达呈多维变化,不同基因组的表达独立而不同。这些基因与细胞的增生、信号传递等生物学过程有关。然而肿瘤之间又有相似之处,这使学者有可能对肿瘤进行分类。ER 阳性和 ER 阴性的基因表达显著不同。有 BRCA1 突变的乳腺癌可以与散发病例及 BRCA2 阳性的乳腺区别。虽然这个领域刚起步,115种肿瘤的 5 种基因表达模式已经可以分辨:盆腔样模式,ERBB2 过度表达模式,正常乳腺组织样亚群和两种空腔样模式,大约 25%的肿瘤不符合上述任何一种模式。空腔样模式的肿瘤表达角蛋白 8 和 18,并且高表达雌激素受体,其他组大部分不表达雌激素受体;盆腔样模式的肿瘤高表达角蛋白 5、6、17 和层粘连蛋白;ERBB2 组也表达在 ERBB2 扩增子上的其他基因,如 GRB7;正常乳腺组织样亚群高表达以脂肪和非上皮细胞为特点的一些基因。

(二)乳腺癌转移的遗传学

上皮细胞到癌细胞演进过程中一系列基因改变的结果导致乳腺癌的发生。淋巴转移灶和远处转移比其来源的原发癌有更多的基因变异。原发乳腺癌存在广泛的 DNA 多倍体异质性,包括现存的 DNA 双倍体,多倍体和非整倍体,DNA 的倍体性可能在发生转移之前就已经出现。研究表明大部分乳腺癌细胞等位基因不平衡是在 DNA 倍体多样化过程中建立的,而且肿瘤的演进是线性的。在原发癌和转移癌中同时出现早期双倍体和中期的非整倍体,暗示瘤细胞转移性状的获得发生在早期。有研究发现,约 36%的乳腺癌患者骨髓中可以发现单个转移的瘤细胞,且这些单个转移细胞在临床上没有发现远处转移灶时就已出现,与原发灶癌细胞或转移灶癌细胞相比它们具有更少的染色体变异,而这种变异似乎是随机产生的。这与公认的观点恰好相反,乳腺癌细胞可能在其基因变化、演进的早期就已经转移,而不是当肿瘤细胞演进到非常高的水平、侵袭性克隆出现时才转移。这些发现具有重要的临床意义:第一,所有的不针对肿瘤发生遗传、基因特点的辅助治疗均不能根除剩余的肿瘤,因为扩散的癌细胞不一定和原发癌后来具有的基因突变特点类似;第二,扩散的癌细胞独立演进,因此以原发癌来推断其特点是不可能的。

三、乳腺癌的病理学检查

根据乳腺疾病的临床表现,特别是有无可触及的乳腺包块,常采用不同的病理学检查。

（一）可触及乳腺包块的病理学检查

1.细针吸取细胞学检查　目前国内常选用 6～8 号肌内注射针头,外径为 0.6～0.8mm。该法在乳腺包块的病理诊断中,能区别囊性或是实性病变。囊性病变的穿刺针吸物常表现为混浊的深绿色或琥珀色液体。穿刺抽吸后包块消失,多属于良性病变。对于实性包块特别是乳腺癌诊断中,细胞学检查也有较高的敏感性和特异性。在乳腺癌的诊断中其假阳性率一般低于 1%,但其假阴性率可高达 20%。另外,该法难以确定乳腺癌的组织类型,也无法区分导管内癌或浸润性癌,故其临床应用明显受限。对其他一些乳腺肿瘤,如纤维腺瘤、乳腺叶状囊肿瘤诊断的正确率约 90%。

2.核心穿刺(空芯针)活组织检查　针吸细胞学检查快速、简便,但是对细胞的诊断需要特别的专业培训,其诊断的准确率存在较大误差。因此,核心穿刺活组织检查受到越来越多的应用。由于活检枪的开发,能够获得一小块组织进行病理学诊断。该法具有细针吸取细胞学检查的许多优点,而且又能获得病变组织的结构特点,能对良性病变进行特异性诊断,并能鉴别乳腺癌中浸润性与原位癌。该法对乳腺癌诊断的敏感性达 78%～94%,假阳性和假阴性率低于细针吸取细胞学检查。

3.切除活检　是确定乳腺肿块病变性质常用的方法,它能对肿块的大小、组织学特点作出完整的判断。由于近年来推广乳腺癌保乳手术,因此,一旦决定行肿块的切除活检,应尽量将整个肿块连同周围部分正常组织切除做病理学检查,以避免一旦病理诊断为恶性时再次手术。切除的肿块组织可以做常规石蜡切片或冷冻切片行病理诊断,也可以留存小块新鲜组织保存于-70℃冰箱或液氮中,用以做受体状况、增殖能力等免疫组织化学检查,还可以进行包括癌基因、细胞凋亡等分子生物学检查,为临床提供更全面的病理信息。

4.切取活检　对于较大肿块、不便切除的肿物,可从其周边部分切取一块组织,制成切片进行病理检验。切取活检的准确度优于细针吸取细胞学检查。敏感性为 79%～94%。由于此法是部分切除,会造成较大肿瘤损伤面,增加了肿瘤扩散机会,影响患者预后。因此,临床多用于较晚期病例,以便为姑息性手术切除、化疗和放疗等提供诊断依据。

（二）不能触及的乳腺疾病病理学检查

近年来,随着乳腺钼靶摄影及超声检查的普及,越来越多的不可触及的乳腺病变得以发现。极小的肿物即可检查出来。对于不可触及的乳腺病变,常用的检查方法如下。

1.结合钼检查的探查性活检术　当钼靶发现乳腺内有异常,临床不能触及肯定的肿块或病变时,可行探查性活检。在做病理检查前,先将乳腺行钼靶照相检查,找到病变部位,外科医生手术切取可疑病变,然后再对标本做钼靶检查。如果标本中发现异常,可以用金属标记定位,切取精确部位做病理学检查。在切除组织块或石蜡包埋的组织,还可再行钼靶检查,核实切除病变的准确性。如此反复将钼靶检查和病理检查相结合,常可以发现微小或是非常早期的病变。

2.立体定位计算机导向吸取活检　立体定位计算机导向穿刺活检技术是近年来应用越来越多的乳腺不可触及病变活检技术。这种技术通过系统内的 X 线设备可以获取乳腺病变的三维图像,并在计算机控制的立体活检设备对病变进行准确活检。有报道其敏感性为 97%,特异性为 99%。多数临床学者认为该技术可以取代传统的在影像学下用金属针标记的切开活检术。

3.纤维乳管镜检查　纤维乳管镜的临床应用极大地提高了乳头溢液患者的诊断准确率。对于黄色浆液或血性液体的患者、有乳腺疼痛和乳腺包块的患者,纤维乳管镜检查结合超声、细胞学或活检,也能做出准确诊断。对于乳管积液、乳管扩张患者,纤维乳管镜还可以作为治疗手段。

【疑难点评】

病理学检查的目的不仅仅是确定乳腺疾病的良恶性,更重要的是对病变的分级、分期、治疗、预后判断等提供全面的信息。

1.肿块大小　肿瘤大小是 TNM 分期中的关键因素,与肿瘤的转移和生存率密切相关,是预测腋窝淋巴结阴性患者复发率及扩散率的重要指标,具有重要价值。病理学检查比影像学检查能更准确地评价肿瘤大小。由于肿瘤周围组织的反应性改变也会成为大体测量的一部分。因此,肿块的病理学检查不仅仅从肉眼,而且应尽可能通过组织学评价肿瘤的最大直径。当乳腺癌组织中有原位癌和浸润癌时,浸润癌部分的大小比肿瘤总体大小更有意义。直径<1cm 的浸润性乳腺癌通常被称为微小癌,微小癌的 10 年无瘤生存率达 75%。有条件时,行全乳房大切片病理检查,可以对全部标本中的原发灶、癌旁组织及浸润关系做出准确判断。

2.肿瘤的细胞学分级和组织学分级　许多文献报道乳腺癌的分化程度与预后有关。分级中的关键是保证其准确性和可重复性。目前最常用的核分级法是 Black 核分级法,包含 5 项细胞核特征:核的大小、染色质、核膜、核仁、核分裂数,将肿瘤分为 Ⅰ～Ⅲ 级。级数越高分化越差。组织学分级法则流行用 N$_{ottingham}$ 分级法,结合了细胞学形态和组织结构,包括肿瘤腺管的比例、细胞核的形态和核分裂数。每项记 1～3 分,然后累计记分。其中,腺管形成区占肿瘤的 75% 以上 1 分,占肿瘤的 10%～75% 为 2 分,10% 以下为 3 分。核大小、形态轻度异型为 1 分,中度异型为 2 分,明显异型为 3 分。核分裂每 10 个高倍视野 0～5 个为 1 分,6～10 个为 2 分,11 个以上为 3 分。累计记分 3～5 分为 Ⅰ 级,6～7 分为 Ⅱ 级,8～9 分为 Ⅲ 级,级数越高分化越差。该记分系统有很好的实用性和可重复性,并有可靠的预后价值,已广泛应用于常规的病理报告中。

3.组织学类型　目前,乳腺癌常见的组织学分型为非浸润性癌、早期浸润性癌、非特殊型浸润性癌和特殊型浸润性癌。不同的组织学分型有不同的预后意义。预后较好的有小管癌、筛孔状癌、管状一小叶癌、典型髓样癌、黏液癌、小叶癌、乳头状癌、腺样囊性癌和幼年性癌。这些类型比浸润性导管癌中的非特殊类型预后更好。预后较差的还有炎性乳腺癌,有化生性癌、富含脂质癌、小叶癌中的印戒细胞癌等。如果能将乳腺癌的分级与组织学类型相结合,对乳腺癌的预后判断更有价值。

4.癌细胞增殖能力的评价　肿瘤的增殖能力与预后也有重要意义。目前,有许多评价肿瘤增殖能力的方法。常用的有核分裂指数、Ki-67 阳性指数、PCNA 阳性指数、Ag-N$_0$R 计数、肿瘤细胞的 S 期分数等。其中,核分裂计数是简便而重复性好的常用方法。

5.手术切缘的评价　保证手术切缘无癌组织残留是防止乳腺癌保乳手术后局部复发的最重要手段。有研究表明,肿块及周围 1cm 乳腺组织切除,切缘灶残留达 59%,3cm 时降到 17%。意大利米兰国立癌症研究中心研究发现,将肿瘤及周围 2～3cm 正常乳腺组织、部分皮肤切除的象限切除手术局部复发率为 2.2%,而肿块及周围 1cm 乳腺组织的肿瘤切除手术局部复发率为 7.0%。

6.有无淋巴或血管的侵袭　乳腺组织内淋巴管和血管内癌栓的形成,与肿瘤大小、组织学分级、肿瘤类型、淋巴结转移及远处转移有关,是预后不良的标志。

7.腋窝淋巴结状况的评价　淋巴结的转移情况与患者预后密切相关。应认真检查腋窝淋巴结的组织学状况。一般应找到至少 15 个左右的淋巴结。淋巴转移组与未转移组生存率有明显差别,而且腋窝淋巴结高、中、低不同水平的转移及转移数目,是否扩散淋巴结外,输出淋巴管癌栓等影响患者的生存率。根据预后由好到差,可将患者分为以下各组:无淋巴结转移组,仅有 1～3 个淋巴结转移组,4 个淋巴结以上转移组。除了描述有明确转移淋巴结数目以外,必要时通过连续切片、免疫组化、分子生物学检查淋巴结的微小转移。近年来开展的前哨淋巴结活检对判断腋窝淋巴结有无转移有重要意义。几乎所有的从原发灶转移的癌细胞都会被前哨淋巴结捕获,通过对前哨淋巴结的活检可以判断腋窝淋巴结是否有转移,灵敏度 >90%。

8.雌、孕激素受体状况　雌、孕激素受体是内分泌治疗选择的基础,通过免疫组化可以原位检测乳腺激素受体。目前,国外通常用的乳腺癌雌激素受体状况快速评分方法是:0分为无乳腺癌细胞核染色;1分为<1%～10%细胞核染色;3分为11%～33%细胞核染色;4分为34%～66%细胞核染色;5分为67%～100%。3分以上为强阳性。雌激素受体和孕激素受体应同时检测。雌、孕激素受体均为阴性,提示内分泌治疗无效,应选择其他治疗。

9.其他　包括乳腺细胞 pS2、Her-2/neu 状况、凋亡情况、p53 突变、蛋白激酶 C、端粒酶活性等,这些因素在不同层面影响乳腺癌细胞的生物学行为、临床治疗方式和患者的预后。其中 pS2 是由雌激素诱导的分泌蛋白,功能不清。多数研究证实,pS2 的高表达是乳腺癌预后良好的独立因素。检测 Her-2/neu 有无扩增,为判断是否适用单克隆抗体曲妥株单抗治疗的唯一指标。

总之,乳腺癌病理学检查应当包括以下这些最基本的信息:浸润癌的大小(最大径)、分级和类型、癌组织距手术切缘的最小距离、有无淋巴管或血管侵袭、原位癌的范围、肿瘤分级、手术是否切除、淋巴结的总数及转移数、C-erbB-2、雌激素和孕激素受体状况等。

(王振焕)

第三节　乳腺癌的放射治疗

放射治疗是利用放射线的能量照射肿瘤,使肿瘤细胞的代谢、生长与分裂受到抑制,以达到清除肿瘤或使肿瘤细胞丧失增殖能力的目的。放射治疗作为肿瘤治疗的方法学科已有近百年的历史,在乳腺癌的治疗中日益显得重要。作为局部或区域治疗手段,分别在乳腺癌初始治疗、复发及转移乳腺癌治疗中发挥着不同的作用,是乳腺癌整体治疗策略的主要组成部分。

一、乳腺癌放射治疗历史回顾

乳腺癌是最早应用放射线治疗的疾病,早在伦琴射线发现的第 2 年(1896 年)放射线就被应用于乳腺癌的治疗了。初期,由于普通 X 线能量低,皮肤反应大,照射剂量难以提高,同时,由于乳腺癌需要照射的面积和体积较大,难以达到均匀的剂量分布,限制了照射剂量的提高。放射治疗的疗效并不明显,而且当时过分地强调扩大手术范围在乳腺癌治疗中的作用。20 世纪 20 年代早期,英国的 St.Bartholomew 医院外科首先开展了镭针治疗复发性乳腺癌。该院外科医师 GeoffreyKeynes 于 1922 年首先用镭针治疗复发性乳腺癌。发现所有病变治疗后几乎消失。20 年代中期,Coolige 管发明后,可用外照射的方式对乳腺癌进行相对系统的放射治疗,技术的进步还表现在放射治疗计划的出现,包括射线野的早期应用等。一些不能手术的患者接受了放射治疗,也就是说,在这一时期开始了术前放射治疗和术后放射治疗的历史。随着⁶⁰Co 和医用电子直线加速器等具有高能辐射源的放射治疗设备的临床应用和放射治疗技术的发展,特别是高能电子束的应用,放射治疗真正成为乳腺癌治疗的主要手段之一。保留乳房治疗模式的普及,更使放射治疗成为乳腺癌的根治性治疗手段。

二、乳腺癌放射治疗模式

(一)根治性放射治疗

所谓根治性放射治疗,即放射治疗作为主要的治疗选择,或单纯放射治疗即可达到控制或治疗肿瘤的目的。而且必须依据不同的肿瘤类型给予根治性照射剂量,根治性放射治疗在乳腺癌治疗中的应用主要包括以下三个方面。

(1)早期乳腺癌的单纯根治性放射治疗。

(2)早期乳腺癌保乳术后放射治疗。

(3)初程治疗未进行放射治疗的单纯局部复发乳腺癌。

早期乳腺癌单纯根治性放射治疗目前基本不被接受,理由如下:①随着手术模式的改进,保乳术得到了广泛的认可,对美容效果影响不大;②早期的临床治疗经验显示,根治性放射治疗造成了乳房纤维化和上臂水肿等较为严重的并发症,而且放射治疗后局部肿瘤控制率远不及局部肿瘤切除术后的放射治疗者。但随着外照射调强放射治疗,插植调强放射治疗及放射粒子植入调强放射治疗研究的深入,早期乳腺癌局限性靶区根治性放射治疗引起了肿瘤放射治疗学者的重视。

(二)辅助放射治疗

所谓辅助放射治疗是指相对于肿瘤的综合治疗而言的。放射治疗处于辅助或补充状态。辅助放射治疗包括术前辅助放射治疗和术后辅助放射治疗。

1.术前辅助放射治疗　理论上乳腺癌术前辅助放射治疗的优势如下。

(1)放射治疗使肿瘤细胞活性降低,减少了医源性播散。

(2)放射治疗使瘤体缩小,瘤体周围的亚临床病灶得以消灭,提高局控率。

(3)无手术因素的影响,肿瘤血供未被破坏,有利于放射治疗效应的发挥。

(4)对术前已固定的肿瘤,估计切除困难者,可望通过放射治疗提高切除率或根治性切除率。

(5)便于观察放射治疗效果。

术前放射治疗可能存在的不足包括如下几点:①不利于组织学检查;②延迟伤口愈合;③病例选择不当时,可能因肿瘤放射治疗不敏感而延误手术。

术前放射治疗的原则:①应用于单纯手术局部复发率高或肿瘤部位对扩大切除有限制的癌肿,如局部晚期和炎性乳腺癌等;②射野应大于手术切除范围,包括可能存在的亚临床病灶;③照射剂量应恰当,一般以不影响手术进行和术后愈合为前提,不同的分割方式照射剂量不同,但一般使用常规分割,照射剂量为45Gy;④放射治疗后手术间隔依据照射剂量分隔方式,一般不宜低于2周,也不宜超过5周;⑤合理选择放射源。

2.术后辅助放射治疗　术后放射治疗的目的在于补充手术切除的不足,以减少局部复发。术后放射治疗的优势在于,定位准确,指征相对明确等;缺点是由于手术所致的局部区域血供差,氧效应低,以及短期内无法判断疗效等,同时,放射治疗还增加了对侧乳腺及放射治疗区域第二原发癌的危险性。

(1)术后放射治疗的指征:①术后有肉眼癌残留及组织学镜下切缘阳性;②有潜在癌残留的病例;③乳腺癌保乳术后;④乳腺癌根治术后伴腋窝淋巴结转移的病例;⑤肿瘤直径>5cm,或瘤体与胸壁、皮肤粘连者。

(2)术后放射治疗的原则:①术中对术后放射治疗的必要性作出估计,以便为术后放射治疗做好准备工作,如术中的银夹标记出放射治疗范围;②术后即刻依据病理学报告对放射治疗和化学治疗的必要性和优先权予以评价,以便放射治疗能在合理的时间内进行;③严格掌握放射治疗靶区的范围,照射剂量及剂量分割,以尽量减少放射并发症,并尽量杜绝严重并发症的发生。

3.姑息放射治疗　对已无治愈希望的乳腺癌患者的原发肿瘤和转移灶予以肿瘤累及野限量放射治疗,以延缓肿瘤生长和(或)改善肿瘤所引起的症状,如止痛、缓解肿瘤压迫、溃疡性癌灶的处理以及安慰性治疗等。姑息放射治疗在晚期乳腺癌的治疗中,有着相当重要的地位。对症放射治疗属于姑息放射治疗的范畴,但与姑息放射治疗不同的是,对症放射治疗不考虑放射治疗对患者生存的影响,而主要考虑通过放射治疗以减轻放射治疗症状并改善患者生活质量。姑息放射治疗在乳腺癌转移或复发的治疗中起着相当重要的作用。

三、乳腺癌的放射治疗技术

(一)乳腺放射治疗定位技术

患者仰卧在 CT 模拟机或 X 线模拟机床上,下垫一乳腺定位托架,依据人长轴方向调整角度,使胸骨呈水平位置。

照射野的上界在胸廓入口水平(锁骨上野不照射时),下界位于乳腺组织(乳腺皱褶下)下 1～2cm,内界位于胸骨中线,外界位于腋中线,扫描定位时在内、外界中各放一铅丝,得出以下数据:①内切线角;②外切线角;③等中心点位置;④野间距;⑤移床距离。将以上参数输入治疗计划系统得出理想的放射治疗计划。

(二)照射技术

1.乳腺切线放射治疗　采用 4～6mVX 线,把放射野的下半野遮住以减少偏射线对心脏和肺组织的损伤,根据乳腺组织的弧度和治疗计划要求,加适当角度的楔形板,常规分割,每次 1.8～2.0Gy,5 次/周,切线野总量 46～50Gy。

2.适形调强放射治疗　随着放射治疗设备和放射治疗的不断发展,放射线每一射束强度的调整已成为可能,适形调强放射治疗的特点是先决定最佳的治疗计划,再由计算机确定实现该计划的治疗参数,包括射束方向、数目、能量等,最后支配加速器照射。适形调强放射治疗的优点是照射野的形状能够完全和靶区的实际形状相吻合,能够把高剂量放射线投照到靶区而靶区周围的敏感组织受照剂量最小,其最大受益是减少肺、心脏及冠状动脉的损伤。

3.乳腺象限调强放射治疗　对于肿瘤体积小,无广泛微小钙化而且低度恶性患者,绝大多数临床失败发生在肿瘤位于的同一象限内,所以提出对上述患者在局部切除术后行象限照射或部分乳腺照射。其初步的临床结果已得到证实,该技术在保证疗效的前提下,又明显减轻了放射损伤,有利于患者的功能。恢复和美容。

(三)照射区域

1.乳房和胸壁的照射　对肿块切除、象限切除或单纯放射治疗以及术前放射治疗的患者,靶区范围应包括完整的乳房、腋尾乳腺组织、胸肌和乳房下的胸壁淋巴引流区。

合理的乳房照射应使用 4～6mVX 线或 60Co,保证靶区得到均匀的剂量,乳房照射的基本技术为双侧切线野,必需的体表标志为,体中线仰卧位乳房上界、内界和外侧界,以临床仔细扪诊为准。模拟机下,射野上界距乳腺组织最上缘约 2cm(与锁骨上野衔接),下界为乳房皱褶下 1～2cm,后界包括 1～2cm 肺组织,前界开放,以防止照射过程中因乳房肿胀而使射野量受局限。

切线野照射可使用源皮距或源轴距技术。使用半野技术或旋转机架角使双切线野后界成为一条直线。避免局部组织出现照射热点。

常规切线野治疗计划系统为二维计划,已积累了多年的经验,剂量计算是在中心层面上完成的,根据不同的乳房体积和形状需选用不同角度的楔形滤片,如果没有体积过大或胸廓过宽等情况,剂量均匀性一般要求在±5%以内。最主要的缺陷是忽略了外轮廓的重要变化,尤其是纵向的乳房和胸壁外廓走行。三维治疗计划系统可将模拟定位中与关键器官照射容积有关的重要参数直接量化,以物理角度改善治疗方案,弥补二维计划的不足。

2.胸壁照射技术　胸壁放射治疗的基本照射技术同完整乳房,特殊之处在于首先胸壁的手术瘢痕长且不规则,必须包括在射野剂量稳定的区域内;其次是胸壁照射需保证足够的皮肤和皮下剂量。

电子全全胸壁照射足另一项技术。可使用单一前野,优点是技术简单易行,缺点是胸壁外侧剂量覆盖差,如果胸壁厚度深或电子束能量选择过多,可导致肺过量照射。电子束能量选择必须根据 CT 测得的胸壁厚度而定,以 9～12MeV 居多。

3.区域淋巴结的照射技术

(1)锁骨上下野淋巴结的照射:接受了第一站和第二站的腋清扫,预防性照射的靶区为锁骨上淋巴结和第三站腋窝淋巴结,下界为锁骨头下缘,相当于第 1 肋间水平,内界过中线 1cm,上界位于环甲切迹,外侧界为肱骨头内侧。需完整照射腋下时,锁骨上淋巴结区与腋窝淋巴结区合并,成为腋锁骨联合野,上、内界同前,下界在第 2 肋间,外界包括肱骨颈,铅挡保护肱骨头。对部分第 Ⅱ 组腋窝淋巴结阴性或接受三站完整腋清扫的患者,则相应的靶区仅为锁骨上下淋巴结,从而减少了臂丛神经损伤的概率。治疗时头部偏向健侧以减少喉照射,机架角向健侧偏斜 10°～15°,以保护气管、食管和脊髓。内上射野沿胸锁乳突肌走向用铅挡保护喉和脊髓。

锁骨上下野预防照射剂量为 40～50Gy,常规分割。

(2)内乳淋巴结的照射:内乳淋巴结照射的指征目前争议很大。常规内乳淋巴结预防性照射布野上界为锁骨头下缘或锁骨上野衔接,内界过中线 1cm 或中线,野宽 5cm,下界位于第 4 肋间。常规内乳野参考点为 2.5～3.0cm 深度。内乳野照射的预防剂量为 46～50Gy,常规分割。

(3)腋窝淋巴结的照射:腋窝淋巴结的照射与否目前存在很大的争议,常规不建议行腋窝淋巴结照射。但当腋窝淋巴结穿破包膜,粘连固定不能完整切除时,仍需考虑照射,设野原则为,上界锁骨水平,下界为第 2 肋骨水平,内界为胸廓内缘,外界为腋后线水平,^{60}Co 或 4～10mVX 线照射,常规分割。为补充腋窝淋巴结区剂量至 46～50Gy,需用腋后野。模拟机下腋后野布野如下:上界平锁骨下缘,内界位于肋缘内 1.5cm,下界同腋-锁骨联合野的下界,外界与前野肱骨头用铅挡保护,一般包括约 1cm 肱骨头。腋淋巴区照射深度可以中心平面作参考,一般为 6～7cm。

4.射野的衔接技术

(1)切线野和锁骨上下野的衔接:切线野和锁骨上下野的重叠热点不仅造成了皮下组织纤维化,而且可影响至前肋和肺尖的剂量,增加放射治疗后肋骨骨折、肺尖纤维化的发生率。

消除切线野的散射可采用转动治疗床的方法,使双侧切线野中轴线向足部倾斜,从而使两切线野的上界成为无散射的一条直线。治疗床转动后光栏角度也需随之调整。另一方法是使用 1/4 野,中心置于锁骨上野的下界,Y 轴方向上 1/2 的射野通过不对称光栏挡住。同时切线野的后界使用的是 X 轴方向的中轴线,后 1/2 挡住。该方法使用时需 1/4 野的剂量做实际测定。

锁骨上下野散射的消除可以通过半野照射的技术,将野中心置于锁骨上野的下界,并将射野长度扩大 1 倍,照后将野下部或用铅块挡住。

(2)内乳野和切线野的衔接:内乳淋巴结照射目前争议很大,已不作为常规野照射,但如需照射时,与内切野交界处往往皮下有高剂量区,而下方的乳腺组织又出现低剂量区。若消除低剂量区,可让内切野内界与内乳野重叠,但不超过 1cm,同时在使用混合射线照射时将电子束野宽扩大 0.5cm。电子束能量选择需参考胸部 CT。

将内切野内界向健侧移至中线旁 3～4cm,可将内乳淋巴结包括在切线野内。但内乳淋巴结不易得到确切的照射剂量,而且增加了照射容积,左侧病变的患者心脏受量也明显增加。

5.保乳术后瘤床追加剂量照射   Holland 等人报道,当肿瘤直径<2cm,阴性切缘不超过 1cm 时,病理发现 17%残留浸润癌,28%残留原位癌;当阴性切缘不超过 2cm 时,病理发现 14%残留浸润癌,18%残留原位癌。

1)Boost 设野的方法

(1)手术时放置银夹:一般将标记物放置在肿瘤上、下、前、后、左、右,以便清楚地在模拟机下显示瘤床的位置。

(2)参考术前体格检查:主要根据术前外科与放射治疗科医师共同检查并详细记录病灶的位置,但术后瘤床实际位置往往会发生变化。

(3)依据术前钼靶片确定:确定肿瘤相对于乳头及乳房的位置和深度。

(4)CT 定位法:肿瘤切除后术腔的 CT 值低,用 CT 扫描可确定术腔的范围,建议在术后 1 周左右行 CT 定位。

(5)B 超定位法:利用术后的术腔低回声原理确定追加野的范围,建议术后 1 周左右定位。

(6)术后切口标记法:医师在实施手术时,切口的位置及大小与肿瘤的位置基本吻合,临床上一般以切口向外放大 3cm 作为追加野。

2)Boost 的照射方式

(1)电子线照射:根据肿瘤的深度,一般采用 12~16MeV 的电子线,照射要求不少于 80%的等剂量线包括靶区,常规分割,追加剂量 10~20Gy。

(2)近距离后装照射:主要用于乳腺体积较大,肿瘤位置较深,以及切缘阳性或近端切缘阳性者。

(四)术中放射治疗

患者在行局部切除后,用电子线对瘤床直接照射,剂量一般为 10~15Gy,其优点为定位准确,缩短了治疗时间。

四、乳腺癌的根治术或改良根治术后的放射治疗

大量回顾性分析或随机分组临床研究的结果都证实术后的放射治疗能降低局部和区域淋巴结复发率。20 世纪 90 年代中期以后,在回顾既往临床研究的长期结果以后发现,与对照组相比,术后放射治疗平均降低了 2/3 的局部区域复发率。它在控制局部疾病方面的作用是全身化学治疗所不能达到的,最近研究结果证实,在全身治疗基础上的术后放射治疗提高了长期生存率,所以,术后放射治疗的地位受到关注。

(一)术后放射治疗的适应证

术后放射治疗主要适用于局部或区域淋巴结复发高危的患者,即 T_3、T_4 或腋窝淋巴结阳性≥4 个者,或 T_1、T_2、淋巴结转移 1~3 个,包含某一项高危复发因素(年龄≤40 岁,激素受体阴性,淋巴结清扫数目不完整或转移比例大于 20%,HER-2/neu 过表达等)的患者可考虑术后放射治疗。近年来,临床上的一个难题是如何判断腋窝淋巴结检测是否彻底,Lyer 等建立了评价腋窝检测是否彻底的标准,认为腋窝淋巴结转移程度的准确性与淋巴结阳性数目及检测的淋巴结总数有关:T_1 病变淋巴结 1 个阳性者,至少需要检测 8 个淋巴结才能使淋巴结转移≥4 个的可能性不超过 10%,要达到同样的标准,2、3 个淋巴结阳性者分别需要检测 15、20 个腋窝淋巴结,T_2 病变 1、2、3 个淋巴结阳性者分别需要检测 10、16、20 个淋巴结。可见,如果检测淋巴结数目太少,会影响对淋巴结转移严重程度的评价,影响治疗方案的选择和疗效的评价。

对于老年(年龄≥70 岁)乳腺癌患者改良根治术后放射治疗,需要根据肿瘤复发危险程度和患者的功能状态来选择。对于复发高危患者(T_3~T_4 和(或)N_2~N_3),如果患者功能状况良好,应予以术后放射治

疗,年龄不应成为禁忌因素。

（二）照射靶区

根治术或改良根治术后,局部和区域失败的常见部位是胸壁和锁骨上区淋巴结,在临床上,我们常常根据原发肿瘤和区域淋巴结状况决定是否行胸壁和区域淋巴引流区放射。

1.胸壁的照射

(1)目的:对于行根治术后的患者,胸壁照射的目的是减少皮肤和皮下组织的肿瘤种植和复发;对于行改良根治术的患者,除以上因素外,还包括减少肌间淋巴结复发。

(2)指征:乳腺原发灶直径达5cm,皮肤有水肿、破溃、红斑或与胸肌固定,腋窝淋巴结转移率达到20％或转移淋巴结达到4个者,肉眼或镜下肿瘤残留。文献报道:Ⅰ期患者术后单独照射淋巴引流区者5年及10年生存率为83％和58％,术后照射淋巴引流区及胸壁者依次为90％和74％,Ⅱ期患者术后单独照射淋巴引流区者5年及10年生存率为54％和36％,而加胸壁者依次为71％和49％,有显著差异。

(3)照射野:上界位于胸廓入口或与锁骨上野相交处,下界位于乳腺组织下方2cm,内野为胸骨中线或内乳野外缘,外界位于腋中线。

(4)照射剂量:乳腺切线野照射剂量为45～50Gy,4.5～5.5周,每日1次,每次剂量为180～200cGy。

2.锁骨上下淋巴结的照射　锁骨上区是位于胸壁之后的第二常规的失败位置。有资料显示:锁骨上区总淋巴结转移率为3.8％。对AXⅠ/Ⅱ组（＋）而AXⅢ（一）者,锁骨上区转移概率为0,AXⅠ/Ⅱ/Ⅲ均（＋）者,锁骨上区转移率高达45.5％。也就是说,锁骨上区淋巴结转移率与腋窝淋巴结转移的程度有关。因此,术后放射治疗应常规照射锁骨上区。

(1)照射指征:①腋顶淋巴结转移者;②内乳淋巴结转移者;③腋窝淋巴结转移未清扫腋顶者;④腋窝淋巴结转移不少于4个。

(2)照射野:内界位于体中线至胸骨切迹水平沿胸锁乳突肌的内缘,外界位于肱骨头内缘,上界位于环甲沟水平,下界位于胸壁野上界相接,即第一肋下缘水平。

(3)照射技术:机架角向健侧倾斜10°～15°,采用^{60}Co或4～6mVX射线,常规分割照射,剂量为5000cGy5周。

3.腋窝区照射　乳腺癌经根治术或改良根治术后,腋窝区复发率不高,以往的原则是,腋窝淋巴结阴性或1～3个阳性患者不予以腋窝放射,淋巴结阳性达到4个淋巴结包膜受侵者应予以腋窝照射。但近年来的一些临床研究结果说明,根治术或改良根治术后照射腋窝无益。Donegan等观察改良根治术后48例肿瘤穿破淋巴结包膜,未做腋窝放射治疗的患者,无一例腋窝复发。国内王淑莲等回顾了78例腋窝淋巴结达到8个阳性的患者,术后做和不做腋窝放射治疗者,腋窝复发率分别为4％和7.7％,无统计学差异。不支持术后腋窝照射,但腋窝淋巴结清扫术后再做腋窝放射治疗会导致上肢水肿概率的增加。Larsou报道,腋窝淋巴结清扫后,腋窝放射治疗者发生同侧上肢水肿率为36％,不做放射治疗者仅为12％。也就是说,术后照射腋窝对降低复发作用不大,也不增加生存率,还会导致同侧上肢水肿等并发症,故不建议行术后腋窝放射治疗。

4.内乳淋巴结照射　对于内乳淋巴结照射目前有争议。因为临床上内乳淋巴结肿瘤复发较为少见。Fowble对7组4126名患者的总结说明:内乳淋巴结肿瘤复发率为0～7％。中国医科院肿瘤医院总结表明,肿瘤位于内象限或中央区患者,腋窝淋巴结阴性组内乳区放射治疗和未放射治疗组的内乳淋巴结复发率分别为85％和63％,腋窝淋巴结阳性组内乳区放疗和未放疗组的内乳淋巴结复发率分别为78％和23％,无统计学差异。而且,术后内乳区淋巴结照射会导致心血管病变和肺损伤（尤其是左侧者）,增加患者非肿瘤病死率,故不支持术后放射治疗时照射内乳淋巴结。

目前对内乳淋巴结的处理有 3 个可行方案：①不做内乳放射治疗；②改善照射技术，使用电子线或电子线和(或)X 射线混合射线进行直角或偏角照射，以减少对心肺照射；③缩小内乳区照射范围。只包括同侧第 1～3 肋间，使心肺照射体积进一步缩小。

五、乳腺癌新辅助化学治疗后、改良根治术后的放射治疗

乳腺癌新辅助化学治疗后、改良根治术后的放射治疗指征与未接受新辅助化学治疗相同，需参考新辅助化学治疗前的初始分期。放射治疗技术和剂量同未接受新辅助护理的改良术后放射治疗。

对于有辅助化学治疗指征的患者，术后放射治疗应该在完成辅助化学治疗后开展；如果无辅助化学治疗指征，在切口愈合良好的前提下，术后 8 周内开始放射治疗。辅助赫塞汀治疗可以和术后放射治疗同期开展。放射治疗开始前要确认左心室射血分数(LVEF)大于 50%，同时避免内乳野照射，尽可能降低心脏的照射剂量，尤其是患侧为左侧。

六、乳腺癌保乳术后的放射治疗

乳腺癌的临床保乳治疗研究取得了一定的成果，外科保乳术加手术后放射治疗已被视为早期乳腺癌经典的首选治疗方式。当前保乳术在欧美等发达国家占 50%～60%，在国内占 10%～15%，有上升趋势，其增加的原因如下：①乳腺癌属于全身性病变的观念已被广泛接受，扩大手术范围并不提高生存率；②早期乳腺癌患者的明显增加给保乳术创造了条件；③患者对生存质量的要求增加；④先进的放射治疗设备和放射治疗技术以及有效的化学治疗药物的应用为保乳术保驾护航；⑤国内外大量临床资料证实了保乳治疗的疗效。大家知道，早期乳腺癌保乳治疗成功的标志不仅是治愈肿瘤，同时还包括应获得患者和医师均认为满意的乳房美容效果，这两个目标对保乳术后的放射治疗提出了比常规乳腺癌放射治疗更为严格的要求。

术后放射治疗的理由包括：①降低局部肿瘤复发率；②提高生存率；③降低将来再次手术的可能；④预防乳房切除；⑤放射治疗并发症可以耐受。大量的临床随机分组研究已经证明，术后放射治疗降低了局部肿瘤复发率，从而使得相当一部分患者不必因局部肿瘤复发而失去乳房，并且保乳术加术后放射治疗与乳房切除治疗患者的生存率相同，2005 年国际早期乳腺癌试验协作组公布了 78 个随机分组研究，42000 例乳腺癌患者接受放射治疗与不放射治疗，根治术与保乳术，根治术与放射治疗的荟萃分析报道。其中 7300 例接受保乳术，放射治疗(主要是乳腺放射治疗)使这部分患者的 5 年局部复发风险降低了 19%，由 26% 降至 7%，15 年乳腺癌死亡风险率降低了 5.4%，由 35.9% 降至 30.5%($P=0.0002$)，总死亡风险率降低了 5.3%($P=0.005$)。无论年龄与肿瘤特征，放射治疗降低所有乳腺癌患者的局部复发风险作用相似。

(一)保乳术后放射治疗照射靶区确定的基本原则

1.病变位于乳房外象限的 T_1、T_2 期患者 若腋窝淋巴结阴性或仅 LevelI 发现转移而且转移淋巴结数 <4，术后可以仅行全乳腺放射。无需行内乳和锁骨上下区照射。

2.病变位于内象限的 I、II 期患者 若无腋窝淋巴结转移，可以仅行全乳腺照射，无需行内乳和锁骨上下区照射。

3.对于有 Level II 和 Level III 淋巴结转移的患者 无论原发肿瘤位于何象限，保乳术后均应行全乳腺和锁骨上下区的照射。如果病变位于内象限，腋窝淋巴结转移数>4 个，则内乳区也应位于照射靶区内，而对于仅有 1～3 个腋窝淋巴结转移患者，内乳区是否应包括在照射靶区内，应视具体情况而定。

4.其他　对于临床评估腋窝淋巴结阴性,哨位淋巴结清扫阴性而未行腋窝淋巴结清扫的患者,术后可不予以腋窝照射;若临床检查未见内乳淋巴结转移,锁骨上下还可不予以照射。

(二)照射区域

保乳术后的放射治疗包括全乳腺照射和瘤床的补充照射,全乳腺照射使用的是乳腺切线野及三维适形调强放射治疗,瘤床补充照射使用瘤床追加野。

1.全乳腺照射方法

(1)全乳腺切线野照射

1)全乳腺切线野的范围:照射野的设计必须包括整个乳腺及乳腺组织下方和外侧的部分胸壁组织。如果需要设立锁骨上野,则切线野的上界在第1或第2肋间(Louis角)与锁骨上野的下界相接。如果不需要照射锁骨上下区淋巴结,则不设立锁骨上野,切线野的上界必须上移至锁骨头的上缘,以包括整个乳腺,如果内乳链不需要照射而不需要设内乳野时,则内切线野的内界位于胸中线或过中线1cm;如果将内乳链照射包括在切线野内,则切线野的内界需过中线3～4cm,如果单独设内乳野照射,则切线野的内界在旁开中线5～6cm与内乳野的外界相接。外切线野的外界必须在可触及的乳腺组织下2cm,通常在腋中线。下界在乳腺下方皱褶下2cm。

2)切线野的定位方法:切线野的照射方式有等中心照射和源皮距照射两种方式,两者在定位技术上略有区别,但基本的定位方式有CT定位和模拟机定位两种方式。

(2)三维适形放射治疗(3D-CRT):是利用精准的立体定位技术、CT模拟定位、3D影像重建技术和三维立体计算机治疗计划(3D-TPS)方式,在CT图像上逐层勾画靶区和危及器官,采用适形铅膜或多叶准直器和共面或非共面多野立体照射技术,使等剂量曲线的分布与靶区的形状一致或基本一致,目的在于减少正常组织的照射剂量,尽量提高肿瘤区照射剂量,减少放射治疗并发症,提高肿瘤局部控制率。许晓峰等对于保乳术后患者,分别采取三维适形放射治疗及常规放射治疗,结果显示近期疗效和美容效果基本相当,但三维适形放射治疗,心脏受到的照射量明显低于标准切线放射治疗的照射量。

(3)调强放射治疗:三维适形调强放射治疗(.IMRT)作为三维适形放射治疗技术的高级阶段,不但能使照射的范围与乳腺外形一致,它进一步减少了乳腺内照射剂量梯度,提高照射的均匀性,改善了美容效果,降低了正常组织如肺、心血管和对侧乳腺的照射量,降低了近期和远期的毒副作用。采用正向或逆向调强放射治疗计划设计(仍以内切野和外切野为主)。年轻、乳腺大的患者可能受益更大。同步整合调强放射治疗还可缩短治疗周期,解决放射治疗和化学治疗的衔接,方便患者。

2.临床补充照射的方法　乳腺癌保乳术加放射治疗的乳腺切除标本组织学研究证实,65%～85%的局部乳腺复发是在原发肿瘤所在的象限部位。同时,如果全乳照射剂量>60Gy,则将严重影响美容效果。因此,全乳放射治疗45～50Gy后,宜常规对瘤床进行缩野追加放射治疗。虽然在切除后活体组织检查组织学证实切缘阳性的病例,缩野追加放射治疗的作用尚有争议,但各种资料提示适当的高剂量放射治疗,对降低局部复发率还是必要的,同时,由于小野追加放射治疗的美容效果影响较小,因此可以考虑免行瘤床追加放射治疗的指征仅限于:①年龄>40岁;②T₁期肿瘤;③无广泛导管内成分(EIC)或无淋巴管浸润;④组织学检查证实为切缘阴性;⑤无肿瘤坏死且肿瘤细胞分化在Ⅰ、Ⅱ级者。

(1)全乳腺照射完成后开始给予瘤床加量:目前临床上使用的方法有电子线和组织间插植两种,因电子线痛苦小、使用方便、成本低、时间短、美容效果好,所以电子线常用。下面重点介绍电子线追加技术。

电子线追加技术:电子线追加放射治疗首先确定原发灶的位置,照射野应超过肿瘤边缘2～3cm。照射时,患者上肢外展,手放头上方,使乳房轮廓呈扁平状,然后身体旋转,使局部切除瘢痕与床面平行,电子线射线束与靶区表面垂直,或机架旋转,以准确地确定靶区。

（2）与全乳腺照射同步进行：同步整合调强放射治疗就是在全乳腺照射的同时实现瘤床补量照射，不但避免常规全乳与瘤床序贯照射带来的部分乳腺不必要的重叠照射，还避免了常规照射时可能存在的照射野交界处的剂量冷点和热点，而且缩短了整体治疗时间。

3.放射源和放射剂量 切线野放射源可采用^{60}Co线或4～6mV的X线，对于乳房较大的病例，采用6～10mVX线比较有利。对内外切线野间距＞22cm者，使用6mV或更低能量的X线，能够导致剂量分布的明显不均匀性，而且会导致明显的不良美容效果。这是Xiong等采用乳腺模型对各种能量的射线照射的剂量分布进行研究后得出的结论。对这类患者应当首先选择10～18mV的较高能量的X线照射总量的50%，同时依据TPS计划，选择合适的楔形板，用6～8mV的X线照射其余50%的剂量。对乳房大而悬垂的患者，常规体位易于造成剂量分布的不均匀性。因此无特殊情况时，不主张对悬垂大乳房施行保留乳房治疗，因其放射治疗后易出现乳房纤维化，美容效果不佳。保乳术后全乳照射量为每5～6周45～50Gy，每次1.8～2.0Gy，每周5次。

瘤床追加野电子线能量的选择应依据肿瘤距皮肤表面的深度进行确定，一般选择9～15MeV电子线。具体每一位患者应依据手术记录肿瘤的深度及CT扫描显示的术中所放银夹的位置和胸壁的厚度选择，以避免肺的过量照射。瘤床追加野的照射剂量为8～15Gy。

4.保乳术后放射治疗的时机 在T_1、T_2及部分T_3的保乳治疗中，手术、放射治疗和化学治疗的最佳顺序目前仍不清楚，而且存在较大争议。保乳术后放射治疗和化学治疗的顺序主要依据肿瘤转移的危险因素而定，转移危险性高者，术后宜给予化学治疗，而转移危险性低者，术后宜给予放射治疗，尤其对那些局部复发危险性明显大于远处转移危险性的患者，术后先行放射治疗，对降低局部肿瘤的复发率是非常必要的。对身体条件允许的患者，同时进行放射治疗和化学治疗是较为可取的方法，但部分患者需要适当降低药物剂量。

综合目前的文献报道，有关乳腺癌保乳术后放射治疗的最佳时机尚无定论，多主张依据每一位患者的具体情况采取个性化处理的原则，其依据包括病期、切缘情况、腋窝淋巴结转移情况、癌基因表达及年龄等各种因素综合考虑。

（1）对预期局部复发为主要预后不利因素者，宜先给予放射治疗，这些因素包括：①切缘近端阳性（直径≤1mm）或切缘阳性、切缘不详；②术后组织学检查无腋窝淋巴结转移或SLNB结果为SLN阴性；③具备局部复发其他高危因素者。

（2）对预期远处转移为主要预后不利因素者宜给予化学治疗，这些因素包括：①局部肿瘤切除彻底，切缘阴性；②腋窝淋巴结多个转移（转移数≥4个）或有结外侵犯者；③临床上怀疑已发生远处转移者；④高度恶性的肿瘤。

（3）化学治疗-放射治疗-化学治疗序贯进行的治疗模式可作为试验性选择，而且是目前临床医师普遍接受的治疗方式，即术后化学治疗2个周期再行放射治疗，放射治疗后再化学治疗4个周期，或放射治疗前后各化学治疗2～3个周期。

（4）放射治疗、化学治疗同步进行，对一般情况好而且局部复发和远处转移都是其预后不利因素的患者，放射治疗、化学治疗同步进行应该是较为理想的选择。其优点是：①化学治疗药物可以发挥放射增敏作用；②缩短总的治疗时间；③兼顾局部复发和远处转移两个方面的因素。但应当注意同步放射治疗、化学治疗会增加早期和晚期放射反应，而且对美容效果有潜在影响。

（5）放射治疗开始时间应尽量争取在术后3个月内完成，不应晚于术后6个月。对于淋巴结阳性及高危患者，先给予化学治疗，但放射治疗开始时间不应超过20～24周，否则局部复发危险性增加。

5.老年女性保乳术后的放射治疗 随着老龄化社会的到来，老年女性乳腺癌患者（西方70岁以上，中国 65 岁以上)的治疗越来越受到重视。老年乳腺癌保乳术后,绝大多数患者需要术后放射治疗。老年女性保乳术后放射治疗应遵循以下五个原则。

(1)病例浸润癌,年龄≥70 岁,且 T_1N_0、ER 阳性患者,在接受内分泌治疗的情况下,一般情况较差,可不给予放射治疗。其余需要放射治疗的浸润性癌患者,如果年龄<70 岁,应该瘤床补量。

(2)病理为导管内癌的高危者(有年龄 66~69 岁、肿瘤>2.5cm、粉刺型、高分级任一因素),如果患者一般情况良好,应考虑放射治疗。低危导管内癌患者,如年龄为 70~79 岁,无合并疾病或有轻微合并疾病者可考虑放射治疗。

(3)应该特别注意心脏和肺的受照射容积剂量。

(4)对有较严重的慢性疾病和心脏疾病的患者,应选择适形调强放射治疗,以最大限度地减少心脏和肺的受照射容积和剂量。

(5)可以适当减少全乳照射剂量,而适当增加瘤床追加野的照射剂量。

6.乳腺导管原位癌的放射治疗 导管原位癌组织学定义为局限于基底膜内的导管上皮恶变。它可伴有局灶的微小浸润,但不超过以下范围:单个浸润灶深度不超过 2mm,或 3 个以内浸润灶每个不超过 1mm。

由于 DCIS 具有多中心起源倾向,单纯肿瘤切除术局部复发率高达 26%~75%。因此,很长时间以来,全乳房切除被认为是 DCIS 标准治疗模式。但随着钼靶片普查的普及,越来越多的小于 10mm 的小病灶得到早期诊断,这部分肿瘤的多中心性和微灶浸润的概率明显降低,为乳房保留治疗提供了可行性。

随着保留乳房治疗作为早期浸润性乳腺癌常规治疗选择被广泛认可,局部肿瘤切除加放射治疗的治疗模式也被引用于 DCIS 的治疗。多数回顾性分析显示,局部肿瘤切除加放射治疗 DCIS 与全乳房切除治疗的局部肿瘤控制率及患者长期生存率基本相同。WashingTon 大学对 70 例 DCIS 患者行肿瘤切除术加放射治疗,5 年乳腺肿瘤控制率为 93%,未放射治疗病例仅为 57%(P<0.001),仅 3 例(4.3%)局部复发。Recht 等报道 40 例 DCIS 切除活体组织检查加全乳放射治疗 45~50Gy,其中 26 例原发肿瘤部位追加放射治疗 10~20Gy。随访 1~8 年,4 例局部复发 10%,复发的病例均成功地进行了全乳切除补救。

DCIS 保留乳房治疗后放射治疗的局部肿瘤复发率为 7%~19%,这一结果是可以接受的。因此 DCIS 的治疗现多倾向于选择局部肿瘤切除加放射治疗(无需瘤床补量),全乳房切除治疗已逐步被放弃。因此对于绝大多数选择保留乳房治疗的 DCIS 患者,局部肿瘤切除术后的放射治疗仍然是必要的。局部肿瘤切除结合术后放射治疗,这种保留乳腺治疗模式应代替全乳切除术而逐步成为 DCIS 的主导治疗模式。

(七)乳腺癌放射治疗并发症及预防

【近期并发症】

放射治疗的反应以局部反应为主,全身反应相对较轻。

全身反应主要表现为:恶心、食欲减退、头晕乏力、白细胞计数下降等。治疗方法主要是对症治疗。

局部反应有放射性皮炎(皮肤色素沉着、皮肤红斑、干性皮炎、皮肤萎缩)、放射性食管炎、放射性肺炎、上肢水肿等,较轻的放射性皮炎和放射性食管炎常可以自愈。

【远期并发症】

1.心血管并发症 放射治疗后心血管毒性作用是造成非乳腺癌病死率增加的最主要因素,Cuzick 等发现,心血管远期毒性首先与照射容积有关,表现为左侧肿瘤与右侧肿瘤相比心脏疾病死亡风险为 1.34,其次存在剂量一效应关系。

Butqvist 等回顾性分析了 Stockholm 研究 960 例患者的长期心脏损伤,通过三维治疗计划系统重建并比较四种照射技术的等剂量曲线,心脏受照射量最高的为包括内乳野的左侧切线野,该组患者的心脏相关病死率为对照组的 3 倍,这是第一项定量分析心脏放射受照量和长期损伤的研究。

蒽环类化学治疗联合放射治疗时降低心脏放射耐受性。当多柔比星累积剂量达 $450mg/m^2$ 时,接受左侧乳房或胸壁照射的患者心血管发病率是接受右侧照射和未接受放射治疗的患者的 3～4 倍。可以说,心血管晚期损伤是制约术后放射治疗改善生存率的首要原因,换句话说,生存率的优势必须在心脏毒性控制在合理范围内的前提下才能体现。目前已有一系列的治疗计划研究探讨利用三维技术降低心脏受照量的可能性。

2.上肢淋巴水肿　　上肢淋巴水肿的发生率在不同系列中差异很大,其发生与腋窝淋巴结清扫术的范围和放射治疗对腋窝的直接照射有关。Chua 等研究发现:单纯腋窝淋巴结清扫术后上肢水肿发生率为 9.5%,单纯放射治疗后为 6.1%,腋窝淋巴结清扫术后加放射治疗高达 31%。上肢水肿一旦发生,没有有效的治疗方法,关键是预防。近年来,由于腋窝淋巴结清扫技术的改进,上肢水肿的发生率明显下降;此外,还要严格掌握腋窝和锁骨上淋巴区术后照射的适应证。目前可采用肢体气压治疗,对患侧上肢水肿可有一定程度的缓解。

3.放射性肺炎　　发生率很低,为 1%～6%,它的影响因素包括照射容积、总剂量、分次剂量和化学治疗。放射性肺炎的发生时间一般在放射治疗后 1～3 个月,如果照射剂量较高,放射性肺炎可以发生在放射治疗中或放射治疗即将结束时。放射性肺炎的发生率在单纯切线野治疗患者中为 0.5%,在同时接受锁骨上或锁骨下及腋窝淋巴结区放射治疗的患者则为 3%。其中接受序贯化学治疗者发病率为 1.3%,而同时化学治疗则为 8.8%。

4.肋骨骨折　　放射治疗后约 5%患者可能发生肋骨骨折,多数情况下患者并无自觉症状,是在复查骨扫描或 X 线检查时发现的,部分患者可有胸壁或肋骨疼痛,一般可自行愈合,不需要特殊治疗。

动物实验的结果显示,骨折能否愈合与照射剂量有关,照射剂量低于 40Gy 一般可以愈合,高于 55Gy 未见愈合的报道。

5.臂丛神经损伤　　臂部神经走向基本沿腋静脉上缘,与锁骨上及腋淋巴引流区紧邻,当锁骨上野和腋-锁骨上联合野及腋后野照射时,均受到不同程度剂量的影响。放射性臂丛神经损伤的发生率为 0.5%～5%,其发生率与锁骨上和腋窝淋巴结照射剂量有关,50Gy 以下和 50Gy 以上者发生比例分别为 1%和 5.6%,剂量超过 50Gy 并接受化学治疗者发生率达 7.9%。单次剂量也有影响,有报道:45Gy/15 次和 54Gy/30 次,臂丛损伤的比例分别为 6%和 1%。

6.第二肿瘤　　第二肿瘤的发生包括对侧乳腺癌和其他恶性肿瘤。Fisher 等回顾 NSABPB-06 研究,提示接受术后放射治疗的患者发生急性白血病的危险性为正常人群的 10 倍,进一步的分析发现,该发病率增高主要出现在乳房切除术后胸壁和区域淋巴结放射治疗的患者。放射导致的软组织肉瘤在乳腺癌放射治疗后 10 年的发生率在 0.2%左右,发生部位最多见于胸壁和乳房,即原照射野内,也可见于野边缘,常见组织学类型为血管肉瘤、纤维肉瘤和恶性纤维组织内瘤。也有报道认为:与未接受放射治疗患者相比,均未发现放射治疗增加了第二乳腺癌或其他第二肿瘤的发生率。

八、局部区域性复发的放射治疗

(一)根治性手术后局部复发

根治性手术后局部复发的最常见部位是胸壁的皮瓣下,并且经常在切口瘢痕处,其次为锁骨上区,目前资料表明,根治性手术以后的局部复发很少是真正的局部复发,而常是全身性转移的前奏。统计发现,局部复发和全身性转移出现的中位时间间隔约为 15 个月,或者说局部复发后,50%的人会在 15 个月内出现全身性转移灶。有很多因素可以影响局部复发与远处转移的时间间隔,原发癌分期越高,这一时间间隔也就越短;而且初步治疗后局部复发出现得越早,这一时间间隔也就越短。不过,有时胸壁的孤立复发灶也可以长期没有远处转移灶的出现,提示这种复发更可能是真正意义上的局部复发。

　　乳腺癌切除术后的局部区域复发治疗原则为手术切除(如果有手术可能)、放射治疗和系统化学治疗、内分泌治疗。放射治疗在胸壁和区域淋巴结复发的治疗中有很重要的地位。在初次接受放肘治疗的患者,由于局部胸壁照射的复发率高,应使用全胸壁照射。锁骨上或内乳区复发时,相继发生的胸壁复发概率高,应综合患者的整体预后因素考虑做胸壁预防性照射,但在孤立性腋下复发,则没有发现胸壁照射的意义。国内余子豪等报道:有胸壁复发的患者中,局部野照射后胸壁第二次复发率为52.94%,全胸壁照射后则降为27.7%。区域淋巴结复发的患者胸壁未做预防照射者,胸壁复发率为44.1%。胸壁复发未做区域淋巴结预防照射者淋巴结复发率为16.6%,做预防照射后无淋巴结复发。照射范围不同,对生存率也有影响,胸壁和淋巴结均做照射者,5年生存率比局部野或单区照射组的好,依次为45.5%和11.1%,存在显著差异,所以在接受完整复发灶切除的病例中,50Gy可获得90%的局控率。在未经手术切除或手术不完整的病例,需要60Gy以上才能达到局部疾病控制的目的。曾接受过术后预防性放射治疗的患者的复发应使用局部野。

　　总之,根治术后局部和区域淋巴结复发时经积极治疗后,40%～90%的复发灶经放射治疗后可获得完全退缩,但其中40%～50%的患者会出现野内或邻近复发。这与复发病变的范围、照射剂量及照射范围的大小有关。所以,复发时应对患者做全面的检查,无远处转移时应做根治性放射治疗。对以往未做过放射治疗的患者,胸壁复发时应做全胸壁及锁骨上下区照射;单纯淋巴结复发者应对胸壁作预防性照射,预防剂量为50Gy,对病灶区小野加照15～20Gy;以往已做过辅助性放射治疗者,照射范围以局部野为宜。放射治疗后根据以往治疗情况做全身化学治疗。

(二)保乳术后乳房内复发

　　1.保乳治疗后局部复发有两种类型　一种是真正的局部复发,也就是原有病灶的复发,这种复发往往发生在原瘤床附近;另一种是乳腺内新病灶的生成,这种病灶可以发生在保留乳房内的任何部位,其中发生在原瘤床附近者是难以与真正的原发灶相鉴别的,但远离瘤床的病早,则属于新发病灶。

　　2.保乳治疗后乳房内的复发与根治性手术后的胸壁复发不同　因为很多时候这种复发都不是全身性转移的一部分,而只是一个局部问题。一般来讲,其他部位没有发生复发转移时,保乳治疗局部复发的预后总体要比根治性手术的复发好。这样的复发患者用根治性手术进行挽救治疗,往往可以获得50%左右长期无复发生存率,大部分研究显示,对长期生存率没有明显影响。但与其他任何出现复发的患者一样,发现乳腺内复发灶时,也应进行系统的全身性检查,还有5%～10%的复发灶局部侵犯已很严重,无法直接进行手术治疗,或者同时存在区域淋巴结的复发。这些重症复发患者中单独表现为皮肤复发的患者和呈现炎症样改变的患者预后都非常差,与根治性手术以后出现的广泛而迅速扩散的胸壁复发很相似。虽然目前对保乳治疗复发的患者是否应该应用化学治疗还没有明确的意见,但那些复发灶较大或多发者,尤其是以前没有应用过化学治疗的患者还是可以考虑化学治疗的。

　　少数前期研究试图避免乳房切除来治疗同侧乳房复发,使用局部肿块广泛切除作为治疗手段,因为再次放射治疗不能改善局控率,而且第二次复发确实对长期生存有不利影响。所以选择局部手术治疗乳房保留的同侧乳房复发必须慎重,并要密切随访。

　　虽然乳房切除是主要的挽救性治疗措施,但其他局部治疗的手段也是在不断地探索中,再次乳房保留治疗的主要理论依据是复发患者的后续乳房复发比例为19%～50%,所以可能不是所有的复发患者均必须接受全乳切除。考虑再次乳房保留治疗,尤其是再次乳房照射,需要其他技术,如近距离插植或三维适形外照射,使得重复照射的正常组织高剂量区域不完全叠加,减少后期损伤。部分乳腺短程照射随着技术的日渐成熟,也可作为非乳房切除的挽救治疗。来自 GEC-EORTC 的多中心研究对 217 例保乳术后复发患者给予多管插植的近距离治疗作为挽救治疗,5 年和 10 年的再次复发率为 5.6% 和 7.2%,3～4 度并发症的发生率为 11%,85% 的患者获得了良好的美容效果。

九、乳腺癌远处转移的放射治疗

转移性乳腺癌即 Ⅳ 期乳腺癌,是指出现了远隔部位转移的晚期乳腺癌。远处转移中 20% 为多个器官受累,单个器官转移的患者中,骨转移占 50%,其次是肺、胸膜、肝、脑等,因此治疗的目的主要是缓解症状、减轻患者痛苦、改善生活质量。

目前,晚期乳腺癌的治疗以内分泌治疗及化学治疗为主,但对某些特殊部位的转移,如骨转移和脑转移仍以放射治疗为首选的治疗手段,其他部位的转移有时也需做放射治疗。姑息性放射治疗时必须个别对待,即根据患者的一般情况、病理类型、疾病范围、估计寿命的长短和以前治疗情况等因素来决定治疗方案。例如,对一个经过治疗后有一个长的无复发期间后出现的一个部位的孤立病灶的患者,应给予长疗程、高剂量(如肿瘤量每 4～5 周 4000～5000cGy)的放射治疗;相反,对仅有一个短的无复发期间后出现的多部位或同一部位多个转移灶的患者,只需给予低剂量、高分次量的短疗程放射治疗;对估计寿命极短不足 3 个月的,甚至可采用一个肿瘤量 1500cGy 左右或 2 日连续给予 1500cGy 的量,可以达到快速有效的症状缓解,但它是暂时的。

(一)脑转移

脑转移占脑癌患者的 10%～15%,脑转移的肿瘤原发部位以肺、乳腺、黑素瘤、消化道肿瘤及肾癌最为常见。

1.手术治疗   对孤立性的转移,尤其对较大的,内有出血、坏死或囊性变的,又位于可行手术切除部位的,一般情况好,原发灶已被控制又无明显全身其他转移灶者可行手术摘除术。一般认为,术后放射治疗可以提高疗效。对颅内高压者,可行手术减压。

2.激素治疗   地塞米松可以明显减轻脑水肿和神经系统症状,同时它能预防大剂量脑放射治疗后迟缓发生的放射性脑病,有人认为,大剂量激素对肺和乳腺癌的脑转移有直接的抑制作用。一般用地塞米松 10～20mg/d 静脉注射,症状缓解或放射治疗后逐渐减量。

3.放射治疗   70%～80% 脑转移患者使用放射治疗,一般给予全脑二野对穿放射治疗,肿瘤量每 3～4 周 3000～4000cGy,对单发的转移灶再缩解局部追加肿瘤量每 1.5～2 周 1500～2000cGy,放射治疗期间一般均同时使用激素及利尿剂。放射治疗有效率为 77%～83%。50%～60% 患者可恢复一定的生活自理能力。

放射治疗的不良反应如下。

(1)近期反应:①脑水肿、颅内高压、头痛、呕吐。常在肿瘤量达 1500～2000cGy 时发生;②发热,可能是颅内高压致自主神经系统调节障碍有关;③秃发。

(2)远期反应:脑坏死,一般在肿瘤量 4000cGy 以下时,脑坏死可以忽略不计,肿瘤量达 6000cGy,疗程后 6 个月有程度较轻的坏死,达到 8000cGy 以上时可产生广泛严重的脑坏死,其病理基础是进行性血管狭窄、闭塞和广泛血脑屏障损害。

4.化学治疗   在脑转移治疗中不重要,因为很多化学治疗药物很难通过血-脑屏障。能通过血脑屏障的药物有夫莫司汀(BCNU)、氯己基环己亚硝脲(CCNU),另外还有甲基苄肼(PCN)等。脑转移后约一半死于脑转移,一半以上死于脑的广泛转移,故手术或放射治疗后给予全身有效的化学治疗,可以提高疗效。

(二)骨转移

乳腺癌骨转移在复发转移性乳腺癌的病程中发生率为65%～75%。乳腺癌远处转移中,首发为骨转移者占27%～50%。骨痛、骨损伤、骨相关事件(SERs)及生活质量降低是乳腺癌骨转移的常见并发症。骨转移后常见症状是骨痛,自发性病理性骨折和由于骨破坏塌陷或骨外广泛扩散而导致的神经系统症状。乳腺癌骨转移是一种全身性疾病,可以选择的治疗手段包括:①化学治疗、内分泌治疗、分子靶向治疗等;②双膦酸盐治疗;③手术治疗;④放射治疗;⑤镇痛及其他支持治疗。医师应根据患者的具体病情制定个体化的综合治疗方案。

1.手术治疗　外科治疗的目的是提高患者的生活质量,最大限度地解决癌症骨转移患者肿瘤压迫神经的问题。并可减轻疼痛、恢复肢体功能,从而改善患者的生活质量。外科手术治疗乳腺癌骨转移的方法包括:骨损伤固定术、置换术和神经松解术。骨损伤固定术可考虑选择性地用于病理性骨折或骨髓压迫、预期生存时间>4周的乳腺癌骨转移患者。预防性固定术可选择性地用于股骨转移灶直径>2.5cm、胫骨转移、骨皮质破坏>50%或预期生存>4周的乳腺癌骨转移患者。

2.药物治疗　化学治疗、内分泌治疗、分子靶向治疗作为复发转移性乳腺癌的基本药物治疗,治疗原则可参照2009年中国版乳腺癌临床实践指南(cNCCN)。对乳腺癌的骨转移,激素治疗可以缓解疼痛,全身化学治疗也可以减轻骨转移疼痛。

双膦酸盐类可预防和治疗SREs。其作用机制是,它是焦膦酸盐分子的稳定类似物。破骨细胞聚集于矿化骨基质后,通过酶的水解作用而导致骨重吸收,而双膦酸盐恰恰可以抑制破骨细胞介导的骨重吸收作用,还可以抑制破骨细胞的成熟,并且抑制成熟破骨细胞的功能和破骨细胞在骨质吸收部位的聚集,同时抑制肿瘤细胞扩散、浸润和黏附于骨基质。临床明确有骨转移的乳腺癌患者,应首先考虑给予双膦酸盐作为基础治疗。

3.放射治疗　放射治疗乳腺癌骨转移的主要作用是缓解骨疼痛和降低病理性骨折的危险。骨转移的放射治疗止痛作用又快又好,同时也有延长生存期的作用。放射治疗包括体外照射和放射性核素治疗两类。

针对骨转移局部病灶的体外照射是骨转移姑息放射治疗的首选放射治疗方法。对骨扫描阳性,但无症状的部位或已做外科修复术又伴有全身广泛转移而药物治疗失败者,不需给予放射治疗;对估计寿命长者,即使骨破坏是局限的,也应给予整骨的放射治疗,而且宜给予长疗程小剂量的放射治疗,如放射治疗量每4～5周4000～5000cGy,每周20～25次;对估计寿命短者的止痛性放射治疗,给予每2周3000cGy或每周1500cGy或每1～2周2000cGy。也可使用单次肿瘤量800～1000cGy,可得到有效的止痛作用。

当广泛有症状的骨转移发生在肋骨、肩胛骨、颈胸椎及颅骨时可采取前后野上半身放射治疗(下界达髂嵴、第4腰椎下缘水平)。因野内包括肺及上腹部,故放射治疗前及放射治疗中应给予利尿、激素及止吐剂等,同时眼和唾液腺应挡铅。上半身放射治疗一般为单次治疗,给予肿瘤吸收剂量600～800cGy,速率为15cGy/min。

当骨转移广泛累及腰椎、骨盆及下肢时,可行下半身放射治疗,单次治疗给予800～1000cGy。

半身放射治疗可产生与局部放射治疗同样的效果,要注意骨髓抑制问题。

在临床实践中,局部放射治疗1～2次后,疼痛反而加剧,这可能是由于放射治疗后组织充血水肿造成的,以后逐渐缓解。如放射治疗期间有明显疼痛加剧,应警惕病灶恶化,或放射治疗后野外的肿瘤生长或病理性骨折等问题的发生。

放射性核素治疗对缓解全身性广泛骨转移疼痛有一定疗效,但考虑骨髓抑制发生率高,而且恢复较慢

(约需 12 周),可能会影响化学治疗的进行。因此临床上使用放射性核素治疗前应充分考虑选择合适的病例和恰当的治疗时机。

(三)脑膜转移

临床上软脑膜转移是不常见的,乳腺癌是最常见的原发灶,其他有肺癌、胃癌及黑素瘤,随着应用有效化学治疗而生存期延长,淋巴瘤及白血病等的发病率也随之增加。

临床上表现为脑、脑神经、脊神经根多灶的神经系统症状和体征,头痛最常见,其后有痴呆、意识障碍、恶心、呕吐、视盘水肿等颅内高压表现,还有视力或听力减退、颅神经麻痹。应给予全脑、全脊髓的治疗。放射治疗有肿瘤累及的区域,一般主张全脑放射治疗的同时鞘内注入 MTX。放射治疗剂量应根据组织学类型而定,一般肿瘤量每 2～4 周 2000～4000cGy,鞘内注射 MTX,每次 10mg,每周 2 次,但应注意严重骨髓抑制的发生。有的放射治疗学专家主张,对于估计寿命大于 1 年的病例,当鞘内药物治疗后,脑脊液内恶性细胞已消失时,才考虑给予全脑放射治疗。如有脊膜受侵时才给予全脊髓放射治疗,每 10 次 2000cGy。

(四)眶后区域的转移

眶后区域的转移常见的肿瘤是乳腺癌和肺癌,通常表现为眼球突出、复视,视力一般不受影响。脉络膜转移常与肺转移并存,它最常见原发灶是乳腺癌,占 70%～80%;双侧脉络膜发生率达 20%～40%,并常继发视网膜剥离出现急剧的视力障碍。

放射治疗一般采用单颞侧野 4cm×4cm,野前缘在外眦外,避免照射前房、角膜及晶状体,向后给 5°角,可保护健侧眼,剂量一般给予肿瘤量每 2～3 周 3000cGy。如果颅底有转移,设计野应包括眼眶和颅底,如双侧脉络膜受侵,可两侧野对穿照射。

(五)肺、肝转移

对肺、肝转移灶为单个或多个但局限于一叶内,一般情况上讲,又无明显其他远处转移征象的,可考虑以手术治疗为主的治疗,目前大多以化学治疗为主,一般不做放射治疗,只存在个别情况下可用小野照射多发转移灶中的部分病灶或照射单个病灶以缓解症状。

十、乳腺癌的放射治疗进展

(一)乳腺癌保乳术后调强治疗

调强治疗(IMRT)的提出已有近 40 年的时间,但在欧美临床上被广泛接受并推广应用是在 20 世纪 90 年代中期,我国临床推广应用 IMRT 近几年才刚刚开始。

IMRT 要达到的基本目标是肿瘤靶区内及靶区边缘剂量强度分布符合物理学和生物学调强的要求,同时瘤内或瘤周危险器官接受的照射剂量和体积均在限定的范围内,即得到最大限度的保护。

1.单纯乳腺 IMRT 通常采用常规切线野照射全乳腺,大多数患者即可取得较高的肿瘤局部控制率、较低的心肺并发症和较好的美容效果。因此尽管人们目前热衷于乳腺癌的 IMRT,但采用 IMRT 进行单纯乳腺照射的必要性却受到大多数人的质疑。虽然常规的放射治疗技术效果较好,但不可避免地存在着诸多限制。首先,因为乳腺组织为非均一结构,常规照射全乳腺很难取得均匀的剂量分布,虽然采用物理楔型板或进行肺组织校正可降低剂量分布的不均匀性,但常规切线野很难在三维方面上使全乳腺受到一个均匀的剂量照射;其次,常规切线野照射时,患侧肺的部分体积不可避免地受到照射,对于左侧乳腺癌患者,部分心脏也会受到较高剂量的照射。因为乳腺和胸壁为凹面结构,采用常规切线野照射很难降低这些正常组织的受照剂量,这样势必迫使放射治疗医师为了保护正常组织而在对靶区的剂量分布要求上作出让步。采用 IMRT 技术可以降低肺和心脏的受照剂量,最初的临床受益便在于对凹面结构,如胸壁等的治疗。它可能降低接受全程切线野照射患者的肺照射体积,对于左侧乳腺癌患者,可能避开心脏。

单纯全乳腺照射,可采用物理楔型板或射束 IMRT 技术。早期实施 IMRT 的方法之一是 SMLC 技术,它通过多个非连续的射线束来调整整个治疗体积复合剂量强度,采用了 KTPS 优化整个治疗体积的复合剂量强度,采用了 3-DT PS 优化 MLC 子野,或依据电子射野影像仪(EPID)进行剂量不均一区域的调整。经过一系列重复过程,可以较为容易地减少或消除高剂量或低剂量区域。美国 WillramBeauM$_0$nt 医院(WBH)报道了一种全乳腺 IMRT 技术,是目前有关单纯全乳腺 IMRT 的最大临床研究结果,它规定了治疗体积内诸点的处方剂量,通过处方剂量来描绘靶区的剂量分布,限制了超过处方剂量的体积大小等一系列治疗相关参数,如射野、机架角及射野数据等,以适合临床实施的技术要求。所报道的 218 例 0～Ⅱ期乳腺癌患者在保乳术后接受了 SMLC、IMRT 全乳腺照射技术,射野布置和剂量计算所需的中位时间分别为 40 分钟、45 分钟,每例患者所需 SMIC 子野中位数 6 个(范围为 3～12),中位治疗时间<10 分钟,受到105%、110%和115%处方剂量照射的中位体积分别为 11%、0 和 0,患者耐受性好,随访 12 个月,95 例可评价患者中,94 例美容效果为优或良,无一例患者出现皮肤毛细血管征、纤维化或持久性乳房疼痛。所以,SMLCTMRT 技术是一种有效的乳腺放射治疗手段,全乳腺可得到均匀、较满意的剂量分布,它可满足严格的剂量体积限制,不仅靶区的剂量分布较好,而且可能降低急、慢性放射反应的发生率,每一例患者所需 SMLC 子野的中位数仅为 6 个,治疗时间与常规切线野加楔形板技术相当,因此,这一技术可最大限度地减少临床资源和时间的浪费,目前,这一技术已在多个临床研究中心推广应用。

2.区域淋巴结 IMRT   乳腺癌保乳术后完整的局部区域放射治疗计划靶区通常包括乳腺(或胸壁)、锁骨上下和内乳淋巴结区,靶区形状不规则,并与肺、心脏和纵隔相毗邻,治疗计划较为复杂,虽然三维治疗计划可以改善靶区的剂量分布,降低正常组织的受照剂量,但仍不能重复地使所有患者的治疗靶区得到满意的剂量分布。因此,为了最大限度地提高乳腺癌患者的长期生存,有必要采用 IMRT 技术进行乳房(或胸壁)和区域淋巴结照射方面的研究。

Cho 等通过比较采用 IMRT 和非 IMRT 技术治疗左侧乳腺和内乳淋巴结的结果,表明乳腺和内乳淋巴结的剂量分布,IMRT 计划明显优于非 IMRT 计划,Krueqer 等报道采用 9 个共面野的 IMRT 计划,与标准切线野相比,提高了胸壁剂量分布的均一性,较大程度地减少了 NTCP(如缺血性心脏病)的发生率。目前,IMRT 技术在乳腺癌区域淋巴结照射中的临床应用尚处于研究阶段,实施这一复杂的治疗计划过程中,呼吸运动和治疗摆位不确定性的影响仍未能得到准确的评估。

来自 WBH 研究结果表示,结合自主呼吸控制(ABC),技术实施 IMRT 计划可进一步降低区域淋巴结照射时正常组织的受照剂量,提高靶区的剂量。他们发现,适度深吸气屏气(mDIBH),可使心脏远离胸壁,内乳淋巴结与射线束并行,共有 15 例的 0～Ⅲ期乳腺癌患者进入此项研究,在治疗体位时分别进行平静呼吸和 ABC 状态下的 CT 扫描,然后进行剂量学研究评价 mDIBH 对肺和心脏的保护作用,比较宽切线野 mDIBH 技术与其他常规技术对 IMRT 计划剂量学的研究。结果为,9 例左侧乳腺癌患者,五浪楔形板技术的心脏 V3。低于宽切线野楔形板技术,分别为 6.8%和 19.1%(P<0.004),与楔形板技术相比,IMRT 技术可将心脏 V3。自 81%降至 3.1%,P<0.004。mDIBH 宽切线野 IMRT 技术可降低 9 个患者的心脏 V3。,其中 2 例完全避免了心脏照射。有专家认为,当采用宽切线野技术进行包括内乳淋巴结的局部区域照射时,mDIBH 可以显著降低肺和心脏的受照剂量。与电子束宽切线野技术相比,大多数患者采用 mDIBH 宽切线野技术可以降低心脏受照剂量,肺放射性损伤相关参数相近似,但可能增加健侧乳腺的受照剂量。IMRT 技术提高了剂量分布的均一性,轻度减少了心脏的受照剂量和所需的 Mus 数。

首先,进行平静呼吸状态 CT 扫描,9 例左侧乳腺癌患者采用五浪楔形板技术即 SWOGS9927 技术 A,

它包括标准的锁骨上野,照射内乳淋巴结的电子束野以及照射乳腺和胸壁的加用楔形板的窄切线野。将其与SWOGS9927技术B(照射乳腺和内乳淋巴结的宽切线野加锁骨上野)进行比较,并分别将它们的楔形板技术与IMRT的组织补偿技术进行比较。

此外,WBH还公布了他们对左侧乳腺癌患者进行单纯乳腺照射的临床经验,结果为,患者对mDIBH技术耐受性好,显示出了ABC技术的实用性。因此,对于左侧乳腺癌患者,应用mDIBH辅助ABC装置可以有效地降低心脏V90。随着治疗经验的积累,应用ABC技术逐渐成熟,可能在15分钟内完成一次治疗。这一项研究结果表明,对于左侧乳腺癌患者,采用ABC装置进行mDIBH可能是一种有望提高疗效的治疗方式之一,特别是,当运用宽切线野IMRT技术照射乳腺和内乳淋巴结时,为治疗计划的优化和正常组织的保护提供了一种较为有效的工具。

3.同期加速追量IMRT 目前,已有Ⅰ级证据表明乳腺癌患者保乳术(BCT)加术后放射治疗与根治术疗效相同,但在实际工作中,不是所有早期乳腺癌患者都接受保乳术,可能的原因:一是患者本人不能接受这种理念,总认为切除后放心;二是患者接受保乳术意味着常规需要术后放射治疗,必须另外花费大约6周的治疗时间。因此,距离放射治疗中心较远的患者接受根治术的可能性大,或者即使是接受了BCT,相当一部分患者也不接受术后放射治疗,这占到BCT患者的15%~30%。术后放射治疗通常每次分割剂量为1.8~2.0Gy,全乳腺剂量为45~50.4Gy,一般需要23~25个工作日,如果采用加速照射(大分割放射治疗),治疗时间可明显缩短。这种大分割放射治疗在20世纪40~50年代较常见,它对肿瘤局部控制是有效的,但乳腺组织纤维化和毛细血管扩张症的发生率较高,以致影响放射治疗的美容效果。此外,全乳腺照射的瘤床追量,虽然只有每5~8次10~16Gy,也不可避免地延长了总治疗时间。但研究结果表明,瘤床追量是BCT治疗中不可或缺的一部分。

IMRT为BCT患者术后放射治疗提供了一种有效缩短总治疗时间的方法,它与常规放射治疗技术相比,可以提高靶区剂量均一性,并能有效保护正常组织。其中同期整合追量技术可在全乳腺照射的同时给予瘤床追量,被称作同期加速追量IMRT(IMRT),它可明显地缩短总治疗时间,而且对肿瘤局部控制及美容效果没有负面影响。显著降低了保留乳房患者对手术的要求,进而扩大了术后放射治疗的应用。

目前国外许多研究中心正在进行早期乳腺癌患者BCT后应用同期加速追量放射治疗的技术和剂量学方面的研究。例如,Michigan大学的Krueger等描述了一种利用锥形束进行IMRT的方法,其锥形束IM-RT计划经由5个成锥形向前倾斜的射线束产生。计划优化的目标在于给予全乳腺46Gy/23f的照射,而瘤床剂量达60Gy。Stanford大学所采用的技术是,经人工正向计划和步进式施照技术,运用多个子野来完成同期加速追量照射。全乳腺处方剂量为50.4Gy,同期瘤床追量18Gy。通常需要先布置加楔形的乳腺切线野,然后加用1~2个MLC子野照射瘤床。为了降低患侧肺和心脏的受照剂量,还需要另外加用挡肺或挡心脏子野。他们的研究结果表明,采用这一技术,靶区的剂量均一性提高,患侧肺和心脏的受照剂量降低,靶区内高剂量体积也减少。另外,纽约Memorialsloan-kettering癌症中心采用同期加速追量放射治疗可在更短时间内完成,他们给予全乳腺40.5Gy/15f,2.7Gy/f,瘤床48Gy/15f,3.2Gy/f,3周即完成整个治疗计划。这个剂量的等效生物剂量(EBD)与常规分割放射治疗相等。

4.乳腺癌保乳术后IMRT 存在问题靶区及正常组织的勾画。

(1)逆向IMRT计划:要求对靶区和正常组织进行准确的勾画,靶区和正常组织的体积与获得最佳的IMRT计划的优化算法密切相关。靶体积轮廓的不规则可能使邻近的关键器官受到一个高能量强度射束的照射,增加了不必要的受照剂量,因此,与传统的三维治疗方法相比,IMRT对靶区的勾画要求更加精细。一个比较重要的问题是,如何处理常规放射治疗定义的照射野边界。另一个需要关注的问题是,乳腺和胸壁的勾画并不是一件容易的事,尤其是在CT片上。

在局部或区域放射治疗中,靶区和正常组织的勾画更为重要。对于 IMRT 而言,必须勾画出锁骨上下区和内乳淋巴结。除此之外,所有射束方向上经过的正常组织都必须勾画出来。目前大多数 TPS,可以自动勾画肺,勾画心脏也相对容易。如果不定义所有正常组织,不进行目标函数的分析,这些邻近器官可能会受到不必要的高剂量照射,因此有必要认真准确地勾画出所有正常组织,如心脏、大血管、健侧乳腺、双肺、脊髓和臂部神经等。

(2)目标函数:用数学术语表示,逆向 IMRT 计划所要达到的治疗目标可称作"目标函数"。定义目标函数必须合理,有必要在保护正常组织和靶区剂量分布之间留一定的余地。如果定义了不可能达到的目标函数,IMRT 的潜在优势将不能表达出来,也不能获得合适的治疗计划。例如,标准切线野照射健侧乳腺受照剂量一般在 0.5~2.5Gy 之间,与其说定义健侧乳腺受照剂量为零的目标函数,不如为健侧乳腺设定一个临床安全的限制剂量更为合理。同一理念可应用于肺和心脏受照剂量的限制。此外,可以根据 NTCP 染料或 DVH 设定合理的,可达到的剂量限制目标。另外,必须强调的目标函数不一定必须规定特定 OAR 中剂量沉积的具体位置。比如说,DVH 所示的心脏受照剂量可以接受,但心脏的某一关键部位可能受到较高的剂量照射,导致较危险的不能接受的心绞痛。最后还必须记住,IMRT 技术可能会使常规放射治疗未受照射的乳腺以外的正常组织受到照射,当采用多个不常采用的射束角度时也是如此。

5.乳腺癌保乳术后 IMRT 的未来　由于剂量分布均匀性和保护正常组织方面的优势,今后 IMRT 可能成为乳腺癌患者放射治疗的"金标准"。然而在 IMRT 技术常规应用于临床之前,有关这一治疗手段的精确实施和远期疗效等问题尚待解决。需要额外关注的问题是,需采取何种措施以消除呼吸运动和摆位误差对治疗计划精确实施的负面影响。这就要求每个放射治疗单位均严格实施质量保证标准,以达到保证这一复杂的、计算机控制的治疗实施的精确度和安全性作用。此外,有关 IMRT 治疗风险和效益的许多问题仍有待回答。对靶区剂量均一性的需要和对正常组织高剂量的限量可能导致其他正常组织的受照剂量增加以致较大体积受到低剂量照射,其后果就目前而言尚不清楚。最后,应用 IMRT 技术获得的放射治疗剂量的提高是否可以转化为临床疗效的提高也不清楚,这一系列问题均是目前及今后的临床研究中需要解决的问题或者说面临的挑战。

(二)乳腺癌保乳术后部分乳腺照射

多年来,全乳腺照射(WBI)一直作为保乳术后相对固定的放射治疗模式,但随着对保乳术后复发模式认识的深入及放射治疗技术的进展,从 20 世纪 90 年代末期开始,加速部分乳腺照射(APBI)作为 WRI 的替代模式用于部分保留乳房治疗的患者,目前 APBI 已经成为乳腺癌放射治疗研究的热点之一。

大量的研究已经证明,无论术后放射治疗与否,保乳术后局部复发大多数发生在原发肿瘤的瘤床及其周围,乳腺内其他部位的局部复发仅约占 3%。因此,从理论上讲,对大多数早期乳腺癌而言,全乳房照射似乎没有必要。另外,乳腺癌保留乳房治疗的主要目的是在不影响局部肿瘤控制和远期生存的基础上最大限度地保留乳腺术后生理功能和美学的完整性。尽管保留乳房治疗具有较好的乳腺满意度(多数文献报道在其 85% 以上),而且严重并发症的发生率维持在 1%~5% 的较低水平,但实际上 WBI 所造成的皮肤损伤、乳腺形态改变及感染和淋巴水肿等对保乳治疗的美容效果及患者心理和生理的负面影响是不可忽视的,而且 WBI 后乳腺美容满意度随着随访时间的延长而逐年下降。所以,WBI 对美容和功能的影响是部分乳腺癌患者保乳术后放弃放射治疗的重要原因之一。调查显示,在美国放弃术后放射治疗的患者约占全部保留乳房治疗患者的 20%,放弃放射治疗的另一重要原因为 WBI 需要 6 周以上的时间。部分患者难以接受,而且较长的放射治疗周期会影响放射治疗和化学治疗顺序的安排,使医师和患者均难以取舍,APBI 仅需 1~2 周的时间即可完成,在治疗时间、放射治疗和化学治疗顺序安排上较 WBI 有优势,这会促使保乳术放射治疗患者比例的提高。大家知道,尽管 WBI 使保留乳房治疗的局部复发率大幅度下降,但仍有 2%～18% 的患者发生乳腺内复发，WBI 治疗后乳腺内复发者的标准治疗模式为全乳房切除。尽管一些学者对再次保留乳房进行了探讨，但受诸多不确定因素的限制，APBI 仅照射部分乳房，理论上讲，它为乳腺内复发后再次选择保留乳房治疗提供了条件，而且再次保乳术可以考虑 WBI，对非瘤床所在象限的复发也可以再次选择 APBI。

APBI 实现的方式包括近距离放射治疗（BT）、术中放射治疗（IORT）和三维适形放射治疗（3-DCRT）或调强放射治疗（IMRT），这三种方式的共同点是在较短的时间内给予部分乳腺较高的照射剂量。BT 的实现方式包括传统的组织插植放射治疗（IBT）和新型的单孔气囊导管腔内放射治疗，IORT 的实现方式包括术中电子线照射和术中 X 线照射。

1.近距离放射治疗　乳腺癌的近距离放射治疗（BT）开始于 20 世纪 20 年代，由于相关技术的滞后，直到 20 世纪 80 年代中期，BT 才开始用于部分患者的瘤床补量照射，并于 20 世纪 90 年代中期开始作为 APBI 的实施方式之一。

(1)组织间插植放射治疗：在标准的保留乳房治疗模式中，作为瘤床补量照射，无论是低剂量率（LDR）还是高剂量率（HDR）组织插植放射治疗，均可以提高局部肿瘤的控制率，这一点已经被广泛认同。

IBT 实施 APBI 有近 10 年的历史，但患者的选择标准、照射剂量、靶区边界等仍无公认的标准。相关文献报道，多数入选病例符合下列条件：①T_1～T_2，单灶病变，浸润性导管癌；②原发肿瘤切除模式为局部扩大切除术，切缘阴性；③已行腋窝清扫，N_0～N_1。鉴于目前前哨淋巴结活体组织检查（SLNB）已得到认可，腋窝清扫已不能作为一个必备条件，单纯 SLNB 阴性能否作为标准尚无文献报道。

美国近距离治疗协会（ABS）建议临床靶区（CTV）剂量为：LDR45～50Gy，10Gy/d，30～70cGy/h；HDR34Gy，每次 3.4Gy，2 次/日；ABS 建成的 CTV 为术腔边缘外扩 2cm，其前界为皮下 0.5cm，而且临床靶区等同于计划靶区（PTV），即 CTV＝PTV。

尽管多数文献报道 IBT 实施 APBI 对局部肿瘤的控制满意，但其不良反应与并发症及美容效果是我们所必须关注的。

(2)单孔气囊导管腔内放射治疗：单孔气囊导管内放射治疗是通过 MammoSite 放射治疗系统实施的，被称为 MammoSite 近距离照射（MSB）。MawmoSite 由一膨胀气囊和与之相连的双腔导管组成。MSB 实施治疗的过程为，局部肿瘤扩大切除术后，将气囊放置于术腔内，通过导管将气囊内注入混有影像增强剂的生理盐水，气囊放置完成后，通过后装技术将放射源[192] 铱置于气囊内并依据治疗计划系统制定的参数进行治疗。

目前临床上使用的多数 MawmoSite 膨胀气囊的直径为 4～6cm，其膨胀容积为 30～70cm³，而且其形态为球形，但乳腺癌局部切除术后的术腔大小不一，而且许多情况下不是球形，不一定都能满足 MawmoSite 的要求，因此并不是每例患者都适合 MSB。但可以参照 IBT 的病例选择标准，即原发肿瘤直径≤3cm 而且手术模式为肿瘤扩大切除，腋窝清扫或前哨淋巴结活体组织检查阴性，无广泛导管内成分而且分化较好。乳腺的类型，术腔的位置与形状也是病例选择的重要参照因素，肿瘤位于乳腺边缘而且乳腺组织较少者，不宜选择 MSB，术腔不规则者，也不宜选择 MSB。多数文献报道 MSB 的实施时间为术中同步，但也可以在术后实施，两者各有利弊。术中实施 MSB 直观、简便，但因术中得不到详细的组织学评估结果，易导致组织学特点不适合 MSB 的患者接受了 MSB，而术后实施则避免了这一缺点。对 MSB 的靶区确定目前的观点比较统一，即气囊球体边缘外扩 1cm 作为 PTV 外边缘，其容积减去气囊容积即为 PTV。剂量计算的处方剂量点选在 PTV 的外边缘上，如果考虑到气囊对术腔边缘乳腺组织的挤压效应，MSB 处方剂量所包括的乳腺组织与 IBT 处方剂量所包括的乳腺组织的范围相当，即术腔外 1.6cm。MSB 的剂量分割方式为每次 3.4Gy，每日 2 次，总剂量为 34Gy。

2.术中放射治疗（IORT）　作为大分割治疗的一种，IORT 具有在手术中直视下，推开周围正常组织，直接针对瘤床进行单次大剂量照射的特点，可缩短疗程，精确定义治疗靶区和提高肿瘤放射生物效应。从物理角度讲，由于 IORT 在手术中实施，因此可有效保护周边的正常组织。同时，IORT 比常规分割外照射能更好地达到物理剂量分布。从生物角度讲，IORT 在手术同时实施，可克服手术至辅助放射治疗 4～6 个月间歇期间瘤床亚临床病灶的增殖或加速再增殖。实验研究显示，单次大剂量照射，如 IORT 可提高乳腺癌干细胞的杀灭；同时，术中单次大剂量照射可较常规放射治疗更有效地破坏肿瘤所在的微环境，如微血管；改善肿瘤微环境内的免疫细胞，如 $CD8^+$ T 细胞等对肿瘤的识别和杀灭作用。体外研究进一步证明，将接受保乳术联合 IORT 患者的伤口渗液在体外和乳腺癌细胞（MCF-7，MDAMB231）共同培养，与未接受 IORT 患者的伤口渗出液的乳腺癌细胞培养相比，IORT 组的伤口渗出液可明显抑制肿瘤细胞生存，提示 IORT 单次大剂量照射可改变微环境，减少手术刺激残存肿瘤细胞增殖的作用。因此，IORT 和常规放射治疗相比较，由于其作用机制的不同，可能较常规放射治疗有更好的放射生物效应。

在传统保乳治疗模式中，术中放射治疗（IORT）作为实施瘤床补充照射的模式之一，术中给予瘤床照射 9Gy，术后进行全乳房照射，这种在术中直视下照射的模式可以保证瘤床照射的准确性，而且可以避免皮肤接受瘤床补量的照射以提高美容效果。由于早期乳腺癌保乳术后局部复发中 80%～90% 位于瘤床或瘤床周边部位，因此目前 IORT 的靶区主要集中在原瘤床及周围 1.0～2.5cm 的范围。可以通过移动式直线加速器（M_{1a}）实施术中电子线照射，或通过微型电子束驱动 X 线辐射（又称 INTRABEAM）实施术中电能 X 线照射（OXRT），INTRABEAM 能够产生 50kV X 线，其电子束流管的末端被直径 2.5～5.0cm 的球形施源器包裹。

M_{1a} 实施 IORT 的过程为：切除原发肿瘤并术中快速病理评价切缘，充分暴露瘤床乳腺组织，用 M_{1a} 的机器人臂，并依据乳腺组织深度选择 3MeV、6MeV、9MeV 电子线通过 PersPex 施源器实施照射。通过 M_{1a} 实施 APBI 可以达到准确定位靶区，避免皮肤照射，减少肺受到照射的目的，患者选择的条件为，肿瘤直径≤2.5cm，局部肿瘤扩大切除的范围包括 1cm 的正常乳腺组织，前哨淋巴结活体组织检查或腋窝淋巴结清扫无转移。

作为实施 APBI 的另一种 IROT 方式，INTRABEAM 的临床引用时间较短，伦敦大学最先将 INTRABEAM 作为实施 APBI 的实现方式。治疗实施的过程为，乳腺局部肿瘤扩大切除后，腺体组织与胸大肌之间放置一适当厚度的铅片以保护肺组织，将球形施源器放入术腔，将术腔周围腺体组织上拉并使其贴紧球形施源器的外表面，IMTRABEAM 剂量分布结果类似于 MSB，但射线衰减更快，其优点是可以保护肺和乳腺组织，其缺点是可能造成靶区漏照。因此，采用这种方法会使患者得不到足够的局部治疗，而且剂量学研究显示，术腔大小对剂量分布有相当大的影响，必须严格控制病例选择标准。

照射方式主要包括 IORT 联合外照射和单纯 IORT 两种。

（1）单纯 IORT：随着针对乳腺癌治疗的药物有效性不断提高，以及对乳腺癌保乳术后复发部位的进一步认识，放射治疗的照射范围及分割方法在不断优化，单纯 IORT 有望在特定的选择性人群中取代术后常规外照射。TARGIT-A 研究作为一项最大的国际前瞻性随机Ⅲ期临床研究，比较了外照射（50～56Gy）与 50kV 低能 X 线 IORT（瘤床表面剂量为 20Gy）的疗效，显示 IORT 可替代外照射而用于早期乳腺癌选择性患者的治疗。该研究开始于 2000 年，入组标准为患者年龄＞45 岁、单病灶浸润性导管癌和肿块直径≤3.5cm，来自 9 个国家、28 个治疗中心的 2232 例乳腺癌患者随机进入 IORT 或外照射组，1113 例接受 IORT 的患者中，14% 的患者因术后病理提示高危因素而接受了术后外照射（46～50Gy）。随访 4 年，IORT 组局部复发率为 1.20%，外照射组为 0.95%（P=0.41），IORT 组Ⅲ级以上不良反应的发生率明显低于外照射组（0.5% vs 2.1%，P=0.002）。同时，Mannheim 医学中心报道了单中心人选 TARGIT-A 研究的患者晚期不良反应结果(LENTSOMA 标准),中位随访 40 个月,未出现局部复发,单纯 IORT 者 3 年乳腺纤维化的发生率明显低于外照射者;毛细血管扩张的发生率分别为 0 和 17.7%,明显提高患者生活质量,明显减轻乳腺疼痛及上肢症状(P<0.01)。说明对于早期选择性的乳腺癌,50kVX 线 IORT 是安全有效的。欧洲肿瘤研究院开展了另一项采用单纯术中电子线照射治疗保乳术后早期乳腺癌的大样本Ⅲ期前瞻性随机研究,患者入选标准为,单中心原发病灶,肿瘤最大直径≤2.5cm,临床腋窝淋巴结阴性,年龄≥48 岁,1822 例患者入组,90%处方剂量为 21Gy,中位随访 36.1 个月,局部复发率为 2.3%,5 年和 10 年总生存率分别为 97.4%和 89.7%,乳腺癌特殊生存率分别为 98.3%和 94.6%,同侧乳腺癌发生率为 1.3%,远处转移发生率为 1.4%,主要的局部不良反应为坏死(4.2%)和纤维化(1.8%),多因素分析结果显示,年龄<50 岁、肿瘤直径>2cm 以及分子分型是主要的预后不良因素,进一步显示单纯 IORT 对于选择性早期乳腺癌的良好疗效,但不足的是,所有患者均接受了象限切除,影响了美容效果。Intra 等针对单纯电子线 IORT 的回顾性研究:经过 27 个月随访,观察到 3 例严重不良反应(1 例照射野内中度纤维化,1 例急性纤维化,1 例中度皮肤回缩),这也是唯一一项评估心脏不良反应的研究,证实无 IORT 相关心脏不良反应。

单纯 IORT 目前还被运用于保留乳头及乳晕的乳腺癌切除术(NSM)。研究显示,保留乳头及乳晕的乳腺癌切除术对于Ⅰ、Ⅱ期乳腺可增加乳腺重建的概率,且具有和手术相似的安全性,但由于乳头及乳晕保留术的切缘有限,可能导致局部复发。IORT 基于其特殊的性质,被用于预防局部复发。

基于最近的研究结果,部分乳腺照射取代全乳腺照射用于低危患者是可能的。但这一技术尚在探索阶段,尤其是采用单纯 IORT 技术,虽然前瞻性研究显示了它在乳腺癌治疗中具有良好的局部控制率及安全性,但由于各研究入组标准存在差异,其适宜人群有待于Ⅲ期临床研究结果进一步论证,目前单纯 IORT 仅限于老年、单一病变、淋巴结阴性、无淋巴脉管侵犯、手术切缘阴性的早期患者或无法接受全乳照射的患者,特别是既往接受过外照射或有严重内科禁忌证的患者。

(2)IORT 联合外照射:IORT 替代常规外照射补量技术治疗保乳术后早期乳腺癌的疗效已证实其良好的肿瘤局部控制率和美容效果,还具有缩短照射时间约 1 周、减少治疗费用等优势,因此被认为可能用于取代 1 周的外照射补量技术。Ivaldi 等采用电子线 IORT 联合全乳腺大分割照射治疗了 204 例绝经前 $T_1 \sim T_2 N_0 \sim N_1$ 浸润性癌,术中瘤床照射剂量 12Gy,术后全乳腺外照射总剂量 37.05Gy,共 13 次,初步结果显示,随访 9 个月,远处转移率为 2.5%,无局部复发。依据晚期不良反应(LENT-SOMA)标准,被评估的 108 例患者中仅 2 例分别出现了Ⅲ、Ⅳ级晚期皮肤反应,显示了良好的安全性。两项包含非低危人群的研究结果进一步显示了 IORT 替代常规外照射量技术可获得局部控制的优势。系统回顾结果也显示,超过 80%的患者美容效果良好或非常好,最常见的不良反应是血肿、伤口愈合问题和纤维化。

总之,目前的随机和回顾性研究均显示,IORT 可作为补充照射技术替代常规外照射补量技术用于保乳术后早期乳腺癌的治疗,具有缩短治疗周期、抑制亚临床病灶的增殖及潜在降低远处转移的优势,同时可获得与常规外照射相似的局部控制率及无瘤控制率,不良反应可耐受。术中照射剂量依据设备不同而选择,目前推荐剂量:Intrabeam 为 20Gy;电子线为 9~15Gy。由于目前有关 IORT 研究的随访时间有限,对生存率及晚期不良反应的影响仍有待于长期随访及大样本随机研究结果,故单纯 IORT 只限定于在特定人群中开展;同时有必要进行亚组分析,以进一步明确哪一种亚型更适合 IORT。

3.三维适形和调强放射治疗 目前,三维适形放射治疗(3-DCRT)和调强效疗在临床上得到了广泛的推广应用,与常规放射治疗相比,3-DCRT 和 IMRT 用于乳腺癌保乳术后 WBI 具有明显的优势,特另 4 是 IMRT,它可以明显改善乳腺内照射剂量分布的均匀性并减少肺和心脏的照射容积和照射剂量,3-DCRT 和 IMRT 也是实施 APBI 的方式之一,而且与 IBT、MSB、IORT 相比,其实施方便,剂量分布可控性强,病例的选择可以充分参考完整的术后组织学评价结果,而且避免了与手术创伤相关的并发症,3-DCRT 和

IMRT 实施 APBI 的病例选择目前仍无统一的标准,多数学者借鉴了美国 William Beallmont 医院选用的标准,即患者的年龄＞45 岁,原发肿瘤＜3cm,原发肿瘤切除方式为扩大切除且切缘阴性,病理为浸润性导管癌,无多中心的证据,腋窝淋巴结阴性,无广泛导管内成分(EIC)。

在 3-DCRT 和 IMRT 实施 APBI 的过程中,靶区的确立是相当重要的环节,也是目前最不确定的因素之一,作为保乳治疗的第一步,外科医师的作用对靶区确立的影响是不可忽视的,肿瘤周围正常乳腺组织切除的范围,术腔的处理方式及银夹的放置都是实施 APBI 中 CTV 确立的参考因素。Weed 等研究了银夹在影像引导的 APBI 中对术腔确定及 PTV 规划的影响,结论认为:如果用银夹确定 APBI 区的相关参数,术腔外扩 5mm 作为 PTV 即可,从 CTV 定义上讲,病理分析数据对其范围的确定具有重要参照价值,可以指导医师确定在 APBI 时应该使多大范围的正常乳腺组织得到足量照射,影响 CTV 和 PTV 确定的一个重要因素是呼吸运动和摆位误差。Baglan 等观察了 9 例用 3-DCRT 实施 APBI 患者呼吸运动和摆位误差对靶区边界的影响,结果显示,如果仅考虑呼吸运动的影响,CTV 外扩 5cm 作为 PTV 即可实现在正常吸气和呼气末 95% 的等剂量曲线包绕,如果综合考虑呼吸运动和摆位误差对靶区边界的影响,则 CTV 外扩 10cm 作为 PTV 即可。自主呼吸控制(ABC)通过适度深吸气屏气可以减少因呼吸运动导致的施照过程中乳腺靶区的位移,而且使用 ABC 的乳腺癌患者照射过程中和重复照射时的胸壁位置重复性良好。

尽管 APBI 是目前乳腺癌照射治疗的研究热点,也期待它能够成为 WBI 的替代方法,但可能需要经历相当长的时间而且答案并不确立,因为有关 APBI 的许多问题仍需进一步研究:①APBI 靶区的确定盲目性很大;②APBI 病例选择统一标准制定不明确;③目前 APBI 的方法各有其优点,但缺点也显而易见,需要大样本分组随机研究结果的支持;④目前实施 APBI 所给予的照射剂量及分割方式很大程度上是经验式的,对局部肿瘤复发、乳腺美容效果及远期并发症的影响,缺乏大宗病例远期随访结果的支持;⑤APBI 怎样与化学治疗,内分泌治疗结合。

(三)乳腺癌保乳术后图像引导放射治疗

保乳治疗是早期乳腺癌的标准治疗模式。保乳术后全乳照射能有效提高局部控制率和长期生存率。近年来,随着对早期乳腺癌保乳术后复发模式的深入研究,人们认识到保乳术后最常见复发部位为瘤床及其边缘,因此术后加速部分乳腺照射技术在临床上应用越来越广泛,这就对早期乳腺癌保乳术后靶区的准确施照提出了更高要求。图像引导放射治疗(IGRT)技术能在线采集患者解剖图像,并与定位图像进行对比,从而发现并纠正治疗过程中的误差,提高放射治疗施照精度。在线摆位校正技术现已在保乳术后放射治疗中广泛应用,基于刚性配准方法的在线摆位校正技术只能对平移误差进行校正,而旋转误差以及靶区位移和形变误差需要应用 ART 技术进行修正,目前对该方面的研究报道仍然较少。因此,保乳术后 IG-RT 技术仍需在以下方面开展探索性研究:①开发扇形束 CT 与 CBCT 的形变配准算法,提高配准速度和准确性,利用快速、准确形变配准技术提高计划优化速度,并开发新的在线计划评估和计划验证方法;②离线分析、在线提取的 CBCT 图像,对放射治疗剂量缺陷区域进行补偿;③离线分析、在线提取的 CBCT 图像和在线配准数据,获取误差变化规律,开展多阶段图像引导 ART;④开发低剂量、高质量 CBCT 成像系统,降低采集 CBCT 图像过程中患者接受的剂量。相信通过开展上述研究能充分利用在线采集的验证图像,使患者获得最大收益。

十一、乳腺癌的热疗

(一)热疗在肿瘤放射治疗中的作用

肿瘤热疗学是一门利用热的生物效应治疗肿瘤的学科。简而言之,就是通过各种加热技术和方法,使肿瘤患者体内的肿瘤病灶温度升高到一定程度,借以杀灭肿瘤细胞的一种治疗方法。

肿瘤热疗的原理是利用物理方法将组织加热到能杀灭肿瘤细胞的温度(42.5~43.5℃)持续 60~120 分钟,达到既破坏肿瘤细胞又不损伤正常组织(正常组织细胞的温度安全界限为 45℃±1℃)的一种方法。热疗不但对肿瘤细胞有直接的细胞毒效应,还可以增强化学治疗、放射治疗的疗效,提高机体的免疫力,抑制肿瘤的转移。

肿瘤热疗可分为全身热疗、区域热疗和局部热疗。后两种方法对机体的加温是区域性的(加热范围占机体体积的 1/4~1/3)或局部的。其优点在于可以使肿瘤组织局部温度达到 42.5℃以上,能在相对较短的时间内杀灭肿瘤细胞。其局限性在于,它们都不属于全身性的治疗手段,对于远处播散的转移瘤无法实施治疗;而且局部热疗就疗效而言,更适合于治疗浅表和体积较小的肿瘤。

(二)热疗联合放射治疗的生物学基础

热疗联合放射治疗用于肿瘤的治疗有着确切的生物学基础。其依据包括以下内容:

1.肿瘤细胞的热敏性高于正常细胞,而且正常组织和肿瘤组织在血管结构及微循环上的差别,加热时肿瘤温度要高于周围正常组织 3~7℃,因此合理的热疗技术在对肿瘤细胞进行杀灭的同时对肿瘤周围的正常组织并不会造成损伤。

2.放射治疗不敏感的肿瘤细胞主要是乏氧细胞和 S 期细胞,对热疗表现为高敏感性。

3.热疗可以抑制肿瘤细胞放射治疗损伤的修复作用。

4.因为肿瘤周边血供较好,所以热疗对肿瘤周边细胞的杀伤作用远不及对肿瘤中央的杀伤作用,其治疗失败的主要原因为肿瘤周边性复发;而放射治疗局部控制失败的主要原因为肿瘤中央的局部复发。

综合以上因素,合理地应用热疗和放射治疗,可以起到优势互补、协同增敏的作用。

(三)乳腺癌热疗加放射治疗的疗效

1996 年 Vernon 报道了 306 例局部晚期和疗后局部区域复发的乳腺癌多中心、随机性研究结果:单纯放射治疗的 CR 率为 41%,2 年局部控制率为 30%,加用热疗后 CR 率为 59%,2 年局部控制率为 50%,组间均有显著的统计学意义。但对总的生存无显著影响,两组 2 年总生存率为 40%。148 例局部复发的乳腺癌患者,在低剂量(28~32Gy)放射治疗的前提下,加用热疗的优势更为明显,在可供分析的 119 例患者中,热疗加放射治疗的 CR 率为 73%,中位局部控制时间为 32 个月,显示了热疗加放射治疗的优势。现热疗加放射治疗已作为晚期患者的常规治疗方案。

(李洪水)

第四节　乳腺癌的化学药物治疗

一、化学药物治疗

【化学药物治疗(化疗)的生物学基础】

经数十年的研究,人们已经认识到,在一定程度上,正常和肿瘤群体的细胞动力学性质决定了细胞周期特异性药物所产生的效应。一般地说,在细胞群体中,处于活跃增殖状态的细胞越多,则该细胞群体受细胞周期特异性药物的影响越大。这个概念已经成功地应用于细胞周期时相特异性药物治疗快速增殖的肿瘤上,细胞动力学原理已经成为制订肿瘤方案的重要理论基础。

测定治疗前细胞群体的动力学性质,可为治疗提供不同的信息。肿瘤与正常增殖细胞群体的生存状态取决于三个动力学参数:细胞周期时间(Tc)、增值比率(GF)和细胞的丢失率(KI)。

(一)细胞周期

细胞周期是指细胞自上一次分裂结束起,到下一次分裂完成止,称为一个细胞增殖周期。所需要的时间为细胞周期时间。所更新的细胞在细胞周期中进行着一系列复杂、有秩序的变化。可分为以下四期。

1.G_1期(DNA合成前期)　由数小时到数天,G_1期物质代谢,RNA和蛋白质合成迅速地进行,细胞质比例明显增大,细胞体积增长迅速。为下一个DNA合成作准备,不断地合成单核苷酸,DNA聚合酶及ATP。

2.S期(DNA合成期)　同时组蛋白合成,并进行DNA复制,RNA及组蛋白质亦继续合成。本期结束时,细胞核内RNA含量加倍,此期在各类细胞变异不大,一般2~30h。

3.G_2期(DNA合成后期)　DNA合成结束,为分裂准备期,继续合成RNA和蛋白质,所占的时间恒定2~3h。

4.M期　有丝分裂期,1~2h,其中又可以分四个时期。

(1)前期:染色质变为染色体,核膜核仁消失,此期在分裂中占时间最长。

(2)中期:染色体排列在纺锤线中部平面,染色体纵裂为二,中心粒分离到两级。

(3)后期:染色体平均分到细胞两端,每个中心粒又分为2个。

(4)末期:细胞质分成2个。

经过细胞周期,每个细胞产生2个子代细胞。细胞的增殖是按指数方式增长。从1个癌细胞发展到体积$1cm^3$即重1g时,细胞数目约为10^9个,需要30代分裂(30×Tc),才能被临床检测出。如果癌细胞没有丢失,增殖比例为1,再经过10代(40×Tc)癌细胞的数目达1012,此时肿瘤为1000g。

(二)癌细胞群组成

癌细胞依其肿瘤增长关系可分为以下三种状态。

1.处于增殖周期中的细胞(A),不断增殖的细胞与肿瘤生长有关,对化疗药物敏感。

2.无增殖能力的细胞(B),称终细胞。

3.有增殖能力但暂时不分裂的细胞(C),称静止期细胞,又称G_0期细胞。

静止期细胞,即G_0期细胞暂时不产生DNA复制,对肿瘤的生长不起作用,对化疗不敏感,一旦受到分裂的刺激再进入细胞周期,参加分裂繁殖的行列,故G_0期细胞成为肿瘤复发的根源。

肿瘤中只有增殖期细胞增加肿瘤细胞总数,其细胞增殖率超过细胞丢失时,则肿瘤增大;增殖小于丢失时,肿瘤缩小;增殖等于丢失时,肿瘤持续稳定。事实上肿瘤在缓慢生长,肿瘤中细胞丢失率高于70%时,才能使肿瘤组织近于正常组织的稳定状态。

(三)决定肿瘤生长速度的因素

1.细胞周期(Tc)　每个周期基本上是恒定的。

2.增殖比率(GF)　参加分裂增殖细胞所占的比例,此比例随着生长情况变化。

3.丢失细胞数　包括由于死亡和脱落而丢失的细胞数,肿瘤增长的情况,在丢失细胞不变的情况下,与增殖比率的大小呈正比。

4.肿瘤的倍增时间(Td)　表示增长的快慢,如下列公式GF=Tc÷Td。肿瘤生长的初期,组织中多数与分裂增殖的GF较高,甚至于接近100%,因之肿瘤迅速增大。随着肿瘤增大,其GF逐渐下降,Td随之延长。巨大的肿瘤倍增时间延长,也与肿瘤细胞相挤压及血流供应不足有关。

（四）癌的生长特性

细胞总数达到一定临界值后,细胞增殖不停止,这种无控制的生长最终导致宿主死亡。然而癌细胞除肿瘤早期外,大多数肿瘤呈指数增长并非常见,随着癌体积的增大,所需要的时间增加,增长变缓,其中,癌细胞的拥挤以及血管供应不足等因素与此有关。时间延长与倍增时间延长及细胞增殖比率降低有关。

在增殖的细胞群体中,无论是肿瘤或是正常增殖群体,都有一些不增殖的细胞。这些细胞可能是停止增殖进入终末分化的细胞,或是由于缺乏营养或其他原因进入休止态(G_0)的细胞。终末分化细胞如丢失细胞核的红细胞及角化的上皮细胞等永远不再进入 S 期合成 DNA。

但 G_0 期细胞在适宜的刺激下,可重新进入 S 期合成 DNA。例如,当大量失血、化疗药物和放射治疗后,骨髓中 G_0 细胞可重新进入 S 期。所以细胞群体的增殖状态不仅取决于 T_c,也决定于增殖细胞数与细胞群体中所有细胞包括增殖和非增殖细胞数的比例即增殖比率,增殖比高的则细胞群体增殖快。

此外,细胞群体增殖状态也取决于细胞群从群体中丢失的速度(K1)。丢失的原因可能是肿瘤细胞的转移、细胞死亡以及细胞成熟。用各种方法可以定量测定各种细胞动力学的参数。乳腺癌的细胞周期一般为 51h,G_1 期 19h,S 期 20h,G_2 期 6h。

【抗癌药物的分类与作用机制】

按抗癌药物的来源分为:烷化剂、抗代谢药物、抗生素、植物碱、激素和杂类。乳腺癌化疗药物,从 20 世纪 70 年代环磷酰胺、甲氨蝶呤、氟尿嘧啶,发展到 20 世纪 80 年代含蒽环类药物阿霉素、表阿霉素的联合治疗,20 世纪 90 年代紫杉醇、多西紫杉醇的问世成为乳腺癌化疗的一个重大突破。蒽环类作为乳腺癌化疗中最常用的药物,无论在乳腺癌术前新辅助、复发转移解救治疗和早期乳腺癌术后辅助治疗中都占有非常重要的地位。

根据细胞动力学,抗癌药物分为细胞周期特异性药物和细胞周期非特异性药物。

细胞周期非特异性药物对癌细胞作用强而快,能迅速杀死癌细胞,剂量反应曲线随着剂量的增加而呈直线型下降,在浓度(C)和时限(T)的关系中,浓度是主要因素。因此,此类药物宜一次静脉推入。细胞周期特异性药物,作用慢而弱,需要一定的时间才能发挥其杀伤作用,其剂量反应曲线是一条渐近线,即在小剂量时类似于直线,达到一定剂量后不再上升,出现一个坪。在影响疗效的 C 与 T 的关系中,T 是主要因素,因此,在使用特异性药物时,则以缓慢静脉滴注、肌内注射或口服为宜。

（一）细胞增殖动力学分类

1.细胞周期非特异性药物

(1)抗肿瘤抗生素:阿霉素。

(2)烷化剂:环磷酰胺、异环磷酰胺。

(3)杂类:顺氯氨铂、卡铂。

2.细胞周期特异性药物

(1)M 期特异性药物:长春新碱、长春花碱、长春花碱酰胺秋水仙碱衍生物、VP-16(鬼臼乙叉甙)、紫杉醇、诺维本。

(2)G_1 期特异性药物:肾上腺皮质类固醇。

(3)G_2 期特异性药物:博莱霉素、平阳霉素。

(4)S 期特异性药物:3-2-氟尿嘧啶、呋喃氟尿嘧啶、甲氨蝶呤。

（二）药物作用机制分类

按照作用机制,又可以分为四大类。

1.干扰核酸合成的药物　分别通过不同的环节,阻止 DNA 的合成,抑制细胞分裂增殖,属于抗代谢类药物。

根据干扰生化步骤或所抑制的靶酶的不同分为：

(1)二氢叶酸还原酶抑制剂,如甲氨蝶呤(MTX)等。

(2)胸苷酸合成酶抑制剂,影响尿嘧啶核苷酸的甲基化,如氟尿嘧啶(5-FU)等。

(3)嘌呤核苷酸抑制剂,如巯嘌呤(6-MP)、6-硫鸟嘌呤(6-TG)等。

(4)核苷酸还原酶抑制剂,如羟基脲(HU)。

(5)DNA多聚酶抑制剂,如阿糖胞苷(Ara-C)等。

2.干扰蛋白质合成的药物

(1)干扰微管蛋白合成的药物,干扰有丝分裂中纺锤体的形成,使细胞停止于分裂中期,如长春新碱(VCR)、长春花碱(VLB)、依托泊苷(VP-16)和紫杉醇(PTX)等。

(2)干扰核蛋白体功能、阻止蛋白质合成的药物,如三尖杉酯碱。

(3)影响氨基酸供应阻止蛋白合成的药物如L-门冬酰胺酶(ASP),可降解血中门冬酰胺,使瘤细胞缺乏氨基酸,不能合成蛋白质。

3.直接与DNA结合,影响其结构与功能的药物

(1)烷化剂如环磷酰胺(CTX),能与细胞中的亲和基团发生烷化作用。DNA中鸟嘌呤N-T易被烷化,使DNA复制中发生核碱基配对,受烷化的鸟嘌呤可以从DNA链上脱失,引起密码解释错乱。双功能基的烷化剂常与DNA双链上各一鸟嘌呤结合形成交叉连接,妨碍DNA复制,也可以使染色体断裂,使细胞增殖停止而死亡,少数受损细胞的DNA可修复而存在下来,引起抗药性。

(2)破坏DNA的金属化合物如顺铂(DDP)亦可与DNA结合,破坏其结构与功能。

(3)抗生素为DNA嵌入剂,可嵌入DNA核酸之间,干扰转录过程,阻止mRNA的形成,如阿霉素(ADM)、表阿霉素(E-ADM)和米托蒽醌(MIT)。

(4)破坏DNA的抗生素有丝裂霉素,作用机制与烷化剂相同,博莱霉素(BLM)可使DNA的单链断裂而抑制肿瘤增殖。

(5)抑制拓扑异构酶,从而使DNA不能修复,如喜树碱类(HCPT)化合物。

【治疗乳腺癌常用抗癌药物的药理作用及药代动力学】

(一)烷化剂

1.药理作用 烷化剂是一类可与多种有机物质的亲核基团(如羟基、氨基、巯基、核酸的氨基、羟基、硫酸根)结合的化合物,它以烷基取代这些化合物的氢原子。核酸的烷化部位皆在鸟嘌呤的第7位氮上。用双功能基烷化剂可得两类产物,一是7-烷化鸟嘌呤,另一是二边都在位上连接鸟嘌呤;单功能基烷化剂时只得到前一类产物。因此认为DNA的交叉是HN2引起细胞损伤的主要原因。烷化剂对细胞周期各期都有作用,属细胞周期非特异性药物,G_1期及M期的细胞最敏感。

2.药代动力学 患者注射CTX60mg/kg,静脉注射血浆内CTX峰浓度500mol/L,半衰期3~10h。然后迅速下降,磷酰胺氮芥一直处于较低水平。在低pH值下,去甲氮芥是一强的烷化剂,CTX对肾和膀胱的毒性与它有一定关系,磷酰胺氮芥是从醛磷酰胺代谢而来,血浆内磷酰胺氮芥的浓度对体外培养细胞有细胞毒作用,在CTX的治疗和毒性作用中磷酰胺氮芥可能有一定作用。给予CTX后,24h内约25%的给予量从尿排出,此后尿中含量很少,去甲氮芥占10%～14%,磷酰胺氮芥排出量少,故CTX及其主要代谢物主要从肾排出。

3.临床应用 口服50mg/次,2~3次/天。静脉注射600~750mg/m²,1次/3~4周。大剂量化疗可达60mg/kg。

（二）抗代谢药物

抗代谢药物可干扰核酸、蛋白质的生物合成作用，可导致肿瘤细胞死亡。它们作用于核酸合成过程中不同的环节，按其作用可分为胸苷酸合成酶抑制剂，嘌呤核苷酸合成抑制剂和DNA多聚酶抑制剂。

胸苷酸合成酶抑制剂　有氟尿嘧啶（5-FU）及其衍生物如呋喃氟尿嘧啶（FT-207）、二喃氟啶（双呋啶FD-1）、嘧福禄（HCFU）、优福定即优氟泰（UFT）和氟铁龙（5-DFUR）。

1.氟尿嘧啶（5-Fluorouracil,5-FU）

(1)药理作用：在体内必须转化为相应的核苷酸才能发挥作用。5-FU的代谢主要有三种途径：一是在体内转变成三磷酸氟尿苷（FUTP），以伪代谢物形式掺入RNA中，干扰RNA的合成；二是在体内转变成三磷酸脱氧氟尿苷（FDUTP）后以伪代谢形式掺入DNA中干扰DNA的合成；三是在体内活化成脱氧氟尿单苷磷酸盐（FDUMP）后，抑制胸苷酸合成酶，阻止尿苷酸向胸苷酸转变，最终影响DNA的合成。后一种途径中需要一碳位（CH3）的供体还原型叶酸参与。在正常情况下，由于还原型叶酸供给不足，三种化合物脱氧氟尿单苷磷酸盐（氟去氧尿-磷FDUMP）、胸苷酸合成酶（TMPS）和活化型叶酸甲酰四氢叶酸，在细胞内形成三重化合物易于分离，此为5-FU抗药性的机制之一。如果外源性地供给大剂量的醛氢叶酸（CF），细胞内可形成结合牢固、稳定的三重复合物，对TMPS的抑制作用大大延长，5-FU的抗肿瘤作用大大增强。5-FU对S期细胞有作用，而对Gi/S边界细胞有延缓作用。

(2)药代动力学：口服后肠道吸收不完全且不可靠。多采用静脉注射给药，在体内主要被肝脏分解。其产物有二氢氟尿嘧啶及尿素，从尿中排出，另一部分变成CO_2从尿中排出。它在体内分布广泛，肝与肿瘤中的浓度较高，难以通过血脑屏障，腔内注射在12h内维持相当量。注射给药，在快速静脉注射后血浓度达0.1～1mol/L，人体的$t_{1/2}$仅10～20min，故治疗效果有赖于方案的选择。一次给药用^{14}C标记的5-FU后，12h内从尿中排出仅11%，而呼气排出的14C为63%。连续静脉滴注24h后血浆浓度为0.5～30mol/L，尿中排出4%，呼气中排出14C为90%，这可能是连续静脉给药较单剂静脉注射毒性低的原因。5-FU较易进入脑脊液中，在静脉滴注30min内，达7mol/L，持续约30min。

(3)临床应用：口服300mg/天，分3次服，总量10～15g。静脉注射：500～700mg/次或12～15mg/kg；静脉滴注2～8h连续5d。

2.氟尿苷（FUDR）：

(1)药理作用：本品为5-FU的脱氧核苷衍生物，药理作用同5-FU。本品疗效为5-FU的2倍，而毒性仅为1/5～1/6，但对RNA的抑制作用不如5-FU。

(2)临床应用：800～1200mg/d，分4次服。

3.氟铁龙（Furluilon,脱氧氟尿苷,5-DFUR）

(1)药理作用：5-DFUR在肿瘤组织中高活性的嘧啶核苷酸磷酸酶作用下转变为5-FU，从而发挥抗肿瘤作用。其作用过程如下：氟铁龙转变成5-FU发挥作用，在嘧啶核苷酸磷酸酶（Pyn-pase）作用下转变成5-FU。Pynpase在肿瘤组织中活性高，促使肿瘤组织内得到高浓度的5-FU，故具有选择性杀伤肿瘤组织作用。

(2)药代动力学：小鼠试验投于5-DFUR 200μg/kg 1次口服时，测定给药后4h，呼气排出药量占23%，尿中药排泄占61%，大便占10%；吸收率90%，在肝脏组织中为正常组织的4倍，且Pynpase活性也比正常组织高，经测定术前7天给予氟铁龙600mg/d，测定Pynpase活性5-FU浓度，结果肿瘤组织均比正常组织为高，特别是乳腺癌的5-FU浓度，约为正常组织的10倍。细胞周期测定可见S期蓄积，G_2、M期减少。组织学上，可见坏死细胞，纤维化细胞。

(3)临床应用：口服400mg/次，每日3次。

（三）植物来源的抗癌药物

1.长春花生物碱

（1）长春花碱（VLB）：对微管蛋白有很强的亲和力，抑制细胞中微管的聚合并使其解聚，抑制纺锤体的形成，从而使细胞停止在有丝分裂的中期。长春新碱、长春酰胺的作用机制与药代动力学同其他长春花生物碱相似。本品口服不吸收，迅速从血中消除。静脉注射时几分钟内即可在肝脏中见到标记的 VLB，不到1h 血中即消失。

临床应用：静脉注射，每次 0.1mg/kg，1 次/周。

（2）长春新碱（VCR）：VCR，-VLB 化学结构上差别不大，但抗肿瘤谱及毒性明显不同。VCR 是细胞周期非特异性物，它通过抑制细胞中微管蛋白的聚合而抑制有丝分裂。VCR 还可以抑制细胞膜类脂质合成，抑制氨基酸在细胞膜上的运转。另外 VCR 与 VLB 之间没有交叉耐药性。

①药代动力学：一次静脉注射后，$t_{1/2}\alpha$ 和 $t_{1/2}\beta$，分别为 $6\sim10min$ 和 190min。在胆汁中浓度最高，其次是肿瘤、脾、肝等，脑和脂肪中浓度最低。

②临床应用：静脉注射，每次 $1.4mg/m^2$，每次最大量 2mg，总量不超过 20mg。

（3）异长春花碱（NVB，诺维本）：属长春花生物碱类抗肿瘤药物。

①药理作用：诱导有丝分裂微管崩解，使细胞停止在有丝分裂中期。抑制微管蛋白的聚合作用均逊于 VCR 和 VLB。NVB 的作用则是浓度依赖性的，当 NVB 高浓度时（40mol/L）可诱导大量的微管集聚，即导致微管蛋白的解聚作用，又可导致聚集作用，从而使微管发生改变。

②药代动力学：吸收高峰于 45 和 30min 出现，在第 1 小时血浆浓度呈急剧地下降（>90%）。与血浆蛋白结合 80%，在 96h 后，降至 50%。清除相 $t_{1/2}$ 为 39.5h。

③临床应用：静脉注射 $25mg/m^2$，每周 1 次，每周期 1~2 次。

2.鬼臼毒类药物　鬼臼乙叉甙（VP-16）是半合成的鬼臼毒的甙类化合物，与微管蛋白结合抑制其聚合，尚有抗有丝分裂作用。药代动力学研究静脉注射 VP-16290$\mu g/m^2$ 后血浆峰浓度可达 $30\mu g/ml$，$t_{1/2}$。为 2.8h，$t_{1/2}\beta$ 为 15.1h。约 45% 药物从尿中排泄，其中 2/3 为原形药物；15% 由粪便中排除。它可以通过血脑屏障进入脑组织，其浓度约为血浆浓度的 10%。单一用药 $60\sim120mg/m^2$，静脉滴注和短时静脉输入 3~5 天，或隔日静脉滴注 1 次，共 3~5 次，每 3~4 周重复或缓慢静脉滴注。口服剂量 $60\sim100mg/m^2$，连服 10d 或加倍剂量连服 5 天，每 3~4 周重复 1 次。

3.紫杉类　紫杉类有 2 种衍生物，紫杉醇和多西紫杉醇。它们的结构和作用机制的主要部分是相同的，但在某些方面又有不同。泰素由一个紫杉环和一个 oxetane 环及一个于 C-13 位上的庞大的酯侧链所组成，高度酯溶性而不溶于水。泰素帝与泰素不同之处在浆果赤霉素环的 10 位和侧链的 3 位上。与原形化合物相似，泰素帝不溶于水，因而用于临床时以多乙氧基醚配制。

（1）药理作用：泰素与泰素帝有相似的作用机制，促进微管聚合及抑制微管蛋白解聚，两者可导致微管在细胞中成束。细胞被阻断于细胞周期的 G_1 和 M 期，不能形成正常的有丝分裂纺锤体和分裂。紫杉醇类的作用机制并不完全一致。泰素能改变微管的原丝的数目，而泰素帝却无此作用。另一不同之处是它们的微管蛋白的聚合物的产生，泰素帝在解聚抑制上有 2 倍的活性，还具有改变某些种类微管的独特能力，并证明对耐泰素的细胞株有活性。临床前细胞毒性的测定中，2 种药物也有不同。对于某些细胞株，研究模型以及泰素耐药细胞泰素帝更为有效。某些细胞株，延长暴露于泰素表明有细胞毒性的增强。在较长时间给药方案中出现的剂量限制毒性，泰素帝研究已限于 1h 输注。

（2）药代动力学：在人体内两者药物在分布和消除上十分相似。2 种紫杉类似均呈现三相动力学行为，而且均高度与蛋白结合，尿中以代谢物形式排出甚微，经胆道排出，或分布与组织结合对药物的廓清起主要作用。测定人血浆和尿中在 $60\sim120$ min 静脉滴注后，紫杉醇的血浆消失呈双相，$t_{1/2}\alpha$ 为 16.2min，$t_{1/2}\beta$ 为 6.4h，中央分布容积和稳态分布容积分别为 $8.6L/m^2$ 和 $67.1L/m^2$，平均血浆消除率是 253ml/(min·n12)，尿中消除率为 $29.3ml/(min·m^2)$。用紫杉醇 $275mg/m^2$ 静脉滴注 6h，得到类似结果，达峰浓度为 8mol/L，$t_{1/2}\alpha$ 为 21min，$t_{1/2}\beta$ 为 8.9h，分布容积为 $65.71/(min·m^2)$，患者自尿中原型药(24h)只有 5%，肾消除率约为 $7.8ml/(mm·m^2)$。

(3)临床应用：静脉注射 $135mg/m^2$。为了预防过敏反应，于治疗前 1 天给予口服地塞米松 7.5mg，静脉注射甲氰咪胍 300mg，肌内注射苯海拉明 20mg。

(四)抗肿瘤抗生素

目前临床用于治疗乳腺癌的抗肿瘤抗生素多为蒽环类药物如阿霉素(多柔比星)、柔红霉素(柔毛霉素)、半合成的表阿霉素(表柔比星)和全合成的米托蒽醌，这些药物大多数为细胞周期非特异性药物。

1.阿霉素(ADM)、柔红霉素(DNR)　(1)药理作用：阿霉素、柔红霉素作用机制包括：①与 DNA 结合；②与金属离子结合；③与细胞膜结合；④自由基形成。与 DNA 结合是环类药物的主要作用机制。另外，阿霉素与各种金属离子如铜、铁形成螯合物，可增强阿霉素和 DNA 的结合；蒽环类化合物与细胞膜的磷脂结合，损伤存在于膜的酶如腺苷酸环化酶，均可造成细胞的生长抑制和损伤。阿霉素在酶的作用下能还原为半醌自由基或氧反应形成氧自由基，可能是蒽环类化合物心脏毒性的主要原因。阿霉素为细胞周期非特异性药物，但对 S 期细胞杀伤力最强，对早 S 期比晚 S 期敏感，M 期比 G_1 期敏感，影响 G_1、S、G_2 期各期的移行。

(2)药代动力学：通过主动转运进入细胞，多集中于细胞核，并与核蛋白结合。对阿霉素抗药的肿瘤细胞显示药物的排出增加，并对长春新碱及多种抗肿瘤抗生素有交叉抗药性；目前认为细胞膜 P-糖蛋白的高度表达是产生多药抗药性的机制之一。静脉滴注的心肌毒性小于大剂量静脉注射，且静脉滴注后血浆药物浓度很快下降。其血浆半衰期分为三相，分别为 $8\sim25$ min、$1.5\sim10$ h、$24\sim48$ h，不易通过血脑屏障，主要在肝脏代谢转化为阿霉醇，经胆汁排出，代谢产物脱氧配基可能与心脏毒性有关。

(3)临床应用：静脉注射每次 $40mg/m^2$，1 次/3 周。终生累积剂量 $450\sim550mg/m^2$。

2.表阿霉素

(1)药理作用：表阿霉素是阿霉素的立体异构体，抗瘤谱与阿霉素接近，治疗指数高。因表阿霉素的脱氧配基产生率低，故对骨髓与心脏的毒性也比阿霉素低。其作用机制与阿霉素相似，能够嵌入 DNA 双螺旋而与 DNA 结合并抑制 DNA、RNA 的合成。对细胞周期各阶段都有作用，对 S 期最敏感。

(2)药代动力学：表阿霉素静脉滴注后，12min 达血浆峰浓度，静脉注射则于 55min 内达平衡浓度。分布半衰期为 10min，排除半衰期为 42h，主要在肝内代谢为 4'-0-β-D 葡萄糖苷酸，经胆汁排泄；约 2% 以原形药从尿中排出。

(3)临床应用：静脉注射每次 $60mg/m^2$，1 次/3 周。终生累积剂量 $1000mg/m^2$。

3.米托蒽醌(MIT)

(1)药理作用：米托蒽醌为合成的化合物，在结构上与蒽环类化合物接近，其抗肿瘤活性优于蒽环类的阿霉素。作用机制可能是嵌入 DNA 并与其结合而引起细胞损伤。与阿霉素不同，它能抑制 NADPH 依赖的细胞脂质过氧化反应，因而心脏毒性较小，可杀灭任何细胞周期的癌细胞，对分裂期细胞比休止期细胞更敏感，对 S 后期最敏感。

(2)药代动力学：静脉注射，以 $1\sim4$ mg/kg 的量给患者注射后测血浆半衰期为 37h，分布容积为 13.8L/kg，总血浆清除率为 4ml/(kg·min)，24h 后 9.4% 从尿中排泄，其中 6.8% 为原药；72h 后排泄 11.3%，其中 7.3% 为原药。小剂量以原形及代谢产物从尿中及胆道中排出，主要在肝中代谢，分解为一羧基和二羧基酸。不良反应轻微,常见的有骨髓抑制、恶心、呕吐、口腔炎及脱发。该药的优点是心脏毒性低。

(3)临床应用:静脉注射 $8\sim12mg/m^2$,1 次/3 周。

(五)铂类化合物

1.顺铂(Cisplatin,DDP)

(1)药理作用:DDP 进入人体后以被动扩散的形式进入细胞,在细胞内低氯的环境下迅速解离,以水合阳离子的形式与细胞内生物大分子结合,主要靶点为 DNA,形成 DNA 链内交联,链间交联及蛋白质交联,主要与 DNA 链上相邻两个鸟嘌呤 N 为原子共价结合,形成铂-DNA 合成物。这种结构较 DNA 双螺旋中 2 个鸟嘌呤中 N7 位间距离小,从而阻止 DNA 聚合酶的移动,影响 DNA 链的合成、复制,造成细胞死亡。

(2)药代动力学:静脉注射以后在血浆中主要与血浆蛋白结合。给药后 2min 就有 22% 与血浆蛋白结合,1h 有 89% 结合。血浆白蛋白由于含有可结合的巯基,是铂结合的主要位点。其次铂也可以和红细胞、γ-球蛋白、转铁蛋白等结合。结合到的铂无抗肿瘤活性。DDP 在人体内代谢,属于二室模型。血浆清除有两相,静脉注射后 $1\sim4h$,血浆中水平下降很快,以后维持一定水平达很长时间。血浆快速分布相 $t_{1/2}\alpha$ 为 $25\sim49min$,慢速清除相 $t_{1/2}\beta$ 为 $58\sim73h$。Patton 等学者报道人血浆游离铂的半衰期随给药方式有所变化,如静脉 1 次快速($100mg/m^2$),血中最大浓度可达 $14.5\sim24.5\mu mol/L$,$t_{1/2}$ 为 $32\sim54min$;如果慢速(6h 内静脉输入给药),最大血药浓度为 $2.3\sim2.7\mu mol/L$,$t_{1/2}\alpha$ 为 $17\sim37min$,$t_{1/2}\alpha$ 可持续几天到几周。循环中的铂可很快进入组织,以被动扩散的方式进入细胞。DDP 在狗的组织中分布依次为肾>肝>卵巢,子宫>肺>皮肤>肾上腺>,结肠>肌肉>心脏>肠、胰腺、脾脏等。DDP 及其降解产物主要经肾脏排出 $70\%\sim90\%$。静脉给顺铂后,肾排泄 6h 排出 $15\%\sim27\%$,24h 排出 $18\%\sim34\%$,第 5 天排出 $27\%\sim54\%$。胆道也排泄部分铂及其代谢产物。

(3)临床应用:静脉滴注,每次 $70mg/m^2$,或分 3 天静脉滴注,1 次/3 周。注意保护肾功能每日要水化至 2000ml,同时加利尿药。

2.第二代铂类化合物　铂类化合物近年出现了许多高效低毒化合物。其中卡铂(碳铂)、草酸铂对人体肿瘤异种移植等均有与顺铂相似或稍弱的抗肿瘤活性,其抗肿瘤活性,抗瘤谱与顺铂相似。卡铂在某些细胞系与顺铂有交叉耐药性,而在另一些细胞系统则无交叉耐药性。对动物的半致死量大约比顺铂大 10 倍,为 $130\mu g/kg$。而对大鼠的肾脏毒性远远低于顺铂,胃肠反应也低,骨髓毒性较顺铂强。血浆半衰期与顺铂相似,均为 $7min$,$t_{1/2}$ 却较顺铂长,经肾脏排出。

临床应用:静脉滴射,每次 $350mg/m^2$,溶于 5%GS 500ml 中,1 次/3 周。

【晚期乳腺癌的化疗适应证和禁忌证】

(一)适应证

1.局部晚期的乳腺癌,可先行化疗,以后争取手术。

2.乳腺癌已有广泛或远处转移,不适于手术切除或放疗者。

3.手术或放疗后复发或播散者。

4.癌性体腔积液:包括胸腔、腹腔或心包腔。采用腔内注射化疗药物,可使腔内积液控制或消失。

5.肿瘤所致上腔静脉压迫、呼吸道压迫、脊髓压迫或脑转移所致颅内压增高,先化疗后缩小体积,缓解症状,然后进行放疗。

(二)注意事项

1.诊断明确,必须有确切的病理学诊断或细胞学检查,才能指导化疗药物治疗。化疗不作为诊断性治疗,更不可以作为安慰剂使用,以免造成不必要的损害。

2.一般状况较好,周围血象与肝肾功能正常,可耐受化疗。每周查血象 $1\sim2$ 次,如血象下降应周密进行观察,采取适当的措施,同时注意药物的毒性,对于不良反应采取适当的措施。

3.确定化疗后,制定具体治疗计划,选用适合的药物、配伍、剂量、途径、方法、疗程。治疗中密切观察药物的效果和毒性,给予相应的处理。

4.疗程结束后,进行长期随访,以观察缓解期与远期毒性。

5.化疗中停止用药的指征如下。

(1)用药时间超过一般显效时间,或累积剂量超过可能显效的剂量,继续用药有效的机会不大者。

(2)血象下降[白细胞 $2.0×10g/L$,血小板$(500\sim800)×10^9/L$],血象锐降也应及时停药,以免发生严重骨髓抑制。

(3)出现发热38℃以上者(肿瘤发热除外)。

(4)出现并发症。

(5)出现重要脏器毒性,如心肌毒性,中毒性肝炎、中毒性肾炎和膀胱炎、化学性肺炎或纤维化等。以上现象出现应给予适当治疗与抢救。

(二)禁忌证

1.年老体质衰弱或恶病质。

2.既往化疗而血象长期低下有出血倾向者。

3.有肝功能异常及心血管严重疾病者。

4.贫血有严重营养障碍及血浆蛋白低下者。

5.肾上腺皮质功能不全者。

6.有感染、发热及其他并发症。

【乳腺癌辅助化疗原则】

(一)早期乳腺癌术后辅助化疗

早期乳腺癌术后辅助化疗加用蒽环类药物能显著提高疗效,而且常规剂量并不增加心脏毒性。蒽环类基础上加紫杉类药物可进一步提高早期乳腺癌术后辅助化疗的疗效。2005 年 St.Gallen 共识关于早期乳腺癌辅助治疗选择的基本原则,提出首先要考虑肿瘤对内分泌治疗的反应性,分为内分泌治疗有反应)、内分泌治疗无反应、内分泌治疗反应不确定。在按照月经状况和其他因素风险细分为:低度危险、中度危险和高度危险。

1.低度危险的定义　腋淋巴结阴性,并同时具备以下所有特征:pT≤2cm、病理分级 1 级、未侵犯肿瘤周边血管、HER-2(−)、年龄≥35 岁。化疗方案可以选择:CMF×6 或 AC/EC×(4～6)。

2.中度危险的定义

(1)腋淋巴结阴性,并至少具备以下特征中的一项:pT>2cm、病理分级 2～3 级、有肿瘤周边血管侵犯、HER-2 基因过表达或扩增、年龄<35 岁。

(2)腋窝淋巴结转移 1～3 个和 HER-2(−)。可以选择的方案有:FAC/FECX6。

3.高度危险的定义

(1)腋窝淋巴结转移 1～3 个和 HER-2(＋)。

(2)腋窝淋巴结转移>3 个。可以选择的方案有:AC→T(AC 序贯紫杉醇),FEC×3→T×3(FEC 序贯紫杉醇),TAC(多西紫杉醇/多柔比星/环磷酰胺),A→T→C。也可以在 G-CSF 支持下采用每 2 周 1 次的剂量密集化疗(多柔比兴序贯紫杉醇序贯环磷酰胺)。

(二)复发转移乳腺癌的解救化疗

蒽环类联合紫杉醇仍是既往未用过蒽环和紫杉类的复发转移乳腺癌患者最有活性的联合方案之一。

　　卡培他滨(希罗达,Xeloda)是肿瘤选择性靶向化疗药物的代表,可以用于紫杉醇、蒽环类耐药得晚期乳腺癌患者的治疗。在卡培他滨/多西紫杉醇(TXT)Ⅲ期临床试验结果显示卡培他滨联合组(XT)疗效优于单药组,卡培他滨联合多西紫杉醇的安全性良好。吉西他滨在乳腺癌治疗中显示毒性低的优势,在晚期乳腺癌,吉西他滨单药缓解率达25%～46%,而紫杉醇(Faxol)与吉西他滨合用(GT)也成为蒽环类耐药乳腺癌的又一选择。

　　复发转移乳腺癌化疗药物选择原则如下。

　　1.辅助治疗仅用内分泌治疗而未用化疗的患者可以选择CMF或CAF方案。

　　2.辅助治疗未用过蒽环类和紫杉类化疗的患者首选AT(蒽环类联合紫杉类)方案,如CMF辅助治疗失败的患者,部分辅助治疗用过蒽环类或紫杉类化疗,但临床未判定耐药和治疗失败的患者也可使用AT方案。

　　3.蒽环类辅助治疗失败的患者,可以选择的方案有:XT(卡培他滨联合多西紫杉醇);GT(吉西他滨联合紫杉醇)方案。

　　4.紫杉类治疗失败者的患者,目前尚无标准方案推荐。可以考虑的药物有卡培他滨、长春瑞滨、吉西他滨和铂类,采取单药或联合化疗。

【乳腺癌常用的联合化疗方案】

(一)Ⅱ期乳腺癌的辅助化疗

1.方案Ⅰ

CMF方案(3周方案),见表3-4-1。

表 3-4-1　Ⅱ期乳腺癌的辅助化疗 CMF 方案(3 周方案)

药物	剂量	途径	时间及程序	
环磷酰胺	$600mg/m^2$	静脉注射	d1	q21d×6
甲氨蝶呤	$40mg/m^2$	静脉注射	d1	q21d×6
氟尿嘧啶	$600mg/m^2$	静脉注射	d1	q21d×6

　　评价:该方案来自意大利米兰肿瘤研究所。与"4周方案"不一样的是这一"3周方案",从强度来看略低,但对1～3令淋巴结阳性的乳腺癌患者术后辅助化疗的结果是相似的。Molitemi 等的研究表明:手术后的患者经过12个周期的CMF辅助化疗后有89%的患者可以生存5年。有1～3个阳性淋巴结者,5年无复发生存率为75%。此后的一系列对比研究显示6个月的化疗与12个月或24个月的化疗效果一样,但毒性较低。因此,超过6个周期的化疗在这一群体中实际上是无意义的。

　　2.方案Ⅱ　AC方案,见表3-4-2。

表 3-4-2　Ⅱ期乳腺癌的辅助化疗 AC 方案

药物	剂量	途径	时间及程序	
阿霉素	$60mg/m^2$	静脉注射	d1	q21d×4
环磷酰胺	$600mg/m^2$	静脉注射	d1	q21d×4

　　评价:NSABP进行了一系列的研究来评价AC方案在乳腺癌辅助治疗中的作用。其中,B-15计划比较了4个周期的AC、6个周期的CMF、4个周期AC后加3个周期的CMF的3组方案。对2194名受体阴性、腋窝淋巴结阳性乳腺癌患者的最后观察结果表明:AC4个周期与CMF6个周期的作用是完全一样的,AC后增加3个周期CMF并未增加任何好处。因此,AC方案就成为辅助治疗的标准方案被广泛采用。此后,NSABP在B-22和B-25两项研究中又比较了环磷酰胺剂量强度增加到$1200mg/m^2$,甚至$2400mg/m^2$

加 G-CSF 支持,与标准剂量相比均未发现无病生存期和总生存期有任何区别。相反在 2548 名参加的 B-25 研究中 6 例患者发生了粒系白血病。Henderson 等还比较了固定环磷酰胺剂量(600mg/mz),将阿霉素剂量升高为 75mg/m² 和 90mg/m²,除了不良反应升高外,也未能改进无病生存和总生存率。这些资料证明了只增加剂量强度是不能进一步提高疗效的,也从反面确认了 AC 标准剂量的地位。

3.方案Ⅲ　DOX-CMF 方案,见表 3-4-3。

表 3-4-3　Ⅱ期乳腺癌的辅助化疗 DOX-CMF 方案

药物	剂量	途径	时间及程序	
多柔比星	75mg/m²	静脉注射	d1	q21d×4
环磷酰胺	紧接 4 个周期后输 600mg/m²	静脉注射	d1	q21d×8
甲氨蝶呤	40mg/m²	静脉注射	d1	q21d×8
氟尿嘧啶	600mg/m²	静脉注射	d1	q21d×8

评价:对于腋窝淋巴结 3 个以上阳性者的辅助治疗,意大利米兰研究所 Bonadonna 等学者做了一系列的研究,在证实 CMF→DOX 优于 CMF 后,又进一步在 403 名可评价患者中对比了 DOX→CMF 序贯给药和 CMF/DOX 交替给药的方法。结果证实了 10 年无复发生存率 42%:28%(P=0.002)和 10 年总生存率 58%:44%(P=0.002),均是 DOX→CMF 序贯给药明显占优势。

4.方案Ⅳ　FAC 或 CAF 方案,见表 3-4-4。

表 3-4-4　Ⅱ期乳腺癌的辅助化疗 FAC 或 CAF 方案

药物	剂量	途径	时间及程序	
氟尿嘧啶	500mg/m²	静脉注射	d1,d8	q21d×6
多柔比星	50mg/m²	静脉注射	d1	q21d×6
环磷酰胺	500mg/m²	静脉注射	d1	q21d×6

评价:此方案及其各类改良方案从 1974 年就开始使用了,因此它的效果和毒性已为大家所熟知。虽然并未作随机对比研究来证明这一含有蒽环类的方案一定优于 CMF 方案,但从治疗转移性乳腺癌的各种资料来看,多柔比星(阿霉素)如果说不是最好的也是最好的药物之一。因此,对于腋窝淋巴结 3 个以上阳性者,若不放心 CMF 方案,FAC 显然是选择之一。

CALGB 曾对 FAC 方案的强度在 1572 名腋窝淋巴结阳性患者中进行过对比,(低剂量组为:F300mg/m²,A30mg/m²,C300mg/m²;中剂量组为:F400mg/m²,A40mg/m²,C400mg/m²;高剂量组为:F600mg/m²,A60mg/m²,C600mg/m²。4 周 1 次均为第 1 天给药)。经中位随访 9 年后,中剂量和高剂量 2 组无病生存率(P<0.0001)和总生存率(P<0.004)均明显超过低剂量组,5 年生存率高、低剂量 2 组的差别为 7%(79%:72%)。而所谓的高剂量组目前被认为是标准剂量。

5.方案Ⅴ　AC→T,见表 3-4-5。

表 3-4-5　Ⅱ期乳腺癌的辅助化疗 AC→T

药物	剂量	途径	时间及程序	
阿霉素	600mg/m²	静脉注射	d1	q21d×4
环磷酰胺	600mg/m²	静脉注射	d1	q21d×4
泰素	紧接 4 个周期后输 175mg/m²	静脉注射	d1	q21d×4

评价:CALGB9344研究计划试图回答2个问题,①是否增加AC方案中的阿霉素剂量(60、75、90mg/m²)能够增加生存期,结果是否定的;②是否增加序贯使用4周期的泰素能达同样的目的,结果是肯定的。发现减少复发率22%,减少病死率26%。而主要受益者是ER阴性的患者,ER阳性患者的泰素作用有可能被三苯氧胺掩盖。若真是这样,泰素可以留待以后复发转移时使用。近年的随访证实该方案可以减少17%的5年复发率(P=0.0023)和18%的5年病死率(P=0.0064)。

由于紫杉类的使用使乳腺癌的辅助治疗又进了一步,因此对于ER阴性、经济条件较好的患者,AC→T不失为较好的选择。此外,腋窝淋巴结>3个者也应选择。

NSABPB-28研究计划也试图回答同样的问题,但只增加了无病生存率,即复发风险下降17%(P=0.008),而未见总生存率有统计学意义上的差别。原因可能是本组老年患者较多,相当多数服用了三苯氧胺,泰素的作用被三苯氧胺抵消。

6.方案Ⅵ　AC→T(剂量密度疗法)方案,见表3-4-5。

评价:长期以来,化疗在乳腺癌辅助治疗中的作用是明确的,但发展也是艰难的,疗效能否进一步提高颇有争议,近年来,似乎已到了一个瓶颈期。2002年12月在SanAntonio国际乳腺癌会议让发表了随访5年的2005名患者参加的CALGB9741号研究结果,即21天周期的标准方案(AC→T)(CALGB9344号)一旦变成14天周期再用G-CSF支持后又明显提高了疗效,且不增加不良反应。从而肿瘤复发的风险性减少了26%(4年DFS为82%:75%,P=0.01),3年病死率减少了31%(P=0.013)。这一结果使人们深刻地认识到只探讨给药强度是不行的,如CTX 1200mg/m²和2400mg/m²再加G-CSF支持;ADM改为75mg/m²和90mg/m²;甚至采用骨髓移植和干细胞技术都未能进一步提高疗效。但采用Norton-Simon理论(即根据肿瘤生长动力学的数学模型每2周给药能最大限度地打击肿瘤,最少地引起耐药瘤株重新进入细胞周期)后,就使原本辅助化疗的平顶状态有所突破。不良反应方面,由于使用了G-CSF支持,中性粒细胞下降等反而较对照组更低。

本方案也可采用14天间隔的单药序贯,即A×4→T×4→CX4加G-CSF支持,疗效无区别。只是时间要拖24周之久,不太利于其后的放疗。因此,对于老年人腋下淋巴结<3个不考虑放疗者较为合适。

7.方案Ⅶ　TAC方案,见表3-4-6。

评价:国际乳腺癌研究组在1491名患者参加的随机临床Ⅲ期(BCIRG001号)研究中证实,TAC方案比标准方案FAC占有明显优势。经33个月的随访,3年无病生存率(DFS)为82%:74%(P=0.0011)。复发的相对风险值(RR)为0.68,即TAC组有119例复发,而FAC组有170例复发。如果按淋巴结状态分,1~3个阳性者DFS2组差别为90%:79%(P=0.0002),而4个或以上阳性者2组无差别。

表3-4-6　Ⅱ期乳腺癌的辅助化疗TAC方案

药物	剂量	途径	时间及程序	
泰素帝(Docetaxel,Taxotere)预处理:地塞米松8mg Bid,连用3天(-1,1,2)	75mg/m²	静脉注射	d1	q21×6
阿霉素	50mg/m²	静脉注射	d1	q21d×6
环磷酰胺	500mg/m²	静脉注射	d1	q21d×6

3年的总生存期(OS)2组无差别,为92%:87%(P=0.11),但其中1~3个淋巴结阳性者2组比为96%:89%(P=0.006),明显显示TAC方案的优越性。4个或以上淋巴结阳性者,2组总生存率(OS)无差别。值得注意的是,与CALGB9344号不同的是不管ER状态阳性还是阴性,TAC方案均比FAC方案好,

分别为 P=0.02 和 P=0.005。此外,HER-2 阳性者 TAC 更好(P=0.02),阴性者也接近有意义(P=0.06)。不良反应上,Ⅲ～Ⅳ度中性粒细胞下降 2 组比为 35.1%:49.5%(P≤0.05);发热性粒细胞减少 23.9%:2.4%(P≤0.05),均是 TAC 方案更重,但并不造成感染(3.1%:1.5%)和败血症死亡(0%:0%)。同时,通过使用 G-CSF 和环丙沙星等抗生素可以预防。对此,建议可以采用泰素帝的每周给法(30～35mg/m² 静脉,d1、8)以减少骨髓抑制。非血液学毒性的恶心呕吐 FAC 高于 TAC(P≤0.05),腹泻、口炎和疲劳 TAC 高于FAC(P≤0.05),但发生率均不严重(<11%)。因此,TAC 方案是对淋巴结阳性乳腺癌术后辅助治疗的较好的化疗方案。

(二)Ⅰ期乳腺癌的辅助化疗

Ⅰ期乳腺癌术后需不需要辅助化疗一直是有争议的课题。由于 25%～30% 的Ⅰ期乳腺癌最终要复发并死于该病,因此Ⅰ期患者什么情况下需或不需辅助化疗成为焦点。在众多的危险因素中,预示术后复发概率的最可靠因素是腋窝淋巴结状态。在淋巴结阴性的前提下,目前最具可重复性的预后因素是原发肿瘤的大小,若原发肿瘤直径<1cm 者 10 年的无病生存率为 92%;而直径在 1.0～1.9cm 者为 78%;直径>2cm 者为 69%。因此,腋窝淋巴结阴性且原发肿瘤直径<1cm 者无需术后化疗。

但最近 NSABP 的一项对 10302 名乳腺癌患者的回顾性调查表明,其中 1259 名淋巴结阴性原发病灶≤1cm 者,若 ER 阳性,术后的三苯氧胺治疗能增进无复发生存(RFS),若 ER 阴性能从术后化疗中增进RFS。因此,认为不管原发病灶多大都应按浸润性乳腺癌进行全身辅助治疗。

化疗患者,可视 HER-2/neu、组织蛋白酶 D、nm23RNA、K1-67 免疫染色、DNA 整倍体状态、S 期组分等情况选用Ⅱ期乳腺癌辅助化疗中的方案来进行。

近年来发展的微阵列分析技术,认为转移能力在发生的早期就已是程序化了的,与淋巴结转移是完全无关的独立预后因素。只要基因分析落入"坏预后印迹组",不管在淋巴结阳性还是阴性的患者中都是很强的血行转移标志。因此,都应及早治疗。这些发现对传统观念有所挑战,值得我们注意。

(三)转移性乳腺癌的一线或二、三线化疗方案

1.方案Ⅰ　FAC 或 CAF 方案,见表 3-4-7。

评价:在以前未接受过化疗的患者中,FAC 方案是一个很有效的方案,首次报道于 1974 年,并一直作为一个标准方案在使用。由于当今越来越多的患者接受含蒽环类的药物进行辅助和新辅助治疗,使得复发或转移后的治疗方案不得不转向其他药物。如紫杉类、铂类、长春瑞滨、吉西他滨、卡培他滨等。

表 3-4-7　转移性乳腺癌的 FAC 或 CAF 方案

药物	剂量	途径	时间及程序
氟尿嘧啶	500mg/(m²·d)	静脉注射	d1,d8　q21d×6 或以上
阿霉素	50mg/m²	静脉注射	48h 滴注 d1～d2　q21d×6 或以上
环磷酰胺	500mg/m²	静脉注射	d1　q21d×6 或以上

转移性乳腺癌所用治疗周期数可能较多。因此,阿霉素的连续灌注(48～96h)很有助于减少心脏毒性和胃肠反应。一般来说 450mg/m² 的阿霉素是临床确认的最高上界累积量的标准。若改为 96h 持续灌注,Legha 等认为可高达 800mg/m² 而无明显心脏不良反应出现。此外,也可在阿霉素给药前小壶给予dexrazoxane 以减少充血性心力衰竭的发生。

2.方案Ⅱ　NFL 方案,见表 3-4-8。

表 3-4-8 转移性乳腺癌的 NFL 方案

药物	剂量	途径	时间及程序
米托蒽醌	12mg/m²	静脉注射	d1,q21d×6 或以上
氟尿嘧啶	350mg/(m²·d)	静脉注射	d1～d3,q21d×6 或以上
亚叶酸钙	300mg/d	静脉注射	d1～d3,q21d×6 或以上
		(在 5-FU 前用)	

评价:转移性乳腺癌目前仍是不易被治愈的肿瘤,因此任何姑息性化疗方案的有效性和毒性的权衡都是应被考虑的重要因素。NFL 方案是一个既有效、毒性又相对小的选择,对于身体差和不能使用阿霉素者可以考虑。

NFL 方案作为一线方案治疗转移性乳腺癌比 CMF 方案有更高的有效率和更长的 TTP。作为二线方案使用有效率范围为 45%～65%。意大利巴里肿瘤研究所从 1993 年 5 月后连续收治了 67 例经病理证实的转移性乳腺癌的患者。将 NFL 中 leucovonn 剂量改成 150mg/d。在可评价的 66 例患者中,ER 受体阳性者 11 例,阴性者 12 例,不明者 43 例。主要转移部位:内脏 31 例,骨 16 例,软组织 19 例。1 年前进行过辅助化疗者 30 例,其中 17 例用过蒽环类药物,经过激素治疗者 25 例。总的有效率为 53%,包括 CR27%。该方案毒性可耐受,脱发 15%,恶心呕吐 16%,Ⅲ～Ⅳ度白细胞下降 30%,Ⅲ～Ⅳ度血小板下降 7%,口腔炎和腹泻 10.5%,患者较容易接受。

3.方案Ⅲ PA 方案,见表 3-4-9。

表 3-4-9 转移性乳腺癌的 PA 方案

药物	剂量	途径	时间及程序
泰素(Paclitaxel)(需用地塞米松、甲氰咪呱、苯海拉明预处理)	200mg/m²	静脉注射	3h 输注 d1 q21d×6
阿霉素	60mg/m²	静脉注射	d1 q21d×6

评价:泰素和阿霉素在乳腺癌的治疗中都是最强的药物。紫杉类单药使用于一线治疗乳腺癌时有效率就可达 50%～60%,超过 CMF 或 CAF 的联合化疗。Gianni 等的研究表明两药合用的总有效率为 94%,包括 CR41%。随访 1 年后,CR 者的中位缓解期为 8 个月(2～18 个月),PR 者的中位缓解期为 11 个月(1～15 个月)。

由于 PA 方案可产生高达 21% 的充血性心力衰竭,应引起特别注意。可采用 48～96h 连续输注阿霉素或用心脏保护剂,或限制阿霉素总累积剂量不得超过 360mg/m² 的方法来解决。

有学者报道东方民族的患者在使用这类方案时,泰素剂量最好不要超过 175mg/m²,甚至可以用 G-CSF 或 GM-CSF 保护骨髓的造血功能。

4.方案Ⅳ DA 方案,见表 3-4-10。

表 3-4-10 转移性乳腺癌的 DA 方案

药物	剂量	途径	时间及程序
泰素帝(Docetaxel)(需用地塞米松预处理)	75mg/m²	静脉注射	1h 输注 d1 q21d×6
阿霉素	50mg/m²	静脉注射	d1 q21d×6

评价:DA 方案与 PA 方案一样具有较强的抗肿瘤作用,有效率可高达 74%～81%。同时,对心脏的毒性作用较轻。在与标准方案 AC 做对比的 TAX306 号Ⅲ期随机研究中,可评价患者的 CR 为 11.5%:8.0%;总有效率为 64.9%:50.3(P=0.009);TTP 为 37.3 周:31.9 周(P=0.014);1 年的 PFS 为 29%:19%。均明显超过 AC 方案。对有不良预后因素的患者如肝转移、多器官侵犯等不失为较好的选择。由于有较高比例的Ⅲ、Ⅳ度骨髓抑制,泰素帝最好改为每周给药。根据中国医科院肿瘤医院Ⅰ期临床的资料,在联合化疗中泰素帝 35mg/mz,每周 1 次、连续 3 周、休息 1 周为 1 周期,比较安全,可连续用几个周期。Mendez等在一个多中心Ⅱ期前瞻性研究中用 28 天的每周方案有效率为 70%,Ⅲ～Ⅳ度粒细胞减少为 29%。

5.方案 V　XD 方案

见表 3-4-11。

表 3-4-11　转移性乳腺癌的 XD 方案

药物	剂量	途径	时间及程序
希罗达	1275mg/(m² · d)	口服	Bid,d1～d14q21d cycle,untilprogression
泰素帝	75mg/m²	静脉注射	d1　q21d cycle,until progression

评价:O'Shaughnessy 等在一个总数为 511 名患者的大型随机Ⅲ期临床研究中,比较了希罗达加泰素帝(XD)联合方案和泰素帝单药作为蒽环类治疗后的二线方案的疗效。发现有效率为 42%:30%(P=0.006);中位 TTP 为 6.1 个月:4.2 个月(P=0.0001);中位生存期为 14.5 个月:11.5 个月(P=0.0126)。这一生存期优势从治疗的早期就已显示出来,表现为两条曲线明显分开。不良反应主要为胃肠道反应,如腹泻和口角炎以及手足综合征,一般均能耐受和可处理。此后,Miles 等经 15 个月的随访又证实生存期上 3 个月的差别优势未受后续性治疗方案的影响。因此,XD 方案是作用明确的优秀二线或三线方案。目前,已被国际广泛承认。

若担心泰素帝(75mg/m²)引起的粒细胞下降,可采用每周给药法[30～35mg/(m² · d)静脉滴注,d1,8]。这样,剂量强度并未变而骨髓抑制可以明显减轻。

6.方案Ⅵ　GC 方案,见表 3-4-12。

表 3-4-12　转移性乳腺癌的 GC 方案

药物	剂量	途径	时间及程序
吉西他滨	1000mg/m²	静脉注射	d1,d8　q28d×(4～6)
顺铂	75mg/m²	静脉注射	d2　q28d×(4～6)

评价:吉西他滨 800～1200mg/mz 单药使用在一线治疗中的有效率为 25%～37%,在二线治疗中为 18%～28%。顺铂在晚期乳腺癌中单药的有效率为 20%,且两者之间有协同作用。这就为当今大量蒽环类、紫杉类方案用于辅助治疗和一线方案后的二、三线方案选择提供了基础。CalderilloRuiz 等用 GC 作为一线方案时在 31 名转移性乳腺癌中获 80% 的有效率,包括 12.4%CR 和 67.6%PR。IaPena 等在 16 名需姑息治疗的晚期患者中(用过 FAC、CMF、NVB 和紫杉类联合方案)获 62.5% 的有效率,其中 CR 为 25%,PR 为 37.5%,中位 TTP 为 11.2 个月,另有 25% 稳定。提示了 GC 方案既是一个很好的一线方案,也是很好的二、三线方案。

7.方案Ⅶ　Xeloda(Capecitabine)单药方案,见表 3-4-13。

表 3-4-13　　转移性乳腺癌的 Xeloda(Capecitabine)单药方案

药物	剂量	途径	时间及程序
希罗达	1275mg/(m² · d)	口服	Bid,d1,d14q21d
			cvcle.untilDrogression

评价:Blum 等在 163 名晚期、转移性乳腺癌患者的Ⅱ期临床研究中,观察了 Xeloda 单药的疗效。其中,100％的患者以前接受过泰素、91％接受过蒽环类、82％接受过氟尿嘧啶治疗。总的有效率是 20％,稳定率为 43％,其中在 42 名对泰素和蒽环类都抗拒者的有效率是 29％;中位有效时间(DR)为 7.9 个月;中位 TTP 为 3 个月;中位生存期为 12.6 个月。其他Ⅱ期研究也证实了在方案选择上有困难的这一群体的有效率为 17％～26％,生存期为 1 年左右。在蒽环类耐药的患者中,Xeloda 比泰素单药有更高的有效率 36％:26％。在一个 70 名患者参加的多中心研究中观察到,Xeloda 单药在二线和三线治疗中可以取得 25％的 RR 和 34％的 SD。不良反应主要为Ⅰ～Ⅱ度的手足综合征(28％),腹泻(28％),疲劳(25％),恶心(22％),白细胞下降(22％)和 AKP 增加(16％),但均可处理。因此,Xeloda 单药的确是适合老人和体弱者首选的二、三线方案。

【抗癌药物的不良反应及对症处理】

由于肿瘤细胞与正常细胞间缺乏根本性的代谢差别,因此,抗癌药物缺乏理想的选择性,所以在杀癌细胞的同时,往往对机体增殖旺盛的细胞例如骨髓、消化道上皮细胞毛囊具有一定的影响。各抗癌药物均具有共有的不良反应与部分抗癌药物特有的不良反应两大类。近期的毒性出现的早,主要是对增殖迅速的组织,如骨髓、消化道上皮、毛囊。抗癌药的外溢,引起局部组织损害。远期不良反应有心肌损害,肺纤维化,肝、肾损害,末梢神经毒性,致癌致畸作用。

(一)各种抗癌药物共有的不良反应

1.骨髓抑制　各种类的造血细胞经化疗后数目的减少决定各种造血细胞的半衰期的长短,白细胞与血小板的半衰期较短,分别为 5～7 天及 6h,因此容易发生减少;红细胞的半衰期 120 天,因此红细胞的干细胞减少,不易反映出来。由于骨髓造血细胞并不处于增殖期,一般抗癌药物骨髓抑制并不严重,但烷化剂、亚硝脲类的药物对增殖与不增殖的造血细胞均有影响。

骨髓抑制,目前粒细胞集落刺激因子,可刺激多能造血干细胞向粒单系祖细胞分化,从而提高外周血中粒细胞数。有出血倾向者给予血小板输入。大剂量化疗前将外周血干细胞分离,在程序降温贮存下于大剂量化疗后再回输,避免了抗癌药物对造血干细胞的摧毁,输入的干细胞在体内骨髓重建。

2.消化道反应　大多数的抗癌药物都可引起不同程度的恶心呕吐。除了抗癌药物直接刺激局部胃肠道引起的呕吐外,血液中的化疗药物作用于延脑的呕吐中枢引起呕吐,也可刺激第四脑室底的化学感受器触发带而引起恶心、呕吐。5-羟色胺与多巴胺等均为化学感受器触发带受体的传导介质,因此抗多巴胺类药物灭吐灵和抗 3-2-羟色胺类药物均可用于抑制抗癌药物引起的呕吐。

3.肝肾脏毒性

(1)肝毒性:多发生在长期或大剂量使用抗癌药物时,例如丙卡巴肼(PCB)、CTX、放线菌素 D(DACT)、ADM、6-MP、ASP。目前常用抗癌药物对肝功能影响不大,因为这些药物大多数是作用于 DNA 合成阶段(S 期)及有丝分裂阶段(M 期)。肝细胞的增殖周期很长,只有某些细胞损伤后,才会有部分细胞进入增殖周期参加修复,所以对细胞分裂周期特异性药物来讲,损伤不大,但在原来肝功能不太好的情况下,易引起肝功能损害。长期应用 MTX 可引起纤维化肝硬化。肝动脉注射抗癌药物后可引起化学性肝炎肝功能改变,使外周血中药物半衰期延长。

(2)肾毒性:抗癌药物所致肾脏的毒性时刻在发生,亦可以在长期用药或停药以后延迟发生。可能发生肾脏毒性的抗癌药物,归纳以下几种类型:易发生急性,肾脏毒性的抗癌药物有 DDP 、HD-MTX、STZ;长期应用易发生肾脏毒性的抗癌药有洛莫司汀(CCNU)、丝裂霉素(MMC)、司莫司汀(me-CCNU);可能发生肾脏毒性的有静脉 FID-MTX,静脉注射大剂量 6-TG;仅有氮质血症而无肾脏毒性的抗癌药有氮烯咪胺和门冬酰胺酶;偶有肾脏毒性的药物有卡氮芥、环磷酰胺和阿霉素。MMC 可以引起肾小管坏死。少数患者可有肌酐增高,个别的因并发肾功能衰竭而死亡,并同时伴有微血管病、溶血性贫血。提示 MMC 可以引起迟发性肾毒性。其机制可能是抗原-抗体复合物沉着的脉管炎而引起。因此长期应用 MMC 中,应严密定期监测肾功能。

4.脱发   抗癌药物均可引起程度不同的脱发,其中以阿霉素、鬼白乙叉苷(足叶乙苷)为主,因为头发中只有 $10\% \sim 15\%$ 处于静止状态,其余均在活跃生长,故抗癌药物对活跃生长的细胞敏感。用阻止头皮的血流措施效果并不大。在停止化疗后,头发可以再生长。

5.局部刺激   刺激性的化疗药物若外溢至皮下会引起红肿或溃烂,若抗癌药物漏至血管外,可用无菌生理盐水注射于皮下,并用冰袋冷敷。在注射化疗药物时,应从远至近端,从小静脉至大静脉,每日更换注射部位,以免发生静脉栓塞。

6.过敏反应   博莱霉素、某些蛋白制剂及门冬酰胺易引起过敏反应。VP-16 属大分子药物,快速静推可引起喉头痉挛、虚脱过敏反应。预防的措施为预先做过敏试验。

(二)部分抗癌药物的特殊反应

1.神经系统毒性   VCR 最易引起外周神经毒性,主要远端麻木,感觉减退、肌无力,深腱反射抑制,便秘、肠麻痹,严重时肠梗阻。5-FU 及其衍生物冲击治疗时可发生小脑共济失调;DDP 发生听力减退。MTX 鞘内注射,也可引起脑组织损伤,产生化学性脑膜炎,出现恶心、呕吐、发热、偏瘫。

2.心脏毒性   蒽环类抗肿瘤毒性以心脏为主。

(1)心律失常和传导阻滞:$10\% \sim 15\%$ 发生急性心脏改变,心电图异常一般为 ST 段、T 波改变,在 $1 \sim 2$ 周内消失。心律紊乱为数分钟,数小时内消失或 $1 \sim 2$ 周消失。

(2)急性心力衰竭、心包炎、心肌炎、心律紊乱,多见心动过速,以及药物引起心血管痉挛:其中急性心力衰竭是致命的,可发生在治疗后 280 天,病情发展迅速死亡。发生率 1.5%。累积剂量 $501 \sim 600 mg/m^2$ 时,心力衰竭发生率 10%;$>600 mg/m^2$,则可增至 $30\% \sim 40\%$。

(3)心肌病:ADM 的剂量$>400 mg/m^2$ 时,心功能下降,50%的患者心脏损伤无症状,ADM 在 $480 \sim 550 mg/m^2$ 有心功能异常。为减少心肌病的发生率应把累积量限定在 $550 mg/m^2$。诱发心肌病的因素:①既往纵隔放疗史或放射治疗 4000cGy 以上,ADM 累积剂量不应大于 $450 mg/m^2$;②70 岁以上或有用蒽环类药物史累积量应$<450 mg/m^2$;③有其他心脏病者,必须用 ADM 者亦应限定在 $450 mg/m^2$ 以下;④用过 CTX 者 ADM 累积量也应限定在 $400 mg/m^2$ 以下。心肌中毒的预测和预防:监护 ADM 引起的心脏毒性,用心电图是不敏感的。急性心律不齐、S-T 段 T 波改变都不能预测 ADM 的心肌病,QRS 波(肢体导联)电压下降$\geq 30\%$时,已经有显著的心脏损害。心内膜活检可评价药物毒性,但操作困难,危险性大,也难以确定何时停药。目前认为敏感的是心电图,心音图和颈动脉转动描记记录,标出收缩间期,射血间期与右心室射血时间之比。有心肌病者收缩间期延长。

防止心肌毒性的发生,可并用一些阻滞剂:①维生素 E 和 N-乙酰半胱氨酸有抑制氧游离基作用,能减弱 ADM 对心肌的毒性;近来发现维生素 B_1 具有解毒作用。辅酶 Q_{10} 有调节细胞内线粒体电子传递酶的作用,可以提高缺氧组织对氧的利用。②剂量控制在 $450 \sim 500 mg/m^2$。小剂量每周 1 次,可以耐受高剂量。③QRS 波(肢体导联)电压治疗前降低 30%以上为停药的指征。严格控制在 $550 mg/m^2$,早期发现心肌病,及时停药是降低病死率的关键。

CTX的心肌毒性:近几年以来大剂量CTX 120～240mg/kg引起少数患者心脏性猝死,临床上在最后一次给药的2周后出现急性或亚急性充血性心力衰竭。心电图表现为非特异性T波改变。例如低电压Q-T间期延长及非特异性T波改变。病理上与蒽环类所致心脏毒性类似。少数患者可发生斑状出血性坏死及冠状动脉非炎性中毒性脉管炎。5-FU所致的心脏毒性少见,但用药后发生心绞痛、S-T段抬高和心肌酶学的升高,停药后可以疼痛消失,再给药症状重现。冠状动脉痉挛和心肌炎的发生,可能是产生本病的机制。DDP也可以引起心电图的改变,应用马利兰后发生心肌纤维变性及用丝裂霉素治疗后的患者出现类似放射所致心肌损伤改变。但这些药物所致心肌损伤极少见。

3.肺毒性　主要是博莱霉素为最多见,其次是马利兰(BUS)、甲氨蝶呤、环磷酰胺、苯丙氨酸氮芥、瘤可宁、甲基苄肼、甲基-环乙亚硝脲、卡氮芥、丝裂霉素等,均可引起间质性肺炎和肺纤维化。其原因,据推测药物对肺直接产生毒性与药物使肺组织产生敏感作用有关。甲氨蝶呤引起的肺病变为肉芽肿性肺炎,属于过敏反应。至今抗癌药物所致肺毒性病因不明,而产生的期限也不肯定,据报道MMC、BUS、CTX、BCNU、me-CCNU所致肺毒性用皮质激素奏效。

4.致癌作用　关于抗癌药物续发恶性肿瘤的报道屡见不鲜。CTX、BUS、MMC、PCB、MTX、VCR、VLB、ADM、DACT等均有致癌作用。其推想可能是由抗癌药物抑制机体的免疫功能。正常人每天新生10^{11}个细胞中,就有10^4～10^6个细胞缺陷,但这些有癌变倾向的细胞,能不断地被体内"免疫监视系统"所识别、消灭而不发生癌变。只有当免疫功能缺陷时,突变和转化的细胞有可能转变为癌细胞与克隆。据统计肾移植患者用免疫抑制后,约5%的患者续发恶性肿瘤。

5.致畸胎作用　由于抗癌药物对染色体的作用,在动物试验中均可引起流产或畸胎,主要发生在妊娠前3个月,引起染色体的退行性改变,故在妊娠16周以后使用抗癌药物比较安全。临床报告MTX可引起胎儿脑积水、脑膜膨出、兔唇、腭裂或四肢畸形,BUS可致多发性畸形;PAM可能引起肾、输尿管缺损;CTX能引起四肢、上腭、鼻等畸形。为了避免畸胎,妊娠6个月后,必要时可作化疗。在早期妊娠3个月内已做过化疗者,应考虑中止妊娠。

二、乳腺癌新辅助化疗

乳腺癌新辅助化疗是指开始于治疗之前的一种辅助化学治疗模式,至今已有30年的历史。早期多应用于难以手术治疗的局部进展期乳腺癌和炎性乳腺癌的治疗,以期缩小病变,为手术治疗创造机会。目前已越来越多地应用于可手术乳腺癌的治疗中,成为乳腺癌多种治疗手段中的一种。乳腺癌新辅助化疗的目的在于缩小肿瘤,为手术治疗创造条件;同时作为一种辅助化学治疗方法,消灭微转移病灶,降低复发转移的风险。目前认为,乳腺癌新辅助化疗可增加乳腺癌患者接受保乳治疗的机会;其远期疗效等同于相同实施方式的术后辅助化疗;通过新辅助化疗,可判断肿瘤对化疗方案的敏感性,结果可用于后续治疗;新辅助化疗的疗效与预后相关。

【乳腺癌的生物学特性及新辅助化疗的合理性】

目前认为乳腺癌是一种全身性、系统性疾病。在疾病早期,肿瘤细胞就已进入循环系统,引发血行转移,且血行转移的发生有可能早于淋巴转移。骨髓是乳腺癌的常见转移部位。应用免疫组织化学方法,Hawes等发现23%的Ⅰ期和38%的Ⅱ期乳腺癌患者骨髓中存在肿瘤细胞。Braun等调查了150例未经辅助治疗且腋窝淋巴结阴性Ⅰ、Ⅱ期乳腺癌病例,发现44%的病例骨髓中存在肿瘤细胞,而且这部分病例的无病生存率及总生存率低于正常骨髓者;同时多因素分析结果表明,骨髓中存在肿瘤细胞是独立的预后因素。因此认为,在治疗开始前,部分乳腺癌患者已存在亚临床阶段的微转移病灶,而这些亚临床病灶是日后发生复发转移的根源。研究表明,针对这些亚临床灶的全身治疗手段(辅助性化疗和辅助性内分泌治疗)可明显改善治疗效果。以辅助性化疗为例,对于 50 岁以下的早期乳腺癌患者,全身治疗可使 10 年生存率提高 7%～10%,使年复发率及病死率分别下降 37% 和 27%。

在没有血液供应的情况下,实体瘤的病灶可长到 $1\sim2mm^3$,以后的生长有赖于新生毛细血管的支持。Reilly 及 Hanahan 等发现:肿瘤原发病灶能分泌血管抑素和内皮抑素,这些因子可抑制转移病灶的生长;当手术切除原发病灶后,循环中血管抑素和内皮抑素的水平大幅下降,转移病灶失去抑制,进而快速生长。

动物实验表明,对于不同恶性肿瘤的动物模型,去除主要病灶可导致残留病灶的加速生长。Braunsch Weiger 等发现,在 C3H/HeJ 乳腺癌小鼠,部分切除肿瘤可导致残余病灶的肿瘤细胞增殖;Fisher 等在一系列动物实验中观察到,对于几种不同的乳腺癌的小鼠模型,去除主要病灶,会导致残留病灶的标记指数(Labelingindex,LI,反映进入 DNA 合成期的细胞比例)在术后的数天内明显增高,而这种变化与手术损伤无关;去除主要病灶有可能改变细胞因子的分泌水平,切除肿瘤后的实验小鼠血清可以使其他带有相同肿瘤的小鼠肿瘤病灶的标记指数明显升高;在手术后,早期应用化疗药物(环磷酰胺)可抑制残留病灶标记指数的升高;而在术前应用化疗、内分泌治疗等手段可有效防止残留病灶标记指数的升高,消除其血清对其他荷瘤小鼠肿瘤病灶的刺激作用。

据此推断,相同的情况也可能发生在人类肿瘤个体,在有效实施系统性治疗以前,手术切除原发灶有可能会刺激转移灶的加速生长。

美国国家乳腺癌肠癌外科辅助治疗计划(NSABP)及欧洲肿瘤研究与治疗组织(EORTC)设计并完成了两项有关新辅助化疗的多中心、随机、前瞻性临床研究-NSABPB-18 和 EORTC10902。在 NSABPB-18 中,1523 例可手术乳腺癌($T_{1\sim3}$,$N_{0\sim1}$,M_0)患者随机在术前或术后应用 4 周期 AC(多柔比星、环磷酰胺)方案化疗,其 9 年随访结果显示,新辅助化疗与术后辅助化疗相比,无论是无病生存率,还是总体生存率,都不存在统计学差异(55%:53%,P=0.50;69%:70%,P=0.80)。同样,在 EORTC10902 中,698 例乳腺癌($T_{1\sim4b}$,$N_{0\sim1}$,M_0)患者应用 4 周期 CEF(环磷酰胺、表柔比星、氟尿嘧啶)方案随机进行术前或术后化疗,中位随访 56 个月后发现,两组的无病生存率及总体生存率不存在统计学差异,即新辅助化疗可获得与术后辅助化疗相同的远期效果。

但是新辅助化疗可为局部进展期乳腺癌的手术治疗创造条件,使原本无法手术治疗的病灶得以手术切除。Boanadonna 等对 162 例直径>3cm 的可手术乳腺癌病例应用 3～4 周期 CMF(环磷酰胺、甲氨蝶呤、氟尿嘧啶)、3～4 周期 CAF(环磷酰胺、表柔比星、氟尿嘧啶)方案的新辅助化疗,总有效率为 77%,临床完全缓解率为 17%,79% 的患者分期得以下降。Makris 等报道对 309 例可手术乳腺癌病例随机做 3M(丝裂霉素、甲氨蝶呤、米托恩醌)方案术前或术后辅助化疗,新辅助化疗总有效率为 84%,临床完全缓解率为 22%;与术后辅助化疗相比,新辅助化疗可明显降低全乳切除术的实行比例(11%:22%,P<0.003)。Powles 等报道 212 例 $T_{1\sim3}$ 乳腺癌患者,接受新辅助化疗的患者有更多的机会保留乳房(28%:13%,P<0.005)。在 NSABPB-18 中,新辅助化疗组的乳腺癌有更多的机会接受保乳手术治疗(67%:60%,P=0.002),在肿瘤直径≥5cm 的患者中这种优势更为明显(22%:8%)。

【新辅助化疗的优势】

新辅助化疗的意义在于为后续的治疗创造条件并提供指导,与常规的术后辅助性化疗相比,新辅助化疗存在以下优势。

1.新辅助化疗能缩小肿瘤,降低分期,为局部治疗创造条件,增加保乳治疗机会。

2.新辅助化疗提供了通过提高完全缓解率改善乳腺癌远期生存率的可能性。

3.新辅助化疗可作为药物敏感性试验手段,了解肿瘤个体对某一特定方案的敏感性,进而为治疗方法的调整提供依据,使治疗个体化。

4.新辅助化疗为乳腺癌的相关研究,如新的化疗药物、化疗方案的研究等,提供了良好的工作平台。

新辅助化疗可使乳腺癌的分期下降甚至使肿瘤消失,这会给后续治疗带来一些不利影响。有学者提出:新辅助化疗会使部分病例资料丢失;未在治疗前获得腋窝淋巴结病理检查结果,治疗有可能过度或不足;肿瘤定位困难;通过降级达到保乳目的的病例局部复发率略高等。但这些并非难以解决。例如:在治疗前采用穿刺组织病理学而不是细胞学的确诊方法,可有效避免对原位癌实施化疗以及患者资料丢失;目前认为腋窝淋巴结阴性的病例也是辅助性化疗的受益者,腋窝淋巴结状况对治疗决策的影响仅局限于少数情况下,如肿瘤<2cm的乳腺癌患者;肿瘤内部放置金属标记物,或在肿瘤表面皮肤文身可以帮助确定肿瘤部位和边缘;降级保乳后的局部复发率与新辅助化疗的疗效有关,Fisher 等报道 NSABPB-18 中临床完全缓解患者的局部复发率为 5%,低于全组保乳患者的局部复发率。

【新辅助化疗的适应证】

全身治疗针对的是导致肿瘤复发的微转移灶,应用于高复发转移风险的个体,因此新辅助化疗与常规的术后辅助化疗有相同的适应证。至于需要通过新辅助化疗缩小肿瘤保留乳房的患者,本身就是辅助化疗的对象。

(一)适应证

1.局部晚期的乳腺癌,可先行化疗,以后争取手术。

2.乳腺癌已有广泛或远处转移,不适于手术切除或放疗者。

3.癌性体腔积液:包括胸腔、腹腔或心包腔。采用腔内注射化疗药物,可使腔内积液控制或消失。

4.肿瘤所致上腔静脉压迫、呼吸道压迫、脊髓压迫或脑转移所致颅内压增高,先化疗后缩小体积,缓解症状,然后进行放疗。

(二)注意事项

1.诊断明确,必须有确切的病理学诊断或细胞学检查,才能指导化疗药物治疗。化疗不作为诊断性治疗,更不可以作为安慰剂使用,以免造成不必要的损失。

2.一般状况较好,周围血象与肝肾功能正常,可耐受化疗。每周查血象 1～2 次,如血象下降应周密进行观察,采取适当的措施,同时注意药物的毒性,对于不良反应采取适当的措施。

3.确定化疗后,制定具体治疗计划,选用适合的药物、配伍、剂量、途径、方法、疗程。治疗中密切观察药物的效果和毒性,给予相应的处理。

4.疗程结束后,进行长期随访,以观察缓解期与远期毒性。

5.化疗中停止用药的指征

(1)用药时间超过一般显效时间,或累积剂量超过可能显效的剂量,继续用药有效的机会不大者。

(2)血象下降[白细胞在 $2.0×10^9$/L 以下,血小板在(500～800)$×10^9$/L 以下]也应及时停药,以免发生严重骨髓抑制。

(3)出现发热 38℃ 以上者(肿瘤发热除外)。

(4)出现并发症。

(5)出现重要脏器毒性,如心肌毒性、中毒性肝炎、中毒性肾炎和膀胱炎、化学性肺炎或纤维化等。以上现象出现应给予适当治疗与抢救。

(三)禁忌证

1.年老体衰或恶病质。

2.有肝功能异常及心血管严重疾病者。

3.贫血、严重营养障碍及血浆蛋白低下者。

4.肾上腺皮质功能不全者。

5.有感染、发热及其他并发症。

【乳腺癌新辅助化疗疗效的评价】

新辅助化疗的疗效反映了肿瘤对化疗方案的敏感性,可用于指导后续的治疗。疗效的评判可分为临床和病理两方面。临床评价可采取体检或影像学手段,依据国际抗癌联盟的标准:肿瘤完全消失为临床完全缓解(cCR);肿瘤最大径及其垂直径乘积减少50%以上为临床部分缓解(cPR);增加25%以上为疾病进展(PD);减少不足50%,增加不及25%为稳定(SD)。病理评价以组织病理学检查为基础,有几种不同的分级体系。NSABPB-18使用的是Fisher分级方法:将原病灶部位无浸润性癌残留定义为病理完全缓解(pCR),其中又可分为无癌残留和原位癌;其他为浸润性癌残留(pINV)。Miller和Payne分级方法将化疗反应从病灶无反应到完全消失分为5级;5级为无浸润性癌残留,可以认为等同于Fisher分级方法的pCR;1级为病灶无变化;同时还将淋巴结的反应进行分类。此外还有其他几种病理评价方法,详见表3-4-14。

病理评价方法需要经手术获得原肿瘤病变部位的组织,而临床评价方法简便,易行,无创,可在新辅助化疗进行过程中评价疗效,但临床完全缓解常常难以代表病灶的真实情况。在NSABPB-18中,仅37%的临床完全缓解患者经病理检查证实无浸润性癌残留。Feldman等报道,33%的临床完全缓解患者病理检查时发现有浸润性癌残留,而33%的病理完全缓解患者为临床部分缓解。与临床完全缓解相比,病理完全缓解与预后的关系更为密切,很可能是体现化疗有效性的最好指标,被认为是衡量新辅助化疗效果的"金标准"。

表3-4-14　新辅助化疗疗效病理评价方法

原发灶	淋巴结
Fisher 分级方法	Miller 分级方法
pCR 原病灶无浸润性癌残留(可残留原位癌)	N-A:无转移灶
pINV 原病灶有浸润性癌残留	N-B:无治疗反应,转移灶残留
Miller 分级方法	N-C:有治疗反应,但仍转移灶残留
1级病灶基本无变化	N-D:有转移灶,但治疗后消失
2级病灶有变化,但大量肿瘤细胞残留	
3级大量肿瘤细胞消失	
4级仅极少量小癌灶分散残留	
5级原病灶无浸润性癌残留(可残留原位癌)	
Chevallier 分级方法	
1级原病灶无癌残留	
2级残留原位癌,同时淋巴结阴性	
3级原病灶残留浸润性癌灶	
4级原病灶基本无变化	

在新辅助化疗进行过程中,通过了解肿瘤的变化情况可以对化疗的有效性作出初步评估,同时还可以判断治疗后的病灶范围,指导随后进行的手术治疗,如降级后的保乳治疗。究竟哪一种临床检查手段(体检、超声或乳房钼靶照相)更能准确地体现肿瘤在新辅助化疗后的真实情况,目前尚无定论。有学者研究正电子发射体层摄影术(PET)在这一领域的应用前景。Smith 等应用 PET 观察 30 例局部进展期乳腺癌在新辅助化疗中[18]F 标记的氟代脱氧葡萄糖在病灶的摄取聚集情况,发现完全缓解患者的变化最大,利用 PET 预测 pCR 的敏感性为 90%,特异性为 74%。

【新辅助化疗疗效与预后】

目前,在相关的报道中,乳腺癌新辅助化疗的总有效率(cCR+cPR)为 70%～90%(其中 cCR 为 10%～55%),病理完全率为 3%～34%。新辅助化疗还可以降低腋窝淋巴结的病理分级。NSABPB-18 试验通过手术后检查腋窝淋巴结发现:与辅助化疗组比较,新辅助化疗组腋窝淋巴结阳性患者比例较低(59%：41%,P<0.001);而且腋窝淋巴结情况与原发灶对化疗的反应有关,pCR 组淋巴结阴性者占 87%,pINV 组阴性者占 62%,Rouzier 等曾报道 152 例细胞学诊断腋窝淋巴结的 $T_{1\sim3}$ 乳腺癌,经新辅助化疗后,35 例(23%)腋窝淋巴结达到完全缓解。Kuerer 也曾报道 191 例细胞学明确诊断的腋窝淋巴结阳性患者,含蒽环类方案新辅助化疗后,43 例(23%)达腋窝淋巴结病理完全缓解,其 5 年无病生存率优于腋窝淋巴结有癌残留者(87%：51%)。在 Kuerer 的另一项报道中,原发病灶 pCR 组腋窝淋巴结阴性者占 72%,pINV 组腋窝淋巴结阴性者占 26%,差别有统计学意义。Cure 等总结 227 例接受不同方案新辅助化疗的 Ⅱ、Ⅲ 期乳腺癌患者资料,也发现新辅助化疗后腋窝淋巴结阴性与原发病灶对化疗反应有相关性,即临床或病理完全缓解时,腋窝淋巴结阳性的机会较低。

有关术前化疗的临床研究结果显示,新辅助化疗后的完全缓解是与预后相关的因素。Kuerer 等报道 372 例肿瘤>4cm 的乳腺癌接受 FAC(氟尿嘧啶、多柔比星、环磷酰胺)方案新辅助化疗,中位随访 58 个月后发现,与淋巴结或乳腺还残留有浸润性病灶者相比,pCR 组(占 12%)有明显的生存优势,5 年无病生存(DFS)为 58%：87%,P=0.0005,5 年总生存(OS)为 64%：89%,P=0.003。EORTC10902 的随访资料分析也证实病理完全缓解患者(3.7%)有较长的生存期(P=0.008)。Bonadonna 等结合 2 项前瞻性临床研究的数据,分析了 536 例接受新辅助化疗的可手术乳腺癌(肿瘤直径≥2.5cm)患者的随访资料,发现新辅助化疗后的腋窝淋巴结状况与原发灶对化疗的反应是独立的预后因素;Pierga 等随访了 $T_{2\sim3}$、$N_{0\sim1}$ 接受新辅助化疗的乳腺癌患者(中位随访 8.5 年)多因素分析结果显示,临床完全缓解是一项独立的预后影响因素(RR=1.45,P=0.0013)。NSABPB-18 的 9 年随访资料分析显示,肿瘤对新辅助化疗的反应与预后相关;临床缓解率(cCR)及病理完全缓解率(pCR)都可有效改善 DFS(cCR:P=0.0008;pCR:P=0.0005)及 OS(cCR:P=0.0005;pCR:P-0.0008),用治疗前肿瘤大小、淋巴结状况及年龄调整后,临床及病理完全缓解率的生存优势仍然具有统计学意义(DFS:P=0.004 和 P=0.0004;OS:P=0.04 和 P=0.006)。同时,来源于上述临床研究的资料也显示,在新辅助化疗后,腋窝淋巴结状况依然是首要的预后因素。

乳腺癌原发病灶及腋窝淋巴结转移病灶的病理完全缓解与乳腺癌良好预后的关系提示:①在同一乳腺癌个体,转移病灶对新辅助化疗的敏感性与原发肿瘤、腋窝淋巴结很可能是一致的,即原发病灶或腋窝淋巴结转移病灶的病理完全缓解,体现出为转移病灶(系统性治疗的首要目标)对这一化疗方案的高度敏感性。②有可能通过提高新辅助化疗的病理完全缓解率来改善乳腺癌的预后。设计 NSABPB-27 比较 4 周期 AC(多柔比星、环磷酰胺)后再追加 4 周期 T(多西紫杉醇)是否能提高新辅助化疗 pCR 的比例,同时观察是否能通过提高 pCR 进一步改善生存率。

总结对复发性乳腺癌救援性化疗的经验发现,没有完全消灭病灶的治疗是不彻底的,难以获得理想疗效。新辅助化疗 pCR 的结果并非意味着微转移病灶的完全消失,因为这组患者中仍有复发转移发生,继续治疗仍然是必要的;但 pCR 体现了微转移病灶对某一化疗方案的高度敏感性,使局部治疗后的辅助化疗方向明确。

【新辅助化疗疗效的预测】

目前,对肿瘤大小、腋窝淋巴结状况等临床指标以及 ER、PR、p53、*c-erb*B-2、K167、由此分裂指数、MDR 等标记物进行了大量研究。一般认为:ER、PR 及 MDR 阳性与肿瘤对新辅助化疗不敏感相关;*c-erb*B-2 和 p53 的高表达可能与某些化疗方案的敏感性有关,如 *c-erb*B-2 和 p53 的高表达可能与蒽环类耐药有关,p53 的高表达可能与紫杉类的敏感性有关。

Chang 等发现化疗后的 Ki67 表达下降与化疗有效性有关。Billgren 等报道,第一周期蒽环类化疗后 Ki67 表达下降 25% 以上与新辅助化疗有效患者以后的复发风险有关。

【新辅助化疗的实施方式】

乳腺癌主要对蒽环类、紫杉类和长春瑞滨(异长春花碱)较敏感,单药总有效率在 50% 以上;对蒽环类耐药者还有 20%~50% 的机会对紫杉类和长春瑞滨敏感。目前常用的联合化疗方案多以这 3 类药物为基础,相互结合或联合其他药物,如铂类、3-2-氟尿嘧啶及其前体、环磷酰胺等。与常规术后化疗一样,新辅助化疗的最优持续时间并不清楚。在有关新辅助化疗文献报道中,统一方案使用时间为 3~8 周期。由于与预后的相关性,病理完全缓解被认为是衡量新辅助化疗效果的"金标准",能否提高病理完全缓解率成为衡量新辅助化疗不同实施方式有效性的依据。目前对同一方案的最佳持续时间并无统一意见。Antonio 乳腺癌论坛上报道 2 周期 TAC(多西紫杉醇、多柔比星、环磷酰胺)方案新辅助化疗后达 cCR 或 pCR 的患者在随访后的 4 周期化疗后达到 pCR 的机会是其他患者的 16 倍。Smith 等报道 52 例 4 周期蒽环类新辅助化疗有效的患者中有 2 例在随后相同方案的治疗中出现疾病进展。VonPraagh 等在 4 周期 VEM(长春瑞滨、表柔比星、甲氨蝶呤)方案新辅助化疗的基础上,延长 2 周期相同方案的化疗可使总有效率增加 10%。

由于肿瘤细胞普遍存在的异质性,应用单一方案有时难以杀灭所有肿瘤细胞,更换无交叉耐药的化疗方案是提高新辅助化疗的另一途径。NSABPB-27 的目的之一是 4 周期 AC 后再追加 4 周期 T 是否能提高辅助化疗 pCR 的比例,资料显示,追加 4 周期 T 确实比单用 AC 治疗病理完全缓解率提高了(pCR:18.7%:9.8%)。Smith 等报道 168 例 T_2(≥3cm)~T_4、$N_{0~2}$、M_0 乳腺癌患者首先接受 4 周期 CVAP(环磷酰胺、长春瑞滨、多柔比星、强的松)方案的新辅助化疗,达到 cCR 或 pCR 的患者随机再继续 4 周期 CVAP,或与未达 pCR 的患者一样换用紫杉类继续化疗 4 周期,结果发现,最初 CVAP 无效的患者再换用紫杉类化疗,cCR 为 11%,cPR 为 36%,其中 1.8% 获得 pCR;而最初 CVAP 有效患者中,换用紫杉类化疗者比继续 CVAP 化疗者可获得更高的完全缓解率(cCR:56%:33%,pCR:30.8%:15.4%)。由此可见,更换无交叉耐药的方案比单纯增加化疗周期数更有效。

【乳腺癌新辅助治疗的常用方案】

1.方案 Ⅰ   FAC 或 CAF 方案,见表 3-4-15。

表 3-4-15   乳腺癌新辅助治疗的 FAC 或 CAF 方案

药物	剂量	途径	时间及程序
氟尿嘧啶	500mg/m²	静脉注射	d1,8 q21d×3
阿霉素	50mg/m²	静脉注射	48h 输注 d1~2 q21d×3
环磷酰胺	500mg/m² 静脉注射	d1	q21d×3

评价:新辅助治疗可给局部晚期患者带来 70%~89% 的有效率,其中 CR 为 12%~17%。现已证明它和术后辅助治疗的效果是一样的,但增加了外科处理局部晚期癌症的机会和保留乳房手术的机会。同时

它可以预测对化疗的敏感性和根据残存肿瘤来判断预后和决定术后的治疗方针。据统计ⅢA和ⅢB期乳腺癌新辅助化疗后腋窝淋巴结为0、1~3、4~10和>10个者,10年生存率分别为65%、44%、32%和9%。可见,经新辅助治疗后的术后残留在乳腺和腋窝淋巴结的肿瘤数量是判断预后至关重要。

2.方案Ⅱ　AC方案,见表3-4-16。

表 3-4-16　乳腺癌新辅助治疗的 AC 方案

药物	剂量	途径	时间及程序	
阿霉素	$60mg/m^2$	静脉注射	d1	q21d×4
环磷酰胺	$600mg/m^2$	静脉注射	d1	q21d×4

评价:NSABP的B-18研究计划在1523名乳腺癌患者中比较了AC方案4个周期在术前和术后给药的区别。结果在549名术前化疗的患者中有80%的患者可触知肿瘤体积缩小50%以上,大大增加了保乳手术的机会。同时,发现无病生存期和总生存期2组之间无区别。经过9年的随访,无病生存期和总生存期仍无差别,术前化疗和术后化疗比分别为55%:53%(P=0.50),69%:70%(P=0.80)。但在原发肿瘤化疗敏感性和最终结果之间还是密切相关的。倾向建议年轻者接受术前化疗,年长者接受术后化疗。预后最好的是病理上获CR的患者。

3.方案Ⅲ　AC-D方案,见表3-4-17。

表 3-4-17　乳腺癌新辅助治疗的 AC-D 方案

药物	剂量	途径	时间及程序	
阿霉素	$60mg/m^2$	静脉注射	d1	q21d×4
环磷酰胺	$600mg/m^2$	静脉注射	d1	q21d×4
泰素帝	紧接着 $75mg/m^2$	静脉注射	d4	q21d×4

评价:2411名可手术切除原发病灶的乳腺癌患者参加的NSABPB-27研究,将患者分为3个组:AC4周期后手术(1组),AC4周期后接着D4周期后手术(2组),AC4周期后手术再接着D4周期(3组)。1组与2组比较,CR为40.1%:63.6%(P<0.001);RR为85.5%:90.7%(P<0.001);病理CR为13.7%:26.1%(P<0.001);阴性淋巴结率为50.8%:58.2%(P<0.001)。结论为AC4周期后D4周期能显著增加临床和病理有效率。生存期的结果尚有待进一步观察。

较小规模的Aberdeen研究是在CVDP4周期后加D4周期。发现与单用CVDP比较,RR为94%:64%;病理CR为34%:16%;保乳手术率为67%:48%,中位随访3年后发现增加了生存期。

【新辅助化疗与后续治疗】

(一)新辅助化疗后的保乳手术治疗

新辅助化疗的优势之一就是降低肿瘤的临床分期,使部分原本不能保留乳房的患者免予全乳切除;但研究发现,通过降级而达到保乳标准的患者,其保乳治疗后的局部复发率高于原来就有保乳适应证的患者。在EORTC10902中,降级保乳患者的整体生存效果不如化疗前就计划保乳的患者(P=0.04)。NSABPB-18也得出了相似的结论,降级保乳患者的局部复发率高于化疗前就计划保乳的患者(14.5%:6.9%,P=0.04)。

Rouzier等研究表明,病理切缘<2mm及肿瘤>2cm上影响新辅助化疗后保乳手术局部控制的独立因素。新辅助化疗后肿瘤会缩小,甚至消失,这给术中肿瘤的部位及边缘带来困难;肿瘤细胞的变性也会对术中判断切缘是否无瘤造成影响。新辅助化疗后的部分缓解患者残留的肿瘤细胞会存在于原肿瘤病灶的范围内,除非浸润性生长的肿瘤发生了向心性消退。如果切除区域没有包含原肿瘤病灶或小于原肿瘤病灶,则有可能无法获得安全的切缘,留下局部复发的隐患。

开始新辅助化疗前,在肿瘤中央放置金属标记物,或于手术体位在皮肤上文身标记肿瘤部位,有助于在术中掌握原肿瘤病灶部位,使手术切除准确、可靠。改善新辅助化疗的疗效也是降低局部复发率的途径,Fisher 等报道 NSABPB-18 中临床完全缓解患者的局部复发率为 5%,低于全组保乳患者的局部复发率。

(二)新辅助化疗后的前哨淋巴结活检

前哨淋巴结活检可替代腋窝淋巴结清扫来判断腋窝淋巴结是否有转移,使腋窝淋巴结的清扫局部治疗作用体现在真正有需要的个体上,进而使相当比例的乳腺癌患者免于遭受腋窝淋巴结清扫术的并发症之苦。新辅助化疗能降低腋窝淋巴结癌转移阳性患者的比例,使部分癌转移阳性的腋窝淋巴结完全转为阴性。在曾经接受新辅助化疗的患者中,有两种情况有可能从前哨淋巴结活检中获益:原本就没有淋巴结转移或确有淋巴结转移但经治疗后转移病灶完全消失。如何使这部分患者免于已不需要的腋窝淋巴结清扫术,这给前哨淋巴结活检提出了新的课题;同时,新辅助化疗给前哨淋巴结活检带来了一些不确定性。对前哨淋巴结活检是否可用于新辅助化疗后的患者,目前尚无一致意见。Anderson 报道 69 例新辅助化疗后接受前哨淋巴结活检,55 例检测出前哨淋巴结,假阴性率为 20%(14/69),并因此认为新辅助化疗后是前哨淋巴结活检的相对禁忌证。NSABPB-27 中 280 例乳腺癌患者新辅助化疗后接受前哨淋巴结活检,假阴性率为 9%,Bed-rosian 等报道 104 例 2~5cm 乳腺癌病例新辅助化疗后的前哨淋巴结活检结果,检出率为 99%,59% 前哨淋巴结癌转移阳性,假阴性率为 2%。

可靠的前哨淋巴结活检在很大程度上有赖于正常的淋巴引流途径,而有效的新辅助化疗有可能对其造成影响。Baslaim 等报道,新辅助化疗后阳性腋窝淋巴结数目有所减少(P<0.001),同时,腋窝淋巴结清扫术所获得的淋巴结数量也有所减少,并认为这一现象与新辅助化疗后原受累淋巴结被纤维组织或脂肪组织代替有关。治疗中转移淋巴结的反应很可能是不均衡的,这也可能影响前哨淋巴结活检的可靠性。

(三)新辅助化疗与后续的辅助治疗

理想的乳腺癌辅助化疗应是针对复发转移高风险个体进行的充分有效的治疗。在新辅助化疗的实践中发现:20%~30% 的患者对以往常规应用的化疗方案有可能完全无效。由于缺乏特定乳腺癌个体对特定化疗方案药物敏感性的资料,仅凭统计学资料对乳腺癌个体实施化疗使常规术后辅助化疗带有较大的盲目性。作为药物敏感性的观察窗口,新辅助化疗可划分出高度敏感(pCR)、中度敏感(cPR)和不敏感(SD 和 PD)个体,使后续的辅助治疗更具有针对性。高度敏感个体自然可继续用原方案治疗;中度敏感个体换用不同的化疗方案应是明智的选择;不敏感个体则需要换用无交叉耐药的化疗方案,或采用内分泌治疗。

术后辅助放射治疗被认为可改善局部进展期及腋窝 4 个以上转移淋巴结患者的局部控制。新辅助化疗给如何选择辅助放射治疗的适应证提出了新问题。有报道,新辅助化疗和全乳切除后 5 年局部复发率为 27%,局部复发与治疗前分期、治疗后的病变。残留有关,即便是达到 pCR 的患者,也有一定的局部反应发生率(19%),认为辅助放射治疗有助于改善局部控制。

三、乳腺癌分子靶向治疗

人类基因组计划的研究成果给肿瘤分子诊断和分子靶向治疗带来了巨大的影响,人类可以在分子水平上去研究乳腺癌等恶性肿瘤的发生发展,还可以在分子水平上设计针对不同靶点的新型药物。赫赛汀是针对 HER-2 的单克隆抗体,因其在乳腺癌治疗取得的卓越疗效,成为肿瘤分子靶向治疗的代表。随着分子生物学技术的进步,对肿瘤发生、侵袭的机制从分子水平的认识越来越深入,开始了针对细胞受体、关键基因和调控分子为靶点的治疗,近几年针对人表皮生长因子受体(HER)家族、血管生成通路、细胞增殖通路、细胞周期调节、凋亡通路等为靶点的治疗已取得可喜的进步。

【HER 受体家族为靶点的药物】

HER 家族是一组跨膜的受体,由胞外配体结合域、跨膜结构域和胞内酪氨酸激酶结构域组成。该家族包括 4 个成员,即 HER-1、HER-2、HER-3 和 HER-4。当配体与受体的胞外域结合后,HER 家族形成同型二聚体或异型二聚体,导致胞内域酪氨酸激酶磷酸化,从而激化细胞内信号通路,导致细胞增殖、血管形成、凋亡及其他细胞内效应。

临床前期研究认为,HER-2 过表达是肿瘤形成的早期事件,通过细胞周期在肿瘤生长过程中扮演重要角色。HER-1 过表达是肿瘤发展过程中的较晚期事件。同时表达 HER-1 和 HER-2 的乳腺癌,多对内分泌治疗耐药。因此,针对 HER 家族为靶点的药物是研究的热点。

(一)HER-2 抑制剂

曲妥株单抗(赫赛汀)是重组的人源化单克隆抗体,是乳腺癌治疗领域的第一个分子靶向药物。赫赛汀单药治疗的有效率为 15%～30%,与化疗联合可以提高疗效。Herceptin 的一项 469 例 HER-2 阳性复发转移乳腺癌患者的Ⅲ期临床研究证实,Herceptin 联合紫杉醇组较单药紫杉醇治疗,有效率明显提高,并且能够延长生存期。基于该研究结果,美国于 1998 年、欧盟于 2000 年批准 Herceptin 联合紫杉醇用于治疗 HER-2 过表达晚期乳腺癌。在中国孙燕教授组织的国内临床研究,治疗 31 例 HER-2 过表达晚期乳腺癌的临床研究,有效率为 25.8%,且证实其可提高肿瘤对化疗的敏感性。赫赛汀于 2002 年在我国上市。赫赛汀在晚期乳腺癌领域取得疗效,在早期乳腺癌术后辅助治疗领域也取得很好疗效。有中国学者参加的国际多中心临床研究 NASBP-31 研究、NCCTGN9831、BCIRG006 研究和 HERA 研究相继公布了初步研究成果,证实了赫赛汀在乳腺癌辅助治疗中的积极作用。四项研究总计入组 13000 名早期乳腺癌患者,全部为 HER-2(人类表皮生长因子-2)IHC 检测(3+)或 FIsH 检测阳性。研究证实赫赛汀能使早期乳腺癌患者在常规放化疗基础上,复发风险下降 39%～52%,因此赫赛汀为 HER-2 阳性的早期乳腺癌患者提供了一个重要的治疗手段,对 HER-2 阳性患者的治疗具有里程碑的意义。美国和中国 2006 年 NCCN 治疗指南都将赫赛汀列入 HER-2 阳性乳腺癌辅助治疗的推荐。

(二)HER-1 抑制剂

以 HER-1 为靶点的有小分子酪氨酸激酶抑制剂艾罗替尼和吉非替尼,还有大分子的单克隆抗体西妥昔单抗。吉非替尼治疗乳腺癌的临床前研究较多,但临床研究多数显示单药吉非替尼治疗复发转移乳腺癌疗效较差,Fountzilas 等进行的吉非替尼与泰素、卡铂的联合治疗研究,取得了 57.3% 的有效率,但与既往泰素与卡铂联合治疗报道的结果相似,即联合吉非替尼后疗效未见增加。这些研究失败的原因可能是并没有找对吉非替尼有效的靶人群。在肺癌研究中显示吉非替尼与 EGFR 的基因突变、拷贝数相关,因此其治疗可能需要多项分子指标以预测疗效,指导个体化治疗。艾罗替尼在非小细胞肺癌和胰腺癌治疗中取得了较好疗效,但在乳腺癌治疗中还没有更多阳性结果的报告。单克隆抗体西妥昔单抗临床上证实对结肠癌和头颈部肿瘤有效,在乳腺癌治疗领域有其与化疗药物联合的研究正在进行中。

(三)HER 受体多靶点的抑制剂

Lapatinib 是 HER-1 和 HER-2 两个受体的小分子抑制剂。临床前研究显示,通过降低两种受体同型二聚体或异型二聚体的酪氨酸激酶域磷酸化,阻断信号传导,从而抑制 HER-1 或 HER-2 表达的乳腺癌细胞系生长,并诱导凋亡。Burris 等进行了一项Ⅰ期临床研究,总计入组 66 例,其中复发转移患者 30 例,有效患者 4 例(13%),4 例患者全部是赫赛汀治疗失败的,10 例经 5 个月中位随访病情维持稳定。一项单药拉帕替尼(Lapatinib)治疗赫赛汀失败的晚期乳腺癌Ⅱ期研究中,入组 41 例患者,有效率为 10%,在 16 周时有 25% 的患者病情稳定。2006 年 ASCO 会议上报告了一项 Lapatinib 联合希罗达与单药希罗达比较的Ⅲ期临床研究结果。该研究入组 HER-2 阳性,既往曾接受过蒽环、紫杉醇和赫赛汀治疗的复发转移乳腺癌患者。联合组 160 例,单药组 161 例,两组患者的基线特征相似。联合组接受的治疗是 Lapatinib1250mg/d,希罗达 2000mg/m²,第 1~14 天;单药组希罗达剂量为 2500mg/m²,第 1~14 天,3 周为一周期。结果显示,联合组的中位疾病进展时间为 36.9 周,单药组为 19.7 周;联合组和单药组的无进展生存分别是 36.9 周和 17.9 周;2 组的总有效率差异无统计学意义。但值得注意的是中枢神经系统的转移联合治疗组少于单药组。该研究为难治性乳腺癌提供了又一新希望。

2006 年 ASCO 会议上报告 Lapatinib 在 HER-2 过表达晚期乳腺癌脑转移患者中的疗效更令人振奋。正在进行的研究,现入组 39 例,全部是在赫赛汀治疗过程中出现脑转移的,其中 38 例为放疗后进展,接受 Lapatinib 治疗(750mg 口服,2 次/天)。结果显示,2 例患者 PR,并维持治疗分别为 158 天和 347 天,证明 Lapatinib 可以穿透血脑屏障。

在难治的炎性乳腺癌治疗中,Lapatinib 也显示了良好疗效。EGF103009 研究报告了初步结果。34 例炎性乳腺癌,17 例进行了分子指标测定,11 例 HER-2 过表达(A 组),6 例 HER-1 阳性而 HER-2 阴性(B组),结果显示 A 组有效率为 72%,B 组无 1 例有效。

目前有关 Lapatinib 有一系列Ⅲ期研究正在进行,包括 Lapatinib 联合泰素、联合希罗达、联合来曲唑、同时联合赫赛汀和泰素以及单药治疗脑转移等。相信随着更多临床研究结果的报告,在赫赛汀之后,将为 HER-2 过表达乳腺癌患者治疗再次带来新的惊喜。

【HER-2 过度表达转移性乳腺癌的常用治疗方案】

1.方案Ⅰ   AC+Trastuzumab(Herceptin),见表 3-4-18。

表 3-4-18   HER-2 过度表达转移性乳腺癌的 AC+Trastuzumab

药物	剂量	途径	时间及程序	
阿霉素	60mg/m² 或 75mg/m²	静脉注射		d1 q21d×6
表阿霉素	60mg/m²	静脉注射		d1 q21d×6
环磷酰胺	600mg/m²	静脉注射	d1	每周 1 次,直至病情好转
赫赛汀	2mg/m²(维持量)	静脉注射		每周 1 次,直至病情好转

2.方案Ⅱ   T+Trastuzumab(Herceptin),见表 3-4-19。

表 3-4-19   HER-2 过度表达转移性乳腺癌的 T+Trastuzumab

药物	剂量	途径	时间及程序
泰素	175mg/m²	静脉注射	3h 输注 d1 q21d×6
赫赛汀	4mg/m²(维持量)	静脉注射	每周 1 次,直至病情好转
	2mg/m²(维持量)	静脉注射	每周 1 次,直至病情好转

评价:在这一Ⅲ期临床研究中共 469 例 HER-2(++)以上患者随机分入 2 个组,其中单纯化疗组 234 例,化疗加赫赛汀组 235 例。化疗方案根据用过蒽环类药与否制定为 AC 或 T 方案。经过中位 30 个月(30~51 个月)的随访发现:化疗加赫赛汀组与单纯化疗组相比时,中位 TTP 为 7.4 个月:4.6 个月(P<0.001),其中 AC 组为 7.8 个月:6.1 个月(P<0.001),T 组为 6.9 个月:3 个月(P<0.001)。总有效率为 50%:32%(P<0.001),中位有效维持时间(DR)为 9.1 个月:6.1 个月(P<0.001),到治疗失败时间(TTF)为 6.9

个月：4.5个月（P＜0.001）。此外，由于加用了赫赛汀1年病死率也减少，2组分别为22%：33%（P＝0.008），中位生存期为25.1个月：20.3个月（P＝0.046）。因此，赫赛汀在过度表达HER-2的转移性乳腺癌的治疗中明显增加了临床益处。

本方案的最主要不良反应为对心脏功能的影响，与单纯化疗方案比时，AC组为27%：8%，T组为13%：1%。因此，如果可能，特别是在老年人应尽量慎用蒽环类与赫赛汀的联合方案。一旦发生，可以用常规处理心脏病的方法来解决。

3.方案Ⅲ TPC方案，见表3-4-20。

表 3-4-20   HER-2 过度表达转移性乳腺癌的 TPC 方案

药物	剂量	途径	时间及程序
泰素	$175mg/m^2$	静脉注射	3h输注 d1 q21d×6
卡铂	AUC[①]6	静脉注射	d1 q21d×6
赫赛汀	$4mg/m^2$（维持量）	静脉注射	每周1次，直至病情好转
	$2mg/m^2$（维持量）	静脉注射	每周1次，直至病情好转

评价：对于HER-2阳性的晚期乳腺癌，当赫赛汀加泰素（TP）和单药泰素（P）比时，有效率为41%：17%（P＜0.001），TTP为6.9个月：3.0个月（P＜0.001），是否还能再提高一步呢？R0bert等在一个随机Ⅲ期临床研究中回答了这一问题。当卡铂加入到TP方案后就成为TPC方案，与单纯TP比时，有效率为57%：38%（P＜0.01）；中位TTP为13个月：7个月（P＝0.002）。若以IHC、HER-2(＋＋＋)或FISH阳性计算，中位TTP为17个月：9个月（P＝0.004），均明显超出，显示了TPC方案的优越性。但Ⅲ～Ⅳ度中性粒细胞下降（54%：23%）和Ⅲ度血小板下降（8%：1%）也是TPC更严重。因此，东方民族用该方案时，建议卡铂AUC可降为5，泰素可用每周给法（$90mg/m^2$静脉注射，d1,8）。

【血管生成抑制剂】

新生血管是肿瘤发生、增殖、侵袭的必要条件，血管内皮生长因子（VEGF）是影响新生血管形成的最重要因素。贝伐单抗是一种重组的人源化单克隆抗体，通过与内源化的VEGF竞争性结合VEGF受体，使内源的VEGF生物活性失效，从而抑制内皮细胞的有丝分裂，增加血管通透性，减少新生血管形成，最终达到抑制肿瘤生长的作用。2004年美国FDA批准用于转移性大肠癌的一线治疗。

E2100研究是一项比较贝伐单抗联合泰素与单药泰素，一线治疗晚期乳腺癌的Ⅲ期临床研究。研究中泰素治疗采用了每周治疗（$90mg/m^2$，第1、8、15天），贝伐单抗10mg/kg，每2周1次，4周为一周期。总计入组715例患者，联合治疗提高了有效率（28.2%：14.2%），延长了无进展生存时间（10.97个月：6.11个月）。目前，美国NCCN治疗指南已经将该治疗方案列入其中。

除贝伐单抗外，还有其他的抗血管形成的药物正在研究中，如SU11248是一种多靶点的小分子酪氨酸激酶抑制剂，通过靶向作用于血小板衍生生长因子受体（PDGFR）、血管内皮生长因子受体（VEGFR）KIT蛋白和FLT_3蛋白，而发挥抗肿瘤和抗血管生成作用。其中，PDGFR、VEGFR和KIT蛋白在乳腺癌发生发展中起重要作用，SU11248作为抑制剂可以发挥治疗乳腺癌作用。一项Ⅱ期研究结果看到17%的有效率，进一步的研究正在进行中。

【其他分子靶点】

在治疗乳腺癌领域，还有其他一些靶点的药物正在研究中，如针对RAS家族、法尼基转移酶抑制剂、泛素—蛋白酶通路等。这些相关药物还在Ⅰ、Ⅱ期临床研究阶段。随着人类对肿瘤发生发展分子机制认识的逐步深入,必将有更多的针对不同分子靶点的药物问世。加上药物基因组学研究结果的丰富,将使肿瘤治疗最终达到"真正的个体化治疗",即按照每个患者的遗传学状况用药,使患者受益最大,而面临最小的不良反应。

通过多学科协作,从整体、器官、细胞、分子水平,深入探讨乳腺癌生物学特点和临床预后及治疗效果的关系,指导医生制定带有预见性的个体化规范治疗方案,从而提高乳腺癌治疗的总体水平,改进患者的生活质量。

【疑难点评】

大量的临床前试验证明,细胞中信号转导系统是一个复合、多因素"交互对话"的蛋白网络系统。它能通过有效的联络将上游的发起性信息转化成下游的效应性结果。只是看到单一因素的过表达就一定有肿瘤生长的功能性作用,显示是不全面的。同样,阻断一个受体就能阻断任何信息转导也是不客观的。乳腺癌分子靶向治疗目前面临着与其他肿瘤一样的问题,大部分靶向药物的有效率为 $10\% \sim 20\%$。其原理正是大多数实体肿瘤都是多靶点多环节的调控过程,阻断单一环节或单一靶点不能完全阻止发起性作用信息通过蛋白网络的其他路径转导。因此,分子靶向治疗的发展方向必然是多靶向药物之间或靶向药物与其他治疗手段之间的联合,这样才会取得更好的疗效。

目前,乳腺肿瘤的药物治疗正处于从单纯细胞毒性攻击到分子靶向性调节的过渡时期,分子靶向药物有望成为继化学药物、激素类药物之后的又一类新型药物,并有可能成为今后乳腺癌药物研究的主要方向。相信随着研究的进一步深入,随着对人类基因组学中功能性基因组和支配肿瘤的基因组的深入了解并结合高新技术,如高通量药物筛选等手段的有效运用,会有更多的分子靶向药物进入临床,使广大乳腺癌患者受益。乳腺肿瘤的治疗必将跨入一个全新的时代。

(温兰兰)

第四章　胸部肿瘤

第一节　食管癌

我国是世界上食管癌发病率和死亡率最高的国家,1980 年报道食管癌在我国恶性肿瘤死亡率中占 22.4％,仅次于胃癌。主要高死亡率地区有:(1)华北三省(河南、河北、山西)交界地区;(2)四川北部;(3)鄂豫皖交界的大别山区;(4)闽南和广东北部;(5)苏北地区;(6)新疆哈萨克族聚居地区。河南林县为我国食管癌的高发区,按世界标准人口年龄调整年死亡率(1/10 万),林县男性为 254.77,女性为 161.11,林县姚村则更高,分别为 289.70 和 218.30。1980 年我国食管癌的年发病数为 167200 人,1985 年为 141100 人,食管癌由占恶性肿瘤的第 2 位,降至第 3 位。世界食管癌死亡较高的国家,主要在亚洲、拉丁美洲和欧洲(表 39-1)。日本食管癌占癌症年死亡数的第 7 位,1986 年死亡数为 6385 人,2000 年约为 7884 人,但其中女性死亡数明显减少(富永佑民,1986)。世界其他地区,如伊朗的黑海地区,哈萨克的 Gurer 的发病率也较高,而且女性高于男性。而一般发病率男性明显多于女性:高发年龄为 60～64 岁,而 50～69 岁者占 60％。

【诊断要点】

1.食管癌的自然病程

(1)重度增生到早期癌:约需 5 年或更长。

(2)早期癌到进展期:约需 3～5 年。

(3)进展期到死亡:平均不过 1 年。河南省治疗防治队观察 19 例未治病人的自然病程,平均为 43 个月。其中早期阶段:普查细胞学(＋),X 线检查(－)诊断为早期食管癌到出现吞咽困难和 X 线显示充盈缺损,平均病程为 32.5 个月;晚期阶段:从吞咽困难,X 线显示充盈缺损到死亡,平均病程为 10.5 个月。中国医学科学院肿瘤研究所(1984)随诊 17 例未治病人的自然病程(从早期癌到死亡),中位数为 43 个月,平均数为 54 个月。

2.临床表现

(1)吞咽困难:为食管癌的主要症状。但早期症状常不明显,而且可能持续较长时间。早期可间歇出现胸骨后不适感、烧灼感、摩擦感或异物感,此时如能及时就诊,常可早期诊断。此后则出现进行性吞咽困难,表现为吃普食(馒头或米饭)、半流食(面条或稀饭)、稀半流(烂面条或烂面片)、流食(牛奶、果汁或水)时有哽噎感或不能咽下,严重时可完全梗阻。对此必须仔细询问和记录,因此症状可直接反映病变程度。

(2)疼痛:为胸骨后背部或上腹部疼痛,说明肿瘤已有外侵或有深层溃疡。

(3)出血:肿瘤如侵犯血管(包括主动脉)可出现呕血或黑便,甚至致死性大出血。

(4)声音嘶哑:说明肿瘤已转移至纵隔淋巴结压迫喉返神经所致,此时应检查声带来证实。

(5)呛咳:以喝水时明显,可能已发生食管气管瘘,可作碘油食管造影来证实,有时上段食管梗阻或会厌关闭不利偶可出现呛咳,应与之鉴别。

(6)发热:食管穿孔至纵隔或气管,可引起纵隔炎或肺炎。

(7)消瘦和恶病质:为晚期表现,因进食困难,全身消耗所致。

(8)转移:有纵隔和锁骨上淋巴结转移,血行播散有肝、肺、骨、肾和肾上腺等转移。

3.诊断检查方法   ①食管 X 线钡餐造影检查:主要观察肿瘤大小,管腔狭窄程度,粘膜改变,充盈缺损,溃疡,外侵的软组织影,外穿倾向和穿孔情况。②CT 扫描:了解癌与邻近器官的关系及纵隔和腹腔转移情况。③内镜超声波扫描(EUS):可了解肿瘤管壁和腔外的情况,有助于临床分期,对手术的估计,术后复发和疗效评定。④食管拉网脱落细胞学检查:方法简便,病人痛苦小,准确率较高(90％以上)的诊断方法,是门诊检查和大规模普查的重要检查方法。并可查出 X 线检查阴性的早期癌,为早期诊断提供依据。⑤食管镜检查:使用纤维食管镜检查,病人痛苦较少,可直观肿瘤局部情况,并可同时作细胞学涂片和咬取活检作病理学检查。

【病理分类】

1.早期食道癌   分为隐伏型(充血型)、糜烂型、斑块型和乳头型,其中隐状型最早,为原位癌,乳头型相对较晚。

2.晚期食管癌   分为髓质型、蕈伞型、溃疡型和缩窄型,以髓质型最多见,约占60％。

3.组织学分类   分为鳞状细胞癌、腺癌、小细胞未分化癌和癌肉瘤,其中鳞状细胞癌占绝大多数,占90％以上,腺癌占 5％左右,小细胞未分化癌更少见。美国白人和黑人鳞癌的发病率正在下降,而腺癌在增加,20 世纪 80 年代食管腺癌的发病率以每年 5％～10％的速度递增,到 1990 年,白人腺癌约占食管癌的一半,西方其他几个国家的食管腺癌也在增加。

【分期】

1.TNM 国际分期

T:原发肿瘤

T_1:对原发肿瘤不能确定

T_0:未发现原发肿瘤

T_{is}:原位癌

T_1:肿瘤侵犯固有膜或粘膜下层

T_2:肿瘤侵犯肌层

T_3:肿瘤侵犯外膜

T_4:肿瘤侵犯邻近组织

N:区域淋巴结

N_x:对区域淋巴结转移不能确定

N_0:无区域淋巴结转移

N_1:有区域淋巴结转移

M:远处转移

M_x:对远处转移不能确定

M_0:无远处转移

M_1:有远处转移

食管下段:M_{1a}:腹腔淋巴结转移

M_{1b}:其他远处转移

食管上段：M_{1a}：颈淋巴结转移

M_{1b}：其他远处转移

食管中段：M_{1a}：不适用

M_{1b}：非区域淋巴结转移或其他远处转移

临床分期：

0 期	T_{1s}	N_0	M_0
Ⅰ期	T_1	N_0	M_0
Ⅱa 期	T_2	N_0	M_0
	T_3	N_0	M_0
Ⅱb 期	T_1	N_1	M_0
	T_2	N_1	M_0
Ⅲ期	T_3	N_1	M_0
	T_4	任何 N	M_0
Ⅳ期	任何 T	任何 N	M_1
Ⅳa 期	任何 T	任何 N	M_{1a}
Ⅳb 期	任何 T	任何 N	M_{1b}

2.临床病理分期　我国将食管癌分为 0～4 期,见表 4-1-1。

表 4-1-1　我国食管癌的临床病理分期

分期	病变长度	病变范围	转移情况
早期 0	不定	限于粘膜层	无淋巴结转移
Ⅰ<3cm	侵及粘膜下层	无淋巴结转移	
中期Ⅱ	3～5cm	侵及部分肌层	无淋巴结转移
Ⅲ	>5cm	侵及全肌层或有外侵	有局部淋巴结转移
晚期Ⅳ	>5cm	有明显外侵	有远处淋巴结或其他转移

【治疗原则】

1.食管癌目前的治疗水平　早期食管癌术后 5 年生存率达 90%,但一般病人就诊时,可手术者为 20%,其中切除率 80%,手术死亡率在 5% 以下,术后 5 年生存率为 30%。晚期放疗的 5 年生存率不到 10%,单用化疗效果不佳。说明食管癌早诊和早治的重要性,加强手术与其他治疗手段综合治疗研究的必要性。我国是食管癌高发区,研究和提高食管癌的治疗水平是当务之急。

2.食管癌的疗前检查　手术前或治疗前应进行全面检查,对了解肿瘤情况,确定治疗方针有重要意义。采用 X 线造影、内镜和内镜超声检查以了解原发肿瘤情况,通过 CT 和 B 超检查以了解淋巴结转移情况,以 X 线胸片、CT 和 B 超检查了解远处转移情况,通过 X 线造影、内镜、病理和细胞学检查了解肿瘤的恶性程度。经上述检查后,对病情有了全面认识,以便正确制定治疗计划。

3.治疗原则　食管癌仍以手术切除及放射治疗为主。Ⅰ期病人应手术切除,Ⅱ期、Ⅲ期行手术切除,也可先放疗或化疗,或同时化放疗,再争取手术治疗或术后化疗、放疗,以提高切除率和远期疗效。Ⅳ期病人以化疗和放疗为主,以延长生存期和提高生活质量。介入治疗亦在进行研究。食管下段癌有利于手术切除,上段和中段癌对放疗敏感.但放疗对缩窄型和深溃疡型效果不佳。晚期病人给予化疗和放疗,对缩窄型病人可给腔内近距离放疗,腔内激光治疗或试用电化学治疗。为缓解吞咽困难症状,也可向腔内放支架。国内报道大组食管癌手术的5年生存率为24.9%～40.6%。中国医学科学院肿瘤医院1958～1993年外科治疗食管癌4538例,切除率为87.7%,5年、10年和15年生存率分别为29.9%、23.4%和17.6%。日本报道(1981)70家医院切除1349例,5年生存率为22.5%。中国医学科学院肿瘤医院(1980)采用术前放疗治疗408例,5年生存率31.6%,与同期单手术(27.6%)比较略有提高(P=0.5),对中段食管癌术前放疗的5年生存率为35%,单手术为30%。术前放疗多认为生存率有一定提高。单纯放射治疗国内资料的5年生存率为8.4%～16.8%。Koraric(1981)报道国外资料5年生存率为6%～9%。此外,还可作腔内放疗和腔内激光治疗。放疗加化疗的合并治疗,可提高局部控制率和生存率。近年来较多作术前化疗(新辅助化疗)或术前放化疗,取得一定疗效。

【单药化疗】

有效的药物有 BLM(PYM.PEP)、MMC、ADM(EPI、THP)、5-FU(FT-207、UFT)、MTX、CCNU、Me-GAG、DDP、VDS 和 VP-16 等,有效率20%左右,缓解期2～5个月,其疗效见表4-1-2。还有报道紫杉醇(PTX)和长春瑞宾(NVB)对食管癌也有效。Panettiere 等(1981)用 DDP 50mg/m²,iv,1/w×2,4 周重复。治疗19例,结果CR2例,PR4例,有效率为32%,平均缓解期为4.8个月。西平等(1986)用 DDP 治疗47例,采用 A 法:DDP 10～20mg/m²,iv,1/d×3 日,3～4周重复;B 法:DDP 50～100mg/m²,iv,3～4周重复。结果 A 组16例中有2例 PR,有效率为12.5%;B 法31例中有8例 PR,有效率为25.8%。按病灶部位分,以淋巴结的疗效较好(有效率为50%),其次为肺(27%)、食管(21%)和肝(13%),本组有效病例的生存期为13个月,无效病例的生存期为4.5个月(P<0.05),说明 DDP 大剂量用法疗效较好。Bezwoda 等(1984)用 VDS3mg/m²,iv gtt48h,以后每周1次,用4周,治疗51例,CR1例,PR13例,有效率为27.4%。Conroy 等(1993)用 NVB(每周 25/m²)治疗24例,6例有效,有效率为25%。中位缓解期为3个月。Kelsen 等(1994)用 Taxol 250mg/m²,iv gtt24h+G-CSF,21日重复,治疗42例,其中腺癌30例,有效率为35%;鳞癌12例,有效率为25%;全组中位缓解期为9个月。AjaIu 等(1994)用 Taxol 150～280mg/m²(中位剂量为 250mg/m²),iv gtt,24h 后给 G-CSF5μg/kg,21日为1疗程,中位疗程数为4,共用227疗程。治疗局部晚期和转移的食管鳞癌和腺癌及贲门癌50例,结果有效率为32%(16/50),其中腺癌32例,有效率为34%(11/32);鳞癌18例,有效率为28%(5/18),中位缓解期为17周(7～58周),中位生存期为13.2个月(2～17.5个月),说明紫杉醇对食管癌有效。DDP、5-FU、BLM 并具有放射增敏作用。

表 4-1-2　食管癌单药治疗的疗效

用药	肿瘤类型	例数	有效例数	有效率%
MMC	鳞,鳞+腺	24	10	42
MMC	鳞	58	15	26
MTX	鳞	67	23	34
5-FU	鳞+腺	65	21	32
5-FU	鳞	26	4	15
DDP	鳞	147	25	17
DDP	鳞	18	5	28
Me-GAG	鳞	64	15	23
BLM	鳞	64	10	16

续表

用药	肿瘤类型	例数	有效例数	有效率%
BLM	鳞	80	12	15
VDS	鳞	129	25	19
VDS	鳞	86	19	22
VP-16	鳞	32	5	16
PTX	鳞+腺	50	16	32
NVB	鳞	152	42	28
NVB	鳞	46	7	15

【联合化疗】

目前多用联合化疗,其疗效较单一用药好,缓解期有所延长。DDP 引入联合化疗后疗效有一定提高,有效率为 30%～50%。PF 方案(DDP ＋5-FU)为治疗食管癌的基本化疗方案,以顺铂为主的联合化疗方案,还有紫杉类加铂类,依立替康加顺铂的联合化疗,非顺铂为主的联合化疗方案,化疗合并生物反应调节剂等,食管癌联合化疗的疗效见表 4-1-3。

(1)PF 方案:Marcuello 等(1988)用 DDP 35mg/m² iv gtt,d1～3＋BLM 15mg/m² iv gtt,d1～3,21～28 天重复。治疗 29 例,15 例有效,有效率 52%。Ajani(1994)收集用 DDP ＋5-FU 治疗 142 例,87 例有效,有效率 61%。王瑞林等(1992)用 DDP 30～50mg/m²ivgttd1,2 或 80～100mg/m² iv gtt,d1＋5-FU 750mg/m² iv gtt8h 以上,d2～6,21 天重、复×2～3。治疗 125 例,CR18 例,PR55 例,有效率 58.4%,中位生存期 7.5 个月。

表 4-1-3　食管癌联合化疗的疗效

化疗方案	类型	例数	有效例数	有效率
DDP ＋BLM	鳞	137	33	24%
DDP ＋Ara-C	鳞	16	6	38%
DDP ＋Ara-C＋5-FU	腺	32	13	41%
DDP ＋BLM＋MTX	鳞	41	13	32%
DDP ＋BLM＋MTX＋Me-GAC	鳞	14	9	64%
DDP ＋BLM＋5-FU	鳞	38	23	61%
DDP ＋BLM＋VDS	鳞	140	72	51%
DDP ＋VDS	鳞	31	5	16%
DDP ＋VDS＋Me-GAG	鳞	39	16	41%
DDP ＋VLB＋Me-GAG	鳞	70	20	29%
DDP ＋VLB＋BLM	鳞,腺	51	15	29%
DDP ＋VP-16	鳞,腺	92	44	48%
DDP ＋MTX	鳞	147	112	76%
DDP ＋MTX＋VCR	鳞	28	19	68%

续表

化疗方案	类型	例数	有效例数	有效率
DDP＋VP-16＋5-FU DR	鳞	81	41	51％
DDP＋VP-16＋ADM	腺	26	13	50％
DDP＋MMC＋IFO	鳞	43	19	44％
DDP＋5-FU	鳞	311	138	44％
DDP＋5-FU＋ADM	鳞，腺	136	80	59％
DDP＋VP-16＋5-FU＋FA	腺，鳞，鳞＋腺	107	57	53％
DDP＋PTX	鳞，腺	20	10	50％
DDP＋5-FU＋PTX	鳞，腺	38	17	45％
DDP＋CPT-11	鳞，腺	17	9	53％
DDP＋5-FU＋FA＋INFα-2α	鳞，腺	61	31	51％
5-FU＋INF-α-2α	鳞，腺	57	15	26％

（2）PBF 为主方案：周际昌等（1991）用 DDP $100/m^2$ iv gtt（水化利尿），1 次或分 2 次给药＋PYM6mg/m^2 im，2/w×2＋5-FU 300mg/m^2 iv gtt，2/w，3 周重复×2～3。治疗 32 例，结果 CR1 例，PR19 例，有效率 62.5％。加贺美等（1986）DDP 80mg/m^2 iv，d1＋MTX 40mg/m^2 iv，d2＋PEP 15mg/dsc，d2～5。治疗 16 例，PR19 例，有效率 56％，其中既往未治者 10 例，有效率 70％。王瑞林等（1993）用 DDP 20mg/d×5iv gtt，第 1、7 周用＋VCR0.5mg/次 iv（上午），3/w×7＋PYM 10mg/次 im，3/w×7，7 周为一疗程。治疗 52 例，CR＋PR 24 例，有效率 46.2％。卡铂临床试用协作组（浙江，1990）用 CBP 300mg/m^2 iv，1/w＋VP-16100mg/次 iv，1/d×5＋PYM 10mg/次，im，2/w×2，4 周重复×2～3。治疗 33 例，有效 13 例，有效率 44.5％。

（3）PVB 方案：使用的例数较多，为疗效较好的方案。Kelsen 等（1983）用 DDP 3mg/kgiv，d1＋VDS 3mg/m^2 iv，d1，1/2w＋BLM 10u/m^2 iv gtt 24h×4 天，d1、8、15、22，4 周重复，治疗 68 例。结果 36 例有效，有效率 53％，其中局限型 44 例，28 例有效，有效率 63％；非局限型 24 例，8 例有效，有效率 33％，说明局限型食管癌的疗效较好。Ajani（1994）综合文献资料，用 DDP＋VDS＋BLM，治疗 150 例，72 例有效，有效率 48％。王金万等（1993）用 DDP 60mg/m^2 iv，d1＋VDS 3mg/m^2 iv，d1、8＋PYM 10mg/次 im，d3、6、10、13、17、20、21 天重复×2～3。治疗 23 例，CR1 例，PR11 例，有效率 52.2％。

（4）ECF 方案（5-FU 连续滴注）：Bamias 等（1996）采用 EPI 50mg/m^2 iv，1/3w×6～8＋DDP 60mg/m^2 iv gtt，1/3w×6～8＋5-FU 200mg/m^2 iv gtt 连续 24 周，治疗食管胃腺癌局部晚期 62 例和转移性病人 173 例，可评疗效者 220 例，CR25（11％），PRI 10 例（50％），有效率 61％，其中局晚病例有效率 75％（44/59），转移病例有效率 57％（91/161）。一般为轻中度毒性，有 6 例死于与治疗有关。在局晚病例中化疗后有、29 例作了手术，19 例（66％）为根治性切除，其中 32％为病理 CR。作者认为 ECF 方案是治疗食管胃腺癌高效而可耐受的方案，部分局晚病人经化疗后可得到根治性切除手术。

（5）其他方案：Weiner 等（1999）指出紫杉醇（PTX）对转移性食管癌是有效单药，PTX 与 DDP 并用提高了有效率，但与 5-FU 合并使用则增加毒性，未见明显增加临床疗效，PTX 可进入术前化疗或术前化放疗的研究。Garcia-alfonso 等（1998）采用 DDP 100mg/m^2 iv gtt，d1＋5-FU 1000mg/m^2 iv，d1～5＋Taxol 135～225mg/m^2 iv gtt，d14＋G-CSF 5μg/kgsc，1/d，从第 15 日开始，28 日为 1 周期，中位疗程数为 3（1～6

疗程)。入组 19 例(鳞癌 17 例,腺癌 2 例)晚期食管癌,可评疗效 17 例,结果 CR4 例,PR8 例,SD3 例,PD2 例,有效率为 70.6%,中位生存期为 13 个月,1 年生存率 52%,2 年生存率 26%,初步认为该方案对食管癌有效,病人可以耐受。ChanskyK 等(2001)报道由西南肿瘤组(SWOG)设计的方案,GEM 1000mg/m^2 iv gtt,d1、8、15+DDP 100mg/m^2 iv gtt d15,28 日为 1 周期。治疗转移和复发的食管腺癌和鳞癌,结果中位生存时间为 7.2 个月,3 月生存率为 81%,1 年生存率为 20%。此结果比早年 SWOG 报道对转移性食管癌治疗的 3 月生存率 50% 为优。Pipp 等(2001)用 GEM 1000mg/m^2 iv gtt+CF200mg/m^2 iv gtt+5-FU 500mg/m^2 iv gtt,d1、8、15,28 日为 1 周期,中位周期数为 4(1～8 周期)。治疗晚期食管癌 17 例,结果 CR2 例,PR6 例,有效率为 47%(8/17),认为 GEM+5-FU 方案有效。有报道用 NVB+DDP 治疗食管癌亦有一定疗效。

(6)介入治疗:经导管直接向肿瘤供血动脉灌注化疗药物,可增加局部肿瘤组织的药物浓度,因而提高了疗效,减轻不良反应,一般对下段效果较好,但对食管的多源性供血和插入动脉的选择还应进一步研究,其疗效尚待研究和确定。常用的药物有 DDP (80mg/m^2)、CBP(300mg/m^2)、BLM/PYM(20～30mg/m^2)、5-FU(750mg/m^2)、MMC(10～15mg/m^2)和 ADM(40mg/m^2)等,可选择 2～3 种不同作用的药物同时给药,4 周 1 次,3 次为 1 疗程。介入治疗亦可与放疗合并使用,也可作术前治疗,以增强对肿瘤的局部控制作用。钱明山等(1992)采用 5-FU 2.0～2.5g,DDP 60～80mg/m^2,MMC10～20mg 或 ADM50mg,任选 2,3 种作介入治疗 44 例食管癌,结果 CR1 例,PR32 例,有效率为 75%。刘焕银等(1989)用 DDP 100～120mg+PYM30～50mg,对 20 例病人作介入治疗,结果显著有效 6 例,有效(肿瘤缩小不足 50%)11 例,有效率为 85%,其中显著有效为 30%。

中国医学科学院肿瘤医院在高发区早期和晚期食管癌的化疗资料:

1.高发区早期和晚期食管癌的化疗　1969 年至 1978 年对高发区河南省林县姚村定期普查食管拉网发现一些早期食管癌,本组 33 例均经细胞学诊断(2 名医生以上阅片确诊),其中 12 例又经病理诊断。化疗组 16 例,0 期因不能定位而无法手术和治疗。Ⅰ 期因病人拒绝或不能接受手术和放疗,而采用化疗而接受多疗程间歇治疗,每年治疗 1～3 疗程。对照组 17 例,0、Ⅰ 期病人因拒绝手术、放疗和化疗而纳入此组。化疗组 4 年和 5 年生存率比未治组显著增高,说明早期食管癌化疗后生存期亦明显延长,5 年生存率可达 87%。

2.高发区晚期食管癌和贲门癌的化疗　1970 年至 1979 年在河南省林县姚村对晚期食管癌和贲门癌 122 例就地采用化疗,并以同期病人拒绝手术、放疗和化疗者 97 例为对照组。食管癌主要用 BLM 和 CTX+5-FU +BLM 方案治疗,贲门癌主要用 5-FU 和 CTX+5-FU 方案治疗。远期效果,食管癌化疗组和对照组的 1 年生存率分别为 23%(17/75)和 8%(5/60)(P<0.05),贲门癌两组分别为 36%(17/47)和 11%(4/37)(P<0.0l),说明化疗对病人的生存期有延长作用。

表 4-1-4　早期食管癌的生存率

组别	1 年	2 年	3 年	4 年	5 年
化疗组	100%(16/16)	94%(15/16)	94%(15/16)	94%(15/16)	81%(13/16)
对照组	100%(17/17)	71%(12/17)	59%(10/17)	47%(8/17)	35%(6/17)
P 值	>0.05	>0.05	>0.05	<0.05	<0.01

食管癌常用的联合化疗方案

（1）PF 方案 1

DDP	50mg/m²	iv gtt,	第 4、5 日（正规水化利尿止吐）
5-FU	350mg/m²	iv gtt,	第 1～5 日

3 周为 1 周期，3 周期为 1 疗程。

（2）PF 方案 2

DDP	100mg/m²	iv gtt,	第 5 日（正规水化利尿止吐）
5-FU	500mg/m²	iv gtt,	第 1～4 日

3 周为 1 周期，3 周期为 1 疗程。

（3）PBV 方案

DDP	100mg/m²	iv gtt,	第 2 天（正规水化利尿止吐）
BLM	10mg/m²	iv gtt,	静滴 第 1、8 日
VDS	3mg/m²	iv gtt,	静滴 第 1、8 日

3 周为 1 周期，3 周期为 1 疗程。

（4）PPF 方案

DDP	50mg/m²	iv gtt,	第 4、5 日（正规水化利尿止吐）
PYM	10mg/m²im,	第 1、8 日	
5-FU	350mg/m²	iv gtt,	第 1～5 日

3 周为 1 周期，3 周期为 1 疗程

（5）PEF 方案

DDP	30mg/m²	iv gtt,	第 4～6 日（适当水化利尿止吐）
VP-16	60mg/m²	iv gtt,	第 1～4 或 5 日
5-FU	350mg/m²	iv gtt,	第 1～5 日

3 周为 1 周期，3 周期为 1 疗程

（6）PMF 方案

DDP	30mg/m²	iv gtt,	第 3～5 日（适当水化利尿止吐）
MMC	10mg/m²	iV.	第 1 日
5-FU	350mg/m²	iv gtt,	第 1～5 日

3 周为 1 周期，3 周期为 1 疗程

（7）PP 方案

PTX	150mg/mm²	iv gtt3h,	第 1 日
DDP	100mg/m²	iv gtt,	第 2 日（正规水化利尿止吐）

3 周为 1 周期，3 周期为 1 疗程

（8）PG 方案

DDP	50mg/m²	iv gtt,	第 1、8 日（正规水化利尿止吐）
GEM	800mg/m²	iv gtt,	第 2、9 或 15 日

3 周或 4 周为 1 周期，3 周期为 1 疗程

【综合治疗】

1.化疗与放疗的综合治疗　对增强食管癌局部肿瘤的控制和减少远处转移是有益的。

(1)化疗方案的选择:选择对食管癌有效的和对放射线有增敏作用的化疗药物组成联合化疗方案。

(2)放射治疗的剂量和方法:①根治性放疗:用于病变局限,无转移病人,一般总量给60Gy;②姑息性放疗:用于病变较长或已有转移病人,一般总量给40～50Gy。③分割放疗:将放射剂量分割为两段时间进行,可与化疗相互结合。④加速分割放疗:每次2Gy,1日照射2次(间隔6～8小时),短期内给完总量,也可分为两段进行。

食管癌化疗加放疗的疗效,见表4-1-5。化疗与放疗并用较单用放疗的疗效有所提高。Herskovic 等(1992)报道随机分为两组:①化放疗组:PF 方案化疗(DDP 75mg/m²,d1＋5-FU 1000mg/m²,d1)＋放疗50Gy,治疗61例;②单放组:64Gy,治疗60例。化放疗组和单放组的中位生存期分别为12.5 个月和8.9 个月(P＜0.001),1 年生存率分别为50％和33％,2 年生存率为38％和10％(P＜0.001),说明放化疗并用比单放疗的疗效好。Reddy 等(1995)用 PF 化疗加放疗治疗35 例及单放疗治疗42 例,结果两组的局部控制率分别为26％和5％(P＝0.01),2 年无病生存率为20％和2％(P＝0.02),2 年总生存率为29％和7％(P＝0.02),中位生存期为14 个月和7.5 个月,说明化疗加放疗比单放疗对食管鳞癌的局部控制和远期疗效为优。

表 4-1-5 食管癌化疗加放疗的疗效

作者	化疗方案	放疗(Gy)	例数	CR%	生存期
Arbitol A 等(1983)	DDP ＋MTX＋5-FU	60	7	57	7 个月(中位)
Leichman L 等(1987)	DDP ＋5-FU ＋MMC＋BLM	50	20	—	24 个月(中位)
Resbeut M 等(1985)	DDP ＋MTX-CF＋VCR	58	28	—	1 年 43％
奥山和明 等(1989)	DDP ＋VDS	40～50	10	20	1 年 51％
John M 等(1989)	DDP ＋5-FU ＋MMC	50	70	77	2 年 29％
周际昌 等(1991)	DDP ＋5-FU ＋PYM	65～75	32	41	2 年 50％
Coonley CJ 等(1984)	DDP ＋BLM	55	9	—	4.8 年 22％
Herskovic A 等(1992)	DDP ＋5-FU	50	61	—	2 年 38％

2.同期化放疗 化疗与放疗同期进行时,化疗药在发挥其局部和全身抗癌作用的同时,还对放射线有增敏作用。一般选择具有放射增敏作用的药物,并间歇使用,以减轻两者产生相加的毒副作用。参见的毒副作用和并发症有骨髓抑制,胃肠道反应,放射性食管炎、气管炎和肺炎,食管穿孔,食管气管瘘和出血。

Coia 等(1987)用两组方案治疗:①根治性治疗组:MF 化疗(MMC10mg/m²iv,d2＋5-FU 1000mg/m²iv gtt,24h×4 天,d2～5,29～32,4 周重复×2),同时放疗,每次 2Gy,d1 开始,总量 60Gy/6～7w,治疗30 例Ⅰ、Ⅱ期病人;②姑息性治疗组:化疗同上,同时放疗,每次 2Gy,总量 50Gy/5w,治疗 20 例Ⅲ、Ⅳ期病人。结果根治组 30 例的 1 年生存率(保险统计)为 68％,2 年为 47％,5 年为 32％,上中段的 2 年生存率为67％,下段为 31％,肿瘤≤5cm 者为 50％,＞5cm 者为 39％;姑息组 20 例中可评疗效 17 例,对吞咽困难的有效率为 82％(14 例),中位维持时间为 7 个月。治疗 174 例中晚期病人,放疗(R)总量 50～70Gy;PYM(B)100mg/次 im,2/w×6,总量 120～160mg;DDP (P)20mg/次 iv gtt,2/w×6,总量 240～260mg。化放疗同时进行,随机分为四组:Ⅰ组(R)、Ⅱ组(B＋R)、Ⅲ组(P＋R)和Ⅳ组(BP＋R),治后吞咽困难症状消失和减轻的有效率分别为 56％、68％、89％和 93％;客观疗效,食管病变恢复正常和显效的有效率为 43％、60％、68％和 78％;正常＋显效＋改善的有效率为 83％、90.5％、90％和 98％;无瘤生存为 20％、36％、57％和 58％;1 年生存率为 38％、57％、71％和 65％;局部复发率为 67％、34％、16％和 15％;远处转移率Ⅰ

组 16%、Ⅱ、Ⅲ、Ⅳ组共 3%。上述结果表明近期疗效,化疗加放疗的三个组均优于单放组,以 BP 化疗加放疗组的疗效最好;无瘤生存率和 1 年生存率,Ⅲ、Ⅳ组均高于Ⅰ、Ⅱ组;局部控制率,化放组好于单放组,而以Ⅲ、Ⅳ组更好;远处转移率,化放组也低于单放组。毒性中Ⅱ、Ⅳ组(含 PYM)各有 1 例合并肺炎。作者认为 DDP 加放疗为合理而有效方案。

Leichman 等(1987)采用化疗与分割放疗同时进行,DDP 100mg/m² iv,d1、29＋5-FU 1000mg/m² iv gtt,24h,d1～4,29～32;放疗每次 2Gy,每周 5 次,总量 30Gy;MMC10mg/m² iv,d57～60＋BLM 20mg/m² iv gtt,24h,d78～81;放疗总量 20Gy,d99～110。治疗 20 例结果,1 年生存率为 75%,中位生存期为 24 个月,其中 7 例无复发生存 22～37 个月,3 例局部复发,5 例远处转移,5 例死亡。Santoro 等(1993)采用化疗(5-FU 1000mg/m² iv gtt,24h,d1～4＋DDP 100mg/m² iv gtt,d1,4 周重复×4～5),同时分割放疗(30Gy,d1～19;20Gy,d67～78,总量 50Gy),治疗 27 例,近期疗效 CR70%,PR23%,有效率 93%;中位随诊时间为 43 个月(3.6 年),无病生存率 39%,总生存率 47%。Ⅰ期 4 例均生存,无病生存 43 个月。有效的 25 例中,14 例在 11 个月内复发(局部 9 例,远处转移 5 例)。作者认为上段食管癌局限病变(Ⅰ期),支持作化疗加放疗,而避免作食管和喉切除,局部晚期(Ⅲ期)作化疗加放疗,不作手术也有较好疗效,但局部复发率较高。奥山等(1989)用 PV 方案化疗(DDP 50mgiv,d1、15、29＋VDS2～3mgiv,d1、15、29,5 周重复)同时加放疗(每次 2Gy,5/w,总量 40～50Gy)。治疗晚期复发病人 68 例,分为四组:单放组(R)31 例、单用 DDP 组(P)18 例、放疗加 DDP 组(R＋P)9 例、放疗加 DDP ＋VDS 组(R＋PV)10 例。结果各组的有效率分别为 0、11.1%、66.7%和 100%;1 年生存率为 16.3%、10.4%、22.3%和 51.4%;2 年生存率为 3.2%、10.4%、11.2%。作者认为放疗加 PV 化疗的疗效最好。Buarque(1993)用 MBF 化疗(MTX 25mg/m²iv,d1＋BLMl 5mg/m²iv,d2～4＋5-FU 700mg/m²iv gtt,连滴 d2～6,3 周重复×1～3 周期)。同时放疗(原发肿瘤 60Gy,纵隔 40Gy),治疗 41 例Ⅲ、Ⅳ期病人(无内脏转移),结果 CR16 例(39%),PR18 例(44%),有效率 83%,与治疗有关死亡 3 例,中位生存期全组 14 个月,CR 病例 24 个月。毒性有严重食管炎(29 例),白细胞减少(Ⅲ度 24%,Ⅳ度 7%)。作者认为化放疗合并治疗晚期食管癌,MBF 为一有效方案,提高了有效率。

M₁yata 等(1998)同时化放疗治疗局部晚期食管癌 50 例,化疗(DDP 40mg/m²iv gtt,d1、8＋5-FU 400mg/m²civ,d1～5、8～12,2 周重复)＋放疗 2G/(d.15f.3w),5 周重复,总量 60Gy。结果 CR17 例(34%),PR26 例(52%),有效率为 86%,1 例与治疗相关死亡,中位生存时间为 9 个月,1 年生存率为 43%,3 年生存率为 22%。以上资料表明化放疗比单放疗的疗效好,生存期延长。

3.先化疗后放疗　此法可增加化疗药物的剂量和强度,提高抗癌作用,并可减轻两者毒性的重叠,使病人易于耐受。

Resbeut 等(1985)先用 PVM 化疗(VCR 1mg/m²iv,d1＋MTX 先给 100mg/m² 静推,再给 200mg/m²iv gtt,12h,d2＋CF 15mgimq12hx4＋DDP 120mg/m²iv gtt,d5,3 周重复 x2),之后分割放疗(30Gy/13d,第 42 日开始,休息 2 周,中下段食管再给 28Gy/18 日或上段食管给 32Gy/22 日)。治疗 28 例,近期有效率,化疗后 68%(19/28),放疗后 75%(21/28);1 年生存率、2 年生存率和中位生存期,全组分别为 43%、11%和 11.5 个月,有效病人 19 例分别为 63%、16%和 13.5 个月,无效病人 9 例分别为 0、0 和 5.9 个月,说明有效病例较无效病例的生存期长。

周际昌等(1991)随机分为两组,化放疗组:先用 PPF 化疗(DDP 50mg/m²iv gtt,正规水化利尿止吐,d1、2＋PYM6mg/m²im,2/wx2＋5-FU 300mg/m²iv gtt,2/w×2,3 周重复×2～3),之后给予放疗 65～75Gy,治疗 32 例;单放组:单用放疗 65～75Gy,治疗 32 例。结果近期疗效,CR 率化放疗组和单放疗组分别为 40.6%和 21.95%,总效率为 87.5%和 81.35%;1 年生存率化放疗组为 78.1%(25/32),单放疗组为 43.8%(14/32)(P＜0.01);2 年生存率化放疗组为 50.0%(16/32),单放疗组为 28.1%(9/32);3 年生存率:

化放疗组为 28.6％(8/28)，单放疗组为 25.0％(7/28)。随诊 3 年,化放疗组 7 例生存,25 例死亡;单放疗组 1 例生存,31 例死亡,说明化放疗组的近期 CR 率和 1 年生存率均明显优于单放疗组。

al-Sarraf 等(1997)报道采用化疗加放疗与单放疗作比较研究,化放疗组:化疗(DDP 75mg/m², d1＋5-FU 1000mg/m²,d1～4,3 周重复×2)→放疗(50Gy)→化疗(DDP 75mg/m²,d1＋5-FU 1000mg,/m²,d1～4,3 周重复×2),治疗 61 例(鳞癌占 85％,肿瘤直径≥5cm,占 80％);单放疗组:放疗(64Gy),治疗 62 例(鳞癌占 90％,肿瘤直径≥5cm,占 90％)。结果化放疗组中位生存时间为 14.1 个月,单放疗组为 9.3 个月;化放疗组的 5 年生存率为 27％,单放疗组为 0％。全身副作用(恶心、呕吐、肾功能异常和骨髓抑制)化放疗组较多,局部副作用两组相似。该作者在另一组报道 69 例,用同样化放疗治疗结果,中位生存期为 17.2 个月,3 年生存率为 30％。认为对局部晚期食管癌采用 DDP ＋-5-FU ＋放疗(50Gy)方案比标准单放疗方法为好。

Cooper 等(1999)治疗局部晚期($T_{1～3}N_{0～1}M_0$)食管鳞癌和腺癌,分为化放疗组:化疗(DDP 75mg/m²,d1,iv gtt,第 1、5、8、11 周用＋5-FU 1000mg/m²,CIV,d1～4,第 1、5、8、11 周重复)＋放疗(50Gy/25f.Sw),治疗 134 例;单放疗组:放疗(64Gy/32f.6.5w)。结果随机试验部分:5 年生存率化放疗组为 26％,单放疗组为 0％。指出化放疗组较单放疗组提高了生存率。

4.术前化疗及术前化放疗　术前化疗及术前化放疗的作用在于:①缩小肿瘤大小和范围,以改善切除的可能性;②早期治疗微小转移灶;③术前疗效评价为术后治疗效果和治疗选择提供依据。对局部晚期病人,术前给予化疗和放疗,可提高手术切除率,加强局部控制和消灭微小转移灶,以提高生存率。但要缩短化疗用药时间,减少放射剂量(一般总量给 30Gy 左右),以减少手术并发症。食管癌手术前化疗及术前化放疗的疗效见表 4-1-6 和表 4-1-7。

表 4-1-6　食管癌术前化疗的疗效

化疗	研究例数	切除		CR		RR 率	中位生存
		例	率	例	率		(月)
DDP ＋BLM	43	34	79％	0		14％	10
DDP ＋5-FU	41	28	68％	1	2.4％	68％	17.6
DDP ＋BLM＋VDS	44	34	77％	1	2.3％	66％	16.2
DDP ＋VDS＋MeCAG	30	25	83％	2	6.6％	53％	8.5,14

表 4-1-7　食管癌术前化疗加放疗的疗效

化疗	化疗 (Gy)	研究例数	切除		CR		中位生存
			例	率	例	率	(月)
5-FU ＋MMC	30	64	44	69％	17	27％	12
5-FU ＋DDP	30	151	102	68％	32	21％	14,18,26
5-FU ＋DDP /MMC	30	27	27	100％	6		22％
MTX＋CF	20	58	58	100％	18	31％	26

Bidli 等(1990)术前化放疗,用 PF 化疗(5-FU 1000mg/n2iv gtt,24h,d1～4,29～32＋DDP 100mg/m²iv gtt,d1、29)同时放疗(每次 2Gy,5/w×2,总量 30Gy),治疗 34 例,其中Ⅱ期 15 例,Ⅲ期 19 例。近期有效率 79％(27/34),21 例 CR 病例中,6 例病理 CR,Ⅱ期有效率 87％(13/15),Ⅲ期有效率 74％(14/19)。

结果支持对局部晚期食管癌病人作术前化疗加放疗。Griso 等(1998)报道无转移的胸段食管鳞癌 111 例给予术前化放疗同时进行,化疗用 DDP $100mg/m^2$ iv gtt,d1、29+5-FU $1000mg/m^2$ civ,d1~4,d29~3+放疗 d1~21,总量 30Gy。完成治疗 101 例,行手术病人 87 例,切除率 91%(79/87),根治性切除 48 例。结果全组 2 年生存率为 30%,5 年生存率为 16%,中位生存期为 14 个月。病理有效率为 41%(36/87),病理亚组的 5 年生存率:T_o 为 35%,T_1 为 40%,T_2 为 24%,T_3 为 10.5%,T_4 为 0。T_0、T_1 和显微镜下有癌残留病人的 2 年和 5 年生存率分别为 49%和 33%,其余病例分别为 28%和 7%(P=0.006),认为此种多手段治疗是可行的,其有效率和生存率均较高。Kang 等(1992)报道术前加速分割放疗加化疗,用 PF 化疗(DDP $100mg/m^2$ iVgtt,d1+5-FU $1000mg/m^2$ iv gtt,24h,d1~5/2wxl,DDP $60mg/m^2$ iv gtt,d1+5-FU $800mg/m^2$ iv gtt,24h,d1~5/2wxl~2),同时放疗(2Gy,2/d,5/wx2+2Gy 1/d,5/w×1,总量 40~50Gy),治疗 15 例,5 例用 2 周期化疗加放疗,10 例用 3 周期化疗加放疗。结果近期有效率为 93%(14/15),中位随诊时间为 18.6 个月(7~29 个月),无病生存率 47%(7/15)。作者认为本组局部控制率较好,病人一般可耐受,因后期放疗反应,以后改为 1.7Gy,2/d。Yano 等(1999)对 T_o 无转移的食管鳞癌采用术前同时化放疗,分为 A 方案(5-FU $750mg/m^2$ iv,d1~5,22~26+DDP $70mg/m^2$ iv,d1、22)治疗 28 例;B 方案(5-FU $400mg/m^2$ iv+DDP $10mg/m^2$ iv,d1~5、8~l2,15~19,22~26)治疗 17 例,放疗总量为 40Gy。治疗 45 例,结果 CR3 例,PR26 例,有效率为 64.4U/0。28 例作食管切除术,无手术死亡,切除病人的中位生存时间为 959 天,未切除病人为 178 天。对原发肿瘤的 pCR 率:A 方案为 6.3%,B 方案为 58.3%;对转移淋巴结的 pCR 率:A 方案 36.4%,B 方案 100%,说明术前化放疗再手术,对可手术的 T_4 食管鳞癌是一种有效和安全的综合治疗。Walsh 等(1996)比较术前化放疗与单手术治疗食管癌的疗效,将病人分为两组:①综合组:术前第 1 周用 5-FU +DDP 化疗,同时放疗,第 6 周再用 PF 化疗,治疗 58 例;②单手术组:治疗 55 例。综合组的 PCR 为 25%(13/52),综合组和单手术组的中位生存期分别为 16 个月和 11 个月(P=0.01),1 年生存率为 52%和 42%,2 年生存率为 37%和 26%,3 年生存率为 32%和 6%,3 年生存率有显著差异(P=0.01)。结果显示可手术病人术前化放疗的效果优于单手术。Stafran 等(1998)报道食管癌病人于手术前用 PTX $60mg/m^2$ iv gtt,3h,+ DDP $25mg/m^2$ iv gtt,1h,d1、8、15、27,并同时给放疗 $180cGy/d$,22f,总量 3960cGy。入组 33 例(腺癌 24 例,鳞癌 19 例),可评价病例为 31 例,结果 CR8 例,PR14 例,SD3 例,PD5 例,有效率为 71%(17/31)。严重食管炎不常见,这是容易接受的门诊方案,认为作为术前辅助治疗 PTX+DDP +放疗方案对食管癌治疗是有价值的。杉町 等(1986)用热疗、放疗加化疗的方法,先放疗,1 小时内作热疗,热疗之后作化疗(放疗 2Gy,5/w,总量 30~40Gy+热疗用 RF13.56MHz,42~45℃,30 分钟,2/w,于放疗后 1 小时进行,于化疗前作热疗+化疗用 BLM5mgiv,2/w,总量 30~40mg/3~4 周)。根据术后组织学检查评价疗效,结果热放化疗合并组治疗 33 例,24 例有效,有效率 73%,放化组(未加热疗)治疗 108 例,54 例有效,有效率 50%,两组比较有明显差异(P<0.05),认为放化疗加热疗可提高疗效。

　　Kelsen 等(1998)对 440 例可手术食管癌进行多中心随机比较研究,分为:①术前化疗组:213 例,用 PF 方案(DDP $100mg/m^2$ iv gtt,d1+5-FU $1000mg/m^2$ civ120h,d1~5,29~33,58 日为重复)术前化疗(DDP+5-FU)3 周期,第 3 周期完成后 2~4 周作手术,术后再化疗 2 周期;②单手术组:227 例。中位随诊时间为 55.4 个月,结果术前化疗组和单手术组的中位生存时间分别为 14.9 个月和 16.1 个月(P=0.53),两组的 1 年生存率为 59%和 60%,2 年生存率为 35%和 37%,显示术前化疗组未增加手术并发症和死亡率,但两组的生存期无明显差别,加化疗未改善肿瘤局部复发和远处转移。

　　总之,有些资料表明术前化放疗对食管癌可以改善治疗效果,然而其远期效果尚需进一步有说服力的随机研究和探讨证实。

(李洪涛)

第二节　食管癌的姑息化疗和靶向治疗

食管癌早期诊断困难,在诊断时超过50%的患者已为晚期。另外,即使是接受性根治性治疗的患者,仍有近90%的患者术后出现复发转移。晚期食管癌预后极差,中位生存时间仅6~8个月,5年生存率仅为5%~7%。

晚期食管癌的治疗目的主要为姑息性。化疗是晚期转移性食管癌最主要的治疗手段。与最佳治疗治疗相比,化疗能够减轻食管癌相关的吞咽困难、疼痛等症状,提高患者的生活质量。然而,目前尚无随机对照研究结果显示化疗能够显著延长患者的生存。另一方面,近年来分子靶向药物在晚期食管癌中也取得了一定的进展,部分临床研究结果显示了较好的疗效。

食管癌在病理上主要包括鳞状细胞癌和腺癌两大类,占全部食管癌的93%以上。近30余年来,食管癌的病理类型发生了重要的演变,相应的化疗策略也发生了明显的变化。在上个世纪70年代以前,鳞癌是食管癌最常见的病理类型。其化疗药物的选择主要借鉴头颈部鳞癌的经验。随之,食管鳞癌在欧美发达国家的发病率逐渐下降。而食管腺癌的发病率则逐年提高,至20世纪90年代已经成为最主要的病理类型。由于食管腺癌常常发生于远端食管,其与食管胃交界处腺癌,近端胃腺癌在肿瘤原发部位上难以区分,且三者具有相似的自然病程,治疗反应及预后,因此三者常被合称为食管胃交界处腺癌,成为近年来研究的热点。目前认为食管腺癌的化疗与靶向治疗基本同于晚期胃癌,多数的临床研究也同时纳入这两类患者。通常认为,食管鳞癌与食管腺癌相比对化疗更为敏感。然而尽管如此,目前国际上关于转移性食管磷癌化疗的临床研究较少,且绝大多数为小样本的Ⅰ/Ⅱ期研究,仅个别Ⅲ期的临床研究包含了部分食管鳞癌的患者。

一、单药化疗

如前所述,在70年代以前,食管鳞癌的化疗主要借鉴头颈部鳞癌的经验,常用的化疗药物包括顺铂(DDP)、5.氟尿嘧啶(5-FU)、博来霉素(BLM)、丝裂霉素(MMC)、甲氨蝶呤(MTX)长春地辛(VDS)等。单药治疗晚期食管癌的缓解率为10%~20%,肿瘤控制时间小于6个月。20世纪90年代,随着新药的出现,如卡培他滨、紫杉醇(PTX)、多西紫杉醇(DOC)、长春瑞滨(NVB)、依立替康(CPT-11)、吉西他滨(GEM)、奥沙利铂(Oxa)等,对晚期食管癌的有效率略高于传统的化疗药物,在15%~35%之间,但并没有显著延长患者生存,总生存时间仍不超过9个月。

二、联合化疗

较多的临床研究结果显示,晚期食管癌联合化疗有效率高于单药化疗,有效率在30%~50%左右。个别研究报道的有效率高达65%。尽管如此,目前仍没有证据显示联合化疗较高的有效率能够进一步转化成生存的获益。

(一)DDP 为基础的联合化疗方案

1.PF方案　　DDP是食管癌联合化疗最常引入的药物。它最早被尝试与BLM、VP-16等联合用于晚期食管鳞癌的化疗。多数的报道仅纳入很少例数的患者,有效率在15%~53%之间,中位生存时间波动在

3.2个月至9.8个月之间。后续的研究发现,DDP与5-FU联合的PF方案显示了较好的有效性和安全性。1997年,欧洲EORTC的一项Ⅱ期的临床研究中对比了PF方案与单药DDP对晚期食管鳞癌的疗效和安全性。共入组了88例局部晚期或转移性食管鳞癌患者,随机分配至DDP单药组(100mg/m² 静滴 d1.a21d)和PF1000mg/(m²·d)持续静滴 d1~d5,q21d)。结果显示PF联合化疗组有效率明显高于DDP单药组(35% vs.19%)。但生存的改善不明显,中位生存时间(OS)分别为33周和28周,1年生存率分别为34%和27%。联合化疗组治疗相关的毒性反应高达17%(主要为败血症和脑血管事件),显著高于DDP单药组。另一项多中心的Ⅱ期临床研究,将DDP分次给药(20mg/m² 静滴 d1~d5,q21d)联合低剂量的5-FU(300mg/m² 持续静滴 d1~d5,q21d)。结果显示有效率(RR)为27%,中位OS为9个月。且毒性反应发生率较低,治疗相关死亡率为3%。PF方案至今仍是食管癌应用最多的方案,被认为是食管癌的标准方案。后续的探索其他药物疗效的临床研究,均建立在PF方案的基础上。

2.DDP联合口服氟尿嘧啶类药物　由于5-FU半衰期短,需长时间静脉持续滴注,易发生静脉炎。因此常需要进行中心静脉置管,给患者带来了很大的不便,同时也增加静脉导管相关并发症的风险,例如静脉血栓形成、栓塞、导管相关感染及导管脱落等。这些缺点限制了5-FU的临床应用。新一代的氟尿嘧啶类药物如优福定(UFT),卡培他滨,替吉奥(S-1)等因口服方便、疗效肯定,逐渐代替5-FU。近年来,许多研究尝试用口服氟尿嘧啶类药物替代静脉5-FU与DDP联合。

(1)DDP＋优福定(UFT):UFT为替加氟(FT-207)与尿嘧啶的复合制剂。FT-207为5-FU的前体药物,在肝脏微粒体内转换成5-FU。尿嘧啶是5-FU主要代谢酶——二氢嘧啶脱氢酶(又称DPD酶)的抑制剂,可减少5-FU的降解从而增强其抗肿瘤活性。一项Ⅱ期的临床研究纳入了37例晚期食管癌患者,采用DDP联合UFT,表柔比星(Epirubicin,EPI)。结果显示总体有效率达46%,中位OS达16个月。

(2)DDP＋卡培他滨:卡培他滨是一种新型的口服氟尿嘧啶氨甲酸酯类抗肿瘤药。它本身无细胞毒性。口服后经胃肠道完整吸收后进入肝脏,首先通过羧酸酯酶转化为5'-脱氧-5-氟胞苷,然后再经胞苷脱氨酶转化为5'-脱氧-5-氟尿苷,最后再在肿瘤细胞内的胸苷磷酸化酶(TP酶)作用下转化为5-F。从而发挥靶向性的抗肿瘤效应。韩国报道的一项Ⅱ期研究,对45q21d)联合卡培他滨(2500mg/m2 分两次口服 d1~d14,q21d)。总缓解率57.8%,中位缓解期4.6个月,中位疾病进展时间(PFS)为4.7个月,中位OS为11.2个月。常见Ⅲ或Ⅳ级非血液不良反应为厌食、疲劳、便秘、手.足综合征。Ⅲ期随机对照的REAL-2研究共入组了1002例初治的晚期食管癌、贲门癌或胃腺癌、及部分食管鳞癌患者。以2×2设计,分别接受EPI、DDP、Oxa、5-FU或Xeloda组成的四个化疗方案(ECF、EOF、ECX和EOX)其中之一。剂量分别为:EPI(E)50mg/m² 静滴 d1;DDP(C)60mg/m² 静滴 d1;Oxa(O)130mg/m² 静滴 d1;5-FU(F)200mg/m² 静滴 qd,Xeloda(X)625mg/m² 口服,每日2次。以上方案每21天重复,最多化疗8周期。结果表明,含Xeloda方案的1年生存率和总生存不低于含5-FU方案。基于以上的研究结果认为,Xeloda可代替5-FU作为晚期食管癌联合治疗的选择。

(3)DDP＋替吉奥(S-1):S-1也是一种口服氟尿嘧啶类药物,由替加氟(FT-207)、吉美嘧啶(CDHP)及奥替拉西(Oxo)组成的复合物。FT-207在体内缓慢转变为5-FU发挥抗肿瘤作用。CDHP能够抑制二氢嘧啶脱氢酶对5-FU的分解代谢,提高血浆中的5-FU的浓度,并延长有效药物浓度的保持时间。Oxo可减少5-FU对消化道黏膜的损害,抑制5-FU的磷酸化,减少其对胃肠道的副作用。多项大型的随机对照研究已经证实S-1单药或联合化疗均是晚期胃癌非常有效的化疗方案。但关于S-1对食管癌的疗效目前仍无临床研究的证据,仅一些个案报道显示S-1联合DDP或DOC治疗晚期食管癌达到完全缓解。因此,S-1对食管癌的疗效仍有待于研究。

（二）含紫杉类的方案

紫杉类药物主要包括紫杉醇（PTX）和多西紫杉醇（DOC）。抗肿瘤机制主要是通过促进微管的聚合和稳定，阻断有丝分裂，从而抑制肿瘤细胞的生长。紫杉类药物具有广谱的抗肿瘤效应，对食管腺癌和鳞癌均有效，是目前食管癌最常用的药物。

1. 紫杉醇（PTX）　PTX 最早在 1994 年由 Ajani 报告了其在上消化道肿瘤中的疗效。单药有效率在 30％左右。联合化疗可使有效率进一步提高，最常联合的化疗药物是铂类。Ilson 等报 DDP 75mg/m² 静滴，q21d，治疗晚期食管癌 51 例，总有效率为 30％，中位 OS 为 10.2 个月。但由于其严重的副作用，出现 5 例治疗相关性死亡。Van 等进一步做了剂量探索性研究，采用 PTX100～200mg/m² 静滴联合 DDP 60mg/m² 静滴 q21d。结果显示 RR 为 52％，他们由此得出剂量超过 180mg/m² 时出现剂量限制性毒性的结论。国内北京肿瘤医院自 2001～2005 年前瞻性对 47 例食管鳞癌患者进行 PTX 联合 DDP 一线治疗，方案为 PTX175mg/m² 静滴 d1；DDP 75mg/m² 静滴 d1,q21。总有效率为 42.6％，包括 1 例完全缓解和 19 例部分缓解的患者。中位生存时间为 13 个月。且患者耐受性好，无 3 度以上不良反应发生。Ilson 等又进一步探索了在 PTX 联合 DDP 的基础上增加 5-FU 对晚期食管癌的疗效。该 II 期临床研究共纳入了 61 例晚期食管癌（包括 31 例食管腺癌，30 例食管鳞癌。剂量分别为：PTX175mg/m² 静滴 d1；DDP 20mg/m² 静滴 d1～d5。因副作用较大，随后 5-FU 减量为 750mg/m²，结果显示总有效率 48％，中位缓解期 5.7 个月，中位 OS 为 10.8 个月。食管腺癌和鳞癌的有效率分别为 48％和 50％，食管鳞癌完全缓解率显著高于食管腺癌的患者，分别为 20％和 3％。患者总体耐受性良好，主要的毒性反应为中性粒细胞缺乏性发热（18％）和 3/4 度的神经毒性（18％）。无治疗相关死亡发生。该项研究结果提示，在 PTX 联合 DDP 的基础上进一步增加 5-FU 的三药联合疗效并没有提高，但毒性明显增加。

2. 多西紫杉醇（DOC）　DOC 联合 DDP 、5-FU 、Xeloda、CPT-11 等多种化疗药物都被证实是晚期食管癌有效的化疗方案。大型的 III 期随机的 TAX325 研究比较了 DCF 方案（DOC75mg/m² 静滴 d1；DDP 75mg/m² 静滴 d1；5-FU 750mg/(m²·d)持续静脉灌注 d1～d5,q21d)与 DC 方案（DOC85mg/m² 静滴 d1；DDP 75mg/m² 静滴 d1,q21d)治疗晚期胃癌的疗效和安全性。共 457 例患者，包括 98 例食管胃交界处腺癌患者。结果显示 DCF 组的疾病缓解率显著高于 CF 组，分别为 37％vs25％；PFS 和 OS 分别为 5.6 个月 vs3.1 个月和 10.2 个月 vs.8.5 个月。但其毒性反应也明显增加。两组患者中性粒细胞下降及中性粒细胞缺乏性发热的发生率分别为 82％vs.57％和 29％质疑。进一步分析患者生活质量，结果显示与 DC 方案相比，DCF 方案能显著延长患者的 PS 状况恶化的时间。基于这一研究的结果 FDA 批准了 DOC 用于胃/胃食管交界处腺癌的化疗。后续的一些研究尝试调整 DOC 的剂量来降低其不良反应和患者的耐受性。一项 II 期的临床研究比较了剂量调整的 mDCF 方案（DOC40mg/m² 静滴 d1；5-FU 400mg/m² 静推，1000mg/(m²·d)持续静脉灌注 d1～d2；亚叶酸钙（CF）400mg/m² 静滴 d1；DDP 40mg/m² 静滴 d1,q21d)与标准剂量的 DCF 相比较疗效没降低，但患者的耐受性显著增加。DOC 也被尝试与其他化疗药物联合用于晚期食管癌的治疗，例如 Xeloda、S-1、Oxa 等。Anderson 等应用 DOC（35mg/m² 静滴 d1、d8)联合 Oxa（50mg/m² 静滴 d1、d8)及 Xeloda(1500mg 口服，1 天 2 次，d1～d10)组成 DOX 方案治疗 21 例晚期食管腺癌，中位给药 4 个周期。总缓解率 43％，其中完全缓解 3 例，2 例已持续 38 个月和 12 个月。不良反应可耐受，但有 3 例出现肺栓塞，基于以上研究结果作者认为 DOX 方案有效、给药方便、需考虑预防性应用抗凝剂。DOC 对食管鳞癌同样是非常有效的化疗药物。一项 II 期的临床研究报道了 DCF 方案（DOC 60mg/m² 静滴 d1；DDP 70mg/gm² 静滴，d1；5-FU 600mg/(m²·d)持续静脉灌注 d1～d5,q28d)对初治的转移性食管鳞癌的疗效。结果 29 例患者中 3 例完全患者，7 例部分缓解，总体有效率为 34.5％。

3. 长春瑞滨（NVB）　NVB 的作用机制和紫杉类药物相反，主要抑制微管聚合而促进其解聚，从而抑制有丝分裂。NVB 对食管鳞癌显示了较好的疗效。Conroy 等对 71 例初治的晚期转移性食管鳞癌患者予以 NVB＋DDP（NVB25mg/m² 静滴 d1,d8；DDP 80mg/m² 静滴 d1,q21d）方案化疗。有效率为 33.8％,中位 PFS 为 3.6 个月,中位 OS 为 6.8 个月。主要毒性反应为中性粒细胞减少。NVB 和紫杉类药物联合对晚期食管癌也显示出一定的疗效。Airoldi 等报道对 20 例晚期食管鳞癌患者采用 NVB＋DOC 方案（NVB20mg/m² 静滴 d1；DOC80mg/m² 静滴 d1,q21d）化疗,最多使用 6 个疗程,有效率为 60％,中位 OS 为 10.5 个月。

4.伊立替康（CPT-11） CPT-11 也是近几年应用在食管癌治疗的新药之一。它属于拓扑异构酶Ⅰ抑制剂,通过与拓扑异构酶Ⅰ-DNA 形成稳造成大量 DNA 单链断裂的堆积,进而触发细胞死亡或细胞周期停滞。CPT-11 对食管腺癌疗效较好,单药有效率为 14％。CPT-11 与 DDP、DOC、Oxa 等组成的联合化疗方案对晚期食管癌也显示了较好的疗效。一项Ⅱ期临床研究显示 CPT-11 联合 DDP 每周方案（CPT-1165mg/m² 静滴 d1,DDP 30mg/m² 静滴 d1,d8,d15,d22,q6w）,治疗晚期食管腺癌有效率 57％,中位 OS 为 14.6 个月。而且患者的耐受性很好,4 度中性粒细胞下降和呕吐发生率分别为 9％和 11％。CPT-11 与 DDP 和 DOC 组成的三药联合方案（CPT-1150～65mg/m² 静滴 d1；DDP 25mg/m² 静滴 d1；DOC30mg/m² 静滴 d1,d8,q21d）对晚期食管腺癌也显示了较好的疗效,有效率为 54％,中位 PFS 和 OS 分别为 7.1 个月和 11.9 个月。但毒性反应也明显增加。3～4 度的腹泻、中性粒细胞下降、血栓的发生率分别为 26％、21％和 13％。

5.吉西他滨（GEM） GEM 是一种脱氧胞苷类似物,在核苷激酶催化下转化成二磷酸核苷和三磷酸核苷,抑制 DNA 合成。目前尚未证实 GEM 单药对食管癌有效。但是几项Ⅱ期临床研究结果显示 GEM 与 DDP 联合对包括鳞癌和腺癌在内的晚期食管疗效和耐受性均较好。最常用的方案是 GP 方案（GEM1000mg/m² 静滴 d1,d8；DDP 75～80mg/m² 静滴 d1 或分次给药）。有效率在 40％～45％,中位 OS 为 7N$_1$1 个月。GEM 联合 5-FU /CF（GEM1000mg/m² 静滴 d1；5-FU 600mg/m² 静滴 d1；CF25mg/m² 静滴 d1,d8,d15,q28d）对晚期食管鳞癌或腺癌也显示了一定的疗效。35 例患者中,完全缓解 1 例,部分缓解 10 例,总体有效率为 31.4％,中位 OS 为 9.8 个月。且患者耐受性好。另外一项研究（SWOG 研究）报告了 GEM 联合 CPT-11 方案（GEM1000mg/m² 静滴 d1,d8；CPT-11 100mg/m² 静滴 d1,d8,q21d）治疗 57 食管癌（包括腺癌和鳞癌）患者。中位 PFS 和 OS 分别为 3.7 个月和 6.3 个月。但此方案的耐受性差,有 4 例治疗相关死亡。

（三）第二代和三代铂类药物

主要包括第二代铂类药物卡铂（CBP）、奈达铂（NDP）及第三代铂类药物奥沙利铂等。对晚期食管癌也显示了一定的疗效。

1.卡铂（CBP） CBP 是第二代铂类药物。对晚期食管癌显示了较好的疗效和耐受性。一项在Ⅱ期的临床研究报道客观有效率约为 43％,中位 OS 达 9 个月。

2.奈达铂（NDP） NDP 是日本研发的二代铂类药物,是 DDP 的类似物。有学者进行了一项Ⅱ期临床研究,比较 NF 方案（NDP 联合 5-FU）与 PF 方案对 52 例晚期食管鳞癌的疗效。结果显示,NF 组的有效率高于 PF 组（29.62％vs.22.72％,P＜0.05）。在副作用方面,NF 组的骨髓抑制多于 PF 组,尤其是 3/4 度血小板减少（20.68％vs.0,P＜0.01）,其他副作用两组无明显差异。结果提示 NF 的疗效可能好于 PF,但该研究未报道生存数据。另一项Ⅱ期临床研究报道了开展了 NDP＋PTX（NDP 80mg/m² 静滴 d1；PTX 175mg/m² 静滴 d1,q21d）一线方案治疗 39 例晚期食管鳞癌。结果显示有效率为 43.6％,中位 OS 为 10.3 个月。仅 7.7％的患者出现 3/4 度中性粒细胞减少。这一研究结果提示 NDP 与紫杉醇类联合化疗方案有一定的研究前景。

3.奥沙利铂(Oxa)　Oxa 为第三代的铂类药物,抗癌活性强,与 DDP 无交叉耐药,而且与 5-FU 有协同作用,对多种肿瘤有效,不良反应较低。Oxa 联合氟尿嘧啶类药物(5-FU 、Xeloda)是晚期食管癌非常有效的方案。Mauer 等报道了 FOLFOX 方案(Oxa 85mg/m² 静滴 d1;CF 500mg/m² 静滴 d1~d2;5-FU 400mg/m² 静推,600mg/m² 持续静滴 22hd1~d2,q14d)治疗 35 例晚期食管癌。有效率为 40%,中位缓解期为 4.6 个月,中位 OS 为 7.1 个月。1 例治疗相关性死亡发生,26% 出现 2/3 度神经毒性。荷兰一项 Ⅱ 期临床研究采用 XELOX 方案(Oxa 120mg/m² 静滴 d1;Xeloda 2000mg/m²,分两次口服,d1~d14,q21d)一线治疗 51 例晚期食管腺癌,总缓解率 39%,中位缓解期为 8 个月,1 年生存率 26%,不良反应发生率低。Qin 等报道 XELOX 方案 64 例晚期食管鳞状细胞癌总体缓解率 43.8%、疾病稳定率 47.9%,中位 PFS4 个月,中位 OS10 个月。1、2 年生存率分别为 38.1% 和 8.2%。单因素分析发现 Karnofsky 评分高、单处转移、获得缓解的患者预后好。前述的 REAL2 研究结果显示含 Oxa 方案较含 DDP 方案有延长生存的趋势。另一项德滴 d1;CF 200mg/m² 静滴 d1~d2;5-FU 2600mg/m² 持续静滴 24h,d1,d15,d29,d43,q57d)治疗转移性胃食管癌,不良反应比 FLP 方案(DDP 85mg/m² 静滴 d1,d15,d29;CF 200mg/m² 静滴 d1~d2;5-FU 2000mg/m² 持续静滴 24h,d1,d8,d15,d22,d29,d36,q50d)少。中位 PFS(5.8 个月 vs.3.9 个月,p=0.077)和中位 OS(10.7 个月 vs.8.8 个月)稍为提高。65 岁以上患者,F10 方案明显优于 FIP 方案,缓解率提高(41.3%vs.16.7%,P=0.012),治疗失败时间(5.4 个月 vs.2.3 个月,P<0.001),PFS(6.0 个月 vs.3.1 个月,P=0.029)和 OS(13.9 个月 vs.7.2 个月)显著延长。这些研究结果提示对晚期胃食管癌,Oxa 与 DDP 至少能取得相同的作用,Oxa 可代替 DDP 作为晚期食管癌的联合治疗选择。

三、分子靶向治疗

随着分子生物学研究的不断深入,分子靶向治疗成为食管癌综合治疗的重点和热点。目前研究的靶点主要包括人类表皮生长因子-2 受体(HER-2),表皮生长因子受体(EGFR),以及血管内皮生长因子受体(VEGFR)等。

(一)靶向 HER-2 治疗

HER-2 是由原癌基因(HER2/neu)编码的细胞膜表面受体。其在调控正常细胞的生长发育和分化中起重要作用。HER-2 原癌基因的扩增导致 HER-2 受体在细胞表面过度表达。HER-2 最早在乳腺癌中发现,其过表达预示肿瘤细胞的侵袭性增加,预后不佳。与乳腺癌相似,胃、食管腺癌亦存在 HER2 蛋白的过表达。阳性率约为 7%~22%,食管腺癌与胃癌相比,HER-2 阳性表达率无明显差异。曲妥珠单抗是一种靶向 HER-2 的单克隆抗体,最早被批准用于 HER-2 阳性的乳腺癌的治疗。Ⅲ 期随机对照的 T₀GA 研究首次证实曲妥珠单抗(首剂 8mg/kg 静滴,随之 6mg/kg 静滴,q3w)联合 DDP ＋5-FU /Xeloda(DDP 80mg/m² 静滴 d1;5-FU 800mg/(m²·d)持续静滴 d1~d5 或 Xeloda 1000mg/m² 口服,1 天 2 次,q21d)与单纯的化疗相比可显著提高 HER-2 阳性的复发和(或)转移性胃食管结合部腺癌和胃腺癌患者的生存。中位 OS 从单纯化疗组的 11.1 个月延长到 13.8 个月(P=0.0048,HR0.74.95%CI0.60、0.91),客观有效率也从 34.5%,显著增于 HER-2 表达 IHC2＋/FISH＋或 IHC3＋的患者,曲妥珠单抗可使中位 OS 进一步延长,与单纯化疗组相比分别为 16.0 个月和 11.8 个月(HR=0.65)。基于此项研究结果,曲妥珠单抗成为 NCCN 指南推荐用于晚期胃/胃食管交界处腺癌的第一个靶向药物,并且被美国 FDA 和欧盟委员会批准用于初治的 HER-2 阳性转移性胃癌/胃食管交界腺癌患者。

HER-2 在食管鳞癌中的表达率显著低于食管腺癌。Schoppmann 等分别测定了 152 例和 189 例食管鳞癌和腺癌患者 HER-2 基因的扩增及蛋白的表达。结果显示食管鳞癌 HER-2 蛋白阳性率仅为 3.9%,显著低于食管腺癌的患者(15.3%)。提示对食管鳞癌患者尚需探索新的治疗靶点。

（二）靶向 EGFR 治疗

EGFR 是具有配体依赖性的酪氨酸激酶活性的跨膜糖蛋白家族,在多种肿瘤中都存在过表达。EGFR 与相应配体如表皮生长因子(EGF)、转化生长因子(TGF)等结合后,连接很多参与信号转导的细胞内蛋白质,使不同的信号蛋白被激活,刺激细胞的分裂增殖,并可使正常细胞恶变,影响肿瘤的血管及间质的生长,促进肿瘤的转移和复发。研究显示 EGFR 过表达率在食管腺癌中约为 27%～50%,食管鳞癌中约为 40%～50%,与不良的预后相关。靶向 EGFR 的治疗目前已成为食管癌治疗的一个研究热点。目前以 EGFR 为靶点的药物主要包括单克隆抗体和小分子酪氨酸激酶抑制剂(TKI)。

西妥昔单抗是一人鼠嵌合的靶向 EGFR 的单克隆抗体。较多的小样本研究显示西妥昔单抗联合化疗一线治疗晚期食管癌有较好的安全性和较高的有效率。德国进行一项 II 期随机对照研究入组了 66 例既往未治疗的转移性食管鳞癌患者,随机分配至单纯的 PF 方案化疗组,或 PF 方案联合西妥昔单抗治疗组。结果 PF 方案联合西妥昔单抗耐受性较好。在一定程度上增加了客观有效率(19%vs.13%),PFS(5.7 个月 vs.3.6 个月)和 OS(9.5 个月 vs.5.5 个月)也有延长的趋势。另一项多中心的 SAKK75/06 研究,评估西妥昔单抗联合放化疗治疗局部进展期的食管癌患者,在可评价的 20 例中有 13 例达到完全缓解。且耐受良好,显示了西妥昔单抗在食帕尼珠单抗是一全人源化的单克隆抗体。对晚期肠癌的研究显示帕尼单抗与西妥昔单抗疗效相似,但输液反应的发生率更低。最新的 III 期随机对照的 REAL3 研究旨在评价抗体帕尼珠单抗联合化疗对晚期食管腺癌的疗效。该研究共入组了 553 例初治的局部晚期或转移性食管腺癌患者,随机分配至帕尼珠单抗联合 EPI、Oxa 和 Xeloda(EOC)化疗组或单纯化疗组。该研究结果显示联合帕尼珠单抗与单纯化疗组有效率相似,但生存更差。两组客观有效率分别为 42% 和 46%(OR1.16,95%CI0.81～1.57,P=0.467);中位 OS 分别为 8.8 个月和 11.3 个月(HR1.37,95%CI1.07～1.76,P=0.013)。中位 PFS 分别为 6 个月和 7.4 个月(HR1.22,95%CI0.98～1.52,P=0.068)。联合帕尼单抗组 3/4 度腹泻、皮疹及血栓性事件的发生率明显增多。后续探索性亚组分析结果显示帕尼单抗组发生皮疹者较未发生皮疹者的 OS 和 PFS 显著延长。对分子标志物分析结果显示 K-Ras 和 PIK3CA 的突变率很低,与帕尼珠单抗疗效无关,但与不良预后相关,突变者较野生型者 OS 分别缩短 40% 和 60%,以上的研究结果提示抗 EGFR 单克隆抗体联合化疗对于晚期食管癌的疗效尚不确定,除临床研究外,目前还不推荐用于晚期食管癌的治疗。

（三）小分子酪氨酸激酶抑制剂(TKI)

小分子酪氨酸激酶抑制剂的作用机制同单克隆抗体不同,主要通过竞争性结合 EGFR 胞内段酪氨酸激酶的磷酸化位点,阻断其与 ATP 的相互作用,继而抑制 EGFR 信号通路。目前在食管癌中研究较多的主要为吉非替尼(易瑞沙)和厄洛替尼(特罗凯)。

1.吉非替尼　几项小样本的研究探索了吉非替尼对转移性食管癌/胃癌的疗效。一项 II 期的研究采用吉非替尼(500mg 口服,每天 1 次)治疗 36 例晚期食管癌患者。结果显示患者总体耐受良好。在疗效方面有 1 例患者达到部分缓解,10 例(28%)患者稳定超过 8 周。同时该研究发现,疾病控制率在女性患者(55%)显著高于男性(20%),鳞癌患者(55%)高于腺癌患者(20%)。另外,该研究还观察到 9 例肿瘤组织高表达 EGFR 的患者中 6 例肿瘤得到很好的控制。EGFR 高表达组中位疾病至进展时间(TTP)显著长于低至中度表达组,分别为 153 天和 55 天。治疗 27 例不可手术的晚期食管腺癌患者,结果显示有 3 例患者达到部分缓解,7 例患者肿瘤稳定。药物相关毒性反应多数为轻度的,27 例患者中 3 例患者出现了 3 度腹泻反应,5 例患者出现 3 度皮疹反应。类似的结果在另一小样本的研究亦有报道。最新的在英国进行的(COG)试验纳入了英国 51 个中心的 450 例晚期食管或胃食管交界处癌患者,其中 80% 为食管癌,腺癌占

75%,其余为鳞状细胞癌,少数是分化不佳的肿瘤。全部病患都是经过至少 2 次以上一线化疗后进展期的患者,被随机分派接受安慰剂或吉非替尼(500mg 口服,每天 1 次)。结果显示吉非替尼较安慰剂能改善患者的吞咽困难和吞咽痛。两组患者的中位 PFS 分别为 1.6 个月 vs.1.17 个月(P＝0.017)。但 OS 改善不明显,分别为 3.73 个月 vs.3.60 个月(P＝0.285)。

2.厄洛替尼　一项较早期的报道显示厄洛替尼对食管胃交界处腺癌有一定的疗效,而对远端胃腺癌无效。在 SWOG 研究,共入组了 70 例晚期食管/胃交界处或胃腺癌患者。一线接受厄洛替尼治疗。结果有 6 例(9%)客观缓解的患者均为食管/胃交界处腺癌患者。毒性反应主要为轻度的乏力和皮肤反应。该研究未能证实 EGFR 的表达或突变与疗效相关。

(四)靶向 VEGF

肿瘤的生长和转移是一个依赖于血管的过程,当肿瘤体积超过 1～2mm³ 时,维持其生长靠新生血管的生成。因而以新生血管为靶点对肿瘤进行生物治疗成为近年来的研究热点。目前已发现 20 多种肿瘤血管生成因子和抗肿瘤血管生成因子,研究最多是血管内皮因子受体(VEGF)及其受体 VEGFR。已批准上市的药物主要包括抗 VEGF 单克隆抗体贝伐单抗和小分子的 TKI 抑制剂。

1.贝伐单抗　Ⅱ期临床研究显示贝伐单抗与 DDP、CPT-11 或 DOC 联合显示了较好的疗效和安全性。贝伐单抗联合 mDCF(DOC/DDP/5-FU)化疗方案治疗 39 例胃食管癌患者,6 个月无进展生存率为 79%,远远高于 DCF 方案历史对照研究的结果(43%)。OS 长达 18 个月,无严重不良作用。然而Ⅲ期 AVAGAST 研究却未能证实贝伐单抗对晚期食管癌的生存获益。在该试验中,交界处腺癌的患者被随机平均分成两组,XP 方案化疗组(Xeloda1000mg/m²,1 天 2 次,d1～d14;DDP 80mg/m² 静滴 d1)加或不加服贝伐单抗(7.5mg/kg 静滴 d1)。化疗最多 6 个周期后给予 Xeloda 和贝伐单抗/安慰剂维持直至出现疾病进展。结果患者总体耐受较好,未观察到与贝伐单抗相关的新毒副反应。在疗效方面,尽管化疗＋贝伐单抗组总有效率(46% vs.37%,P＝0.031)和中位 PFS 也显著优于化疗＋安慰剂组(6.7 个月 vs.5.3 个月;HR 0.80,P＝0.0037)。但 OS 的改善没有达到统计学意义,12.1 个月 vs.10.1 个月(HR0.87,P＝0.10)。因此该研究的结果并不支持将贝伐单抗用于晚期食管胃腺癌的常规治疗。亚组分析的结果显示贝伐单抗的疗效有明显的地区差异。美国入组患者生存最差但从贝伐单抗获得的总生存益处最大(HR0.63),其次为欧洲入组患者(HR0.85),在亚洲入组患者尽管生存时间最长,但几乎未观察到贝伐单抗的获益(HR0.97)。导致这种地域差异的原因可能与亚洲患者胃、食管交界处癌比率较低,肝转移的发生率低以及较多的接受二线治疗有关。另外一项由国内发起的多中心Ⅲ期 AVATAR 研究入组 202 例,局部进展或转移性胃或胃食管交界处癌,随机分配至 XP 方案化疗联合贝伐单抗或安慰剂组。结果在 2012 年 ASCO 会议上报告,显示同 AVA-TAR 研究结果相同,与单纯化疗相比 OS 无显著差异(11.4 个月 vs.10.5 个月),贝伐单抗联合 XP 方案未能改善中国胃/胃食管交界处腺癌的生存。

2.舒尼替尼、索拉非尼　舒尼替尼和索拉非尼均为多靶点的小分子酪氨酸激酶抑制剂,主要的靶点之一是 VEGF。一些小样本的Ⅱ期临床研究探索了舒尼替尼和索拉非尼对晚期食管癌的疗效,结果显示了较弱的抗肿瘤效应。一项单臂的Ⅱ期研究纳入了 78 例既往治疗失败的晚期胃/胃食管交界处腺癌患者,予二线舒尼替尼治疗(37.5mg 口服,每天 1 次)。有效率仅为 2.6%,中位 PFS 和 OS 仅为 2.3 个月和 6.8 个月。另一项最新的研究探索了舒尼替尼(37.5mg 口服,每天 1 次)联合每周紫杉醇(90mg/m² 静滴 d1,d8,d15,q28d)对晚期食管或胃食管交界处癌的疗效和安全性。结果显示 23 例患者中 3 例(11%)达到了客观缓解,包括 1 例完全缓解的患者。中位 OS 为 228 天。但 3～4 度的毒性反应的发生率较高,主要包括粒细胞下降(25%),贫血(18%),乏力(11%)。另外有 4 例患者发生了严重的毒性反应,包括 2 例患者出现消化道出血,1 例患者出现食管瘘,1 例患者出现了原因不明的死亡。一项Ⅱ期的临床研究探索了索拉非尼

(400mg 口服,1 天 2 次)联合 DDP (75mg/m² 静滴 d1)、DOC(75rrg/rri2 静滴 d1)治疗 44 例既往未接受化疗的局部晚期/转移性胃/胃食管交界处腺癌的疗效和安全性。结果显示客观有效率为 41%,中位 OS 为 13.6 个月。主要的毒性反应是 3~4 度的中性粒细胞下降,达 64%。

综上所述,虽然分子靶向治疗已在食管癌治疗中取得一定的疗效,但如何选择合适的靶点及筛选获益人群仍是目前治疗的瓶颈,仍有待于大型的随机对照临床研究结果证实。

四、晚期食管癌的二线治疗

目前晚期食管癌二线治疗报道不多,至今尚无广泛认可的标准方案。研究显示约 40% 的晚期食管癌患者一线化疗进展后能够耐受二线方案的化疗。一项荟萃分析研究分析了 1996 年至 2011 年间关于晚期食管癌二线治疗的 29 项研究,包括 19 项食管鳞癌的研究,4 项食管腺癌的研究,15 项同时包含食管鳞癌和腺癌的研究。29 项研究中 17 项采用 DOC 联合铂类药物化疗;8 项研究采用单药 CPT-11、NVB 等单药化疗,6 项采用分子靶向药物。所有这些研究入组患者例数均较少,在 8~55 例之间。客观有效率较低,为 0~39% 之间,中位 PFS 和 OS 分别为 1.4~6.2 个月,和 4.0~11.4 个月。目前在临床上,对与那些 PS 状况较好的患者,在一线治疗进展后,可以考虑选择既往未用过其他化疗药物和(或)靶向治疗。

五、小结

总之,对于晚期食管癌,姑息化疗可减轻症状,改善患者生存质量,但能否延长生存目前尚不清楚。晚期食管癌目前缺乏最佳标准化疗方案。对于晚期食管鳞癌,5-FU 联合 DDP 的 PF 方案至今仍然是研究最多、应用最广泛的方案。与新的化疗药物的联合如紫杉类药物、长春瑞滨、吉西他滨等,在一定程度上提高了客观有效率,但目前尚无证据证实其能延长食管癌患者的生存。对于晚期食管腺癌,目前化疗方案的推荐主要参考胃食管癌的 III 期临床研究结果,有多种方案选择,但缺乏一致给患者带来获益的某一特定化疗方案。靶向治疗是晚期食管癌的研究热点。然而目前除曲妥珠单抗被批准治疗 HER-2 阳性的远端食管腺癌的外,其他靶向治疗药物尚处于临床研究阶段。

目前转移性食管癌的整体预后较差,全球关于转移性食管癌(尤其是食管鳞癌)的临床研究较少,大部分的研究仅为很少例数的 I/II 期研究,缺少大型的 III 期随机对照研究,以致其化疗进展明显滞后于其他实体瘤。我们期待开展更多的临床研究,开发更多更好的新药以及新的联合化疗方案,并且针对不同患者选择最适合的个体化治疗策略,以期望改善食管癌患者的生活质量和延长生存期。

(胡　艳)

第三节　食管癌放射治疗

食管癌是我国常见的恶性肿瘤,放射治疗在食管癌的综合治疗中发挥着重要作用。在我国目前食管癌的放射治疗尚无统一规范,各医疗单位所采用的治疗方案、适应证、治疗方式及治疗效果间存在着较大差异,临床上多参考美国 NCCN 发布的食管癌临床诊疗指南。但由于其临床资料多来自于欧美等国家,对于我国食管癌患者并不完全适用。为了规范我国食管癌放射治疗临床过程,为临床医师提供参考,中华医学会放射肿瘤分会食管癌专业(筹备)组通过近几年来的研究与讨论,撰写了中国《食管癌放射治疗指南》。

希望广大临床医师在临床使用过程中提出宝贵意见,不断推进中国食管癌规范化治疗的进程,早日形成中国食管癌放射治疗规范。

食管癌是常见恶性肿瘤,其发病具有明显的地区性,中国食管癌发病率居世界之首,是低发地区西部非洲的 20 倍,据估算全世界约 53.8% 的食管癌患者在中国。全世界食管癌死亡率以中国最高,男性 31.66/10万,女性 15.93/10 万,高发病率地区与低发病率地区食管癌的死亡率为 700 倍之差。食管癌的发病率和死亡率居我国恶性肿瘤的第四位。

国内外资料显示食管癌同步放化疗的 5 年生存率已接近手术治疗。因此,放射治疗成为食管癌治疗的首选手段之一。接受手术治疗的食管癌患者,失败的主要原因仍然是局部及区域复发。因此,为了改善食管癌术后局部和区域的控制率,对病期较晚的患者术后放疗亦成为手术后辅助治疗手段之一。然而,有关食管癌的放射治疗还存在一些问题,比如:食管癌放射治疗的靶区勾画的范围相差很大、同期放化疗的方案各不相同等,在实际工作中造成一些混乱。因此,治疗靶区的精确勾画和合理的治疗计划成为放射治疗的首要问题。通过对国内外研究结果的综合分析,我们对食管癌放射治疗的规范进行了初步的探讨。

一、食管癌应用解剖

食管上接咽起于环状软骨,相当于第六颈椎下缘水平,通过胸部、膈肌及腹部,在第十一胸椎平面与胃的贲门相连接。成人的食管全长约 25～30cm。食管癌的病变部位分段标准见图 4-3-1。

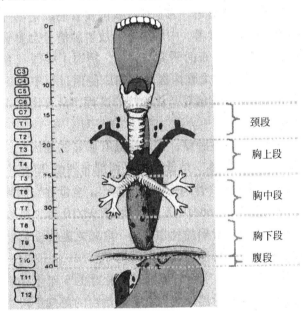

图 4-3-1　食管癌的病变部位分段标准(UICC 1997 年)

(1)颈段:自食管入口或环状软骨下缘起至胸骨柄上缘平面,距上门齿约 18m。

(2)胸段:胸段分上、中、下 3 段。

①胸上段:自胸骨柄上缘平面至气管分叉平面,距上门齿约 24cm。

②胸中段:自气管分叉平面至食管、胃交接部全长的上半,其下界约距门齿 32cm。

③胸下段:自气管分叉至食管、胃交接部全长的下半,其下界约距上门齿 40cm;胸下段亦包括食管腹段。

注:跨段病变以病变中点归段,如上下段长度相等,则归上面一段。

2.食管癌的病变部分分段标准　食管癌的病变部位分段标准见图 4-3-2。

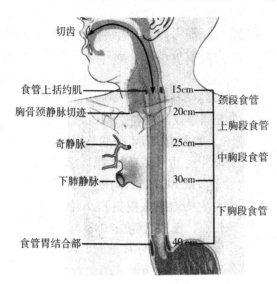

图 4-3-2　食管癌病变部位分段标准示意图

（AJCC/UICC2009 年第 7 版）

以肿瘤上缘所在的食管位置决定,以上切牙到肿瘤上缘的距离来表示具体位置。

（1）颈段:上接下咽,向下至胸骨切迹平面的胸廓入口,前邻气管,两侧与颈血管鞘毗邻,后邻颈椎,内镜检查距门齿 15～20cm(＜20cm)。

（2）胸段分上、中、下 3 段。

①胸上段:上自胸廓入口,下至奇静脉弓下缘水平,其前方由气管、主动脉弓及分支和大静脉包绕,后为胸椎。内镜检查距门齿 20～25cm(＜25cm)。

②胸中段:上自奇静脉弓下缘,下至下肺静脉水平,前方是两个肺门之间结构,左邻胸降主动脉,右侧是胸膜,后方为胸椎。内镜检查距门齿 25～30cm(＜30cm)。

③胸下段及食管胃交界:上自下肺静脉水平,向下终于胃,由于这是食管的末节,故包括食管胃交界(EGJ)。其前邻心包,后邻脊椎,左为胸降主动脉,右为胸膜。该段食管穿越膈肌,在腹腔走行距离长短不一,在某些情况如食管裂孔疝时,腹段食管可消失,故腹段食管包括在胸下段食管中。

④胃近端 5cm 内发生的腺癌未侵犯 EGJ 者可称为贲门癌,连同胃其他部位发生的肿瘤,皆按胃癌的 TNM 标准分期。

二、食管癌的扩散与转移

1.直接浸润　随病情进展,侵犯食管周围器官,如侵犯喉、气管、支气管、主动脉、心包、喉返神经等。最常见为气管和支气管。而且原发肿瘤所在部位不同则侵犯的邻近器官不同,而且发生率也有所不同。

2.淋巴结转移　食管癌淋巴结转移规律见图 4-3-3。

淋巴结转移发生一般较早,且因食管癌原发部位、分期早晚及手术时淋巴结清扫范围的不同有一定的差异(纵隔淋巴结分区示意图见图 4-3-4)。一般情况下:

（1）食管胸上段癌易转移至锁骨上、食管旁、2 区、4 区、5 区、7 区淋巴引流区。

（2）食管胸中段癌易转移至食管旁、2 区、4 区、5 区、7 区淋巴引流区。

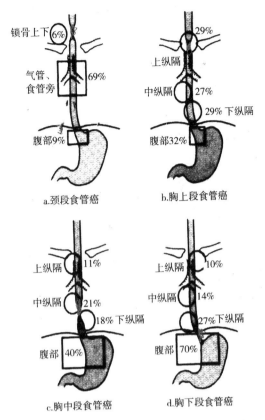

图 4-3-3　食管癌淋巴结转移规律示意图

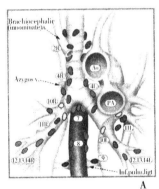

上纵隔淋巴结
- 1 最上纵隔
- 2 上气管旁
- 3 血管前和气管后
- 4 下气管旁（包括奇静脉淋巴结）

主动脉淋巴结
- 5 主动脉下（主-肺动脉窗）
- 6 主动脉旁（升主动脉或膈神经旁）

A

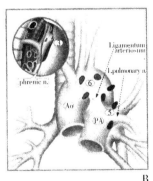

下纵隔淋巴结
- 7 隆突下
- 8 食管旁（隆突水平以下）
- 9 肺韧带

N1淋巴结
- 10 肺门
- 11 叶间
- 12 叶
- 13 段
- 14 亚段

B

图 4-3-4　纵隔淋巴结分区示意图（14 区）

（3）食管胸下段癌易转移至食管旁、4区、5区、7区和胃左、贲门周围的淋引流区。

　　3.血行转移　血行转移多发生于晚期病例,转移部位依次为肝、肺、骨、肾、肾上腺、胸膜等,以肝及肺较常见。

三、食管癌诊断

　　1.症状

　　（1）早期症状:不明显,只是吞咽粗硬食物时有不同程度的自觉症状,包括咽下食物哽噎胸骨后疼痛或咽下痛,吞咽时食物停滞感或异物感,症状时轻时重。

　　（2）中期症状:较典型,出现进行性吞咽困难。可有吞咽时胸骨后疼痛和呕吐黏液样痰。

　　（3）晚期症状:主要是由食管癌转移引起的压迫症状和消耗引起的恶病质表现。

　　2.病理学　在我国,90％以上的食管癌为鳞状细胞癌,少数为腺癌（约占5％）,小细胞未分化癌、癌肉瘤、黑色素瘤、平滑肌肉瘤等更少见。欧美的情况则不同,美国白人和黑人鳞状细胞癌的发病率在下降,而腺癌发病率在增加,到1990年,美国白人腺癌约占食管癌的50％。

　　3.相关检查　食管癌的准确诊断、分期依靠综合分析各种检查手段,如食管造影、内窥镜、活检、EUS（腔内超声）、CT及PFT-CT等的结果。这些检查手段在结果的判断中可起到互补的作用。

　　（1）X线钡餐造影检查:X线钡餐造影检查仍然是一种常规的检查方法,对判断病变长度及部位相对客观,是不可缺少的检查。

　　（2）内窥镜检查:应用已很普遍,可获取病理诊断,属必做项目。

　　（3）食管腔内超声波检查（EUS）:对食管癌T分期的准确率达60％～95％,对N分期的准确率可达65％～90％。敏感性为75％（50％～88％）,特异性为70％（33％～88％）。EUS＋FNA可使诊断淋巴结转移的准确率高达90％,有条件尽量应用。

　　（4）CT检查:可准确地排除T_4期食管癌,其对T分期的准确率达50％～70％,对N分期的准确率可达50％～80％。对判断肿瘤侵犯的范围、淋巴结有无转移及转移的程度、治疗方法的选择和对放射治疗照射野的设计都很重要,推荐用强化CT。

　　（5）PET-CT:对原发肿瘤的敏感性可达95％,对区域淋巴结诊断准确率达48％～86％;对远处转移诊断的敏感性为46％～71％,特异性达73％～100％,准确率达63％～94％。此外,PET还能提高放射治疗靶区勾画准确性。有研究结果表明,其还可作为同步放化疗后评价预后的指标。

　　（6）食管脱落细胞学检查:主要用于普查。

四、食管癌分期

（一）TNM分期

　　国际上通用的是TNM分期,是基于外科手术的病理分期,是影响预后的主要因素,主要根据肿瘤浸润深度、淋巴结转移情况和有否远地转移划分（图4-3-5）:

　　TNM国际分期

　　T:原发肿瘤

　　1.食管癌的病变部位分段标准

　　T_{is}:原位癌/高度不典型增生（腺癌无法确定原位癌）

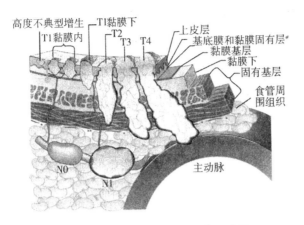

图 4-3-5 食管癌 T 和 N 分期示意图

T_{1a}:肿瘤侵及黏膜固有层

T_{1b}:肿瘤侵及黏膜下层

T_2:肿瘤侵及固有肌层

T_3:肿瘤侵及外膜

T_{4a}:肿瘤侵及胸膜、心包、横膈膜或邻近腹膜

T_{4b}:肿瘤侵及其他邻近器官,如主动脉、椎体、气管等

N:区域淋巴结

Nx:区域淋巴结转移无法评估

N_0:无区域淋巴结转移

N_1:1～2 个区域淋巴结转移

N_2:3～6 个区域淋巴结转移

N_3:≥7 个区域淋巴结转移

M:远处转移

M_0:无远处转移

M_1:有远处转移

H 分级定义:癌细胞类型

H_1:鳞癌

H_2:腺癌

G 分级定义:细胞分化程度

Gx:细胞分化程度不能确定

G_1:高分化癌

G_2:中分化癌

G_3:低分化癌

①AJCC 建议清扫淋巴结总数不少于 12 枚,并应记录清扫的区域淋巴结总数。

②锁骨上淋巴结和腹腔动脉干淋巴结不属于区域淋巴结,而为远处转移。

G4:未分化癌。

| StageIA | T_1 | N_0 | M_0 |
| StageIBT_2 | N_0 | M_0 | |

Stage II A	T_3	N_0	M_0
Stage II B	T_1,T_2	N_1	M_0
Stage III A	T_{4a}	N_0	M_0
	T_3	N_1	M_0
	T_1,T_2	N_2	M_0
Stage III B	T_3	N_2	M_0
Stage III C	T_{4a}	N_1,N_2	M_0
	T_{4b}	AnyN	M_0
	AnyT	N_3	M_0
Stage IV	AnyT	AnyN	M_1

（二）食管癌非手术分期

目前,国内外通用的食管癌分期是建立在手术和术后病理基础上的 TNM 分期标准,但是对非手术治疗食管癌患者并不适用。2005 年第四届全国食管癌放射治疗研讨会上制定了以病变长度、外侵程度及转移情况为依据的非手术治疗食管癌临床分期的标准,在 2009 年第五届全国食管癌放射治疗研讨会进行了修改,该研究结果已在 2010 年中华放射肿瘤学杂志发表,自此以飨读者,供放射肿瘤临床医师试用。论文发表后,有读者指出,某些 T、N 分期因素未能包含其中,需不断补充、完善。

1.非手术治疗食管癌 TNM 分期标准

(1)食管癌的 T 分级标准见表 4-3-1。

表 4-3-1　T 分级标准

项目	病变长度(cm)	食管病变最大层面的食管直径	邻近组织或器官受累情况
T_1	<3	<2	无
T_2	3～5	2～4	无
T_3	>5～7	>4	无
T_4	>7	>4	有(任何一处)

注:①病变长度以 X 线钡餐造影检查结果为准。

(2)应以 CT 上食管病变最大层面的食管直径为准,对于全周型肿瘤管腔消失,应测阴影的最大直径。

(3)邻近组织或器官:包括气管、支气管、主动脉及心包。

①气管、支气管受侵(图 4-3-6)。

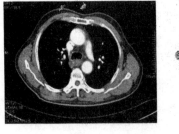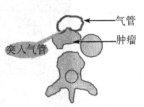

图 4-3-6　食管癌 T_4——侵犯气管

②主动脉受侵(图 4-3-7)。

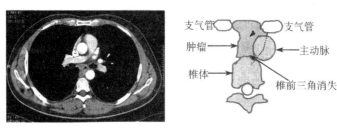

图 4-3-7　食管癌 T_4——侵犯主动脉,椎前三角消失,食管与主动脉接触面＞90°

以下 2 项为主动脉受侵的标准:

• 主动脉夹角法

肿瘤与主动脉接触弧度＜45°主动脉无受侵;

肿瘤与主动脉接触弧度 45°～90°之间——可疑受侵;

肿瘤与主动脉接触弧度＞90°主动脉受侵。

• 三角法

在食管、胸主动脉和椎体之间有一三角形的脂肪间隙,若此脂肪间隙消失,表示主动脉受侵。

③心包受侵(图 4-3-8)。

采用 Picus 标准:CT 上下层面可见心包有脂肪线存在,而病灶层面没有脂肪线,则认为有心包受侵。此外,有局限性心包增厚及无法用其他原因解释的心包积液。

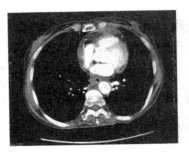

图 4-3-8　食管癌 T_4-侵犯细胞,食管与心包间脂肪线消失,心包积液

(2)食管癌的 N 分级标准如下:

N_0:无淋巴结肿大

N_1:胸内(食管旁、纵隔)淋巴结肿大

　　食管下段癌,胃左淋巴结肿大

　　食管颈段癌,锁上淋巴结肿大

N_2:食管、胸中段、胸下段癌,锁上淋巴结肿大

　　任何段食管癌,腹主动脉旁淋巴结肿大

注:淋巴结肿大认为是癌转移的标准。

①淋巴结增大,短径≥5mm(或长径≥10mm)。

②食管旁、气管食管沟、心包角淋巴结增大长径≥5mm。

③腹腔淋巴结增大长径≥5mm。

（3）食管癌的 M 分级标准

M_0：无远处转移

M_1：有远处转移

2.非手术治疗食管癌临床分期

根据以上标准，非手术治疗食管癌临床分期如下：

Ⅰ期	T_1，T_2	N_0 M_0
Ⅱ期	T_3	N_0，N_1 M_0
	T_1，T_2	N_1 M_0
Ⅲ期	T_4	任何 NM_0
Ⅳ期	任何 T	任何 NM_1

附：超声内镜诊断图谱

超声内镜（EUS）能够更准确、客观地反应原发肿瘤的浸润深度（T 分期）。EUS 可以清晰显示正常食管壁的 5 层结构：①黏膜层；②黏膜肌层；③黏膜下层；④固有肌层；⑤外膜层（图 4-3-9）。

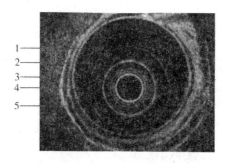

图 4-3-9　EUS 显示正常食管壁的 5 层结构

1.黏膜层（高回声带）；2.黏膜肌层（低回声带）；3.黏膜下层（高回声带）；4.固有肌层（低回声带）；5.外膜层（高回声带）

食管癌时的食管壁正常结构受到破坏，5 层结构变得模糊不清，在 EUS 中可以清晰显示（图 4-3-10，图 4-3-11）。

尽管 EUS 对食管癌的浸润深度有很高的准确率，但限于目前我国的实际情况，EUS 在省级中心医院尚未普及，因此这个非手术分期中未正式列入，随着 EUS 在食管癌中广泛的应用，在将来的新分期中会成为一个不可或缺的手段。

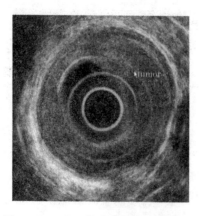
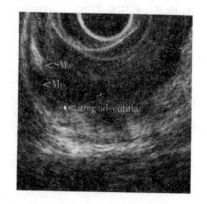

图 4-3-10　EUS 显示食管癌 T_2 病变　　图 4-3-11　EUS 显示食管癌 T_3 病变

五.放射治疗

放射治疗是目前食管癌最主要的、最有效的和较安全的治疗手段之一,其适应证较广,可用于早期病变、进展期病变和转移性病灶的局部姑息治疗。以往食管癌的首选治疗是手术切除。目前,随着放射治疗技术的发展及化疗等手段的综合应用,越来越多的证据显示:可手术的食管癌患者同步放化疗和后程加速超分割放疗可取得与手术治疗相似的疗效。美国最新版的食管癌临床治疗指南中明确规定,对于病变为原位癌或肿瘤侵及黏膜固有层(T_{1s}/T_{1a})的早期病人应选择食管镜下黏膜切除或手术切除。手术仅对于肿瘤侵及黏膜下层(T_{1b})的非颈段食管癌为首选。其他期别的患者如:肿瘤侵及固有肌层、纤维膜、胸膜、心包、膈肌、邻近器官的病人应首选根治性同期放化疗或术前同期放化疗。由于前两部分病人无症状或症状轻微很难早期确诊,通常在食管镜普查时才能发现,所以这两部分只占就诊病人的很小部分。也就是说,绝大部分病人是第 3 种情况,应首选同期放化疗。

日本的食管癌病理类型等和中国相同,早于 3 年前也改变了治疗策略,明确规定可手术切除的病人可首选同期放化疗。

我国目前尚无统一的食管癌治疗指南,而且各医疗单位对于食管癌的治疗原则、靶区确定及同期放化疗方案等方面认识不一,因此,中华医学会放射肿瘤分会食管癌专业(筹备)组通过几年来的研究与讨论,提出如下食管癌放射治疗原则、靶区定义及同期放化疗方案,供临床医师参考并补充完善。

1.放射治疗原则　美国和日本的食管癌治疗指南已将同步放化疗列为可手术切除食管癌患者的标准治疗方案之一。国内很多研究也支持这一结论,但没有多中心严格随机分组的研究。国外关于术前新辅助同步放化疗的研究较多,尽管还没有高级别证据直接证实优于单纯手术,但也显示了术前同步放化疗＋手术治疗能够提高局控率和改善生存的趋势;最近的一项 Meta 分析也报道了这一研究结果。国内此类研究很少,中山大学肿瘤医院报道了Ⅱ期临床试验结果,证实新辅助放疗＋手术的可行性;另外的 2 个随机研究报道新辅助放化疗改善了生存率。另外,有关术后放疗,现有研究结果未显示食管癌根治术后的放疗能够提高患者的总生存率,但对于Ⅲ期或淋巴结阳性者的预后可能有益。

20 世纪 80~90 年代腔内放射治疗在国内开展了广泛的研究,但是由于腔内放疗黏膜受量较高、食管癌瘤体偏心生长、肿瘤浸润较深的特点,其副作用较大,如严重的下咽疼痛、放射性食管狭窄、食管瘘,因此腔内放疗也曾经引起过较严重的并发症。目前国内应用范围较少,适应证仅限于早期表浅型食管癌和肿瘤最大浸润深度≤1.5cm 者,或外放射后补量。RTOG92-07 报道了放化疗后腔内放疗补量的严重副反应:急性毒性 3 级为 58%,4 级为 26%,5 级为 8%,每年累积食管瘘为 18%。因此理论上放疗后或放化疗后进行腔内放疗补量可能获得益处,但是目前结果仍然不明确。

随着肿瘤靶向治疗的兴起,放疗联合靶向药物的研究值得期待。基于以上情况,我们推荐以下的食管癌治疗原则。

(1)适合手术切除的患者(T_1~T_{4a},N_0~N_1,Nx,或ⅣA 期尸可首选同步放化疗,鼓励后程加速超分割的深入研究。

(2)在有条件的肿瘤中心应开展术前同步放化疗＋手术的随机对照研究,进一步证实同步放化疗的作用。

(3)不适合手术切除的患者(T_{4b}、ⅣA 期或内科原因不适合手术治疗的)根据具体情况(患者体力状态评分及患者耐受情况等),考虑行同步放化疗或单纯放疗。不能接受放疗的患者还可行姑息性化疗或支持治疗。

（4）放化疗联合靶向治疗是临床研究方向之一。

（5）术前放疗：术前放化疗疗效明显的病例可能不需要手术治疗，无效的病例接受手术的意义更大，建议有条件的单位开展此类研究。

（6）术后放疗：在不同的中心可以根据各自的不同情况，采取相应的术后放疗，鼓励进行多中心的临床试验以证实术后放疗的意义。

（7）腔内放疗：主要应用于姑息性减症治疗，或作为放疗、放化疗后补量应用，但是要高度重视其可能带来的严重并发症。

2.放射治疗靶区

（1）GTV：影像学可见的肿瘤范围，包括原发肿瘤和肿大的淋巴结。目前常用的影像学检查手段有：内窥镜、食管造影、CT、MRI 及 PET-CT 等。各种影像学检查手段之间有互补作用，可以明显提高对大体积肿瘤体积判断的准确性和灵敏性，因此对于 GTV 的确定应综合参考多种影像学检查的结果。

（2）CTVs（：指食管癌亚临床灶范围。对于该范围的定义，目前国际上不统一，尚无高级别循证医学的证据。GAO 等采用连续切片的技术对收集的食管癌标本进行筛查，确定了亚临床灶的分布范围，为临床提供了客观依据。研究结果表明：94% 的食管癌患者镜下沿食管纵轴向上和向下浸润范围分别＜3cm。因此，推荐 GTV 纵轴外放 3cm，四周外放范围则取 0.5cm，外放后应根据解剖屏障做调整，原则不超过解剖屏障，除非有证据证明病变突破了屏障。

（3）CTVnd：指食管癌淋巴结引流区。无高级别证据确定食管癌预防照射的淋巴引流区范围。目前，预防照射区域通常参照手术淋巴结清扫的范围。RTOG 研究结果显示：食管癌放射治疗失败的主要原因为局部失败。复旦大学肿瘤医一个前瞻性研究应用三维适形放疗技术对食管鳞癌进行单纯放疗，仅照射肿瘤和阳性淋巴结而不选择性照射淋巴结区域。治疗失败类型分析：不伴有肿瘤进展和远地转移的孤立照射野外淋巴结复发率只有 8%，以此认为进行选择性淋巴结区域预防照射是不必要的。考虑放射治疗与手术不同，照射过大，会造成肺损伤，而且在肺癌的放射治疗原则中已不再做预防区的照射。英国的一项研究认为对于根治性放化疗不做淋巴结预防照射是合理的。河北医科大学一组术后放疗的研究资料将按照手术淋巴结清扫范围确定的预防区域（扩大野）和仅包括肿大淋巴结区域（累及野）的放疗结果进行比较，结果显示：两组 1 年生存率无统计学差异，但治疗相关的不良反应前者明显高于后者。因此，食管癌放射治疗时，将 CTVnd 定义为仅包括肿大淋巴结所在区域（累及野）似乎比按照外科手术清扫范围确定的照射野（扩大野）更合理。但这仍需严格的临床试验来验证。

（4）FITV：国外治疗规范均未涉及食管运动的问题，最近的两项文献报道食管癌的运动在四周方向的运动范围，上段食管为 0.5cm、中段为 0.6～0.7cm、下段为 0.8～0.9cm，但无纵向方向的运动范围。

（5）PTV：CTV 外扩 0.5～1.0cm（依据各单位实测结果进行选择）。

3.放射治疗方案

（1）同步放化疗：许多随机研究结果表明，食管癌同步放化疗优于单纯放疗，因此同步放化疗已成为不能手术的食管癌患者的标准治疗方案。但在治疗方案中，放、化疗的剂量标准还不统一。

美国 NCCN 食管癌治疗指南中推荐的同期放化疗方案为：放疗 50.4Gy/28f/5.5W，DDP 75mg/m²d1，5-FU 1000mg/m²d1～d4，28d 一周期×4 周期。

日本食管癌治疗指南中推荐的同期放化疗方案为：放疗 60Gy/30f/42d，DDP 70mg/m²d1、d29，5-FU 700mg/m²d1～d4 和 d29～d32。

同步放化疗 FP 方案剂量递增研究结果表明：放疗 60Gy/30f/42d，化疗最大耐受剂量 DDP 52.5mg/m²d1，5-FU 700mg/m²d1～d5，28 天一周期×4 周期。

第一届中国肿瘤精确放射治疗规范研究年会推荐的中晚期食管癌同步放化疗方案:放疗 60Gy/30f/42d,PDD25～30mg/m² ×(3～5)d,5-FU 450～500mg/m² ×5d(推荐静脉连续输注),28d 为一周期×2 周期,1～3 个月后巩固化疗 3～4 个周期。

目前食管癌同步放化疗中标准的化疗方案为 5-FU /DDP (I 类证据),但适合中国人的放化疗剂量还有待多中心随机对照的研究来确定。

(2)后程加速超分割:国内随机分组的研究结果显示后程加速超分割可提高食管癌的生存率,但急性治疗相关不良反应有所增加。目前国内尚无多中心、大样本、相同入组条件的随机对照的研究结果,这项工作尚需完成。

(3)单纯放射治疗:CTV 50Gy/25f,GTV 至(60～70)Gy/(30～35)f。

4.危及器官的剂量限定　两肺剂量:平均≤13Gy,两肺 V20≤30%,两肺 V30≤20%。脊髓剂量:平均剂量 9～21Gy,0 体积剂量≤45Gy/6 周。同期应用化疗应≤40Gy。心脏剂量:V25≤50%,V40<30%。肺癌在此方面的研究成果很多、很快,可同时参照有关最新研究成果。

5.放射治疗后随访

(1)对于无症状的患者:放疗结束后 1 个月,第 1 年每 4 个月 1 次,第 2 年每 6 个月 1 次,以后每年 1 次,至少到 5 年。

(2)项目:血常规、生化、上消化道造影和(或)食管镜,胸片/胸部 CT。如临床可疑复发或转移,行病理学检查,酌情可行 PET/CT 检查。

(3)对于有症状的患者,根据临床需要随时复查。

总之,放射治疗作为食管癌最有效的治疗手段之一,在食管癌治疗中占有不可替代的地位。虽然在综合治疗方案选择和靶区勾画、同期化疗方案/剂量等方面存在许多的争议,但是随着越来越多的高级别循证医学证据的出现,我们得到了很多食管癌放射治疗的共识,希望业界人士能够依据这些共识,积极进行设计良好的、多中心的、大样本的随机对照临床试验来不断验证和更新共识,并提出更多数据来解决尚存在的争议,推动我国食管癌放射治疗的规范化进程。

（陈　斌）

第四节　肺癌的流行病学

一、肺癌的流行情况

(一)地区分布

1.国外地区分布特点　肺癌的发病率和死亡率均存在明显的地理差异。多发地区依次为欧洲、俄罗斯、北美、加勒比、温带南美洲、澳大利亚及新西兰、西亚及东南亚。男性肺癌年龄标化发病率分布范围从 2.5/10 万(西非)到 73.6/10 万(北美),说明肺癌标化发病率地区差异较大,最高和最低比值达 29。目前全球肺癌新发病例中 50.1% 发生于发达国家,而在 20 世纪 80 年代,该比例为 69%,说明在过去的 30 年间,发展中国家的肺癌发病率明显增高。欧美国家的肺癌死亡率都有较高水平,亚洲相对低发,发展中国家肺癌死亡率较低。美国的肺癌调整死亡率男女分别为 57.2/10 万和 25.4/10 万,我国则为 29.7/10 万和 11.7/10 万。

2.国内地区分布特点

(1)不同地区肺癌死亡率:20世纪90年代的恶性肿瘤抽样调查显示,中国肺癌的粗死亡率是17.54/10万,其中男性为24.3/10万,女性为10.66/10万,全国各地肺癌死亡率有所不同,肺癌死亡率范围从7.84/10万(甘肃)至43.58/10万(上海)、女性为3.54/10万(海南)至31.33/10万(天津)。肺癌死亡率在我国地理位置上有由东北向南、由东向西逐步下降的趋势。

(2)肺癌城乡分布:1994年全国恶性肿瘤死亡率抽样调查显示,肺癌的城乡差异明显。城市居民中肺癌死亡率为35.36/10万,高于农村地区15.83/10万,说明城市肺癌死亡率显著高于农村。城市与农村肺癌死亡率之比为2.23:1。据1990～1992年中国城乡肺癌死亡情况调查结果按性别统计,城市男性肺癌死亡率是38.1/10万,而农村只为19.1110万,女性城市肺癌死亡率为16.2/10万,农村是8.8/10万。无论男女,肺癌死亡率城乡均有明显的不同。

(3)肺癌高发死亡地区:1990～1992年全国恶性肿瘤抽样调查中,男女合计肺癌死亡率最高的3个点是重庆市市中区58.74/10万,广州市荔湾区58.21/10万和个旧市52.50/10万。这些肺癌死亡率较高的地区基本分布在天津、东北、内蒙古、山东、江苏、四川、广东等省市。

(二)人群分布

1.性别 几乎所有国家中男性肺癌发病率和死亡率均高于女性。统计资料中,肺癌男女性别比例法国为6.73:1、俄罗斯为6.28:1,德国为4.03:1、美国为1.85:1。肺癌的发病率从20世纪30年代开始迅速上升并在50年代成为男性癌症死亡的首要原因,近年来在一些发达国家,女性肺癌发病率上升超过了男性。女性肺癌患者在发生率、病理组织学及治疗预后方面与男性存在差异,而且与女性吸烟率增加和被动吸烟等有关。女性肺癌病理类型以腺癌居多,男性吸烟者以鳞癌多见。塞尔维亚1990年与2003年肺癌流行病学资料分析结果显示,13年间肺癌的总发病数上升了64.83%;女性肺癌患病率显著升高,男女性别比1990年为4.6:1,2003年为3.7:1,组织学分类,2003年肺腺癌发病率比1990年明显增高,其中女性1990年为25%,2003年为36.49%;男性腺癌发病率也有所增加,但幅度小于女性。另一项来自西班牙的研究也获得了相似的结果,该研究对2003年来自9个不同地区13所医院的1307例肺癌患者与1990～1999年的肺癌患者进行了比较,发现女性发病率上升迅速,从1990年的7.2%上升到1999年的10.9%,与女性吸烟率改变相平行。我国肺癌男女性别比例为2.24:1。男性肺癌死亡率上升早、速度快、幅度大。近几年来发达国家中女性肺癌明显增加,而且增加速度比男性快,致使其性别比例有所下降。

2.年龄 不同的年龄组肺癌发生情况显著不同,可能与免疫状态不同及不同年龄段暴露于致癌物时间长短的差别有关。肺癌的发病率随年龄的增长而上升,10岁前罕见,40岁前迅速上升,70岁左右达高峰,主要死亡年龄为35～69岁,随后有所下降;但近期研究显示,发达国家肺癌发生的年龄段有下移趋势。加州大学洛杉矶分校的一项研究显示,由于发达国家青少年吸烟率上升和人口老年化,50岁以前和80岁以后的肺癌诊断率上升。该研究对1997～2003年诊断的6407例肺癌患者的流行病学、临床和生存率进行了分析,并与正常年龄段进行了对比,发现年轻患者与老年患者比例分别为8.8%和6.7%。与正常年龄患者相比,年轻患者具有6个特点:①女性高于男性;②诊断时仍在吸烟者较多,吸烟量较少的患者多;③早年因父母吸烟接触较大环境吸烟量者多;④鳞癌较少;⑤之前较少发生其他恶性肿瘤和非癌性肺部疾病;⑥更多接受化疗和(或)放疗。年轻与年老患者中位生存期分别为1.24年和0.68年,正常年龄组为1.27年,老年患者诊断后死亡率比正常年龄组增加了54%。研究者认为,年轻患者最显著的2个特点是存在吸烟父母的吸烟环境暴露史和诊断时肿瘤分期晚、分化程度高;老年患者则是接受治,疗的机会减少和诊断后死亡风险增加。美国俄亥俄大学对1998～2003年登记的2251例肺癌患者中80岁以上老年肺癌患者的特点和治疗方式进行了分析,其结果与上述研多一致。中国肺癌男性和女性年龄组死亡率均是由小到大,逐步上升。男性各年龄组肺癌死亡率无论上升速度和幅度均大于女性。1990~1992年我国调查资料表明,年龄愈大肺癌死亡率越高,到70岁后,肺癌死亡率持续在一定水平。

3.种族和民族　多项遗传流行病学研究显示肺癌具有遗传倾向。Amos等认为这是由于人群中大部分肺癌由那些高频率的微效基因所致,这也是肺癌易感性具有个体差异的原因。肺癌发病率和死亡率在民族分布上有所不同。女性肺癌中,华人妇女较非华人妇女为多见。有资料表明,女性澳大利亚人肺癌标化死亡率为11.3♯/10万,而女性澳大利亚华人肺癌标化死亡率为17.38/10万,两者差异有显著性。新加坡是多民族国家,各民族的肺癌发病率极不相同,华人肺癌发病率较马来人高。肺癌发生还与种族有关。以色列Tarabeia等比较了以色列犹太人与阿拉伯人患肺癌的风险,并与美国白种人和黑种人进行对比,结果发现以色列犹太人与阿拉伯人的吸烟率虽高于美国人,但患肺癌的风险却低于美国人,犹太人与美国白种人和黑种人肺癌发病率比分别为0.7和0.4,以色列阿拉伯人分别为0.5和0.3,从而认为地中海类型饮食可能具有保护作用。以色列犹太人肺癌发病率低于阿拉伯人,可能与吸烟(阿拉伯人吸烟率为41.3%,犹太人为31.6%)或遗传因素有关。

(三)时间趋势

肺癌在时间趋势上的主要特征是其发病率及死亡率有不断增长的趋势。据Cruz等统计,自1985年以来,全球肺癌病例数增加了51%,其中男性增幅为44%,女性为76%,女性肺癌死亡率的增加幅度无论白种人还是非白种人均大于男性。Siegel等2011年的统计结果表明,女性肺癌发病率在1975~200(年总体呈下降趋势,而2006~2008年则呈上升趋势;1994~2006年,美国男性肺癌患者死亡率呈每年2.0%的幅度下降,而在女性,1995~2005年间肺癌死亡率以每年0.3%的幅度增加。20年来,我国肺癌死亡率男女性别均有大幅度上升,自1973~1992年肺癌死亡率增长分别为男158.94%、女122.55%。1973~1992年肺癌死亡率在所有癌症死亡率中的增长最明显。从发病率来说,如上海市区男女性肺癌调整发病率已由1972~1974年的51.0/10万和18.5/10万上升至1982~1984年的57.1/10万和18.9/10万。

随着肿瘤检测技术的不断发展,与过去相比,肿瘤的分期和分类可能发生改变,从而影响了患者的预后。荷兰在1999年以后采用FDG-PET对肺癌进行分期。为了了解肺癌分期和治疗的变化,Visser等对1989~2001年荷兰西北地区登记的17449例肺癌患者资料进行了分析,结果显示肺癌分期的分布发生了较大改变,Ⅰ、Ⅱ期比例在1989~2001年间从36%降低至25%,75岁以下接受手术的病例从58%上升为72%,ⅢA/B期接受综合治疗的比例从1989年的3%上升为2001年的21%;75岁以上手术比例从28%上升为42%,但ⅢB期接受综合治疗的很少,ⅢA期综合治疗比例则从3%上升为16%;Ⅰ~Ⅲ期的2年生存率增加,Ⅰ期和Ⅱ期4年生存率增加,整个人群的总生存率未上升。研究者认为,随着分期向晚期移行,肺癌患者的分期生存率增高,但总体生存率无很少,ⅢA期综合治疗比例则从3%上升为16%;Ⅰ~Ⅲ期的2年生存率增加,Ⅰ期和Ⅱ期4年生存率增加,整个人群的总生存率未上升。研究者认为,随着分期向晚期移行,肺癌患者的分期生存率增高,但总体生存率无改变。目前肺癌病理组织学类型分布的另一个特点是腺癌比例增加、鳞癌比例降低。其中细支气管肺泡癌发病率的上升不可忽视。细支气管肺泡癌(BAC)是肺腺癌的一个重要亚型,与其他的非小细胞肺癌相比,具有独特的临床表现、组织生物学特性、流行病学特点和特殊的治疗反应性和预后。细支气管肺泡癌在20世纪初还是一种非常少见的疾病,但最近大量的研究表明,细支气管肺泡癌的发病率明显增加。美国加州大学的Barsky等分析了1955~1990年在该院就诊的1500例肺癌病例后发现,肺鳞癌的发生率由56%下降至22%,同时肺腺癌则由15%上升为47%,其中肺腺癌的增加主要归因于细支气管肺泡癌的增加,由最初细支气管肺泡癌占所有肺癌的5%上升为24%。我国学者田庆等通过对1996~2005年在解放军总医院诊断为肺癌的4706例患者进行分析后发现,细支气管肺泡癌占腺癌病例总数的30.6%,占所有肺癌病例总数的10.1%,而且细支气管肺泡癌发生率随时间有升高的趋势。在此需指出的是,目前国际上已将 BAC 归为癌前病变,称为原位腺瘤。

二、肺癌的病因学

(一)吸烟

几乎所有的研究资料均认为吸烟是肺癌的主要危险因素。有学者估计约有 85% 由环境因素引起的肺癌是因吸烟引起的。吸烟者肺癌死亡率约为不吸烟者的 10 倍以上。吸烟量与肺癌有剂量反应关系,戒烟后可以减少肺癌发生的危险性。吸烟与肺癌危险度的关系与烟草种类、开始吸烟年龄、吸烟年限和吸烟量有关。不同烟草类别中以长期吸香烟最为危险。香烟在点燃过程中局部温度可达 900~1000℃,从而发生一系列的热分解和热合成化学反应,形成近 4000 种新的化学物质,其中绝大部分对人体有害。危害最大的是尼古丁(烟碱)、一氧化碳和烟焦油。烟焦油是致肺癌的元凶。烟焦油含有以多环芳烃和亚硝胺两类为主的多种致癌物及酚类促癌物。香烟含有的一些致癌物质可直接攻击 DNA,引起基因损伤,另一些致癌物(如多环芳烃类和亚稍胺类化合物)则需要代谢激活后才能损伤 DNA。CYP2EI 可激活香烟特有亚硝胺等致癌物,可能涉及吸烟引起的肺癌变过程。吸烟不但危害吸烟者本人的健康,而且由于污染了室内环境还会危害不吸烟者的身体健康。在日本曾进行了一项为期 14 年的前瞻性队列研究,发现重度吸烟者的非吸烟妻子患肺癌的危险性较高,而且存在剂量-反应关系。据报道,吸 1 支香烟,主流烟中的强致癌物 N-二甲基亚硝胺为 4.1~31.1μg,而侧流烟中却为 597~735μg。Blot 等将世界上十多次有关被动吸烟的研究资料综合分析,发现非吸烟者的妻子因丈夫吸烟而患肺癌的危险性增加 30%,丈夫重度吸烟时 RR 值达 1.70。西班牙的一项研究显示 1999~2003 年西班牙肺癌发生率升高,其中女性和男性 70 岁以上发病率显著上升。男性患者中当前吸烟者占 45.9%,过去吸烟者占 51.5%,非吸烟者占 2.5%,男性以鳞癌为主;女性患者中吸烟者占 27.2%,腺癌较常见,表明吸烟是导致肺癌发生率升高的原因。白俄罗斯在过去的 30 年里肺癌发生率一直呈显著上升趋势,但随着烟草生产量减少,自 1998 年后发病率开始缓慢下降。男性吸烟率(64%)高于女性(20%),男性发病率是女性的 8 倍;乡村烟草消费高于城市,乡村男性肺癌发生率为城市的 2 倍,发病高峰期年龄为 60~74 岁。1990~1999 年印度流行病学资料显示肺癌发生率呈上升趋势,并因吸烟流行程度不同而显示发病率不等。肺癌发生率最高的乡村地区是南方的卡路那卡巴里,男性吸烟率高达 60%,男性肺癌年龄调整发病率 19.4/10 万,居癌症首位;女性肺癌占所有癌症的 3.5%,女性吸烟率虽仅为 0.8%,但女性肺癌发生也与吸烟者增多和被动吸烟有关。肺癌发病率最高的城市德里为 13.34%。吸烟的量与吸烟时间也与肺癌发病相关。对于当前吸烟者,若每天吸烟超过 20 支并超过 15 年,其肺癌发病风险显著高于具有同等吸烟量的既往吸烟者。对美国南卡罗来纳一个城市癌症患者的吸烟状况进行观察后发现,开始吸烟的年龄是肺癌分期晚的独立预测因子,吸烟的强度与患癌风险、就诊时肺癌进展程度高度相关。

(二)大气和环境污染

大气和环境污染是导致肺癌发生的另一个危险因素。城市大气和环境污染主要来源于机动车辆尾气、采暖及工业燃烧废物等,从污染大气中,已查明的致癌物有多环芳烃、脂肪族巯基化合物和一些镍化合物等。美国伯明翰大学的学者通过分析美国肺腺癌的分布变化,对近 50 年美国肺腺癌发病率不断上升的原因进行了探索,结果显示大气污染增加早在腺癌上升前 10 年就已存在了,当大多数吸烟者转向低焦油香烟时腺癌已经开始上升了,空气污染下降时间比吸烟显著下降的时间晚 10 年,这些数据符合肺腺癌发生率增高比鳞癌发生率下降晚 10 年的现象。腺癌显著上升地区的汽车密度很高,非吸烟者腺癌的发生率亦上升。该研究认为目前肺腺癌发生率升高与采用的低焦油含量香烟并不一致,而与空气污染日益严重有关。烹饪时使用的燃料和油烟是女性肺癌发生的危险因素。印度妇女每天花在烹调上的时间平均为 4 ～6h,采用的燃料包括煤油、Biomass(木材与牛粪、煤等混合制成)、液化石油等,这些燃料的燃烧产物含有多种致癌原。Dalai 等对 90 名女性肺癌和 62 例对照进行研究后观察到,最普遍的病理类型为腺癌,占非吸烟女性患者的绝大多数,吸烟妇女以鳞癌和小细胞肺癌居多;接触烹饪燃料与肺癌具有确定的相关性,暴露机会比(OR)为 6.5,所有燃料中,Biomass 燃料与肺腺癌发生的相关性最强(P<0.001),机会比为 6.5,肺癌患者的烹调指数(每日平均烹调时间乘以烹调年限)显著高于对照组,从而认为 Biomass 是印度非吸烟女性肺癌的重要危险因素,建议烹调应采用通风好的厨房。另一项来自尼泊尔的研究也证实了经常接触室外粉尘和使用煤加热睡床的人患肺癌的风险增加。在我国,1994 年音盼县、市恶性肿瘤死亡抽样调查结果显示,大城市居民肺癌死亡率为 39.10/10 万,而中小城市和农村分别为 22.06/10 万和 15.83/10 万,说明了城市污染与肺癌发生的关系。室内局部污染主要指的是环境烟草烟雾、室内用生活燃料和烹调时油烟所致的污染。如宣威县农民家庭所用的 3 种燃料(烟煤、无烟煤和木柴)中,烟煤燃烧物中含有大量的 B(a)P 为代表的致癌性 PAH 类化合物,且具有致突变性、致癌性较强等特性。当地妇女习惯在室内燃烧烟煤取暖和烹调食物等,在 20 世纪 70 年代宣威县女性肺癌调整死亡率曾高达 33.3/10 万。菜油和豆油高温加热后的凝聚物均有致突变性,烹调时的油烟可使空气中 B(a)P 明显升高。上海市对女性肺癌的病例对照研究发现,烹调时室内烟雾弥漫的女性肺癌危险度比室内无或少烟雾的女性高约 60%。

(三)职业暴露

职业和生活环境中接触细小的致癌物质颗粒或烟尘一直被认为是近年来肺腺癌增加的主要原因。巴基斯坦的流行病学资料证实在环境污染(汽车尾气、工业加工、矿石生产等)严重的城市肺癌发生率(4%～9%)显著高于乡村(1%～3%)。长期接触或大量吸入放射性物质(如铀、镭及其衍化物氡等),长期接触煤气、含放射性金属矿及微波辐射等均可诱发肺癌。职业性短期接触二氧化硅、无机砷、石棉、铬、镍、煤焦、焦油、二氯甲醚、氯甲甲醚等,均可使肺癌发病率增高。

(四)病毒感染

就目前所知,有 15%～20% 的人类肿瘤与病毒感染有关,但尚无明确证据表明肺癌与病毒感染有关,然而细支气管肺泡癌可能是肺癌中的特例。有研究发现,细支气管肺泡癌的发生可能与一种 jaagsiekte 羊反转录病毒(JSRV)有关。在人类发现细支气管肺泡癌后不久,在南非的绵羊和山羊中发现了一种与人类似、起源于肺泡的肺腺癌,并将其命名为 jaagsiekte 病。经研究发现,这种肺腺癌与人类的细支气管肺泡癌在临床和组织学上有很多相似之处,如肿瘤生长缓慢、沿肺泡壁生长、很少发生转移等。由于这种肺腺癌可通过动物之间的直接接触而传播,于是人们对此进行了深入研究,并最终确定羊肺腺癌是由反转录病毒的感染和传播引起的;同时,人们也开始将羊肺腺癌作为人肺癌的模型,探讨 JSRV 感染与细支气管肺泡癌的关系:大量的基础研究表明,JSRV 能够诱导多种人类细胞转化,与 JSRV 包膜蛋白相连的细胞受体 Hyal-2 广泛存在于人肺泡细胞在内的多种细胞中,而 Hyal-2 基因编码所在的区域 3p21 又是人肺癌中经常缺失的部分,因此有人推断 Hyal-2 是人肺癌形成中潜在的肿瘤抑制基因。Hersa 等用抗 JSRV 包膜蛋白的抗体对肺癌标本进行了免疫组化分析,结果发现阳性样本中 30.2% 为细支气管肺泡癌患者,26.2% 为腺癌患者,51 例为其他类型肺癌样本阳性率为 0,25 个非癌性组织阳性反应率亦为 0。然而,Yousen 等对 26 例细支气管肺泡癌标本进行 PCR 检测却没有发现 JSRV 的基因序列。可见,虽然 JSRV 感染被高度怀疑与细支气管肺泡癌发病相关,但仍需进一步的研究确证。

(五)结缔组织病

结缔组织病是一组累及关节及关节周围软组织的慢性疾病,其病因多为免疫紊乱,主要包括系统性红斑狼疮、类风湿关节炎、多发性肌炎、皮肌炎等。近年来,结缔组织病与肺癌之间的联系逐渐引起人们的注意,Yang 等对 1944～2001 年的相关文献进行了回顾性分析,总结了 153 例与结缔组织病有关的肺癌的情况,结果发现在进行性全身硬化症患者中有着较高的细支气管肺泡癌的发生率。Talbott 等的报道发现全身性硬化症并发肺癌的患者中有 77% 是细支气管肺泡癌。Montgomery 的研究也发现,50% 以上的全身性硬化症患者并发肺癌时病理类型为细支气管肺泡癌。总之,现有的数据都提示进行性全身硬化症与细支气管肺泡癌存在一定联系。由于结缔组织病的病因较为复杂,因此结缔组织病与肺癌之间存在关系的原因可能是多方面的,免疫缺陷、长期肺纤维化及瘢痕形成都可能造成肿瘤的发生。

(六)遗传因素

肺癌的发生是个体对环境危险因素的易感性与环境致癌因素相互作用的结果。早在 1960 年 Tokuhata 和 Lilienfeld 就提出了肺癌具有家族聚集现象。这一观点在第 11 届世界肺癌会议上得到了英国学者 Matakidou 等的研究证实。该项研究是目前最大的有关女性肺癌家族聚集性的病例对照研究,对 1999～2004 年的 1482 例女性肺癌患者和 1079 例对照的一级亲属患肺癌情况进行了对比,结果发现一级亲属患肺癌的人数与肺癌风险具有显著相关性;<60 岁患病者,肺癌机会比为 2.22,尤其是具有家族史的非吸烟女性患肺癌风险增高更明显。基因不稳定性可以增加非小细胞肺癌的发生。美国纽约 Sloan Kettering 纪念医院的 Orlow 等应用碱性彗星法分析了多发性非小细胞肺癌患者外周血淋巴细胞 DNA 损伤及对苯并芘二醇环氧化物(BPDE)的反应和 BPDE 损伤修复,并以单发性非小细胞肺癌作对照。结果显示多发性非小细胞肺癌的 DNA 损伤显著高于对照组,对 BPDE 的敏感性高于对照组,DNA 损伤修复能力低于对照组。说明 DNA 损伤与修复、对 BPDE 的敏感性与多发性非小细胞肺癌的发生相关。通过分子流行病学研究发现,肺癌患者具有一些明显的基因多态性改变。日本学者 Ohsawa 等应用聚合酶链反应限制片段长度方法(PCR-RFLP)对在吸烟作用下的肺癌癌变基因和药物代谢酶进行单核苷酸多态性(SNPs)分析,对 68 例肺腺癌、35 例鳞癌和 121 例对照的外周血细胞基因组 DNA 的细胞色素 P4501Al(CYPIAl)、MSP1、Ile-Val、谷胱甘肽-s 转移酶 mu($GSTM_1$)、N-乙酰转移酶 2(NAT_2)和 L-myc 进行检测,结果显示对于吸烟量低(Brinkman 指数<600)的患者,中等和缓慢发生的 NAT_2 SNP 基因型具有显著的患肺癌危险,腺癌的机会比为 2.83,吸烟量低的患者 L-mycSSPSS 基因型也具有显著的危险度,鳞癌机会比为 5.09,而 CYPIA1 和 $GSTM_1$(一)基因型与吸烟作用下发生的肺癌无关联,认为 NAT_2 SNP 基因型可以预测与吸烟相关肺腺癌的易感性,而 L-mycSSPSS 基因型可预测肺鳞癌易感性。

(七)其他

机体免疫功能低下,人体正常细胞中的原癌基因和抑癌基因异常改变,失去对细胞调控的平衡能力,即发生肺癌。如瑞典学者 Askling 等发现类肉瘤病和肺癌发生有关。营养不良、缺乏蔬菜水果、肺部既往病史、肺癌家族史等均可能与肺癌的发生有一定关系。激素水平、心理及精神因素对肺癌发生的影响亦正在越来越被人们重视。

三、肺癌的预防

肺癌发病因素的多样性使其预防更加复杂化。吸烟是引起肺癌发生的主要病因,而戒烟后肺癌风险有所减少,因此控制吸烟有助于降低肺癌死亡率。全世界的研究者对采用不同干预措施的效果进行了报道,但收效甚微,更有效的干预措施还有待进一步研究。与发达国家对吸烟的认识相比,发展中国家对吸烟控制不够,吸烟是导致肺癌的主要因素。据印度医学研究会统计,目前每 100 例吸烟的青少年中 50 例将在今后死于吸烟相关性疾病,当前在政府和社会支持下采取各种宣传措施,已经并将继续收到成效。此外,西哈萨克斯坦研究的统计数字表明,肺癌发生率和死亡率迅速上升首先与医务人员对吸烟与肺癌发生的关系不够重视有关,医生吸烟率高达30%以上,多数医生认为停止吸烟的咨询不属于自己的工作范畴。因此,为了减少肺癌发生率,医生应当首先减少吸烟。

目前肺癌发生的另一个特点是吸烟年轻化导致肺癌发病年龄提前。波兰一项关于中学生吸烟状况的调查表明,青少年开始吸烟年龄提前的原因主要受性别、年龄、经济状况、与吸烟者相处的时间长短等影响,严重吸烟与心理压力和饮酒均有关。尼古丁替换治疗可产生短暂的戒烟作用,但长期作用的意义还不确定。日本的研究结果显示,尼古丁贴片置换治疗后停止吸烟的比例很高,但持续时间不长,只有1/4吸烟者戒烟维持12个月以上。瑞士学者应用尼古丁疫苗Cy~Tos 002-NicQb的Ⅰ期临床试验则显示了一种很有希望的戒烟新途径。除了对致病因素进行控制,研究人员试图通过建立预测模型筛选高风险人群接受预防干预治疗。美国M.D.Anderson癌症中心Etzel等根据2768例肺癌患者和对照建立了包括吸烟及营养因素在内的肺癌患病风险模型,其中包括间接吸烟(ETS)模型(患病风险为2倍)和3种ETS相关营养模型,以及蔬菜和饱和脂肪摄入模型。既往吸烟者的模型显示,肺气肿病史、石棉暴露史、家族史、吸烟开始年龄、吸烟时间均是独立的预测因子。该研究说明,肺癌是在吸烟基础上多种病因共同作用发生的,建立肺癌多危险因素预测模型具有重要意义。

意大利Felletti等对吸烟者鼻黏膜淋巴细胞中和支气管上皮的DNA加和物水平及代谢基因多态性进行了比较,结果显示淋巴细胞可以作为替代组织对吸入致癌物进行评价,同时鼻黏膜也可以代替下呼吸道的损伤,淋巴细胞中和鼻黏膜中DNA加和物的水平与支气管上皮中DNA加和物的水平显著相关,吸烟对鼻黏膜的作用与吸烟量相关。提示这一方法可用于对暴露于致癌原的人群进行生物监测。

药物预防曾被认为是减少肺癌发生的可靠途径。药物预防法最早由Sporn等在1976年提出,他们设想应用某些天然或合成的药物以防止正常细胞DNA的损伤,从而降低正常细胞转化为癌细胞的概率。此前,药物预防曾在预防乳腺癌、前列腺癌、结肠癌的发生中取得了可观的效果,但迄今尚未发现在肺癌预防中的积极作用。维生素A、β-胡萝卜素、N-乙酰半胱氨酸、微量元素硒等都被应用于此项研究,但均未能证明其有效性。其中,β-胡萝卜素和异维A酸还被证明会增加罹患肺癌的风险,尤其是受试者仍在吸烟的情况下。

目前,药物预防等多种研究仍在继续,但在这些研究取得确切的积极结果之前,戒烟仍是肺癌预防的主要途径。

(李　娜)

第五节　肺癌的筛查与早期诊断

一、常用的筛查方法及评价

在我国,随着工业化进程的推进,肺癌的发病率亦呈上升趋势,而肺癌有症状就诊者大多已是晚期,且从总体上来说,肺癌的预后仍然很差。肺癌患者的预后取决于能否早期诊断、早期治疗,早期发现对肺癌的诊断、治疗和预后都有重要意义,所以不断有学者探索在尚未出现症状时即给予确诊,这就是肺癌的筛查。而评估一个筛查方案的优劣通常参考以下2个标准:①必须给筛查出的患者带来益处,主要体现在延长生命。由于早期肺癌的生存率高于晚期肺癌,因此早期发现、积极治疗能改变其病程并降低死亡率。②筛查不应有危险和痛苦,也不能有较高的假阳性,避免引起焦虑或带来有创的后续检查。从社会和经济的角度要求不消耗大量资源。肺癌的筛查手段主要有以下几种。

（一）胸部 X 线片

由于肺是含气的器官,可在胸部 X 线平片上产生良好的自然对比。中心型肺癌早期 X 线胸片可无异常征象。当肿瘤阻塞支气管,排痰不畅,远端肺组织发生感染时,受累的肺段或肺叶出现肺炎征象。若支气管管腔被肿瘤完全阻塞,可产生相应的肺叶不张或一侧全肺不张。当肿瘤发展到一定大小,可出现肺门阴影,由于肿块阴影常被纵隔组织影遮盖,常需做胸部 X 线断层摄影才能显示清楚,而且 X 线摄片可发现直径仅 1～2cm 的周围型肺癌。

X 线表现为肺野内孤立性圆形或椭圆形块影,轮廓不规则,可呈现小的分叶或切迹,边缘模糊毛糙,常显示细短的毛刺影。中心型肺癌长大阻塞支气管管腔后,可出现节段性肺炎或肺不张。肿瘤中心部分坏死液化,可示厚壁偏心性空洞内壁凹凸不平,很少有明显的液平面。

虽然胸部 X 线检查在肺癌筛查中存在一些不足,但作为一种简单、价廉的影像学检查方法,X 线检查仍具有较高的实际应用价值。其优点是能观察胸部各种结构的全貌(包括心脏、肺、胸膜、纵隔、横膈和肺门),经济方便,因此胸部 X 线片已成为肺癌筛查的重要方法。

1.常规胸部 X 线检查　常规胸部 X 线检查(CXR)与传统痰细胞学检查一样曾经是肺癌筛查首选检查手段,其对周围型肺癌和中央型肺癌的敏感性分别为 33.3％和 20.2％;特异性分别为 99.2％、99.2％。但由于肺组织与肋骨、纵隔、横膈等组织重叠,使得 CXR 只对直径＞10mm 的结节有较好的检出率,对早期诊断的价值有一定的局限性,且对改善远期生存率的意义不大,在发达国家已有被低剂量 CT 检查取代的趋势。

2.胸部数字化摄片检查　胸部数字化摄片(DR)其图像质量比传统 CXR 更优越,具有成像速度快、分辨率高、操作流程简化及曝光宽容度大等优点,已被广泛应用于临床。

早在 20 世纪 70 年代,已有大量的随机试验采用痰细胞学和胸部摄片筛查肺癌。正、侧位胸片是筛查、诊断肺癌最基本的检查方法,用于高危人群筛查,有效地提高了早期肺癌的检出率。然而,胸片密度分辨率低,对密度低的小病灶及隐蔽区病灶易漏诊。一组 5483 例的 X 线与 CT 肺癌普查对照研究显示,CT 发现的阳性病灶是 X 线片的 8 倍,也就是说 CT 发现的病灶,87％在 X 线片上无法发现,所以 X 线片的应用价值是有限的。国内研究表明 X 线胸片不能发现的隐蔽区肺癌占 8.1％～19.0％。国外资料也显示,同时用痰细胞学和胸部摄片来筛查肺癌,对提高早期肺癌检出率,降低肺癌死亡率收效甚微,主要原因是胸部平片对小病变的不敏感性。它需结合痰细胞学检查,用于大宗肺癌高危人群的初步筛查。

（二）胸部 CT

CT 可显示薄层横断面结构图像,避免病变与正常组织互相重叠,密度分辨率很高,可发现一般 X 线检查隐蔽区(如肺尖、膈上、脊椎旁、心后、纵隔等处)的早期肺癌,尤其对中央型肺癌的诊断有重要价值。CT 可显示位于纵隔内的肿瘤阴影、支气管受侵的范围、肿瘤的淋巴结转移及对肺血管和纵隔内器官组织侵犯的程度,并可作为制订中心型肺癌治疗方案的重要依据。

CT 分辨率高,可清楚显示肺野中直径＜1cm 的肿块阴影,因此可以发现一般胸部 X 线平片容易漏诊的较早期周围型肺癌。同时,也可帮助了解肺门及纵隔淋巴结转移情况,是否侵犯胸膜、胸壁及其他脏器,以及有无胸膜腔积液和肿瘤内部的空洞情况等。

目前多数研究支持 CT 检查在肺癌早期诊断的作用是肯定的。CT 显示的＜10mm 的肺结节中,约有 50％在胸部 X 线检查时不能显示,且最新的临床试验结果显示,与 CXR 相比,CT 可提早 1 年诊断肺癌,每次 CT 检查可多获得 0.019 年的生存时间,总体上降低 15％的死亡率,而年度 CT 筛查可降低 23％的肺癌死亡率。因此,肺癌筛查中 CT 可以发现早期肺癌,从而降低肺癌死亡率。

1.螺旋 CT　螺旋 CT(SCT)的出现在影像学上把肺癌早期诊断向前推进了一步。它采用螺旋扫描,扫描速度快,整个扫描过程仅需 15~30s,一次屏气即可以完成,消除了呼吸运动伪影,减少心脏搏动对邻近组织结构的影响,可以任意层厚重建,尤其是对直径<15mm 小结节的检出率较 CXR 明显提高,而辐射量仅相当于一张平片所接受的剂量。Swensen 等研究发现 SCT 比痰检在早期肺癌的诊断中起的作用更大,SCT 发现 NSCLC 的平均大小为 17mm,且 62% 是 Ⅰ 期肺癌。Kaneko 等研究发现对吸烟指数≥400 的高危人群进行了每年 2 次的 SCT 可使 Ⅰ 期肺癌的发现率达到 93%。因此,SCT 筛查用于肺癌早期诊断有重要的意义。

应用薄层扫描技术及三维重建,可更好显示气管、主支气管、叶支气管甚至段支气管,对早期诊断中央型肺癌具有一定价值。薄层高分辨率 CT 检查对肿瘤的边缘、内部结构可提供更多的信息,这无疑增加了病灶定性诊断的准确性和可靠性。总之,螺旋 CT 对肺内孤立结节、小病变的筛出率及定性诊断能力明显优于胸部平片。

2.低剂量螺旋CT　低剂量螺旋 CT(LDSCT)是目前最有希望成为筛查早期肺癌的新技术,也是近几年国内外研究的热点。其放射剂量仅是常规 CT 的 1/6,可以检出直径 2mm 的肺部结节,并可以利用计算机技术进行三维重建随访患者病情的发展,既降低了受检者在放射线下暴露时间和水平,又获得了足够的胸部图像。因此,该技术应用于肺癌高危人群筛查,能使筛查能力有很大提高。

日本、美国、加拿大等发达国家,于 20 世纪 90 年代就开始利用 LDSCT 进行肺癌筛查的研究,并与以前的结果进行比较,LD-SCT 筛选能提高无症状人群早期肺癌的检出率,对高危、低危人群均有显著意义。Tsushima 等报道了 LDSCT 在肺癌筛查中在结节阳性率方面的敏感性和特异性分别为 100% 和 97%。

作为影像学手段,LDSCT 在筛查的同时不仅可以对病变位置做出准确定位,而且有很高的敏感性和特异性。虽然 LDSCT 筛查早期肺癌存在争议,但大多数学者认为,大规模随机对照试验的经验积累和筛查方案的设计,以及在人群选择上的更加科学和规范,LDSCT 已显示出良好的临床应用前景。

3.PET-CT　正电子发射型计算机断层(PET)有助于对胸部 X 线片或 CT 检查所发现的病变进行定性诊断,并评估肺癌治疗的疗效。PET-CT 是将 PET 和 CT 两种先进的影像技术有机结合在一起的新型影像检查技术,其融合了 PET 能反映肿瘤代谢能力和 CT 的高分辨率两方面的优点,使其优势互补。一次PET-CT 检查即可完成全身扫描,集合了断层图像和全身显像的特点,可获得冠状面、矢状面、横断面三个方向的全身断层融合图,两者的结合可获得"1+1>2"的效应。Goerres 等对 75 例平均肿瘤大小为 10~30mm 的非小细胞肺癌患者进行 PET-CT 检查,其诊断准确性也明显高于单纯的 CT 或 PET。Lardinois等报道了 409 例非小细胞肺癌患者病灶,用整合型 PET-CT 诊断的准确率为 88%,而 CT、PET 及 PET-CT 联合诊断的准确率分别为 58%、40% 及 65%,同时还发现 PET-CT 对胸壁和纵隔受侵犯情况检测也优于其他三种方法。通过对 61 例肺部肿块患者进行[18]F-FDG-SPECT/CT 检查,首先对病灶、淋巴结或其他感兴趣的部位进行了精确定位,然后进行 FDG 代谢的测定,并与胸部 CT 进行比较。[18]F-FDG-SPECT/CT 检查肺癌的准确率为 84%,敏感性为 82%,特异性为 87%;胸部 CT 对肺癌诊断的准确率为 72%,敏感性为 74%,特异性为 70%。研究显示,PET-CT 可以明显降低肺癌检查的假阳性和假阴性,使肺内小结节的诊断更为准确。

(三)磁共振

磁共振(MRI)由于其独特的成像特点,除反映病变形态学特征外,还可在一定程度上反映受检组织的病理生理学特征。T_1WI 可较好地显示解剖关系,而 T_2WI 则可更好地区分病变的病理情况。如癌灶信号高欠均匀,T_2WI 呈小结节状高信号者,提示病理改变为结节状癌灶被增生粗大的纤维组织包绕;癌灶信号不均匀,T_2WI 可见散在高信号点状灶者,提示病理改变为肿瘤内的坏死。MRI 用于肺部疾病检查时无需对比剂即可获得良好的血管成像,具有较好的软组织分辨率,能够多方位无衰减地观察肿块的形态和毗邻关系。MRI亦能了解肺门肿块、肺尖肿瘤侵犯、纵隔心包、大血管受累情况。但由于MRI扫描时间长，肺部氢质子含量少，信号较差，以及易受呼吸、心搏等运动和胸部大血管血流的影响，MRI肺部扫描伪影多，分辨率较低，不能显示肺部的细微解剖结构或早期肺癌病灶的内部结构、癌周情况及局部浸润程度、肋骨破坏与否、有无钙化等，因此MRI不适用于肺癌的筛查。

（四）痰细胞学检查

肺癌表面脱落的癌细胞可随痰液咳出。痰细胞学检查找到癌细胞则可以明确诊断，多数病例还可判别肺癌的病理类型。痰细胞学检查的准确率为80%以上。起源于较大支气管的中心型肺癌，特别是伴有血痰的病例，痰中找到癌细胞的机会更多。临床上对肺癌可能性较大者，应连续数日重复送痰液进行检查。

1.常规痰脱落细胞学检查　痰脱落细胞学检查对肺癌的阳性检出率约为50%，对起源于大气管的中心型肺癌，如鳞癌和小细胞癌的阳性检出率较高，因为肿瘤向管腔内生长，表层癌细胞易脱落因而痰检阳性率高；周围型肺腺癌的阳性率较低，痰脱落细胞学检查筛查早期肺癌的敏感性仅为20%～30%。有关于痰可靠性的结果不一，在13%～82%之间。在1951～1975年，世界各国共有10项应用X线胸片和（或）痰细胞学检查对肺癌进行筛查的前瞻性研究，其中只有4项是前瞻性随机对照研究（RCT），共有38000例患者纳入这四项研究，其中3项由美国NCI资助完成，另一项在捷克斯洛伐克完成。该四项研究结果显示，密切筛查（每年2～3次胸片和3次痰细胞检查）可明显提高早期诊断率，提高肺癌的5年生存率，但死亡率却没有下降，而死亡率是检验肿瘤筛查效率的"金标准"。

2.痰液基细胞学检查　常规痰脱落细胞学检查阳性率不高的一个重要因素是制片误差。1996年，美国FDA批准了改善的制片技术——薄层液基细胞学技术。这是制片技术的重大革新，即通过技术处理去掉图片上的杂质，直接制成便于观察的清晰薄层涂片，使阅片者更容易观察，其诊断准确性比传统细胞学涂片法高。目前有ThinPrep检测系统和Auto CytePrep检测系统，两者基本原理类似。Rana等报道对207份肺癌痰标本进行细胞学检测，结果ThinPrep的阳性检出率与传统细胞学涂片接近，但ThinPrep对2例经常规痰脱落细胞学检查阴性者，确诊为肺癌。在取材细胞分离、涂片的厚薄、背景及细胞结构观察上都较传统细胞学涂片法有很大改进。

国外一项研究对10例恶性病变和10例良性病变做常规痰脱落细胞学检查和痰液基细胞学检查，其检测结果与最后的病例结果完全一致，而常规痰脱落细胞学检查使1例良性病变误诊为恶性，1例恶性病变误诊为良性。Leung等对230份标本分别进行常规痰脱落细胞学检查和痰液基细胞学检查，痰液基细胞学检查的敏感性为97.6%，特异性为92.9%，阳性预测值为93%。结果显示痰液基细胞学检查对于诊断早期和疑似肺癌病例，明显优于常规痰脱落细胞学检查。

（五）纤维支气管镜及荧光纤维支气管镜检查

纤维支气管镜（纤支镜）检查主要用于早期中心型肺癌的筛查和早诊。纤支镜检查可以获得细胞学、组织学检查标本。对于周围型肺癌，可通过支气管肺泡灌洗或跨支气管壁针吸活检获得细胞学或组织学标本。对于中心型肺癌，纤支镜检查的阳性率可达95%，周围型肺癌阳性率酉达50%左右。20世纪80年代，荧光纤维支气管镜的诞生是高分辨率照相机、计算机和支气管镜等多项技术交叉结合的产物。目前世界上临床应用最普遍的是荧光纤维支气管镜（LIFE）。LIFE系统的工作原理是用波长为400～440nm的蓝色光照射支气管树，支气管镜连接高分辨率照相机，将观察部位的荧光图像通过数据转换器输入计算机，最后将观察部位的图像反映至荧光屏幕上。Lam等用LIFE及白光纤支镜检查233例肺癌或有肺癌危险因素者。共取活检717处，病理结果显示338处为正常组织或炎症，203处为上皮化生或轻度不典型增生，78处为中重度不典型增生，35处为原位癌，63处为浸润癌。诊断中重度不典型增生、原位癌、浸润癌的敏感性及正常组织的特异性，白光纤支镜分别为38.5%、40%、98.4%和91.1%，而LIFE则分别为73.1%、

91.4％、100％和86.7％。可见 LIFE 对癌前病变和原位癌的敏感性有明显提高。

(六)肺癌筛查的分子病理学技术

1.端粒酶　端粒酶在恶性肿瘤中的检出率高达84％～95％,是目前公认的最广泛的肿瘤标志物。李勃等在研究中发现,肺癌患者诱导痰和自然痰中端粒酶阳性率分别为77.5％和52.5％,而肺良性病变中只有12％;对肺癌诊断敏感性、特异性、准确率分别为77.5％、88.0％和81.5％。因此,检测端粒酶活性对肺癌筛查和早期诊断有重要的临床价值。

端粒酶反转录酶(HTERT)是端粒酶活性调节的主要部分,它在正常组织的增生和肿瘤的发生中起着至关重要的作用。Kolquist 等发现 HTERT 的表达始于肿瘤发生的早期,在癌变过程中表达逐渐增加。Chen 等在对肺癌组织和非癌肺组织的端粒酶和 HTERT 测定中发现,前者的二项阳性率为79％和91.2％,而后者只有0％和10.3％。

2.P53 抑癌基因　P53 抑癌基因在众多肿瘤中突变率高,已成为常用的肿瘤分子标志物之一,已有大量研究报道 P53 基因突变在肺癌癌组织中十分常见。Gessner 等研究发现100％的 NSCLC 患者中检测到 P53 基因突变,而正常志愿者中无一人检测到。

有研究通过检测肺癌患者痰液标本中 P53 基因突变情况,得出以下结论:以 P53 基因发生突变诊断肺癌的敏感度为45.2％,特异度为96.8％;良性肺病患者痰液标本中未发现突变。因此,P53 基因突变的检测可以作为一种理想的早期检测肺癌的指标。

3.血清肿瘤标志物　肿瘤标志物是细胞癌变时发生、发展、浸润及转移过程中分泌的一些活性物质,存在于癌组织及宿主体液内,在肺癌早期诊断方面有重要意义。单一的肿瘤标志物因灵敏度低难以作为筛查工具使用,但联合肿瘤标志物的筛查可以大大增加早期肺癌的检出率。

癌胚抗原(CEA)、神经元特异性烯醇化酶(NSE)和细胞角蛋白19片段(CYFRA21-1)是目前最有价值的肺癌标志物。魏文启等为表明单项检测具有一定的局限性,以肺癌组与良性肺病组和正常对照组做对比,肺癌患者血清 CEA、NSE 及 CYFRA21-1 的含量有明显增高(P<0.01),3 项指标联合检测的阳性率为92.9％,明显高于 CEA 的53.1％、NSE 的40.8％、CYFRA21-1 的63.3％及 NSE、CYFRA21-1 联合检测的83.7％。血清 CEA、NSE 及 CYFRA21-1 联合检测可显著提高肺癌诊断的阳性率,对肺癌的早期诊断具有极其重要的临床意义。

4.P16 基因　P16 基因是迄今为止人类发现的第一个最直接的抑制肿瘤发生的基因,与许多肿瘤的发生、发展密切相关。由于其分子量小,易于操作,是采用基因工程技术诊断的理想基因。Marx 的研究认为,P16 基因在肺癌发生发展中的作用可能比任何其他基因都重要。

Belinsky 对肺癌中 P16 基因甲基化的改变做了较为系统的研究,在肺癌患者的痰中检出43％(3/7)的样品存在 P16 基因甲基化改变,而在没有肺癌的吸烟者痰中只检出19.2％(5/26)的样品存在 P16 基因甲基化改变。腺癌样本中,94％发生了 P16 基因甲基化改变,而且在重度增生阶段常检测到 P16 基因的甲基化,说明它是癌症发生过程中的早期改变。鳞癌样本中,基底细胞增生、鳞状化生和原位癌中 P16 基因甲基化的检出率分别是17％、24％和50％。因此,P16 基因甲基化在肺癌发生中是一个早期事件,有可能成为肺癌早期检测和评价预防措施效果的新标志物。

二、筛查及早期诊断方案

(一)筛查方案

1.筛查对象　①年龄40岁以上的人群;②每天吸烟20支以上,吸烟史20年以上者;③有毒、有害职业接触史 10 年以上者;④有癌症家族史者;⑤有慢性呼吸系统疾病者及痰中带血者。

2.筛查最佳起始和终止年龄　尽管原发性肺癌可发生在 20 岁左右,甚至 15 岁以下的人群,但最常见于 40 岁以上的人群。现有的研究表明,从支气管上皮增生至发展为肺癌,约需要 10 年时间。对于吸烟和环境致癌物暴露者,35～40 岁是癌前病变的高峰期。因此,在我国经济发达的大中城市,对于一般人群的筛查起始年龄可定在 40～45 岁;对于肺癌职业性和非职业性高发人群,筛查起始年龄可定在 35～40 岁。对于经济欠发达地区,对于一般人群的筛查起始年龄可定在 45 岁;而对于肺癌高危人群和高发区人群的筛查起始年龄则应定在 40 岁。肺癌随年龄增长,其发病率和死亡率均逐渐升高,而 75 岁之后则明显下降,故可把大于 75 岁作为筛查的终止年龄。

3.筛查间隔　①对所有筛查对象都应定期筛查,尤其是高危人群。②胸部 X 线片和痰细胞学均正常者,每年筛查 1 次。③胸部 X 线片正常、痰细胞学检查有重度上皮增生和肺癌易感基因检测可疑异常者,每 6 个月筛查 1 次。④胸部 X 线片正常,痰细胞学检查可疑、肺癌易感基因检测异常者,应行胸部 CT 和(或)纤维支气管镜检查,如纤维支气管镜和胸部 CT 均正常者,应每 2～3 个月筛查 1 次。⑤痰细胞学检查和肺癌易感基因检测阳性,胸部 CT 和纤维支气管镜检查正常者,应每 1～2 个月筛查 1 次,直到确诊或排除肺癌。⑥痰细胞学、肺癌易感基因检测正常,胸部 CT 异常,而纤维支气管镜检查阴性者,应每月筛查 1 次,直到排除或确诊肺癌。

4.随访对象　①细胞学检查或组织学检查为重度支气管上皮增生者;②肺癌易感基因异常者;③有肺癌家族史,同时伴支气管上皮中度增生和肺癌易感基因异常者。

肺癌的治疗效果与预后取决于肺癌能否早期诊断。要做到早期诊断肺癌取决于两方面的重要因素:①患者对肺癌防治知识的了解,一旦出现任何可能与肺癌有关的症状应及时就诊;②医务人员对肺癌早期征象的警惕性,应避免漏诊、误诊。尤其在肺癌与某些肺部疾病共存或其影像学表现与某些疾病相类似时,应及时进行鉴别,以利于早期诊断。

(二)肺癌分类

肺癌按解剖学部位、组织病理学可分为不同类型。

1.按解剖学部位分类

(1)中央型肺癌:指发生于肺叶或肺段以上的支气管,主要为鳞状细胞癌、小细胞癌和大细胞癌,其可导致多种气道阻塞性改变,如:①阻塞性肺气肿,为支气管活瓣性阻塞的结果;②阻塞性肺炎,是因支气管狭窄而继发的肺感染;③阻塞性支气管扩张,为肿瘤远端支气管内黏液潴留及内径增宽;④阻塞性肺不张,为支气管阻塞后肺内气体吸收所致。

(2)周围型肺癌:指发生于肺段以下的支气管,见于各种组织学类型的肺癌。

(3)弥漫型肺癌:癌组织沿肺泡管、肺泡弥漫性生长,主要为细支气管肺泡癌及腺癌。大体病理形态可为多发结节、斑片,或为一叶、数叶及两肺多发的肺实变。

2.按组织病理学分类

(1)非小细胞肺癌(NSCLC)

①鳞状细胞癌:包括乳头状型、透明细胞型、小细胞型和基底细胞样型。典型的鳞癌细胞大,呈多角形,胞质丰富,有角化倾向,核畸形,染色深,细胞间桥多见,常呈鳞状上皮样排列。电镜检查癌细胞间有大量桥粒和张力纤维束相连接。以中央型肺癌多见,并有向管腔内生长的倾向,早期常引起支气管狭窄导致肺不张或阻塞性肺炎。癌组织易变性、坏死,形成空洞或癌性肺脓肿。鳞癌最易发生于主支气管腔,发展成息肉或无蒂肿块,阻塞管腔引起阻塞性肺炎。有时也可发展成周围型,倾向于形成中央性坏死和空洞。

②腺癌:包括腺泡状腺癌、乳头状腺癌、细支气管-肺泡细胞癌、实体癌黏液形成。典型的腺癌呈腺管或

乳头状结构,细胞大小比较一致,圆形或椭圆形,胞质丰富,常含有黏液,核大、染色深,常有核仁,核膜比较清楚。腺癌倾向于管外生长,但也可循泡壁蔓延,常在肺边缘部形成直径 $2\sim4cm$ 的肿块。腺癌早期即可侵犯血管、淋巴管,常在原发瘤引起症状前即已转移。

③大细胞癌:包括大细胞神经内分泌癌、复合性大细胞神经内分泌癌、基底细胞样癌、淋巴上皮瘤样癌、透明细胞癌、伴横纹肌样表型的大细胞癌。可发生在肺门附近或肺边缘的支气管。细胞较大,但大小不一,常呈多角形或不规则形,呈实性巢状排列,常见大片出血性坏死;癌细胞核大,核仁明显,核分裂象常见,胞质丰富,可分巨细胞型和透明细胞型,透明细胞型易被误诊为转移性肾腺癌。其诊断准确率与送检标本是否得当及病理学检查是否全面有关,电镜研究常会提供帮助。大细胞癌的转移较小细胞未分化癌晚,手术切除机会较大。

④其他:腺鳞癌、类癌、肉瘤样癌、唾液腺型癌(腺样囊性癌、黏液表皮样癌)等。

(2)小细胞肺癌(SCLC):包括燕麦细胞型、中间细胞型、复合燕麦细胞型。癌细胞多为类圆形或菱形,胞质少,类似淋巴细胞。燕麦细胞型和中间型可能起源于神经外胚层的 Kulchitsky 细胞或嗜银细胞。胞质内含有神经内分泌颗粒,具有内分泌和化学受体功能,能分泌 5-羟色胺、儿茶酚胺、组胺、激肽等肽类物质,可引起类癌综合征。在其发生、发展的早期多已转移至肺门和纵隔淋巴结,并由于其易侵犯血管,在诊断时大多已有肺外转移。

(三)影像学检查进行早期筛查与诊断

1.中央型肺癌　其 X 线、CT 及 MRI 可见以下表现。

(1)早期中央型肺癌:X 线胸片常无异常表现,胸部 CT 能够显示支气管管腔或管壁的异常。

(2)阻塞性改变:不具有特征性。X 线胸片及胸部 CT 能够显示阻塞性肺气肿、阻塞性肺炎、阻塞性肺膨胀不全或不张等,而胸部 MRI 显示不佳。

(3)肺门肿块:肿瘤向管壁外生长,与转移的肺门淋巴结均可在肺门区形成肿块。X 线、胸部 CT 及 MRI 均能够显示。X 线胸片上,右肺门肿块与右上叶不张相连构成反"S"征,见于右上叶支气管肺癌。

(4)支气管管腔内肿块、管壁增厚、壁外肿块、管腔狭窄或闭塞:胸部 CT 显示清晰,而 X 线胸片、胸部 MRI 显示不佳。

(5)纵隔淋巴结转移与纵隔结构浸润:纵隔淋巴结>15mm 常提示转移。纵隔结构浸润的胸部 CT 显示为肿瘤与纵隔间脂肪间隙消失、肿瘤与纵隔结构分界不清,胸部 MRI 显示为纵隔结构周围薄层高信号带消失。腔静脉瘤栓的胸部 MRI 显示为结节状中等信号。

2.周围型肺癌　周围型肺癌多表现为肺内结节或肿块,部分结节呈磨玻璃样不透光区,少数表现为浸润阴影或条索状阴影。常合并肺门、纵隔淋巴结肿大。肺内结节、肿块可部分具有以下征象,但这些征象不一定是肺癌特有的。

(1)形态:类圆形或不规则形。

(2)边缘:细小深分叶、浓密的细短毛刺常可见。

(3)月晕征:结节周围环以磨玻璃样影。病理为出血性肺梗死、肿瘤细胞浸润。

(4)支气管充气征。

(5)癌性空洞:可见壁结节。

(6)钙化:1%~14%的肺结节出现。

(7)血管集束征。

(8)病灶的胸壁侧小片状浸润。

(9)胸膜凹陷征:腺癌和细支气管肺泡癌多见。

（10）CT 及 MRI 增强后,肺结节呈轻、中度均匀或不均匀强化(增强后密度比平扫时增加 15～20HU),部分结节呈内缘不规则的环状强化。

（李　娜）

第六节　肺癌的临床诊断和分期

一、肺癌的临床诊断

恶性肿瘤的治疗效果主要取决于其早期诊治,肺癌亦不例外。要做到肺癌的早期诊断需注意以下两方面的重要内容:一是普及肺癌的防治知识,对任何可疑的肺癌症状要及时进一步检查,尤其是高危人群;二是提高医务人员对肺癌早期征象的认识,避免漏诊、误诊。

【高危人群】

肺癌是多基因参与、多时相细胞混杂、多因素影响发病的一类复杂性疾病,其病因及发病机制至今尚未明了,正因为如此,对高危人群的肺癌知识普及显得极为重要。肺癌高发区或有高危因素的人群需定期查体或在有可疑征象时进行排除肿瘤的有关检查,特别是 40 岁以上有长期重度吸烟史(吸烟指数大于 400支/年,烟龄 10 年以上)、高危职业接触史(如冶金、开矿、接触石棉、水泥粉尘等)及恶性肿瘤家族史等因素者,但近年来肺癌发病年龄日趋年轻化,且非吸烟者发病率明显增加,尤其是女性的肺癌发病率呈逐年上升趋势,据资料显示可能与被动吸烟及环境污染有关,所以定期查体时可重点关注高危人群,是肺癌筛查重点,在临床工作中,不要把高危人群的概念看得过重,有下列情况者应作为可疑肺癌对象进行相应检查:①刺激性咳嗽持续 2～3 周以上,经仔细查找仍然原因不明,对症治疗无效者;②原有慢性呼吸道疾病,咳嗽性质改变者;③痰中带血丝或者血块,持续存在或短期内反复出现而无明显原因可解释者;④肺炎,特别是段以下肺炎,治疗后反复在同一部位发生者;⑤影像学怀疑肺脓肿,但无异物吸入史,无中毒症状,无大量脓痰,抗感染治疗效果不佳者;⑥四肢关节疼痛及杵状指(趾),排除结缔组织性疾病、慢性缺氧性肺疾病和发绀性先天性心脏病等已知原因者;⑦影像学(X 线、CT、MRI)发现局限性肺气肿或段、叶性肺不张,无明显原因可解释者;⑧影像学发现肺内孤立性圆形病灶伴有毛刺、分叶或胸膜牵拉征者或单侧性肺门阴影增大者;⑨原有肺结核病灶已稳定,而形态变饱满、性质在钙化病灶基础上新增软组织密度改变者;⑩胸腔积液,尤为血性并进行性增加,无结核中毒症状,无明确感染性原因存在者;⑪有慢性呼吸系统疾病、出现肺癌标志物明显升高或进行性升高者。

【临床表现】

肺癌的临床表现与肿瘤的发生部位、大小、是否压迫或侵犯邻近器官及组织细胞学类型、分化程度、生物学行为等情况有着密切关系。肺癌早期可无明显症状,大多在胸部影像学检查时发现,若病灶尚未侵犯、压迫主气道或侵犯胸膜、胸壁及心血管系统等,即使病灶已较大,也可无任何症状,尤其周围型病灶,这使得大部分患者确诊时已到晚期,至少已到局部晚期。

肺癌的无症状就诊包括 4 种情况,一是患者无任何临床症状,仅在查体时发现;二是患者无呼吸道症状,但以肺癌侵及周围组织或转移时出现的症状为首发表现;三是先以副癌综合征来就诊,患者可能会在其他科室辗转就医,若接诊医生经验不足或者患者拒绝排除肺癌检查,往往会延误诊断时间;四是以肿瘤标志物升高来就诊,尤其是那些与肺癌密切相关的肿瘤标志物,更应注意鉴别排查。

1.肺癌本身症状　当肺癌发展到一定程度时,可出现以下症状。

(1)咳嗽:肿瘤在较大的支气管内生长或肺癌压迫较大支气管引起狭窄时,可以出现刺激性干咳或伴有少量黏液痰,尤其病灶位于主支气管或隆凸附近更明显,患者干咳剧烈,镇咳药物不易控制。肿瘤引起支气管管腔狭窄,咳嗽可进行性加重,多为持续性,且呈高调金属音,是一种特征性的阻塞性咳嗽。肺泡癌也可出现剧烈咳嗽,但往往伴有大量黏液痰。

(2)咯血:肺癌引起的咯血通常为痰中带血点、血丝或断续的少量血块痰,除非有大血管受侵蚀破坏,一般很少出现大量咯血。从肿瘤发生部位上看,中央型者较周围型者容易出现,从组织类型上分析,鳞状细胞癌较其他类型的肺癌多发。由于肿瘤的血管主要分布于肿瘤表面,当肿瘤表面破溃或侵蚀血管或肿瘤组织坏死与肺泡管以上气道相通时,此时血痰中查到癌细胞概率较高,但也有部分患者因剧烈咳嗽造成呼吸道局部血管破裂出血,此时血痰脱落细胞学检查为阴性。

(3)发热:主要是由于继发感染、肿瘤坏死吸收热和肿瘤细胞本身释放热原造成,极少数是由于肿瘤压迫并阻断血液供应导致正常肺组织坏死。肿瘤阻塞支气管,排痰不畅,远端肺组织继发感染,可出现发热,表现为感染性发热的特点,与气道相通时可伴有脓痰和痰液增多,不通时可出现肺脓肿,值得注意的是,影像学经常提示“阻塞性肺炎”而患者并无发热、咳嗽及咳痰等感染症状,此时并非真正的炎症,是由于分泌物潴留所致;另一方面,肿瘤较大或生长速度较快而与肿瘤血管生长不同步引起组织坏死时,表现为肿瘤坏死物质吸收热,为低至中度发热,多在午后或夜间出现,可自行消退,伴或不伴有咳嗽、咳痰等症状,这可能是由于肿瘤细胞坏死释放热原或肿瘤细胞本身代谢产物刺激体温中枢引起;再一方面,肺癌发热也可能是炎性细胞在肿瘤病灶中及周围聚集形成无菌性炎症并释放炎性介质所致,此时抗生素治疗无效,需用非甾体消炎镇痛药物或激素抑制炎性细胞及炎性介质才能退热。

(4)胸闷、哮鸣及气促:多是由于肿瘤造成的较大支气管不同程度的堵塞或受压产生相应的肺叶或一侧全肺不张、肿瘤侵犯胸膜引起胸腔积液或严重肺感染造成。

2.肺癌侵及周围组织或转移时出现的症状

(1)肿瘤压迫或侵犯喉返神经:出现声带麻痹、声音嘶哑,因左侧喉返神经走行途径较长,故以左侧多见。

(2)肿瘤压迫上腔静脉:可因原发灶本身或肿大的纵隔淋巴结压迫上腔静脉,导致回流于上腔静脉的头颈部及上肢的静脉回流受阻,引起相应的临床表现,如患者出现头痛和头晕或眩晕、胸闷、头面部及上肢皮肤发紧等症状,查体可发现醉酒面容或发绀面容,面、颈部、上肢和上胸部皮肤呈紫红色改变,静脉充盈或怒张,毛细血管显现,头面部、上肢皮下组织非凹陷性水肿等上腔静脉压迫综合征体征。多见于中心型肺癌或肺癌纵隔淋巴结转移,为肿瘤急症之一,需及早治疗。

(3)肿瘤侵犯胸膜或导致淋巴回流受阻:可引起胸膜腔积液,往往为血性;大量积液可以因肺叶或一侧肺全不张或气管移位引起胸闷、哮鸣及气促,患者喜欢患侧卧位或半坐卧位。

(4)胸痛:肿瘤侵犯壁层胸膜、肋骨及肋间神经,可以引起持续剧烈的胸痛。若肿瘤位于脏胸膜附近时,则产生不规则的钝痛或隐痛,于呼吸、咳嗽时加重。肋骨、脊柱受侵犯时,可有局限性压痛点。肿瘤压迫肋间神经,疼痛可累及其分布区。肿瘤压迫臂丛可引起臂丛神经痛,表现为以腋下为主、向上肢内侧放射的火灼样疼痛,夜间尤甚。

(5)上叶尖部肺癌:亦称Pancoast肿瘤,可侵入纵隔和压迫位于胸廓入口的器官组织,如第1肋骨、锁骨下动静脉、臂丛神经、颈交感神经等,产生剧烈胸肩痛,上肢静脉怒张、水肿、臂痛和上肢运动障碍,也可出现颈交感神经综合征,表现为同侧上眼睑下垂、瞳孔缩小、眼球内陷、面部无汗等表现。

(6)肿瘤发生纵隔转移时可压迫食管引起吞咽困难。

(7)肿瘤发生脑转移：近期出现头痛、恶心、眩晕或视物不清等神经系统症状和神经定位体征应当考虑发生脑转移的可能。

(8)肿瘤发生骨转移：持续、固定部位的骨痛伴有血浆碱性磷酸酶或血钙升高应当考虑发生骨转移的可能，多发生于有造血功能的扁骨，严重时可出现骨髓增生不良。

(9)肿瘤发生肝转移：患者出现食欲减退、恶心、消瘦、右上腹痛伴有肝大、碱性磷酸酶、谷草转氨酶、乳酸脱氢酶或胆红素升高应当考虑发生肝转移的可能。

(10)肿瘤发生其他转移：伴有尿潴留或失禁、便秘、走路不稳易跌倒，甚至出现截瘫时要考虑发生脊髓受压或转移的可能；发生皮下转移时可在皮下触及结节；血行转移到其他器官可出现相应症状和体征。

3.副癌综合征　少数肺癌尤其是腺癌、低分化或未分化癌患者，由于肿瘤细胞产生内分泌物质，临床上可出现不同的全身症状，如原因不明的肥大性肺性骨关节病包括杵状指、骨关节肥大等；肿瘤分泌促肾上腺皮质激素样物可引起 Cushing 综合征，肿瘤分泌促性激素引起男性乳腺发育，肿瘤分泌抗利尿激素引起抗利尿激素分泌失调综合征，少数患者表现为神经肌肉综合征，包括重症肌无力、多发性神经肌肉痛、皮肌炎及硬皮病等自身免疫性疾病表现，且与肿瘤的发生部位和有无转移无关，该临床表现可以发生于查出肿瘤前数年，也可与肿瘤同时存在，有效消除病灶的各种治疗措施可使副癌综合征部分缓解甚至消失。

【体格检查】

多数肺癌患者在早、中期无特异性阳性体征，当压迫、侵犯邻近器官及出现转移等情况后可能会有如下相应体征：①体检可有声带麻痹、上腔静脉阻塞综合征、Hornner 征、Pancoast 综合征的体征；②体检可有肺不张、阻塞性肺炎、胸腔积液的体征；③体检发现肝大伴有表面凹凸不平、皮下结节、锁骨上窝淋巴结肿大、肋骨或脊椎棘突压痛等提示发生远处转移的可能；④少数患者出现原因不明，久治不愈的肺外征象，如杵状指（趾）、非游走性肺性关节疼痛、男性乳腺发育、皮肤黝黑或皮肌炎、共济失调及静脉炎等。

【影像检查】

对肺部有孤立结节的患者应当追问其过去有无影像学检查史，如对比发现病灶增大、性质改变或出现新的病灶，影像学诊断疑为恶性肿瘤者应进一步检查。X 线平片一般用于健康查体，强化 CT 检查是目前临床诊断肺癌和评价治疗疗效的重要手段，B 超、MRI 可作为转移部位的补充检查，骨扫描检查是用于判断骨转移的常规检查，特殊情况下可进行全身 PET-CT 检查，简单概括如下。

1.胸部 X 线检查　胸片是在查体时早期发现肺癌的一个重要手段。

2.胸部 CT 检查　胸部 CT 可以进一步验证病变所在的部位和累及范围，也可根据病灶的毛刺征、分叶征、胸膜牵拉征、厚壁偏心空洞及病灶对周围组织的侵袭特征或者淋巴结、血行转移的征象大致区分其良、恶性，是目前诊断肺癌的重要手段。CT 可清楚显示肺叶中 0.5cm 以上的肿块阴影，对肺门及纵隔、锁骨上下及腋窝淋巴结转移的情况，以及是否侵犯脏胸膜、壁胸膜及其他脏器、胸腔积液、肿瘤空洞内部情况等可提供详细信息；CT 引导下经皮肺占位穿刺活检是获取细胞学、组织学诊断依据的技术，在各种影像学检查手段中显示肺结构的清晰度最好。

3.B 型超声检查　主要用于发现腹部重要器官及腹膜、腹膜后淋巴结有无转移，也用于颈部淋巴结的检查；对于邻近胸壁的肺内病变或胸壁病变，可鉴别其囊、实性并进行超声引导下穿刺活检，最大优势是实时监控，可实时显示穿刺路径，对于穿刺路径上的血管显示最清晰，避免活检时损伤血管引起大出血；超声对液体的诊断优于目前所有其他影像学设备，在肺癌并发少量胸腔积液时尤显其重要性，常用于胸腔积液抽取定位、定量、置管引流和治疗效果随访。

4.MRI 检查　MRI 检查对肺癌的临床分期有一定价值，特别适用于判断脊柱、肋骨及颅脑有无转移；因开放性 MRI 扫描系统可进行 360°扫描，MRI 引导下进行经皮肺占位穿刺活检，尤其对某些特殊部位的肿物较扫描角度受限的 CT 有无可比拟的优势,配有 MRI 兼容的导引系统时可相对实时显示穿刺路径。

5.骨扫描检查　是骨代谢检查,反映的是骨代谢率,发现骨转移病灶可早于 X 线、CT 等影像学检查 3～6 个月,是用于判断骨转移的常规筛选检查,当骨扫描检查提示骨转移可能时,可对可疑部位进行 CT 和 MRI 检查验证。

6.正电子发射断层扫描(PET-CT)检查　是一种功能影像学检查,反映的是组织代谢能力高低,由于多数肿瘤是高代谢,故可用于肿瘤的诊断和疗效评价。因目前价格昂贵,不推荐常规筛查使用,主要用于临床表现及各项检查高度怀疑恶性肿瘤而 CT、MRI 等常规检查不能确诊或未发现原发灶的患者,也可作为判断肺癌根治性手术切除可能性及术后、放化疗治疗后的疗效评价手段。

【内镜检查】

1.纤维支气管镜(简称纤支镜)检查　是诊断肺癌最常用的方法,包括纤支镜直视下刷检、支气管灌洗获取细胞学及活检进行组织学诊断,对中心型肺癌诊断的阳性率较高,由于段以下支气管太细,目前的纤支镜不适于段以下支气管检查。

2.TBNA 和 EBUS-TBNA　经纤支镜引导下的透支气管壁穿刺术(TBNA)和超声纤支镜引导下的透支气管壁穿刺活检术(EBUS-TBNA)对周围型肺癌及普通纤支镜难以到达的部位可取得针吸细胞涂片标本;在可疑局部晚期病例,可望获得纵隔淋巴结 N_1 和 N_2 的病理诊断结果,有助于术前评估根治性手术切除的可能性。

3.纵隔镜检查　可直接观察气管前隆凸下及两侧支气管区淋巴结情况,并可获取标本做组织病理检查,这对局部晚期病例的分期和手术可能性评估尤其重要,是目前临床评价肺癌纵隔淋巴结状态的“金标准”,尽管 CT、MRI 及近年应用于临床的 PET-CT 能够对肺癌治疗前的 N 分期提供极有价值的证据,但仍是影像学表现,纵隔镜可提供纵隔淋巴结和器官组织的组织标本,得到的是病理学诊断,故纵隔镜的诊断价值难以取代。

4.胸腔镜检查　胸腔镜主要用于肺癌脏胸膜、壁胸膜转移的诊断及近脏胸膜的肺占位的切除,尤其是肺部微小结节病灶行胸腔镜下病灶切除,可达到既明确诊断又进行了病灶切除的目的。对于中晚期肺癌,胸腔镜下可以行淋巴结、胸膜和心包的活检,胸腔积液及心包积液的细胞学检查,为系统地制订治疗方案提供可靠依据。

【其他诊断性检查技术】

与其他恶性肿瘤的诊断标准一样,组织病理学是诊断的“金标准”,肺癌的诊断也不例外。

1.痰细胞学检查　是目前诊断肺癌简单方便的无创伤性诊断方法之一。对起源于较大支气管的中央型肺癌,特别是伴有血痰者,痰中找到癌细胞的概率较高。标本取材要求是,最好晨起留取,先漱口洗脱口咽分泌物,再以诱发的方式诱发深咳获得深部痰,必要时在医生认为病情许可的前提下深吸一口烟诱发深咳。为避免细胞自溶性坏死,标本要及时送检,时间限定在 2h 最好 1h 内为好。一般最好连续查 3 次,其阳性率可达 60%。痰液细胞学的阳性结果不能作为肺癌的唯一确诊依据,应尽可能获得纤支镜下针吸细胞学或经皮肺穿刺活检的病理组织学结果。

2.经胸壁肺占位穿刺活检术(TTNA)　可以在 CT 或 B 超或 MRI 引导下进行,获取组织进行普通病理、组织化学检测及分子病理学相关检查,敏感度和特异性均较高。不但可完成肺癌的组织学来源、性质、分类,还可通过基因检测,测定其分子生物学行为,为后续治疗原则、具体方案和预后分析提供依据。

3.胸腔穿刺术　当胸腔积液原因不明时,可以进行胸腔穿刺,获得细胞学诊断,细胞学的结果与肺癌的分期密切相关,细胞学阳性时分期为 M_{1a}。必要时抽取胸腔积液做离心处理后,取其沉淀做涂片,可提高阳性率。需要强调的是,与痰液脱落细胞学一样,胸腔积液涂片易误诊,不能作为确定肺癌诊断的唯一细胞和组织学证据,只用于分期判断。

4.胸膜活检术　当胸腔积液穿刺未发现细胞学阳性结果时,胸膜活检可以提高阳性检出率。

5.淋巴结活检术　对于肺部占位病变或已临床诊断为肺癌的患者,如果伴有浅表淋巴结肿大,此时行淋巴结活检是简单可靠的获得病理学诊断的方法,有助于判断肺癌的分期,确定治疗原则,制订个体化的治疗方案,指导治疗。

【血液和体液免疫生化检查】

对于原发性肺癌,尽管某些化验结果与肺癌的组织类型、分化程度和细胞生物学行为有一定的相关性,但目前尚无特异性的血液和体液免疫生化检测方法,多用于病情程度的判断和肺癌治疗过程中的评估。

1.血液生化检查　对于原发性肺癌,肺癌患者血清碱性磷酸酶(ALP)或血钙升高考虑骨转移的可能,但中国人出现血钙增高的较少。肝转移时,由于肝细胞受损或胆系受侵,血清碱性磷酸酶、谷草转氨酶、乳酸脱氢酶或胆红素可升高,但一般见于肝转移肿瘤负荷较大时。

2.血液肿瘤标志物检查　与肺癌相关性较明显的肿瘤标志物有癌胚抗原(CEA)、神经特异性烯醇化酶(NSE)、细胞角蛋白19(CK19)及鳞状细胞癌抗原(SCC)等。血清肿瘤标志物 CA50、CEA、CYFRA21-1 和 SCC 在肺癌诊断中的价值,检测 260 例肺癌患者、65 例肺良性病变患者及 117 例健康体检者,结果肺癌患者 CA50、CEA、CYFRA21-1 和 SCC 在肺癌患者中的阳性率分别为 46.9%、66.5%、57.7% 和 58.1%,显著高于肺部良性病变患者和健康对照组。CA50、CEA、CYFRA21-1 和 SCC 在 SCLC 患者中较 NSCLC 患者表达水平低,CA50 和 CEA 在肺腺癌高表达,CY-FRA21-1 在肺鳞癌高表达。CYFRA21-1、NSE 和 CEA 在肺癌诊断中的价值,发现 3 个瘤标对肺癌的诊断灵敏度分别为 44.7%、22.6% 和 38.7%,如三者联合检测则诊断灵敏度显著提高至 71.9%。探讨 7 种血清肿瘤标志物单项和联合检测对肺癌诊断的临床价值,结果肺癌患者的 7 种血清肿瘤标志物水平均明显高于肺良性病变组和健康对照组,肺癌组 7 种血清肿瘤标志物阳性率均明显高于肺良性病变组,肿瘤标志物测定水平与病理类型有关,血清 NSE 水平升高以 SCI-C 为主,CYFRA21-1 以鳞癌为主,而 CA125 则以腺癌为主。刘磊等探讨了 CYFRA21-1 和 SCC 对肺鳞癌的临床意义,发现 CYFRA21-1 诊断肺鳞癌敏感性为 57.84%、特异性为 92.45%、准确性为 69.68%,SCC 诊断肺鳞癌敏感性为 33.33%、特异性为 92.45%、准确性为 53.55%。

3.浆膜腔积液的肿瘤标志物检查　胸腔积液、心包腔积液的肿瘤标志物可数倍于相应的血清肿瘤标志物检查结果,一般以 4 倍于血清值为阳性标准。

【病理组织学诊断】

手术或组织活检标本的组织病理学诊断是肺癌确诊的"金标准",是个体化治疗的重要参考依据。如因活检取材的限制,活检病理不能确定病理诊断时,建议临床医师重复活检或结合影像学检查情况进一步选择诊断方案,必要时临床与病理科医师联合会诊确认病理诊断。

【别鉴诊断】

1.肺结核性病变　是肺部疾病中较常见也是最容易与肺癌相混淆或共存的病变。肺结核球多见于年轻患者,多见于结核好发部位,如肺上叶尖后段和下叶背段。一般无症状,病灶边界清楚,密度高,可有包膜。可含钙化点,有时是纤维结节状病灶,多年不变,对于临床上难于鉴别的病变,应做穿刺活检,直至开胸探查。肺门淋巴结结核易与中央型肺癌相混淆,急性粟粒性肺结核应与弥漫性细支气管肺泡癌相鉴别,但结核患者年龄较轻,有发热、盗汗等全身中毒症状,痰细胞学检查、痰查结核菌可助鉴别,结核菌素试验阳性、抗结核抗体阳性不能作为排除肺癌的指标。应该注意的是肺结核与肺癌共存的可能,其原因是肺结核与肺癌均可导致机体免疫功能下降或出现于机体免疫功能下降的前提下,两种病可能先后或同时发生。

原有肺结核病灶经抗结核治疗后已稳定,而形态或性质发生改变者要想到瘢痕癌的可能,原因可能与抗结核药直接有关,如异烟肼的代谢产物可使小鼠肺癌发病率明显上升,但在人类使用时间尚不够长而不好评价,另外利福平也是一种免疫抑制药,导致机体免疫功能下降。对肺结核还是肺癌的诊断有困难者禁忌行放射治疗或化学药物治疗,但可进行诊断性抗结核治疗并密切随访。

2.肺炎　约有1/4的肺癌早期以肺炎的形式出现。对起病缓慢,症状轻微,抗炎治疗效果不佳或反复发生在同一部位的肺炎应当高度警惕有肺癌可能。肺部慢性炎症机化,形成团块状的炎性假瘤,往往边缘不整,核心密度较高,易伴有胸膜增厚,病灶长期无明显变化。

3.良性肿瘤　常见的有肺错构瘤、支气管肺囊肿、巨大淋巴结增生、硬化性血管瘤、肺纤维瘤、肺脂肪瘤等。这些良性病变在影像检查上各有其特点,若与恶性肿瘤不易区别时,应当考虑活检或手术切除。

总之,目前肺癌的确诊必须有组织病理,可来源于手术、纤支镜或经皮活检等。细胞学检查不能作为唯一的确诊依据。

二、肺癌的分期

肺癌根据光镜下细胞的大小,首先分为非小细胞肺癌(NSCLC)和小细胞肺癌(SCLC)两种大的病理类型,由于此种分类方法便于操作,且临床实践中也证实此种分类方法和治疗原则有密切相关性,故一直沿用至今,并广泛接受。肺癌确定诊断后,根据WHO制订的结合肿瘤的大小(T)、淋巴结转移的情况(N)和有无远处转移(M)三个方面将肺癌进行TNM分期后,经多学科讨论制订肺癌的综合治疗原则。由于NSCLC和SCLC的细胞生物学行为不同,其淋巴结和血行转移的特点不同,在治疗方面有很大的不同,一般来讲,凡NSCLC肺癌病灶较小,局限在同侧肺内,尚未发生远处转移,患者的全身状况较好,心肺功能可以耐受根治性手术,均以局部处理为主要治疗手段,应采用手术为主的治疗,并根据具体情况决定手术前后的综合治疗方法的采用和安排,包括术前新辅助化疗和放疗及术后辅助化疗和放疗等,患者被评价为已不能行根治性手术往往意味着患者获得根治性治愈的概率较小。随着科技发展,新技术也广泛用于肺癌的治疗,不能耐受或不愿接受手术的患者也可接受肺癌微创治疗,如肺癌微创手术、射频消融术、微波消融术或氩氦刀冷冻治疗等,也能达到一定程度的根治目的。正确的TNM分期对临床治疗方案的选择具有重要的指导意义,是尤为关键的一步。对于SCLC,研究发现SCLC具有早期即出现淋巴结转移和远处血行播散的特点,约2/3的病例在初诊时已有血行转移,在剩余的1/3中,大多数已有淋巴结的广泛转移,即使原发灶很小,能够完全手术切除,但仍易出现复发和转移,难以达到根治的目的,因此手术治疗不是SCLC的主要治疗步骤,取而代之的是放、化疗。临床研究证实按局限期(LD)和广泛期(ED)对SCLC进行分期更适用于临床选择治疗方案。LD期意味着有治愈的可能性,应给予根治性化疗和原发灶及淋巴结引流区的放疗,ED期意味着治愈的可能性大大降低,大多数情况下采取的是姑息性化疗,仅在出现脑转移或肿瘤急症情况如上腔静脉压迫综合征、脊髓压迫综合征或骨转移剧烈骨痛、承重关键部位有骨折风险时辅以姑息性放疗。

NSCLC只有做到根治性切除,才能给患者带来最大可能的长期生存甚至治愈,然而仅有25%的患者在初诊时有根治性手术机会。大多数情况下,确诊时患者的病情因一般状况差、伴有严重疾病、肺癌已达局部晚期难以切除干净或已出现远处转移,导致患者丧失手术机会。对肺癌患者:在任一非急症手术治疗前,应完成全面检查如无创性检查(内容包括病史、体检、肝肾功能和生化及肿瘤标志物的化验及影像学检查)后,借助于纤支镜、经皮肺穿刺获得组织病理学诊断,由以肺癌外科手术为主要专业并通过专科认证的胸外科医生初步判断手术切除的可行性,必要时给予微创性分期手段(如纵隔镜、胸腔镜检查)进一步做到准确临床分期,将患者的所有资料提交肺癌多学科综合诊治小组评估,再合理安排各种治疗手段的实施。

自从 1973 年国际抗癌联盟(UICC)和美国癌症联合委员会(AJCC)开始对肺癌进行分期以来,随着医疗实践的不断验证,虽已进行了 6 次修改,但仍不能满足临床需要,临床迫切需要新的国际肺癌分期系统来指导临床实践,为此国际肺癌研究组织(IASLC)于 1998 年启动了又一轮肺癌分期系统修订研究,提出的第 7 版肺癌分期系统即 IASLC2009,已开始应用于 2010 年 1 月 1 日以后新诊断的病例。新版分期系统的修订是基于 1990～2000 年间五大洲 47 个数据库中 100869 例肺癌的分期和生存数据,代表性更好,统计分析过程更有说服力,下面将对其重要结果和意义进行解析。

(一)肺癌分期系统的历史

从 1973 年 UICC 和 AJCC 开始对肺癌进行分期以来,至今已修订到第 7 版,即 IASLC2009,在此之前应用的是 1997 年的 UICC 第 5 版(2002 年的 UICC 第 6 版未做任何修订)。

UICC 第 5 版出版于 1997 年,修订所采用的数据库包括 5319 例患者,其中 4351 例来自 Texas-MDAnderson 肿瘤中心,968 例来自北美各中心,病例资料起始于 1975 年,此版所做的修订有:①Ⅰ期分为ⅠA($T_1N_0M_0$)和ⅠB($T_2N_0M_0$);②Ⅱ期分为ⅡA 和ⅡB;③$T_3N_0M_0$ 和 $T_2N_1M_0$ 的 5 年生存率相近,分别为 24% 和 22%,因此均归于ⅡB 期;④同侧胸腔不同肺叶转移视为 M_1,而同叶内转移视为 T_4。此版的特点是数据库主要由手术病例组成,另外是在此期间用于临床分期的检查手段改进很大,尤其是 CT 检查逐渐广泛应用,导致病例资料在一定程度上存在不统一性。

2002 年 UICC 第 6 版未对肺癌分期进行任何修改。数据库的 5315 例病例包括 Texas-MDAnderson 肿瘤中心 1975～1988 年间的病例(4351 例)和美国国家肿瘤协会肺癌协作组 1977～1982 年间的病例(968 例),也即此分期的数据库来自于一个国家的同一体系中。

上述既往版本的缺陷可概括为以下几点:①未分别对 T、N、M 进行效度研究,很少有内部效度研究,缺乏外部效度研究;②数据库来源于有限的地理区域,不是全球性数据;③主要为手术病例;④病例数量少。

UICC 第 7 版 IASLC2009 修订是由 IASLC 发起,非营利性机构、总部在北美西雅图的肿瘤研究和生物统计(CRAB)参与统计。1990～2000 年间全球 47 个数据库中 100869 例患者进入筛选,81021 例符合以下条件被采用:①有完整的 T、N、M 资料(临床或病理之一);②组织学类型已知;③有生存随访;④初诊病例;⑤仅包括 SCIJC 和 NSCLC。其中,67731 例 NSCLC 中,53464 例有临床分期,33933 例有病理分期(pT-NM),两者兼有的为 20006 例;在治疗方法的种类上,36% 仅接受手术,11% 仅接受放疗,21% 仅接受化疗,9% 仅接受最佳支持治疗,其余的接受综合治疗;综合治疗病例中的 53% 接受了手术治疗,30% 接受化疗,29% 接受放疗。另外,12000 多例为 SCLC。对于随访时间要求,95% 的病例随访至死亡或至少 2 年,88% 的病例随访至死亡或至少 5 年,17754 例仍生存的患者中位最后一次随访时间为 5.3 年。

之所以选择这一时间段的数据库,是因为这一期间肺癌的临床分期检查手段无大的变动,CT 在全世界都已广泛应用,且所有病例均能保证 2 年的随访时间。该版本原定予 2007 年发布,但直到 2009 年才出版,2010 年 1 月 1 日开始使用,可见修订过程中工作的繁冗和细致。

UICC 第 7 版 IASLC2009 修订所分析的数据来自五大洲的 47 个数据库,样本数数倍于以往,兼顾手术病例和非手术病例,统计分析时分别对 T、N、M 进行效度研究,并进行外部和内部效度研究,前者指比较数据库来源(协会、外科系列、临床实验及系列/登记等来源)和分布地区间(如北美、澳大利亚和欧洲等)的差别,后者指在病例数足够的前提下按细胞类型、性别、年龄进行校准,计算各相邻组的危险比(HR)并以此评估各组别的预后价值。当分析显示某一分期中的某一个因素的预后与同一分期中其他因素的预后有差别时,有两种策略可采用:①把它保留在原有分期中,按字母顺序标注下缀,如第 6 版中与原发灶同叶的单个或多个的卫星灶定为 T_4,分析显示其与其他 T_4 因素的预后不同,而与 T_3 分期的预后相似时,可标记

为 T_{4a},与原发灶不同叶的单发或多发病灶原为 M_1,可标记为 M_{1a};②把该因素移至与它预后相似的分期中,如与原发灶同叶的单个或多个的卫星灶从 T_4 移至 T_3、与原发灶同侧不同叶的单发或多发病灶从 M_1 移至 T_4。第一个策略的优势是能最大限度地和原有数据库相吻合,但统计因素太多(大致为 20 个),形成的 TNM 组合更在 180 个之上,难以实际操作,因而第二种策略更可取。在第二种策略中,随机抽取数据库中的 2/3 病例供分析之用,剩余的用来验证所得到的分析结果。

所有病例临床分期的获得手段包括影像学检查和纵隔镜检查,不包括开胸手术。因这一时期中 PET-CT 不普及,暂无这部分资料。

病理分期的获得是在临床分期资料的基础上加上开胸手术的病理结果。

第 7 版分期系统的不足之处在于,虽然数据库的样本量很大,但因并不是特意为分期的修订而建立的,故对 T、N、M 资料描述并不详尽,具体到各个 T、N、M 分期单独分析时可用的病例数量就大为减少。如 T 分期分析中,最初 100869 例患者进入筛选,81021 例符合 TNM 分期数据库的初步筛选条件被留下,其中 cN$_1$ 期接受手术的有 15347 例,但仅有 3554 例(23%)有详尽的 T 分期资料,cT$_4$ 组更仅有 19%(110 例/582 例)的病例可进入统计分析。未进行手术的患者符合统计条件者更少。地域的分布也有空白,没有非洲、南美洲和印度次大陆的病例,其他人口大国如俄罗斯、中国和印度尼西亚没有或仅有很少病例。这些不足只能有待于有计划地专门建立前瞻性的供分期研究的数据库来弥补了。

(二)UICC 第 7 版 IASLC2009 具体内容

1.UICC 第 7 版 IASLC2009 的修订要点　　UICC 第 7 版 IASIC 2009 的修订内容概括如表 4-6-1 所示。在 T 分期的统计分析中,通过 T 分组后分析生存率发现,肿瘤大小的分割点的最佳位置分别为 2cm、3cm、5cm 和 7cm,仍以 3cm 分割 T_1 和 T_2 期,但把 T_1 再分为 T≤2cm 为 T_{1a},2cm<T≤3cm 为 T_{1b};T_2 组再分为 3cm<T≤5cm 为 T_{2a}。5cm<T≤7cm 为 T_{2b};T>7cm 原初步定为 T_2,但分析发现其生存率与其他 T_2 组之间有显著性差异,与 T_3 反无明显差别,修订为 T_3。根据预后的相似性,原发灶同叶的单个或多个的卫星灶组由原 T_4 修订为 T_3;原发灶同侧不同叶的单发或多发病灶由 M_1 修订为 T_4;胸膜播散(包括恶性胸膜积液、恶性心包积液、胸膜转移结节)由 T_4 修订为 M_1。

在 N 分期的统计分析中,通过 N 分组分析生存率发现,受累淋巴结的解剖位置影响较小,肿瘤负荷比淋巴结解剖位置更对生存率有影响,提示应把 N 分期分为 N_{1a}(单一 N_1 期淋巴结)、N_{1b}(多个 N_1 期淋巴结)、N_{2a}(单-N_2 期淋巴结)或 N_{2b}(多个 N_2 期淋巴结),并应把各个 N 分期和各个 T 分期逐一组合进行统计分析(如 T_1N_{1a}、T_1N_{1b} 等),可惜因每一组合的例数太少未能得到可靠的统计学结论,故本次修订仍不能把淋巴结进行亚分期。鉴于不论是临床分期还是病理分期,都进一步证明了生存期在原分期标准的不同 N 分期中有显著差异,故在第 7 版中保留原分期标准。

在 M 分期的统计分析中发现,尽管对侧肺结节的预后较胸膜侵犯明显要好,但两者预后意义的相似性仍远较 T_4 组更近,且均与远处转移的 M_1 组有显著差异。故本版本修改了 1997 年版的 M 分期,把胸膜侵犯由 T_4 修订为 M_{1a},对侧肺转移亦为 M_{1a},远处胸腔外转移定为 M_{1b}。

表 4-6-1　第 6 版和第 7 版中的 T 和 M 分期及 TNM 组合

第 6 版 T/M 分期	第 7 版 T/M 分期	N_0	N_1	N_2	N_3
T_1(≤2cm)	T_{1a}	ⅠA	ⅡA	ⅢA	ⅢB
T_1(2cm<T≤3cm)	T_{1b}	ⅡA	ⅡA	ⅢA	ⅢB
T_2(3cm<T<5cm)	T_{2a}	ⅠB	ⅡA$^{\triangle}$	ⅢA	ⅢB
T_2(5cm<T≤7cm)	T_{2b}	ⅡA$^{\triangle}$	ⅡB	ⅢA	ⅢB

续表

第 6 版 T/M 分期	第 7 版 T/M 分期	N₀	N₁	N₂	N₃
T_2（>7CIT_1）	T_3	ⅡB△	ⅢA△	ⅢA	ⅢB
T_3 浸润周围结构	ⅡB	ⅢA	ⅢA	ⅢB	
T_4（同叶肺结节）	ⅡB△	ⅢA△	ⅢA△	ⅢB	
L（侵犯周围器官组织）	T_4	ⅢA△	ⅢA△	ⅢB	ⅢB
M_1（同侧不同叶转移）	ⅢA△	ⅢA△	ⅢB△	ⅢB△	
T_4（胸膜播散）	M_{1a}	Ⅳ△	Ⅳ△	Ⅳ△	Ⅳ△
M_1（对侧肺转移）	Ⅳ	Ⅳ	Ⅳ	Ⅳ	
M_1（远处转移）	M_{1b}	Ⅳ	Ⅳ	Ⅳ	Ⅳ

△,是第 6 版中被修订的部分

（二）UICC 第 7 版 IASLC2009 的内容

UICC 第 7 版 IASLC2009 于 2010 年 1 月 1 日开始使用,具体内容如下。

1.非小细胞肺癌　　肺癌 TNM 分期中 T、N、M 的定义。

（1）原发肿瘤（T）

Tx:原发肿瘤不能评估,或痰、支气管冲洗液找到癌细胞但影像学或支气管镜没有可见的肿瘤。

T_0:没有原发肿瘤的证据。

T_{is}:原位癌。

T_1:肿瘤最大径≤3cm,周围被肺或脏胸膜所包绕,支气管镜下肿瘤侵犯没有超出叶支气管（即没有累及主支气管）。

T_{1a}:肿瘤最大径≤2cm。

T_{1b}:肿瘤最大径>2cm 且≤3cm。

T_2:肿瘤大小或范围符合以下任何一项:肿瘤最大径>3cm;但不超过 7cm;累及主支气管,但距隆凸≥2cm;累及脏胸膜;扩展到肺门的肺不张或阻塞性肺炎,但不累及全肺。

T_{2a}:肿瘤最大径≤5cm,且符合以下任何一点:肿瘤最大径>3cm;累及主支气管,但距隆凸≥2cm;累及脏胸膜;扩展到肺门的肺不张或阻塞性肺炎,但不累及全肺。

T_2h:肿瘤最大径>5cm 且≤7cm。

T_3:任何大小的肿瘤已直接侵犯了下述结构之一者:胸壁（包括肺上沟瘤）、膈肌、纵隔胸膜、心包;或肿瘤位于距隆凸 2cm 以内的主支气管,但尚未累及隆凸;或全肺的肺不张或阻塞性肺炎。肿瘤最大径>7cm;与原发灶同叶的单个或多个的卫星灶。

T_4:任何大小的肿瘤已直接侵犯了下述结构之一者:纵隔、心脏、大血管、气管、食管、喉返神经、椎体、隆凸;或与原发灶同侧不同叶的单发或多发病灶。

（2）区域淋巴结（N）

Nx:区域淋巴结不能评估。

N_0:无区域淋巴结转移。

N_1:转移至同侧支气管旁淋巴结和（或）同侧肺门淋巴结和肺内淋巴结,包括原发肿瘤直接侵犯。

N_2:转移至同侧纵隔和（或）隆凸下淋巴结。

N_3:转移至对侧纵隔、对侧肺门淋巴结、同侧或对侧斜角肌或锁骨上淋巴结。

（3）远处转移（M）

M_x:远处转移不能评估。

M_0:无远处转移。

M_1:有远处转移。

M_{1a}:胸膜播散（包括恶性胸膜积液、恶性心包积液、胸膜转移结节）;对侧肺叶的转移性结节。

M_{1b}:胸腔外远处转移。

大部分肺癌患者的胸腔积液（或心包积液）是由肿瘤所引起的。但如果胸腔积液（或心包积液）的多次细胞学检查未能找到癌细胞,胸腔积液（或心包积液）又是非血性或非渗出性的,临床判断该胸腔积液（或心包积液）与肿瘤无关,这种类型的胸腔积液（或心包积液）不影响分期。

2.肺癌 IASLC2009 TNM 分期如下

分期:TNM

隐形肺癌:T_x,N_0,M_0

0:T_1s,N_0,M_0

ⅠA:T_{1a}/b,N_0,M_0

ⅠB:T_{2a},N_0,M_0

ⅡA:T_{1a}/b,N_1,M_0

　　　T_{2a},N_1,M_0

　　　T_{2b},N_0,M_0

ⅡB　T_{2b},N_1,M_0

　　　T_3,N_0,M_0

ⅢA:$_{1a/b}$,N_2,M_0

　　　$T_{2a/b}$,N_2,M_0

　　　T_3,N_1,M_0

　　　T_3,N_2,M_0

　　　T_4,N_0,M_0

　　　T_4,N_1,M_0

ⅢB:T_4,N_2,M_0

　　　任何 T,N_3,M_0

Ⅳ　　任何 T,任何 N,$M_{1a/b}$

(三)小细胞肺癌

小细胞肺癌分期:对于接受非手术的患者采用 LD 和 ED 分期方法,对于接受外科手术的患者采用第 7 版 IASLC2009 分期标准。三、UICC 第 7 版 IASLC2009 的 T 分期

若单独考虑 T 因素与手术的关系,循证医学的证据把能切除的指征定为 UICC 第 6 版的 T_3 以内,而把部分 T_4（不包括胸腔积液）列为有切除可能或者在新辅助治疗后能切除,因而 T_3、T_4 的区分对手术的可能性及手术时机的选择尤为重要,另一方面目前 T_1 或 $T_2N_0M_0$ 的病例经手术切除后,也仅有 50% 的患者能获得长期生存。考虑到患者术后辅助治疗的受益程度,目前循证医学的证据认为 TA 期的患者从辅助化疗中受益不大,不建议辅助化疗,然而ⅠA 期的患者根治手术后的 5 年生存期也仅在 70% 左右,其中确有一部分患者术后出现了转移,肿瘤细胞的生物学特性不同固然是一个重要原因,但不得不考虑 TA 期的肿

瘤大小跨度为 0～3cm，是否导致 I A 期过于笼统，如能再进一步划分肿瘤大小，分析各组间的生存率差别，可望从分期的角度筛选出 TA 期中的高危患者进入辅助治疗组；完全切除的 TB 期患者，不推荐常规应用术后辅助化疗，可选择观察，也可对"高危人群"给予辅助化疗，包括肿瘤＞4cm、低分化、脉管癌栓、脏胸膜受累、肿瘤切缘阳性、Nx 等，可见同一分期中的肿瘤大小不同影响着治疗方法的选择。基于以上考虑，UICC 第 7 版 IASLC2009 中的 T 分期在对数据库背景资料进行大量分析后进行了修订。

1.UICC 第 7 版 IASLC2009 中 T 分期的数据库背景资料   在总共 100869 例患者中，18018 例满足了 T 分期数据库的初步要求：①NSCLC；②M_0；③有完整的 cTNM 或 pTNM 分期；④T 分期资料描述详细。在 M 分期研究小组的建议下，180 例出现与原发灶不同叶的单发或多发病灶的患者，即原 M_1 患者，因生存情况明显有别于其他因素 M_1 患者，反而和 T_4 组的患者预后相似，故纳入 T 分期数据库中，总数增为 18198 例。患者分布于四大洲，即欧洲、北美、亚洲和澳大利亚。

2.UICC 第 7 版 IASLC2009 中 T 分期的统计分析结果   肿瘤大小是在肿瘤被完整切除后测量所得的数据。在用来分析的 2/3 病例中，2284 例 R0 切除的 pT_1N_0 患者其 10g-rank 统计最高点在 2.0cm；2607 例 R_0 切除的 pT_2N_0 患者其 10g-rank 统计最高点在 7.3cm，次高点在 5.0cm。以上结果与用来验证的另 1/3R0 切除的患者配对分析，后者包括 pT_1N_0 和 pT_2N_0 共 2589 例，两部分数据分析结果一致。在所有 R0 切除的 $pT_{1～2}N_0$ 患者中，按肿瘤大小划分为 5 组患者，其中位生存期和 5 年生存率，相邻组之间的生存率统计均有显著差异。在所有 cT_1～$2N_0$ 患者中按肿瘤大小划分为 5 组，肿瘤最小的两组中位生存期未见明显差异（68 个月和 52 个月），其余邻近两组间仍有差别。T＞7cm 原定为 T_{2c}，但分析发现其生存率与其他 T_2 组之间有显著性差异，与 T_3 反而无明显差别。分析还发现与原发灶同叶的单个或多个的卫星灶组（原 T_4），其预后明显好于 UICC6 中 T_4 其他因素组，反而与 T_3 组相似。原发灶不同叶的单发或多发病灶组（原 UICC6 中 M_1），其预后明显好于 M_1 其他因素组，反而与 T_4 组相似，对病理分期和临床分期的分析均有类似结论。胸膜播散原被归于 T_4 仅是因为分类学原则，即默认原发灶同侧胸腔的病灶以 T 来分期，除非是原发灶同侧不同叶的结节，但此次修订发现胸膜播散的病人预后明显差于其他 T_4 组。

总之，通过按肿瘤大小分组后分析生存率发现，肿瘤大小的分割点的最佳位置分别为 2cm、3cm、5cm 和 7cm。仍以 3cm 分割 T_1 和 T_2 期，但把 T_1 再分为 T≤2cm 为 T_{is}，2cm＜T≤3cm 为 T_{1b}；T_2 组再分为 3cm＜T≤5cm 为 T_{2a}，5cm＜T≤7cm 为 T_{2b}；T＞7cm 原初步定为 T_{2c}，但分析发现其生存率和其他 T_2 组之间有显著性差异，与 T_3 反而无明显差别，故修订为 T_3。根据预后的相似性，原发灶同叶的单个或多个的卫星灶组由原 T_4 修订为 T_3；原发灶同侧不同叶的单发或多发病灶由 M_1 修订为 T_4；胸膜播散（包括恶性胸膜积液、恶性心包积液、胸膜转移结节）由 T_4 修订为 M_1。

四、UICC 第 7 版 IASLC2009 的 N 分期

对尚未发生血行转移的肺癌患者来说，淋巴结转移程度的认定，对患者手术、放疗和全身治疗的可行性和各种治疗方法先后时机的选择是尤为重要的。简单来说，单纯考虑 N 分期和根治性手术的可行性，N_2 期以内的淋巴结转移可以切除，N_3 淋巴结转移中部分直接有根治性手术机会，部分在新辅助治疗（化疗、放疗）后再评估，可能获得二次手术机会。局部晚期肺癌指肺癌伴有纵隔淋巴结 N_2 转移或侵犯纵隔重要脏器的结构（T_4）或有锁骨上淋巴结转移的 N_3 患者，分期为Ⅲ期，这组患者在肺癌的治疗中最为复杂，治疗方案最多。即使是 N_2 期患者，根治性手术患者的 1 年和 5 年生存率也不理想，仅分别为 55％ 和 16％，对 N 分期进行细分或许可有助于筛选出受益人群。已有循证医学证据证明新辅助治疗的意义不仅在于使局部晚期患者通过新辅助化疗后降期使一部分患者获得手术机会，更在于新辅助治疗可减少术后的复发转移

概率。但遗憾的是,UICC 第 7 版 IASLC2009 中最终仍然未能对 N 分期进行修订。

1.肺癌 N 分期的历史　20 世纪 50 年代早期 Cahan 首先描述了根治性纵隔淋巴结清扫术,在手术之前尽量准确地评价淋巴结转移的理念才逐渐被人接受,行纵隔镜、影像学检查(如 CT 和 PET-CT)也因此成为肺癌临床分期的标准程序。在对淋巴结的认定上,日本 Naruke 淋巴结图和美国胸部协会认定的 Mountain-Dresler(MDATS)淋巴结修订图得到最多的认可。一般 N_2 或 N_3 期淋巴结标记为一位数 1～9 组,N_1 期淋巴结标记为两位数 10～14 组。两个淋巴结图的区别见表 93。

1973 年,国际肺癌分期系统 UICC 第 1 版对 N 进行了分期,规定:①N_0,无区域淋巴结转移;②N_1,转移至同侧支气管旁淋巴结和(或)同侧肺门淋巴结和肺内淋巴结;③N_2,转移至同侧纵隔淋巴结;④N_3,转移至对侧纵隔或锁骨上淋巴结。此后虽觉得此分期过于笼统,但在其后的各版修订中限于当时数据库数据有限,仍未能提出修改意见,使用沿用至今。

2.UICC 第 7 版 IASLC2009 中 N 分期的数据库背景资料　临床分期为 cM_0 的病例有 cN 分期,其中 28371 例手术治疗的患者有 pN 记载。

12147 个数据库记载了各组淋巴结的结果,记录内容为阳性、阴性、未做。2876 例在无新辅助治疗的情况下达到了 R。切除并记载了 2、4 至 9 组淋巴结的情况,仅有 1 个数据库未包括 11 和 12 组淋巴结的情况,大多数数据库有锁骨上淋巴结和 1、13、14 组淋巴结的资料,50% 数据库有 3 组淋巴结的描述。病例分布如下:1721 例来自日本(60%),701 例来自欧洲(24%),380 例来自北美(13.2%),74 例来自澳大利亚或中国台湾(2.6%)。

来自日本的病例是按日本肺癌协会官方认定的日本 Naruke 淋巴结图标记淋巴结情况,其余的是按美国胸部协会认定的 Mountain-Dresler(MDATS)淋巴结修订图来标记淋巴结情况的。

3.UICC 第 7 版 IASLC2009 中 N 分期的统计分析结果　38625 例 cM_0(任何 T)患者的生存期在不同 cN 分期中有显著差异,进一步分析,这些差异主要出现在接受手术治疗的患者中。未接受手术的 15451 例 cM_0 患者中位生存期和 5 年生存率在 N_0 期为 13 个月和 9%,在 N_3 期为 9 个月和 5%,两者无显著差异。

28371 例 cM_0(任何 T)患者接受了手术治疗,生存率在不同 pN 分期中有显著差异。cN 分期和相应的 pN 分期比较,pN_0 生存率更好,pN_3 生存率更差。

分析原发灶部位和淋巴结转移的关系时发现,右肺中叶是最少见的原发灶所在部位。2538 例 pN_1 期和 pN_2 期患者中,肺上叶原发灶(n=1385,56%)较下叶稍微多见。肺上叶的原发灶出现淋巴结转移(N_1,n=551,53%;N_2,59%)的频率更高。仅出现 1 组 N_2 淋巴结转移时,右上叶的原发灶最易出现上纵隔 4R 组淋巴结转移(191/280,68%),左上叶者累及 AP 区 516 组淋巴结(195^{125}I,78%),中下叶者转移到隆凸下 7 组淋巴结(228/353,65%),这与以往的报道是一致的。

分析 pN_1 和 pN_2 的受累程度与生存率的关系时发现,在评价生存率是否受淋巴结的解剖部位影响时,分析的 522 例 N_1 期患者中,把支气管周 12～14 组和叶内 11 组及肺门 10 组淋巴结比较,未发现有显著性差异。这与以往报道的所谓叶内 11 组及肺门 10 组淋巴结转移患者预后较差不太一致。

为了整合 Naruke 和 MDATS 淋巴结图的差异以获得更多患者进入统计,N 分期修订小组把淋巴结按解剖分区进行生存率比较,上区包括 1～4 组,主肺动脉区(AP)包括 5～6 组,隆凸下区包括 7 组,下区包括 8～9 组,肺门区包括 $10N_1$ 组,周围区包括 12～14 组,仅发现右肺肿瘤有隆凸上下淋巴结转移时较周围区者有生存差异。不同部位的单 N_2 期淋巴结转移没有显著差异。

淋巴结跳跃式转移即无 pN_1 的 pN_2,最常出现于肺上叶肿瘤,其中左上叶肿瘤无 N_1 的 AP 区淋巴结转移组生存率较好,右肺上叶肿瘤有或无 N_1 转移对支气管旁淋巴结转移组的生存率未有影响。

从淋巴结转移这一单因素分析来看,淋巴结区转移数目对生存期的影响是除淋巴结转移位置外值得注意的一方面,结果显示单-N_1期淋巴结转移、多个N_1期淋巴结转移、单一N_2期淋巴结转移或多个N_2期淋巴结转移组的生存有显著性差异(彩图9-9),提示肿瘤负荷比淋巴结解剖位置更对生存率有影响。这个结果提示应把N分期分为N_{1a}(单N_1期淋巴)、N_{1b}(多个N_1期淋巴)、N_{2a}(单-N_2期淋巴)或N_{2b}(多个N_2期淋巴),为了验证这样细分是否合适,N分期修订小组把各个N分期和各个T分期逐一组合进行统计分析(如T_1N_1、T_1N_{1b}等),但因每一组合的例数太少未能得到可靠的统计学结论,故本次分期修订仍不能把淋巴结进行亚分期。鉴于不论是临床分期还是病理分期,都进一步证明了生存期在现有的不同N分期中有显著差异,故在第7版中保留原分期标准。

五、UICC 第 7 版 IASLC2009 的 M 分期

如前所述,准确临床分期对患者治疗原则的制订非常重要,远处转移的认定,更直接决定了一个患者是有机会接受长期生存/治愈性治疗还是姑息性治疗。NSCLC的治愈大多是以根治性手术为前提的,不同cT、不同cN之间的生存率差异主要出现在接受手术治疗的患者中。例如未接受手术的15451例cM_0患者中位生存期和5年生存率在N_0期为13个月和9%,在N_3期为9个月和5%,无显著差异,接受手术者分别为40个月和42%,8个月和7%,差别明显。一个患者一旦定为M,意味着不能行根治性手术,也即意味着治愈的可能性极小。

另一方面,笔者在临床中有所体会,UICC6中未定为M的患者,如胸膜播散患者,即使勉强行根治性手术,也未取得应有的好结果,这再一次验证了M分期的准确评估非常关键。UICC第7版IASLC2009中M分期的内容做了部分修订。

1.UICC第7版IASLC2009中M分期的数据库背景资料 5592例临床分期为T_4和M_1的病例在初次筛选后进入统计,后又有1004例在二次分析中按分期就低不就高的原则进入统计。患者数量是以往分期修订时的4倍。病例的来源按地域划分,欧洲52%,北美34%,亚洲11%,澳洲3%,其中亚洲全为手术病例,在剔除临床分期资料不全的病例后降至4%。

2.UICC第7版IASLC2009中M分期的结果 胸膜播散(恶性胸腔积液、心包积液或胸膜结节)较其他cT_4M_0(任何N)患者中位生存期明显缩短,而且随生存时间延长生存率的差异更明显,5年生存率分别为2%和30%,病理证实的胸膜转移5年生存率略好些,为20%,胸膜播散组的生存率和对侧肺内结节组反无明显差异,与胸腔外转移组有明显差异,因而在新分期中把恶性胸腔积液由T_4升至M_{1a}。

对侧肺内结节是由影像学发现的,定为M后一般不进行手术,无法得到病理证实,故这个M_1亚组是临床分期。本组中位生存期10个月,1年生存率45%,5年生存率3%。现有资料未能进一步分析对侧肺单个结节和多个结节之间的生存率差别。尽管对侧肺结节的预后较胸膜侵犯明显要好,但两者预后意义的相似性仍远较T_4组更近,且均与远处转移的M_1组有显著差异。故本版修改了1997年版的M分期,把胸膜侵犯由T_4修订为M_{1a},对侧肺转移亦为M_{1a},远处胸腔外转移定为M_{1b}。

目前不清楚为何对侧肺转移(M_{1a})与肺以外的转移(M_{1b})有明显差别。遗憾的是,现有数据无法把对侧肺转移分为单结节组和多结节组,对于单结节,总是有一个问题悬而未决,即它是转移灶还是多原发灶,最终答案有重要意义,可能可以解释两者的差别,印一部分患者可按第二原发肿瘤进行手术,从而改善M_{1b}患者预后。鉴于此,临床医生在对待对侧肺单结节转移患者时,要始终抱着"怀疑有益"原则,不要随便把对侧肺转移按播散性疾病给予全身治疗,而要考虑到是否为第二原发肿瘤,有无可能是均在根治性治疗范围内的双原发疾病。随着经皮肺穿刺活检技术的广泛应用,部分患者已能得到多部位穿刺的组织病理学诊断,相信在不远的将来会有统计分析数据帮助解答目前存在的疑问。

六、UICC 第 7 版 IASLC2009 的 TNM 分期

对肿瘤患者来说,正确治疗的第一步是明确的病理诊断,第二步就是准确的临床分期了。通过准确的临床分期,可以选择出有根治性可能的患者,施以合理安排的、足够强度的综合治疗以求达到长期生存/治愈,也可以筛选出无根治性可能的患者,避免过度的、强烈的治疗及由此带来的生活质量的下降。一般来说,肺癌术后的 5 年生存率的高低依赖于准确的临床分期及根据分期施行的手术的彻底性,不完全的切除不能达到肺癌根治的效果,仅有经过严格评估的小部分晚期患者能从手术中受益,因而区分有手术可能的局部晚期和不能手术的远处转移的晚期肺癌尤为重要;另一方面,术后辅助治疗也依赖于准确的临床分期,淋巴结转移阴性的 IB 期 NSCLC 在根治术后行辅助化疗的价值存在争议,不同的临床试验和临床数据有不同的结论,可能与巨块原发灶病例占比例多少的差异有一定关系,也即 T>3cm 均归为 T_2 期的跨度确实有点过大。再一方面,NSCLC 患者中约 35% 在诊断时表现为 Ⅲ 期(Ⅲ A 和 Ⅲ B),即所谓的局部晚期,这是一个预后异质性很强的群体,需要的治疗方式可能完全不同,有的可以直接手术,有的应该术前化疗或术前放化疗,有的只能做放疗和化疗等非手术治疗,在临床上区分出这几个亚组的意义显而易见,再一次凸显准确分期是关键。

T、N、M 各分期因子的修订必然要带来 TNM 分期的调整,由此也带来治疗策略的调整,如同侧不同叶的结节由 M 修订为 T_4,$T_4 N_0 M_0$ 和 $T_4 N_1 M_0$ 病例分期为 Ⅲ A,意味着这一部分患者由不可手术的、不可治愈的分组调整到可手术的、可治愈的分组。临床医生需要适应这一修订,并在临床实践中验证这一修订的准确性。

本次修订在前述对 T、N、M 分别修订的基础上,病例按最佳分期(即病理分期优于临床分期),按照建议中的 T、N、M 分期,采用 Logrank 统计利用递归分区和合并分析生成了生存率的树型模型。在此基础上把相近组组合成了几个新的组合,结合进一步统计分析及临床实践经验形成最终 TNM 分期(表 4-6-2)。

表 4-6-2　T/M 和 N 生存率树上的终止节点,按 HR 排序

终止节点	样本多少	HR
$T_{1a} N$	0.1373	1.00
$T_{1b} N_0$	1257	1.28
$T_{2a} N_0$	2346	1.80
$T_{2b} N_0$	673	2.44
$T_{1ab \sim 2ab} N_1$	1460	2.72
$T_3 N_0$	2466	3.67
$T_{1 \sim 2a} N_2$	1253	3.67
$T_3 N_1$	1066	4.48
$T_4 N_0$	1354	5.47
$T_{2b} N_2$	250	5.47
$T_3 N_2$	2006	6.69
$M_{1a} (N_{0 \sim 1})$	301	7.39
$T_4 N_2$	239	7.39

续表

终止节点	样本多少	HR
$M_{1a}(N_2)$	212	9.97
$T_1 \sim M_{1a}N_3$	630	9.97
$M_{1b}(N_{0\sim1})$	553	13.46
$M_{1b}(N_{2\sim3})$	1287	16.44 .

进一步给出了第 6 版和第 7 版按 TNM 分期的生存率比较。可以看出,不论是临床分期还是病理分期,按第 6 版分期产生的 TB 和 ⅡA 两条线之间的交叉重叠在第 7 版中被很好地区分开来,同样情况也可见于按临床分期的 ⅡA 和 ⅡB。

七、UICC 第 7 版 IASLC2009 的 SCLC 分期

SCLC 仅占肺癌的 15%～20%,而且在大多数国家男性中的发病率在下降,女性反而上升。因为放化疗技术的发展及 SCLC 对放化疗的高度敏感性,20 世纪 70～90 年代其中位生存期和 5 年生存率都有了很大改善,但从那以后无论是局限期还是广泛期,治疗效果似乎都进入了平台期。

第 1 版 SCLC 分期是由退伍军人医院肺癌研究组(VALG)于 20 世纪 50 年代制订的,把 SCLC 简单地分为局限期(LD)和广泛期(ED)。LD 指肿瘤局限于一侧胸腔,包括局部侵犯胸壁和纵隔结构,以及同侧不同叶的病变及锁骨上淋巴结转移的存在,前提是能按原发灶被一个放射野囊括。ED 指超出此范围的病变。

30 年后即 1989 年,IASLC 才对此分期系统做了第一次修改,把 LD 修订为病变局限于一侧胸腔伴有区域淋巴结转移,后者包括肺门、同侧和对侧纵隔、同侧和对侧锁骨上淋巴结,但不能有明显上腔静脉压迫、声带麻痹和胸腔积液。

因为 SCLC 具有早期即出现淋巴结转移和远处播散的特点,2/3 的病例在初诊时已有血行转移,剩余的 1/3 中,大多数已有淋巴结的广泛转移,即使无淋巴结和血行转移的早期病例,原发灶能完全手术切除,也常出现复发和转移,不易达到根治,而 TNM 分期更适于手术为主的治疗,故 SCLC 采用 TNM 分期的很少,仅用在考虑手术治疗的患者中。按 LD 和 ED 分期更适用于大多数 SCLC 患者,然而对于接受放疗的 LD 病人,从尽量减少局部复发的角度,放射野的划定似乎需要精确的淋巴结分区,也即按 TNM 来分期,因为原来按照 LD 期的概念,放射野要包括原发灶和所有引流区淋巴结,而如此大范围的照射野,放疗剂量只能达到姑息量,这造成了原发灶的高复发率,为了弥补这个缺陷,现行放疗仅照射肿瘤床和受累淋巴结,放疗剂量达到根治量。

1.UICC 第 7 版 IASLC2009 中 SCLC 分期的数据库背景资料　总体数据库同 NSCLC,SCI-C 总例数为 12620 例,套用 NSCI。C 分期系统后,8088 例可进行 TNM 分期的病例进入统计,在 3430 例 cM_0 中,343 例有病理分期;4530 例为 cM_1。地区分布为欧洲 56%、北美 35%、亚洲 3%、澳洲 6%。

2.UICC 第 7 版 IASLC2009 中 SCLC 分期的统计分析结果　若按 T 分期为主线进行分析,其中的 M_0 病例随着 T 的增加,其 1 年和 5 年生存率逐渐下降,相邻期之间均有显著差异,其中 T_1 期的生存率明显好于其他 T 分期。若按 N 分期为主线进行分析,在 M_0 病例中,随着 N 的增加,其 1 年和 5 年生存率逐渐下降,而 N_0 和 N_1 期的生存率明显好于其他 N 分期,N_0 和 N_1 期之间没有显著差别,在 N_3 中,因为资料的

不充分,未能对比对侧纵隔的 N_3 和锁骨上淋巴结转移的 N_3 生存率有无差别。按 TNM 分期为主线进行分析后,随着 TNM 分期增加,生存率下降,但ⅡA 期(仅有 8 例)和 TB 期例外。对于胸腔积液,LD 期伴有胸腔积液的患者(145 例)其生存率介于 LD 期不伴有胸腔积液的患者(1113 例)和 ED 期(4500 例)患者之间,因病例样本不够,未能对比细胞学阳性和阴性组之间的差别。

　　总之,UICC 第 7 版 IASLC2009 对 SCLC 的 TNM 分期标准仅对于接受外科手术的 $T_1N_0M_0$ 患者采用更为合适。准确的 TNM 分期改变不了绝大多数 SCI-C 的治疗策略,其价值似乎仅体现在一部分 LD 病人中,即用来判断锁骨上淋巴结是否应包括在放射野中。

(蔡华荣)

第七节　肺癌的放射治疗

一、早期非小细胞肺癌的放射治疗

(一)常规剂量分割放射治疗

　　在非小细胞肺癌(NSCLC)中,有 20％～30％为早期肺癌(Ⅰ、Ⅱ期),术后 5 年生存率Ⅰ期约为 55％,Ⅱ期约为 33％。但是此类患者中有一部分采用非手术治疗,其原因:一是由于严重的内科并发症,多为心肺方面的,可能造成围术期的高风险;二是因为高龄,心肺功能储备不足;三是由于部分患者拒绝手术。对于上述不能手术的患者,放射治疗提供了更多治疗的机会。2001 年 Rowell 和 Williams 等对研究 26 组共2003 例Ⅰ/Ⅱ期 NSCI,C 根治性放射治疗的结果进行了系统评估,生存率 2 年为 3396～72％,3 年为 17％～55％,5 年为 26％～42％。肿瘤特异生存率,2 年为 54％～93％,3 年为 22％～56％,5 年为 13％～39％;完全缓解率(CR)为 33％～61％;局部失败率为 6％～70％。该结果显示肿瘤缓解率和生存率与肿瘤大小和照射剂量有关。尽管随着放射治疗技术的改进,早期 NSCLC 的疗效有了一定的提高,但是,放射治疗的总剂量、靶区范围、分割剂量等问题尚未根本解决。

　　最近 20 年报道的早期 NSCLC 放射治疗的结果,虽然不同的报道在治疗方法、放疗剂量、入选条件方面有所不同,总体结果显示,Ⅰ期和Ⅱ期病例的 5 年生存率分别为 30％和 25％。

(二)放疗总剂量

　　对 NSCLC 的放射治疗剂量方面的研究,认为高剂量放疗能得到较好的疗效。有学者研究认为对于Ⅰ期 NSCLC,剂量≥65Gy 有更好的总生存率。Bradley 等利用三维适形技术,研究了 56 例Ⅰ期 NSCLC,常规分割方式,单因素和多因素分析均显示剂量≥70Gy 有较高的生存率。由于研究的分割剂量、总剂量、分割方式,治疗时间都有所不同,所以 Cheung 等的研究结果更有说服力。他们应用生物等效剂量(BED)比较了 6 组研究例数＞30 的早期 NSCLC 的局部控制率与 BED 的关系,结果显示 BED 和局部控制率呈正相关。

　　因此,尽管剂量上尚存争议,但大多数肿瘤学家推荐常规分割照射时,照射剂量应不低于 60Gy。以治愈为目的的治疗,在常规剂量分割条件下,照射剂量应＞65～70Gy,或在改变分割时给予相对应的生物等效剂量。利用三维适形放射治疗,在组织充分保护的情况下,剂量递增的实验还在进行。RTOG9311 的初步结果显示,利用三维适形放射治疗,最大耐受剂量可达到 90.3Gy。

（三）靶区范围

临床纵隔淋巴结未受侵的早期 NSCLC 的放疗中，靶区范围的关键是是否给予纵隔淋巴结预防性照射（ENI），这是临床上尚未解决的问题。

首先，做 ENI 一直是肺癌常规治疗范围的一部分，在没有资料证明淋巴结区照射无效的情况下，临床应用中总是遵循经验的方法。另一方面，文献报道肺癌淋巴结转移率较高，这也是 ENI 的重要原因。Suzuki 研究了 389 例临床分期为 TA 的 NSCLC，患者已行肺大部切除及纵隔淋巴结清扫术，术后病理检查示淋巴结转移高达 23%，若肿瘤>2cm 或中至低分化或有胸膜侵犯，则淋巴结阳性的概率更高，这也是传统上给予淋巴结预防照射的依据。

其次，不做 ENI，虽然在肺癌的常规放射治疗中，纵隔、同侧肺门淋巴结区域一直作为放射治疗的范围，但这种治疗的临床效果和价值没有文献报道：①因为放射治疗后 X 线片及 CT 上的改变，难以区分纤维化和复发；②放射治疗后原发病灶控制率低，医师不注重评价淋巴结的情况。另外，有学者认为纵隔淋巴结对放射治疗反应要比原发灶好。临床上不注意报道淋巴结的治疗结果，非手术肺癌放射治疗后失败原因分析时多数报道只关注了局部复发或区域复发。因此，在以往的临床资料中，很难评价肺癌选择性淋巴结照射意义。由于 ENI 临床价值的不确定性，在肺癌放射治疗时不做 ENI，在正常组织耐受剂量范围内更容易实现提高靶区照射剂量，可以减少肺的损伤，另外还可以观察 ENI 的作用。

很多文献研究了早期 NSCLC 的失败模式，试图从失败模式上说明不做 ENI 的合理性。研究表明，早期 NSCLC 根治性放射治疗后的失败原因在局部，文献报道仅有局部复发者为 11%～55%，总的局部失败率[包括局部复发合并区域复发和（或）远处转移]最高为 75%。单独区域失败仅有 0%～7%，总的区域失败率最高 15%。单独远处转移 3%～33%，总的远处失败率最高 36%。在 Cheung 的研究中，近 50% 的首次复发为单纯局部复发，单独区域复发仅占 6.6%。Jeremic 研究了 49 例 Ⅰ 期的 NSCLC，每次 1.2Gy，每天 2 次，总量 69.6Gy，不做化疗和免疫治疗，也不做纵隔淋巴结的预防照射，无 1 例单独区域复发。所以，从以上的失败模式分析，局部控制仍是 NSCLC 治疗的难题，单独区域失败率很低，故 ENI 可不做。

再就是选择性 ENI，Sawyer 等分析了 346 例临床 Ⅰ、Ⅱ 期的 NSCLC 手术患者，他们按气管镜发现的肿瘤大小、病理分级把患者分为低危组、低中危组、中高危组和高危组。研究发现，N_1/N_2 淋巴结和（或）局部、区域复发的概率 4 个组分别为 15.6%、35.2%、41.7% 和 68.2%（表 4-7-1）。

表 4-7-1 N_1/N_2 和（或）局部、区域复发的危险分组

$N_1/N_2/LRR$ 相对危险	危险因素	$N_1/N_2 LRR$ 发生率（%）
低危（32 例）	气管镜阴性，肿瘤 1～2 级	15.6
低中危（227 例）	气管镜阴性，肿瘤 3～4 级	35.2
中高危（22 例）	气管镜阴性，肿瘤≤3cm	41.7
高倍（44 例）	气管镜阳性，肿瘤>3cm	68.2

在临床放疗实践中，靶区的选择范围不是对所有病例都一成不变的，要结合患者的具体情况，体现治疗的个体化。因为，在判断是否采取 ENI 时，应根据具体病例淋巴结转移可能性的高低，还要考虑患者的情况，包括一般状况、肺功能、年龄等。综合上述因素，评估何种治疗方案患者可能获得最大的益处，从而决定治疗的选择。近年来 PET 在肺癌临床分期中的应用，提高了肺癌区域淋巴结转移和远处转移的诊断敏感性，对早期肺癌临床放疗中精确地确定靶区范围具有重要的参考价值。

（四）分割剂量的选择

100多年来的临床实践证明，分割放射治疗是行之有效的放射治疗基本原则。对放射治疗的时间、剂量分割等因素的合理调整，可提高晚反应组织的耐受量，增加肿瘤的放射生物效应，是放射治疗研究的一个重要方面。根据放射生物学近年的观点，在改变放射治疗分割方案的时候应该考虑以下因素。①分次剂量：晚反应组织损伤与分割剂量的大小密切关系，因此降低每次照射剂量就会提高晚反应组织对于放射线的耐受性。相反，增大每次照射剂量而总的治疗剂量不变就可能产生严重的后期并发症。②照射间隔时间：应使得靶区内晚反应组织在照射间隔的时间内完成亚致死性损伤的修复，以避免严重的并发症。一般认为两次照射的间隔时间至少6h，才可使得94％的细胞损伤得到修复。③总的治疗时间：虽然延长总的治疗时间可以减轻正常组织急性反应，但却可能导致肿瘤控制率的降低。对于肿瘤倍增快、放疗后加速再群体化明显的肿瘤，为了克服肿瘤干细胞的增殖，放射治疗必须在尽可能短的时间内完成。

以下重点介绍早期NSCLC分割的大剂量分割和超分割放射治疗。

1.大剂量分割放射治疗　Slotman报道了31例早期NSCLC，用"邮票野"放射野不包括纵隔和肺门）照射，48Gy/12F（周一至周五，每天照射1次），效果较好，患者的中位生存时间33个月；1、2、3、4、5年的总生存率分别为81％、72％、42％、33％、8％；疾病生存率2年为93％，4年为76％；复发率为19％。加拿大的学者用同样的方法研究了33例早期周围型NSCLC，不作选择性淋巴结区的照射，中位生存时间22.6个月，2年的总生存率、疾病相关生存率和无复发生存率分别为46％、54.1％和40％。复发15例，疗效较Slotman的要差，确切的原因尚未完全明了，可能是病例选择的问题。应用这一方案，假如从同一开始放射治疗，则整个疗程16d可结束，这对于有很多内科并发症、一般情况差的NSCLC来说，无疑是增加了耐受性和依从性，患者能更加方便地完成放射治疗计划，而且效价比更高。此方案比较安全，无治疗相关的死亡，没有3级以上的放射性肺炎，最常见的毒性反应是急性皮炎和皮肤、皮下组织纤维化。

2.超分割放射治疗　在Rowell和Williams对Ⅰ/Ⅱ期NSCLC根治性放射治疗结果进行的系统评估中，随机对照研究显示连续加速超分割照射（CHART54Gy，36次，12d）优于常规分割照射（60Gy，30d），2年生存率分别为37％和24％。

Jeremic等研究了Ⅰ/Ⅱ期NSCLC，每次1.2Gy，每天2次，总量69.6Gy。49例Ⅰ期的NSCLC不做化疗和免疫治疗，也不做纵隔淋巴结的预防照射，中位生存时间33个月，5年生存率30％，5年的无复发生存率为41％。67例Ⅱ期NSCLC的中位生存时间27个月，5年生存率25％，5年局控率44％，然而，同期常规放射治疗（每天1次，每次1.8～2Gy，总量60Gy）中位生存时间19个月，5年生存率只有17％，疗效均低于超分割放射治疗。单因素分析显示超分割放射治疗对于高的KPS评分、疗前体重下降<5％、T_1分期有更好的疗效。

评价一个分割方案的优劣，应该看是否满足下述要求：①提高放疗疗效；②正常组织的放射操作减轻或不超过常规方案；③疗效与常规分割方案相同，但疗程明显缩短，并能提高设备利用率。从上述研究结果看，分割方案的改变在一定程度上提高了NSCLC的疗效，但上述研究多为回顾性分析，有待于未来大宗病例的随机分组研究。

（五）立体定向放射治疗

立体定向放射治疗（SRT）是利用立体定向装置、CT、磁共振和X射线减影等先进影像设备及三维重建技术确定病变和邻近重要器官的准确位置和范围，利用三维治疗计划系统确定X线的线束方向，精确计算出靶区与邻近重要器官间的剂量分布计划，使射线对病变实施"手术"式照射。SRT与常规的外照射相比具有靶区小、单次剂量高、靶区定位和治疗立体定向参数要求特别精确、靶区与周边正常组织之间剂量变化梯度大、射线从三维空间分布汇聚于靶区等特点。

2001 年,日本学者报道了 50 例早期($T_{1\sim2}N_0$)NSCLC 的立体定向放射治疗结果。$50\sim60$Gy,$5\sim10$ 次,$1\sim2$ 周。中位随访 36 个月。3 年总生存率 66%,3 年的肿瘤特异生存率为 88%,29 例可手术的病例,3 年总生存率为 86%。该作者认为 SRT 对早期 NSCLC 是安全有效的治疗方法。2002 年日本学者研究了 23 例单次大剂量照射周围型肺癌的初步结果。结果显示,10 例剂量<30Gy 的患者中有 3 例复发,13 个月的局部无进展率为 63%;剂量>30Gy 的 13 例患者中只有 1 例复发,13 个月的局部无进展率为 88%;1 例患者出现 2 级放射性肺炎。尽管随访时间较短,此结果首次证明,单次>30Gy 的大剂量照射可控制≤40mm 的周围型肺癌。

SRT 为早期 NSCLC 的治疗提供了一种新的治疗手段,初步的临床实验表明,SRT 是安全、可行的。SRT 在降低正常组织受照射剂量的同时增加了肿瘤剂量,提高了局部控制率,缩短了整个治疗时间,改善了生存率,同时还有一些未完全解决的问题,如呼吸运动的控制、靶区的确定、是否需要同时配合化疗等,还需要在今后的工作中不断完善和发展。

适形放射治疗和立体定向放射治疗的临床研究进展显示了放疗在早期 NSCLC 治疗中的应用前景。CheungTMackillop 等对 102 例早期 NSCLC 行局部野照射,照射剂量为 52.SGy,20 次,每天 1 次,4 周。中位生存期 24 个月,3 年生存率 35%,5 年生存率 16%。因此认为,对早期 NSCLC 局部野照射能使部分病例获得治愈,可应用于不能适用手术的病例和因严重肺功能不全不能耐受大野照射的病例。

近 10 年放射治疗技术得益于计算机技术的发展而不断提高,三维适形放射治疗技术(3DCRT)和 SRT 的临床应用结果,显示了放射治疗技术在早期 NSCLC 治疗中的价值。放射治疗成为早期 NSCLC 继手术之后的另一根治性治疗手段。它既是对早期 NSCLC 单一外科治疗的挑战,又减轻了外科医师面对手术高风险病例时产生的压力。

二、局部晚期非小细胞肺癌的放射治疗

放射治疗在以往被认为是局部晚期 NSCLC 的标准治疗方法。放射治疗能够提高生存率并对大部分病例起到姑息治疗效果。放射治疗后患者的中位生存期为 9 个月,2 年生存率 10%~15%,5 年生存率为 5%。临床研究显示化疗合并放射治疗能够提高生存率。放射治疗与化疗的综合治疗是目前局部晚期 NSCLC 的治疗策略,而同步放化疗已成为局部晚期 NSCLC 的临床治疗模式。

最早的同步化放疗研究是 EORTC 应用单药顺铂合并放疗。其目的是试图应用顺铂的放射增敏作用提高局部控制率。实验分 3 组:放疗+顺铂 30mg/m²,每周 1 次;放疗+顺铂 6mg/m²,每日 1 次;单纯放疗。结果显示,综合治疗组(前两组)局部控制率和生存率均优于单纯放疗组。日本的一组研究比较序贯化放疗和同步化放疗对Ⅲ期 NSCLC 的作用,对化疗有效的病例,在放疗结束后再追加 1 周化疗。结果显示,5 年生存率同步放化疗组优于序贯组,分别为 15.8% 与 8.9%。中位生存期为 16.5 个月和 13.3 个月。1、3 年无局部复发生存率分别为 49.9%、33.9%。以上两个研究是同步化放疗序贯化放疗的比较,虽然证实同步化放疗能够提高局部控制率和生存率,然而,从肿瘤内科的角度认为,在同步放疗/化疗中仅仅接受两个周期的化疗作为全身治疗,治疗强度显然不足,因此,在同步化放疗前给予诱导化疗或在其后给予巩固化疗是否会得到更好的结果,成为 CALGB 研究和 SWOG 研究试图回答的问题。

CALGB-39081 研究目的是观察诱导化疗能否提高局部晚期 NSCLC 的生存率。研究分为:A 组,同步化放疗组(CT/X);B 组,诱导化疗+同步化放疗组(Ind~CT/X)。有效率(CR+PR),A 组为 66%,B 组为 62%。中位生存时间(MST)分别为 11.4 个月和 13.7 个月,2 和 3 年生存率分别为 28%、18% 和 32%、24%。

研究结论认为,同步化放疗加上诱导化疗虽然从表面数据上提高中位生存时间 2 个月,但没能显著提高无复发生存率(PFS)和总生存率(OS)。

BROCATStudy(HuberRM)选择不能手术的 ⅢA/ⅢB 期 NSCLC 先给予泰素(紫杉醇)+卡铂方案(化疗后无进展的病例随机分为单纯放射治疗或同步放化疗,化疗给予每周方案,泰素 60mg/m²。303 例患者入组,275 例完成诱导化疗,219 例进入随机分组。诱导化疗加单纯放疗(C+R)115 例,诱导化疗加同步放化疗(C+R/C)104 例。中位生存时间分别为 14.1 个月和 18.7 个月(P=0.007)。中位 PFS 时间分别为 5.6 个月和 11.4 个月(P=0.0003)。复发率分别为 88.8% 和 62.1%(PearsonX2 值:P<0.001)。研究结果显示,PC 方案诱导化疗后每周泰素的同步放化疗优于 PC 方案诱导化疗加单纯放疗,但该研究并不能说明同步放化疗加或不加诱导化疗的作用。在该研究中,同步放化疗选择的单药每周给药的模式,其目的偏重于增加放疗的局部效果。若无诱导化疗,仅靠每周低剂量的单药化疗,全身治疗强度明显不足。

Carter 的研究方案是:诱导化疗+同步放化疗±巩固化疗,目的是研究巩固化疗的作用。入组患者220 例为不能手术的 ⅢA/ⅢB 期 NSCLC,先给予泰素+卡铂方案(Paclitaxel200mg/m²,CarboplatinAUC=6)化疗 2 个周期,然后患者每周接受泰素+卡铂(Paclitaxel45mg/m²,CarboplatinAUC=2)化疗同时合并放疗,放疗剂量 66.6Gy,37 次。以上被称为标准治疗,完成上述治疗后再进行随机分组,分为观察组和巩固化疗组,后者每周给予泰素 70mg/m² 方案,连续 6 个月。结果显示,观察组和巩固治疗组有效率为71% 和 63%,中位生存期分别为 26.9 个月和 16.1 个月,3 年生存率分别为 34% 和 23%。观察组优于巩固治疗组,提出巩固化疗没能改善 NSCLC 患者生存率。

SWOG 首先对同步化放疗后巩固化疗进行了系列的 Ⅱ 期临床研究,S9019 和 S9504 研究方案分别是PElRT→PE 巩固化疗和 PElRT→D(泰索帝)巩固化疗。PE 方案:顺铂 50mg/m²,第 1、第 8、第 29、第 36天;VP-1650mg/m²,第 1~5、第 29~33 天。放疗从第 1 天开始,总剂量 61Gy,每次 1.8~2Gy。S9019 采用同样的化疗方案巩固化疗 3 个周期,S9504 采用单药泰索帝化疗,75~100mg/m²,第 1、第 21 天为 1 个周期,连续给 3 个周期。2005 年 ASCO 报道了两个研究的长期随访结果。

该研究结果显示,PE 巩固化疗没能有效提高同步化放疗的效果,而 S9504 的结果则显示较好的治疗结果,被认为是 ⅢB 期最好的结果。

在此基础上,SWOG 设计了 S0023 研究,S0023 是 Ⅲ 期临床研究,其研究设计如下。

该研究包括 3 个部分:PE 方案同步化放疗,泰索帝巩固化疗,Gefitinib 维持治疗。结果为 574 例完成了同步化放疗到达巩固化疗阶段,263 例到达维持治疗阶段。

该研究没有报道总的中位生存期,维持治疗病例的中位生存期,显示 PE 方案同步化放疗后单药泰索帝巩固化疗在局部晚期 NSCLC 治疗中取得较为满意的临床疗效,作者提出 PE/RT-D 治疗的 277 例,≥3级肺炎的发生率为 8%,与 RTOG9410、CALGB39801 等比较,放射性肺炎的发生率并不高。

同步放化疗是当前局部晚期 NSCLC 治疗的模式。目前临床调查分析显示 3/4 以上的局部晚期NSCLC 采用同步化放疗。新的临床研究体现在以下方面:①含有新的化疗药物组成的化疗方案;②采用三维适形放射治疗技术;③探讨同时放/化疗前或后给予全身化疗(诱导化疗或巩固化疗)对控制远处转移的作用;④生物靶向治疗与放/化疗的联合应用。

三、局部晚期 NSCLC 单纯化疗与放/化疗

对不能手术的局部晚期 NSCLC 放射治疗是经典的治疗手段,放/化疗综合治疗是目前局部晚期NSCLC 治疗的基本模式。化疗对 NSCLC 治疗有较好的疗效,然而对局部晚期 NSCLC 单纯化疗的疗效

是非常有限的。Kubota 等报道了日本的一组Ⅲ期临床研究结果比较了化疗＋放疗与单纯化疗的效果,显示单纯化疗的效果明显低于放疗/化疗综合治疗的结果。

鉴于上述研究结果,目前认为局部晚期 NSCLC 患者应由肿瘤科医师和肿瘤放射治疗医师联合决定治疗方案。单纯化疗仅适用于因肿瘤体积大、肺受照射体积大、病人的肺功能差等因素不宜放疗的患者。而对一般情况差、合并内科疾病、明显的体重减轻,不宜化疗的患者应考虑行姑息性放射治疗。

四、可手术ⅢA(N₂)期 NSCLC 的治疗

SWOG8805Ⅱ期临床研究,对经活检或穿刺证实纵隔淋巴结转移的病例给予联三综合治疗,即术前周期放化疗＋手术。化疗方案:顺铂 $50mg/m^2$,第 1、第 8、第 29、第 36 天,VP-16 $50mg/m^2$,第 1～5 天、第 29～33 天,同时放疗(45Gy,每次 1.8Gy,每周 5 次)。治疗停止 2～4 周后开胸手术。全组病例中位生存期 15 个月,2 年生存率为 40%。该结果与局部晚期 NSCLC 同步放化疗的结果接近。因此,有学者对ⅢA(N₂)病例的手术治疗价值提出疑问。在此基础上,由 RTOG 牵头组织了多个协作中心共同参与的Ⅲ期临床研究(RTOG 9309;$T_{1\sim3}N_2$ NSCLC)。随机分为两组:A 组,同时化疗放射治疗(45Gy)＋手术＋化疗;B 组,同时化疗放射治疗(45Gy)＋放射治疗(Boost16Gy)＋化疗,目的是评价手术对ⅢA(N₂)病例的价值。2003 年和 2005 年 ASCO 大会报道了 Intergroup0139(RTOG9309)的研究结果,手术组无疾病进展生存时间(PFS)高于非手术组,5 年 PFS 分别为 22% 和 11%;中位 PFS 分别为 12.8 个月和 10.5 个月。而手术组非肿瘤死亡率高于非手术组。两组中位生存期无明显差别(23.6 个月 vs22.2 个月,P＝0.24),HR0.87(0.70,1.10);5 年生存率分别为 27.2%vs20.3%,5 年生存的风险比为 0.63(0.36,1.10,P＝0.10)。女性和体重减轻是独立的预后因素。在 A 组中,5 年生存率与术后病理的关系,术后病理 pN_0 者 5 年生存率为 41%,$pN_1\sim3$ 者为 24%;未手术的病例,为 8%。该研究的结论是:①对ⅢA(N₂)病例,手术组 PFS 优于非手术组,但总生存率无差别;②三联治疗有提高 5 年生存率的趋势;③手术后病理 pN_0 的病例预后好;④对合适的病例可用 CT_1RT＋手术治疗方式;⑤对需要做全肺切除的病例,这种三联治疗方式可能不是最佳的选择。因此,ⅢA(Nz)病例仍然是综合治疗临床研究的热点。

EORTC08941:选择 NSCLCⅢA(N₂)病例,先给予 3 周期顺铂为基础的方案诱导化疗(py)。对化疗有效的病例随机分为根治性手术组(S)和胸部放疗组(TRT)。登记入组进行诱导化疗的病例 572 例,诱导化疗有效率为 61.5%,333 例进入随机分组,手术组 167 组,放疗治疗组 166 例。154 例接受了手术治疗,其中,探查手术 14%,根治性切除术 51%,病理降期 42%,手术死亡率 4%;39%的病例接受了手术后放疗。随机进入放疗组的患者,155 例接受了放疗,纵隔照射剂量 40Gy,局部补量 20Gy。放疗组 3/4 级毒性发生率 3.9%。中位随诊 72 个月,S 和 TRT 组中位生存时间为 16.4 个月和 17.5 个月;2 年、5 年生存率为 35%vs41%,16%vs13%,中位 PFS 为 9.0 个月 vs11.4 个月;2 年 PFS 为 27%vs24%,P＝0.6。研究结论认为,对诱导化疗有效的ⅢA(N₂)病例,手术与放射治疗比较既不能改善生存率也不能改善无病生存率。

五、NSCLC 的术后放射治疗

临床诊断的 NSCLC 中,仅 20%的病例能够行根治性手术切除,并且即使是手术切除的病例,其 5 年生存率仅为 30%～40%。治疗失败的原因主要是局部复发和(或)远处转移。

为提高局部控制率和生存率,术后放射治疗被广泛应用于 N_1(Ⅱ期)和 N_2(ⅢA 期)病例。术后放射治疗对局部控制率和生存率的影响,以及放射治疗的不良反应,随着临床研究资料的积累有了新的认识。

MRC 应用荟萃分析方法对 9 组 NSCLC 术后放射治疗随机临床研究结果进行综合分析。全部 2128 例,手术＋放射治疗 1056 例,单纯手术 1072 例,中位随访时间 3.9 年。术后放射治疗生存率不但没能提高反而有所降低。2 年生存率 S＋R 组和 S 组分别为 48％和 55％,P＝0.001。2 年无复发生存率分别为 46％和 50％,P＝0.018。分层分析显示,术后放射治疗对生存率的负相作用与分期有相关性,Ⅰ期最为明显,其次为Ⅱ期,而Ⅲ期病例术后放射治疗对生存率没有明显影响。认为对根治术后的 Ⅰ、Ⅱ期病例,不提倡常规术后放疗,对Ⅲ(N_2)病例需要进行进一步的临床研究。

中国医学科学院肿瘤医院对肺癌术后 N_1、N_2 的病例进行术后放射治疗随机分组研究,可供分析的 296 例,S＋R134 例,单纯手术 162 例。3 年和 5 年生存率分别为 51.9％和 42.9％、50.2％和 40.5％(P＝0.56),3 年和 5 年无病生存率分别为 50.7％和 42.9％、44.4％和 38.2％(P＝0.28)。对 $T_{3\sim4}N_1M_0$ 病例,术后放射治疗显示具有提高生存率和无病生存率的趋势,但未达到统计学意义水平(P-0.092,P＝0.057)。术后放疗能明显降低胸腔内复发率(12.7％vs33.2％,P＜0.01)。

因此也认为,Ⅰ、Ⅱ期病例术后放射治疗对总生存率有负相影响,不宜行术后放疗。ⅢA 病例虽然单纯手术后复发率和死亡率高,但术后放疗的价值仍不明确。目前认为肺癌术后放射治疗宜限于以下方面:①术后有肿瘤残存的病例;②N_2 或 $T_3\sim4N_1$ 病例根治术后需要进行计划性临床研究(包括放射治疗和化疗);③采用三维适形放射治疗技术,明确治疗体积,优化剂量分布以降低肺和心脏的受照射体积和照射剂量;④总剂量不超过 60Gy,分次剂量≤2Gy;⑤放射治疗和化疗联合应用时,要注意放射治疗和化疗毒性作用的相互加强。

然而,2002 年意大利学者对Ⅰ期 NSCLC 术后放射治疗的Ⅲ期研究结果,使得我们需要对 NSCLC 术后放射治疗重新认识和评价。该研究结果显示,Ⅰ期 NSCLC 术后放射治疗能够提高局部控制率,能够改善总生存率和无病生存率,并且治疗相关毒性可以耐受。

在 2005 年的 ASTRO 年会上,耶鲁大学的 Lally 为了确定术后放疗在Ⅱ、Ⅲ期 NSCLC 根治术后的应用价值,从 SEER 数据中筛选了 1988～2001 年确认为Ⅱ、Ⅲ期 NSCLC 患者 6953 例,其中采用术后放疗的患者共 3390 例(48.76％)。观察指标是总生存率(OS)及疾病专项生存率(DSS)。入组标准主要为手术根治性切除,不包括 N_3 患者,为了避免围术期死亡的影响,手术后 3 个月内死亡的患者均出组。该作者在单因素分析中发现,肿瘤直径＞3cm、T 分期晚(T_3、L)、淋巴结阳性、3 个或更多的阳性淋巴结、支气管肺泡癌、术后放疗的使用等因素均提示总生存率差,但进入多因素分析时后两者却没有统计学差异。当对疾病专项生存率分析时发现,无论是在单因素分析还是在多因素分析中,术后放疗均提示 DFS 差;对 N_3 患者单因素分析发现术后放疗可以提高总生存率(P＝0.0029)及疾病相关生存率(P＝0.0336),术后放疗的 N_3 患者的 5 年生存率为(26.9±1.4)％,不行术后放疗的则为(18.7±2.0)％,疾病专项生存率则分别为(35±1.6)％及(25.8±2.4)％。多因素分析显示术后放疗对于 N_3 患者明显提高了 OS 及 DFS。该作者提出术后放疗似乎对患者总生存并无不利影响,但术后放疗组的 DFS 明显降低,这可能是由于在临床实践中对于有更多预后不良因素的早期肺癌医师往往推荐行术后放疗的缘故,而对于 N_2 患者,术后放疗既能够提高总生存率也能够提高疾病专项生存率。

术后放疗的临床应用虽然缺乏充分的临床证据,但术后放疗仍然在各临床指南中广为推荐应用,NCCN2005 年指南推荐在下列情况考虑为使用术后放疗的指征:阳性手术切缘、N_2 和 T_4 根治切除后,N_1 根治术后有预后不利因素(淋巴结清扫不充分、包膜受侵、多个肺门淋巴结转移及切缘过近)。

六、NSCLC 的适形放射治疗

放射治疗是肺癌的主要治疗手段之一,但常规放射治疗的疗效尚不能令人满意,临床Ⅱ、Ⅲ期病例 2 年生存率为 $33\%\sim72\%$,3 年生存率 $17\%\sim55\%$,5 年生存率 $0\sim43\%$。完全缓解率(CR)为 $33\%\sim61\%$。局部失败率为 $6\%\sim70\%$。局部晚期病例(ⅢA/B),5 年生存率为 $5\%\sim10\%$。局部控制率低是造成这种结果的一个主要原因,临床随诊结果显示局部控制率为 $13\%\sim70\%$。根据 Fletcher 的基础放射生物原理,要杀灭临床治疗中的局部晚期 NSCLC 可能需要接近 100Gy 的剂量。应用数学模型对密歇根大学的资料分析显示,对 NSCLC 要达到 $>50\%$ 的局部控制率,常规照射需要 84Gy。但由于肺组织耐受剂量的限制,给予 60Gy 以上更高的剂量在常规放疗中是不可能的。3DCRT 为解决这一难题提供了可行的手段。3DCRT 的两个优点:一是提高靶区的精确性,确保靶区内剂量的较均匀分布,提高靶区剂量,提高局部控制率;二是降低靶区周围正常组织的受照射剂量,从而降低并发症的发生率。3DCRT 治疗计划能够提供精确的剂量分布(DVH)。DVH 对正常组织的受照射剂量提供一个量化的体积-剂量分布图。根据 DVH 能够精确判断某一治疗计划产生正常组织并发症的可能性(NTCP)。

肺癌的放疗技术复杂,是进行治疗计划评价研究的最佳范例。精确的治疗计划需要应用不规则野、组织补偿、给角照射及摆位重复性要求。真正的最佳治疗计划设计是非常困难的,表现在以下几个方面:①精确靶区确认困难;②胸腔内敏感器官(心脏、肺及食管等);③胸廓外轮廓不规则;④治疗区组织密度不均一(肺、骨);⑤需要不规则野计算;⑥器官运动幅度大(呼吸运动、心脏和血管的搏动)。Emami 等报道了美国 4 个研究机构对肺癌 3DT P 临床应用研究结果,认为 3DT P 在肺癌的治疗中,在肿瘤区剂量分布和正常组织保护方面提供了优化的治疗计划。与常规治疗计划相比,常规治疗难以给予一个安全肿瘤区高剂量照射、不能控制正常组织的照射在一适当的剂量范围内。3DT P 的应用使放射肿瘤学家实现高剂量无并发症的肺癌治疗成为可能。

精确的靶区确认是实现精确放射治疗的前提。肿瘤诊断的影像学技术发展为精确放射治疗的实现提供了可能。生物影像技术-PET 的应用克服了 CT、MRI 的不足,从解剖诊断向功能诊断发展,使放射治疗靶区的确定更为精确。影像导引下放射治疗(IGRT)将是放射治疗发展的方向。

三维适形治疗(3DCRT)是一种高精度的放疗,其实施过程需要有流程和规范,本节将对 3DCRT 在肺癌放疗实施的流程及每一步骤的基本要求进行阐述。

(一)临床准备阶段

实施精确放疗前必须有完善的分期检查和临床分期诊断,应综合分析所有临床资料和相关辅助检查信息以保证准确合理的实施 3DCRT。对于 NSCLC,影像学资料非常重要,主要有胸部 X 线片、CT、MRI 和 PETCT 等。其中 CT 应用最为广泛,在骨与软组织可能受侵时可行 MRI 检查,PET-CT 是代谢性的影像检查,在确定病变范围尤其是纵隔淋巴结的分期上有一定的优势。其他检查也很重要,如支气管镜、纵隔镜和腔内超声等。支气管镜可明确气管受侵情况,从而为病变分期和确定放疗靶区提供了可靠的依据;纵隔镜和腔内超声的使用在国内还不普及,这两种检查有助于确定纵隔淋巴结的转移情况。

(二)CT 扫描及靶区定义

1.患者的体位与体位的固定　肺癌放疗通常选用的体位应为仰卧位,双手抱肘上举过顶,使用不同的固定装置。目前较为常用的体位固定技术主要为 3 种:消解塑料成形技术、真空袋成形技术和液体混合发泡成形技术,国外尚有丁字架及肺板等固定装置。总体上应遵循两个原则:一是患者的舒适性好,二是体位重复性强。

2.放射治疗专用 CT 模拟定位机　CT 模拟定位机是高质量的三维适形放疗实施的重要设备,其特点是除了普通 CT 的功能外还带有放射治疗专用的激光定位系统及图像软件系统。

(1)扫描要求:层厚应该<5mm 以更好识别纵隔小淋巴结。2~3mm 层厚所得的 CT 图像可以生成高质量的数字重建射野影像(DRR),而高质量的 DRR 是虚拟定位所必需的。

(2)中心点的确定:既往使用 CT 模拟机扫描时一般是要给出一个参考中心并予以标记,设计三维计划时会再次设计一个合适的中心,计划完成以后于 CT 模拟机或普通定位机上找出计划中心,整个过程需要两次上定位机,这种做法已被证实增加了系统误差,故多数学者均提倡 3DCRT 的治疗中心应该在 CT 模拟机扫描时确定,而不应该在设计三维计划时确定,对计划的校正应该在计划系统生成的 DRR 图像与加速器上的射野摄片之间进行。

(3)静脉增强及其影响:如果没有近期的增强 CT 可用,做定位 CT 扫描时应该做静脉增强。McGibney 等发现使用静脉增强 CT 勾画 GTV 与无增强 CT 相比可以减少22%~34%的 GTV 体积,而增强 CT 对三维计划系统的运算没有明显的影响。

3.靶区定义及靶区勾画　关于靶区的定义如下:GTV 指肿瘤的临床灶,为一般的诊断手段能够诊断出的、可见的、具有一定形状和大小的恶性病变的范围,包括转移的淋巴结和其他转移的病变;CTV 指在 GTV 的基础上包括周围的亚临床灶可能侵犯的范围包括淋巴引流区;ITV 是包括人体内部运动所致的 CTV 体积和开关变化的范围;PTV 指包括 CTV、ITV、摆位误差及治疗中靶位置和靶体积变化等因素后的照射范围。

(1)GTV:包括原发灶和转移淋巴结。肺内病变在肺窗中勾画,纵隔病变则应在纵隔窗中勾画。而 Giraud 等证实肺窗窗宽 1600、窗位 600、纵隔窗窗宽 400,窗位 20 时 CT 显示的病变大小与实际大小最为接近,故这些参数应预置在软件系统内以便医师更准确地勾画靶区。对纵隔淋巴结勾画应根据改良 Naruke 纵隔淋巴结分区图。CT 扫描中纵隔淋巴结短径≥10mm 通常被作为纵隔淋巴结转移的标准,阳性淋巴结均勾画入 GTV。

PET 及 PET-CT 已越来越多地运用到临床,已有研究证实 PET 的应用使得放疗医师勾画 GTV 的个体差异减小。另有研究证实,对于有肺不张和胸膜浸润的患者应用 PET 可以明显减小靶区范围。如果患者有梗阻性肺不张,应考虑根据 PET 或 PET-CT 图像将不张的部分置于 GTV 以外,如无条件行 PET 或 PET-CT 检查,增强 CT 也有助于肺不张范围的判断。经过一段时间治疗,不张的肺可能已经张开,肿瘤可能移位,此时应重新定位。PET 对于纵隔淋巴结的诊断明显优于 CT。

(2)CTV:肺腺癌的平均微浸润距离是 2.69mm,鳞癌是 1.48mm;如欲包及 95%的微小浸润病变腺癌需外放 8mm,鳞癌需外放 6mm,来自手术切缘的研究表明,鳞癌较腺癌更易向近端支气管浸润,鳞癌的最大浸润距离是 3cm,腺癌的最大浸润距离是 2cm,1.5cm 的支气管切缘可以保证 93%的 NSCLC 患者切缘干净,这个标准同样适用于放疗。实际临床工作中为了简化工作程序及减少失误可能,考虑均外放 8mm。中心性肺癌近主支气管处应外放 1.5cm。实际勾画过程中应注意不要超出解剖边界,除非有外侵证据。例如,如果没有 CT/MRI 的影像学表现证明有肿瘤外侵,CTV 就不应包括胸壁或者椎体,纵隔内的器官和大血管有一定的屏障作用,故勾画 CTV 的时候应予以考虑。

目前多数学者赞成不做预防性淋巴结照射(ENT),在以下情况下实施特定区域的预防性照射。对于右中下叶或者左舌叶及左下叶病变,如果纵隔淋巴结受侵,隆凸下淋巴结应包入 CTV;对于左上叶病变,如果纵隔淋巴结包括隆凸下淋巴结受侵,主肺动脉窗的淋巴结应包入 CTV;如果隆凸下淋巴结或者纵隔淋巴结受侵,同侧肺门应包入 CTV。

在临床实际工作中不宜教条,应在提高肿瘤剂量与降低正常组织剂量之间取得一个较好的平衡。如果患者的肺功能很差,或者 CTV 体积较大,需要在使肿瘤获得良好剂量分布的同时考虑到放射毒性,必要时可以考虑修改 CTV。

(3)ITV:这是 ICRU62 号报告针对运动问题特别提出一个概念,指由于运动而致的 CTV 体积和形状变化的范围。可以通过以下方法生成 ITV。①在普通模拟定位机上测量运动的范围。②合成"运动 GTV"。具体方法是用慢速 CT 扫描(每层 4s),通过延长扫描时间获得肿瘤在呼吸过程中的整个轨迹,即为"移动 GTV",此基础上勾画出的 CTV 即为 ITV;普通 CT 多次扫描后进行图像融合也可以获得近似的效果,有研究证实将慢速 CT 扫描肿瘤图像加上 5mm 的边缘所得到的"运动 GTV"与快速螺旋定位 CT6 次扫描后图像融合所获的"运动 GTV"相似且重复性很强。合成"运动 GTV"对设备要求不高,相对简便易行。③通过四维 CT 获取 ITV。四维 CT 是一组在呼吸的不同时相所获的 CT 图像。它使得放疗医师可以观察到三维状态下肿瘤的运动情况,而且所获图像质量较胸透高。但扫描时间延长、海量数据、过多的辐射都使其使用价值备受争议,其对照射野边界的影响目前尚需要验证。以上方法各单位可根据自身情况选用。

(4)PTV:等于 CTV 加上运动及摆位误差。肺癌的运动主要包括呼吸运动及心血管搏动,前者尤其重要。既往研究显示呼吸运动没有规律,不同患者呼吸运动是不一样的,而同一患者不同呼吸之间也会变异。头足方向的肿瘤位移大于前后及侧方位移,下叶大于上叶。而有学者通过对纵隔钙化淋巴结的研究发现在头足、前后及侧方纵隔淋巴结的呼吸移动均值分别为 6.6cm、2.6mm 和 1.4mm,小于原发灶的运动,各区淋巴结之间运动幅度也无明显差异。

目前通常做法是在 CTV 的基础上外放一个所谓的"标准边缘"形成 PTV,但是由于 CT 模拟定位机扫描只是取得了体内肿瘤和风险器官运动的瞬间图像,用建立在这种静态 CTV 基础上的"标准边缘"治疗动态肿瘤是不合适的,已有研究证实这种方法既会造成肿瘤遗漏又会让正常组织受到不必要的照射,故应在 ITV 的基础上形成 PTV,由于运动的无规律性及影像检查的误差应给 ITV 加上一定的误差范围,目前考虑为 3～5mm,另外再加上摆位误差就行成 PTV,也就是最终的照射靶区。

由于呼吸运动明显增加了靶区体积,故有很多研究致力于减小呼吸的影响。常用的方法有:①网罩固定可以减小呼吸幅度,但影响有限;②浅呼吸法,需要对患者训练;③腹部压迫法,部分患者难以耐受;④深吸气屏气法这种方法能有效缩小视野边界,但约有 40% 的患者难以忍受,且并不能排除心血管搏动造成的运动;⑤主动呼吸门控系统需专门的设备及训练;⑥靶区跟踪技术这项技术已经成功地运用在头颈部肿瘤,但在胸部由于呼吸所致的运动没有规律,有很多变异,尚需更多的研究才能完善;⑦呼吸门控技术应选择早期病例使用,如肿瘤体积<100cm³(若类圆形则通常直径<5cm)。以上这些方法有些比较简单,有些则需要复杂的操作和不菲的费用才能实现,目前还不知道何种类型的患者应选择什么样的方法,但临床工作中仍应根据实际条件尽可能地提高靶区剂量及保护正常组织。

由于摆位误差受机器设备、人员训练、质控状况等多种因素影响,各个治疗中心的误差水平是不一样的,为了准确界定 PTV 的边界,各治疗中心均应测出各自的误差值。在线校正和离线校正两种方法可以减少误差,前者需要在每个患者治疗前完成,明显增加了每个患者的治疗时间;后者则是通过在每个患者治疗时采用电子射野影像系统(EPID)多次摄片,测算出误差的均值并予以校正。

(三)三维适形放疗计划的评估

三维治疗计划完成后应进行评估,包括对靶区剂量的评估及风险器官剂量的评估两个方面,剂量体积直方图(DVH 图)是基本的评估工具,从中可以看到 PTV 等靶区及风险器官的剂量分布,但其不能提供等剂量曲线在三维空间中的分布。对于靶区应尽可能提高剂量并兼顾其剂量均匀度及冷热点分布,要求至少 95% 的 PTV 达到处方剂量,剂量均匀度 95%～107%。临床工作中因肿瘤的体积或位置等原因有时很难兼顾,临床医师应根据经验决定取舍。已有研究显示,放宽靶区内最大剂量的限制可使肿瘤获得更高的剂量。

需要注意的正常组织限量包括肺、食管、脊髓、心脏等。肺是主要的风险器官,具体见表4-7-2。已有的一系列研究显示,V20、V30及平均肺剂量(MLD)等DVH参数与放射性肺炎的发生明显相关。而同步放化疗与序贯放化疗相同的V20意味着更高的放射性肺炎发生率。食管最大剂量是否超过58Gy可能与重度放射性食管炎的发生明显相关。Hirota等认为将全周食管接受剂量≥45Gy的长度限制在9.5cm以内将明显减少重度放射性食管炎的发生。脊髓受照体积增加时,发生脊髓损伤的概率也会增加。当较大体积的脊髓已经接受到极限剂量时,医师应考虑尽早避开脊髓。脊髓剂量不应当超过45Gy,大分割照射脊髓剂量上限应为40Gy。有关心脏毒性研究还缺乏足够的数据。

表 4-7-2 剂量体积的一些限定

正常器官	单纯放疗(Gy)	同步放化疗(Gy)	同步放化疗(Gy)+手术
脊髓	45	45	45
肺	20(<35%)	20(<30%)	10(<40%)
			15(<30%)
			20(<2%)
心脏	40(<100%)	未知	未知
	50(<50%)		
食管	60(<50%)	55(<50%)	未知

三维适形放疗计划评估应由医师与物理师共同完成,但医师与物理师的角度不同,后者多从物理角度出发,而前者必须兼顾生物及物理剂量两个方面,综合权衡利弊。

(四)三维适形放疗的实施与疗效毒性的评估

现有的资料强烈支持EPID的使用,其在3DCRT的治疗中能明显减少摆位误差。在线校正系统操作复杂,占用时间多,相比之下建立在EPID、DRR和图像比较软件基础上的离线校正系统有优势,可以有效地减少CTV到PTV的边界。在图像比较的过程中,前后位重复性最高的参考标记是胸壁和气管,侧位方向上则为椎体和胸骨。有学者提出使用能量大于10M的射线是不合适的,因为会导致增加散射电子线在肺内运动的距离从而增宽了照射野的半影。

疗效评估采用RECIST标准;毒性评估则采用了CTC3.0标准,这个版本由欧洲和美国的协会共同制定,涵盖了各种肿瘤的急性和晚期治疗反应。

肺癌适形放射经过近10年的临床研究,有一些初步的研究结果报道。Sim等2001年报道了152例Ⅲ期NSCLC3DCRT的结果。70例单独放疗,中位剂量70.2Gy;82例采用诱导化疗加放疗,中位剂量64.8Gy。单放组和综合组的中位生存时间分别为11.7个月、18.1个月(P=0.001);2年的局部控制率分别为35.4%、43.1%(P=0.1)。2002年Singh等报道了207例不能手术NSCLC的3DCRT的结果,中位剂量70Gy,1、2年生存率分别为59%和41%。这些临床结果都表明用适形放疗后患者生存率高于常规放疗,但其放疗并发症并无明显增加。

七、小细胞肺癌的放射治疗

1.放射治疗在SCLC治疗中的价值 小细胞肺癌恶性度高,生长快,远处转移率高,但对化疗十分敏感,化疗可以获得40%～68%的完全缓解率。在全身化疗作为SCLC的主要临床治疗手段后,一些学者对放射治疗在局限期SCLC(LDSCLC)治疗中的价值提出疑问。即LDSCLC是否需要行放疗,化疗后CR的病例是否也需要行放疗及放射治疗对局部控制率、生存率的影响如何等。

自20世纪70年代后期,有关放射治疗在LDSCLC治疗中的价值进行了大量的临床研究。研究结果显示,胸部照射能够提高局部控制率和生存率。化疗合并胸部照射的病例局部和区域复发率为30%～60%,而单纯化疗的病例为75%～80%。Pignon等对13个随机对照研究共2140例SCLC进行分析,认为化疗合并放射治疗优于单纯化疗,3年生存率分别为15%和9%;5年生存率分别为11%和7%(P=0.001)。2年局部复发率分别为23%和48%(P=0.0001)。此后,放射治疗加化疗的综合治疗成为LDSCLC的临床治疗模式。

2.放疗剂量　照射剂量是临床上对于SCLC实施放射治疗时所必须面对的问题,然而,对于SCLC的最佳照射剂量,并不像对恶性淋巴瘤的放疗那样有较明确的临床研究结果,对所谓的"最佳剂量"直到目前仍无明确答案。

放射治疗的剂量是直接影响局部控制率的重要因素。NCIC将接受3个周期化疗有效的病例,随机分为标准剂量(SD)(25Gy,10次,2周)和高剂量(HD)(37.5Gy,15次,3周)两组进行放疗。放射野根据化疗前肿瘤边界外放2cm。可分析病例168例,完全缓解率SD组为65%,HD组为69%;中位局部病变无进展时间两组分别为38周和49周(P=0.05);两年局部未控率分别为80%和69%,(P<0.05);总生存率两组无显著差别。吞咽困难发生率SD组和HD组分别为26%和49%(P<0.01)。

MGH回顾性分析1974～1986年收治的154例LDSCLC,放射治疗剂量由19741977年30～40Gy提高到1978～1986年44～52Gy。分析照射剂量与局部复发率的关系。50Gy、45Gy、40Gy、35Gy、30Gy组的2.5年局部和区域失败率分别为37%、39%、49%、79%、84%。50Gy组与35Gy组比较,P<0.05。50Gy组与40Gy组比较差别无显著意义。该研究结果显示局部控制率随剂量增加而提高的趋势。

虽然对最佳剂量临床上尚无有力的证据和明确的答案,但是在临床治疗和研究中,多数学者有一定的共识,低于40Gy将导致局部控制率降低,而高于54～56Gy似乎无明显的益处。

3.照射体积　在制定放射治疗计划时,照射体积与照射剂量同样重要。但到目前为止,对于SCLC的照射体积仍无定论。Perez等把照射体积作为质量控制的一部分进行回顾性分析,照射野被分为"恰当"和"不恰当",前者局部复发率为33%,而后者局部复发率为69%。White进行了相同的回顾性分析,结果显示照射野恰当组和照射野不恰当组的局部复发率分别为43%和69%。因此,以上各位学者的观点倾向于大野照射,如对原发灶位于左上叶的病变伴同侧肺门、纵隔淋巴结转移的病例,照射体积应包括肿瘤边缘外2cm,左、右肺门区,纵隔(胸廓入口至隆凸下)和双侧锁骨上。这种大野照射的优点在于采用中等剂量的照射能够获得较好的局部治疗效果,但大野照射同时也阻碍了提高照射剂量的可能。

SWOG对SCLC照射体积的随机对照研究结果,也是唯一的关于照射体积的随机对照研究。将诱导化疗后达到部分缓解和稳定的患者随机分为大野照射和小野照射,可分析病例191例,结果显示远期生存率和复发形式两组无明显差别(表4-7-3)。并发症的发生率则大野照射组显著高于小野照射组(表4-7-4)。

Uppsala大学的研究结果显示,86%的胸腔内复发是野内复发,提示是照射剂量不恰当而不是照射野不恰当。其他学者认为改变照射体积不影响治疗结果,而且减少照射体积还可以在不超过正常组织耐受的范围内,提高照射剂量。

美国Intergrouptrial 0096的临床研究中所采用的照射野为肿瘤边缘外放1.5cm,同侧肺门,纵隔从胸廓入口至隆凸下区,不做对侧肺门和双侧锁骨上区的预防照射。这一原则已广泛被北美和欧洲的临床研究中采纳。

表 4-7-3　照射体积与生存期和缓解期

组别	病例数	中位生存期(周)	缓解期(周)
Pre-field	93	51	31
Post-field	98	46	30
P 值	0.73	0.32	

4.在综合治疗中放射治疗的时间　随着 PE 方案作为 SCLC 的标准化疗方案的应用,多数临床研究认为 PE 方案化疗同时合并放射治疗是可以耐受的,并被广泛接受。交替治疗方法可以降低治疗毒性和耐受性,但间断放射治疗被认为是不合理的放射治疗模式。Murray 对放射治疗和化疗联合应用的时间间隔与治疗疗效的关系进行了分析,其结果仍具有重要的参考价值。

表 4-7-4　放疗和化疗间隔时间的荟萃分析

间隔时间(周)	平均间隔时间(周)	病例数	3 年无进展生存率(%)
0~2	0	426	18.9
3~5	4	304	22.2
6~10	9	176	14.1
11~19	17	453	12.7
20+	20	388	13
未放疗	不适合	493	6.7

目前,有 7 个关于放射治疗时间和顺序的Ⅲ期临床研究。EORTC 比较了交替治疗与序贯治疗的疗效。全组 169 例,化疗采用 CDE 方案,交替治疗组放疗在治疗开始后的第 6 周进行,照射剂量 50Gy,20 次,89d;序贯组放疗在化疗完成后(第 14 周)开始,照射剂量 50Gy,20 次,26d。局部复发率两组无显著差别(50%vs45%),3 年生存率两组相同(14%)。法国的一组研究比较了交替放化疗与同步放化疗。同步放化疗组放疗在第 2 周期化疗结束后立即开始,照射剂量 50Gy,20 次,36d。交替治疗组化疗方案 CDE 方案,放射治疗:第 36~47 天,20Gy,8 次;第 64~75 天,20Gy,8 次;第 92~101 天,15Gy,6 次。结果两组的中位生存期和 3 年生存率也无显著差别。有学者对放疗化疗同时进行的研究,认为早放疗组和晚放疗组的局部复发率和 5 年生存率无显著性差异。

加拿大国立肿瘤研究所(NCIC)的随机对照研究,比较早放射治疗和晚放射治疗对预后的影响,化疗采用 CAV/EP 交替。虽然两组的局部控制率相同(55%),远期疗效早放射治疗组优于晚放射治疗组。

Jeremic 等也得出早放疗组优于晚放疗组的结论。

综上所述,根据现有临床研究证据,有关放射治疗的时间、顺序可总结为以下几点:①放射治疗提高 LDSCLC 的生存率与治疗的时机有关,即与化疗结合的时间关系;②在同时放化疗的模式中,虽然放射治疗的最佳时间尚不确定,加拿大、日本和南斯拉夫的研究证据支持在治疗疗程的早期给予放疗,而 CALGB 的研究结果显示晚放疗优于早放疗;③没有证据支持在化疗全部结束以后才开始放射治疗;④对一些特殊的临床情况,如肿瘤巨大、合并肺功能损害、阻塞性肺不张,2 个周期化疗后进行放疗是合理的,这样易于明确病变范围,缩小照射体积,使患者能够耐受和完成放疗。

5.放射治疗的剂量分割　由于应用常规放射治疗提高照射剂量的方法在 SCLC 的治疗中是不成功的,临床上转向对提高局部治疗强度的研究——改变剂量分割,以缩短治疗时间。加速超分割照射技术正适合应用于 SCLC,因其细胞增殖快,照射后细胞存活曲线的肩区不明显,因此理论上能够提高治疗疗效。

Turrisi 等于 1988 年报道了每天 2 次照射,每次照射 1.5Gy,同时合并 EP 方案化疗的 Ⅱ 期临床研究结果,此后多家类似的临床研究报道(表 4-7-5)显示了较好的前景。2 年生存率 40% 左右,毒性反应主要为骨髓抑制和食管炎,但可耐受,3 级粒细胞减少 70%~80%,3 级食管炎 35%~40%。

表 4-7-5   每天 2 次照射＋EP 化疗的 Ⅱ 期临床研究

研究者	剂量(Gy)	分次数	周期/放疗	病例数	2 年生存率(%)	局部控制率(%)
Turrisi	45	30	1C	23	56	91
ECOG	45	30	1C	40	36	90
NCI-Navy	45	30	1C	31	60	91
ECOG	45	30	1A	34	40	86
Mayo Clinic	48	30	3C	29	47	83

C.concurrent(同步);A.alternating(交替)

在上述 Ⅱ 期临床研究的基础上,美国于 1989~1992 年开展了多中心 Ⅲ 期临床研究。419 例局限期 SCI-C 随机分为加速超分割治疗组和常规分割治疗组,每天 2 次照射,每次 1.5Gy,总量 45Gy。两组均在治疗的第 1 天同时应用 EP 方案化疗,化疗共 4 个周期。全部病例均随诊 5 年以上,结果显示加速超分割治疗组明显优于常规治疗组(表 4-7-6)。

表 4-7-6   加速超分割与常规分割治疗的结果

1.8 Gy,每天 1 次	1.5 Gy,每天 2 次	P 值
病例数	206	211	
中位生存期(个月)	19	23	
2 年生存率(%)	41	47	
5 年生存率(%)	16	26	0.04
无复发生存率(%)	24	29	0.10
局部失败率(%)	52	36	0.06
局部＋远处失败率(%)	23	6	0.005
3 级食管炎	11	27	<0.001

6.脑预防照射(PCI)   脑部是 SCLC 常见的转移部位,发生率高达 50%。多药联合化疗和放射治疗的应用,使 SCLC 患者的长期生存率提高,但是脑转移的发生率也随之增加,文献报道,治疗后生存 5 年以上的 SCLC 病例中枢神经系统转移率高达 80%。

选择性 PCI 能够降低 SCLC 的脑转移率。Pedersen 等报道 PCI 组中枢神经系统复发率降低为 6%,而对照组为 22%,两者有显著差别。PCI 综合分析协作组对 SCLC 完全缓解病例,PCI 随机对照研究资料进行荟萃分析,结果显示,SCLC 完全缓解病例脑预防照射能够提高生存率和无病生存率(DFS)。PCI 组 3 年生存率提高了 5.4%(20.7% vs 15.3%);与对照组比较,PCI 组死亡的相对危险性(RR)为 0.84(95% CI =0.73~0.97,P=0.01);DFS 提高(RR=0.75,95% CI=0.65~0.86,P<0.001);脑转移率降低(RR=0.46,95% CI=0.38~0.57,P<0.001)。对不同照射剂量分析显示,脑转移率随剂量增加而降低。PCI 给予的时间对脑转移的影响显示,PCI 给予越早越能降低脑转移率。

(胡　艳)

第八节　肺癌的化学治疗

一、肺癌治疗常用的化疗药物

【经典化疗药物】
(一)铂类药物

铂类抗癌药是肺癌化疗的生力军。在化疗史上,是具有里程碑性质的发现,现在应用的铂类还有二代卡铂、三代草酸铂、洛铂等。

1.顺铂(DDP)　顺铂具有抗癌谱广、作用强、与多种抗肿瘤药有协同作用且无交叉耐药等特点,为当前联合化疗中最常用的药物之一,也是肺癌最常用的化疗药。

(1)主要不良反应

①胃肠道反应:最常见,且明显,如恶心、呕吐、食欲减退等,一般静脉注射 1～2h 后发生,持续 4～6h 或更长,停药后 3～5d 消失,但也有少数患者持续 1 周以上。

②肾脏毒性:是常见而又严重的毒性反应,也是剂量限制性毒性,重复用药可加剧肾毒性,常发生于给药后 7～14d。肾小管的损伤在一般剂量下多为可逆性的,但剂量过大或用药过频,可导致药物在体内的蓄积,使肾小管损伤成为不可逆性,产生肾衰竭。

③听神经毒性:与总量有关,大剂量及反复用药时明显,损伤耳内毛细胞,引起失听,在一些患者表现为头晕、耳鸣、耳聋、高频听力丧失。

(2)注意事项

①在运用较大剂量时,必须同时进行水化和利尿。医生会在事先制订周到的水化方案以降低肾脏毒性。一般每日液体总量 3000～4000ml,输液从顺铂给药前 6～12h 开始,持续至顺铂滴:完后 6h 为止。大剂量顺铂化疗,一般需连续输液 3d。也应注意多饮水,并记出入量,保持尿量＞3000ml/24h。

②由于顺铂恶心呕吐的消化道不良反应较大,在化疗期间应使用较强的止吐药物,缓慢进食或饮水,避免过饱,以少食多餐代替一日三餐。避免油炸或多脂食品,尽量回避引起恶心的气味,如做饭气味、香烟、香水等,感到恶心时做深而慢的呼吸,尽量使头部少活动。当然医师会在化疗前就制订止吐方案,并会交代相关事项。

2.卡铂(CBP)　卡铂为第二代铂类抗癌药,与顺铂一样,也是肺癌的最常用化疗药物之一。与顺铂的作用机制相似,但肾毒性、胃肠道反应、耳毒性和神经毒性较顺铂为轻,而骨髓毒性较顺铂为重。卡铂使用时不需要水化。既然卡铂的肾毒性及消化道反应较低,骨髓毒性又可以用升白细胞药支持,那卡铂是否能替代顺铂呢? 在非小细胞肺癌,目前认为卡铂和顺铂一样有效,可根据患者的体质、肾功能、骨髓储备等情况选用卡铂或顺铂。在小细胞肺癌,如果是广泛期,化疗的目的是减轻症状,为了减轻毒性,可以考虑使用卡铂。但对于局限期的小细胞肺癌,恐怕要多遵从原化疗方案,不要轻易变更。

3.奥沙利铂(草酸铂OXA)　草酸利铂为第三代利铂类化疗药,但抗癌谱与顺铂及卡利铂不同。一般用于结、直肠癌患者,但某些对顺铂、卡铂耐药的细胞系,本品治疗有效,故近年来也有用于肺癌。不出现顺铂的肾脏毒性,消化道反应较轻,骨髓毒性也远较卡铂为轻,主要毒性是以末梢神经炎为特征的周围性感觉神经病变,与累积剂量相关。在奥沙利铂化疗期间,一定要避免接触冷水,喝冷饮等。通常遇冷会激发肢体末端感觉异常,而喝冷饮时可能出现急性喉痉挛、吞咽困难和呼吸困难。

(二)紫杉类药物

1.紫杉醇(紫素、特素 Taxal,PTX)　紫杉醇是从紫杉的树皮提取或半合成的有效成分,是一种新型的细胞毒性药物,广泛应用于乳腺癌、卵巢癌等,是治疗非小细胞肺癌的主要药物,也应用于小细胞肺癌中。

(1)主要不良反应

①中性粒细胞减少:此为 PTX 的一种主要剂量限制性不良反应,较大剂量时大多数患者都很严重,然而很少需要停药,通常在 5～10d 后恢复正常,粒细胞集落刺激因子(G-GSF,即俗称的升白药)支持下可减少中性粒细胞减少症的持续期及并发症,能够保障那些白细胞下降患者的正常化疗。另外,在先给予顺铂的患者发生骨髓抑制更为严重,因为在紫杉醇之前先给予顺铂,紫杉醇的清除率降低 33%。

②神经毒性:当紫杉醇剂量较大时,特别是累积剂量较大时,会发生感觉性神经病变,表现为呈手套和脚袜状分布的麻木、刺激和(或)烧灼疼感,以及有时会发生口角麻木。这些症状通常是可以忍受顺铂联合化疗的患者,症状可能更为严重,但在停止用药后数月内,这些感觉症状通常会得到改善和消失。

③过敏反应:通常于开始输注的第 1h 中表现出严重的症状,如低血压、呼吸困难、荨麻疹、潮红和腹部或四肢疼痛。暂时停止输注可缓解一患者的症状,严重患者需用支气管扩张药、肾上腺素、抗组胺药和皮质激素单独或联合用药治疗。过敏反应特别是过敏性休克,是紫杉醇用药过程中最严重的反应,也是医生最为关切的事情,医生往往在事先就给予联合的抗过敏药物,在用药当天进行 6～9h 的心电血压监测。防止发生休克,危及生命。

(2)注意事项

①所有患者在接受紫杉醇治疗之前都须预防用药,以防止发生严重的过敏反应,经典的办法是在紫杉醇开始前 12h 和 6h 口服地塞米松 20mg,用药前 30～60min 肌内注射苯海拉明 50mg 或异丙嗪 25～50mg,静脉注射西咪替丁 400mg。由于现在医生积累了大量紫杉醇的使用经验,对地塞米松的使用有了一些改良方案。

②配制输液时,紫杉醇溶液不应接触聚氧乙烯塑料(PVC)装置、导管或器械,一般用玻璃注射器,配制好溶液后应立即输液,并使用专用聚乙烯输注装置。

③紫杉醇通常限于对肿瘤化疗有经验的科室及医师使用,因为涉及特殊的药物配制,抗过敏药物预处理及心电血压监测等。

2.多西他赛(多西紫杉醇,紫杉特尔,泰索帝)　因紫杉醇的提取率很低,须以紫杉树皮为原料,耗资较大,故从另一种欧洲植物的针叶中提取,经过半合成而改造为多西他赛。其基本核与紫杉醇相似,作用机制也相似,抗瘤谱基本相同,疗效比紫杉醇强,但相互之间无完全交叉耐药性,是非小细胞肺癌的重要化疗药物,也用于小细胞肺癌。不良反应与紫杉醇相似,也可以引起过敏反应和末梢神经炎,它引起的骨髓抑制比紫杉醇更加明显。它独有的不良反应是毛细血管通透性增加,引起液体猪留水肿、胸腔积液和腹水形成,体重增加,这一过程是积累而成的。在应用泰索帝前后的几天中给予地塞米松可以防止水分的潴留。

(三)喜树碱类药物

1.伊立替康(开普拓 CPT-Ⅱ)　伊立替康是半合成喜树碱的衍生物,抗瘤谱较广,也是新一代非小细胞肺癌治疗药物。伊立替康应该由有经验的肿瘤临床医生使用,因可导致较严重的腹泻。腹泻(用药 24h 后发生)是伊立替康的剂量限制性毒性反应,如果发现不及时或处理不当,可能导致严重后果。慢性肠炎、肠梗阻寺患者不宜使用伊立替康。另一个剂量限制性毒性反应是白细胞减少,但因为有升白药的支持,一般不影响化疗。

2.拓扑替康(和美新)　拓扑替康也是半合成喜树碱衍生物,抗瘤谱也很广,但在肺癌中则主要用于小细胞肺癌,是小细胞肺癌最重要的二线化疗药。与伊立替康一样,也能引起严重的白细胞减少,一般在拓扑替康结束后 24h 即可用升白药支持。但腹泻的不良反应明显较伊立替康为轻。

(四)蒽环类药物

1.多柔比星(阿霉素,ADM) 对小细胞肺癌及非小细胞肺癌均有效,但目前多用于小细胞肺癌。主要毒性是心脏损害,轻者表现为室上性心动过速、室性期前收缩及心电图 ST-T 改变;重者可出现心肌炎而发生心力衰竭,心肌损伤程度与剂量有关,总量在 $500mg/mm^2$ 以上者多见,一般亚洲人掌握在 $\leqslant 450mg/mm^2$ 总剂量,并在 1 年内不要重复用药,使用维生素 E、维生素 C、维生素 B6 及辅酶 Q10 等可减轻心脏毒性;与纵隔、心包区放射治疗联合,可加重心脏毒性,;既往有心肌损害病史的患者应避免使用。脱发也是主要的不良反应,首次用药后第 2~4 周开始,停药 3~5 个月内长出新发。骨髓抑制也较重,中度恶心呕吐。

2.表柔比星(表阿霉素,E-ADM) 与多柔比星的区别只是在氨基糖部分 4,位的羟基由顺式变成反式,但这种立体结构的细微变化导致其心脏毒性明显降低。临床应用与多柔比星相同,总量可达 $800\sim1000mg/m^2$,亚洲人可掌握在 $750mg/mm^2$。

3.吡柔比星(吡喃阿霉素,THP-ADM) 心脏毒性更低,故治疗指数更高,临床应用与多柔比星相同。

(五)鬼臼毒素类药物

1.足叶乙苷(鬼臼乙叉苷,VP-16) 足叶乙苷有静脉及口服两种制剂,主要用于小细胞肺癌,有效率较高,是常用的一线药物,也用于非小细胞肺癌。不良反应有骨髓抑制、恶心呕吐等,但不是很严重,脱发较明显,但具可逆性。

2.替尼泊苷(鬼臼甲叉苷,VM_26) 替尼泊苷是半合成鬼臼毒素的衍生物,作用机制与足叶乙苷相似,也用于肺癌。由于能透过脑屏障,有一定的脑脊液浓度,临床主要用于脑转移患者。

(六)其他

1.吉西他滨 吉西他滨是肺癌,特别是非小细胞肺癌治疗的重要药物。据有关资料统计,吉西他滨单一药物治疗无法手术的非小细胞肺癌时,缓解率并不比其他如紫杉醇、多西他赛、顺铂等更高,但吉西他滨并用顺铂的疗效很好,缓解率、缓解期及中位生存期均达到目前化疗的最好水平,除了血小板下降以外,其他的不良反应不比别的常用化疗方案更严重,甚至化疗的耐受性更好,生活质量更高。对于老年患者或体质较差的患者,提倡可以单用吉西他滨化疗,生存期也不见得比联合方案有明显缩短。

2.长春瑞滨(去甲长春花碱,异长春花碱,NVB) 长春瑞滨与长春新碱、长春碱结构相似,但神经毒性最低,骨髓抑制则较明显。主要用于非小细胞肺癌,也用于小细胞肺癌。静脉注射时药物外渗,可引起严重反应甚至组织坏死。如已渗出血管外,应停止原处注药,所余药物经另一静脉输入,局部冷敷,注射玻璃酸酶。

3.异环磷酰胺(IFO) 异环磷酰胺为环磷酰胺的同分异构体,已经合成多年,但直到 20 世纪 80 年代有了尿路保护药美司纳后才进入临床。目前已在各国广泛应用,其抗瘤谱与环磷酰胺不完全相同,因而不能互相代替,在肺癌中应用较多。

注意事项:①异环磷酰胺的抗癌作用有累积性,而毒性却因分次给药而降低。据此,分次给药的方案已成功地应用于临床,提高了抗癌疗效和患者耐受性,而不像环磷酰胺那样一次给药。②限制剂量提高的主要毒性为泌尿道刺激,可引起出血性膀胱炎,发生率比环磷酰胺高,如不给尿路保护药,有 1/3 的患者可出现血尿。所以一般必须配合尿路保护药美司纳及适当水化。

【非小细胞肺癌(NSCLC)的新药治疗】

除了上述"经典"治疗药物以外,近来一批新药也正在由试验逐渐进入临床应用,主要有:

1.ZD6474　是 VEGF、EGFR 和 RET 信号传导途径的多靶点抑制药。Heymach 等进行了一项旨在比较 ZD6474、TC（紫杉醇/卡铂）以及两者联合一线治疗进展期 NSCLC 的 Ⅱ 期临床试验，其中 ZD6474300mg/d、紫杉醇 200mg、卡铂药时曲线下面积（AUC）＝6，共 181 名患者入组，ZD6474 组 73 人、TC 组 52 人、联合组 56 人，有效率为 7％、25％ 和 32％；联合组与 TC 组在中位无进展生存期（24 周和 23 周）及中位生存期上均无显著性差异，但亚组分析显示在女性患者中联合组在上述各方面均优于 TC 组。ZD6474 组则因其疗效差而提前终止。

2.Sunitinib　也是一种多靶点制药，其主要作用位点为 VEGFRs、PDGFRs、KIT、PET 和 FLT_3。Brahmer 等进行了一项以其作为二线药物治疗曾经 1～2 次化疗失败患者的 Ⅱ 期临床试验，共 47 名患者入组，PR2％，SD 并维持 3 个月以上者 17％，中位无进展生存期 12.1 个月。不良反应在可接受范围内。

3.Sorafenib　也是一种多靶点抑制药，其主要作用位点为 VEGFR-2 和 3、PDGFR-β 和 KIT。最早用于治疗肾癌和肝癌，继而也开始了多项针对 NSCLC 的 Ⅱ 期临床试验，其中 Gatzemeier 等开展了一项以其作为二线药物治疗复发或难治性进展期 NSCLC 的 Ⅱ 期临床试验，Sorafenib400mg，口服 Bid。52 名患者可评价结果，总中位无进展生存期 11.9 周；值得关注的是，所有病例中 SD 者占 60％、中位无进展生存期达 29.3 周；主要不良反应为腹泻（40％）、手足综合征（37％）和疲劳（27％），显示其对肺癌有一定疗效。比较其联合化疗（TC,GP 方案）与单用化疗一线治疗进展期 NSCLC 的 Ⅲ 期临床试验也已开始，结果正被翘首以待。

二、化疗在 NSCLC 中的应用

近 30 年来，肿瘤的多学科治疗有了很大的发展，在相当多的肿瘤中取得较好的疗效，提高了治愈率。肿瘤的治疗已进入多学科治疗的新时代。肺癌的多学科治疗日益受到重视，化疗在肺癌的多学科的治疗中起着重要的作用。新的化疗药物、新的化疗方案的应用进一步提高了综合治疗效果。

（一）非小细胞肺癌应用化疗的理论基础

1.非小细胞肺癌在诊断时大部分已播散　腺癌、鳞癌和大细胞未分化癌，统称为非小细胞肺癌（NSCLC），占所有肺癌的 75％～80％。首次诊断时，约 50％NSCLC 患者临床检查发现胸外转移，还有 10％～15％属局部晚期肿瘤无法切除，剩下患者中 50％以上发生手术后复发或远隔转移。这意味着 3/4 以上的 NSCI.C 患者在病程的某一阶段适合全身化疗或联合化/放疗。在根治性切除 30 天内死亡的患者研究结果发现，在死亡时，13％有区域病变，20％有远处转移，而腺癌患者高达 40％。

2.微转移　所谓微转移是指用常规临床病理学方法不能检出的恶性肿瘤转移。微转移的肿瘤细胞常以单个或微小细胞团的形式存在。在非小细胞肺癌中，恶性细胞区域和远处器官转移播散可能发生在原发肿瘤的早期。近几年，有几个研究组，应用免疫组化技术结合单克隆抗体对表面特殊蛋白的检查，已经证明单个肺癌细胞能播散到区域淋巴结和远处器官，如骨髓。

3.预后因素　非小细胞肺癌的预后因素对化疗疗效有重要影响，主要的预后因素有 3 个：体重下降、病期和功能状态。而这些与肿瘤的特征和肿瘤本身负荷有关。没有症状的患者疗效最高，当出现症状时，疗效下降。功能状态直接与疗效相关，即功能状态越低，疗效越低。功能状态与肿瘤负荷，即细胞数有关。肿瘤负荷高的患者，有效率也较低。文献资料提示，辅助化疗在低肿瘤负荷时对非小细胞肺癌患者是有益的。

（二）化疗的一般原则

手术治疗 Ⅰ、Ⅱ 期的患者获得最好的效果。然而绝大部分患者既有远处转移（Ⅳ 期）又有局部晚期（Ⅲ

A 和ⅢB）。如果要治愈这些患者,全身治疗,即化疗是必须的。对Ⅳ期非小细胞肺癌患者,化疗为首选治疗。在这种情况下,延长生存期,改善临床症状是治疗的目的,但也有通过多学科治疗治愈者。

对ⅢA 和ⅢB 期非小细胞肺癌患者,采用手术或放射单一方式,仅有小部分可治愈。如果要达到 5 年治愈,需要多学科治疗。化疗是多学科治疗组成的一部分,治疗以根治为目的。治疗的策略是对那些完全切除的患者行辅助化疗和诱导化疗(新辅助化疗)或化放疗。理论上,辅助化疗和诱导化疗是改善全身隐匿的微小转移灶的控制,同时化放疗是增加放射疗效.从而增加局部区域病灶的控制。

Ⅰ、Ⅱ期癌切除术后,Ⅰ期患者的 5 年无病生存率为 50%,Ⅱ期为 35%,T_1N_0 的患者 5 年生存率为 80%。治疗失败的原因多数为远处转移。合理的术后治疗,包括化疗可使病死率降至 13%。对Ⅰ、Ⅱ期非小细胞肺癌患者如何做术后辅助治疗,值得研究。微小转移灶检测阳性者,应视为辅助化疗的指征。

(三)有效的化疗药物

目前用于临床治疗非小细胞肺癌,单药应用有效的药物不少,近年有几种新的化疗药物问世,这些药物治疗肺癌显示了引人注目的效果。但是异环磷酰胺、长春新碱、顺铂及丝裂霉素作为治疗肺癌最有意义的药物,依然是大多数联合化疗方案的核心。

除一项研究外,所有对 NSCLC 化疗的综述均报道单药化疗较联合化疗反应率低,存活时间短。然而,对单一药物的评价对于一种新药能否被纳入到联合化疗方案中仍然很重要。尽管对许多单一药物经过了 30 年以上评价,仅极少数药物表现出足够的疗效而适用于联合化疗方案。

1.顺铂及其他铂类药物　尽管其他的化疗药的单药反应率可高于顺铂,顺铂仍然是联合化疗中重要的药物组成。Ⅱ期临床研究中,不同剂量、不同方案中单独应用顺铂肿瘤反应率可达 6%～32%(平均 20%)。可以采用 $120mg/m^2$ 大剂量一次给药或 3～5d 分次给药的用药方案,但是对最理想的药物剂量及给药方式还存在着争议。顺铂仅有轻微骨髓抑制,而且在体内与体外均与几种其他的化疗药有协同作用。为此,它成为大多数联合化疗方案核心成分。顺铂也可与放疗同时应用而无严重毒性。

其他的铂类化合物包括卡铂和异丙铂。这两种药物对初治患者的单药反应率均小于 10%。尽管反应率仅为 9%,但对Ⅳ期患者单独用卡铂化疗者生存期高于应用其联合方案者。尽管卡铂骨髓抑制更强,但卡铂的胃肠道毒性和肾毒性比顺铂小。

2.异环磷酰胺　异环磷酰胺对 NSCLC 的疗效有限。其单药化疗的反应率小于 15%,已很少用于联合化疗中。异环磷酰胺为烷化剂,其使用剂量明显高于环磷酰胺。不同剂量及不同化疗中,估计异环磷酰胺单药化疗反应率 20%。对肺癌治疗时,异环磷酰胺 1.2～$2.0g/m^2$ 连续 5d 应用,其反应率并不比 4.0～$5.0g/m^2$ 大剂量一次应用者高,尽管 5d 用药的方案中总剂量更大。但是一次性用药化疗的毒性不良反应较大。

3.长春碱类　长春碱酰胺和长春碱在肺癌Ⅱ期临床研究中,长春碱半合成衍生物长春碱酰胺的反应略高于长春碱。长春瑞滨(诺维本)也是半合成长春碱类药物,与其他的长春碱类一样,通过抑制微管体的装配而起作用。其剂量限制毒性是粒细胞减少症,但神经毒性明显低于其他长春碱类。

4.丝裂霉素　最大剂量丝裂霉素单药化疗的反应率可达 15%～20%。大剂量丝裂霉素可导致肺纤维化、蓄积性骨髓抑制、长期血小板减少,一小部分患者可有溶血一尿毒症综合征。加用类固醇可减轻肺毒性,减少用药剂量,延长治疗间隔时间,可避免骨髓毒性。

5.表鬼臼毒素　表鬼臼毒素单药化疗依托泊苷对 NSCLC 作用很小,但是由于体内及体外均存在协同作用,它多与顺铂联合应用,当依托泊苷单药化疗时,几天内多次给药,优于相同总剂量单次应用时的疗效。因此,在大多数 NSCLC 化疗方案中多采取静脉给药 3～5d。

替尼泊苷与依托泊苷不同之处仅在于它也对 NSCLC 有效。替尼泊苷和顺铂联用的反应率与顺铂和依托泊苷联用的反应率似乎相同。替尼泊苷比依托泊苷的骨髓抑制更明显。

6.紫杉烷类　紫杉醇(泰素)是一种新型细胞毒性药物,从紫杉树皮中提取。通过诱发微管蛋白过度集聚,干扰正常细胞分裂活动来抗肿瘤。紫杉醇单药化疗反应率在20%以上,对其用法是3周1次24h持续静脉滴注,剂量达250mg/m²。剂量限制毒性包括粒细胞减少及周围神经病变。紫杉醇也可以更快地输入,3h甚至1h内完成,反应率基本一致,但毒性变化很大。骨髓抑制减轻,但神经毒、脱发及肌痛明显加重。

多西他赛是半合成紫杉醇,与紫杉醇作用机制相同,活性范围也与紫杉醇相似。对初治患者治疗的总体反应率为18%～38%(平均25%)。多西他赛的剂量限制毒性是骨髓抑制。Ⅱ期临床研究中,对60mg/m²、75mg/m²及100mg/m²的疗效进行了评价,但在此剂量范围内无明显的量-效反应关系。除骨髓抑制外其他毒性反应轻微,与紫杉醇一样,先用可的松可预防过敏反应。使用时间长,多西他赛可致水肿及胸腔积液,但是应用可的松可减轻此毒性。

7.吉西他滨　吉西他滨为阿糖胞苷同类物,对NSCIC作用明显。几项Ⅱ期研究中对600多例患者进行了治疗反应评估,总体反应率20%以上。吉西他滨仅有轻到中度恶心、呕吐,即使用药剂量已很大,4级骨髓抑制也很少见,无脱发现象。通常每周1次,1000～1250mg/m²,连续3周,休1周。最近总结吉西他滨的Ⅱ期临床研究表明,老年患者能够耐受且疗效显著,由于其毒性小,因而提倡将其作为对老年患者的选择药物之一。

8.其他药物　单药化疗反应率<10%的药物有5-FU、甲氨蝶呤、多柔比星和表柔比星。大剂量表柔比星(135～150mg/m²)反应率达19%,但骨髓抑制更严重,心脏毒性更大,这样的剂量不适用于大多数联合化疗方案。

(1)喜树碱类:喜树碱是一类新的天然产物家族,通过抑制DNA拓扑异构酶Ⅰ而发挥抗癌作用。这些药物形成酶复合体,导致DNA单链破裂,抑制DNA及RNA合成。在一项Ⅱ期研究中,喜树碱-11(CPT-11)150mg/m²每周1次,在72例初治NSCLC患者中有23例部分缓解(31.9%)。对CPT-11的另一类似的研究中,每周100～125mg/m²,44例患者中有31.8%部分缓解。剂量限制性毒性为白细胞减少及腹泻。不幸的是,CTP-11所导致腹泻可能会十分严重,限制了部分患者的应用。拓扑替康也已在NSCLC患者应用。一项主要在鳞癌患者中进行的研究发现,其反应率为15%。然而,在另一项研究中前20例患者无反应,因而终结了研究。

(2)Tirapazzmine:是benzotriazine的复合物,对缺氧细胞的毒性不同。乏氧条件下,在P450还原酶及细胞色素P450的作用下减少一个电子,变成细胞毒性自由基。自由基可由DNA摄取氢离子,从而导致DNA链分离及选择性的:对乏氧细胞产生细胞毒性、Tirapazzmine,可导致急性恶心、呕吐和腹泻。有些患者可见肌肉痉挛及急性通常为可逆性的失聪。尽管此药有常见的可逆耳毒性,Ⅰ期和Ⅱ期临床研究表明它可与顺铂安全地联合应用。

(四)联合化疗

对NSCLC,联合化疗与单药化疗相比,联合化疗反应率高。尽管许多化疗方案可有明显的反应,这种治疗对延长生存期的作用还有争论。一般而言,化疗对于局部晚期及弥漫性病变的生存期稍有延长。即使在一些对照研究中已显示出这种生存时间的延长具有统计学意义,但一些肿瘤医生对争取到的很短的几周至几个月的生存期与毒性反应及治疗费用相比是否值得这一点上持有不同的观点。晚期疾病,化疗不可治愈,其生存曲线呈指数型,无平台期。当对分期较早的肺癌联合化疗时如果生存曲线仅轻微左移、单纯中位生存期延长,而无平台水平及治愈率的增高,不能将这种联合化疗方案视为有效。晚期NSCLC,新的化疗方案应该使生存增加1年以上的患者绝对数增多。目前,顺铂或铂剂是大多数NSCLC联合化疗方案中的基本组成。

（五）手术联合化疗

1.术前化疗　术前化疗属于新辅助化疗，即局部区域治疗前的化学治疗，是最早时间应用药治疗的特殊策略。

（1）术前化疗的优点

①使原发肿瘤缩小，降低临床分期，提高手术的切除率，减少功能缺损。

②消灭微小转移灶，避免体内潜伏的微小转移灶在原发肿瘤切除后由于体内肿瘤量减少而加增殖，使肿瘤细胞活力降低，在手术时不易播散。

③可从切除的肿瘤标本中了解化疗的敏感性，通过评估最初治疗方案对原发肿瘤的疗效，为之后辅助用药提供指导。

④术前化疗作为防止抗药的方法可能起着重要作用。在肿瘤中存在抗药的细胞，肿瘤负荷开始化疗，常没有抗药现象出现，术前化疗消灭敏感的肿瘤细胞，然后手术切除包括不敏感的瘤细胞。

（2）术前化疗的效果：术前化疗开胸探查的结果有力地证明了联合化疗对非小细胞肺癌的效果。文献资料表明，术前化疗＋手术作为边缘切除的ⅢA和ⅢB期非小细胞肺癌的方法是有其实际应用价值的。

①术前单用化疗的效果：术前化疗的效果可以通过应用完全切除率，病理完全缓解率和生存期来评估。

Rosell等报道，术前用丝裂霉素、异环磷酰胺和顺铂联合化疗3周期然后手术与单用手术治疗比较，2组术后放疗各50Gy。结果是两组的切除率分别为77%和90%，中位生存期分别为26个月和8个月，5年生存率，前组为13%，后组无存活5年者。Roth等报道术前用环磷酰胺、依托泊苷和顺铂联合化疗3周期然后手术，术后放疗66Gy。另一组单用手术治疗，术后同样放疗66Gy，两组的切除率分别为39%和31%，中位生存期为64个月和11个月，5年生存率为40%和18%。两随机研究组的切除率没有差别，但生存期有明显的差异。表明术前化疗达到改善生存期的益处，似乎是最大可能归因于改善微小转移灶的控制。

②术前化放疗的效果：理论上讲，术前化疗可使原发肿瘤和区域淋巴结的肿瘤缩小，提高切除率，并可清除隐伏的胸腔外病变。化放联合可保留化疗的细胞毒作用与放射增敏作用。术前化放联合可达到比单用术前化疗能达到的较高的切除率。由于局部肿瘤切除控制的益处，从而转化为生存期的延长。

Fleck等进行了术前化放疗与单用术前化疗治疗Ⅲ期非小细胞肺癌的随机临床试验。术前化放组用顺铂$100mg/m^2$，于第1天、29天静脉输注；氟尿嘧啶$30mg/(kg \cdot d)$，于第1~4天，29~32d持续静脉输注；第1天开始放疗，总量为$30Gy/(15次.3周)$。单用术前化疗组接受顺铂$100mg/m^2$，丝裂霉素$8mg/m^2$，第1、29、71天静脉输注，长春碱$4.5mg/m^2$，静脉输注，每2周1次，共6次，开始治疗第12周进行手术。有残留肿瘤者术后接受顺铂$30mg/m^2$，依托泊苷$100mg/m^2$化疗，每3周重复，其3次。术前化放组与术前化疗组的有效率分别为67%（32/48）和31%（15/48）。上述结果支持术前化放疗优于术前单用化疗。

（3）术前化疗、化放疗的毒性反应及并发症：术前化疗、化放疗的主要毒性反应是胃肠道反应和骨髓抑制、肺损伤、食管炎及白细胞下降所致的感染败血症。文献报道，术前化疗所致的威胁生命的并发症的发生率为0~15%，术前化放疗为3%~15%。

白细胞下降是常见的毒性反应，因此并发的感染也是最常见的。这可采用支持治疗，集落刺激因子和抗生素防治。

化疗中丝裂霉素所致的肺毒性值得注意。丝裂霉素的肺毒性发生率为3%~12%，有时可致命。其损伤机制可能与血管上皮损伤有关。其临床特征为呼吸困难、干咳。肺损伤的并发症发生在化疗3周或丝裂霉素积累剂量78mg后。报道最多的是在丝裂霉素$10\sim12mg/m^2$与放射联合至40Gy或以上剂量的患者中发生。给予地塞米松$10\sim12mg$,可防止毒性发生。激素治疗丝裂霉素肺毒性有效且明显,可用大剂量激素治疗。

术前化疗或化放疗可引起组织坏死和组织纤维化,导致解剖层次的破坏,给随之进行的手术带来操作上的困难,但术后并发症并不多见。

(4)术前化疗的前景:术前化疗的作用,在边缘可切除的Ⅲ期非小细胞肺癌的治疗中已确认。术前化放疗治疗Ⅲ期非小细胞肺癌已经进行了试验,有鼓舞人心的结果。术前化放疗与术前单用化疗治疗Ⅲ期非小细胞肺癌的研究表明,术前化放疗中的放射作用使切除率和无复发生存率明显高于术前单用化疗,但仍需进一步研究。

术前化疗,每天1次放射和每天2次放射治疗非小细胞肺癌的研究结果很好,毒性能耐受。每天2次放射主要剂量限制器官是食管。

术前化疗,每天1次放射和每天2次放射的混合方案、探索应用新的化疗药物、化放疗之间的关系是重要的新课题。20世纪90年代许多新药问世,使非小细胞肺癌治愈率接近$40\%\sim45\%$。要使Ⅲ期非小细胞肺癌的5年治愈率达到50%,仍需探索新的方案。有效的新药:去甲长春碱、紫杉醇、多西他赛、吉西他滨、依林特肯等在术前化疗新的研究方案中起着重要作用。

2.术后化疗 术后辅助化疗是肺癌多学科治疗中值得探讨的方法之一。

(1)术后化疗的理由:肺切除术是治疗肺癌的主要方法之一,但标准手术切除,按新的国际分期,术后5年生存率ⅠA期61%,ⅠB期38%;ⅡA期34%,ⅡB期24%;ⅢA期13%,ⅢB期5%。手术失败的主要原因是局部切除不彻底,术前已有潜在的远处转移和多个播散微小转移灶。直接影响手术疗效的复发或转移与残存病灶和微转移灶相关。术后抗癌药的应用是控制、消灭残存和微小转移灶的重要手段。

(2)肿瘤负荷与疗效:癌症化疗中最明确的论证表现之一是肿瘤负荷与药物可能治愈性两者之间呈负相关,即肿瘤越小,化疗效果越好。试验辅助化疗模型证明,如果原发肿瘤被手术切除,然后化疗,有可能治愈微小转移灶。肿块和可治愈性之间这种关系在许多恶性肿瘤中存在,有最少肿瘤负荷的患者有最多治愈的可能性。在肺癌患者中,手术切除肿块后,肿瘤负荷明显减少,此时给予化疗,成功的可能性大(表4-8-1)。

表4-8-1 对NSCLC治疗有效的联合化疗方案

化疗方案	缓解率(%)
环磷酰胺+多柔比星+顺铂	$15\sim25$
博来霉素+依托泊苷+顺铂	$20\sim40$
顺铂+长春地辛或长春碱	$15\sim30$
丝裂霉素+长春地辛或长春碱+顺铂	$30\sim60$
依托泊苷+顺铂	$20\sim30$
替尼泊苷+顺铂	$20\sim30$
卡铂+依托泊苷	$10\sim30$
异环磷酰胺+丝裂霉素	$25\sim30$
异环磷酰胺+依托泊苷	27
异环磷酰胺+顺铂	$18\sim35$

续表

化疗方案	缓解率(%)
丝裂霉素＋异环磷酰胺＋顺铂	30～50
异环磷酰胺＋卡铂＋依托泊苷	43
异环磷酰胺＋顺铂＋依托泊苷	35～40
吉西他滨＋顺铂	28～54
紫杉醇＋顺铂	27～44
紫杉醇＋卡铂	25～62
长春瑞滨＋顺铂	30～45
多西他赛＋顺铂	30～51

(3)术后化疗的效果:无淋巴结转移患者彻底切除后 CAP 化疗患者无癌生存率较高,5 年生存率为 67%,对照组仅为 50%。切除不彻底的患者术后 CAP 方案加放疗的疗效优于单纯放疗者。不彻底的切除指显微镜检切缘阳性,或取检的最远处的淋巴结有转移癌。

一项研究中,应用 3 个周期长春碱酰胺及小剂量顺铂,50mg/m² 继而口服替加氟和尿嘧啶 1 年,对照组单纯口服尿嘧啶治疗 1 年或无治疗干预。化疗组和尿嘧啶组 5 年率分别为 60.6% 和 64.1%,而未治疗组仅 49%(P=0.053,P=0.044)。两种方案联合组的总体生存率与单纯外科治疗组相比较前者疗效优势明显(P=0.022)。一项仅限于对Ⅲ期肿瘤彻底切除后病例的研究中,评价了术后长春花碱酰胺和顺铂辅助化疗与术后不追加任何治疗的疗效差别。结果中位生存期约延长 6 个月,但长期生存率无明显提高(5 年生存率分别为 41% 和 35%)。徐光川观察非小细胞肺癌术后辅助化疗,5 年生存率有一定的提高,Ⅲ期患者接受辅助化疗的 5 年生存率明显优于单纯手术治疗组。

尽管这些研究表明辅助化疗的生物学效果明确,但最多也只能轻微改善生存率,且生存率优势常仅表现在中位生存期上,而无长期效果。综合文献报道的资料,从理论上讲,非小细胞肺癌术后辅助化疗是可行的,从现实而言,术后辅助化疗是必须进一步研究的课题。

(4)术后化疗时机:非小细胞肺癌术后辅助化疗的时机和周期数均不一致。大多数作者报道,化疗在术后 3～4 周开始,联合化疗周期数,有的化疗 3 周期,有的 6 周期。最适合的化疗方案和化疗周期数值得进一步研究。

(六)化疗联合放疗

1/3 的 NSCLC 患者病变局限于胸部,但侵袭太广泛不能手术切除。对ⅢA 和ⅢB 局部晚期肿瘤的标准治疗是胸部放射,可使相当比例的患者肿瘤缩小。放疗通常可缓解症状,但是几乎没有人被治愈,5 年生存率为 10% 左右。

大多数Ⅲ期患者死于远膈转移,这促进了包括化疗在内的多学科综合治疗的发展。这种治疗的目的在于根除微转移灶。除了全身作用外,化疗还有助于对肿瘤的局部控制。当与放疗联合应用时,化疗药可作为放射增敏药,而对诱导化疗有反应、体积减小的肿瘤而言,放射更有效。

1.用化放疗的策略　目前化放联合有 3 种治疗策略。

(1)同时应用

①同时连续应用:每天连续放疗直至达放总量。化疗可如常规,每 3～4 周给予,连续或每天输注。在诱导治疗开始应用化疗和放疗,允许在最短的时间内给予最大强度的两种治疗。这种策略使交叉抗药的

癌细胞的产生减到最低限度,因为两种治疗之间没有时间间隔,能使微小转移灶早期得到治疗,最大缺点是毒性增加。

②间歇同时应用:每3~4周间隔给予常规化疗,同时给予放疗。

(2)序贯治疗:按时分别给予足疗程化疗和足疗程放疗,可以先给足疗程化疗后给足疗程放疗,或给足疗程放疗后给足疗程化疗。这种策略的主要优点之一是避免了两种治疗方法同时给予的过度毒性,对宿主的毒性减少。主要缺点之一是治疗强度减少。因此,在治疗期间,肿瘤细胞再增殖的可能性增加。此外在放疗前给予足疗程化疗,会增加耐化疗肿瘤细胞集结的可能性。

(3)交替治疗:这种策略是企图最大限度发挥同时和序贯给予治疗的优点,尽可能克服化放联合治疗的缺点。如常规化疗一样,每3~4周间隔给予化疗,放疗在化疗两疗程之间给予。目的是提供两种治疗的短暂的间隔,以便在诱导治疗开始时同时给予化疗和放疗而不降低每一种治疗的强度或剂量。这方案通过化放疗之间的短时间间隔减少毒性,最大限度减少对每一种治疗抗拒的肿瘤细胞聚结,并对微小转移灶提供早期化疗。

2.化放联合治疗非小细胞肺癌的疗效　文献报道,局限晚期不能手术的非小细胞肺癌,常规标准放射治疗,中位生存8~10个月,2年生存率10%~20%,5年生存率5%~10%。这组数据可作为化放联合治疗非小细胞肺癌疗效评价参考。在一项研究中,患者被随机放疗,50Gy28次分割,或相同放疗方案追加顺铂每周15mg/m²。联合治疗组患者反应率较高(64%VS50%),但在无癌生存及总体生存率上无显著统计学差异。在一项EORTC研究中,患者随机行分段放疗,55Gy20次分割,或同样放疗方案追加顺铂每周30mg/m²,或每天6mg/m²。三组间反应率相似,但是每日行顺铂治疗组的生存期明显长于非化疗组(P=0.009)。每周行顺铂化疗组的生存期介于其余两组之间,与两者无显著差异。有学者综述了11组化放联合和单用放射治疗Ⅲ期非小细胞肺癌的随机研究,结果提示:含顺铂的化疗方案与放射联合能改善生存期,平均增加3个月,2年和3年生存率增加近一倍,非顺铂方案与放疗联合不改善生存期。Mirimanoff等用联合化疗与超分割放射交替进行,65例接受丝裂霉素、长春酰胺和顺铂联合化疗,67例接受长春碱和顺铂联合化疗,总的中位生存期13.6个月,2年生存率27%,5年生存率12%。与单用常规放疗相比对生存是有益的,毒性可以接受。

以上讨论的所有研究表明中位生存期与两年生存率均有改善,但是这并不总是伴有长期生存期的延长或治愈率的提高。化放联合方案,被认为是目前治疗不能手术的Ⅲ期非小细胞肺癌的标准方案,三种联合方式都有其理论依据,但文献报道的结论不是一致的。最适合的化疗方案与最适合的联合方式仍需进一步研究。

三、NSCLC 的分子靶向治疗

由于化疗药物的非选择细胞毒性大大限制了其在临床上的应用,人们逐渐认识到应该寻找更能特异作用于瘤细胞、对正常细胞毒性更小的药物。20世纪90年代以来,这方面的新药不断问世,使得NSCLC的治疗进入了一个新的阶段。分子靶向治疗之所以受到密切关注,并引起研究者不断探究的兴趣,是因为它以肿瘤细胞的特性改变为作用靶点,在发挥更强的抗肿瘤活性的同时,减少对正常细胞的毒性反应。这种有的放矢的治疗方法为肿瘤治疗指明了新的方向。

根据药物的作用靶点和性质,可将主要分子靶向治疗的药物分为以下几类:①小分子表皮生长因子受体(EGFR)酪氨酸激酶抑制药,如吉非替尼(易瑞沙);厄罗替尼;②抗EGFR的单抗,如西妥昔单抗;③抗Her-2的单抗,如赫赛汀;④Bcr-Abl酪氨酸激酶抑制药,如伊马替尼;⑤血管内皮生长因子受体抑制药,如

Bev-acizumab(Avastin)；⑥抗 CD20 的单抗，如利妥昔单抗；⑦IGFR-1 激酶抑制药，如 NVP-AEW541；⑧泛素-蛋白酶体抑制药，如 Bortezomib；⑨其他，如 Aurora 激酶抑制药、组蛋白去乙酰化酶（HDACs）抑制药等。

(一)表皮生长因子受体(EGFR)抑制药

在 NSCLC 细胞中，许多癌基因的编码蛋白为生长因子或生长因子受体，其中最重要的当属 erb 癌基因编码的表皮生长因子受体家族，包括 erb-1、erb-2、erb-3 和 erb-4。此类受体由细胞膜外的配体结合部、跨细胞膜部和细胞膜内含磷酸化酶的"可活化"部分组成，一旦其配体与细胞膜外的结合部结合，即可引起细胞膜的"可活化"部分构像变化，继而被磷酸化（活化），然后通过 Ras-RafMEK-MAPK、STAT$_3$.5 和 PI3K-PTEN-AKT 等信号传导途径上调 CDK、VEGF、mmp 和 Survivin 等因子，促进肿瘤细胞增殖、迁移及其新生血管生成。而表皮生长因子受体抑制药可抑制 EGFR 酪氨酸激酶、阻止 EGFR 的活化和信号传导。目前已上市的小分子抑制药为此类药物。

1.吉非替尼　在两项著名的临床试验中验证了其对 NSCLC 的疗效。IDEAL1 研究收治经一个含铂方案治疗失败的 NSCLC 患者；IDEAL2 研究收治经两个（一个含铂方案、一个含紫杉类药方案）治疗失败的 NSCLC 患者；随机分配进入 250mg/d 和 500mg/d 的剂量治疗。结果显示两个剂量组间的主、客观疗效均无明显差别（IDEAL1 高、低剂量组的主观有效率分别为 37% 和 40%，客观有效率分别为 19% 和 18%；I-DEAL2 高、低剂量组的主观有效率分别为 35% 和 45%，客观有效率分别为 9% 和 12%），但高剂量组的不良反应明显增加，因此，临床推荐剂量为 250mg/d，吉非替尼已在亚洲许多国家被批准为治疗 NSCLC 的二、三线治疗药物，对无吸烟史的女性患者效果更好。

值得注意的是，在 INTEREST 试验中，吉非替尼并未在其传统的"优势治疗人群（亚洲裔患者）"中显示出比化疗优越，提示在此人群中多烯紫杉醇的疗效与吉非替尼相仿。这是否意味二者的优势治疗人群类似，从而可将既往化疗有效的患者作为吉非替尼拯救治疗的适用群体？同时，在 V-15-32 试验中多烯紫杉醇达到了以前从未达到过的最佳效果（MST14 个月，1 年生存率 54%；而既往的 TAX317 试验中仅为7.5 个月和 37%；TAX320 试验中仅为 5.7 个月和 32%），这是否意味着对多烯紫杉醇而言也存在优势治疗人群？精确的结论仍需等待更大规模的临床试验结果公布后才能得出。

2.厄罗替尼　与吉非替尼的 1SEL 试验相似，对化疗失败或不能耐受化疗的患者进行了应用厄罗替尼与安慰剂对照的二线治疗 BR21 临床试验，全球有 700 余例患者入组。结果显示厄罗替尼可延缓肿瘤进展、改善生活质量，并能提高远期生存，与吉非替尼相似，其对无吸烟史的患者效果更好；对亚洲裔患者，厄罗替尼的中位生存期为 13.6 个月、对照组为 8.4 个月，但可能因为样本量小（共 91 例），两者间并未检出显著性差异。此外，与吉非替尼不同，厄罗替尼在女性及腺癌的患者中并未显示出特别明显的治疗优势，这提示厄罗替尼在某些优势人群中的潜在效果可能还并未被完全阐明。因此，可以得出以下结论：两者都是有效的二线治疗药物；疗效可能与二线化疗药物相仿；不良反应一般低于化疗药物；具有类似的优势治疗人群。

值得注意的是，迄今为止，将上述两种小分子药物与化疗药物联合使用的尝试（吉非替尼的 INTACT$_1$ 和 INTACT$_2$ 以及厄罗替尼的 TALENT 和 TRIBUTE）均未获得成功，因此，没有证据支持需将其与化疗药物及方案（紫杉醇/卡铂或吉西他滨/顺铂）合用。但在试验中的若干亚组（如：腺癌或非吸烟者）中似乎有比较乐观的证据，最终结论仍需待更大规模的临床试验完成后方可得出。

(二)表皮生长因子受体(EGFR)的单克隆抗体 C225(爱必妥)

西妥昔单抗(C225)针对 EGFR 的一种单克隆抗体。EGFR 的配体如 EGF、TGF-α 一旦结合到受体上就能激活下游信号传导通路而使肿瘤生长和增殖，对化疗、放疗的抗拒、增加转移的倾向，表现为很差的临床预后。西妥昔单抗能特异地与 EGFR 高亲和力结合,阻止上述配体与 EGFR 结合,抑制肿瘤细胞增殖。

Lilenbaun 等观察了西妥昔单抗在 66 名复发转移了的 NSCLC 患者至少是二线以上治疗中的作用。其中,总有效率为 5%,疾病控制率为 35%;中位 TTP2.3 个月,中位生存期 8.1 个月,一年生存率为 41%。Paul 报道了西妥昔单抗联合多烯紫杉醇二线治疗 NSCLC 的结果,CR.9%,PR20.4%,SD33.3%,PD 64.5%。毒性反应主要为痤疮、疲劳、感染,少数患者发生过敏反应,总体耐受良好。最常见的不良反应为皮疹(91%),但Ⅲ度以上者仅 6%。其他Ⅲ度以上不良反应为呼吸困难(15%)、疲倦(14%)、感染(9%)、头痛(6%)、背痛(5%)和肺炎(5%)。在两个 C225 与化疗联合一线治疗晚期 NSCLC 的Ⅱ期临床研究中,C225 与吉西他滨/卡铂联合使用时有效率为 26.8%,C225 与紫杉醇/卡铂联合使用时有效率为 29%,提示其有可能与化疗药物有协同作用。

(三)抗血管生成抑制药

除 EGFR 抑制药外,抗新生血管生成药物是 NSCLC 治疗中的另一亮点。1971 年,Folkman 等首先提出恶性肿瘤生长和转移依赖于肿瘤新生血管的观点,由此开创了肿瘤血管形成和血管靶向治疗的研究。实验证明,当肿瘤体积很小(<2mm³)时,仅靠其周围的组织液供养即可生存。但一旦长大,中心就会因供氧不足而坏死,肿瘤即会分泌出各种促血管形成因子,在肿瘤周围形成新的血管网(肿瘤性新生血管),使肿瘤得以继续生长,因此,以抗肿瘤血管形成为目的的治疗应运而生。

【常用药物】

1.血管内皮生长因子受体(VEGFR)抑制药　如 bevacizumab,是一种 VEGFR 的单克隆抗体,在 ECOG 进行的一线化疗±bevacizumab 治疗晚期、初治的非鳞癌 NSCLC 的Ⅲ期临床试验(ECOG4599)中,bevacizumab 联合 TC 对比单纯化疗方案治疗的 434 例中,联合组有效率为 27.2%、单纯化疗组为 10%;无进展生存期分别为 6.4 个月和 4.5 个月;中位生存期分别为 12.5 个月和 10.2 个月。

2.血管内皮抑制素　是迄今发现的抗瘤谱广不良反应较低的内源性肿瘤血管生长抑制因子。发现近 10 年来,研究报道其对 65 种人类或鼠的肿瘤有明显抑制作用。Endostatin 能强烈抑制由 bFGF 诱发的血管生成,特异地抑制血管内皮细胞的增生,是目前新一代抗肿瘤药物的代表。重组人血管内皮抑素(F.ndostar,YH-16,商品名为恩度)是我国自主研制的国家一类抗肿瘤新药。

根据的临床试验报告,恩度单药治疗晚期 NSCI)C 的有效率仅 3%,与美国结果(5%)相似,但在联合 NP 方案治疗晚期 NSCLC 的Ⅲ期临床试验中,可将总有效率从 19.5%提高到 35.4%、中位肿瘤进展时间从 3.6 个月提高到 6.3 个月。对初治患者,试验组和对照组的 RR 分别为 40.0%和 23.9%,对复治患者,试验组和对照组的 RR 分别为 23.9%和 8.5%,CBR 分别为 65.2%和 61.7%,中位 TTP 分别为 5.7 个月和 3.2 个月。基于上述结果,中国批准 NP 联合 YH-16-线治疗晚期 NSCLC。可喜的是,NP＋YH-16 在复治患者中仍有 23.9%的有效率,中位 TTP 超过 5 个月。

3.沙利度胺　也可下调 VEGF 和 TNF,发挥抗血管生成效果。在临床试验中显示对肾癌、前列腺癌、肝癌和骨肉瘤等有效,但对肺癌的疗效如何仍需大宗病例试验的结果证实。

4.TNP-470　是一种半合成的烟曲霉素的衍生物,对血管内皮细胞有特异性的抑制作用,动物实验表明对多种肿瘤有抑制作用,并能延长动物的存活期。在该药的Ⅲ期临床试验中显示其对宫颈癌、胃癌、前列腺癌、乳腺癌和肺癌等实体瘤有抗肿瘤活性。

5.多靶点酶抑制药　Sorafenib(索拉菲尼)、Sunitinib 和 ZD6474(范得他尼)的共同特点都是可以抑制多个肿瘤细胞的信号传导通路(例如 EGFR 通路、ras-raf-MERK-ERK 通路等),并且其中至少有一条与新生血管生成密切相关的通路,例如:VEGFR-2、VEGFR-3、PDGFR-β 等发挥抗血管生成作用。

6.抗血管生成中药　国内这方面的研究已经起步,也已发现了一些令人兴奋的结果,如:人参皂苷 Rg3

可通过下调肿瘤的 VEGF 表达抑制其新生血管生成；染料木黄酮可下调 VEGF、bFGF、TGF 等多种促血管形成因子；姜黄素可诱导血管内皮细胞凋亡并抑制基质金属蛋白酶的活性；青蒿琥酯可抑制血管内皮细胞增殖、迁移和小管形成等，但还多缺乏大宗、严格的前瞻性对照临床试验结果。

（二）临床推荐的给药方式

1.广谱用药 如前所述，几乎所有恶性肿瘤均可产生促血管生成因子、激活血管内皮细胞，并依赖于新生血管生长，故理论上说抗血管生成治疗几乎适用于所有恶性肿瘤。事实上，临床前研究及临床试验也证明，除肺癌外，恶性黑色素瘤、肾癌、卵巢癌等对抗血管生成治疗均有较好的应答。相信随着大规模临床试验结果的公布，其适应证也会大大拓宽。

2.早期用药 抗血管生成治疗应在仅有少量的促血管生成因子时开始方能取得最好效果。因此，今后的研究方向极有可能从治疗晚期肿瘤转向早期，甚至亚临床病灶，从治疗影像学检查可见的有形肿瘤转向预防肿瘤复发。事实上，旨在研究 Fndostar 用于手术后巩固治疗、预防复发、转移的临床研究已在中国启动。

3.长期用药 根据血管内皮细胞的"激活"和血管生成过程始终与肿瘤共存的事实，理论上说抗血管生成治疗不宜过早中断。已有体外实验证实，如果中断 VEGF 抑制药干预，原经其作用而缩小的动物接种肿瘤内新生血管迅速增加、瘤体重新加速生长。为避免此种"反弹现象"，甚至有人提出抗血管生成治疗应维持终生。有人以低剂量、长时间化疗来抑制化疗间歇期内抗血管生成治疗的恢复，称为抗血管生成化疗。

4.联合用药 如上所述，肿瘤细胞与新生血管细胞始终共存、互相促进，故联合使用抗血管生成治疗与化疗方能结合两者优势、发挥最大作用。事实上，在国内、外临床试验中，Endostatin 治疗 NSCLC 的单药疗效均未超过 5%，但各种抗血管生成药物与化疗联合应用均取得了良好效果。另外，将其与其他非细胞毒类靶向治疗药物结合的尝试也在进行当中。

不难看出，抗新生血管生成药物与化疗联合使用取得了更令人鼓舞的效果，也为这一领域的研究提供了更为广泛的空间。

四、小细胞肺癌的治疗

（一）小细胞肺癌治疗的历史

小细胞肺癌在 1879 年被称为肺肉癌或 sacoma，1962 年 kreyborg 称其为小细胞肺癌（SCLC），分型为燕麦细胞型和棱形细胞型。目前认为主要属于上皮源性恶性肿瘤。David 于 1948 年报道用氮芥进行治疗。1969 年 Green 等报道用环磷酰胺治疗，中位生存期仅 16 周，1 年存活率 8%，1972 年，selowrg 报道经治疗后 5 年存活率 0.6%～11%。

Laskin 在 2003 年报道 BritishcolumbiaCanada 从 1990～1995 年的 628 例 SCLC 患者，局限期和广泛期患者治疗后，中位生存期分别为 15.1 个月和 8.4 个月，2 年存活期分别为 32% 及 7.3%，5 年存活率为 12% 及 2.3%。

目前由于综合治疗及预防性脑放射的应用，延长 SCLC 的生存期是将来发展的方向。

（二）小细胞肺癌的临床特性

SCLS 是肺癌中恶性度最高、发展最快者，肿瘤细胞倍增时间仅有 75.9d。90% 以上的患者在诊断明确时有胸部症状及远处转移。SCLC 对化疗敏感、有效率达 60%～90%，完全缓解率为 30%～40%，化疗剂量与疗效呈量效关系，如剂量不足，有形成耐药细胞株，造成再生长的可能。

SCLC 是全身性疾病，全身性化疗敏感，已成为各期的首选治疗，可使肺部病灶以及微小病灶起到杀伤作周,但化疗后仍有 25%～50%局部复发的可能。由于手术与挤压,出血和残余的癌细胞及残存的微小病灶均有癌细胞再生长的可能,故要及早化疗。

(三)小细胞肺癌的生物特性

1.生物表达　SCLC 的生物检测主要有 MYC 家族基因;MYC 家族中 L-MYC 的存在,可提示有无转移;N-MYC 提示化疗不敏感,而浸润性强,此时 p53 和异常 PI、DI 也常出现在 SCLC 中,可提示病变的恶性程度和病期的发展动态。

2.神经内分泌性　SCLC 中有一种非分泌性、神经内分泌肿瘤,可以分泌神经内分泌颗粒和 NSE、5-羟色胺、儿茶酚胺、蟾皮素、胃泌素和 ACTH 等,所以又称为神经内分泌癌,此分泌素可在临床中测到,用以监测病情发展。

3.SCLC 的异质性　SCLC 的亚型分三种,纯 SCLC 对化疗敏感,疗效较好,而混杂有大细胞癌、鳞状细胞癌和腺型癌细胞对化疗不敏感,成为 SCLC 治疗无效和疗效差的原因。在 SCLC 中有 35%有细胞类型的转变而成为非小细胞肺癌的可能。

(四)化学治疗的适应证

1.Ⅱ期和部分ⅢA 的 SCLC 的术前化疗。

2.手术或放疗后的 SCLC,其意义是消灭微小病灶。

3.ⅢB 和Ⅳ期的患者,以化疗为主。

4.复发和转移的患者以化疗为主。

(五)化学治疗药物与方案

SCLC 生长快,易转移,对化疗药物敏感,全身化疗是主要手段,以 2～3 个抗癌药物联合治疗的效果要优于序贯治疗、高剂量化疗优于标准剂量的疗效、短间歇高剂量化疗可克服癌细胞的异质性与耐药性。

1.SCLC 的治疗　对 SCLC 治疗的中心环节是联合用药全身化疗,以达到最高的治疗反应率和长期无病生存的目的,同时使并发症发生率降至可以接受的最低程度。应用现行的治疗方案可使患者的整个初治反应率达到 80%～90%,30%～60%的病例达到完全缓解(放射线和临床检查所见),全部患者的中位生存期约 11 个月,5%～10%的患者获得长期生存。可以预测,局限期和行为状态良好的患者将获得更高的完全反应率、中位生存期(18～24 个月)和长期生存率(20%～25%超过 2 年)。

SCLC 对化疗高度敏感,许多化疗药物治疗 SCLC 有效,甚至在单独应用一种药物化疗时就可达到 50%～60%的反应率.最近少数有着不同作用机制的较新药物也应用于 SCLC 的治疗中。

多数条件允许的 SCLC 患者一般采用 2～4 种药物联合化疗方案进行治疗。较早期的研究提示 4 种药物联用或交替应用的化疗方案可能较好,但是最近对采用依托泊苷与顺铂或卡铂两种药物联合应用的化疗方案分析,通过临床及放射线检查,提示肿瘤对该化疗的反应和多种药物联合应用的化疗方案相同。可以用顺铂来取代卡铂,用药更方便、毒性反应更小、疗效不减。

采用联合化疗可使局限期和广泛期 SCLC 患者的反应率达 80%～90%,完全缓解率分别为 40%～60%和 20%～30%。目前,局限期 SCLC 的中位生存时间已经达到 18 个月,广泛期 SCLC 为 7～9 个月。虽然,依托泊苷和顺铂或卡铂联合化疗可以被用新发 SCLC 的治疗中,但是最近证据表明,与原有的治疗方案相比较,这两种药物在提高了生存率的同时也伴随着毒性作用的增加(包括中毒死亡),这一点应该引起注意。

局限期 SCLC5 年生存率可以达到 10%～20%,广泛期 SCLC5 年生存率也可达到 0～5%。一般情况下,化疗通常每 3～4 周 1 次,持续大约 6 个月。没有令人信服的证据表明持续化疗在 SCLC 治疗中有任何益处。

2.交替化疗　大多数 SCLC 患者治疗失败归因于耐药性克隆的产生,耐药性克隆可以在确诊时就存在,或者在后来的化疗过程中产生。曾经有过假设,认为应用非交叉耐药性的药物交替化疗可以减少耐药克隆的产生。但是回顾分析了交替化疗与顺序联合化疗的 13 个随机对照Ⅲ期临床研究结果后,没有发现能令人信服的证据表明交替化疗方法较为有利,特别是在对广泛期 SCLC 治疗中。

3.增加化疗药物剂量　迄今为止,已经对几种增加 SCLC 化疗药物剂量的化疗方案进行了评价,包括:

(1)轻度增加化疗药物剂量(2～4 倍)不应用生长因子支持。

(2)采用或不采用生长因子支持的短间隔(每周 1 次)化疗。

(3)自体骨髓移植(ABMT)或周围血干细胞移植(PBSCT)或生长因子支持的大剂量药物化疗。

当采用标准药物剂量按计划化疗时,很少有证据表明提高药物剂量可以使大多数患者的生存期明显延长。增加药物剂量可使初治患者的反应率增高,但是这并不能提高整体生存率,相反产生 r 毒性作用的增加和费用的增高。

大剂量化疗和大剂量的诱导化疗或巩固化疗对 SCLC 的治疗价值需要更进一步的研究来评价。可是鉴于许多 SCLC 患者(几乎 50%)确诊时年龄超过 65 岁,并已常伴有吸烟所导致的内科疾病,因而大多数情况下不宜对 SCLC 患者进行大剂量化疗作用效果的研究,包括干细胞移植支持的大剂量化疗方面的研究。

4.每周 1 次化疗　基于对恶性淋巴瘤和其他肿瘤采用每周 1 次的化疗方案获得的资料,一些研究人员对应用每周 1 次积极的 SCLC 治疗方案的作用进行了评价。Murray 等一报道了对 48 例广泛期 SCLC 患者应用 CODE 方案(环磷酰胺、长春新碱、多柔比星和依托泊苷)的化疗结果,整体反应率为 94%,40% 完全缓解,中位生存期为 61 周。接近 50% 的患者有明显的 4 级骨髓抑制。这些结果似乎优于以往的研究结果,但是后来的 CODE 方案与 CAV 方案和顺铂(或卡铂)交替化疗的随机对照研究中,未能证实毒性作用较大的 CODE 化疗方案对生存的有利影响。多数情况下不赞同对 SCLC 采用这样毒性作用较大的化疗方案。

5.维持或持续性化疗　早期对 SCLC 患者化疗的研究结果支持延长化疗的时间(12～18 个月),但是由于毒性作用增加及二次癌的发生对延长化疗时间的必要提出了疑问。对于初治的 SCLC,最明显的缓解在第 2～3 个化疗周期内发生,超过这一时期后极少能使肿瘤对化行反应继续增加。在出现缓解的患者中,似乎不能肯定连续化疗超过 6～8 个疗程(4～6 个月)会对患者的生存产生任何有益的影响。相反延长化疗时间增加了药物的毒性作用和并发症的发生。

在几项随机对照研究中,有两项英国的研究结果显示了化疗 4～6 个月后再继续化疗可以使生存率稍有增加,但是 1 次由 E()RTC 进行的大规模研究结果没有发现持续化疗对生存率的有益影响,研究人员一致认为初治 4～6 个月后再继续维持化疗对 SCLC 患者无益。对 SCLC 患者标准诱导化疗后以生物调节药和抗凝药维持的化疗方案,一些研究得出了对立的结果,因而不能将其视为对 SCLC 治疗的标准方案。

6.复发患者的化疗　除少数例外,80%～90% 对联合放、化疗方案有反应的初治患者中的大多数将会出现肿瘤复发和病情进展。通常的规律是肿瘤开始复发时似乎是局限性或者是侵袭一个脏器,然后很快发生血行转移。对于未经过放疗的局限性胸内转移患者可采用胸部放射治疗,对于未入选临床对照研究组、初治后复发的患者可以依据:对初次全身化疗的反应和初次化疗停止后距复发的时间间隔来确定是否应用全身化疗。对于诱导化疗后部分缓解或完全缓解、化疗停止时间超过 6 个月以后的复发 SCLC 患者,再次化疗的反应率为 25%～75%(应用与初次相同或不同的化疗方案)。但是,通常缓解持续时间很短,2～4 个月。化疗方案的选择一般依据初治化疗的用药、肿瘤的缓解情况和患者目的的行为状态,包括 EP、CAV 方案和长期低剂量的依托泊苷或拓扑替康之类的新化疗药物。在最近的一项比较 CAV 方案与拓扑替康治疗复发 SCLC 的随机对照研究中发现,拓扑替康和 CAV 方案的肿瘤缓解率相似,两种化疗方案的生存率无差别。应当加以注意的是,初次化疗效果良好和化疗停止时间超过 6 个月的复发患者,对再次化疗的敏感性和缓解率一般高于在标准的诱导化疗中病情继续进展的患者和化疗停止后 2 个月内复发的患者。

7.高龄和行为状态较差患者的化疗　在所有 SCLC 患者中,以达到治愈为目的的治疗方案通常仅适用局限期、行为状态良好和年龄 65 岁以下的患者。对这一部分患者采用化疗和放疗的综合治疗措施,可使 2 年无病生存率达 25%～40%,长期生存率明显延长。在 ShePherd 的临床分析中,123 例患者＞70 岁,10% 的患者＞80 岁,其中 80% 有合并症,这些老年患者中的 63% 采用联合化疗、16% 接受单药治疗、20% 接受最好的支持治疗。结果支持治疗的中位生存期 1.1 个月,接受放疗的中位生存期 7.8 个月,接受 4 个周期的化疗中位生存期 11 个月。口服依托泊苷广泛用于老年人,但经随机对照研究提示联合持续静脉化疗的生存率比口服依托泊苷有明显的提高;339 例患者口服依托泊苷 50mg2/d×10d 与静脉滴注依托泊苷加长春新碱化疗比较的研究结果证明,接受静脉化疗的生存期长(中位生存期 6.1 个月比 4.3 个月),提示静脉化疗优于口服化疗。

依照目前的标准,即使是采用最理想的治疗方案也无法治愈这部分 SCLC 患者(占全部新发 SCLC 病例的 75%),治疗目的是姑息性治疗以期提高生活质量和整体生存率。虽然许多患者适合采用标准的治疗方案(包括依托泊苷或卡铂在内的化疗加放疗或不加放疗),但是还应该考虑到有一些高龄和不适于这样综合治疗方案的患者(占全部患者的 20%～25%),对于这类患者已经设计出了以姑息治疗为目的的化疗方案。一些单独口服依托泊苷连续 5d 的报道结果显示,缓解率为 50%～80%,中位生存期为 7～9 个月,而且毒性作用不大。但是,最近报道的比较单独应用依托泊苷与静脉联合化疗疗效的两项随机对照研究均证实,联合化疗组的缓解率、中位生存期和生活质量均优于依托泊苷单独应用组。基于这些研究结果,除非存在着禁忌证,联合化疗仍然是合理的选择方案,甚至还对于高龄或一般条件较差的 SCIJC 患者。

8.特殊情况下的化疗

(1)CNS 转移:对于初诊时有 CNS 转移的 SCLC 患者,标准的治疗方案是化疗和同时脑放疗。最近有证据表明对初治患者,单独化疗颅内病变的缓解率可高达 75%(包括完全缓解)。实际上对于单独发生颅内转移患者来讲,中位生存期与局限期 SCLC 相近。对于化疗后发生脑转移的患者,化疗缓解率明显低于初次治疗的患者,对该类患者应该建议施行放射治疗。SCLC 患者软脑膜转移也比较常见,特别是在病变进展快的患者中,全身化疗普遍疗效差,应该选用甲氨蝶呤鞘内注射,伴或不伴有对产生症状的局部区域放射治疗的方案。

(2)对于出现脊髓压迫的患者(占 3% 以上),建议采用大剂量类固醇加放疗这样的标准治疗方案,由于肿瘤的高放射敏感性,极少需外科手术治疗。

9.化疗后二次肺癌的治疗　经过成功治疗后的 SCLC 与 NSCLC 仍然存在发生与吸烟有关的肺或其他部位二次癌的危险性。在一篇对确诊后生存时间超过 2 年的 SCLC 患者回顾研究中发现,每个患者每年再患肺癌的危险为 2%～14%,生存时间达 10 年时这种危险性增加 2～7 倍,大多数再次癌是鳞状细胞癌,不到 20% 可以被切除,已注意到持续吸烟的术后生存患者二次癌的危险性更大。在这些患者中大概有 20% 的患者生存时间可达到 5 年。认识到对少数治疗过的 SCLC 患者仍然存在二次患癌的这一问题,意味着对该类患者可能需要更严格的治疗后追踪监测检查,也需要对该类患者进行预防性化疗方面的研究。

10.新药化疗　SCLC 中有 30% 的患者是局限期,新的化疗药物有紫杉醇类、拓扑异构酶抑制药、拓扑替康、伊立替康(GPT-11)、长春瑞滨(NVB)等。GPT-11 加 DDP 联合化疗有效率 50%,中位生存期 8～12 个月,作为治疗 SCLC 的二线方案,治疗广泛期患者 154 例的有效率 89%,1 年生存率 13.7%,与 EP 方案比较有差别。Marinis 报道 GP(DDP 70mg/m², d2；GEM 1200mg/m², d1, d8)与 EP 方案比较，广泛期 8 周期、局限期 4 周期，后续胸部放疗，有效率 65％，1 年生存率 38％，2 年生存率 7％，两种方案生存期相同。

（六）SCLC 化疗有效的药物

SCLC 化疗有效的药物见表 4-8-2。

表 4-8-2　SCLC 化疗有效的药物

药物	剂量	用法	不良反应
环磷酰胺(CTX)	0.8～1g/m²	iv,d1	膀胱毒性
异环磷酰胺(IFO)	1.2g/m²	iv,连续 4～5d	膀胱毒性,MESA 400mgivtid
长春新碱(VCR)	1.4mg/m²	iv,d1	神经毒性总量 20mg
依托泊苷(VP-16)	100mg/次	iv,d1	
替尼泊苷(VM₂6)	100mg/次	iv,d1～d4,5	可以透过血-脑屏障
多柔比星(ADM)	40～50mg/m²	iv,d1～d3	心脏毒性
表柔比星(E-ADM)	50～60mg/m²	iv,d1	心脏毒性较低
顺铂(DDP)	70～100mg/m²	iv,d1	恶心呕吐、肾毒性、水化利尿
卡铂(CBP)	350～400mg/m²	iv,d1	骨髓毒性
紫杉醇(Taxol)	135mg/m²	iv,d1	神经毒性,先抗过敏
长春瑞滨(NVB)	25mg/m²	iv,d1,d8	静脉炎
伊立替康(CPT-11)	65mg/m²	iv,d1,d8	腹泻
吉西他滨(GEM)	1000mg/m²	iv,d1,d8	血小板减少
拓扑替康	1.5mg/m²	d1～d5	粒细胞减少

（七）小细胞肺癌的联合化疗方案

小细胞肺癌的联合化疗方案见表 4-8-3。

表 4-8-3　SCLC 有效的化疗方案

联合方案	剂量	时间	缓解率(％)
CAO:			
CTX	1g/m²	d1	
ADM	40～50mg/m²	d1	60～70
VCR	1mg/m²	d1	
IVP:			
IFO	1.2g/m²	d1～d5(与美司纳联用)	
VDS	2.5～3mg/m²	d1,d8	
DDP	80～100mg/m²	d1(或分 3d)	80
或 CBP	350mg/m²	d1	
EP:			
VP-16	100mg/m²	d1～d5	

联合方案	剂量	时间	缓解率(%)
DDP	70mg/m²	d1(或分 3d)	70
或 CBP	350mg/m²	d1	
TP:			
Taxol	135mg/m²	d1	
DDP	80~100mg/m²	d1(或分 3d)	67~100
或 CBP	350mg/m²	d1	
NIP:			
NVB	25mg/m²	d1,d8	
IF0	1.2g/m²	d1~d4	80~90
DDP	80~100mg/m²	d1(或分 3d)	
CP:			
CPT-11	65mg/m²	d1,d8	89
DDP	60mgg/m²	d1(或分 3d)	
ToPotecan	1.25~1.5mg/(m²·d)	iv>30mind1~d5	24.3
GP:			
DDP	70mg/m²	d2	65
GEM	1000mg/m²	d1,d8	

(八)高剂量化疗联合自体外周血干细胞移植治疗小细胞肺癌

小细胞肺癌虽然恶性度高、倍增时间短,但对放、化疗敏感,化疗的疗效与剂量有量效关系,提示如化疗剂量达到标准剂量的数倍,是可以克服其耐药性的。高剂量(HDC)化疗联合自体外周血干细胞移植(APBSCT)方法就是其中的一种。

1.自体外周血干细胞移植的现状　自体外周血干细胞移植的优点在于不需要异体供给,也就不会产生移植后抗宿主病等并发症;缺点是移植物中可能混有残留的瘤细胞,又缺乏自体造血干细胞移植物所具有的移植物抗肿瘤反应,移植后复发率高。APBSCT 移植患者容易接受,采集方便,费用低,移植相关病死率低,造血及免疫重建较快。

欧洲的外周血干细胞移植研究报道,在 2003 年造血干细胞移植中的干细胞 97% 来源于外周血,目前已成为造血干细胞移植的最主要来源。高剂量化疗必须在 APBSCT 的支持下进行。Saito 等用 IP(伊立替康、顺铂)治疗 51 例局限期 SCLC49 例,获 CR41%,PR88%,中位生存期 23 个月,2 年和 3 年生存率分别为 49% 和 29.1%。Iwasaki 等联合治疗 18 例 SCLC 患者,11 例局限期给予 3 倍剂量的依托泊苷之后,给予大剂量 ICE(异环磷酰胺、卡铂、依托泊苷)方案治疗,化疗后行 APBSCT,总有效率 100%,CR 率 88.3%,局限期患者 2 年和 5 年生存率分别 72% 和 55%,广泛期患者 2 年和 5 年的生存率分别为 43% 和 0。Hotto 等报道 1 例 65 岁局限期 SCLC 患者,放、化疗部分缓解后,进一步给 APBSCT 联合大剂量异环磷酰胺、卡铂化疗和肺叶切除后无病生存 7 年。

临床上 APBSCT 的疗效会受年龄、化疗方案、病期的影响,50 岁以上的患者 APBSCT 死亡的危险是年轻患者的 2 倍,Yoshimura 等检测了接受 APBSCT 后肺癌患者血浆白细胞介素-12 的水平在移植 1 周后显著增高,血中辅助 T 细胞增高,说明 APBSCT 治疗 SCLC 既有抗癌作用,也有免疫治疗作用。

2.APBSCT 相关的并发症与预防　　APBSCT 的治疗相关并发症有感染、出血、口腔黏膜炎、间质性肺炎、肝静脉闭塞、肾衰竭等。据报道静脉输注哌拉西林、他佐巴坦复合剂或口服氟喹诺酮类抗生素预防细菌感染效果较好,APBSCT 后出现胃肠不良反应与外周干细胞的回输速度和量及细胞保护药二甲亚砜的用量有关。

临床研究表明 APBSCT 可提高 SCLC 的疗效和延长生存期,但 APBSCT 对局部复发和远处转移的影响仍不清楚,对评价 APBSCT 治疗 SCLC 的价值仍应大样本的随机研究。

(九)小细胞肺癌治疗的未来前景

对 SCLC 采用有关放疗、化疗同步还是序贯治疗和化疗药物的选择仍有争论。2004 年在化疗后 9 周内放疗比 9 周后放疗的 2 年生存率仅提高 5%,每日 2 次放疗联合卡铂化疗更有优势,但两个分析尚未得出结论。2006 年Ⅲ期临床研究分析显示从开始治疗至放疗结束的时间短有明显优势,目前趋势为同步化、放疗,尤其是放疗总时间小于 30d,采用 EP 含有顺铂的方案,更能改善患者的生存期。

对局限性完全缓解半年的 SCLC,可考虑脑预防性放疗。欧洲纳入 286 例经 4～6 周期化疗有效的广泛期患者,随机分为预防性脑放射治疗和对照组,结果预防性脑放射能显著减少脑转移的发生(P<0.001)。说明化疗后广泛期的 SCLC 行预防性脑照射有生存优势。

新的化疗药物应用:伊立替康+顺铂与依托泊苷+顺铂治疗广泛期的小细胞肺癌Ⅲ期临床研究结果提示,EC 方案比 IC 方案在总生存期上有优势。

目前在全世界应用培美曲塞治疗 SCLCⅢ期临床研究中,其他细胞毒药如氨柔比星、长春氟宁、PicoPlatin 和 Belotecan 等治疗 SCLC 的临床研究也显示一定的治疗作用。

(胡　艳)

第九节　肺癌的中医治疗

一、中药治疗肿瘤研究的主要进展

1.提高中医药科研的水平和科学性　　中医药治疗肿瘤的研究,已在更多的具有中、西医学基础的临床工作者与各类基础实验室工作者密切广泛协作,由个案病例验证发展到一类肿瘤或各种不同类型肿瘤的多数病例对比观察;从回顾性病例分析发展到前瞻性随机分组对照临床研究,从临床研究发展到应用现代科技进行相应的实验研究以及对疗效机制的探讨。

2.建立中医“证”的动物模型　　已成功地建立了“脾虚”“肺阴虚”等中医“证”的动物模型,开始了中医辨证论治肿瘤机制的研究。辨证论治是中医治疗的核心,在长期的临床实践中积累了丰富经验,并赋予了现代科学内容和理论。把中医的辨证建立在科学和可靠的客观指标上,才能正确地辨证施治,进一步提高中医诊治水平。

3.肯定了以健脾法治疗消化道癌的疗效　　通过临床观察分析以及对脾虚动物模型的实验研究,论证了健脾理气方剂对以脾虚为主证的消化道癌的疗效。单用健脾理气法治疗Ⅱ期原发性肝癌,1 年生存率 36.5%,明显高于对照组。健脾益气为主的方剂治疗晚期胃癌的 1～3 年生存率明显高于化疗。

4.中医扶正培本的法则在肿瘤治疗中作用得到公认

(1)扶正培本法确有补气血、滋肝肾、提高免疫功能及抗癌能力,能改善症状提高疗效延长生存期。

(2)在实验研究中发现扶正中药不但能提高患肿瘤小鼠的免疫功能,增强对化疗的耐受性,促进骨髓有核细胞和造血干细胞增殖,保护肾上腺皮质和肝功能。还能激活巨噬细胞和自然杀伤细胞,活化 T 细胞,诱生干扰素。近年的实验表明,扶正中药对肿瘤本身也有一定的抑制作用。

(3)近年的研究报道,黄芪、枸杞子、党参、甘草等可促进白细胞介素-2(IL-2)的产生,并提高其活性,这样就有可能减少 IL-2 的用量而产生同样或更高的 LAK 细胞活性,对临床治疗有重要意义。芦笋有效成分能诱导肿瘤细胞凋亡。

(4)扶正培本的常用中药有:人参、党参、黄芪、枸杞子、女贞子、冬虫夏草、茯苓、猪苓、白山云芝、补骨脂、石韦、六味地黄丸、补中益气丸等。

5.活血化瘀治则的应用取得了丰富经验

(1)实验研究证明活血化瘀药的作用有:①改善血液循环,抗血管痉挛,保持微循环通畅,抑制结缔组织增生和胶原纤维形成;②可调整凝血功能紊乱,使过高的血浆纤维蛋白原趋于正常;③有一定的消炎镇痛和提高免疫功能作用;④某些活血化瘀药有一定的抑杀癌细胞的作用。

(2)肝癌多合并肝硬化,而肝硬化的存在对肝癌的诊治造成很大困难,影响预后。中药丹参、桃仁等有抗肝纤维化的作用,能抑制胶原的合成和沉积,恢复血窦微循环,恢复肝细胞活力。

(3)临床上用来防治放射性纤维化和放射性脊髓炎,增强免疫功能以及用作放、化疗增敏取得了一定疗效。

(4)一些活血化瘀药能改善癌症患者的血液高凝状态,可能有防止癌细胞着床形成转移灶的作用。

(5)活血化瘀药通过口服途径,促肿瘤转移的可能性很小,但动物实验静脉注射复方丹参可促使发生转移。

(6)常用的活血化瘀药有:赤芍、川芎、丹参、桃仁、红花、三棱莪术、当归、三七等。

6.抗癌中草药的研究　数十年来我国筛选了大量的中草药并对 200 多个复方的抗癌作用进行了研究。从筛选出来的有抗癌作用的中草药中,提取有效成分,或根据有效成分的分子的结构进行人工合成或加以改造,使疗效更好而毒性较低。

(1)当归芦荟丸→青黛→靛玉红→人工合成靛玉红→甲异靛(靛玉红的第二代)较 32%红疗效高而毒性低,治疗慢性粒细胞白血病的完全缓解率为 32%。

(2)马蔺子→马蔺子甲素,对肝癌、宫颈癌有效,并有放射增敏作用。

(3)冬凌草→冬凌草甲素,对食管癌有一定疗效。

(4)喜树→喜树碱→喜树碱衍生物羟基喜树碱(HCPT、CPT-11、TPT),对大肠癌、非小细胞肺癌等有较好疗效。

(5)温莪术→β 榄香烯,对癌性胸腹水有效,有效率 75%。

(6)斑蝥→斑蝥素→羟基斑蝥胺,对肝癌、食管癌、胃癌有一定疗效。用来做膀胱灌注治疗膀胱癌,疗效较好。

(7)蟾蜍→华蟾素,用于治疗中、晚期肝癌、胃肠癌、肺癌和乳腺癌有一定疗效,有报告用于放疗后未完全消退的肝癌,做局部注射。

(8)山慈菇→秋水仙酰胺,主要用于乳腺癌和宫颈癌。

(9)鸦胆子→鸦胆子油乳注射液,治疗肺癌包括肺癌脑骨转移、淋巴结转移以及消化道癌和乳腺癌有效。还可做局部注射治疗癌性胸水。

(10)薏苡仁→康莱特注射液,可提高机体免疫功能,对肿瘤有一定抑制作用;与放、化疗联合应用有减轻毒性反应保护骨髓功能的作用。

(11)粗榧树皮→三尖杉酯碱及高三尖杉酯碱,对急性粒细胞性的白血病有明显疗效。

(12)紫杉(红豆杉)树皮→紫杉醇。

二、中医药在肿瘤综合治疗中的作用

目前中医药在肿瘤综合治疗中主要在以下几个方面发挥作用。

1.减轻放、化疗的不良反应及放疗并发症的治疗　放疗不良反应主要用清热解毒、生津润燥、凉补气血、健脾和胃理气、滋补肝肾等治则。对化疗不良反应则用补气养血、健脾和胃、滋补肝肾及降逆止呕等治疗原则。

每个癌症患者的病情以及对放、化疗的耐受性、反应各不相同,均应辨证组方或辨证选择某些中成药。在放化疗前就开始服用,效果较好。常用升白细胞中药有:黄芪、黄精、菟丝子、枸杞子、鸡血藤、当归、紫河车等。用十全大补汤也有较好疗效。

2.放、化疗增敏　主要用于对放、化疗不够敏感的消化道癌、非小细胞肺癌及部分鼻咽癌。组方以活血化瘀、健脾益气治则为主。放射与健脾理气中药合用的实验研究发现与对照组比较,对肿瘤的抑制率、杀灭率较大。实验小鼠的生存期较长。马蔺子甲素已被肯定为放射增敏剂。此外,粉防己碱(汉防己甲素)对放射,冬凌草对平阳霉素,白术等健脾药对氟尿嘧啶,丹参、川芎、蒲黄对喜树碱,生地黄、麦冬、玄参对环磷酰胺均有一定增敏作用。

3.预防肿瘤复发转移,延长生存期、提高治愈率　局部或区域性肿瘤经手术切除或经放、化疗控制后,进一步消灭体内残余癌灶或亚临床转移灶,是提高癌症治愈率的关键,中医药可从以下3个方面争取预防肿瘤复发转移。

(1)用扶正培本法:调动癌症患者的免疫功能,控制和逐步消灭体内残留的癌灶。常用益气滋阴,健脾补肾以及多糖类中药。

(2)用某些清热解毒中药:例如白花蛇舌草、夏枯草、肿节风、白英、半枝莲、黄连、黄柏、黄芩、山豆根、土茯苓、鱼腥草等,不仅有抑杀癌细胞作用,同时也有提高免疫功能的作用。

(3)适当应用活血化瘀药如:丹参、玉金、鸡血藤、参三七等可能有预防肿瘤转移的作用。

4.晚期癌的治疗　对已经不能再做手术,放、化疗,或仅能做减症性姑息放、化疗的晚期癌患者,给予认真的中医药辨证抗癌治疗,相当部分患者仍能不同程度减轻症状,一部分可能延长生命,个别或少数尚有长期生存者。例如用蟾酥消肿膏外敷镇痛,健脾理气方缓解腹部胀痛,鸦胆子乳剂治疗脑转移癌,扶正养阴汤(生地黄、熟地黄、天冬、麦冬、玄参、生黄芪、漏芦、鱼腥草、升麻)治疗非小细胞癌以及对晚期肝癌用调脾胃为主的辨证抗癌中医药治疗等,均可取得一定疗效。

三、肺癌临床应用

原发性支气管肺癌是指原发于支气管黏膜和肺泡壁的恶性肿瘤,属于中医"肺积""肺岩""息贲"范畴。目前在欧美发达国家,已成为恶性肿瘤死因的第1位。在我国上海、北京等城市肺癌发病率和死亡率已居各种癌症的首位。现代医学治疗肺癌以手术、放疗、化疗、免疫治疗等综合治疗为主。肺癌一旦确诊,大多数患者已失去手术根治机会,且疗效不尽如人意,各种新药的出现,也并未使患者的生存期获得明显的延长。因此,包括中医药疗法在内的多学科综合治疗方案为肺癌患者的治疗开辟了新的途径。

1.辨证分型　目前中医对肺癌的辨证分型尚未统一,各位学者的观点不同,辨证依据不一,分型也有差异,但肺癌的辨证分型大致可以分为以下3种:①虚证为主:如气阴两虚型、肺脾气虚型、肺肾阴虚型、气血两虚及阴阳两虚型;②实证为主:如气滞血瘀型、痰热阻肺型、痰湿瘀阻型;③虚实互见:如肺虚痰热型、气虚痰湿型、脾虚痰湿型。总之,肺癌是由于正气虚损,阴阳失调,邪毒乘虚入肺,导致脏腑功能失调,肺气郁滞,宣降失司,气机不利,津液失于输布,津聚为痰,痰凝气滞,瘀阻脉络,于是瘀毒胶结,日久形成肺部积块。因此,肺癌以气阴两虚型最为多见,气滞血瘀型次之,肺脾气虚型再次之,其他证型出现相对较少。总之,近年来,对肺癌的病因病机认识趋向于把正气虚损学说和邪毒痰湿学说结合起来。

2.中医药治疗肺癌　现代医学的病理学、生物化学、免疫学、分子生物学等理论和技术的发展,不仅将为肺癌中医证型的客观化和微观化的探索及中药作用机制研究提供有利条件。也为中药剂型的改革,中药新药的研制提供有力的后盾。有助于辨证论治方法的发展,且将促进中医药和中西医结合诊治肺癌水平的提高。

中医药配合放疗可以起到一些作用,能够改善患者临床症状和生存质量。放疗易并发急性放射性食管炎和肺炎,服用益气养阴、滋阴清热药物可以减轻上述不良反应,如南北沙参、天冬、麦冬、百部、百合等;某些活血化瘀药能扩张毛细血管,改善微循环,增强射线对癌细胞的敏感性,有放疗增敏作用,如川芎、红花等;放疗有时会造成心脏损害或骨髓炎,一些健脾益肾中药有放射防护作用,能保护骨髓和免疫功能,提升白细胞及血小板,使放疗顺利完成,如女贞子、枸杞子、菟丝子、补骨脂等。

有学者发现,中药是选择性激发乏氧细胞放射敏感性的放射增敏药。粉防己碱和枸杞多糖与放射治疗结合显示出明显的放射增敏作用,对乏氧肿瘤细胞也有一定的增敏效果,且对机体无明显毒性。蚯蚓提取物制剂地龙胶囊有活血化瘀、清热解毒、消肿散结作用,使其成为具有中药特色的生物反应调节剂,配合放疗对肺癌患者的总缓解率提高了13.5%,其敏增比可达1.54。中药马蔺子中提取的马蔺子甲素,经实验和临床证明有显著的放射增敏效果,配合放疗对肺腺癌患者的1年、3年、5年生存率及平均生存时间均较对照组高。莪术油使放射治疗效果提高42%;中药川芎嗪、川红注射液、通窍活血汤等都是通过改善微循环,减少乏氧肿瘤细胞氧耗量,增加氧分压,从而使细胞对射线的敏感性增加。实验研究发现,黄芪、女贞子的水提物和活性成分具有消除肿瘤患者过量的抑制性淋巴细胞(TS)的活性,从而使正常免疫功能得到恢复;同时还发现扶正中药能激活巨噬细胞的活性,促进干扰素的产生,并能保护和促进造血干细胞,与白细胞介素-2有协同作用。

在抗肿瘤中药中,抑制肿瘤细胞浸润转移的有:山楂、蕲蛇、人参、冬虫草、枸杞子等。抑制肿瘤血管生长,诱导肿瘤血管退化的有:人参皂苷、四环三萜皂苷、舒拉明、雷公藤红素、益髓灵。诱导肿瘤细胞分化,促使肿瘤细胞程序性死亡的有:蟾酥、丹参酮、紫山醇、三尖杉酯碱、靛玉红、砒石、大蒜油、槲皮素、儿茶素、桦木酸、楼香烯乳、姜黄、雄黄。干扰肿瘤细胞生长,细胞纺锤体抑制药的有:长春花碱、秋水仙碱;促进免疫功能恢复的方药有:小柴胡汤、牛膝、川芎、灵芝、苦瓜、人参、黄芪。

3.中医药治疗肺癌的优点　目前外科手术仍为治疗肺癌的主要手段,近年来开发了一些有效药物和化疗方案,使肺癌治疗效有所提高,尤其是小细胞肺癌。但由于肺癌的生物学特性十分复杂,患者出现的症状不典型或比较晚,临床约86%的肺癌患者在确诊时已属晚期,大多已失去手术治疗机会。放疗的肿瘤全消率只有10%～30%,而化疗的耐药性,对组织的毒性等,限制了它的作用。临床研究证明,中医药在改善肺癌患者症状、延长生存期及配合西医增效减毒等方面有一定的优势。实验研究也证明,中药在增强机体免疫力、改善血液流变学指标、改变癌基因表达、诱导癌细胞凋亡及抑制癌细胞增殖等方面作用确切。由此可见,中西医结合治疗肺癌显示了较好的疗效,在肺癌治疗方面占重要的地位。

中医肿瘤学遵循认病辨证的原则诊治肺癌,从整体出发来辨证治疗,辨证则是看到患者当时的具体"证",组方遣药多在扶正祛邪、散寒除湿、化痰祛瘀及清热解毒等法则的用药基础上,再选用具有明确抗癌作用的药物综合运用。相当部分患者因毒性反应而不能进行放、化疗或不能完成全部疗程,此时应用中医药疗法可在一定程度上稳定或缩小病灶,减少浸润转移,并能改善症状和生存质量,延长生存时间,这已被众多临床报道所证实。

总之,在临床使用中有机结合中西医的优势,从整体上整合中西医疗法,使肿瘤的疗法更进一步提高,使中医在与现代医学结合中担任更重要的角色,发挥更强大的作用。

(胡　艳)

第十节　肺癌的免疫治疗

肿瘤生物治疗主要包括免疫治疗和基因治疗,因其安全有效,且不良反应小,目前已经成为继手术、放疗、化疗之后的第四种肿瘤治疗模式,在肿瘤临床治疗中广泛应用。

肿瘤免疫学是研究肿瘤发生、发展与机体免疫系统之间的关系,以及应用免疫学原理对肿瘤进行预防、诊断和治疗的一门学科。

一、机体抗肿瘤免疫的机制

免疫反应分为固有性免疫和适应性免疫。固有性免疫能够区分属于器官的正常组织和新遇到的非自身蛋白或异常细胞。因此,任何非自身物质,无论是起源于病毒感染、肿瘤转化,还是来源于另一个个体都会被效应细胞(如巨噬细胞、自然杀伤细胞等)非特异性识别并降解。适应性免疫是抗原特异性 T、B 淋巴细胞受到抗原刺激后被激活,并增殖、分化为效应细胞,最终发挥清除病原体或肿瘤细胞的作用。无论是固有性免疫还是适应性免疫都能对肿瘤细胞产生免疫应答。

1.肿瘤抗原　肿瘤相关抗原(TAA)通常分为三类。第一类是肿瘤特有抗原,它们多数是由肿瘤细胞变异基因产生,其产物有可能在肿瘤发生发展过程中起重要作用。典型的例子就是基因突变可使癌基因活化或使抑癌基因失活,这种突变基因产物一方面能诱导和维持肿瘤的恶性表型,另一方面也为免疫治疗提供了良好的靶抗原,目前已在肺癌、黑色素瘤、大肠癌、胰腺癌等肿瘤中发现该类抗原。第二类是过度表达的抗原,该类抗原实际上在多种组织和细胞上有表达,但在恶性肿瘤中过度表达,这些抗原通常是那些在正常情况下不表达的基因在转录水平上被重新激活所产生的。典型的例子是人表皮生长因子受体 2(HER-2),它在细胞生长、增殖、黏附和移动等生命活动中起重要作用,约 30% 的乳腺癌高表达 HER-2,在肺癌、卵巢癌、结肠癌、胰腺癌和前列腺癌等恶性肿瘤中也发现有不同程度的表达。该类抗原还包括癌胚抗原(CEA),甲胎蛋白(AFP)等。第三类是来源于肿瘤起源组织的分化抗原,这些抗原在某些特定的组织中表达,因此也可出现在该组织来源的肿瘤细胞上,并且可能在肿瘤细胞上有更高的表达。另外,病毒相关肿瘤中的病毒产物同样能够对免疫系统产生强有效的刺激引起免疫反应。

2.T 淋巴细胞　T 淋巴细胞对控制具有免疫原性的肿瘤细胞的生长起重要作用。T 淋巴细胞并不能直接识别肿瘤抗原分子,而是需要抗原呈递细胞(APC)摄取肿瘤抗原,将其处理成抗原多肽并与主要组织相容性复合物(MHC)分子结合表达于 APC 表面,才能被 T 淋巴细胞识别。T 淋巴细胞活化需要双信号,第一信号来自于 T 淋巴细胞受体(TCR)与 MHC 分子/抗原肽复合物的特异性结合,TCR 不仅要识别抗原肽,还要与 MHC 分子相匹配,称为 MHC 限制性。T 淋巴细胞活化的第二信号为协同刺激信号,由 APC 和 T 淋巴细胞表面黏附分子之间的相互作用产生,其中最重要的是 B7 与 CD28 分子之间的相互作用。第二信号对 T 淋巴细胞的活化同样非常重要,若缺乏第二信号,T 淋巴细胞不但不能激活,反而处于克隆无能状态。此外,APC 分泌的细胞因子,如 IL-2、IL-12 等,在 T 淋巴细胞的活化过程中也起重要作用。

T 淋巴细胞分为 $CD4^+$ T 淋巴细胞和 $CD8^+$ T 淋巴细胞,在抗原识别和免疫效应中分别受到 MHCclass Ⅱ 分子和 MHCclass Ⅰ 分子的限制。$CD4^+$ T 淋巴细胞主要通过分泌细胞因子激活其他效应细胞和诱导炎症反应发挥抗肿瘤作用。$CD4^+$ T 细胞分为 Thl 和 Th2 两个亚群,Thl 主要参与细胞免疫的调节,通过分泌 IL-2、IFN-γ、TNF 等细胞因子激活 $CD8^+$ T 细胞、NK 细胞和巨噬细胞,增强其杀伤能力,或促进靶细胞 MHCclass1 分子的表达,提高其对细胞毒性 T 淋巴细胞(CT_1)的敏感性。Th2 主要参与体液免疫的调节,通过分泌 IL-4、IL-5、IL-6、IL-10 等细胞因子促进 B 淋巴细胞的增殖分化和抗体产生。

CD8-T 淋巴细胞被认为是抗肿瘤免疫应答最重要的效应细胞。激活的 CD8-T 淋巴细胞又称为 CT_1,能够特异性杀伤肿瘤细胞,其杀伤机制包括:①分泌型杀伤,通过分泌效应分子(如穿孔素、颗粒酶、淋巴毒素、TNF 等)引起靶细胞的裂解或凋亡;②非分泌型杀伤,激活的 $CD8^+$ T 淋巴细胞表面表达 FAS 配体与肿瘤细胞表面的 FAS 分子结合,诱导肿瘤细胞凋亡。

3.B 淋巴细胞 在肿瘤抗原的刺激下,B 淋巴细胞可被激活,并分化、增殖形成浆细胞,分泌肿瘤抗原特异性抗体,介导体液免疫应答杀伤肿瘤细胞,同时 B 淋巴细胞还能摄取、加工和呈递抗原,是体内重要的 APC。体液免疫应答通过以下几种方式发挥抗肿瘤作用:①激活补体系统溶解肿瘤细胞:细胞毒性抗体 IgM 和某些 IgG 亚类与肿瘤细胞表面抗原结合后,发生变构并暴露出补体结合位点,以经典途径激活补体形成膜攻击复合物,使肿瘤细胞溶解,称为补体依赖性细胞毒性反应(CDC)。②抗体依赖细胞介导的细胞毒作用:IgG 特异性结合肿瘤细胞表面抗原后,其 Fc 段可发生变构,与巨噬细胞、NK 细胞、中性粒细胞表面的 Fc 受体结合,并将其激活,激活的效应细胞通过释放 TNF、IFN-γ 等细胞因子和颗粒胞吐杀伤肿瘤细胞,称为抗体依赖细胞介导的细胞毒作用(ADCC)。③抗体的调理作用:吞噬细胞可通过其表面的 Fc 受体吞噬结合了抗体的肿瘤细胞,称为抗体的调理作用。④抗体的封闭作用:肿瘤细胞表面可过表达某些受体,与其相应的配体结合后可刺激肿瘤细胞生长。特异性抗体可通过与肿瘤细胞表面相应受体结合,阻碍其功能,从而抑制肿瘤细胞的增殖。⑤抗体改变肿瘤细胞的黏附特性:抗体与肿瘤细胞表面的抗原结合后,可干扰肿瘤细胞的黏附特性,阻止其克隆形成及与血管内皮的黏附,从而有助于控制肿瘤的生长与转移。

4.树突状细胞 在没有共刺激信号的情况下,把抗原呈递给幼稚的 T 淋巴细胞可以导致免疫耐受。共刺激信号可以由细胞因子或者特异性的共刺激分子产生。共刺激分子主要表达在巨噬细胞、单核细胞、B 淋巴细胞及树突状细胞(DC)等 APC 的表面。有效的抗原呈递是通过 APC 把抗原呈递给幼稚的 T 淋巴细胞。

DC 是最有效的抗原呈递细胞。DC 呈递的抗原来自于内吞的抗原性物质,抗原性物质可以是可溶性的抗原甚至凋亡的肿瘤细胞。抗原性物质内吞后被 DC 内部处理,加工成小肽段,然后与 MHC 分子结合,并被呈递到细胞表面,同时共刺激分子表达在 DC 的表面上。DC 高表达 MHC 分子,这对 CT_1 的识别是必需的。黏附分子和共刺激分子的大量表达及 T 淋巴细胞特异性趋化因子的产生对于免疫微环境的形成极为重要,只有在这种环境下,才能引起有效的免疫应答。自身诱导耐受的肿瘤细胞一旦和 DC 结合,便能引起有效的免疫应答。DC 除了在呈递抗原给 CT_1 方面发挥作用外,在诱导 $CD4^+$ T 淋巴细胞和自然杀伤细胞反应方面同样非常重要,这使得 DC 成为抗肿瘤免疫反应的枢纽,具有巨大的临床应用价值。

5.自然杀伤细胞 自然杀伤细胞(NK)具有很强的杀伤肿瘤能力,其杀伤作用无肿瘤抗原特异性和

MHC 限制性,是机体抗肿瘤免疫的第一道防线。

NK 细胞无需预先致敏,可以直接杀伤恶性肿瘤细胞、病毒感染的细胞及 MHC 不相容的移植细胞,这是由于 NK 细胞识别它们与正常的自身组织不同。为获得这种选择性的杀伤效应,NK 细胞的活性通常是被表达于自身组织表面的自体 MHCclass 工分子通过特异性受体所抑制。恶性肿瘤细胞和病毒感染细胞会出现 MHCclass1 分子表达的下调,这就使 NK 细胞被激活并杀伤这些靶细胞。NK 细胞的杀伤机制包括:①释放穿孔素、颗粒酶、NK 细胞毒素因子、TNF 等使肿瘤细胞溶解破裂;②通过 ADCC 发挥抗肿瘤作用。ADCC 是清除细胞内病原体和肿瘤细胞的一个重要方法。在这种情况下,抗原通常以跨膜蛋白的形式表达于细胞表面,并且被抗体的抗原结合部位所识别,然后抗体的尾部结合到 NK 细胞和巨噬细胞的 Fc 受体上,从而产生一个活化信号,并最终导致靶细胞的裂解。

NK 细胞能够产生一系列细胞因子,包括 IFN-γ、TNF-α、粒细胞巨噬细胞集落刺激因子(GM-CSF)、单核细胞集落刺激因子(M-CSF)、IL-2、IL-3、IL-5 和 IL-8 等。NK 细胞分泌的细胞因子能够影响 CD4$^+$ 辅助性 T 淋巴细胞反应,并激活巨噬细胞,从而影响适应性免疫反应的进程。NK 细胞还可以激活 B 淋巴细胞产生抗体,甚至发挥 APC 的功能,以 MHCclass II 限制性的方式呈递抗原给特异性的 T 淋巴细胞克隆,而且缺乏 NK 细胞会妨碍 CT$_1$ 的激活。因此,NK 细胞在调节 B 淋巴细胞和 T 淋巴细胞介导的免疫应答方面发挥重要作用。

6.巨噬细胞 巨噬细胞不仅是 APC,而且还是吞噬、溶解和杀伤肿瘤细胞的效应细胞。巨噬细胞杀伤肿瘤细胞的机制包括:①活化的巨噬细胞与肿瘤细胞结合后通过溶酶体酶直接杀伤肿瘤细胞;②活化的巨噬细胞还可分泌 TNF、N$_0$ 等细胞毒性因子间接杀伤肿瘤细胞;③另外,巨噬细胞还通过 ADCC 杀伤肿瘤细胞。

二、肿瘤逃避免疫系统监视的机制

1.识别与选择 有效的肿瘤识别和细胞毒反应对肿瘤细胞造成了一种选择压力。于是肿瘤以下面几种方式求得生存:①目前被识别的抗原不再表达,也就是所谓的抗原丢失变异;②抗原呈递关键分子发生基因编码突变,使肿瘤发生有缺陷的抗原呈递;③MHC 分子表达下调,从而抑制 T 淋巴细胞的识别。

2.免疫反应的下调 在通常的生理条件下,某些组织(如肝、眼和睾丸)能够下调直接针对这些重要器官的免疫反应,取得这种效果主要是通过局部释放抑制性因子及在细胞表面上表达 Fas 配体,它们与 T 淋巴细胞表面的相应受体或 Fas 分子的结合导致免疫效应细胞凋亡。Fas 配体同样表达在一些恶性肿瘤细胞表面,从而保护这些肿瘤细胞抵抗淋巴细胞的杀伤。

另外,某些肿瘤通过产生一种可溶性的假 Fas 分子来和免疫效应细胞上的 Fas 配体结合,从而保护肿瘤本身不发生凋亡。诱骗受体 3(DcR3)是一种可溶性受体,它能与 Fas 配体结合,抑制 Fas 配体诱导的细胞凋亡,帮助肿瘤细胞逃避机体免疫系统的清除。在许多人类恶性肿瘤,如肺癌、肝癌、胰腺癌、神经胶质瘤及病毒相关淋巴瘤中都可检测到 DcR3 表达增高。

3.诱导耐受 肿瘤能够通过某些机制诱导免疫耐受。如上所述,T 淋巴细胞的活化需要双信号,第一信号为特异性的抗原识别信号,第二信号即协同刺激信号。协同刺激信号为 T 细胞活化所必需,它决定接受抗原刺激的 T 淋巴细胞发生增殖还是凋亡。免疫识别要引起细胞毒反应,必须存在共刺激分子,肿瘤细胞表面共刺激分子的缺失能够诱导免疫耐受,而且肿瘤不能提供使免疫效应细胞发挥最佳功能的"危险"信号微环境和相关的细胞因子,因为主要的过程是癌变而不是炎症。

4.肿瘤抗原加工呈递障碍 抗原加工呈递可分为 MHCclass I 呈递途径、MHCclass II 呈递途径和交叉呈递途径。一般而言,内源性抗原经 MHCclassI 途径呈递,外源性抗原经 MHCclass II 途径呈递,另外还存在交叉呈递,部分外源性抗原可经 MHCclassI 途径呈递。巨大多功能蛋白酶(LMP)和抗原肽转运子(TAP)在抗原的加Ⅰ呈递过程中起重要作用。Restifo 等利用重组痘苗病毒转染 26 种人类肿瘤细胞系,使其瞬时表达鼠的 MHCclass1 分子,观察肿瘤细胞的抗原呈递功能。研究发现 3 种人类小细胞肺癌细胞始终不能将内源性蛋白呈递给 MHCclass1 分子限制性痘苗特异性 CT_1。原因是这些细胞的 LMP-1、LMP-2、TAP-1、TAP-2 分子 mRNA 表达水平降低,不能将 MHCclass1 分子从胞质内质网转移到细胞表面。免疫组化分析表明包括肺癌在内的多种人类肿瘤 TAP-1 表达减少。

5.癌症患者的免疫缺陷　前面提到的关于肿瘤逃避免疫系统监视的所有因素在肿瘤部位都有可能发挥一定作用。同时癌症患者营养不良、免疫抑制治疗也是重要因素,还可能包括其他未知因素。

三、免疫治疗在肺癌中的应用

(一)非特异性免疫刺激

免疫刺激药物能够以非特异性的方式调节免疫应答。这种方法主要是来源于 Coley 的观点,即通过应用细菌成分从总体上刺激免疫系统。来源于病毒的物质及各种化学物质也被应用到这种方法中。在这些物质当中除了卡介苗可以单独应用于治疗表浅膀胱癌外,其他物质目前主要是作为佐剂与其他形式的免疫治疗或化疗同时应用。

1.卡介苗　卡介苗(BCG)是一种预防人类结核病的菌苗。BCG 注射能够引起细胞因子分泌和 DC 激活,这是其抗肿瘤机制之一。临床常用的方法包括皮肤划痕法和皮内注射法,膀胱肿瘤可采用膀胱内灌注法进行治疗。在一项研究中,155 例肺癌患者接受 BCG 治疗,随访 40 个月,与对照组相比,Ⅰ期患者的生存率由 88% 提高到 100%,Ⅱ期患者由 10% 提高到 55%,无远处转移的Ⅲ期患者中位生存时间由 7.6 个月提高到 17.2 个月,有远处转移的Ⅲ期患者中位生存时间由 3.4 个月提高到 12 个月,同时伴有恶性胸腔积液的肺癌患者胸腔内注射 BCG 可有效控制积液产生并延长患者生存期。但 Bottomley 等在一项Ⅲ期临床研究中应用抗神经节苷脂 GD3 独特型抗体/BCG 联合标准治疗方案治疗 550 例局限期小细胞肺癌,与标准治疗组相比,总生存期和无进展生存期均无显著提高。

2.短小棒状杆菌　短小棒状杆菌是一种革兰阳性厌氧杆菌,具有免疫佐剂的作用。它通过激活巨噬细胞,增强溶酶体活性,诱导 IFN 分泌和提高 NK 细胞活性起抗肿瘤作用。腔内注射短小棒状杆菌对消除癌性胸腔积液、腹水及瘤内注射治疗晚期肺癌、乳腺癌、黑色素瘤有一定效果。Issell 等联合应用化疗和短小棒状杆菌治疗 49 例非燕麦细胞肺癌患者,结果 8 例患者达到部分缓解。

3.其他的免疫刺激物　其他免疫刺激物研究的最多的是 OK432。OK432 是一种用低温冻干法制备的灭活的链球菌。它能够增强 T 淋巴细胞、LAK 细胞和巨噬细胞的杀瘤活性。Ishida 等联合应用顺铂和 OK432 胸腔内注射治疗非小细胞肺癌引起的胸腔积液,结果与单独应用顺铂或 OK432 相比,180d 胸腔积液复发率分别为 13.3%、64.7%、52.9%。

(二)细胞因子

细胞因子(CK)是指由免疫细胞和某些非免疫细胞合成和分泌的一类生物活性物质。CK 通过与 CK 受体结合而发挥其生物学效应,可作为细胞间的信号传递分子,介导和调节免疫应答、炎症反应,也可作为生长因子促进靶细胞的增殖、分化。细胞因子可以影响抗肿瘤免疫反应诱导过程,可以使本来微弱的免疫反应被放大。由于重组 DNA 技术的发展,目前人工制备的细胞因子安全、纯度高、质量稳定、数量充足,因此在临床治疗中被广泛应用。系统毒性是许多细胞因子免疫治疗过程中遇到的共同问题。细胞因子的活性主要作用于局部,这就意味着局部应用可以使被治疗的组织集中更多的细胞因子,从而获得更好的疗效。

1.白细胞介素-2 白细胞介素-2(interleukin-2,IL-2)主要通过激活 CT_1 细胞、巨噬细胞、NK 细胞、LAK 细胞和 TIL 细胞及诱导效应细胞分泌 TNF 等细胞因子而发挥抗肿瘤作用,也可以通过刺激抗体的生成而发挥抗肿瘤作用。$ClaM_0n$ 等进行的一项 Ⅱ 期临床研究中,24 例化疗后没有达到完全缓解的小细胞肺癌患者接受 IL-2 治疗,结果 4 例完全缓解,1 例部分缓解。IL-2 联合淋巴细胞胸腔内灌注可用于肺癌转移引起的恶性胸腔积液的治疗,其可能机制为腔内灌注的 IL-2 持续刺激淋巴细胞,使其大量增殖并分泌多种细胞因子,同时 IL-2 胸腔内灌注局部药物浓度较高,而体循环药物浓度较低,使局部抗肿瘤作用增强而全身不良反应明显减轻。一项研究联合应用 IL-2 和褪黑素一线治疗 20 例晚期非小细胞肺癌患者,结果 20% 的患者部分缓解,50% 的病人病情稳定。

2.干扰素 干扰素(IFN)在上调和下调癌基因和抑癌基因表达方面发挥重要作用,并且有抗血管生成效应。其中,IFN-γ 能够上调 MHC 表达并且可以增加血管通透性。干扰素在肺癌的临床应用包括干扰素单药辅助或维持治疗、干扰素联合放疗和干扰素联合化疗等。在小细胞肺癌治疗方面,一项临床研究表明 IFN-α 与传统化疗药物联合应用,疾病缓解率高于单纯化疗,但并不能延缓复发。在放化疗诱导缓解后,给予 IFN-α 维持治疗并不能延长缓解时间;但在进展期患者中,IFN-α 治疗组的生存期延长。在非小细胞肺癌治疗方面,IFN 与传统化疗联合应用的效果并不优于单纯化疗。在恶性胸腔积液治疗方面,IFN-γ 胸腔灌注对恶性胸腔积液有一定的疗效。一项研究应用 IFN-γ 胸腔注射治疗癌性胸腔积液 46 例,其中 34 例有效,有效率为 74%。

3.肿瘤坏死因子 肿瘤坏死因子(TNF)除具有直接杀伤肿瘤细胞的作用外,还可以通过激活巨噬细胞、NK 细胞、CT_1 细胞、LAK 细胞的细胞毒作用杀伤肿瘤。在恶性胸腔积液治疗方面,TNF 可以作为炎性介质介导炎症反应,降低网膜组织内皮细胞的溶纤维蛋白活性,导致浆膜表面纤维蛋白增多,减少胸腔积液的产生,并促使胸膜粘连,达到治疗恶性胸腔积液的目的。大量临床研究结果表明,TNF 胸腔灌注对恶性胸腔积液具有确切疗效。

(三)分子结构已知抗原的免疫接种

1.已知的抗原和抗原选择 制备肿瘤疫苗首先要选择将要治疗肿瘤所表达的抗原。一些肿瘤相关抗原(TAA)为生理性蛋白,但在肿瘤中过度表达,它们可以作为制备肿瘤疫苗的抗原。一些肿瘤发生所必需的分子也可以作为肿瘤抗原。然而,当用生理性蛋白进行免疫接种时,可能引起抗自身组织的交叉反应,引起自身免疫病。通过选择只在某种组织或某群组织中表达的蛋白作为抗原,可以获得更加严格的特异性。如 CEA 用于大肠癌和其他的上皮性肿瘤及 HER-2/new 用于乳腺癌和卵巢癌。如果一种病毒产物与肿瘤发生密切相关,它可能作为非自身原性肿瘤抗原,因此一些肿瘤(如肝细胞癌和子宫颈癌)能够通过分别接种乙肝病毒疫苗和人类乳头瘤病毒疫苗来治疗。

2.肿瘤抗原疫苗 肿瘤抗原首先在细胞中降解为短肽,然后形成抗原肽-MHC 复合物,通过与 T 淋巴细胞表面的 TCR 结合诱导机体产生 CT_1 反应。一项研究将 Lew-1S 肺癌细胞经尾静脉注射给 C57BL/6J 纯系小鼠建立肺癌血源性转移模型,结果引起多脏器肿瘤播散,造成所有荷瘤小鼠死亡,但在注射 Lewis 肺癌细胞后 24h 应用负载 MUC-1 肿瘤抗原的 DC 作为肿瘤疫苗进行免疫接种,可以完全控制转移病灶的形成及肿瘤转移引起的死亡,且这些小鼠对 10 倍数量的 Lewis 肺癌细胞的再次攻击具有免疫保护作用,实验结果证实负载 MUC-1 的 DC 疫苗能够有效地清除血源性播散的肺癌细胞。Ueda 等应用 HLA-A24 限制性 CEA 衍生肽负载 DC 免疫治疗 18 例转移性胃肠癌或肺癌的患者(HLA-A24+),治疗后部分患者病情稳定,血清 CEA 水平降低。另有报道应用 HLA-A24 限制性 CEA 衍生肽负载 DC 用于治疗 1 例肺部肿瘤患者和 1 例消化道肿瘤患者,均耐受良好,2 例患者的疾病稳定期分别为 6 个月和 9 个月。斯坦福大学的研究者提取肿瘤患者体内的 CEA 致敏 DC,作为疫苗治疗 12 例肺癌和结肠癌患者,其中 2 例患者肿瘤消退,2 例患者肿瘤稳定 6 个月,1 例患者肿瘤部分消退,无一例发生严重的不良反应。近年来研究发现黑色素瘤抗原基因—3(MAGE-3)在我国非小细胞肺癌中的表达率为 53.6%,而在正常肺组织中未见表达,目前 MAGE-3 抗原疫苗已用于非小细胞肺癌的临床试验研究。Perroud 等选取 5 例无法手术的Ⅲ、Ⅳ期非小细胞肺癌患者,根据免疫组化结果进行 WT_1、CEA、MAGE-1、HER-2 抗原肽负载的 DC 细胞免疫治疗,其中 2 例同时表达 HER-2 和 CEA 的患者生存期比预期延长 1 倍。

3.肿瘤核酸疫苗　肿瘤核酸疫苗是将编码某种抗原蛋白的外源基因直接导入体细胞,并通过宿主细胞的表达系统合成肿瘤抗原蛋白,由机体的抗原呈递细胞摄取这种抗原,通过加工呈递给免疫系统,诱导宿主产生对该抗原蛋白的免疫应答。它包括 DNA 疫苗和 RNA 疫苗,其中研究较多的是肿瘤 DNA 疫苗。目前用于构建核酸疫苗的外源基因主要是能引起保护性免疫反应的抗原基因(如 CEA、PSA、AFP 等)、抗体可变区基因等。核酸疫苗具有既可诱导体液免疫又可诱导细胞免疫,既可用于治疗又可用于预防,可同时携带多个肿瘤抗原基因,所携带的抗原基因易于修饰、易生产等优点。但由于在靶细胞中抗原基因的表达效率难于控制,如何产生最佳的免疫效果有待进一步研究。葡萄糖调节蛋白 78(GRP78)是内质网分子伴侣蛋白,属于热休克蛋白 70(HSP70)家族成员,研究发现 GRP78 在非小细胞肺癌中高表达并与肿瘤耐药和肿瘤血管生成有关。由于 GRP78 在正常组织中低表达,因此可以作为肿瘤靶抗原。一项研究将携带GRP78 基因的真核表达载体肌内注射免疫 C57BL/6 小鼠,观察对非小细胞肺癌的预防作用及生存期影响,结果免疫后的治疗组肿瘤体积比对照组小 32%,平均生存期比对照组延长 25d。Wang 等利用肺癌细胞总 RNA 负载 DC 体外诱导出有效的抗原特异性抗肿瘤免疫应答。

4.独特型抗体疫苗　独特型是一个抗体的可变结合部位,它就像抗原的模具一样与之相适合。如果用 TAA 特异性抗体做免疫接种,就可以引起抗疫苗自身抗体的产生。这种诱导产生的抗体的可变区与"模具"相适合,因此与 TAA 本身极其相似。于是可以获得这种模拟的 TAA 用于在一个完全不同的环境中诱导免疫应答。这个系统有两个好处:①首先它使我们能够在不需要获得大量纯化抗原的条件下进行疫苗接种;②其次还可以使诱导对非蛋白抗原的免疫反应成为可能。一项研究应用独特型抗体 3 F6 及其单链可变区片段免疫接种 BALB/c 小鼠,结果成功诱导针对小细胞肺癌的体液和细胞免疫反应。

(四)分子结构未知抗原的免疫接种

未知抗原免疫接种主要应用以完整的肿瘤细胞、细胞裂解物、凋亡细胞或热休克蛋白提取物形式存在的自体疫苗(作为抗原)。理论上该疫苗包括肿瘤的所有抗原性表位,可以刺激各种不同的 T 淋巴细胞前体,导致更大范围效应淋巴细胞的产生,既包括 $CD4^+$ 的又包括 $CD8^+$ 的,而且更多抗原的应用理论上减少了肿瘤选择与逃避的机会。

1.树突状细胞介导的疫苗接种　树突状细胞(DC)作为 APC 被认为在肿瘤免疫中发挥核心作用。DC细胞免疫治疗已获美国 FDA 批准进入Ⅲ期临床。目前已经设计了很多方法来把肿瘤抗原表位结合到 DC的 MHC 分子上。这些方法包括:①用肽、蛋白、细胞裂解物、凋亡的肿瘤细胞进行负载;②与完整的肿瘤细胞融合;③用病毒载体进行转染等。Zhou 等应用射线照射的完整肺癌细胞与 DC 共培养体外诱导出有效的抗肿瘤免疫应答。Hirschowitz 等应用凋亡的异体肿瘤细胞系负载自体 DC,免疫接种治疗 16 例非小细胞肺癌患者,结果 6 例患者出现抗原特异性免疫反应。Um 等利用肿瘤细胞裂解物负载的 DC 疫苗免疫治疗Ⅲ期、Ⅳ期非小细胞肺癌患者,结果 9 例患者中 5 例出现 $CD8^+$ T 淋巴细胞反应,2 例患者出现混合反应。

DC/肿瘤融合细胞疫苗是通过完整的肿瘤细胞和 DC 融合来将肿瘤抗原导入 DC。DC 肿瘤融合细胞在诱导抗肿瘤免疫过程中有其独特的优势:①DC/肿瘤融合细胞能表达整个肿瘤细胞的抗原决定簇,包括那些已知的和未知的肿瘤细胞表面特异性抗原,因而能诱导产生多克隆的细胞毒性 T 淋巴细胞反应,发挥最佳的抗肿瘤免疫作用;②DC/肿瘤融合细胞既表达这类肿瘤细胞特异性的抗原,也表达 MHCclassⅠ、

MHCclassⅡ和其他协同刺激因子,这样就相当于激活了细胞免疫反应的两个强有力的臂,使抗肿瘤的免疫应答大大增强。目前认为 DC/肿瘤融合细胞疫苗在肺癌、恶性胶质瘤、肾癌、恶性黑色素瘤和卵巢癌中具有良好的临床应用前景。Du 等研究发现将 DC 与 Lewis 肺癌细胞融合后在体内能够诱导出持续高效的抗肿瘤免疫反应。

2.以肿瘤细胞为基础的免疫接种　完整的肿瘤细胞(包括经过射线照射的细胞、不同基因转导的细胞、死亡或裂解的细胞)可以作为肿瘤疫苗进行免疫治疗。

(1)整个肿瘤细胞疫苗:自体和异体肿瘤细胞经过裂解或射线照射可以释放大量肿瘤抗原。此种疫苗可以将整个肿瘤的特异性抗原和肿瘤相关抗原都暴露在免疫系统面前,包括那些已知的和未知的抗原。但是在肿瘤发展过程中机体已经形成了对肿瘤的免疫耐受,而且很多恶性肿瘤细胞 MHC 分子及 B7 等共刺激分子表达减弱甚至缺失,所以单纯使用肿瘤细胞进行免疫接种通常效果欠佳。通常肿瘤细胞疫苗临床试验都联合应用一种佐剂以增强特异性免疫反应。然而,多数临床研究结果表明这类疫苗的抗肿瘤免疫疗效不太理想。一项研究应用 Lewis 全细胞疫苗免疫接种 C57 小鼠,观察对肺癌的防治作用,结果并未引起有效的抗肿瘤免疫应答及对 Lewis 肺癌的免疫保护作用。

(2)基因修饰的肿瘤疫苗:基因修饰肿瘤细胞疫苗通常由一种免疫刺激基因转导自体肿瘤细胞,如将 IL-2、IFN-γ、MHCclassⅠ和共刺激分子 B7-1、B7-2 基因通过病毒载体导入自体肿瘤细胞,并使其在自体肿瘤细胞中表达,从而增强肿瘤疫苗诱导产生的抗肿瘤免疫应答。这些细胞因子修饰自体肿瘤细胞疫苗要求对每一位患者的肿瘤细胞进行培养,并将一些免疫刺激基因转导肿瘤细胞,整个过程耗时较长,这对患者的治疗有一定的影响。为了缩短时间,正在探索其他途径,包括使用修饰的异体肿瘤细胞疫苗或使用病毒载体增加转染的效率等。目前认为这种疫苗有较好的临床应用前景。一项研究用载有人类 B7-1cDNA 的腺病毒感染肺癌细胞,结果使肺癌细胞表面产生充足的 B7-1 分子,增强了机体 T 淋巴细胞对肿瘤的免疫反应。另一项研究将 B7-1 和 HLA-A 基因同时转染异基因肺腺癌细胞系后免疫接种治疗 19 例非小细胞肺癌患者,结果 1 例患者部分缓解,5 例患者病情稳定,中位生存期为 18 个月。

(3)热休克蛋白疫苗接种:热休克蛋白(HSP)是一种细胞内分子,作为一种抗原伴侣,可以结合抗原肽。当细胞暴露于高温环境下,热休克蛋白会结合细胞内多肽形成热休克蛋白-多肽复合物,通过纯化这种复合物就能够发现一些新的肿瘤抗原。作为一种肿瘤疫苗,可以通过 DC 将热休克蛋白-肿瘤肽复合物通过 MHCclassⅠ和 MHCclassⅡ途径呈递给 T 淋巴细胞,从而诱导产生免疫应答。DC 有一个特殊受体(CD91)能与热休克蛋白结合,并促使 DC 的成熟。另外,热休克蛋白-肿瘤肽复合物能作为一种体内的危险信号,诱导机体产生更强的免疫应答。用于临床免疫治疗的热休克蛋白可以含有一种抗原或多种抗原,还可以从新鲜肿瘤标本中获得个体化的热休克蛋白-肿瘤抗原复合物。一项研究提取人肺腺癌 GLc-82 细胞热休克蛋白抗原肽复合物,免疫接种预防或治疗小鼠肺癌模型,结果预防接种可保护小鼠免受肿瘤细胞的攻击,治疗接种可抑制肿瘤细胞的生长和延长生存期。

(五)过继性细胞免疫治疗

过继性细胞免疫治疗是指将体外激活、扩增的自体或异体免疫效应细胞输注给患者,以杀伤患者体内的肿瘤细胞。通常免疫效应细胞已经在体外进行扩增,从而避开体内抑制免疫细胞扩增的机制。在过继性细胞免疫治疗中免疫效应细胞可以全身应用,也可以应用于肿瘤的局部;可以是特异性的,也可以是非特异性的。免疫效应细胞可来源于肿瘤浸润淋巴细胞(TIL)或者外周血单核细胞(PBMC)。PB-MC 比较容易获得,但是存在于外周血当中的肿瘤特异性淋巴细胞要比肿瘤部位少得多。通常选用自体细胞,因为异体细胞会很快被宿主排斥掉,而且异体细胞会攻击正常的细胞,导致移植物抗宿主反应。但是同时也发现移植的异体免疫细胞能够识别肿瘤细胞为非己成分,并引起治疗性反应即移植物抗疾病反应。通过清除某些细胞亚群,可以保持移植物抗疾病效应,同时却不发生移植物抗宿主反应。

1.LAK 细胞　　1985 年,美国的 R0sen-berg 等报道肿瘤患者自体的免疫细胞在体外经大剂量 IL-2 诱导、活化、扩增后回输可使肿瘤病灶消退,称为 LAK(LAK)细胞。LAK 细胞在体外有广谱的抗自体及异体肿瘤的活性,为 MHC 抗原非限制性杀伤,其主要效应细胞表达 CD56、CD16 标志。Rosenberg 等报道了 LAK 细胞治疗 139 例恶性肿瘤的临床试验,结果 12 例肿瘤完全缓解(CR),另有 17 例肿块缩小 50% 以上(PR)。其中肾细胞癌、黑色素瘤、结肠癌和非霍奇金淋巴瘤疗效显著,对肺癌、肝癌、骨瘤、皮肤癌亦显示了较好的治疗效果,LAK 细胞对肺腺癌的有效率在 20% 左右。1987 年,Yasumoto 等首次报道使用 IL-2 胸腔内注射诱导 LAK 细胞生成治疗肺癌性胸腔积液 11 例,结果 9 例有效。在另一项Ⅲ期临床研究中,相比于标准的治疗,LAK 细胞联合放化疗治疗肺癌 5 年生存率由 33% 提高到 54%。

2.肿瘤浸润淋巴细胞　　肿瘤浸润淋巴细胞(TIL)是将肿瘤组织分离出的淋巴细胞经 IL-2 培养产生,其肿瘤杀伤活性为 MHC 限制性,为自体肿瘤特异性杀伤细胞。TIL 表达 CD3/CD8 或 CD3/CD4 标志。在体外同样数量 TIL 细胞的抗肿瘤作用比 LAK 细胞强 100 倍,但在人体内的抗肿瘤作用并未比之明显增加。TIL 的制备困难,如要制备出临床治疗量的细胞数需要在体外培养 3~6 周,而且一些患者甚至不能分离出有效数量的 TIL,因此实体瘤中的 TIL 获得较困难,而癌性胸腔积液中的淋巴细胞较易获得,多用于癌性胸腔积液的治疗。从目前的临床试验结果看,TIL 对肾癌和黑色素瘤、肺癌、结肠癌、纤维肉瘤及鳞状细胞癌等均有一定疗效。有研究表明,非小细胞肺癌 TIL 和局部肿瘤放射治疗有协同作用。RatT。研究小组应用 TIL 协同大剂量 IL-2 治疗非小细胞肺癌,结果发现Ⅲ期患者 3 年生存率显著提高,局部复发率降低。

3.细胞因子诱导的杀伤细胞　　细胞因子诱导的杀伤细胞(CIK)是将人的外周血单个核细胞在体外用多种细胞因子(如抗 CD3 单克隆抗体、IL-2、IFN-Ƴ、IL-1α 等)共同培养一段时间后获得的一群异质细胞,由于该种细胞同时表达 CD3 和 CD56 两种膜蛋白分子,故又称为 NK 细胞样 T 淋巴细胞,兼具有 T 淋巴细胞强大的抗肿瘤活性和 NK 细胞的非 MHC 限制性杀瘤优点。CIK 增殖速度快,杀瘤活性高,杀瘤谱广,对多种耐药肿瘤细胞同样敏感。CIK 对肿瘤细胞的杀伤一方面直接通过细胞质颗粒穿透封闭的肿瘤细胞膜进行胞吐,达到对肿瘤细胞的裂解,同时 CIK 细胞能分泌 IL-2、IL-6、IFN-γ 等多种抗肿瘤细胞因子,对正常细胞无毒性作用。因此,应用 CIK 细胞被认为是新一代抗肿瘤过继免疫治疗的首选方案。研究结果表明,对晚期肿瘤患者,CIK 治疗可在一定程度上缓解病情,改善患者的免疫功能及生活质量,并延长生存期,部分患者的转移病灶缩小甚至消失,疾病得到控制。而对于术后患者,CIK 细胞治疗可以降低患者的术后复发率,有效延长无疾病生存期。Wu 等对晚期非小细胞肺癌患者采用化疗联合 CIK 细胞治疗,结果发现与单独化疗组相比,联用 CIK 细胞治疗组,疾病控制率由 65.5% 提高到 89.7%,疾病进展时间由 4.67 个月延长到 6.65 个月,中位生存时间由 11 个月延长到 15 个月。

进一步的研究结果显示,CIK 细胞与 DC 共培养较 CIK 细胞单独培养增殖速度加快,且细胞毒性增强。一项研究用肿瘤细胞冻融抗原冲击胸腔积液来源树突状细胞,然后与外周血来源 CIK 细胞共培养治疗 10 例肺腺癌患者,研究发现与 DC 共培养可以增加 CIK 细胞的特异性杀伤力。另一项将 DC 与 CIK 共培养后作用于肺腺癌细胞 spc-Al 的实验研究表明,CIK-A-DC(负载 spc-Al 抗原的 DC 与 CIK 共培养)的杀伤活性为 91.3%,明显高于单纯 CIK 的 59.7% 和 DC-CIK 的 79.8%,提示 CIK-A-DC 细胞对肿瘤杀伤的特异性,而 DC-CIK 的杀伤活性也高于单纯 CIK,说明 DC 具有明显增强 CIK 细胞杀瘤活性的功能。Shi 等应用 DC-CIK 细胞治疗经化疗后达到稳定状态的ⅢB 期和Ⅳ期非小细胞肺癌患者,结果与对照组相比,无进展生存期由 2.56 个月延长到 3.20 个月。Zhong 等应用 CEA 多肽负载的自体 DC 联合 CIK 细胞治疗 14 例接受 4 周期长春瑞滨＋顺铂方案化疗的ⅢB 期和Ⅳ期非小细胞肺癌患者,结果与对照组相比无进展生存期显著延长,由 5.2 个月提高到 6.9 个月。

4.CD3AK 细胞　CD3AK 细胞是由抗 CD3 单克隆抗体激活的杀伤细胞,具有扩增能力强、体外存活时间长、细胞毒活性高、体内外抗肿瘤效果明显和分泌淋巴因子能力强等优点。国内外研究资料证实,采用 CD3AK 治疗肺癌、胃癌、肝癌、乳腺癌、食管癌、脑胶质瘤等各种肿瘤,在消除、缩小肿瘤病灶、提高患者免疫力、延缓和抑制肿瘤复发等方面均有一定疗效。高中度等采用 CD3AK 支气管动脉灌注联合化疗药物灌注治疗中晚期肺癌,比单纯支气管动脉化疗疗效明显提高。

5.自然杀伤细胞　自然杀伤细胞(NK)是除 T 淋巴细胞、B 淋巴细胞之外的第三类淋巴细胞。与 T 淋巴细胞不同,NK 细胞无需识别肿瘤特异性抗原便可以直接杀伤肿瘤细胞,杀伤活性不受 MHC 限制。Krause 等采用 HSP70 活化的自体 NK 细胞对 12 名晚期结肠癌及肺癌患者开展 I 期临床研究,结果发现没有患者出现严重不良反应,2 名患者病情稳定。

6.其他抗肿瘤效应细胞　其他抗肿瘤效应细胞还包括肿瘤抗原激活的杀伤细胞(TAK)、激活的杀伤性单核细胞(AKM)、自然杀伤 T 淋巴细胞、(NKT)等。它们具有广阔的临床应用前景。

(六)抗体和双特异性抗体

肿瘤特异性抗原、肿瘤相关抗原、独特型决定簇、某些细胞因子的受体及一些癌基因产物可作为肿瘤特异性或相关靶分子,通过免疫学方法、细胞工程和基因工程技术制备抗这些靶分子的单克隆抗体,将单克隆抗体注入体内可对肿瘤进行免疫治疗,通过阻断癌细胞的异常信号传导通路及引起淋巴细胞肿瘤浸润和 Fc 受体介导的细胞毒反应抑制肿瘤的发展。研究显示抗神经节苷脂 GM_2 单克隆抗体可有效抑制 GM_2 阳性肺癌细胞的生长和转移。

双特异性抗体(BsAb)是指具有两种抗原结合特性的人工抗体。BsAb 分子上的两个抗原结合臂,一个与靶抗原结合,另一个与免疫效应细胞上的标记抗原结合,这样可以有效地将具有细胞毒性功能的免疫效应细胞直接导向肿瘤细胞。Renner 等利用双特异性抗体将 CD3AK 细胞直接导向肿瘤细胞,将单克隆抗体的高度特异性和 CD3AK 细胞的杀伤效应联合起来,提高了对肿瘤细胞的杀伤作用。Vuillez 等应用抗 CEA 和二乙烯三胺五乙酸的双特异性抗体结合放射性核素 [131]I 对 14 例化疗后复发的小细胞肺癌患者进行放射免疫治疗,结果 2 例患者部分缓解,1 例患者病情稳定超过 24 个月。

(蔡华荣)

第十一节　胸部肿瘤的病理诊断

一、心脏肿瘤

心脏原发性肿瘤非常少见,转移性肿瘤约为原发的 20~40 倍。

(一)心脏良性肿瘤

心脏黏液瘤

心脏黏液瘤约占心脏良性肿瘤的 50%。多见于中年(30~50 岁)患者。好发于左心房(占 75%~80%)。多为散发性,偶可为家族性。肿瘤致血流受阻、二尖瓣狭窄或关闭不全、动脉性栓塞,可猝死。

【诊断要点】

(1)肉眼病变

1)球形、息肉样、分叶状或绒毛状。

2)切面灰白色、胶冻样,可伴坏死或出血灶,有时钙化。

(2)光镜病变

1)于黏液基质中稀疏散在星芒状或梭形瘤细胞(核卵圆或短梭形)。

2)偶见软骨。

3)可含腺上皮并呈腺样结构(腺样心脏黏液瘤)。

【鉴别诊断】

与机化血栓、乳头状纤维弹性瘤相鉴别。

心脏横纹肌瘤

心脏横纹肌瘤多发生于婴幼儿。约半数病例伴发脑结节性硬化。突向心腔的大肿瘤,可致血流阻塞,引发充血性心力衰竭。

【诊断要点】

(1)肉眼病变:多位于左、右心室的心肌内,常多发,大小不等(直径数毫米至数厘米不等),呈淡褐色或稍黄色,实性,境界不清。

(2)光镜病变

1)瘤细胞大(直径可达 $80\mu m$),卵圆形或多角形。

2)核居中,核仁常明显。

3)胞浆空泡状(富含糖原),核周胞浆呈疏网状(致使细胞形似蜘蛛,蜘蛛细胞)。

(二)心脏恶性肿瘤

心脏恶性肿瘤包括软组织肉瘤(横纹肌肉瘤、恶性血管内皮瘤、纤维肉瘤等)、恶性淋巴瘤、恶性间皮瘤、恶性黑色素瘤等。

(三)转移瘤

心脏转移癌常来源于肺癌、乳腺癌、黑色素瘤、肝癌和淋巴瘤等;亦可见于白血病浸润。

二、胸膜肿瘤

(一)良性间皮瘤

良性乳头状间皮瘤常见于腹膜腔,胸膜较罕见。其他良性间皮增生性病变,分别被称作良性多囊性间皮瘤和腺瘤样瘤,在腹膜腔常见,而在胸膜和生殖器官很少见。

【诊断要点】

1.良性乳头状间皮瘤肉眼观察特点为质地软脆,呈粉色、灰色和黄色相混杂。

2.镜下可见一层或数层立方状间皮被覆的乳头状突起。

3.只有在各处增生的间皮均为扁平状且肉眼才能诊断良性乳头状间皮瘤。

具备上述 2 条的位于胸腔的这类病变是极为罕见的。

4.多中心或弥漫性高分化乳头状间皮瘤的诊断应极为谨慎,这是因为某些病变在后续观察中显示激进的临床过程。

【鉴别诊断】

与恶性上皮性间皮瘤的鉴别在于肿瘤无明显的异型性、境界清楚和病变的孤立性。

（二）恶性间皮瘤

恶性间皮瘤常见于老年人。某些病例有家族聚集现象。典型临床表现为胸痛和胸腔积液。多数病例起初累及一侧胸腔的下半部，但亦可延及整个胸腔。肿瘤可蔓延到胸膜下肺组织，但是若表现为肺实质内的结节状肿块则更可能是肺癌蔓延至胸膜。恶性间皮瘤可有远隔转移，一般多发生在肿瘤晚期。若初诊表现为肺门和锁骨上淋巴结肿大则倾向于肺癌，而不是恶性间皮瘤。目前恶性间皮瘤无满意的治疗手段，通常为外科切除，有时行扩大的手术切除（包括肺切除、壁层和纵隔胸膜切除、横膈切除）。但总体治疗效果不令人满意。另一方面肿瘤主体切除辅以放疗和全身化疗，有时可获得长期缓解。其预后与分期、患者性别和肿瘤亚型有关。

【诊断要点】

1.肉眼的特征性表现为胸膜增厚，并有多发性灰白色境界不清的结节和胸腔积液。表现为孤立性胸膜肿块者相当罕见。

2.显微镜下恶性间皮瘤呈乳头状、假腺泡状或形成实性巢索，胞浆丰富嗜酸性。

3.恶性间皮瘤的特征为深部组织浸润，明显的细胞异型性，细胞明显成团和坏死。

4.梭形细胞或肉瘤样间皮瘤主要或全部由梭形细胞构成，这些梭形细胞或肉瘤潮中瘤比由立方细胞构成的间皮瘤更易呈结节状，而不呈斑片状，常伴有出血、坏死和囊性变。胸腔积液见于多数患者，但并不是所有患者均有胸腔积液。镜下肿瘤富于细胞成分，构成相互交织的梭形细胞束。核异型性明显，核分裂多见。少数病例有灶状骨和软骨化生。硬化性间皮瘤是梭形细胞恶性间皮瘤的一个亚型。有很丰富的纤维组织沉着。

5.电镜在间皮瘤和转移癌的鉴别诊断中起着至关重要的作用，主要基于间皮瘤细胞顶部表面的微绒毛较腺癌更细长，微绒毛的长度应等于直径的15倍以上。

6.间皮瘤常产生大量透明质酸，可通过奥辛蓝、胶体染色或免疫组化证实。透明质酸几乎总是呈奥辛蓝染色阳性。在用透明质酸酶消化后转为阴性。若肿瘤细胞浆内出现黏液卡红阳性或PAS阳性小滴，虽然不能完全除外，但间皮瘤的可能性极小。

【鉴别诊断】

1.早期病变应与反应性间皮增生相鉴别，后者系肺内炎症和肿瘤性疾病的继发变化。恶性上皮性间皮瘤应与转移癌，特别是肺腺癌相鉴别。

梭形细胞与肥胖的上皮样细胞共同存在的肿瘤，可酷似滑膜肉瘤。梭形细胞间皮瘤角蛋白免疫组化恒定阳性，同时呈波形蛋白阳性，有时平滑肌肌动蛋白（SMA）阳性。

2.硬化性恶性胸膜间皮瘤主要需与胸膜富于细胞的孤立性纤维性肿瘤相区别，后者中的一部分肿瘤本身就是恶性的。角蛋白、钙网素和WT-1免疫组化阳性是硬化间皮瘤的有力证据，它们在电镜下仍有上皮性分化的遗迹。硬化性间皮瘤尚需与致密性炎症纤维化相区别。

3.可用于鉴别恶性间皮瘤与累及胸膜的转移性肺腺癌的免疫组化标志物包括如下内容。①存在于两者的标志物：广谱角蛋白、HBME-1、EMA、基底膜成分和S-100蛋白。②通常表达于肺腺癌，但不见于间皮瘤的标志物：CEA，CD15，B72.3，Ber-Ep4，Bg8，MOC-31，TTF-1和分泌成分SPA。③通常表达于间皮瘤，但不见于肺腺癌的标志物：钙网素，WT-1、角蛋白5/6，凝血调节蛋白、波形蛋白。P53过表达见于大约一半的间皮瘤，但与石棉暴露无关。

（三）胸膜孤立性纤维性肿瘤

胸膜孤立性纤维性肿瘤过去称作孤立性纤维性间皮瘤，常无症状，偶尔表现为疼痛、咳嗽、呼吸困难和低血糖症状，以及肺性骨关节病，后者在肿瘤切除后迅速缓解。该肿瘤与石棉无关，类似的肿瘤可同时见于腹膜和心包膜。几乎 90% 的肿瘤可通过外科切除治疗。Briselli 等发现 12% 的患者因胸内广泛累及而引起死亡。预后好的指征是瘤体有蒂、境界清楚、无核多形性、无核分裂。

【诊断要点】

1.肉眼肿瘤境界清楚、质硬、分叶状,灰白到黄白色,常有旋涡和编织样结构,平均直径为 6cm。与子宫平滑肌瘤相似。

2.囊性变极罕见,但孤立性纤维性肿瘤可表现为附壁性结节,位于胸膜衬覆的囊内。80% 连于脏层胸膜,亦可连于壁层胸膜,或位于叶间裂,有时位于肺实质内而与胸膜无关。

3.显微镜下,肿瘤可为良性、交界性和恶性,区别主要根据细胞异型性、核分裂多寡、坏死及肿瘤境界是否清楚等。良性占大多数。

4.典型的良性病例,成纤维细胞样细胞交错缠绕在一起,伴大量胶原纤维沉积,许多肿瘤呈蟹足肿样。

5.各区细胞丰富程度差别很大,即存在细胞密集区和细胞稀疏区。血管周细胞瘤样结构的区域很常见,部分肿瘤呈明显黏液样特点。

6.在纤维成分为主的肿瘤边缘有时可见立方细胞团,可形成乳头状、管状或实性巢素,这些细胞实际上是陷入肿瘤内的间皮或细支气管肺泡细胞,而不应误认为肿瘤含有双向分化的成分。

【鉴别诊断】

明显硬化型孤立性纤维性肿瘤的鉴别诊断包括纤维斑、纤维瘤病(韧带样瘤)、钙化性和纤维性假瘤。黏液型肿瘤需与低度恶性的黏液纤维肉瘤和低度恶性的纤维黏液瘤相区别。细胞丰富者可被误诊为纤维肉瘤和恶性神经鞘瘤。若注意到无核异型性、核分裂稀少或缺乏,便不易混淆。恶性的特点是细胞丰富、具有异型性、细胞分裂活跃和坏死。免疫组化示肿瘤细胞恒定,CD34 和 bcl-2 强阳性,以及 CD99、波形蛋白阳性,有时结蛋白阳性。

三、肺部肿瘤

(一)肺癌

1.肺癌及癌前病变的病理学分类

(1)鳞状细胞癌前病变及癌:①异型增生和原位癌。②鳞状细胞癌。

(2)腺细胞癌前病变及腺癌:①非典型性腺瘤性增生和原位腺癌。②微小浸润性腺癌。③浸润性腺癌。④腺癌亚型。

(3)腺鳞癌。

(4)大细胞癌。

(5)肉瘤样癌。

(6)神经内分泌肿瘤和前驱病变:①神经内分泌细胞增生和微小瘤。②类癌。③非典型性类癌。④小细胞癌(单纯性和混合性)。⑤大细胞神经内分泌癌。

(7)癌肉瘤。

2.肺癌病理诊断原则

(1)切除标本的病理诊断:肺癌病理诊断应为临床 TNM 分期提供必要的信息,还应报告肿瘤的分化程度、脉管、胸膜受累情况及切缘是否干净;注意将小细胞癌与非小细胞癌分开;在非小细胞癌中注意尽量将腺癌与鳞癌分开;注意神经内分泌肿瘤包括类癌、非典型性类癌、小细胞癌和大细胞神经内分泌癌;对于活检材料要注意留有余地,以便进行基因分析,为肿瘤个体化治疗服务;是否伴有癌前病变等。

(2)活检标本的病理诊断:纤维支气管镜的发明显著扩大了支气管活检的范围,然而却增加了病理学家的困难,这是因为所取的标本要小得多。

将支气管镜表现、活检部位和光镜下表现仔细结合起来对诊断很重要。如显微镜下的原位癌是取自黏膜稍增厚且不规则区的中心就具有代表性,若该活检是取自一个息肉状或溃疡性肿块的边缘可能只代表浸润性癌的边缘病变。支气管活检中出现鳞状上皮化生应认为是非特异性病变,因为它们本身可与炎症、异型增生、原位癌或浸润癌伴随,甚至可与类癌伴随。在小块支气管活检中最严重的问题是当看到小的、被挤压的深染的核时,如何将小细胞癌、恶性淋巴瘤,甚至是反应性淋巴细胞区别开来。仔细处理活检材料可减少这些问题,但不可能完全避免。免疫组化 LCA、AE1/AE3、CgA、Syn 可辅助诊断。

(3)细胞学诊断:肺细胞学诊断已相当准确。通过痰和支气管刷片,对 80%～90% 的肺癌患者可作出诊断。多数患者同意支气管灌洗不能成为刷片的补充而提供有意义的新资料,而且灌洗液涂片的质量也较差。肺癌患者单次痰涂片的阳性率为 40%～60%,但当 5 次痰涂片检查时阳性率可达 80% 以上。

多数病例肿瘤细胞易辨认。假阳性见于梗死、支气管扩张、霉菌感染、病毒性肺炎、放射损伤和脂质性肺炎。被误认为恶性细胞者通常是巨噬细胞和变形的肺泡上皮细胞。

痰脱落细胞学诊断应保守,细胞学诊断报告分为:"不满意(仅为唾液)",涂片中无巨噬细胞;"阴性",在涂片质量好的情况下无异常细胞;"良性非典型性增生",见到了支气管上皮细胞继发于炎症的增生和化生性改变;"怀疑恶性,但为非诊断性",这种报告意味着需反复检查;"可见恶性肿瘤细胞"。

应该记住的痰涂片中的恶性细胞可来自中呼吸道、消化道的任何部位。如患者 X 线胸片为阴性,但痰细胞学阳性,应行支气管树内镜检查,同时行上呼吸道、消化道全面彻底的检查。

细针穿刺细胞学成为越来越流行的细胞学检查标本。技术的危险性极低,诊断价值很高,特别是对于周边的病灶。

另一细胞学检查是胸水涂片,假阴性高于其他方法,特别是对小细胞癌。除诊断癌之外,任何部位的细胞学还应试图分型。细胞学与组织学的吻合度为 70%～90%。对高分化鳞癌、高分化腺癌和小细胞癌吻合率特别高。最困难的地方是将低分化鳞癌与大细胞癌区别开来。

(4)冰冻切片的病理诊断:冰冻切片是鉴定有争议病例最重要的措施,对周边性病变价值更大。大约 80% 的病例为支气管镜和细胞学检查阳性,这意味着有相当数量的肺癌患者术前无肯定的诊断。周边性病变,最好将肿瘤连同周边一圈正常肺组织一并切除,可能为肺叶切除,然后作冰冻切片。冰冻切片常常证明病变为良性病变如错构瘤、机化性肺炎或肉芽肿性炎,此时无需进一步手术。如果为癌,则由外科医师决定切除范围。

临床病理的确切诊断对肺比乳腺更重要,因为二次手术切除对肺的危险性和死亡率较高。我们不能将细胞丰富的炎症性病变,如机化性肺炎、脂质性肺炎或炎症假瘤误诊为癌,相反也不能将有明显炎症浸润的低分化癌误诊为非肿瘤性病变。

3.诊断肺癌的常用免疫组织化学阳性标志物

(1)鳞癌:CK5/6,P63。

(2)腺癌:TTF1,表面活性物质脂蛋白 A,NapsinA。

(3)神经内分泌肿瘤:CgA,Syn,CD56,CD57,NSE,TTF1。

(4)鉴定肉瘤样癌:AE1/AE3,CAM5.2,CK8/18。

(5)肺癌区别于其他转移癌:CK7(并需要结合转移癌的特点选择)。

4.常见类型的肺癌

(1)鳞状细胞癌:多数鳞状细胞癌发生于男性,多数病例发生在段支气管,因而在 X 线检查时出现肺门或肺门周围肿块,但亦可见于周边,甚至位于胸膜下。鳞状细胞癌总体上在初诊时体积大于其他类型肺癌。大约半数患者有支气管阻塞的症状,如阻塞性肺炎和肺不张。痰脱落细胞学检查阳性率较其他类型肺癌为高。肿瘤特别容易中心坏死和形成空洞。另一方面钙化在鳞状细胞癌极为罕见。少数情况下肿瘤可呈现为支气管内息肉状肿块而支气管外蔓延较轻微。

诊断要点:镜下恶性的诊断标准是细胞异型性和浸润,鳞状细胞癌的诊断是基于出现角化和细胞间桥。角化可为单个细胞角化,更常见的是角化珠形成。单个的坏死细胞不应误认为角化细胞。

在典型的鳞状细胞癌中出现少数细胞内黏液仍应诊为鳞状细胞癌,只有当含有明显的腺癌和(或)小细胞癌时才可诊断为混合性癌,并应列出特定的组织学成分。

还可以在鳞状细胞癌中见到肿瘤细胞由于线粒体含量增加而呈嗜酸细胞样变、对角蛋白的异物巨细胞反应、栅状排列的肉芽肿、广泛的中性粒细胞和其他炎症细胞浸润(相似于炎症性恶性纤维性组织细胞瘤)和被覆周围肺组织及气道的内衬性生长。此外,一些特殊的形态可使其构成鳞状细胞癌的亚型。

1)小细胞亚型:肿瘤细胞体积小,仅有灶状角化,与小细胞癌或小细胞/鳞状细胞混合癌的区别困难。本亚型细胞核呈空泡状,核仁明显,癌巢边界清楚,间质较成熟,无明显坏死。

2)透明细胞亚型:多数细胞由于富含糖原而呈透明细胞,但肿瘤细胞仍有明显的角化的证据。透明细胞变亦见于其他类型肺癌,特别是腺癌。

3)高分化乳头状亚型:为支气管内精细的乳头状肿物,极轻或无间质浸润,实际上无坏死。

4)基底细胞样亚型:本型重要,因为其临床进展迅速。形态与上呼吸道、消化道的同类肿瘤相同。

5)梭形细胞(肉瘤样)亚型。

根据主要成分角化细胞的量,鳞状细胞癌可分为高分化、中分化和低分化。电镜下可见张力原纤维和众多的桥粒及基底膜形成。

(2)腺癌:腺癌大约占女性肺癌的一半,在男性患者所占比例较低。就绝对数目而言则男性多于女性。流行病学研究显示腺癌越来越常见,而其他类型却不这样。在近期一些报道中腺癌已成为最常见的类型。

诊断要点:肉眼上腺癌境界不清,呈灰黄色,可单发或多发。如分泌大量黏液,可呈胶样。空洞形成极少见。大约65%的肿瘤位于周边,77%的肿瘤累及胸膜,常导致胸膜纤维化和胸膜"皱褶"。有时极少数周边型小腺癌在双层胸膜广泛蔓延,看起来像弥漫性间皮瘤,因此称为假间皮瘤性癌。更为少见的是腺癌可呈支气管内息肉状大肿块。

腺癌伴周边性瘢痕或蜂窝肺的比例很高,在附近的气道内可见细支气管和肺泡上皮非典型增生。

腺癌可分为原位腺癌、微小浸润性腺癌、浸润性腺癌、腺癌亚型。原位腺癌为体积小于 $3cm^3$ 的孤立病变,无浸润,预后好;微小浸润性腺癌为体积小于 $3cm^3$ 的孤立病变,浸润范围不大于 5mm,预后也较好;浸润性腺癌依据所含的主要结构分类,包括以贴壁生长为主、以腺泡结构为主、以乳头状腺癌为主、以微乳头状腺癌为主、以实性生长方式为主。

应分别列出含量在 5% 以上的所有成分(微乳头状腺癌含量在 1% 以上也应列出);腺癌亚型包括黏液性腺癌、胶样癌、高分化胎儿型腺癌和肠型腺癌。

电镜可见腺癌含所有支气管上皮类型的细胞,只不过是肿瘤性,这些细胞包括杯状细胞、黏液细胞、非纤毛型细支气管细胞和 Clara 细胞。

(3)腺鳞癌:一类显示鳞状细胞癌和腺癌两种成分的癌,其中每种成分至少占全部肿瘤的 10%,发病率占肺癌的 0.9%~4%。

诊断要点:鳞状细胞癌偶见黏液分泌细胞或腺癌中存在个别鳞状分化灶不应认为腺鳞癌,而应根据其主要成分命名。多数病例位于周边,常伴有瘢痕形成,提示与腺癌关系更密切。

(4)肉瘤样癌和癌肉瘤:肉瘤性癌和癌肉瘤是一组具有肉瘤样表现的癌。是根据镜下表现的次要区别和观察者在组织发生学方面的偏好,给它们赋予不同的名称。当含有大量肿瘤巨细胞时,被称为巨细胞癌。当主要由梭形细胞构成,但在形态学、电镜和免疫组化仍可鉴定上皮特点时,被称为梭形细胞或肉瘤样癌。有些作者使用多形性(间变性)癌以涵盖巨细胞型和梭形细胞型,此种方式与甲状腺所采用的命名方式相似。当癌瘤与肉瘤成分分开时使用癌肉瘤。大宗系列研究从形态学、免疫组化、分子生物学技术已明白显示这些其实是同一生物学现象的不同表现,仅仅是肿瘤细胞部分或全部丢失上皮标志物,并获得间叶组织标志物。

诊断要点:肉眼上这些肿瘤可呈实质内肿块或支气管内息肉状肿块,镜下当出现可辨认的上皮成分,可呈鳞状上皮特点,也可有腺管结构。肉瘤样成为可为非特殊性的纤维肉瘤或恶性纤维性组织细胞瘤,或相似于软骨肉瘤、骨肉瘤、横纹肌肉瘤或血管肉瘤;可出现破骨样巨细胞。如前所述,癌瘤和肉瘤成分的分界可清楚,也可不清。支气管镜活检可显示1种或2种成分。该肿瘤预后差。

(5)肺母细胞瘤:肺母细胞瘤是一种特殊类型的癌肉瘤。典型肺母细胞瘤见于成人,与其他脏器的母细胞瘤不同,与后述的胸膜肺母细胞瘤也不同。肺母细胞瘤也称为肺胚瘤,有低度恶性和高度恶性的描述,前者更常见于老年人,而后者主要见于中年人。

诊断要点:常位于肺之周边,单发,境界清楚,体积大。镜下特点为出现分化好的小管状腺体和细胞丰富的间质成分,典型者是由未分化的小卵圆或梭形细胞构成。总体表现相似于10~16周龄胚胎肺,与Wilms瘤相近。腺体细胞常显示核下和核上胞质空泡。常见含有丰富嗜酸性胞质的实性细胞团(桑葚体),特别点是这些桑葚体的细胞核常呈透亮的毛玻璃钢样,据说是由于积存生物素所致。上皮细胞富含糖原。间质成分可显示骨骼肌、软骨和骨分化。某些病例也见肠分化。

鉴别诊断:肺母细胞瘤不应与胸膜肺母细胞瘤相混淆。后者是一种儿童的恶性肿瘤(肉瘤),表现完全不同,形态学也不同于肺母细胞瘤。

5.神经内分泌肿瘤　此类肿瘤包括微小瘤、类癌、非典型性类癌、小细胞癌和大细胞神经内分泌癌,表达神经内分泌标志,例如 CgA、Syn、CD56 等。

(1)微小瘤:在上皮层内(未突破基底膜)神经内分泌细胞数目增多称为弥漫性神经内分泌细胞增生。如果增生的神经内分泌细胞突破基底膜并形成最大径不足 0.5cm 的小结节称为微小瘤,亦称类癌性微小瘤,为与细支气管相关的小梭形细胞结节状增生。常与支气管扩张和其他伴有瘢痕形成的疾病(如叶内隔离肺)相伴随。虽然个别病例可有转移,但微小瘤的行为总体为良性。

诊断要点:肺微小瘤细胞在超微结构和免疫组化特点上均相似于周边型类癌,有时可见与典型的周边型类癌伴随。现在区别微小瘤和类癌的最大径是 0.5cm。

(2)类癌:类癌占全部肺原发性肿瘤不足 5%,包括中心型和周边型。中心型类癌最常见,常为支气管腔内生长缓慢的实性息肉状肿块。由于其部位和富含血管,咯血和远部支气管阻塞所引起的肺感染是常见症状。多数发生于成人,但亦可见于儿童。事实上类癌是儿童原发性肿瘤中最常见的一类。两性发病几率几乎相等。多数患者在临床水平上无内分泌表现,但有些患者有典型的类癌综合征和尿中 5-HIAA 升高。某些病例肿瘤分泌 5-羟色氨酸,而不分泌 5-羟色胺。还有的病例由于产生 ACTH 而伴 Cushing 综合征。亦可伴其他部位的内分泌肿瘤和 I 型多发性内分泌腺肿瘤。5% 的类癌发生部属淋巴结转移,远部转移虽有报告但很少见,转移到骨的病变呈成骨性,总体预后良好。周围型类癌预后良好,局部淋巴结转移罕见。多数病例可用有限外科手术治疗。由于肿瘤的多发性,肺叶切除优于楔形切除,不应企图将肿瘤单纯剥出。

诊断要点:中心型类癌肉眼上主要在支气管内生长,但也可浸润支气管壁,浸润至周围肺组织,甚至延及胸膜或心脏。某些肿瘤主要在支气管外生长。肿瘤表面被覆支气管黏膜,仅少数形成溃疡。切面灰黄色,有时可见纤维间质分隔,血管丰富。肿瘤常完全包裹支气管软骨岛。镜下肿瘤细胞均匀一致、为小细胞,核居中;极少或无分裂(<2/10HPF),胞浆中等量呈细颗粒状。呈实性巢状、缎带状和花边状,亦可呈弥漫性实性片块,少数情况呈假乳头状或真乳头状排列。少数情况下可见小腺管,似菊形团样结构。血管丰富,间质可明显玻璃样变,可呈灶状钙化或骨化。一些骨是包陷进去的支气管软骨的骨化生,肿瘤内或肿瘤周淋巴管内可见肿瘤细胞。偶尔类癌中可见内分泌型核多形性,但无坏死或核分裂,该表现本身不足以诊断非典型性类癌。个别肿瘤细胞的胞质透明。黏液染色常为阴性。除了上述神经内分泌标志外,肺类癌还恒定表达 TTF-1,人们可借此鉴别肺的原发性和转移性类癌。肺类癌通常呈角蛋白 CK7＋/CK20－。明显呈巢状结构的类癌相似于"副节瘤",而且常出现 S-100 阳性的癌巢边缘支持细胞,此种表现更像"副节瘤"。个别类癌含黑色素颗粒称为黑色素性类癌。嗜酸细胞类癌是中心型类癌的一个亚型,细胞胞浆丰富,呈嗜酸性颗粒状。电镜下胞浆含丰富线粒体,同时含致密核心分泌颗粒。

鉴别诊断:周围型类癌发生于肺的周边,常位于胸膜直下。由于位置原因,肿瘤常无症状而被偶然发现。常为多发性,肉眼上无包膜,呈灰褐色,解剖上肿瘤与支气管无关。镜下肿瘤细胞呈梭形,相似于平滑肌细胞,肿瘤常被误诊为平滑肌瘤。细胞排列紊乱,有一定的多形性。间质较多,有时间质含量可极丰富,当肿瘤是多发性时可引起限制性和阻塞性肺疾病。如同中心类癌,周围性类癌可呈副节瘤样表现,因为可出现 S-100 阳性的支持细胞。可见淀粉样物质和黑色素,免疫组化可呈降钙素阳性,这些表现提示周围型肺类癌、胸腺类癌和甲状腺髓样癌在组织起源上密切相关。其他免疫组化特点与中心型类癌相似。

(3)非典型性类癌:非典型性类癌从总体结构,超微结构和免疫组化特点与类癌相同,但显示核分裂多(2～10/10HPF)、核染色质含量增多和灶状坏死等非典型性表现。

诊断要点:如同典型类癌,非典型性类癌表达各种神经内分泌和神经标志。在一组报告中非典型性类癌淋巴结转移率几乎为 70％,而典型的类癌仅约 5％。非典型性类癌的 5 年和 10 年生存率分别是 56％和35％。不良预后指标是女性患者、高临床分期、肿瘤体积大(>3.5cm)、核分裂增加、细胞多形性和沿气道蔓延。

(4)小细胞癌:小细胞癌占全部肺癌的 10％～20％,多数患者为男性,发病中位年龄为 60 岁,85％以上是吸烟者。将小细胞癌与其他类型肺癌区别开的意义在于其临床行为、全身表现和对化疗反应性的不同。因此现在人们已习惯将肺癌简单地分为小细胞癌和非小细胞癌两大类。

诊断要点:小细胞癌典型者位于中心部,偶尔亦可见于周边部。支气管镜活检常为阳性,即使在肉眼上无异常的病例也如此。肉眼上肿瘤白色到褐色、质软易碎、坏死广泛。若发生于大支气管,肿瘤可环状和(或)广泛沿正常黏膜下浸润。后期支气管可完全闭塞。单纯在支气管内生长或以支气管内生长为主的生长方式不常见。镜下小细胞癌应视为单独的组织学类型,而不能认为其为未分化型肺癌。生长方式多为实性巢,亦可为条索状和缎带状、菊形团和假菊形团或小管状、小导管状。典型的小细胞癌细胞小,呈圆形或卵圆形,相似于淋巴细胞。核细颗粒状或非常深染,核仁不显眼,核分裂常见,胞浆极稀少,以致在常规切片中不易看到。某些病例细胞拉长呈纺锤形。核结构模糊不清,该变化首先用以描述细胞学涂片,后来在常规切片中亦可见到。一种非常常见的人工现象,特别是见于小活检标本,表现为细胞拉长、变形、挤压和染色质弥散。如果整个标本都如此,不可能进行诊断。在小的支气管活检标本中几乎均可见到典型的小细胞癌结构。取自淋巴结或远部转移灶或少数原发肿瘤的切除标本,肿瘤细胞常较大,而且具有较多的胞浆。提示某种程度的人为收缩至少部分解释何以呈小细胞表型。继发于坏死的染色质弥散可蔓延至血管壁,呈强嗜苏木素。混合性小细胞癌总的表现为小细胞癌,但含有 5％或少于 5％的鳞状细胞癌或腺癌成分。大约 80％的病例至少于某些肿瘤细胞内可见少数致密核心神经分泌颗粒。免疫组化示神经内分泌标志。85％的小细胞癌呈 TTF-1 阳性,而肺泡表面活性物质脂蛋白(PE-10)总是阴性。

(5)大细胞神经内分泌癌:大细胞神经内分泌癌细胞体积较小,细胞癌大,较少见。

诊断要点:癌细胞体积较小细胞癌大,但不及肺大细胞癌体积大,常呈实性片巢排列。细胞染色质较小细胞癌细腻,常常可见较明显的核仁。表达神经内分泌标志,例如 CgA、Syn、CD56 等可与肺大细胞癌鉴别。

(二)其他原发性肿瘤

1.软骨性错构瘤　软骨性错构瘤多发生于成年人,男性多见。常为孤立性,亦可为多发性。最常见的部位是胸膜下肺实质内,在 X 线胸片上常呈境界清楚的阴影,临床上无症状。体积常较小,但亦可占据整个肺叶。1/3 的患者可见钙化,呈爆玉米花样特点,肉眼境界清楚、分叶状,切面胶胨状软骨被界限不清的裂隙分割开来;呈息肉状肿块伸入大支气管腔者较少见,可出现支气管阻塞症状。错构瘤通常采取保守治疗:楔形切除或肿瘤剥出术适用于边缘性病变,而支气管内病变 EMA 袖形切除术。camey 发现了一种非家族性综合征:肺错构瘤、胃上皮样平滑肌肉瘤(目前属于胃肠间质瘤)和功能性肾上腺外副节瘤。

诊断要点:镜下周边型错构瘤由排列成岛状的软骨、脂肪、平滑肌和衬复纤毛型或非纤毛型呼吸性上皮的裂隙构成。软骨常有钙化,少数情况下骨化。无炭末沉着。支气管内病变上皮裂隙少见,软骨含量少,脂肪组织含量多。

2.硬化性血管瘤　硬化性血管瘤多数发生于女性成年人,一般无症状,X 线为小的孤立性结续拍片病变稳定,至多是缓慢生长。本肿瘤通常为良性,局部切除可治愈,但有 1 例报告有肺门淋巴结转移。

诊断要点:肉眼上境界清楚,但无包膜,实性,呈棕黄色,有时可见出血区,偶尔为囊性。镜下肿瘤为密集排列的多角形细胞,胞浆较丰富嗜酸性,排列成实性。柱状肿瘤细胞腺样或乳头状。常见新鲜和陈旧性出血灶,可见黄瘤细胞聚集灶。个别情况下可见明显的肉芽肿反应。免疫组化柱状肿瘤细胞呈 EMA、角蛋白阳性,多角形细胞和柱状肿瘤细胞均呈 TTF1 阳性。

3.淋巴管肌瘤病和透明细胞瘤　淋巴管肌瘤病和透明细胞瘤属于血管周上皮样细胞肿瘤家族。

(1)淋巴管肌瘤病:淋巴管肌瘤病可弥漫性累及双肺,均发生于女性,一般是在生育期,某些患者同时患有结节性硬化和肾血管平滑肌脂肪瘤。本病常导致呼吸功能不全、自发性气胸和乳糜性胸水。淋巴管肌瘤病预后不同,某些患者由于肺气肿样改变而至肺功能不全死亡,可能是由弹性纤维变性引起。

诊断要点:病理变化在肉眼上早期病例表现酷似肺气肿,较晚期表现为广泛的囊腔形成。其间为灰白色的厚间隔。镜下表现与发生于软组织者相同。增生细胞的许多特点与上皮样血管细胞肿瘤家族相似,肿瘤细胞常具有孕激素受体,而且客观上对孕激素类药物和卵巢切除术反应良好。

(2)透明细胞瘤:透明细胞瘤又称糖瘤,肉眼观察可见圆形和卵圆形小肿瘤,通常见于肺的周边部。多见于成年人,也可见于儿童。

诊断要点:肉眼观察瘤体体积较少,边界清楚,呈红褐色。镜下肿瘤细胞体积大,胞浆透明呈嗜酸性,挤满糖原颗粒。某些细胞呈蜘蛛样。没有脂肪出现,不见核分裂。有稀少网连的间质,含明显的薄壁血管,以及无定型嗜酸性细胞外基质(有时发生钙化)。

免疫组化呈弥漫性 HMB-45、Melan A 和组织蛋白酶 B 阳性,S-100 蛋白灶状阳性,有时呈神经元特异性烯醇化酶和突触素阳性。电镜下常见在溶酶体样细胞器内含有束膜的糖原颗粒,相似于Ⅱ型糖原沉积症。可见胞浆内纤维,少数细胞含有与黑色素小体相似的致密核心颗粒,少数病例含有分化成熟的黑色素小体。围绕肿瘤细胞可见基板。透明细胞瘤属于血管周上皮样平滑肌细胞肿瘤家族。局部切除可治愈。

4.淋巴组织肿瘤和瘤样病变　肺可发生各种淋巴组织增生性病变,可为继发性,也可为原发性。包括弥漫性大 B 细胞性淋巴瘤、黏膜相关淋巴组织淋巴瘤、T/NK 细胞恶性淋巴瘤、浆细胞瘤、Hodgkin 病、白血病和淋巴瘤样肉芽肿等。

淋巴瘤样肉芽肿病常见于中年人,病变为双侧境界清楚的圆形肿块,X线上似转移癌。淋巴瘤样肉芽肿病例和类似的非典型性淋巴组织增殖性疾病报告于免疫抑制的器官移植患者、Sjogren 综合征和 HIV 感染患者。形态学和临床过程越来越明显地均支持淋巴瘤样肉芽肿是原发性淋巴组织增生性疾病,或者已经是恶性淋巴瘤,或者具有极大的恶变成淋巴瘤倾向。50%～70%的病例与 EBV 相伴随。基于免疫组化和原位杂交推测多数淋巴瘤样肉芽肿是伴有明显 T 细胞反应和血管炎的 EBV 感染性 B 细胞增殖。

诊断要点:镜下特点为多形性细胞浸润,富含浆细胞、免疫母细胞、非典型性大淋巴细胞,有累及肺血管壁和集中在内皮下间隙的倾向;本病无多核巨细胞和 Wegener 肉芽肿的坏死变化。

5.胸膜肺母细胞瘤　胸膜肺母细胞瘤是一种胚胎发育不良恶性儿科肿瘤,位于肺和(或)胸膜。本瘤与肺母细胞瘤无关,后者为成人肿瘤。

诊断要点:组织学特点为原始母细胞瘤成分和肉瘤性成分的混合,后者显示横纹肌和软骨分化。某些肿瘤主要呈囊性。上皮成分或缺乏或以良性表现出现,可能为包裹到肿瘤内的上皮。本肿瘤为高度恶性,特别是那些实性成分较多的肿瘤。

6.鳞状细胞乳头状瘤　鳞状细胞乳头状瘤可发生于大气管,可单独发生;或与气管和喉的类似病变同时发生。与后者相同,据认为是由 HPV 引起的。

诊断要点:与普通鳞状细胞乳头状瘤相同。大约 1/3 发生于成年的孤立性病变可见鳞状上皮异型增生、原位癌或灶状浸润性鳞状细胞癌。

7.转移性肿瘤　肺是转移性肿瘤常见的部位,有时可为仅有的远部肿瘤蔓延灶。

:诊断要点:大多数转移灶是多发性、双侧性、边缘清楚和快速生长,特别是由乳腺、胃肠道、肾、肉瘤和黑色素瘤转移而来者更是如此。可为粟粒结节到加农炮弹型,常见于下叶。另一些转移瘤,特别是来源于胃、乳腺、胰和前列腺癌者,肿瘤广泛累及肺血管周围和支气管周围淋巴管(所谓的淋巴管癌病),可导致严重呼吸困难和肺动脉高压。可有间质性肺病的 X 线表现,有时 X 线胸片并无异常。

另外,转移性肿瘤若呈孤立性结节相似于肺原发性肿瘤,由于肿瘤从肺实质内或淋巴结内侵至大支气管壁,而形成息肉状支气管内肿块,多发生于从乳腺、肾和大肠来的转移瘤。转移瘤可形成中央空洞,这在上呼吸道、消化道的鳞状细胞癌、大肠腺癌和平滑肌肉瘤特别常见。

鉴别诊断:转移癌与原发性肺癌的区别是困难的,有时是不可能的。多发性病变和广泛淋巴管累及、浸润倾向于转移。在鳞状细胞癌附近的支气管附近黏膜出现非典型性增生或原位癌,在腺癌周围出现蜂窝肺或肺实质内邻近细支气管出现非典型增生倾向于原发性肺癌。但应当记住许多转移到肺的转移癌,特别是来自大肠和胰者可呈鳞片状衬覆肺泡壁,相似于细支气管肺泡癌。转移性腺癌倾向于较原发癌具更明显的多形性和坏死。

辅助检查:对于鉴别诊断免疫组化可提供一些帮助。出现 GCDFP-15、乳腺球蛋白、雌激素受体和(或)S-100 蛋白支持乳腺癌转移,而不是原发性肺癌。明显前列腺特异性抗原(PSA)阳性和(或)前列腺酸性磷酸酶阳性提示前列腺来源。相反肺泡表面活性物质脂蛋白或蛋白 A 阳性可见 50%的原发性肺腺癌,但不见于转移性肿瘤。应注意区别反应性增生的 Ⅱ 型肺泡上皮和肿瘤细胞。角蛋白的阳性特点有助于区别原发性肺腺癌与转移性结直肠癌。特别是肺癌可能为 CK7＋/CD20－,而结直肠癌转移则相反,可能为 CK7－/CD20＋。此外转移到肺的结直肠癌常呈 COX-2 免疫组化阳性。TTF-1 仅出现于肺和甲状腺。因此肺内肿瘤如果出现 TTF-1,若能除外转移性甲状腺癌和陷入的正常肺结构的可能性,有理由相信肿瘤是肺原发癌。该技术也可应用于细胞学标本,达到相同的鉴别目的。

对于肉瘤,某些类型可相似于肺原发癌。某些转移性梭形细胞肉瘤仅沿支气管和血管生长。某些转移性血管肉瘤可与原发性血管肿瘤或弥漫性肺出血相似，应注意鉴别。在子宫肿瘤中，高分化平滑肌肉瘤也可相似于平滑肌瘤性错构瘤，子宫内膜间质肉瘤能与肺的原发性血管周细胞瘤、梭形细胞类癌和其他肺原发性肿瘤相混淆。

四、纵隔肿瘤

1.胸腺瘤　胸腺瘤发生于成年人，前上纵隔多见，也可发生在纵隔的其他部位，甚至可见于颈部等异位胸腺组织；大约30%～50%患者伴有重症肌无力，但重症肌无力患者，胸腺有肿大者不一定是胸腺瘤，可能是胸腺增生。

（1）大体显示为圆形、有或无包膜的分叶状肿物。大约80%为有包膜，界限清楚的为良性肿瘤。肿瘤可发生囊性变，故胸腺发生囊性病变无完整上皮衬覆时，要注意检查囊壁组织，不要轻易诊断为胸腺囊肿；所有胸腺瘤都是肿瘤性上皮成分与非肿瘤性淋巴细胞混合组成。上皮细胞形态多种多样：可呈圆形或卵圆形、梭形或长梭形，核染色质细，结构不清；或粗颗粒，核仁清楚，甚至可见大的嗜酸性核仁。上皮细胞可呈实性团、菊形团样或腺样或旋涡状结构等。有时可见典型的或不典型的胸腺小体形成；电镜下上皮细胞有明显张力原纤维及桥粒，表面有长的突起以及基底膜样结构等。免疫组化上有明显上皮表达，较特殊抗体标记是胸腺素。胸腺瘤中淋巴细胞是不成熟的中枢 T 细胞，不是外周 T 细胞，其 Ki-67 标记阳性，T 细胞受体基因重排检测呈阴性，故不是肿瘤性的。

（2）胸腺瘤的分型包括 A 型，AB 型，B1 型，B2 型，B3 型，C 型。

胸腺瘤的诊断中需注意：肿瘤是否包膜完整（即是否为浸润性胸腺瘤）。C 型胸腺瘤即为胸腺癌，包括鳞癌、淋巴上皮样癌、腺癌、基底细胞样癌、黏液表皮样癌及腺样囊性癌等。

鉴别诊断：与胸腺非何杰金淋巴瘤的鉴别在于淋巴瘤无上皮性肿瘤细胞；淋巴细胞有明显异型性，胸腺淋巴瘤常为大细胞型，异型性较明显；胸腺瘤与胸腺增生的鉴别在于胸腺增生小儿多见；增生淋巴细胞成熟，常有滤泡形成；无上皮性肿瘤细胞；正常胸腺结构存在；胸腺瘤与转移癌的鉴别有时非常困难，与转移癌的主要区别在于后者有明确的、组织学相似的原发灶；A 型胸腺瘤有菊形团形成时要注意与胸腺类癌或神经内分泌癌鉴别，胸腺类癌或神经内分泌癌的肿瘤细胞之间无明显淋巴细胞；细胞染色质较细较均匀；免疫组化及电镜下有明显神经内分泌表达。

2.胸腺神经内分泌肿瘤　胸腺神经内分泌肿瘤包括胸腺类癌、非典型类癌、小细胞性神经内分泌癌和大细胞性神经内分泌癌。

3.造血组织肿瘤　主要为 B 淋巴细胞淋巴瘤，常见者为纵隔原发性大 B 淋巴细胞淋巴瘤（常常有明显硬化）结外黏膜相关淋巴组织淋巴瘤。儿童常见的肿瘤为 T 淋巴母细胞性淋巴瘤。

4.纵隔生殖细胞肿瘤　纵隔生殖细胞肿瘤类型和生物学行为与发生于睾丸和卵巢者相似，包括精原/无性细胞瘤、胚胎性癌、卵黄囊瘤、成熟和不成熟性畸胎瘤等。

5.纵隔神经源性肿瘤　主要类型包括神经鞘瘤、恶性周围神经鞘膜瘤、原始神经外胚叶瘤和神经母细胞瘤。最重要的是将该肿瘤的良性恶性区别开。

（方捷迪）

第五章　腹部肿瘤

第一节　胃癌

　　全国肿瘤登记中心的《2012中国肿瘤登记年报》显示,我国近20年来癌症呈现年轻化及发病率和死亡率"三线"走高的趋势。全国每分钟有6人被诊断为恶性肿瘤。胃癌占我国恶性肿瘤发病率的第二位,恶性肿瘤死亡率的第三位。中国胃癌占全世界的42%。近年在发达国家及中国大城市统计逐年有下降趋势,但广大农村仍持平或有增长,胃食管交界处癌(贲门癌)全世界均无下降。胃癌多见于男性,发病年龄以40~60岁为最常见,男女比例为2.67∶1,30岁以下少见。我国每年死于胃癌约16万人。胃癌已成为严重威胁国人健康的隐患和主要致死病因之一。

一、胃癌的诊断和分期

【诊断方法】

　　胃癌一般早期无或仅有轻微症状,表现为上腹部不适,食欲不振,体重减轻。随病情的发展症状可增多,但不典型,常出现类似胃炎或胃溃疡症状,大多数患者体征不明显,40.1%进展期胃癌可有贫血,24%可扪及腹部包块。由于胃癌的症状体征不典型,所以早期诊断极为不易,据统计,中国早期胃癌仅占10%左右,极大影响了胃癌的生存率。目前胃癌的诊断主要根据临床表现、体格检查及特殊检查包括胃镜,影像学检查如X线钡餐、B超、CT、MR、PET/CT,腹腔镜探查和分子诊断等。

　　（一）无症状人群筛查

　　据统计,日本1975年早期胃癌占所有接受治疗胃癌病例的20.9%,1990年迅速升至43.4%,2004年以来在日本早期胃癌检诊协会所属医疗机构中,检出的胃癌中超过70%为早期胃癌,如此高的早期胃癌检出率得益于对无症状的日本人群进行的胃癌筛查。日本癌症研究医院统计该院44年期间治疗的3000例早期胃癌中,47.6%的患者是在无任何症状的情况下检出的。显然,中国仅在症状性患者中提高门诊筛选早期胃癌的水平是远远不够的,大量的早期胃癌患者因无症状而未能及时就诊,因此必须全社会关心这项工作,努力开展无症状人群的早期胃癌筛查。胃癌的癌前状态包括癌前疾病和癌前病变两类,国内外大量事实证明,患有重度萎缩性胃炎、残胃、恶性贫血等癌前疾病和上皮内瘤变等癌前病变的患者发生胃癌的几率明显高于普通人群,因此必须定期随访复查,许多患者有望在早期胃癌阶段被检出。

　　（二）定性诊断

　　普通电子内镜是目前诊断胃癌最常用、最有效的方法,目前,电子内镜已广泛应用于国内外临床,它可以直接观察胃内形态变化,了解病变的部位并可以取病变组织活检病理检查确诊胃癌。内镜诊断胃癌的准确率较高,Bustamante 等在研究中报道,内镜加活组织检查诊断胃癌的敏感性为 82%,特异性为 95%。但是,由于内镜检查前制酸剂的使用、患者就诊时间的延迟、早期胃癌的内镜表现缺乏特征性、内镜医师对早期胃癌在普通内镜下的表现缺乏认识等原因,仍有一小部分早期胃癌患者在初次内镜检查的时候被漏诊。

传统内镜仍然是最主要的检查方法,但是有一定的漏诊率。超声内镜以及超声内镜下细针抽吸活组织检查,是目前发展很快、技术很全面的检查方法,在早期胃癌诊断和术前分期中具有重要价值。色素内镜常常和放大内镜技术结合,从而明显提高早期胃癌诊断的敏感性和特异性,有广泛的临床应用前景,将来有可能在胃癌及其他胃黏膜病变的诊断中成为常规的检查方法。荧光内镜诊断早期胃癌有一定的优越性,但是技术尚不完善,特异性不高,临床应用有一定的局限性。红外电子内镜由于能够对胃黏膜下血管进行观察,在早期胃癌诊断以及肿瘤的浸润程度确定中有独特的作用。共聚焦激光显微内镜能够显示消化道黏膜及黏膜下的组织结构,对胃癌及癌前病变做出在体的即时诊断,但是目前还在研究阶段,广泛应用于临床还需要进一步研究。

X 线钡餐检查仍是目前诊断胃癌的主要方法之一,可以鉴别胃的良恶性病变、病变部位及范围,用以胃癌诊断及指导手术范围。气钡双重对比方法改进了传统上消化道造影法,明显提高了早期胃癌的诊断率。当我们在 X 线检查中疑为早期胃癌时也可和胃镜细胞学等方面的检查结合起来,以提高早期胃癌的诊断率。

【胃癌的分期】

目前国际上比较通用的胃癌分期系统有两种,包括国际抗癌联盟(UICC)的 TNM 分期系统和日本胃癌协会(JGCA)的分期系统,这两者均是在不断地继承和革新中建立和完善起来的。2009 年以前,两种分期系统的最新版本为 2002 年 UICC 第 6 版胃癌 TNM 分期(简称国际分期)和日本胃癌规约 13 版 TNM分期(简称日本分期)。这两个分期系统有相似之处,都依赖于原发肿瘤生长情况(T)、淋巴结受累的范围(N)和是否存在远处转移(M)。但是,这两个系统存在一些根本的不同,最明显的区别在于对区域淋巴结扩散的分级。UICC/TNM 分期系统以转移淋巴结的数目为基础,而日本分期法强调受累淋巴结的解剖位置。目前日本分期常用于术前分期及指导手术治疗,而国际分期常用于术后分期及预后评估。2009 年,随着 UICC 第 7 版胃癌 TNM 分期和日本胃癌规约 14 版 TNM 分期更新后,两种分期系统首次达到了高度共识。

(一)术前分期

准确的术前分期是治疗胃癌的关键。目前胃癌的术前分期主要依赖于影像学检查包括体表超声、CT检查、MRI 检查、PET/CT 检查、超声内镜等,近年来又有腹腔镜探查,各有优缺点。

体表超声不但能显示肿瘤受累的程度,肿瘤向腔外生长,还能显示肿瘤侵犯周围和远处转移的情况。B 超对胃癌浸润深度判定失误的主要原因是由于癌旁组织的纤维化及炎症细胞的浸润。

多层螺旋 CT 的空间分辨率和密度分辨率高,图像清晰,大体解剖显示好,尤其是对胃壁厚度、胃周情况、远处转移尤其是肝转移等的判断具有相当的优势,且应用普遍,是目前使用最广泛的胃癌术前分期手段,对 T_4、N、M 分期均有相当的诊断优势。

MRI 对胃癌 T 分期的总体诊断准确率为 73%~88%,N 分期为 52%~65%,对胃癌肝转移具有很高的病灶检出率和敏感性,是较好的术前分期手段。

超声内镜既可以用内镜直接观察腔内情况,同时又可以进行实时超声扫描,显示出胃壁的各层解剖结构及胃周围淋巴结情况,是目前对胃癌 T 分期和 N 分期判断准确率最高的胃癌术前分期手段。

PET/CT 有敏感性高、特异性强等优点,在癌症领域得到越来越广泛的应用,目前最常用的是[18]氟脱氧葡萄糖（FDG）PET/CT。有研究表明，未/低分化腺癌、黏液腺癌等癌细胞对^{18}F-DG 的摄取有限，在^{18}F-DG-PET/CT 检查上常表现为假阴性，而中国胃癌中上述病理类型不在少数，加之昂贵的价格，因此，^{18}F-DG-PET/CT 检查目前不应常规应用于胃癌，主要用于发现那些普通影像学检查不能发现的远处转移。

腹腔镜对腹腔的直视检查可鉴别其他影像学方法难以检出的较小的网膜及腹膜种植灶，缺点是淋巴结转移识别准确率低，需要麻醉和有一定创伤性等。腹腔镜超声检查综合了腹腔镜和超声内镜的优点，对肿瘤 T 分期的判断接近于超声内镜，并可检出直径仅为 3mm 的转移淋巴结，能对所有 16 组淋巴结做出较准确的评估，准确率达 89%，同时，腹腔镜超声检查可检出腹腔镜检查漏诊的肝脏转移灶。

（二）术后分期

对于胃癌的术后分期，目前国内外都是主要结合术前影像学检查、术中探查、术后手术标本病理学检查结果最后确定。近年来，国际上广泛应用的胃癌分期是 AJCC/UICC 第 6 版（2002）TNM 分期系统，2010 年 1 月，AJCC 正式发布了更新的第 7 版胃癌分期，主要改变是 T 分期和 N 分期的细化以及Ⅳ期分组的变化。在 T 分期中，第 7 版分期将第 6 版中的 4 个亚组细分为 5 个亚组，强调了肿瘤浸润深度（T 分期）在患者预后中可能存在的差异；在 N 分期中，第 7 版分期针对转移淋巴结数目做了新的修订，以期更好的提示预后；针对Ⅳ期患者，第 7 版分期仅保留 M_1 作为Ⅳ期，而将第 6 版中 T_4N+M_0 及 $TanyN_3M_0$ 降期为Ⅱ、Ⅲ期。

就预后预测而言，有关第 6 版 TNM 分期系统与预后关系的报道较多。国内福建医科大学张祥福等报道 1972～2000 年 2613 例胃癌手术切除患者，其中ⅠA、ⅠB、Ⅱ、ⅢA、ⅢB 及Ⅳ期患者术后 5 年生存率分别为 91.1%、86.7%、51.1%、34.5%、29.1% 及 5.9%。有学者总结 1964～2004 年 1950 例行胃癌切除手术患者的预后资料显示，Ⅰ、Ⅱ、Ⅲ及Ⅳ期患者术后 5 年生存率分别为 86.8%、58.7%、28.4% 及 7.6%。两组资料在同一 TNM 分期内的 5 年生存率类似。国外 IGCSG 报道了 191 例Ⅰa、ⅠB、Ⅱ、ⅢA、ⅢB 及Ⅳ期胃癌患者 D2 根治术后的 5 年生存率，按第 6 版分期分析，分别为 92.5%、87.5%、60.0%、40.0%、20.0% 及 2.5%，荷兰一项比较 D1、D2 清扫术的多中心前瞻性临床研究的长期随访结果显示，380 例行 D1 清扫术的ⅠA、ⅠB、Ⅱ、ⅢA、ⅢB 及Ⅳ期患者术后 5 年生存率分别为 41%、36%、15%、3%、0%、0%，而 331 例行 D2 清扫术的Ⅰa、ⅠB、Ⅱ、ⅢA、ⅢB 及Ⅳ期患者术后 5 年生存率分别为 53%、27%、33%、19%、10%、3%，两者生存虽有差异，然而尚未达到统计学意义。同时，该研究也表明，在同一分期内，不同的治疗方式是其预后不同的主要原因。

目前，有关对第 7 版分期系统在预后预测方面的报道较少，只有少数文献分析了新的胃癌分期系统与预后的关系。譬如，按第 7 版分期，美国 SEER 数据库 1991～2000 年 10601 例手术切除的胃癌患者的数据显示：ⅠA、ⅠB、ⅡA、ⅡB、ⅢA、ⅢB、ⅢC 及Ⅳ期患者术后 5 年生存率分别为 70.8%、57.4%、45.5%、32.8%、19.8%、14.0%、9.2% 及 4.0%。韩国 Ahn 等报道首尔国立大学医学院 1986～2006 年间行根治性切除的 9998 例胃癌患者预后资料，结果显示Ⅰa、ⅠB、ⅡA、ⅡB、ⅢA、ⅢB 及ⅢC 期患者术后 5 年生存率分别为 95.1%、88.4%、84.0%、71.7%、58.4%、41.3% 及 26.1%，进一步分析表明，与第 6 版分期相比，新分期系统能更好的预测胃癌患者的术后生存情况，更好的体现分期与预后的一致性，从而为临床医师针对不同分期采取个体化治疗和提高胃癌疗效提供临床参考依据。学者通过统计 1994～2006 年 1503 例胃癌患者资料，分析了分期与预后的关系。按照第 7 版分期，Ⅰa、ⅠB、ⅡA、ⅡB、ⅢA、ⅢB、ⅢC 及Ⅳ期患者术后 5 年生存率分别为 96.0%、82.4%、79.0%、76.8%、54.2%、39.2%、26.6% 及 5.6%，其中 T 分期各亚组 5 年生存率分别为 T_1 96.6%、T_2 74.9%、T_3 62.6%、T_{4a} 39.6%、T_{4b} 23.4%，N 分期各亚组 5 年生存率分别为 N_0 75.3%、N_1 53.6%、N_2 39.9%、N_3 26.1%，M 分期各亚组 5 年生存率分别为 M_0 55.9%、M_1 5.6%。

通过对新旧分期进行对比，可以发现，在预测胃癌患者术后生存方面第 7 版分期较第 6 版更有意义，表现在：①第 7 版分期将第 6 版分期 6 个亚组（Ⅰa、ⅠB、Ⅱ、ⅢA、ⅢB、Ⅳ期）细分为 8 个亚组（Ⅰa、ⅠB、ⅡA、ⅡB、ⅢA、ⅢB、ⅢC、Ⅳ期）后，不同分期患者术后生存的差异性更为明显。②第 6 版分期中部分 Ⅳ 期（T_4N+M_0 及 $TanyN_3M_0$）患者比 M_1 患者预后更好，因此，第 7 版分期将该部分患者降期为 ⅡB、ⅢA、ⅢB 及 ⅢC 期，更能体现分期的均衡性。

由于 TNM 分期系统中 T 分期源于解剖学概念，M 分期亦具有明确的定义，故文献报道对 T 及 M 分期对于预后的影响意义分歧较少。在第 6 版 UICCT 分期中，T_2 分为 T_{2a}（肿瘤侵犯固有肌层）及 T_{2b}（肿瘤侵犯浆膜下层），然而在综合分期中，T_{2a} 及 T_{2b} 均按照 T_2 进行分组，如 $T_{2a}N_1$ 及 $T_{2b}N_1$ 均属于 Ⅱ 期。Wang 等学者分析了 2322 例行胃癌根治性切除病例资料，其中 T_2 期肿瘤 325 例，结果发现肿瘤浸润至 T_{2a} 者的预后优于浸润至 T_{2b} 者（P＝0.001）。时至今年，第 7 版 UICCTNM 分期已应用于临床，其中对于 T 分期的定义就做了新的调整，将第 6 版中的 T_2 细分为 T_2 及 T_3，从而更好的预测患者预后。

近几年来，TNM 分期系统对于胃癌患者预后预测意义方面的研究焦点主要集中在 N 分期上。由于全球对于胃癌手术方式及淋巴结清扫方式尚不统一，如 D1 清扫术、D2 清扫术、D2＋清扫术等，同时由于手术医师或病理医师对于淋巴结检出数目的差异等原因，其结果直接影响术后淋巴结检出数目及转移淋巴结的数目，从而导致"分期偏倚"现象。因此，近几年来关于淋巴结检出数目、转移淋巴结的数目、以及淋巴结转移率（转移淋巴结数目/淋巴结检出数目）对胃癌患者预后影响意义文献报道较多。

通过对 456 例根治性切除的胃癌患者的预后资料进行分析探讨淋巴结检出数目和转移淋巴结数目对胃癌患者预后影响，结果显示阴性淋巴结数目在 0～9 枚组、10～14 枚组及 ≥15 枚组术后 5 年生存率分别为 4.1%、30.7% 及 74.8%，预后具有显著差异，提示阴性淋巴结数目在提高预测胃癌患者术后生存准确性方面具有重要意义。比较该组患者按第 5/6 版、第 7 版 UICCN 分期及第 13 版日本胃癌委员会（JGCA）N 分期后的预后情况，结果显示按第 5/6 版 UICCN 分期，N0、1、2、3 期患者术后 5 年生存率分别为 87.3%、58.6%、4.7% 及 4.9%，按第 7 版 UICCN 分期，N0、1、2、3 期患者术后 5 年生存率分别为 87.3%、71.1%、44.1% 及 4.7%，按 JGCAN 分期，N0、1、2、3 期患者术后 5 年生存率分别为 87.3%、39.7%、9.7% 及 21.7%，多因素分析显示，三者中仅第 7 版 UICCN 分期为独立预后因素。此外，作者还将第 7 版 UICCN 分期中阳性淋巴结个数细分为 5 组，分别为 0 枚、1～2 枚、3～6 枚、7～8 枚及 ≥9 枚，各组患者术后 5 年生存率分别为 87.3%、71.1%、44.1%、10.0% 及 3.9%，并认为该分类方法能更好地体现患者的预后情况。

关于淋巴结转移率，目前已有较多文献报道其与第 6 版 UICCN 分期对于患者预后准确性的比较。多数学者认为，相比第 6 版 UICCN 分期，淋巴结转移率更好地反映患者的预后及减少分期的偏倚。有学者总结了 906 例行胃癌 D2 根治术的患者预后资料，并按照患者预后情况将淋巴结转移率分为 rN0 0，rN1 10～9%、rN2 10%～25% 及 rN3＞25% 四组，并比较该组患者按第 6 版 UICCN 分期及淋巴结转移率（rN）分期后的预后情况，结果发现对于检出淋巴结数目＞15 及 ≤15 枚的患者，多因素分析显示 rN 分期（而非第 6 版 UICCN 分期）可作为独立预后因素，同时，当将淋巴结检出数目 ≤15 枚的患者按照淋巴结检出数目再细分为 1～3 枚、4～7 枚、8～11 枚及 12～15 枚四组并按照 rN 分期统计患者术后 5 年生存率时，发现该四组患者术后 5 年生存率无明显统计学差异，从而显示 rN 分期能从一定程度上降低分期偏倚，尤其对于那些淋巴结检出数目 ≤15 枚的患者。同样，Sun 等分析了 2159 例行胃癌 D2 根治术的患者预后资料，按照患者预后情况将淋巴结转移率分为 rN0 0，rN1 1%～20%、rN2 21%～50% 及 rN3＞50% 四组，并比较该组患者按第 6 版 UICCN 分期、JGCAN 分期及淋巴结转移率（rN）分期后的预后情况，结果发现：对于检出淋巴结数目＞15 及 ≤15 枚的患者，按照第 6 版 UICCN 分期及 JGCAN 分期后的预后差异具有显著统计学意义，而在 rN 分期中两者差异无统计学意义，因此作者认为 rN 分期在淋巴结清扫数目或级别不充分的情况下能够起到降低分期偏倚的作用。同样，在主要行胃癌 D1 根治术的国家如美国及部分西方国家，亦有报道认为淋巴结转移率分期能够降低胃癌 D1 根治术后的分期偏倚现象,如 Maduekwe 等报道了 257 例行 D1 根治术胃癌患者的预后资料,并比较了 rN 及第 6 版 UICCN 分期用于预测预后的准确性,结果同样发现对于检出淋巴结数目>15 及≤15 枚的患者,两组术后 5 年生存率在 rN 分期系统中无明显统计学差异,而在第 6 版 UICCN 分期系统中差异显著,同时多因素分析亦显示 rN 分期(而非第 6 版 UICCN 分期)可作为独立预后因素,从而表明淋巴结转移率分期同样能够降低胃癌 D1 根治术后的分期偏倚现象。不过,目前关于比较 rN 分期及第 7 版 UICCN 分期用于预测胃癌患者预后的文献尚比较少见,通过分析了 1343 例行胃癌 D2 根治术的患者资料,按照患者预后情况将淋巴结转移率(LNR)分别定为 0、1%～30%、31%～60% 及>60% 四组,并比较该组患者按第 7 版 UICCN 分期及 LNR 分期后的预后情况,结果发现 LNR 分期能更好地提示胃癌患者根治性切除术后生存情况;同时,基于浸润深度、淋巴结转移率及转移情况设计了一种肿瘤-比率-转移(TRM)分期系统,以此与第 7 版 UICCTNM 分期进行比较,结果发现相比第 7 版 AJCC/UICCTNM 分期,TRM 分期在各亚组组内同质性、各亚组组间差异性及各亚组斜度单调性方面更具优势。

当然,现行的 UICCTNM 分期系统仍有较多不足之处,如不能从生物学角度上反映肿瘤的特性。虽然 TNM 系统的基础理论已相当成熟,但相对于大多数肿瘤生物学特性来说过于简单。若将 TNM 分期的基本要素以及影响预后的重要因素相结合,将成为影响癌症患者的整体生存期的关键。众所周知,预后因素的定义是作为一个变量,可以解释与一种疾病预期的过程和结果相关的异质性。这一预后因素在预测特定癌症病人的未来中将起到重要作用。因此目前 TNM 分期面临的重要挑战是如何将目前正在使用或研究的非解剖性预后因素纳入其中,如病理类型、肿瘤大小、肿瘤部位、脉管癌栓、根治程度、梗阻、穿孔、结外浸润程度等,甚至可以考虑将肿瘤某些生物学特征如 CEA 等肿瘤标志物、微卫星不稳定、杂合性缺失、P53、DNA 拷贝数、VEGF 表达情况等等纳入分期系统中。

分期策略涉及原发肿瘤、患者、甚至环境因素等,涉及患者早期治疗和后续治疗的机会.因此,目前更新、更特殊的与分子诊断研究相关的预后因素正被引入到分期策略中。将来,传统的解剖分期将与分子标记物密切相关。T、N 和 M 连其他预后因素将成为各种各样肿瘤列线图的初始数据,这些数据将被上传至互联网,帮助医生为患者提供正确的治疗方法。所有这些数据整合起来组成预后蓝本,与传统的解剖概念或多或少会有差别。该分期方法的前途取决于引入病理评估的新的诊断方法,尤其是术前临床和影像学方法。传统的 cTNM 和 pTNM 二分法必须融合成一个统一体,并且两者应该相辅相成,而所有这一切都将取决于能够改善医疗信息数据收集的科学方法。

人工智能的引进、概念结构内列线图的统一无疑将有助于改进入类对癌症的认识,并将给医生、患者和其他医疗工作者提供更准确的信息。肿瘤的生物学特性目前仍然是相对不确定的和难以捉摸的。我们还需通过研究肿瘤生物学特性来获得最终的预后信息。

二、胃癌的综合治疗原则

胃癌早期治疗以手术为主,这些年尽管外科手术仍然是胃癌治疗的主要手段,但总体的治疗模式已经发生了明显的改变:已经从一般的胃大部切除术进入以清除淋巴结为目的的根治术;从解剖学为基础的手术走向以解剖学、肿瘤生物学及免疫学为基础的手术;从只重视手术的安全性到根治性、安全性及功能性统一;从只重视切除肿瘤到以切除原发肿瘤及受侵器官,彻底清除区域淋巴结及杀灭腹腔脱落癌细胞的外科治疗;从单一的手术进入以围术期治疗加规范化手术的新的治疗模式。近年来,胃癌治疗最大的进展即是通过围术期治疗和辅助放化疗的综合治疗模式明显改善患者的生存。目前与胃癌分期变化相对应的治疗策略的制定更为细致、谨慎,然而由于缺乏足够的个体化治疗的相关数据,治疗策略调整值得进一步探讨。

【早期胃癌合理治疗的选择】

日本胃肠内镜协会于 1962 年首先提出了早期胃癌(EGC)的概念,目的是为了早期发现并提高胃癌术后的 5 年生存率。早期胃癌系指癌组织局限于胃黏膜和黏膜下层,不论其面积大小,也不考虑其有无淋巴结转移。我国早期胃癌约占胃癌的 10% 左右,韩国为 30% 左右,日本则高达 50%~70%,这主要得益于早期诊断水平的提高及对高危人群普查的结果。一般认为胃癌早期亦可发生淋巴结转移,因此 D2 根治术一直被作为早期胃癌的标准手术方式在国内外都取得非常良好的效果。随着早期胃癌分子生物学及临床病理学的深入研究,对早期胃癌淋巴结转移规律及生物学行为有了一定的认识。尤其是国际上很多中心报道早期胃癌术后患者 5 年生存期接近 90%,早期胃癌的治疗发生了很大的变化,即提出缩小胃切除和淋巴结清扫范围的手术,包括经内镜下黏膜切除术(EMR)、镜下黏膜下层切除(ESD)、腹腔镜下楔型切除术(LWR)和腹腔镜下胃内黏膜切除术(IGMR)、腹腔镜下胃癌根治术等。2010 年版的 NCCN 指南指出对于原位癌或局限于黏膜层(T_{1a})的 T_1 期胃癌可以考虑内镜下黏膜切除术,但要在有经验的治疗中心进行。

【进展期胃癌的综合治疗】

在我国,早期胃癌患者比例仅占 10%,多数病人在确诊时就已属进展期。2010 年,NCCN 指南对可手术胃癌的治疗原则作出明确规定:对身体状况良好,有切除可能的胃癌患者,首选多学科评估,根据其临床分期,来决定是否需要行新辅助化疗或新辅助放化疗或直接手术治疗。因此,进展期胃癌的多学科综合治疗(MDT)是一种必然趋势。

MDT 是以病人为中心的多学科治疗模式,它是由包括外科、化疗科、放疗科、影像科室、病理科、介入科、内镜科室等多个相关科室相互协作,通过集体讨论的形式来制定最佳治疗方案。

胃癌的多学科综合治疗中,目前最突出的问题亦即重点问题是新辅助治疗。对于新辅助治疗方案的选择,一般遵循以下 3 个原则:①尽可能选择有效率高的方案;②药物毒性小,减少对手术的干扰;③术前化疗时间不能太长,一般为 2~4 个疗程。新辅助化疗后如果多学科综合会诊后认为适合手术的患者:先由外科医生进行手术治疗,再根据病理学结果确定术后分期,进而决定后续的综合治疗方案;不宜手术的患者,先进行化疗,定期复查并评估疗效。如果肿瘤缩小再进行多学科会诊,若判断可行手术则转手术治疗,若化疗 2~3 个疗程后仍然不能手术,则继续接受化疗。

(一)手术

进展期胃癌患者 5 年生存率不到 30%。对于进展期胃癌较为统一的认识是根治性切除术要求切除 2/3 以上胃及 D2 淋巴结清扫术。淋巴结清扫范围要求至少检查 15 个或更多淋巴结。

(二)围术期治疗

1. 围术期化疗　进展期胃癌即便是行根治性手术,其局部复发率也可达 50% 以上。化疗是进展期胃癌综合治疗的重要手段之一。包括新辅助化疗和术后辅助化疗。

(1)新辅助化疗:新辅助化疗的作用:①缩小肿瘤达到降期以提高手术切除率。②消除潜在的微小转移灶,降低术后转移复发的可能。③剔除不宜手术治疗的患者,比如部分生物学行为差的胃癌,肿瘤进展迅速,辅助治疗期间即可出现局部广泛浸润和远处转移,这类患者即便行手术切除也很快复发。④体内药敏试验,判断肿瘤对化疗药物的敏感程度,作为术后化疗方案选择的依据。目前认为的胃癌新辅助化疗应用原则为:对于可能根治性切除的局部进展期癌,目的在于控制复发风险较高人群的微小转移灶。具体的适应条件为临床分期 Ⅱ~ⅢC 期($cT_{3~4}$,$cN_{1~2}$),推荐方案包括 ECF(Epirubicin+CDDP+5FU)及 ECF 的改良方案。

(2)辅助化疗:辅助化疗是指根治性切除术后为防止微小残留癌灶造成的复发或转移而进行的辅助化

疗。美国的 INT0 116 试验与英国的 MAGIC 研究分别证明了术后 5FU/LV 联合放疗以及 ECF 方案用于术前/术后辅助化疗的有效性,但二者的疗效均低于日本报告的总体疗效。2007 年日本报道的胃癌 TS-1 辅助化疗试验(ACTS-GC)证实胃癌患者 D2 术后接受 Sl 辅助化疗可降低死亡风险。2011ASCO 年会上报道了 CLASSIC 研究的结果,显示与术后观察组相比,Ⅱ、ⅢA 或Ⅲb 期胃癌患者术后接受 XELOX 方案(卡培他滨＋奥沙利铂)化疗,3 年无病生存期(DFS)提高 14％,提示 XELOX 方案可以作为胃癌 D2 术后辅助化疗的标准方案。

2.围术期放疗　胃癌是一种对放射线并不敏感的肿瘤,而胃的邻近器官肝、胰、肾等对放射线较敏感,因而限制了放射治疗在胃癌中的应用。作为综合治疗的手段之一,放疗可配合手术提高根治率,有助于消灭术野中的亚临床转移灶,以及残留或复发胃癌的姑息治疗。术前诱导化疗继以化放疗可以产生明显的病理缓解,使患者的生存时间延长。通过观察了 556 例胃癌患者分别进行单纯手术对比术后联合放化疗(5-FU /LV＋45Gy 放疗)的疗效,结果显示术后放化疗可延长患者生存,此后,术后放化疗方案在美国一直成为标准治疗。10 年随访结果来看,除低分化腺癌患者以外的其他亚组疗效有限。韩国 Kim 等人将通过的试验在韩国进行了重复,并进行了分层分析,证明对于术后病理分期为 $T_{1\sim2}N_0$ 者行辅助放化疗无意义,仅对 $T_{3\sim4}N_0$ 或者 $T_{1\sim4}N$ 阳性者方可延长生存和减少局部复发。亚洲国家 D2 根治术的比例远远高于欧美国家,这可能是术后放疗在我国没有得到普及的原因。

"手术＋围术期治疗"这一新的治疗模式已经登上胃癌治疗的大舞台。是进展期胃癌的主要治疗方式。随着医疗技术的发展,新的技术逐渐应用于临床,只有积极运用循证医学的方法,结合各种治疗方法的长处对胃癌病例进行综合治疗,才能最终达到改善患者预后及提高生活质量的目的。

【复发或转移性胃癌患者的姑息治疗】

最近的几项 meta 分析比较了化疗和最佳支持治疗对晚期胃癌患者的疗效,结果显示化疗可以提高 1 年生存率,并改善生存质量。AIO 的一项Ⅲ期随机临床研究,对伊立替康和最佳支持治疗用于晚期胃癌二线治疗进行比较,结果显示伊立替康较最佳支持治疗显著延长总生存期,123 天 vs.72.5 天。姑息治疗包括化疗、临床试验或最佳支持治疗。如果患者 KPS 评分＜60,或 ECOG 评分＞3 分,可只给予最佳支持治疗。如果体力状况较好(KPS≥60 分或 ECOG 评分＜2 分),则可选择最佳支持治疗联合化疗或参加临床试验。

V325 试验证实了以多西他赛为基础的三药联合方案用于转移性胃癌中的疗效,但三药联合的毒副作用较大,一系列改良方案的研究包括两药联合方案,周剂量给药方法以及以紫杉醇为基础的联合方案,均显示了更好的安全性和类似的疗效。ML17032、REAI2 等试验证实了卡培他滨联合顺铂、ECF 及其改良方案的疗效和安全性。其他临床试验对奥沙利铂联合氟尿嘧啶类药物、伊立替康联合顺铂以及氟尿嘧啶类口服单药的方案也进行了评价,在晚期胃癌中均有一定疗效,均可用于治疗转移性或局部晚期或复发性胃癌。总体上来说,ECF 或其改良方案以及 DCF 方案为Ⅰ类推荐方案,对于经标准方法确定为 HER-2 阳性的晚期胃或胃食管结合部腺癌患者,顺铂加卡培他滨或 5-氟尿嘧啶进一步联合曲妥珠单抗为 2A 类推荐。DCF 改良方案及其他方案为 2B 类推荐。

【随诊制度】

胃癌患者治疗结束后应接受系统的随访,第 1～3 年每隔 3～6 个月复查 1 次,第 3～5 年每半年复查一次,以后每年复查一次。随访内容包括全面的病史询问和体格检查。同时根据临床情况进行血常规、生化常规、肿瘤指标、影像学或内镜检查。对于接受全胃切除的患者应常规服用叶酸和维生素 B_{12}。

所有胃癌根治术后患者或 T_{1a}/Tis 期患者行 EMR 或 ESD 治疗后,均应常规检测幽门螺杆菌(HP)感染情况。如检测结果为阳性,无论患者有无相关症状,均应接受清除 HP 的治疗。

【总结】

目前唯一有可能治愈胃癌的方法是胃癌根治性切除术,但大部分患者发现时已经是进展期。对于进展期胃癌和有淋巴结转移的早期胃癌单靠外科手术不能获得最好的疗效。因此,胃癌总的治疗原则应采取以手术为主的综合治疗模式。对于能手术的早期胃癌患者,若无淋巴结转移者,根治术后不做辅助治疗,有淋巴结转移者,需辅以化疗;对于进展期胃癌患者,评价若可切除者可直接手术,或为提高 RO 切除率可以考虑术前化疗,进展期胃癌术后均应做辅助化疗或(和)放疗;对于不能接受手术或肿瘤未能切除的局部晚期或远处转移或术后复发者,视患者全身状况选用联合化疗,辅以对症支持治疗,治疗后肿瘤缩小,患者一般状况好转,经多学科会诊若能手术还能考虑手术。

三、胃癌的辅助和新辅助治疗

【辅助治疗】

手术是目前胃癌唯一可能治愈的手段。但 Ⅱ 期或 Ⅲ 期患者即使接受根治术后仍有 60% 的机会复发。Ⅰ 期胃癌的 5 年生存率约为 $58\%\sim78\%$,Ⅱ 期大约 34%,全部胃癌患者的 5 年生存率大约 $20\%\sim30\%$。因此,在过去的半个世纪里,人们进行了大量的临床试验,试图通过术后辅助治疗来提高胃癌的远期生存。

(一)丝裂霉素(MMC)的研究

在 20 世纪 60 年代,日本学者即开始了对胃癌术后辅助化疗的研究。Imanaga 等在 1977 年率先报告了 MMC 对 528 例胃癌的研究结果。单纯手术观察组 283 例,术后接受 MMC 单药化疗组 242 例。辅助化疗组的 5 年与 8 年生存率分别为 67.8% 和 63.6%,均明显高于单纯手术组的 54.3% 和 53.9%。从此直至 20 世纪末,MMC 一直作为胃癌术后辅助化疗的主要药物之一,对单药 MMC 或含 MMC 的联合方案进行了大量的研究。

1991 年 Estape 等报告了西班牙采用单药 MMC 作为胃癌术后辅助化疗的 10 年随访结果,辅助化疗组 33 例,术后给予 MMC $20mg/m^2$,每 6 周 1 次,共 4 次,对照组 37 例,结果显示两组的 5 年生存率分别为 76% 和 30%($P<0.001$)。

Ochiai 等采用 MMC/FU/Ara-C + tegafur 联合化疗与单纯手术治疗进行比较,5 年生存率分别为 36% 和 31%($P=0.05$)。Maehara 等采用 MMC/FU/PSK(蛋白多糖,一种免疫增强药物)作为术后辅助化疗,5 年生存率为 56.9%,显著高于单纯手术组的 45.7%($P=0.03$),提示将 MMC 与氟尿嘧啶类药物联合应用较单药 MMC 具有一定的优势。

Coombes 等 1990 年报告了国际协作癌症组(ICCG)的研究成果。共 315 例患者入组,对其中 281 例进行了分析。患者术后 6 周随机给予 FAM 方案(5-氟尿嘧啶＋多柔比星＋丝裂霉素)化疗或观察。中位随访 68 个月,复发率分别为 56% 和 61%,5 年生存率分别为 45.7% 和 35.4%,未显示出统计学差异。亚组分析发现,对 T_3、T_4 患者,辅助化疗显示出一定的生存受益($P=0.04$)。随后欧洲癌症研究和治疗机构(EORTC)和西南肿瘤组(SWOG)的研究结果也显示胃癌根治术后给予 FAM 方案辅助化疗未能获得明显的生存优势。

2002 年韩国学者 Chang 等对 416 例 Ⅰ B～Ⅲ B 的胃癌根治术后患者随机给以 FAM 方案、5-FU / MMC 方案和单药 5-FU,术后 5 周开始化疗,结果 5 年生存率和无复发生存率在 3 个治疗组中类似,提示与单药 5-FU 相比,5-FU 联合 MMC 或(和)ADM 并无显著意义。

尽管若干研究的结果存在一定的争议性,但 MMC＋氟尿嘧啶类药物还是受到人们的关注。日本癌症研究会在 1994 年对 10 个既往辅助化疗的随机研究进行了 meta 分析,显示以 MMC 联合氟尿嘧啶类药物可显著提高胃癌患者术后的生存期(OR 0.63,95％CI 0.51～0.79,P<0.01),因此,在此后的 10 多年间,该方案成为许多亚洲国家的术后标准辅助化疗方案。

(二)5-FU +DDP 的研究

在一项非随机对照的研究中,给以 DDP 20mg/m² ,连续 5 天,同时给以 5-FU 800mg/m² 连续 5 天,VP-16 100mg/m² 第 1、3、5 天,21 天为 1 个周期,共 3 个周期。50 例 Ⅱ～ⅢB 期的胃癌患者,中位无复发生存期为 48 个月,中位生存期为 62 个月,5 年生存率 54％,主要毒性为轻度的白细胞下降、恶性、呕吐和脱发,研究结果提示该方案具有一定的应用前景。

一项Ⅲ期随机临床研究纳入 205 例患者,其中单纯手术组为 104 例,101 例给以术后 FUP 方案(5-FU/DDP /LV),两组患者的 5 年生存率均为 39％,但在这个研究中,54％的患者因为不良反应未能完成预期的 9 个化疗周期。因此,尚不能得出肯定结论。

Macdonald 等于 2001 年报告了一项多中心、随机Ⅲ期临床研究(INT0116 研究)。该研究的入组对象为 T_3 、 T_4 和(或)淋巴结阳性的胃或胃食管结合部腺癌患者,在接受了切缘阴性的手术切除后,603 例患者随机分为观察组和联合化放疗组,化放疗组治疗方案:首先给以 5-FU 425mg/m² ,d1～d5;LV20mg/m² ,d1～d5,然后局部放疗 5 周,共 4500cGY,放射野包括肿瘤原发部位、区域淋巴结和距切缘 2cm 的范围,放疗结束后继续化疗 2 个周期。结果显示以局部复发为首次复发的比例在联合化放疗组明显降低(19％ vs.29％),中位生存期明显延长(36 个月 vs.27 个月),3 年无复发生存率(48％ vs.31％)和总生存率(50％ vs.41％,P=0.005)显著提高。中位随访时间超过 10 年时,接受术后同步放化疗的ⅠB～Ⅳ期(M_0)胃癌患者仍然存在生存获益,且没有观察到远期毒性的增加。尽管该研究获得了重要成果,但仍有许多方面受到人们的质疑,主要包括:①手术方式,缺乏对手术质量的严格控制。在本研究中,54％的病例接受 D0 手术,36％为 D1 手术,只有 10％患者接受 D2 切除,提示手术的非彻底性严重影响了术后的生存状态,也对术后辅助治疗效果的判定产生负面的影响。D2 根治术与 D0/D1 术后复发和转移模式不同,美国报道常规施行 D0/D1 胃癌根治术后残胃及手术野淋巴结复发率高达 72％之多;荷兰报道 D1 根治术后术野局部复发导致的病死率高达 36％,而 D2 根治术则降至 27％。日本、韩国和中国的临床随访资料中 D2 根治术后残胃或区域性淋巴结复发仅占 25％左右,而且以腹膜播散及淋巴结转移为主,这些临床观察结果说明,D2 根治术后局部复发并非主要的远期生存影响因素,术后放化疗是否会改善 D2 根治术后患者的远期生存仍有待探索。但对于 D0/D1 术后患者,仍应采用术后放化疗。②5-FU 的用药方式。目前持续性静脉滴注 5-FU无论在疗效提高还是不良反应的下降方面均具有明显的优势性,已经获得共识,但该方案则是采用静脉推注方式,不符合 5-FU 的主流用药方式。③辅助治疗方案的可行性。只有 66％的患者完成了预定治疗计划,提示该方案的依从性尚需进一步完善。④放疗技术和放射野的设定。较少采用 CT 规划进行更准确的放射靶区定位,而且采用了传统的平行对穿模拟照射方式,与目前的新技术有很大的差异性。因此,尽管美国关于胃癌术后辅助治疗的决策主要根据研究结果确定,并将该方案作为美国标准的胃癌术后治疗方案,但其他国家的学者仍持谨慎的态度。

2005 年 Bouche 等报告了法国一个多中心Ⅲ期随机临床研究,比较了 FP 方案对 278 例Ⅱ～Ⅳ期(无远处转移Ⅳ期)胃癌患者术后辅助化疗的价值。术后辅助化疗分为 2 个阶段:第 1 阶段在术后 14 天开始,每天给予 5-FU 800mg/m² ,持续滴注 5 天;如果未发生 4 度不良反应则进入第 2 阶段,给以 4 个周期的 FP 方案,包括每天 5-FU 1000mg/m² ,持续 5 天输注,DDP 100mg/m² (>1 小时),第 2 天。单纯手术组 133 例,化疗组 127 例,化疗组中Ⅲ $_A$ ～Ⅳ期患者的比例明显高于单纯手术组(P=0.01)。中位随访 97.8 个月,结果显示化疗组和单纯手术组的 MST、DSF 以及五年生存率分别为 44.8 个月 vs.42.1 个月,46.6％ vs.41.9％,36.4 个月 vs.28.5 个月,均有提高的趋势,但未能产生统计学意义,可能原因是化疗组患者的临床分期明显比手术组晚,因此术后辅助化疗的价值或许并未充分显示出来。根据多因素 Cox 分析,与手术组相比辅助化疗可使总生存和无病生存期的风险分别下降 26% 和 30%,进一步分层分析显示,受侵淋巴结与切除淋巴结数量之比与患者的预后以及术后辅助化疗的受益密切相关,比值≤0.3 者,预后明显优于>0.3 的患者,而比值>0.3 的患者,辅助化疗受益最大。

Ⅲ期临床研究(ARTIST)对胃癌 D2 术后分别进行辅助放化疗(卡培他滨、顺铂联合放疗)和辅助化疗(卡培他滨联合顺铂),研究终点为 3 年无病生存率,结果显示在卡倍他滨顺铂基础上联合放疗,未进一步改善患者的无疾病生存期。

(三)5-FU ＋DDP ＋蒽环类药物的研究

在 20 世纪 90 年代,5-FU 持续滴注(CIV)的用药方式引入晚期胃癌的治疗,其中 ECF 方案的问世受到人们极大的重视。ECF 方案的组成为:EPI 50mg/m²,DDP 60mg/m² 均每 3 周 1 次静脉注射,同时给予 5-FU 200mg/(m²·d)CIV 连续 3 周应用。对晚期胃癌的Ⅱ期研究获得了令人鼓舞的疗效,成为目前英国和一些欧洲国家晚期胃癌的标准化疗方案。

对于 ECF 方案在胃癌辅助治疗中的价值也引起学者的极大关注。2003 年 Allum 等报告了 ECF 方案作为胃癌术后辅助化疗研究(MAGIC 研究)的中期结果,503 例胃癌患者随机分为两组,一组进行围术期化疗和手术(治疗组,250 例),先给以 3 周期 ECF 化疗然后手术,术后再行 3 周期 ECF 化疗,另一组单用手术治疗(观察组,253 例)。每组患者中,74% 为胃癌,14% 为低位食管癌,11% 为胃食管结合部癌。88% 的患者完成了术前化疗,56% 进入术后化疗,40% 完成了预计的全部 6 周期化疗。围术期化疗组 T_1 和 T_2 期患者比例较高,为 51.7%,而单纯手术组为 36.8%。围术期化疗组患者的 5 年生存率为 36%,单纯手术组为 23%。DFS 的 HR 为 0.70(95% CI=0.56~0.88,P=0.002),OS 的 HR 为 0.08(95% CI=0.63~1.01,P=0.06)。化疗组手术根治率 79%,观察组为 69%(P=0.02)。术后并发症均为 46%,术后 30 天内死亡率分别为 6% 和 7%。提示以 ECF 方案为围术期化疗可以显著改善可切除胃癌和低位食管癌患者的无进展生存和总生存。2005 年对该研究的追踪报告显示,治疗组和观察组的 MST 分别为 24 和 20 个月(HR=0.75,95%CI=0.60~0.93,P=0.009),PFS 也显著延长(HR=0.66,95%CI=0.53~0.81,P=0.0001)。基于以上研究,NCCN 指南推荐对于术前进行了 ECF 方案(或其改良方案)新辅助化疗的患者,术后推荐按照 MAGIC 研究流程进行 3 个周期 ECF(或其改良方案)辅助化疗。但对于术前未接受 ECF 或其改良方案新辅助化疗的患者,术后是否应该接受辅助化疗,则长期存在争议。

2007 年 DeVita 等报告了应用 ELFE 方案(EPI/LV/5-FU /VP-16)在胃癌辅助治疗中的状况。南意大利 6 个中心共入组 228 例,手术组 113 例,化疗组 112 例。术后给以 EPI 60mg/m²,第 1 天;5-FU 375mg/m²,第 1~5 天;LV 100mg/m²,第 1~5 天;VP-16 80mg/m²,第 1~3 天。3 周重复,共 6 周期。中位随访 60 个月,手术组 5 年生存率 43.5%,化疗组 48%,DFS 分别为 39% 和 44%,均无显著差异。分层分析显示,淋巴结阳性者辅助化疗可能会获得较大受益,5 年生存率化疗组 41%,对照组为 34%,相对风险下降 16%,但未能达到统计学意义(HR0.84,95%CI:0.69~1.01,P—0.068),5 年 DFS 分别为 39% 和 31%,相对风险下降 14%,具有较弱的统计学意义(HR0.88,95%CI:0.78~0.91,P=0.051)。

2007 年 Cascinu 等报告了采用 PELFw 方案(DDP /EPI/5-FU /LV)在胃癌辅助治疗中的一个多中心、前瞻性随机对照研究的Ⅲ期结果。共入组 397 例,对照组 196 例,术后给以 5-FU 375mg/m²,iv,第 1~5 天;LV 20mg/m²,iv,第 1~5 天,每 28 天重复,共 6 周期。治疗组 201 例,给以 DDP 40mg/m²(30 分钟),5-FU 500mg/m²(15 分钟),LV 20mg/m²,EPI 35mg/m²,均每周 1 次静脉注射,共 8 周。对照组有 77% 完成预期计划,治疗组为 72%。中位随访 54 个月,结果无论生存率还是 DFS,两组均无显著差异,而且两组复发、转移类型也类似。

(四)口服氟尿嘧啶类药物的尝试

在 20 世纪 80 年代末期,日本临床肿瘤组(JCOG)开始对口服氟尿嘧啶类药物在胃癌辅助化疗中的价值进行研究,目的是探索常规静脉化疗后给予口服氟尿嘧啶类药物是否会提高胃癌患者术后的生存。其中 2 项重要的研究分别为 JCOG8801 和 JCOG9206 研究。

在 JCOG8801 研究中,目的是观察对原发病灶为 T_1、T_2,浆膜阴性患者术后辅助化疗的意义。对照组 288 例,化疗组 285 例。化疗方案为 MMC $1.4mg/m^2$ + 5-FU $166.7mg/m^2$,每周 2 次静脉注射,连续应用 3 周;然后口服 UFT 300mg/天,连续 18 个月。平均随访 72 个月,化疗组与对照组相比,总的 5 年生存率分别为 85.8% 和 82.9%(P=0.17),对 T_1 和 T_2 患者进行分层分析也没有发现生存获益。因此学者认为对胃癌术后 T_1、T_2 患者,辅助化疗无意义,同时建议在今后的研究中不宜再纳入 T_1 患者。

JCOG9206 研究包括 252 例患者,入组条件与 JCOG8801 类似,化疗方案为 MMC 与 5-FU,用法和剂量与 JCOG8801 基本相同,但加入 Ara-C $13.3mg/m^2$,每周 2 次静脉注射,连续使用 3 周;然后口服 5-FU 134mg/d,连续 18 个月。研究证实,长期口服 5-FU 对复发率和生存率均无显著影响。

S-1 是替加氟(5-FU 的前体药物)、5-氟-2,4-二羟基吡啶(CDHP)和氧嗪酸的复合物,是一种新型口服氟尿嘧啶类药物。日本一项大型随机Ⅲ期临床试验(ACTS-GC)评价了扩大淋巴结清扫(D2 切除)的胃癌切除(RO 切除)术后用 S-1 进行辅助化疗治疗Ⅱ期(剔除 T_1 期)或Ⅲ期胃癌的效果。1059 例患者随机接受手术及术后 S-1 辅助化疗或单纯手术治疗。S-1 治疗组的 3 年总生存率为 80.1%,单纯手术组委 70.1%。S-1 组的死亡风险比为 0.68。S-1 组的不良反应较轻,仅为恶心、呕吐、食欲减退和轻度血液学毒性。这是首次在临床研究中显示术后辅助化疗对 D2 切除术后的日本患者存在优势,而在日本临床肿瘤组(JCOG8801)早期进行的一项随机研究(579 例患者)中,D2 切除术后 UFT(尿嘧啶和替加氟的复方制剂)辅助化疗并没有显著的生存优势。

2011 ASCO 年会上报道了 CLASSIC 研究的结果,这是迄今为止规模最大的专门针对亚洲人群的胃癌辅助治疗研究。该研究入组患者为可切除的Ⅱ、ⅢA 或Ⅲb 期胃癌患者,先前未接受过放化疗,手术后随机分为 2 组,一组接受 XELOX 方案(卡培他滨+奥沙利铂)化疗,另一组观察。主要研究终点是 3 年 DFS。结果显示,化疗组 3 年 DFS 为 74%,较观察组的 60% 提高了 14%。该项研究还证实,XELOX 方案打破了传统辅助化疗在年龄及肿瘤分期上的局限,对可手术的胃癌患者具有良好的有效性和安全性,可以作为胃癌术后辅助化疗的标准方案。

(五)胃癌术后辅助化疗的 Meta 分析

近年来,有几项大的 Meta 分析试图解决术后辅助化疗的问题,但这些 Meta 分析在采用的方法、选择的化疗方案方面存在许多的差异。

1993 年 Hermans 等首次对 1980 年到 1991 年的 11 个随机研究进行了 meta 分析,将胃癌术后辅助化疗与单纯手术进行比较,发现仅有较小的生存获益(OR=0.88,95%CI=0.78~1.08)。

第二个 meta 分析是由 Earle 和 Maroun 于 1999 年报告。该研究完全选择来自非亚洲国家的 13 个随机研究进行综合分析,结果显示术后辅助化疗能够产生接近于统计学意义的、较小的生存获益(OR=0.80,95%CI=0.66~0.97),而且进一步提示对术后淋巴结阳性的患者辅助化疗的意义明显提高。

Mari 于 2000 年对全球 20 个随机研究进行了 meta 分析,共包括 3658 例。结果表明,辅助化疗可使死亡风险下降 18%(OR=0.82,95%CI=0.75~0.89,P=0.001),并且发现根据病期的不同,绝对收益率为 2%~4%。

Janunger 于 2002 年报告了汇总了全球 21 个随机研究,共 3962 例的 meta 分析结果。总体而言,辅助化疗可产生较小的生存获益(OR=0.84,95%CI=0.74~0.96)。然而如果将亚洲和西方的研究分别进行归纳分析则可发现,仅仅是在亚洲试验组获得较大的受益(OR=0.58,95%CI=0.44～0.76),而西方的研究未能获得受益的证明(OR=0.96,95%CI=0.83～1.12)。

2008 年公布了两项 meta 分析,纳入的临床随机试验以及病例数分别为 15 项、3212 例和 23 项、4919 例。结果显示,与单独手术相比,术后进行辅助化疗的 3 年生存率、无进展生存期和复发率均有改善趋势。2009 年最新公布的一项纳入 12 项随机临床研究的关于胃癌 D1 以上根治术后辅助化疗的 meta 分析结果显示,术后辅助化疗较单独手术可降低 22% 的死亡风险,由于该分析中仅 4 项为日本研究,其余 8 项为欧洲研究,纳入标准严格,除外仅含 T₁ 期患者和进行 D0 手术的研究,与目前临床实践相符,结果较为可信,更具有指导意义。因此,对于术前未接受 ECF 或其改良方案新辅助化疗的 Ⅱ 期/Ⅲ 期患者,中国专家组认为术后仍应接受辅助化疗。

尽管几项 Meta 分析均显示出较小的边际获益,但目前大多数胃癌辅助化疗的个体研究是阴性结果。可能的原因包括:①与其他实体瘤如大肠癌、乳腺癌术后辅助化疗的研究相比,许多临床试验入组例数较少,会影响到胃癌术后辅助化疗数值的判定。②各个体的研究在入组病例的特点、入组的标准方面有较大的差异。尤其是目前标准手术方式仍缺乏共识,包括对淋巴结的清扫范围,这必然会影响到术后辅助治疗的结果。因此,在今后的研究中有必要进行严格的入组标准控制和严格的分层分析。③辅助化疗方案的选择也是一个重要的因素。由于对晚期胃癌的化疗方案一直处于不断地探索研究中,因此在胃癌术后辅助化疗方案的选择方面也呈现多样性,影响到术后辅助化疗意义的判定。目前的研究报告大多采用较老的化疗方案,随着在晚期胃癌中新化疗方案的问世,辅助化疗的结果会得到一定的改善。

总之,胃癌的发病率在全球范围内仍属前列,由于术后复发、转移率较高,预后较差,术后辅助治疗仍然是一个重要的研究课题。从术后辅助化疗的角度而言,尽管已经历了数十年的研究,一些随机研究和 meta 分析也显示出一定的优势性,但目前仍处于探索阶段。通常辅助化疗的发展总是落后于晚期肿瘤的姑息化疗。目前晚期胃癌的化疗有了明显的进步,一些新的化疗药物包括紫杉类、喜树碱类、草酸铂等对晚期胃癌显示出令人关注的疗效,新联合化疗方案如 DCF 方案(多西紫杉醇＋DDP＋5-FU)、EOX 方案(EPI＋草酸铂＋卡培他滨)以及靶向药物赫赛汀等在许多 Ⅱ、Ⅲ 期临床试验中表现出比既往方案更为优越的疗效。随着这些新方案在晚期胃癌应用的日益成熟,将会逐渐进入辅助研究计划,或许会在一定程度上有助于改善目前术后辅助化疗的状态。另外,作为肿瘤治疗学中的一个重要领域,分子靶向治疗将会在胃癌的治疗中发挥越来越重要的作用,因而对分子学预后预测因素、分子学疗效预测因素的准确分析判定,将会成为胃癌治疗研究中的一个重要方面,将会对胃癌的个体化治疗无论是晚期还是辅助都会产生巨大的影响。

【新辅助化疗】

胃癌新辅助化疗,又称术前化疗,主要目的在于缩小肿瘤,提高手术切除率,改善治疗效果。新辅助化疗的方案主要来自晚期胃癌化疗的经验,早期多以 5-FU 及 DDP 为主,如 FAM、EAP、ECF、ELF、FAMTX 等,上述化疗方案新推出时疗效虽然较好,但结果常常不能重复。近年来在胃癌化疗领域有较多发展,如 5-FU 的持续灌注、化疗增敏剂的使用、新型药物的出现、与放疗的结合等,为胃癌新辅助化疗提供了新的希望。

(一)胃癌新辅助化疗原则

胃癌新辅助化疗是在术前进行的化疗,期望通过化疗使肿瘤缩小,利于外科完整切除。所用化疗药物必然要选择对胃癌有较好疗效的药物,中晚期胃癌患者治疗的经验是必不可少的。而借鉴晚期胃癌治疗经验的同时,还要掌握几个原则:

1.不要一味追求化疗的有效而延误手术切除的时机,新辅助化疗的目的是为手术创造条件。

2.胃癌化疗药物是个动态选择的过程,目前没有金标准,多选择晚期化疗有效的药物。

3.胃癌新辅助化疗的适应证仍然以局部进展期的胃癌患者较为合适,出现远处脏器转移和腹腔广泛转移的患者即便肿瘤缩小也很难进行根治性手术,而病变较早的患者则容易因为化疗无效而失去最好的手术机会,因此需要个体化判断。一般的胃癌新辅助化疗的临床试验多纳入经病理证实的进展期(Ⅱ、Ⅲ$_A$、Ⅲ$_B$、Ⅳ M0,TNM 分期,UICC,1997)胃癌患者,有客观可测量的病灶便于评价效果,患者的其他脏器功能可以耐受化疗,并且要获得患者的充分知情同意。

(二)胃癌术前分期

胃癌新辅助化疗效果的评价是和胃癌治疗前后分期的准确判断密不可分的。目前国际通用的胃癌分期 UICC/AJCC 的 TNM 分期系统是以病理结果为基础的,在胃癌新辅助化疗中使用受到很大限制。无论超声、CT 还是 EUS 都无法准确地检测出淋巴结的数目,更无法确定有无转移,所以目前的分期主要是通过肿瘤侵犯深度的改变、肿大淋巴结缩小的程度来判断治疗有无效果,随着 EUS、CT、PET-CT、磁共振(MRI)及腹腔镜等诊断性检查手段使临床分期有了很大的改进。

体表超声能较清晰的显示胃壁的五个层次,表现为三条强回声线和两条弱回声线相间排列。因此根据肿瘤占据胃壁回声的范围和深度可以确定肿瘤浸润的深度。EUS 可用于评估肿瘤浸润深度,其对肿瘤 T 分期和 N 分期判断的准确度分别达到65%~92%和50%~95%。Bentrem 等报告 225 例胃癌患者内镜超声检查 T 分期和 N 分期的准确性分别为 57%和 50%。经腹超声对于胃癌浸润深度的判断不如超声内镜,但在对胃癌淋巴结转移的判断方面经腹超声显然要比内镜超声有优势,EUS 探测深度较浅,传感器的可视度有限,因此 EUS 用于评估远处淋巴结转移的准确度并不满意。而经腹超声的探测范围较广泛,定位相对准确。超声判断淋巴结是否转移的依据主要是淋巴结的大小、形状和回声特点。将超声内镜和经腹超声有机地结合起来,可以有效地提高胃癌患者的治疗前分期。

CT 判断胃周淋巴结的转移与否主要依据其大小、密度等。周围脂肪较多和血管走行容易判断的淋巴结容易显示。一般来讲,随淋巴结直径增加,转移率明显升高。当增大淋巴结为蚕食状、囊状、周边高密度中心低密度、相对高密度及花斑状或呈串珠状排列、对血管产生压迫和肿块状增大者需考虑为转移。CT 扫描对肿瘤 T 分期的准确度已达到43%~82%。弥漫型和黏液性病变在胃癌中常见,但由于其对示踪剂的浓聚水平较低,导致 PET-CT 的检出率较低。在区域淋巴结受累的检测中,尽管 PET-CT 的敏感性显著低于 CT(分别为 56%和 78%)。在术前分期方面,PET-CT(68%)的精确度高于 CT(53%)或 PET(47%)。最近的报告显示用 PET 对于胃癌的检测和术前分期并不能提供充分的诊断信息,但德国学者报告 FDG-PET 的改变可早期识别化疗不敏感患者,其阴性预测值为88%~95%,65 例局部进展期的胃癌患者在化疗前以及化疗后 14 天分别接受 FDG-PET 检查,原发肿瘤代谢活性减低 35%以上者定义为化疗敏感者,化疗敏感者病理组织学有效率高达 44%,3 年生存率可达到 35%,多因素分析发现 FDG-PET 可预测 RO 切除后的胃癌复发,但由于目前报告病例数目尚少,尚需要积累资料才能得出结论。

有关胃癌腹膜种植的术前诊断一直较为困难。随着微创外科的逐渐发展,腹腔镜应用逐渐增多,使腹腔镜探查结合腹腔游离肿瘤细胞的检测成为一种可行的手段。腹腔镜能够发现其他影像学检查无法发现的转移灶。Sloan-Kettering 癌症中心的一项临床研究对 657 例可切除的胃腺癌患者进行了为期 10 年的腹腔镜探查随访,发现有 31%的患者出现远处转移。日本学者通过 100 例胃癌患者的资料,发现其中 44%原分期偏早,而 3%分期偏晚。21 例术中发现腹腔积液,27 例无腹腔积液的患者发现游离癌细胞。在德国的一项研究中也报告腹腔镜探查可发现 50%的患者分期偏早。腹腔镜探查的局限性在于仅能进行二维评估,对肝转移及胃周淋巴结转移的评估作用有限,而且是有创性诊断手段。NCCN 指南不同机构对使用腹腔镜分期的适应证仍存在差异,在某些 NCCN 指南机构中,腹腔镜分期用于身体状况良好并且肿瘤潜在可切除的患者,尤其是考虑使用同期放化疗或手术时。对于身体状况较差的患者,在考虑放化疗联合时也可考虑使用腹腔镜分期。

(三)新辅助化疗的疗效

一般认为,新辅助化疗的有效率为31％～70％,切除率相差较大(40％～100％),中位生存期15～52个月。事实上,对于胃癌的新辅助化疗,由于随机前瞻性的临床对照试验相对较少,限制了对此问题的准确评价。

2003年Allum等报告ECF方案作为胃癌术前新辅助化疗的中期研究结果(MAGIC研究)。503例胃癌患者随机分为两组,一组进行围术期化疗和手术(治疗组,250例),先给以3周期ECF方案化疗然后手术,术后再行3周期ECF化疗,另一组单用手术治疗(观察组,253例)。每组患者中,74％为胃癌,14％为低位食管癌,11％为胃食管结合部癌。88％的患者完成了术前化疗,56％进入术后化疗,40％完成了预计的全部6周期化疗。围术期化疗组T_1和T_2期患者比例较高,为51.7％,而单纯手术组为36.8％。围术期化疗组患者的5年生存率为36％,单纯手术组为23％。DFS的HR为0.70(95％CI＝0.56～0.88,P＝0.002),OS的HR为0.08(95％CI＝0.63～1.01,P＝0.06)。化疗组手术根治率79％,观察组为69％(P＝0.02)。术后并发症均为46％,术后30天内死亡率分别为6％和7％。结果表明以ECF方案为围术期化疗可以显著改善可切除胃癌和低位食管癌患者的无进展生存和总生存。2005年对该研究的追踪报告显示治疗组和观察组的中位生存分别为24个月和20个月(HR＝0.75,95％CI＝0.60～0.93,P＝0.009),PFS也显著延长(HR＝0.66,95％CI＝0.53～0.81,P＝0.0001)。该研究后来也受到不少批评,包括胃癌手术不够规范、术前分期不够准确、化疗毒性反应较重等,还有认为MAGIC研究中的化疗方案ECF(表柔比星、顺铂、5-FU)是20世纪80年代开始流行的胃癌化疗方案,目前已有新的替代药物,如奥沙利铂替代顺铂、卡培他滨替代5-FU,新一代药物已显示出更好的疗效。季加孚等报告一项采用FOLFOX方案作为胃癌新辅助化疗方案的多中心对照研究结果,截至2006年,共纳入99例胃癌患者,其中新辅助化疗组38例,临床有效率58％,根治性切除率高于对照组(63％vs.52％)。

除此之外,常用于胃癌新辅助化疗的药物还有紫杉醇、多西紫杉醇、伊立替康和S-1,均显示了良好的抗肿瘤活性。紫杉醇治疗胃癌单药有效率在20％以上,联合使用氟尿嘧啶、亚叶酸钙、顺铂等药物可进一步提高疗效,最高可达70％,且毒性反应可耐受,常规应用抗过敏药物后,最为常见的毒性反应是骨髓抑制和脱发等。奥沙利铂联合用药治疗晚期胃癌的有效率为42.5％～64％,主要毒性反应是周围神经损害。使用多西紫杉醇治疗胃癌的报告比紫杉醇还早,其有效率在17.5％～24％左右,剂量由60～100mg/m²不等,不同用药间隔和剂量有效率相差不多,但其严重的骨髓毒性大大限制了其临床应用,主要是3/4度的中性粒细胞减少,出现粒细胞减少性发热的患者较多。伊立替康治疗晚期胃癌单药有效率为14％～23％,联合用药的有效率为42.5％～64％。其主要的毒性反应为延迟性腹泻,其次为骨髓抑制。近年来S-1为主的化疗方案报告较多。S-1是替加氟(5-FU的前体药物)、5-氟-2,4-二羟基吡啶(CDHP)和氧嗪酸的复合物,是一种新型口服氟尿嘧啶类药物。一项1059名日本胃癌患者参加的多中心临床研究结果显示,在根治性胃癌手术后S-1辅助治疗组3年生存率为80.5％,而对照组仅为70.1％,且不良反应较轻,仅为恶心、呕吐、食欲减退和轻度血液学毒性。SatohS报告使用S-1联合顺铂治疗45例进展期胃癌患者的结果,根治性切除率80％,其中临床分期Ⅳ期的27例患者中有10例达到了RO切除,RO切除与未达到RO切除的患者中位生存期分别为22.3和12.6个月,临床Ⅲ期的患者RO切除后2年生存率高达90.9％。

意大利学者DUgoD等报告30例胃癌患者新辅助化疗的3年随访结果,其中13例达到降期,80％获得根治性切除,切除组3年生存率达到70.8％,全组为56.7％,但文中未提及具体化疗方案。美国Ajani等2006年报告了RTOG9904的结果,该研究方案为氟尿嘧啶、亚叶酸钙和顺铂两周期化疗后同步放化疗(氟尿嘧啶持续灌注并紫杉醇每周输注）。结果发现,49 例患者（43 例可评价）中,病理完全缓解和 RO 切除率分别为 26% 和 77%,获得病理缓解的患者 1 年生存率较高（82% vs.69%）,但不良反应较多,4 度者占21%。该研究主要问题是 D2 淋巴结清扫者仅占 50%。美国 Sloan-Kettering 医院采用氟尿嘧啶联合顺铂并术后腹腔灌注化疗,共 38 例患者入组,术前静脉氟尿嘧啶联合顺铂两个周期后接受胃癌根治术（D2 淋巴结清扫）,术后腹腔灌注化疗氟尿嘧啶脱氧核苷并亚叶酸钙。该方案耐受良好,RO 切除率为 84%。中位随访 43 个月,15 例患者仍然存活,病理反应良好者预后较好（P＝0.053）。美国纽约大学 Newman 等报告同上述报告同样治疗模式的研究结果,术前化疗方案为伊立替康联合顺铂,32 例可评价胃癌患者中,中位随访 28 个月,14 例存活,25 例 RO 切除患者无局部复发。综上所述,可以看出,胃癌新辅助化疗研究近年来比较活跃,且能达到提高 RO 切除率,有改善患者生存率的可能,但是鉴于目前研究病例数目少,多为临床 Ⅰ/Ⅱ 期研究,真正的随机前瞻性对照研究较少,故而对其评价尚需动态观察。

（四）胃癌化疗敏感性的预测

胃癌新辅助治疗实施过程中,除了术前分期,还有一个重要的问题就是疗效评价和化疗敏感性的预测。随着胃癌新辅助化疗的发展,如何预测胃癌化疗敏感性的问题显得益为重要。目前联合化疗方案的有效率多在 50% 左右,约一半患者对初次化疗方案并不敏感（原发耐药）,也有一部分会出现继发耐药。胃癌的解剖结构决定了胃癌疗效评价较为困难。在实际操作过程中,不同部位肿瘤对化疗药物的反应是不同的,也提示化疗药物对不同部位肿瘤的作用存在差异。

近几年通过分子生物学研究结果来早期预测化疗敏感性和患者生存情况得到广泛的关注,包括氟尿嘧啶代谢相关基因 TS、DPD、TP 和顺铂相关基因 ERCC1、ERCC4、KU80GADD45A 的表达情况和 CEAmRNA 的表达情况,这也是今后的研究方向之一。

总之,胃癌新辅助化疗是一个相对较新的理念,目前在临床上应用逐渐增多。经病理证实的进展期（Ⅱ、ⅢA、ⅢB、Ⅳ M0,TNM 分期,UICC,1997）胃癌患者,有客观可测量的病灶便于评价效果,PS 状态可以耐受化疗,并且要获得患者的充分知情同意后可考虑给予新辅助化疗。化疗前的分期以及化疗过程中的疗效评估非常重要,新型化疗药物为提高胃癌新辅助化疗的疗效提供了有力的手段。现在证据比较确凿的可用于新辅助化疗的方案是 ECF 方案,一些晚期有效的方案也可尝试用于新辅助化疗。新辅助化疗过程中要定期复查评估疗效,一旦获得手术机会应及时手术。我国在此领域尚处于起步阶段,充分利用病例资源优势,开展规范的临床研究,借鉴基础研究的成果,积极探索术前分期手段和分子水平预测,是改善胃癌疗效的前提和保证。

四、胃癌的姑息化疗和靶向治疗

【姑息化疗】

胃癌早期诊断率较低,临床确诊时接近 40% 的患者失去手术机会,而且即使行根治术的患者,术后又有将近 50% 左右会出现复发、转移,因此大多数的胃癌患者需要接受姑息化疗。

胃癌对化学药物相对敏感,晚期胃癌的化疗始于 20 世纪 60 年代。治疗胃癌的主要药物大体可分为四大类。抗代谢药中主要有 5-FU 及其前体药 FT-207、UFT、爱斯万（S-1）、氟铁龙（5-DFUR）、卡培他滨。还有卡莫氟（HCFU）,甲氨蝶呤（MTX）,阿糖胞苷（Ara-C）。烷化剂中铂类的顺铂（DDP）与奥沙利铂。环磷酰胺以及亚硝脲类卡莫司汀（BCNU）,洛莫司汀（CCNU）,甲环亚硝脲（Me-CCNU）。抗生素类的丝裂霉素、多柔比星、表柔比星（EPI）、吡柔比星（P）,以及植物生物碱中的羟喜树碱（HCPT）、伊立替康、依托泊苷（VP-16）、紫杉醇和多西紫杉醇。20 世纪 90 年代出现了众多联合化疗方案,大样本随机对照多中心的Ⅲ期临床试验结果层出不穷,使晚期胃癌全身化疗规范化有据可依,让患者获得最佳利益。20 世纪 80 年代初期,FAM 方案(5-FU 、多柔比星、丝裂霉素)是治疗晚期胃癌的金标准。癌症治疗北方中心工作组(NCCTG)进行的一项初步研究比较了 FAM、5-FU 单药和 5-FU 联合多柔比星这三种化疗方案的疗效,结果显示三种方案的生存期没有显著性差异,但联合化疗的缓解率要高于 5-FU 单药。自 1993 年至 2001 年期间,四大类中的六种新药成为胃癌化学治疗的新热点。这些新药是:5-FU 口服前体药:卡培他宾(CAPE),替吉奥(S-1,TS-1);紫杉类:紫杉醇,多西紫杉醇(TXT,DOC);第三代铂类:奥沙利铂(L-OHP);拓扑异构酶Ⅰ抑制剂:伊立替康(IRI)。近年文献统计,含六种新药治疗晚期胃癌者占 95％以上。

(一)主要化疗药物

1.以氟尿嘧啶为基础的化疗方案　5-FU 是治疗胃癌的基本用药之一。40 年中两项研究的进步使其长盛不衰,即亚叶酸钙(LV)生化调节使 5-FU 增效及 5-FU 持续 24 小时输注(CIV),二者有理论根据,并得到循证医学高水平证据,从而产生了得到共识的规范化用法。即 Mayo Clinic 方法:LV $20mg/m^2$,静注,5-FU $425mg/m^2$ 静注或 LV $200mg/m^2$,静滴 2 小时,5-FU $370mg/m^2$,静注。两种方法均连用 5 天,每 4 周重复。deGramont(1984)将 LV/5FU 与 5-FU CIV 巧妙组合成 LV 5-FU2 法:LV $200mg/m^2$,iv2 小时,5-FU $400mg/m^2$,静注,5-FU $600mg/m^2$,CIV 22 小时,d1,d2,q2w。以后又推出简化改良法(sLV5FU2)。随机对照多中心的Ⅲ期临床试验证明 LV/5FU2 法优于 Mayo 法,并为国际肿瘤学界认同。5-FU CIV24 小时 600～750mg/(m^2・d)×5 天 q3w 也是 5-FU 规范用法之一(如 DCF 方案中 5-FU 的用法)。

5-FU 前体药如卡培他宾及替吉奥(S-1)近年治疗进展期胃癌的报告明显增加。卡培他宾是一种新型口服氟尿嘧啶氨甲酸酯类抗肿瘤药,进入机体后通过独特的三步酶促反应在肿瘤细胞内转换为 5-氟尿嘧啶(5-FU)而发挥高度选择性抗癌作用,具有明显的细胞靶向性和模拟持续 5-Fu 静脉滴注的药物动力学特性,对多种实体肿瘤(包括胃癌在内)有较强的抗癌活性。有两项Ⅲ期试验(REAL-2 和 ML17032)比较了卡培他宾治疗胃癌的疗效和安全性。REAL-2(患者中有 30％为食管癌)是一项随机多中心Ⅲ期临床研究,比较了卡培他宾或氟尿嘧啶以及奥沙利铂或顺铂用于晚期胃癌和食管癌的疗效。入组病例随机分为 4 组,分别接受以表柔比星为基础的 4 种化疗方案中的 1 种,这些方案分别为 ECF(表柔比星、顺铂、5-FU)、EOF(表柔比星、奥沙利铂、5-FU)、ECX(表柔比星、顺铂、卡培他宾)、EOX(表柔比星、奥沙利铂、卡培他宾),研究结果提示对于初始治疗的食管或胃癌患者,卡培他宾和奥沙利铂分别与氟尿嘧啶和顺铂同样有效。奥沙利铂的 3 或 4 度中性粒细胞减少、脱发、肾毒性和血栓栓塞发生率较顺铂低,但 3 或 4 度腹泻和神经病变发病率稍高。5-FU 和卡培他宾的毒性谱稍有不同。

ML17032 是一项对比 XP 方案(卡培他宾、顺铂)与 FP 方案(5-FU 、顺铂)一线治疗初治的晚期胃癌患者的随机Ⅲ期临床研究,结果显示,XP 方案比 FP 方案有更高的缓解率(41％ vs.29％)和较长的总生存期(10.5 个月 vs.9.3 个月),而中位无进展生存期二者相似(5.6 个月 vs.5.0 个月)。这些结果证实,卡培他宾治疗晚期食管胃癌的疗效与 5-FU 相似。

关于 REAL-2 和 ML17032 试验的一项 meta 分析结果显示,与 664 例接受含 5FU 联合方案治疗的患者相比,654 例接受卡培他宾联合方案治疗的患者的总生存期获得改善,但两组的无进展生存期未观察到差异。

一些Ⅰ/Ⅱ期临床试验已经证实另一种氟尿嘧啶类药物 S-1 作为单药或与顺铂联合应用对晚期胃癌有效。在一项随机Ⅲ期临床研究(SPIRITS)中,298 例晚期胃癌患者随机接受 S-1 联合顺铂或 S-1 单药治疗。S,1 联合顺铂在中位总生存期和无进展生存期方面均明显优于 S-1 单药,分别为 13 个月 vs.11 个月,6 个月 vs.4 个月。晚期胃癌一线治疗研究(FLAGS)比较了顺铂联合 S-1(CS)与顺铂联合 5-FU(CF)方案在晚期胃癌或胃食管连接部腺癌患者中的疗效,CS 的疗效与 CF 相似,但前者安全性更优。

2.以铂类(DDP，OXA)　为基础的联合化疗顺铂和奥沙利铂是最常用的铂类药。以铂类为基础联合 5-FU 类药物组成二药联合方案或以 FP 为基础加第三药构成三药联合方案者占到铂类联合方案的 97%。FP(CF,5-FU+DDP)被全球肿瘤学界及 NCCN 公认为局部晚期胃癌化疗的基础联合。FP+EPI(ECF)，FP+TXT(DCF)三联方案均被认定为 1 类高水平证据,建议使用于晚期胃癌的一线化疗。FP 的规范用法是 5-FU 600~750mg/m²·d),CIV24 小时×5 天,DDP 60~80mg/m²,d1,每 3 周重复。DDP 也可分次≤20mg/(m²·d)×5 天。此外,REAL-2 试验显示奥沙利铂可以取代顺铂用于晚期胃癌一线化疗。

3.以紫杉类(Taxanes)　为基础的联合化疗此类药有紫杉醇(TAX)与多西紫杉醇(TXT)。单药一线治疗进展期胃癌有效率均在 20%左右。由 Ajani(MDAnderson)及 VanCutsem(EORTC)牵头的 V325 国际多中心大样本Ⅲ期临床研究中,比较了 DCF(多西他赛、顺铂、5-FU)vs.CF(顺铂、氟尿嘧啶)在晚期胃癌患者一线治疗中的作用。结果显示 DCF 组肿瘤进展时间较 CF 方案组明显延迟(5.6 个月 vs.3.7 个月)。DCF 方案组的 2 年生存率为 18%,CF 方案组为 9%。DCF 方案组的中位生存期比 CF 方案组明显延长(9.2个月 vs.8.6 个月,P=0.02)。2006 年 3 月美国 FDA 批准 DCF 方案用于治疗既往未接受过化疗的晚期胃癌患者,包括胃食管结合部癌。V325 试验在显示 DCF 方案有效性的同时也暴露出该方案的严重不良反应,尤其是 3/4 度中性粒细胞减少,导致患者难以耐受 DCF 方案化疗。近年来针对该方案设计了很多改良方案,如改为以多西他赛为基础的两药联合方案(DC 或 DF),或者分别以卡培他滨和奥沙利铂替代 5-FU 和顺铂,或者改变给药方法为每周给药。初步结果显示上述改良方案不良反应较 DCF 方案明显降低,生存期有延长趋势,但疗效并无显著差异。紫杉醇和多西他赛同属紫杉类,但二者的不良反应谱和疗效并非完全一致,患者对 PF 方案的耐受性比 DF 方案更佳,这提示着紫杉醇替代多西他赛是可供选择的 DCF 改良方案。

4.以伊立替康为基础的联合化疗　伊立替康(CPT-11)单药治疗局部晚期胃癌有效率约为 20%。2000 年 Pozzo 等报道了 V306Ⅱ期临床试验的结果,该研究比较 IRI+5-FU/CF 与 IRI+DDP 一线治疗晚期胃癌的疗效,分别入组患者 74 例和 72 例,有效率分别为 34%vs.28%,中位至进展时间为 6.5 个月和 4.5 个月(P=0.0001),中位生存期分别为 10.7 个月和 6.9 个月(P=0.003),一年生存率分别为 44%和 25%,IRI+5-FU/CF 组患者的不良反应更轻,提示与 IRI+DDP 方案相比,IRI+5-FU/CF 方案有生存与安全的优势。

(二)一线化疗

由于欧美与亚洲国家在人种、药物研发、胃癌发病模式及生物学特点等方面均存在一定差异,其化疗方案的选择亦有区别。欧美多采用 ECF(表柔比星+顺铂+5-氟尿嘧啶)或其衍生物方案、DCF(多西他赛+顺铂+5-FU)方案作为标准一线治疗方案,而日本多用 S-1 联合顺铂方案作为标准一线方案。

由于尚缺乏针对中国人群的大规模Ⅲ期临床研究,至今还没有属于中国治疗胃癌的指南,但经中国胃癌专家组讨论,基本接受在晚期胃癌的姑息化疗中以美国国立综合癌症网络(NCCN)胃癌指南(中国版)作为治疗指南。2%版指南将 ECF 及其衍生方案及 DCF 方案列为一线化疗的Ⅰ类推荐方案,顺铂+卡培他滨为 2A 类推荐,其余均作为 2B 类推荐。在临床实践中,上述方案具有各自的特点,例如 DCF 方案,虽经 V325 试验证实了其疗效,但同时也因严重不良反应(尤其是 3/4 级粒细胞减少)导致患者难以耐受该方案。

近年来设计了许多改良方案,如剂量调整,或改为以多西他赛为基础的两药联合方案[DC(多西他赛+环磷酰胺)、DF(多西他赛+5-FU)或 DX(多西他赛+卡培他滨)],或以卡培他滨或奥沙利铂替代 5-FU 或顺铂,或改为每周给药等。初步研究结果显示,与 DCF 方案相比,上述改良方案的不良反应明显减少,但疗效并无差异。REAL-2 等试验证实了 ECF 及其改良方案的疗效和安全性,由于含有蒽环类药物,所致心脏毒性、骨髓抑制及消化道反应均须引起重视。

2010 年发表于 Cochrane Databaseof Systematic Reviews 杂志的一项 meta 分析显示,在铂类和氟尿嘧啶联合的基础上加用蒽环类化疗药能使患者显著获益(HR=0.77),其中 ECF 方案效果最佳、耐受性最好。法国学者报告的一项研究显示,伊立替康联合 5-FU /CF 与 5-FU 联合顺铂方案的疗效相似,可选择性地用于部分患者。V325 研究结果显示 5-FU /顺铂方案联合多西他赛(DCF)可以提高疗效,但是化疗毒性反应也更明显。虽然 2006 年美国 FDA 依据此研究结果批准 DCF 方案用于初治的晚期胃癌和胃食管结合部腺癌患者,但 V325 研究在显示 DCF 方案有效的同时也暴露出该方案的严重不良反应,中性粒细胞缺乏性发热的发生率高达 29%。近年来,许多研究者针对该方案设计了多种改良方案。Tebbutt 等报告的 ATTAX 研究表明,多西他赛调整为每周给药后,联合顺铂＋5-FU 或联合卡培他滨的化疗方案治疗胃癌患者,仍然有较好的抗肿瘤活性且明显降低了毒性,提高患者对治疗的耐受性,值得进一步深入研究。

基于 REAL-2 研究,ECF 和其改良方案(EOF、ECX 和 EOX)均可用于晚期胃癌的治疗。研究表明,卡培他滨可以在治疗中取代 5-FU ,含奥沙利铂方案的疗效也不低于含顺铂方案,且 EOX 在 OS 方面优于 ECF(11.2 个月 vs.9.9 个月,P=0.02)。另外,最近一项关于 REAL-2 和 ML17032 研究的 meta 分析显示,口服卡培他滨在改善 OS 方面优于持续静滴的 5-FU 。但三药联合方案所致总体不良反应较两药联合方案大,一般用于患者肿瘤负荷较大、体力状态较佳、追求短期内控制肿瘤等情况,总体上不可根治性胃癌的姑息性化疗多趋于应用两联方案。

卡培他滨和 TS-1 都是 5-FU 衍生物。韩国学者对比了卡培他滨和 TS-1 在 65 岁以上进展期胃癌患者一线治疗中的疗效和不良反应,发现两者在缓解率(RR)、至疾病进展时间(TTP)基本一致,卡培他滨组生存期较 TS-1 组似有优势(10.0 个月对 7.9 个月),但无统计学差异,不良反应谱虽略有差异,但发生率都很低,提示卡培他滨和 TS-1 都可作为老年患者的一线治疗选择。

(三)二线化疗

晚期胃癌的二线治疗方案相关研究相对较少,总体疗效较一线方案低。但是,目前晚期胃癌二线化疗的生存获益逐渐被认可,但二线方案的选择尚无高质量临床试验证据,原则上,一线治疗未选取的药物均可考虑作为二线治疗方案选用。对于接受胃癌根治术后的患者,若复发转移发生于辅助化疗结束 1 年以上,亦可考虑重新应用辅助化疗方案。ESMO 专家认为一线治疗失败后,体能状态好的患者应给予伊立替康单药治疗或参加临床试验,另外,对于一线治疗 3 个月后复发者亦可选用一线治疗方案(Ⅳ类推荐)。

2009 年 ASCO 年会上,一项Ⅲ期临床研究对比了伊立替康单药与最佳支持治疗在晚期胃癌二线治疗中的疗效。结果显示,伊立替康和最佳支持治疗的症状缓解率分别为 44% 和 5%,中位生存时间分别为 4.0 个月和 2.4 个月(P=0.023),但该研究入组例数少。

2011 年 ASCO 会议上,韩国学者报道了他们的一项Ⅲ期临床研究结果,193 例 ECOG 0～1 分接受过一线治疗且失败的晚期胃癌患者,随机分为二线治疗组及最佳支持治疗组,选择 3 周方案的多西他赛或 2 周方案的伊立替康为二线治疗方案,结果显示二线化疗可耐受,且优于最佳支持治疗,生存差异达统计学意义(5.1 个月 vs.3.8 个月,HR=0.63.P=0.004),但伊立替康或多西他赛作为氟尿嘧啶/铂类药物治疗失败后的选择并未分高低。

2012ASCO 大会上一项研究恰恰将这两类药物在随机对照研究中再次进行了比较,在该研究的纳入标准中有两点引人注目,一是纳入了 ECOG 评分为 2 分的患者,并将其与 0/1 分的患者进行了分层,与胃癌治疗的临床实践更加相符;二是除外严重腹膜播散转移的患者,众所周知此类患者往往为弥漫型或者低分化腺癌伴黏液细胞癌/印戒细胞癌的病理类型,治疗效果及预后均较差,因此,该研究纳入的患者为相对从治疗中获益可能性较大的人群。患者在 FP(氟尿嘧啶/顺铂)治疗失败后,随机接受每周紫杉醇(wPTX,

$80mg/m^2$,d1、d8、d15,q4w)或伊立替康组($150mg/m^2$,d1、15,q4w),结果显示,两组 OS 分别为 9.5 个月及 8.4 个月($JP=0.38$),虽然 PFS 和 ORR 亦无统计学差异,但 wPTX 组略有改善的趋势。不良反应方面,wPTX 组骨髓抑制、消化道反应或乏力发生率和严重程度均较低,因此,尽管并无优效性的研究结果,但每周紫杉醇方案因安全性和耐受性佳,可作为胃癌二线治疗的对照方案。

与乳腺癌、结直肠癌等肿瘤相比,胃癌患者的体力状态和治疗耐受性均较差,一线化疗失败后,该问题更突出,因此晚期胃癌的二线化疗方案选择应更为慎重,尽量选择可避免发生一线治疗过程中主要不良反应的方案,应格外注意保护患者的生活质量。

(四)维持治疗

对于晚期胃癌患者,治疗获益后如何维持治疗也是临床常见问题。仿效晚期结直肠癌 OPTI-MOX 研究,对一线治疗有效或稳定的晚期胃癌患者,在疾病获控制后予单药维持,直至疾病进展后进行二线化疗。这种"打打停停"的维持治疗模式可能在保证持续化疗、取得良好抗肿瘤效果的同时,减轻了不良反应,增加了患者耐受性,并改善了其生活质量。

目前,日本学者推荐在顺铂+TS-1 一线治疗获益后给予 TS-1 单药维持,进展后更换为二线化疗。

将既往未接受治疗的晚期胃癌患者接受最多 6 个周期的紫杉醇联合卡培他滨治疗后,继续使用卡培他滨维持治疗至疾病进展或毒性无法耐受,共有 45 例患者接受了卡培他滨的维持治疗,结果显示全组患者的有效率为 33.3%,PFS 为 208 天(95%CI:169.1～246.8 天),OS 为 456 天(95%CI:286.9～624.2 天),无治疗相关死亡,结果提示希罗达在晚期胃癌一线治疗后维持治疗耐受性好,有一定的疗效,进一步的Ⅲ期研究(ML22697 研究)正在进行中。

【靶向治疗】

1.曲妥珠单抗　ToGA 研究是首个在 HER-2 阳性胃癌患者中评价曲妥珠单抗联合顺铂及一种氟尿嘧啶类药物的前瞻性多中心随机Ⅲ期临床研究。这项研究证实对于 HER-2 阳性的晚期胃癌患者,曲妥珠单抗联合标准化疗的疗效由于单纯化疗。该研究中,594 例 HER-2 阳性的局部晚期或复发转移性胃和胃食管腺癌患者随机分组,分别接受曲妥珠单抗联合化疗(5-FU 或卡培他滨联合顺铂)或单纯化疗,结果显示,曲妥珠单抗联合化疗组较单纯化疗组的中位总生存期明显改善,分别为 13.5 个月 vs.11.1 个月,有效率也显著提高(47.3% vs.34.5%)。两组安全性相似,并未出现非预期不良事件,症状性充血性心力衰竭发生率没有统计学差异,这一研究结果奠定了曲妥珠单抗联合化疗在 HER-2 阳性的晚期胃或食管胃癌患者中的标准治疗地位。

2.贝伐单抗　AVAGAST 研究评估了贝伐珠单抗联合 XP 方案对比单用 XP 方案治疗 774 例进展期胃癌患者的疗效。研究结果显示,联合贝伐珠单抗组和单纯化疗组的中位 OS 分别为 12.1 个月和 10.1 个月($P=0.1002$),主要研究终点未能达到。而次要研究终点,客观有效率(46%对 37%)和 PFS 均得到显著改善(6.7 个月 vs.5.3 个月)。亚组分析显示,不同国家患者的获益程度存在差异,其中美洲患者从贝伐珠单抗联合治疗中获益程度最大,而亚洲患者出获益程度较低,进一步分析显示单纯化疗组生存期明显长于欧美国家患者,且接受二线治疗患者的比例也高于欧美人群,所以可能影响了 OS 的判断。虽然 AVAGAST 主要研究终点未达到,但该研究显示的客观有效率和 PFS 的改善提示贝伐珠单抗联合化疗具有肯定的抗肿瘤活性,其能否作为进展期胃癌的推荐治疗药物,仍需更多的临床研究数据支持。亚组分析显示不同国家患者的获益程度存在差异,这可能与东西方国家胃癌患者的组织学类型不同有关(西方以弥漫型为主,东方以肠型为主),而不同组织学类型胃癌对药物治疗的反应亦存在差异。

3.西妥昔单抗　EXPAND 试验入组 870 例未行切除术的晚期胃腺癌或胃食管交界处腺癌患者随机接受顺铂(第 1 天 $80mg/m^2$)+卡培他滨($1000mg/m^2$,2 次/天,第 1 天晚上至第 15 天早上)联合或不联合西妥昔单抗(初始剂量 400mg/m²,然后每周 250mg/m²)的治疗。患者平均年龄 59～60 岁,3/4 为男性,1/3 为胃癌。结果显示,西妥昔单抗组与单纯化疗组相比,主要终点指标无进展生存期呈非显著性下降,分别为 4.4 个月和 5.6 个月,风险比(HR)为 1.09(P=0.3158),OS 和 ORR 也未见受益,中位 OS 分别为 9.4 个月和 10.7 个月(HR=1.0,P=0.96),ORR 分别为 30%和 29%,结果提示卡培他滨＋顺铂一线化疗方案中联合西妥昔单抗后未能使晚期胃癌患者受益。

4.帕尼单抗　REAL-3 是一项随机、多中心、Ⅱ/Ⅲ期临床试验,纳入了 553 名未经治疗的晚期或转移性食管、食管胃结合部和胃腺癌或未分化癌病人,随机分配入组:EOC(50mg/m² 表柔比星,d1;130mg/m² 奥沙利铂,d1;1250mg/(m²·d)卡倍他滨,d1～d21),或调整过的 EOC(表柔比星 50mg/m²,d1;奥沙利铂 100mg/m2,d1;卡倍他滨 1000mg/(m²·d),d1～d21)加上帕尼单抗 9mg/kg,d1。结果显示帕尼单抗组患者的生存期更短,中位 OS 为 8.8 个月,而标准 EOC 方案为 11.3 个月(HR=1.37,P=0.013),PFS 也有降低的趋势(6.0 个月 vs.7.4 个月,P=0.068),安全性方面,两组间 3 级或以上的不良事件总发生率没有显著差异,结果提示帕尼单抗联合 ECO 方案不仅没有改善未经治疗的食管胃癌患者结局,实际上,与标准 EOC 方案相比,总体生存期反而明显降低,原因推测调整后的 ECO 方案中奥沙利铂和卡倍他滨剂量降低可能对疗效降低有一定的影响。

5.依维莫司　依维莫司是西罗莫司的衍生物,口服的哺乳动物雷帕霉素靶蛋白(mTOR)丝氨酸-苏氨酸激酶抑制剂,在蛋白合成、细胞生长代谢、增值和血管生成方面起着重要作用。GRAN₁TE-1 研究是一项随机、双盲、多中心Ⅲ期临床研究旨在评价依维莫司治疗一线或二线化疗失败的进展期胃癌的疗效,共入组 656 例患者,其中 55.3%患者来自亚洲,47.7%患者仅接收过一线化疗。依维莫司 10mg/d 联合最佳支持治疗对比安慰剂联合最佳支持治疗,未能达到主要研究终点,即未改善总生存(OS:5.39 个月 vs.4.34 个月,HR=0.90,P=0.1244);但延长了无进展生存(PFS:1.68 个月 vs.1.41 个月,HR=0.66,P=0.0001),6 个月 PFS 率分别为 12.0%和 4.3%;总缓解率(ORR)分别为 4.5%和 2.1%。最常见的 3/4 度不良反应为贫血(16.0% vs.12.6%)、食欲下降(11.0% Vs.5.6%)、乏力(7.8% vs.5.1%)。

6.Ramucirumab(RAM,IMC-1121B)　是一种靶向 VEGF 受体 2 的全人源 IgGl 单克隆抗体。一项安慰剂对照、双盲、Ⅲ期国际临床试验 RE-GARD 研究旨在评估 RAM 在含铂类和/或氟尿嘧啶类药物一线联合治疗后进展的转移性胃或 GEJ 腺癌患者中的疗效和安全性。在该研究中患者被按照 2:1 的比例随机接受 RAM(8mg/kg,静脉注射)联合最佳支持治疗或安慰剂联合最佳支持治疗(每 2 周 1 次)直至疾病进展、出现不可接受的毒性反应或死亡。符合条件的患者为因转移性疾病接受一线治疗后 4 个月内或辅助治疗后 6 个月内疾病进展的患者。主要终点是 OS,次要终点包括 PFS、12 周 PFS 率、总缓解率(ORR)和安全性。结果显示 RAM 和安慰剂组的中位 OS 分别为 5.2 和 3.8 个月,OS 的 HR 为 0.776(95%CI 为 0.603～0.998,P=0.0473),RAM 和安慰剂组的中位 PFS 期分别为 2.1 和 1.3 个月,HR 为 0.483(95%CI 为 0.376～0.620,P<0.0001),RAM 和安慰剂组的 12 周 PFS 率分别为 40%和 16%,ORR 分别为 3.4%和 2.6%,疾病控制率分别为 49%和 23%(P<0.0001)。高血压、腹泻和头痛是 RAM 最常见的不良反应。结果提示在一线治疗后进展的转移性胃或胃食管结合部(GEJ)腺癌中,RAM 与安慰剂治疗相比,存在具有统计学显著性的总生存(OS)和无进展生存(PFS)获益,且安全性可接受。

7.Rilotumumab　原癌基因 c-MET 编码肝细胞生长因子(HGF)和散射因子(SF)的高亲和力受体　在各种肿瘤包括胃癌中 c-Met 和 HGF 都已不受管制,并且与不良的预后相关。MET 基因的扩增继发蛋白质的过度表达及激酶的激活,进而激活胃癌和胃食管交界癌患者 c-Met 信号传导途径,胃癌组织中 c-Met 的阳性率差异较大,基因扩增在 2%～10%左右,蛋白表达阳性率在 20%～80%左右。目前针对 c-MET 靶点有不少靶向药物在临床前和小规模临床研究中均表现出良好的疗效。Rilotumumab(AMG 102)是一种特异性抑制肝细胞生长因子(HGF),进而抑制其下游 c-MET 信号通路的全人源化单抗。2012 年 ASCO 年会上,一项关于 Rilotumumab 治疗晚期胃癌的 Ⅱ 期研究虽然样本量较小,但也引起了极大关注。研究纳入并未进行人群筛选的晚期胃癌或胃食管接合部癌患者,随机分入 ECX 组(表柔比星、顺铂及卡培他滨)、ECX＋Rilotumumab(7.5mg/kg)组及 ECX＋Rilotumumab(15mg/kg)组。结果显示,主要研究终点 PFS 达到统计学差异,联合 Rilotumumab 后,可将 PFS 由 4.2 个月延长至 5.6 个月(P＝0.045)。如前所述,此类针对全人群的化疗联合靶向药物并未延长 OS,但针对 HGF/Met 途径的探索性研究显示,免疫组化检测的 Met 蛋白高表达者 OS 得到明显延长。全组共 90 例标本可成功检测 Met 蛋白表达,其中高表达者 38 例(42％),接受 Rilotumumab 治疗者的 OS 较安慰剂组延长达 1 倍(11.1 个月 vs.5.7 个月);但 HER2 表达状况,Met 基因拷贝数以及循环血 HGF 及可溶性 Met 表达水平与 OS 并无相关。小样本 Ⅱ 期研究中疗效预测标志物的结果为后续 Ⅲ 期研究提供了筛选依据,Ⅲ 期研究将采用与 TOGA 研究类似的思路,Met 高表达者方可进入研究,比较 Rilotumumab 或安慰剂联合化疗的疗效,以证实阻断 c-Met 途径治疗晚期胃癌的价值。

目前还有一些 Ⅲ 期临床试验正在进行,用以证实上述药物与标准化疗联合在晚期胃癌和胃食管结合部癌症患者中的疗效和安全性。与结直肠癌不同,晚期胃癌化疗中尚缺乏高特异性的疗效预测因子,进一步分析分子标志物与临床获益的相关性有助于寻找对靶向治疗敏感的胃癌患者,从而为个体化治疗提供帮助。

【结语】

进展期(晚期)胃癌全身化学治疗近年有了显著进步,四类 6 种新药为基础的联合方案成为 AGC 化疗的主流。全球报告众多新药联合方案显示了优势。从患者最佳利益出发,胃癌规范化治疗十分重要。晚期胃癌标准化学治疗方案将从有高水平证据的新药方案中产生。近年中国大陆开展新药联合治疗晚期胃癌已出现高潮,进行了多项多中心 Ⅱ 期临床试验取得不少成果,也存在不少差距。与国际协作仍较少,高水平的 Ⅲ 期临床研究也很少,在用药、疗效判断、安全评估等方面亟待改进。按照 GCP 标准,加强多中心合作,多参与国际合作项目使中国晚期胃癌全身化学治疗达到国际先进水平。

(易子寒)

第二节　结直肠癌

一、流行病学

结直肠腺瘤与结直肠癌关系密切,研究认为至少 85％的结直肠癌由结直肠腺瘤演变而来,历时大约 5 年以上,平均 10～15 年。

(一)结直肠腺瘤的检出率或患病率

结直肠腺瘤是常见病。美国的尸检资料显示,在 22％～61％的人群中发现结直肠腺瘤。又据报道,西方国家结肠镜受检者中结直肠腺瘤检出率(ADR)达到 30％～40％。韩国的一项研究在 2006～2009 年对 19372 例平均危险率人群进行结肠镜筛查,ADR 为 26.9％。

结直肠腺瘤 ADR 波动性较大。同样在法国进行的研究,Coriat 等发现的 ADR 为 31％,而 Barret 等发现的 ADR 为 17.7％。最近,Corley 等报道了 136 名胃肠病学家参与的一项总计 314872 例结肠镜检查,结果显示 ADR 波动于 7.4%～52.5%。这一结果除了与患者的性别和年龄有关外,还与肠道准备是否充分、内镜检查者的水平以及内镜设备的质量有关。

目前公认结直肠腺瘤是结直肠癌的癌前疾病,尤其是进展性腺瘤。欧洲学者曾以全结肠镜筛检了 917 例 50～75 岁的平均危险率人群,发现 6.7% 的受检者患有进展性结直肠腺瘤。一项亚洲人群多中心研究显示,有症状患者进展性结直肠腺瘤 ADR 为 9.4%(512/5464)。

我国结直肠腺瘤常见且 ADR 增长迅速。Leung 等报道,2008～2011 年纳入研究的 1282 名受检者中,结直肠腺瘤和进展性腺瘤的 ADR 分别为 26.1% 和 10.5%。我国佛山地区的数据显示,2010 年与 2001 年比较,结直肠腺瘤检出数增加了 68.26%。一项多中心的回顾性研究显示(1991～2010 年),我国城市居民有腹部症状而行全结肠镜检查的患者,进展性腺瘤的 ADR 后十年较前十年增长了 1.88 倍(P<0.01)。

(二)结直肠腺瘤发生的性别、年龄和部位

男性结直肠腺瘤多于女性。奥地利一项大规模的队列研究,发现 44350 名受检者中,男性结直肠腺瘤的患病率(24.9%)明显高于女性(14.8%)。德国的一项队列分析(2003～2012 年),纳入 4322085 例结肠镜受检者,发现在各个年龄段,男性结直肠腺瘤和进展性腺瘤的患病率均高于女性。韩国 2006～2012 年纳入 19932 例平均危险率人群进行结肠镜筛查的研究,结果显示结直肠腺瘤和进展性腺瘤 ADR 在男性(34.5% 和 3.1%)均明显高于女性(20.0% 和 1.6%)。我国佛山地区 2001～2010 年经病理确诊的 9850 例结直肠腺瘤患者,男女比例为 1.56:1。

结直肠腺瘤随年龄增长而增多。从尸检资料看,50 岁以前发生率为 17%,50～59 岁为 35%,60～69 岁为 56%:70 岁以上达 63%。韩国的研究(19372 例)结果显示,结直肠腺瘤在 30 岁以下、30～39 岁、40～49 岁、50～59 岁、60～69 岁、70～79 岁、超过 80 岁的平均危险率人群中分别为 3.2%、13.0%、21.7%、33.8%、44.0%、50.5% 和 54.2%(P<0.0001)。我国一项多中心回顾性研究显示,20 年间,进展性结直肠腺瘤 ADR 随着年龄增长而检出率增加(1991～2000 分分别为 0.74%、2.36%、3.3%;2001～2010 年分别为 1.05%、3.13%、6.12%)。我国佛山地区的研究发现,结直肠腺瘤的发病中位年龄从 51 岁上升至 58 岁。

近年来的研究表明,右半结肠结直肠腺瘤的 ADR 增加。意大利学者研究发现,近端结肠腺瘤的比例从 19.2%(1997～2001 年)上升至 26.0%(2002～2006 年)(OR1.43,95%CI1.17～1.89)。我国佛山地区的研究显示,右半结肠腺瘤的比例从 15.56% 上升至 22.23%,直肠腺瘤的比例从 58.77% 下降至 46.29%。结直肠腺瘤的部位分布与年龄亦相关。有学者报道,随着年龄的增长(70～74 岁组与 50～54 岁组相比),结肠腺瘤 ADR 增加,近端结肠(OR2.39,95%CI2.05～2.80)比远端结肠更为明显(OR 1.89,95%CI1.63～2.19)。

(三)结直肠腺瘤流行病学调查的意义

结直肠腺瘤本身为良性病变,但腺瘤会癌变的概念已被接受。从世界范围看,当移民至结直肠癌高发区时,其腺瘤癌变亦增多,说明癌变与环境及生活习惯改变有关。癌变率与年龄及腺瘤大小呈正相关,且以左半结肠明显。近年来右半结肠腺瘤检出率增加。有结直肠癌家族史或结直肠息肉既往史者患病率明显高于平均风险率者。通过结肠镜早期检测、早期诊断、早期摘除癌变前的腺瘤是控制、减少结直肠癌发生,降低癌症死亡率的重要途径。

二、结直肠癌的流行病学

结直肠癌是世界上最常见的恶性肿瘤之一,在全世界范围内,结直肠癌的发病率处于所有恶性肿瘤的第三位,死亡率处于第四位,严重威胁着人类的生命和健康。

(一)结直肠癌的发病率

根据世界卫生组织(WHO)下属的国际癌症研究机构(ICRA)发布的 2012 年全球肿瘤流行病统计数据,2012 年全球结直肠癌新发病例 1361000 例,占所有恶性肿瘤的 9.7%,为第三位常见的恶性肿瘤。其中,男性 746000 例,占所有恶性肿瘤的 10%,是男性第三位常见的恶性肿瘤,紧随肺癌和前列腺癌之后;女性 614000 例,占所有恶性肿瘤的 9.2%,是女性第二位常见的恶性肿瘤,仅次于乳腺癌。2012 年全球结直肠癌年龄标化发病率为 17.2/10 万,其中欧洲、北美、亚洲和非洲分别为 29.5/10 万、26.1110 万、13.7/10 万和 5.8/10 万。

在我国,随着经济的发展,人们的生活方式尤其是饮食习惯和饮食结构的改变,近年来结直肠癌在大多数地区已成为发病率上升最快的恶性肿瘤之一。分析了 2009 年全国 72 个肿瘤登记处提供的发病数据,结果显示结直肠癌已成为我国第三位常见的恶性肿瘤,其发病粗率(RR)达到 29.44/10 万(男性 32.38/10 万,女性 26.42/10 万),仅次于肺癌和胃癌。2012 年诊断的全球 1361000 例结直肠癌病例中,我国的新发病例数达到 253000 例,占全球的 18.6%,是新发病例最多的国家。

从 20 世纪 90 年代开始,欧美等发达国家以及亚洲的日本和新加坡等发达国家结直肠癌的发病率开始逐年下降,但是亚洲发展中国家的发病率仍在逐年上升。美国的监测、流行病学和最终结果项目(SEER)的数据显示,其结直肠癌的发病率从 20 世纪 80 年代的 61/10 万持续下降至 2006 年的 45/10 万;从 2001 年至 2010 年,总人群结直肠癌发病率每年下降 3.4%,尤其是 50 岁以上人群的发病率每年下降 3.9%。而我国结直肠癌的发病率呈持续上升的态势。陈琼等报道,2003~2007 年全国结直肠癌的发病率以 3.33% 的速度增长。2012 年第八届上海国际结直肠癌高峰论坛的有关数据显示,我国内地结直肠癌的发病率呈明显上升趋势,以 4.71% 逐年递增,远超 2% 的国际水平,大城市尤为明显。近 10 年来,上海男、女发病率年均增加分别为 5% 和 5.1%,北京分别为 5% 和 4%。

(二)结直肠癌的死亡率

根据 C10BCAN2012 数据,2012 年全球结直肠癌年死亡病例 694000 例,占恶性肿瘤死亡总数的 8.5%。全球结直肠癌死亡粗率在男性为 10.5/10 万,位于肺癌、胃癌和肝癌之后,居恶性肿瘤死亡的第四位;在女性为 9.2/10 万,仅次于乳腺癌和肺癌,居第三位。结直肠癌死亡粗率在欧洲、北美、亚洲和非洲分别为 31.7/10 万、19.1110 万、8.5/10 万和 2.8/10 万。我国结直肠癌死亡率高于世界平均水平,王宁等统计,2009 年我国结直肠癌的死亡率位居恶性肿瘤死亡的第五位,为 14.23/10 万(男性 15.73/10 万,女性 12.69/10 万)。2012 年我国结直肠癌死亡病例超过 139000 例,占恶性肿瘤死亡总数的 6.3%。

由于人口的老龄化,结直肠癌的死亡粗率在全球均呈现上升趋势,但是年龄标化死亡率在主要发达国家和地区均呈现下降趋势。根据 SEER 的数据,全美结直肠癌的死亡率从 20 世纪 70 年代开始逐年降低,从 1975 年的 28.5/10 万下降至 2006 年的 17/10 万。Edwards 等报道,1997~2006 年全美结直肠癌年死亡率在男性每年下降 2.9%,在女性每年下降 1.9%。而我国结直肠癌死亡率呈上升趋势,20 世纪 90 年代比 70 年代结直肠癌死亡率增加 28.2%,2005 年比 1991 年死亡率又增加了 70.7%,即年均增加 4.71%。2003~2007 年全国结直肠癌死亡率以年均 3.05% 的速度增长。

(三)结直肠癌的地区分布

结直肠癌的发病率有明显的地区差异,经济发达地区明显高于经济不发达地区。结直肠癌发病率最高的地区是澳大利亚和新西兰、欧洲和北美,发病率最低的是非洲和中亚。发病率最高的澳大利亚和新西兰其结直肠癌的发病率(ASR 男性 44.8/10 万,女性 32.2/10 万)是发病率最低的西非国家(ASR 男性 4.5/10 万,女性 3.8/10 万)的 10 倍左右,男女差异相似。随着社会经济的发展,一些中低收入的国家和地区结直肠癌的发病率快速增长,据报道结直肠癌新发病例所占比例在经济较发达地区从 2002 年的 65% 下降到

2008 年的 59%,在 2012 年又下降到 54%。

结直肠癌死亡率的地区分布大部分与其发病率相一致,但在某些结直肠癌高发的国家其死亡率相对较低(如摩尔达维亚、俄罗斯、黑山共和国、波兰和立陶宛等)。2012 年全球 694000 例结直肠癌死亡病例中,有近 52%(361000 例)发生在不发达地区。结直肠癌死亡率最高的是中欧和东欧国家(ASR 男性 20.3/10 万,女性 11.7/10 万),死亡率最低的是西非地区(ASR 男性 3.5/10 万,女性 3.0110 万),男女比例分别为 6 倍和 4 倍。

我国结直肠癌的发病率及死亡率亦有明显的地域特征,长江中下游及沿海地区结直肠癌发病率高,而内陆各省发病率低,即经济发达地区高于经济不发达地区,城市高于农村。据统计,2010 年我国结直肠癌新发病例 2/3 发生在城市,1/3 发生在农村。2003～2007 年对我国城市和农村结直肠癌发病率和死亡率分析显示,发病粗率和死亡粗率比分别为 2.38:1 和 1.90:1;城市结直肠癌新发病例和死亡病例分别占全部癌症发生和死亡的 11.93% 和 9.03%,而农村仅为 5.46% 和 4.15%。2012 年第八届上海国际结直肠癌高峰论坛的有关数据显示,结直肠癌死亡率以上海最高,已达到 11/10 万,而甘肃最低,仅为 1.8/10 万。

(四)结直肠癌的发病年龄

结直肠癌主要发生在中老年人,40～50 岁以下发病率低,20 岁以前发病很少。亚洲、非洲等发病率较低的国家结直肠癌发病年龄明显提前,其平均发病年龄在 50 岁以下,而欧美等发达国家平均发病年龄大多超过 60 岁,对于结直肠癌发病率低的国家其发病年龄年轻化更加明显。

结直肠癌发病率随着年龄的增长而逐渐增加。根据美国 SEER 数据,2000～2007 年美国 59% 的结直肠癌患者为 70 岁以上,49 岁以下的年轻结直肠癌患者仅占 6%。据估计,美国 60 岁以上人群的 1.40% 将在未来的 10 年内罹患结直肠癌。我国结直肠癌的发病年龄也逐渐增大,据报道 20 世纪 60 年代的平均发病年龄为 48 岁,到 90 年代已上升至 55 岁,这可能与我国社会的人口老龄化有关。根据 Zheng 等分析,2010 年我国结直肠癌的发病率在 40 岁前较低,40 岁后大幅增加,80～84 岁到达峰值。在我国经济发达的城市,结直肠癌的年龄构成与欧美国家越来越相似,70 岁以上老年结直肠癌所占的比例越来越大。第 17 届全国临床肿瘤学大会(CSCO,2014)数据显示,在上海市区,1990 年时 70 岁以上的老年结直肠癌患者占 31.9%,49 岁以下的年轻结直肠癌患者占 15%;而到 2006 年时 70 岁以上的比例达到 56.8%,而 49 岁以下仅占 7.9%。

(五)结直肠癌的发生部位

从发病部位看,国外研究发现,结直肠癌的发病部位逐渐右移。Takada 等分析日本 1974～1994 年结直肠癌的发生部位,发现右侧结肠癌比例增加,直肠癌的比例持续下降。Cucino 分析了美国退伍军人管理局 1970～2000 年的结直肠癌资料,发现白种人男性和女性右侧结肠癌的比例增加了 16.0%,黑种人男性增加了 22.0%。

我国结直肠癌好发于直肠和乙状结肠,国内一组 20 世纪 80 年代的资料显示,直肠、左半结肠和右半结肠癌分别占 66.9%、15.1% 和 15.4%,李明等报道,在 20 世纪 80 年代与 90 年代,肿瘤最常发生在直肠,但直肠癌所占比例由 80 年代的 71.2% 下降到 90 年代的 66.7%;横结肠癌和升结肠癌所占比例明显上升,右半结肠癌比例由 10.9% 升至 15.2%。尽管我国直肠癌仍然占结直肠癌的多数,但在相对发达地区,结肠癌的上升比例已经超过直肠癌。CSCO2014 数据显示,从 1973 年至 2007 年,上海市区男性和女性结肠癌的标化发病率每年以 3.44% 和 3.35% 的比例上升,而直肠癌的上升比例仅 1.53% 和 1.07%。

(六)结直肠癌流行病学调查的重要性

根据预测,到 2020 年全球结直肠癌年新发和死亡病例将分别达到 1678000 例和 853000 例;而我国将分别达到 324000 例和 177000 例,这是一个不容乐观的数据。流行病学研究提出了一些可改变的结直肠癌的危险因素,包括吸烟、缺乏运动、超重和肥胖、饮食习惯(高脂肪和高热量、红肉和加工肉类、低纤维、低钙、低硒、低维生素 C 等)、过度饮酒等。为此,我们要做好病因预防,并时刻保持对结直肠癌(包括癌前病变)的警惕性。结直肠癌发病趋向老龄化,欧美国家对一般危险率人群的筛查年龄是 50 岁,因为欧美国家 90％的结直肠癌发生在 50 岁以上的人群。根据 C10BCAN2012 数据,我国有 95.4％的结直肠癌发生在 50 岁以上人群,因此,我们亦可推荐在 50 岁以上人群开展结直肠癌的筛查。同时由于结直肠癌发病部位的变迁,应凸显全结肠镜的重要性。

三、临床表现

【结直肠癌的临床表现】

目前,我国结直肠癌每年新发病例高达 13 万～16 万人,结直肠癌已成为发病率仅次于胃癌的消化道肿瘤。许多结直肠癌流行病学的研究表明,结直肠癌的发病与社会经济的发展、生活方式的改变,尤其是膳食结构的改变(高脂肪、低纤维素饮食摄入)密切相关,同时与环境、酒精摄入、吸烟、肥胖、遗传等其他因素也存在相关性。

结直肠癌并非不可防治,实际上结直肠癌是最易自我筛查的疾病之一;如能早期发现,其生存率及预后要较其他消化道肿瘤佳。但是在中国实际上很多患者确诊时已发展到中晚期,早期诊断率仅 10％～15％。这与结直肠癌特有的临床属性有关。结直肠癌早期症状并不明显,部分患者可以出现一些排便习惯的轻微改变,但经常被人忽视,有时偶然出现的直肠出血也被误认为是痔疮而延误就医。往往随着癌肿体积增大和产生继发病变才出现消化系统的临床症状。疾病晚期肿瘤因转移、浸润可引起受累器官的局部改变,并伴有贫血、厌食、发热和消瘦等全身症状。

由于结直肠癌的发生、发展是一个相对漫长的过程,从癌前病变到晚期浸润性癌,期间可能需要经过 10～15 年的时间,因此如何尽早发现可疑的预警症状,从而早期发现结直肠癌已成为提高结直肠癌生存率的关键。

【结直肠癌的局部表现】

结直肠癌可以发生在结肠或直肠的任何部位,但以直肠、乙状结肠最为多见,其余依次见于盲肠、升结肠、降结肠及横结肠。基于胚胎发育、血液供应、解剖和功能等的差异,可将结直肠分为右半结肠(盲肠、升结肠和横结肠右半部)、左半结肠(横结肠左半部、降结肠和乙状结肠)和直肠。结直肠癌由于发生部位不同,临床症状及体征也各异,应当注意鉴别。我们将按照右半结肠、左半结肠和直肠三个不同部位逐一分述。

(一)右半结肠癌

右半结肠癌多为髓样癌,癌肿多为溃疡型或突向肠腔的菜花状癌,很少有环状狭窄。肿瘤一般体积较大,但由于右半结肠肠腔管径较大,且粪便多为液体状,故较少引起梗阻,常常在肿瘤生长到较大体积时才出现相关症状。因此右半结肠癌症状往往较左侧出现更晚,这也是右半结肠癌确诊时,分期较晚的主要原因之一。但是由于癌肿常溃破出血,继发感染,伴有毒素吸收,所造成的全身症状反而比左侧更明显。

1.腹痛不适　约 75％的患者有腹部不适或隐痛,初期为间歇性,疼痛部位并不固定,有时为痉挛样疼痛,后期转为持续性,常位于右下腹部,临床症状与慢性阑尾炎发作较为相似。如肿瘤位于肝曲处而粪便又较干结时,也可出现绞痛,此时应注意与慢性胆囊炎相鉴别。

2.大便改变　病变早期粪便稀薄,有脓血,排便次数增多,这可能与癌肿溃疡形成有关。随着肿瘤体积逐渐增大,影响粪便通过,可交替出现腹泻与便秘。髓样癌质地松软易溃烂出血,但出血量小的时候,血液随着结肠的蠕动与粪便充分混合,肉眼观大便颜色正常,但粪便隐血试验常为阳性。出血量较大的时候,也可以表现为血与粪便混合呈暗红或赤褐色便。

3.腹块 就诊时半数以上患者可发现腹块。腹部肿块往往位于右下腹,体检所扪及的这种肿块可能是癌肿本身,也可能是肠外浸润和粘连所形成的团块。前者形态较规则,轮廓清楚;后者由于腹腔内转移粘连,因此肿块形态不甚规则。腹部肿块一般质地较硬,一旦继发感染时移动受限,且有压痛。时隐时现的腹部肿块常常提示存在肠道不完全梗阻。

4.贫血 约30%的患者因癌肿破溃持续出血而出现贫血,较长时间的慢性失血可引起贫血,产生低色素小细胞性贫血。既往报道提出升结肠癌以贫血为首发症状者可占15%。故对贫血原因不明的人要警惕结肠癌的可能。

5.其他症状 部分患者还可伴有食欲缺乏、饱胀暖气、恶心、呕吐,同时由于缺铁性贫血可表现为疲劳、乏力、气短等症状。随着病情逐渐发展,出现进行性消瘦、发热等全身恶病质现象。

(二)左半结肠癌

左半结肠癌多数为浸润型,常引起环状狭窄。左侧结肠肠腔管径较细,不如右侧宽大,较窄且有弯曲,而且在该处粪便已基本形成固体状态,水分也被吸收从而使粪便变得干硬,所以更容易引起完全或不完全性肠梗阻。肠梗阻部位常发生于乙状结肠和直肠-乙状结肠交接部位,临床上可以导致大便习惯改变,出现便秘、腹泻、腹痛、腹部痉挛、腹胀等。由于带有新鲜出血的大便更容易引起患者警觉,因此病期的确诊常早于右半结肠癌。此外左半结肠癌体积往往较小,又少有毒素吸收,故不易扪及肿块,也罕见贫血、消瘦、恶病质等现象。

1.腹痛腹胀 左侧结肠癌较突出的临床表现为急、慢性肠梗阻,主要表现为腹痛、腹胀、肠鸣和便秘,而呕吐较轻或缺如。腹胀是慢性肠梗阻的突出症状,随着梗阻进展,腹胀逐渐加剧。不完全性肠梗阻有时持续数月才转变成完全性肠梗阻。

腹痛多为持续隐痛,伴阵发性绞痛,腹痛多出现在饭后,且常伴有排便习惯的改变。一旦发生完全性肠梗阻,则腹痛加剧,并可出现恶心、呕吐。患者以急性肠梗阻为首发症状就诊的现象并不少见,结肠发生完全性梗阻时,如果回盲瓣仍能防止结肠内容物的逆流,形成闭袢式肠梗阻,梗阻近侧结肠可出现高度膨胀,甚至可以出现穿孔。一旦出现肠壁坏死和穿孔则可并发弥漫性腹膜炎,出现腹膜刺激征。

2.排便困难 半数患者有此症状,早期可出现便秘与排便次数增多、相互交替,此时常易误诊为单纯性便秘或肠功能紊乱。随着病程的进展,排便习惯改变更为明显,逐渐出现进展性便秘和顽固性便秘,亦可伴有排气受阻,这与肿瘤的体积增大导致的肠道梗阻密切相关。如癌肿位置较低,还可有排便不畅和里急后重的感觉。

粪便带血或黏液癌肿溃破可引起产生出血和黏液,由于左半结肠中的粪便渐趋成形,血液和黏液不与粪便相混,约25%患者的粪便中肉眼观察可见鲜血和黏液,有时甚至便鲜血。据上海肿瘤医院统计,左半结肠癌有黏液便者占40.5%,而右半结肠癌仅8.6%。

(三)直肠癌

直肠癌肿往往呈环状生长,易导致肠腔缩窄,因此早期表现为粪柱变形、变细,晚期则表现为不全性梗阻。直肠癌由于癌肿部位较低,而在此处的粪块较硬,癌肿较易受粪块摩擦而引起出血,也经常被误诊为"痔"出血。由于病灶刺激和肿块溃疡的继发性感染,可以不断引起排便反射,也易被误诊为"肠炎"或"菌痢",临床上需要提高警惕,进行鉴别诊断。

1.便血 大便带血往往是直肠癌最早出现的唯一症状,多为鲜红色或暗红色,不与成形粪便混合或附着于粪便表面。随着瘤体增大、糜烂,出血量增多并变成黏液脓血便,但少有大量出血者。

2.排便习惯改变　主要表现为大便变细、变扁或有沟槽。排便次数增多,尤其是早晨。随着疾病进展,排便不尽感明显,可伴有肛门坠胀,里急后重等。

3.疼痛　早期并无疼痛,随着病变浸润周围,可以出现不适,产生钝痛,晚期肿瘤侵及骶前神经丛时可出现骶部持续性剧痛并可放射到腰部和股部。低位直肠癌累及肛门括约肌亦可引起排便时剧痛。

4.其他症状　直肠癌若累及膀胱、阴道、前列腺,则可出现尿痛、尿急、尿频、血尿及排尿不畅。如病灶穿透膀胱,患者排尿时可有气体逸出,尿液中带有粪汁。肿瘤穿通阴道壁而形成直肠-阴道瘘时,阴道内可有血性分泌物及粪渣排出。

【结直肠癌的全身表现】

既往共识往往认为肿瘤是一种局部病变,但是最新研究成果不断提示,肿瘤的发生除肿瘤细胞自身存在众多的基因表达改变外,它更是全身性疾病的一个局部反应,是机体作为一个生物系统其整体平衡失调的结果。所有的肿瘤都应当被认为是全身性的疾病,所以我们也将肿瘤的临床表现相应分为局部表现和全身性表现两个方面。本节将从整体观的角度出发,来探讨结直肠癌的全身表现。

(一)血液系统

血液系统的症状最常见。由于结直肠癌所产生的血液丢失在临床上表现不一,左半结肠往往出现便血,而右半结肠经常表现为无症状的贫血,有时只能从粪便隐血试验中发现端倪。结直肠癌造成的贫血往往是缺铁性的,即可出现典型的小细胞低色素性贫血。结直肠癌所致贫血的临床表现和普通缺铁性贫血一样,一般有疲乏、烦躁、心悸、气短、眩晕、全身不适,也可以造成一些已有的疾病比如缺血性心脏病的恶化。严重贫血时除了可以出现面色苍白、结膜苍白等贫血貌外,还可以有皮肤干燥皱缩,毛发干枯易脱落,甚至呈匙状甲。因此临床上遇见缺铁性贫血时,不能单纯认为是铁摄入不足,必须警惕有无肠道丢失铁的情况存在。值得注意的是,即使患者已经在上消化道发现了可以解释贫血的病变,也应当进行下消化道检查,因为上下消化道均出现病变的情况并不少见。

(二)结缔组织系统

临床上结直肠癌常以消化道症状就诊,少数患者却以肠外罕见征象为首发。癌肿与结缔组织病的关系已引起国内外许多学者的关注。国内曾报道结直肠癌分别以类风湿关节炎、皮肌炎等结缔组织疾病就诊,后经粪便隐血试验、钡剂灌肠检查确诊为结直肠癌,并观察到上述肠外症状与结直肠癌消长呈正相关,当癌肿切除,结缔组织系统症状可控制,癌肿失控或转移,则症状加剧。既往文献报道在77例癌肿伴结缔组织性疾病的病例中,18例为类风湿关节炎,其中结肠癌占2例,而另据国外报道,皮肌炎易合并内脏肿瘤,发生率为7%~30%,随着年龄增大,皮肌炎合并癌症发生率增高,可能与机体免疫反应有关。

(三)除肠道之外的消化系统

结直肠癌也有以顽固性呃逆为首要症状就诊的特例。呃逆由横膈的痉挛性收缩引起。横膈具有丰富的感受器,凡刺激迷走神经或骨盆神经所支配区域的任何部位,均可导致反射性呃逆。升结肠受迷走神经支配,位于升结肠的癌肿可以由于局部炎症、缺血坏死或近端不完全性肠梗阻等刺激了迷走神经,引起持久而顽固性呃逆。

结直肠癌同样可以引起上消化道的恶心、呕吐、饱胀等类似消化不良的症状,而在出现并发症的时候,此类症状会更为明显。比如慢性肿瘤浸润产生胃-结肠瘘时,甚至可以出现粪样呕吐。

(四)泌尿生殖系统

泌尿生殖系统的症状主要出现在疾病的晚期。由于解剖部位的相邻,更容易出现在直肠癌患者身上。肿瘤在累及泌尿系统诸如膀胱、前列腺时,可以造成反复的尿路感染和尿路刺激症状,临床上可以出现气尿症或粪尿症,肿瘤或转移的淋巴结压迫还可以造成肾积水。肿瘤在生殖系统最常见的侵犯表现就是造成直肠-阴道瘘,此时阴道内可有血性分泌物及粪渣排出。

(五)与结直肠癌相关的特殊感染

临床上可能出现一些特殊的感染状态,而这些不寻常的感染可能是与结直肠癌相关的,甚至于在某些情况下这些特殊感染是提醒临床医生患者存在恶性病变的唯一线索。

出现这些特殊感染的原因可能是靠近肿瘤的组织或器官受到浸润,或者是继发于肿瘤坏死产生的菌血症远处播散。Panwalker描述了一系列与结直肠癌相关的特殊感染,例如心内膜炎(病原菌为牛链球菌)、脑膜炎(牛链球菌)、非创伤性气性坏疽(结直肠杆菌)、脓胸(结直肠杆菌、脆弱拟杆菌)、肝脓肿(梭状芽胞杆菌)、腹膜后脓肿(结直肠杆菌、脆弱拟杆菌)、梭状芽胞杆菌败血症等。文献搜索同样被报道的还有腰肌脓肿、非创伤性蜂窝织炎、化脓性甲状腺炎、化脓性心包炎、阑尾炎、肺脓肿、化脓性关节炎和一些不明原因的发热。尽管这些特殊感染发生率并不高,但是值得临床医生警惕。

(六)全身非特异性表现

大部分肿瘤都可以出现体重减轻、营养不良的表现。尤其常见于晚期病患,造成这些的原因可能是多因素的,不仅仅是营养摄取不足、肿瘤消耗过度,也可能是由于某些特殊因子(肿瘤的炎症细胞分泌的细胞因子)的作用。

【其他结直肠癌的临床表现】

(一)结直肠腺瘤

结直肠腺瘤与结直肠癌关系密切,根据腺瘤成分不同可以分为管状腺瘤、混合性腺瘤和绒毛状腺瘤三种,临床上以管状腺瘤最为多见。研究认为至少80%的结直肠癌由结直肠腺瘤演变而来。积极诊治结直肠腺瘤是控制、减少结直肠癌的重要途径。

结直肠腺瘤患者常无任何自觉症状,其临床表现往往与其大小及所处部位有关。小的腺瘤常无症状,较大腺瘤的症状可表现如下:

1.便血　可出现间断性的便血或大便表面带血。便血程度不一,如出血量较少或腺瘤位于右半结肠时,常不易为肉眼觉察,大便潜血试验可能为阳性。如果继发感染时,也可出现较多量的黏液或黏液血便。

2.肠道刺激症状　表现为腹泻或排便次数增多,或者便秘、腹泻交替。

3.其他　患者可伴有腹部不适、隐痛或闷涨。较大的有蒂腺瘤可引起肠套叠或伴肠梗阻而致剧烈腹痛。位于直肠的较大腺瘤可以由异物刺激感引起大便次数增多或肛门下坠感,甚至在大便时较低位的腺瘤可以脱出肛外。

(二)其他结直肠良性肿瘤

结直肠良性肿瘤相对少见,包括结直肠脂肪瘤、平滑肌瘤、纤维瘤及血管瘤等,除血管瘤外,其余均有恶变可能。

1.脂肪瘤　结直肠脂肪瘤患者往往无明显临床表现。症状与瘤体的大小有关。一般而言,瘤体直径小于2cm的患者很少出现症状。半数以上的患者可在病灶大于2cm时出现不适反应,但症状往往是非特异性的。最常见的症状是腹痛。疼痛可能是由瘤体过大造成的不完全性肠梗阻所致,有时也因为间歇性肠套叠产生明显的绞痛,既往文献报道脂肪瘤是成人最常见的导致肠套叠的良性肿瘤。其次是消化道出血和大便习惯的改变,血便或黏液血便较常见,消化道大出血比较少见。病变位于直肠时可伴有里急后重。少数黏膜下脂肪瘤,因部分瘤体自行离断、脱落入肠腔,患者可自肛门排出黄色、团块状脂肪样组织,这是结直肠脂肪瘤较为特征性的临床表现。查体较少能扪及肿块,扪及的肿块可能是脂肪瘤本身,或者是由于脂肪瘤堵塞而排泄不畅的大便或套叠的肠段。患者极少有全身性表现,个别患者可有贫血和消瘦。

2.平滑肌瘤　平滑肌瘤在胃肠道发病率不高,一般胃和小肠发病率高于结肠,而直肠发病率又相对高于结肠。结直肠平滑肌瘤可发生在任何年龄,但多在 40 到 60 岁之间,且年龄越大则恶变可能性越大,男女发病率无显著差异。

结直肠平滑肌瘤有无症状、体征及严重程度与以下四个因素有关:①肿瘤的大小;②肿瘤是否有溃疡;③是否发生恶性变;④肿瘤的大体形态。大部分患者无任何症状,往往在直肠或直乙肠镜检查时被偶然发现。肿瘤直径超过 2cm 时,也可因部分性肠梗阻、完全性肠梗阻而有阵发性腹痛,肿瘤较大者可在腹部扪及肿块,有溃疡者可有肠道刺激症状,如腹泻、大便次数增多等,亦可为突发性的下消化道出血。肿瘤发生恶性变者可出现明显消瘦。肿块位于直肠者症状、体征出现较早,类似于直肠癌表现,更容易早期发现。

3.纤维瘤　结直肠纤维瘤常起源于黏膜下层,临床上相对少见。根据所含纤维成分的多少,可将纤维瘤分为硬纤维瘤和软纤维瘤。其临床症状与肿瘤的生长部位、大小有直接关系。肿瘤发生在结肠又突向肠腔者,常引起便秘、腹泻、腹痛、黏液便,随着瘤体不断增大,压迫肠壁,影响肠内容物通过,可出现肠梗阻症状。如发生在直肠远端,也可以出现下坠感、里急后重。发生在直肠远端的纤维瘤应用指诊及肛门镜检查,可查及硬性、光滑、有弹性、边缘清楚的肿物,但确诊需依靠病理检查。

4.血管瘤　血管瘤是常见的血管性病变,一般认为是一种错构瘤,大多数在出生时即已存在,表现为胃、小肠或结肠的单发性或多发性病灶。结直肠血管瘤的患者仅部分有症状,主要表现为消化道出血。可以反复出现血便,色鲜红和黑紫,有时混有血块,常发生在青年和幼年。毛细血管状血管瘤常呈持续性缓慢出血,以致贫血;海绵状血管瘤出血急骤,常发生于儿童时期。少数患者可发生肠套叠、肠梗阻或肠扭转,直肠血管瘤有时有里急后重、排便不净感。

由于本病缺乏特征性临床表现,但对于幼年起开始出现的慢性间歇性下消化道出血,且随着年龄增长而加重,伴有皮肤、黏膜血管瘤病变者应及早考虑本病。

(三)其他结直肠恶性肿瘤

1.类癌　结直肠类癌是一种少见的低度恶性肿瘤,呈局部性、浸润性生长,很少转移。胃肠道类癌中发现最多的是阑尾类癌,占所有阑尾肿瘤的 80％ 以上,瘤体小,很少引起临床症状。瘤体较大时,易发生机械性阻塞,症状与急性阑尾炎相似。此外还可以分为以下两种:

(1)直肠类癌:直肠类癌约占直肠恶性肿瘤的 10％～2％,可发生于直肠的任何部位,前壁多于后壁,瘤体直径从数毫米至数厘米不等。大部分的直肠类癌是无症状的。肿瘤体积增大和出现转移才开始造成临床症状。直肠类癌最常见的表现是直肠出血、便秘和排便习惯改变和直肠疼痛。其他少见的症状有里急后重、排便时的疼痛、肛周皮肤瘙痒、消瘦。少见穿孔。远处转移最常见部位是肝脏。直肠类癌较少伴有类癌综合征。

(2)结肠类癌:结肠类癌有 48％ 分布在盲肠,16％ 发生于升结肠。90％ 的结肠类癌患者在初诊时已经出现症状。最常见的就诊症状有腹痛、全身乏力、厌食和消瘦。比较少见的包括腹泻、消化道出血、恶心和呕吐。罕见合并肠道梗阻。大约 40％ 的患者可以在体检时摸到腹部肿块。晚期的患者 86％ 可以出现局部或远处的转移。3％ 的结肠类癌患者可以出现类癌综合征。尤其是肠段中段病变者更容易出现类癌综合征。出现类癌综合征的患者最常见的是腹泻和潮红。呼吸困难和腹痛较为少见。罕见的类癌综合征表现为哮喘、近端肌肉病变、皮肤病、右心病变和关节病,也可以出现肝脏转移或广泛的淋巴结转移。

2.淋巴瘤　一般认为消化道恶性淋巴瘤是起源于黏膜下层的淋巴组织,可能为原发,亦可能为全身恶性淋巴瘤的一部分。有时也可见于免疫功能缺陷疾病患者。

(1)非霍奇金淋巴瘤:结直肠非霍奇金淋巴瘤少见,约占结直肠恶性肿瘤的 0.5％。好发于 50 岁以上人群。男性发病率高于女性。病变以盲肠最多见,其次为结肠。也有少数可弥漫累及整个结直肠。由于症状非特异性,往往被医生或患者忽视。最常见的临床表现是腹痛(多为痉挛性疼痛,大约 90％ 的患者会出现)、明显乏力和体重减轻。之后是消化道出血和排便习惯改变。其他常见的症状还包括消化不良、发热、腹部胀满、呕吐、厌食和乏力。较少见的表现有阑尾炎、急性肠梗阻、肠套叠、中毒性巨结肠和肠道穿孔。在对患者进行体检时可能触及肿块,或有出血,肿块可伴有压痛。在 HIV 患者中急性下消化道出血最常见的第二原因即是淋巴瘤。

结直肠淋巴瘤的诊断较为困难,其临床症状包括血性腹泻、发热和腹痛,往往被误诊为溃疡性结肠炎或克罗恩病。结肠镜的发现也容易和炎症性肠病相混淆以致误诊。往往直到发现外周淋巴结肿大才会使我们意识到淋巴瘤的诊断。

(2)继发性淋巴瘤:继发性淋巴瘤的分布与原发性不同,更容易影响左半结肠和直肠。尸检显示转移性的淋巴瘤累及结、直肠的比率是 7%～24.5%。很多病例是在尸检中发现的而非临床诊断,提示大部分的继发性结直肠淋巴瘤是无症状的。继发性结直肠淋巴瘤从定义上讲,是晚期的淋巴瘤,比原发性肠道淋巴瘤预后更差。如果这种患者出现了消化道出血、梗阻或穿孔等并发症,预后极差。

3.脂肪肉瘤　临床罕见,且预后不佳。结直肠脂肪肉瘤患者多无明显症状。少数患者有慢性腹痛、便秘、腹泻、胀气及消化道出血等症状,但均无特异性。当病变较大并发肠套叠时.患者可出现阵发性剧痛并伴有出血。肿瘤较容易出现转移,受累脏器可以出现相应的临床表现。

4.平滑肌肉瘤　平滑肌肉瘤是源于肠壁平滑肌、肠壁血管平滑肌或肠壁黏膜肌的恶性间叶组织肿瘤,占所有软组织肿瘤的 5%～10%。以直肠平滑肌肉瘤最多见,约占结直肠平滑肌肉瘤的 85%。可发生在任何年龄组,男女性别也无明显差异。其他结直肠内好发部位为乙状结肠,其次是横结肠。肿瘤生长方式各异,可向黏膜生长突入肠腔,也可在浆膜下向外生长,或向两侧生长呈哑铃状,在临床上与平滑肌瘤常不易鉴别。由于瘤体黏膜发生溃疡,瘤体内部也可引起出血坏死而产生消化道出血,但是出血量不多,一般表现为粪便隐血阳性或出现黑便。患者可以出现与病变所处位置相符的疼痛。体检可扪及肿块并不多见,如可扪及,一般为中等质地的实性肿块,界限清楚。晚期肿块溃疡合并感染或瘤体内出血坏死可产生发热、消瘦。直肠平滑肌肉瘤症状与直肠癌相似,可以伴有排便习惯改变、便血、黏液便等。

5.黑色素瘤　黑色素瘤好发于直肠或肛管,少见且预后极差,具有很强的侵袭性和转移性。多发生于中年以上,男女发病率相同。疾病早期肿瘤体积较小时.其临床表现与痔疮相似,有的是息肉样突入肛管和突出肛门,呈紫黑色,与血栓外痔相似,早期较小,可自行回纳,后渐增大,约核桃大小,便后往往须以手助其还纳。有的是乳头状结节,表面有溃疡形成。肿瘤上方直肠黏膜有黑色斑点。肿瘤体积较大时可出现疼痛,并伴有直肠肛管刺激症状:肛门坠胀不适,排便习惯改变,排便不尽感,有时出现腹泻、便秘交替,甚至发生排便受阻。因肿瘤易受粪便摩擦或外伤所致,多排便带有脓血,或有暗褐色溢液,伴有恶臭味。晚期可出现腹股沟淋巴结转移而被扪及。

四、治疗

内镜下治疗

结直肠癌的早期诊断和治疗对于预防癌变的发生以及改善患者预后至关重要。研究表明,结肠镜筛查并切除腺瘤可使以后结肠癌的发生率降低 90%。而早期结直肠癌患者经有效治疗后,5 年生存率可达 90% 以上。近年随着内镜下微创技术的迅速发展,尤其是 EMR 和 ESD 的开展,越来越多的结直肠癌经内镜下治疗得到治愈性切除。局限于黏膜层或黏膜下浅层的结直肠癌几乎无淋巴结转移的风险,均可通过内镜下切除,且疗效不亚于外科手术。内镜下治疗还具有创伤小、风险小、不影响生活质量等优点,是结直肠癌治疗的首选方法。对于无法手术的进展期结直肠癌,多种内镜下姑息治疗方法如金属支架置入术、化疗药物局部注射,也有助于提高患者生活质量。内镜下治疗术式的选择需综合考虑肿瘤大小、形态、病理类型、医生操作水平以及患者意愿。完善的术前评估,严格掌握适应证,熟练的内镜操作技术,以及准确的术后病理学诊断都是确保内镜治疗效果的关键。

【结直肠上皮源性良性肿瘤、早期癌的内镜下治疗】

结直肠腺瘤、黏膜内癌或黏膜下浅层浸润癌均可通过内镜下治愈性切除。目前临床常用的治疗方法主要包括氩离子血浆凝固术、高频电圈套切除术、EMR 以及 ESD。直径小于 5mm 的息肉,通常可用活检钳钳除或高频电凝烧灼治疗。有蒂或亚蒂型息肉可用圈套器圈套电切切除,操作简单且安全。而较大的无蒂或平坦凹陷型病变需用 EMR 或 ESD 治疗。

(一)氩离子血浆凝固术

氩离子血浆凝固术(APC)是一种非接触性热凝固方法,以离子化的氩气为介质将高频能量传到组织,使表层组织凝固。APC 技术已广泛用于广基小息肉的电凝治疗,EMR 或 ESD 术后烧灼切除边缘,以及术中创面出血的止血治疗。APC 治疗小息肉时,将 APC 探头由活检钳管道插入,使导管伸出内镜前端 1cm 左右。将 APC 探头置于病灶上方约 2～5mm,每次通电持续 1～3 秒,电凝至病灶创面凝固泛白,直至将整个病灶灼除。应用时应避免在同一部位反复治疗,探头应与靶组织保持一定距离。APC 技术优点为作用表浅,凝固深度一般不超过 3mm,对周围组织损伤小,但也具有无法回收组织以明确病理的不足之处。

(二)高频电圈套切除术

高频电圈套切除术是利用高频电流通过人体时所产生的热效应,使组织凝固、坏死,从而达到切除息肉及止血的目的。圈套电切法适用于直径小于 2cm 的带蒂、亚蒂型良性息肉或早期癌变、淋巴结无转移的息肉。较小的无蒂息肉也可用电圈套切除。

根据高频电发生器产生的电流不同,可分为电凝、电切及混合电流。电切电流对组织损伤小,但易引起出血。相反,电凝电流止血作用强,但造成的组织损伤较大,易引起肠壁穿孔。电流的选择需根据息肉的大小及形态而定。一般而言,较小的无蒂息肉以电切为主,粗蒂息肉应交替使用电凝和电切电流,以减少出血风险。头部巨大的息肉也可采用分块电切的方法治疗。常见的一次性圈套器有半月型、椭圆型、带刺型及六角型等,圈套器的直径大小不等(10mm、20mm 和 25mm),可根据病变的大小、形态和部位选择合适的圈套器。

具体操作方法:术前需将电极板固定于患者大腿或臀部,保证有足够的接触面积。对于有蒂息肉,电切前应尽量暴露蒂部,并且尽量将息肉置于视野的下方,长蒂息肉距离基底 1cm、亚蒂息肉距基底 0.5cm 灼切,避免引发迟发性穿孔。对于粗蒂息肉,可在圈套前于蒂部置一枚钛夹或尼龙圈,在其上方圈套,可预防出血。较大息肉应避免息肉头部与肠腔接触。如为无蒂息肉,圈套息肉后稍提拉离开肠壁,避免灼伤周围黏膜。收紧圈套袢时动作要轻柔,防止机械性切割息肉出血。圈套袢勒紧后即可通电。高频电凝电切的输出功率一般在 25～60W,避免通电电流过大造成肠壁穿孔。圈套切除后若残端有残留的息肉组织,可用 APC 电凝以保证息肉完全切除。广基息肉或蒂部较粗的息肉切除后,为防止出血,可用 APC 电凝止血或者金属夹夹闭创面。摘除的息肉应当回收后送病理检查。息肉回收最简单的方法为吸引法,通过吸引,小息肉可从吸引器收集,大息肉可随肠镜一起退出。多个息肉也可采用网篮一次性回收。

(三)内镜黏膜切除术

内镜黏膜切除术(EMR)是指通过黏膜下注射,使病变完全抬举,黏膜下层和肌层之间分离,以利于病变的完整切除及防止穿孔。EMR 治疗结直肠癌的适应证主要为直径<2cm 的宽基或平坦型息肉,包括局限于黏膜层或黏膜下浅层的早期肿瘤。对于黏膜下注射后隆起征阴性的病灶,应怀疑已浸润至黏膜下层,不适宜行 EMR 治疗。

对于超过 2cm 的病灶 EMR 难以整块切除时,可行分块 EMR,但分块切除可能导致病变残留和复发,且影响对切缘的病理评估。分块切除时,应首先从切除比较困难的地方开始,下一次切除目标必须紧靠上一块组织的创面边缘,且尽量减少分块切除的次数,以最大限度避免残留。透明帽辅助下 EMR 是指通过负压将病变黏膜吸入透明帽内然后进行圈套电切,该方法对于操作难度困难的部位如回盲部、直肠近肛门和乙状结肠,更容易圈套,但容易将固有肌层吸进透明帽,导致切除过深。

EMR 操作步骤:①黏膜下注射:内镜下发现病变后,从内镜活检孔道伸入注射针,于病变边缘约 0.5cm 处进行黏膜下多点注射(含 1:20000 肾上腺素生理盐水,0.04%亚甲蓝)使整个病灶明显隆起;根据病变大小,可注射 5~20ml 黏膜下注射液,通常在病变远侧端(口侧)边缘开始注射,以免近侧病灶先隆起后影响视野;②圈套切除:能直接用圈套器圈套的病灶,直接圈套切除;不能直接圈套的病灶,则将透明帽安装在内镜前端,将圈套器置于透明帽内沿,将病灶组织吸入透明帽内,释放圈套器,缓慢收紧圈套,停止负压吸引,将病变组织推出透明帽,稍放松圈套器后再次收紧,确定未套入固有肌层后接通电源圈套切除;切除范围应包括距病灶边缘 2~3mm 的正常组织;③处理创面:观察有无病变组织残留,有无出血,创面渗血可用热活检钳或止血钳钳夹电凝处理,喷射性出血需用止血夹止血。

EMR 治疗结直肠癌的并发症主要包括疼痛、出血、穿孔。根据文献报道 EMR 治疗后迟发性出血的发生率为 7%,肠穿孔的发生率为 1%~2%。黏膜下注射液中添加肾上腺素,有助于减少术中出血的概率。EMR 治疗术中发生的出血一般经电凝或止血夹处理均能成功止血。术后迟发出血主要由于切除过深,损伤到固有肌层,需急诊内镜下止血。穿孔的发生通常是由于黏膜下注射不充分,电凝过度,或使用透明帽时吸引过度。

EMR 治疗结直肠癌的完整切除率可达 90%以上。但病变较大时,EMR 难以一次完整切除,而分块 EMR 切除术后残留和复发的比例高达 20%~27%。Hurlstone 等报道,对于超过 2cm 的平坦型病灶,在 EMR 切除后立即在放大内镜下喷洒靛胭脂染色,评估切除边缘有无残留,可明显降低局部肿瘤复发率。EMR 切除术后应定期随访肠镜,检查切除病灶局部有无复发,复发病变可通过 APC 电凝或再次行 EMR 切除,因黏膜下粘连纤维化导致 EMR 实施困难者,可行 ESD 剥离复发病变。对于小于 2cm 的平坦型病灶,EMR 操作简单,安全有效,能获得完整病理学诊断资料,是首选治疗方法。而对于更大的病灶,内镜黏膜下剥离术具有明显优势,将逐渐取代分块 EMR。

(四)内镜黏膜下剥离术

ESD 是在 EMR 的基础上,使用内镜下专用高频电刀对消化道早期肿瘤进行切割、剥离的一项新技术。ESD 技术已成为上消化道早癌的标准治疗方法,近年来也逐渐应用于结直肠癌的治疗。日本学者于 1995 年首次使用 IT 刀成功地将大于 2cm 的直肠病变进行黏膜下剥离完整切除。ESD 技术的开创使得一次性完整切除较大面积的浅表病变成为可能,切除范围更广更深,但对设备和技术要求较高,风险也相应提高。

局限于黏膜层或黏膜下浅层的早期肿瘤,以及难以通过 EMR 整块切除的病灶均可通过 ESD 切除。日本专家 Tanaka 等于 2010 年提出肠 ESD 的治疗指征,已得到广泛认可。ESD 治疗的禁忌证包括:进展期结直肠癌;出现淋巴结转移的早期癌;有严重心肺疾病,无法耐受麻醉;有凝血功能障碍、血液病或正在服用抗凝剂。

肠 ESD 适应证如下:

1.符合内镜下治疗指征,但 EMR 难以整块切除的大于 2cm 的病灶。

(1)非颗粒型侧向发育型肿瘤,尤其是假凹陷型。

(2)腺管开口分型为 Ⅵ 型。

(3)浸润至黏膜下层的早期癌。

(4)大的凹陷型病灶。

(5)可疑癌变的隆起型病灶(包括颗粒型侧向发育型肿瘤和结节混合型)。

2.伴随纤维化的病灶。

3.在慢性炎症(如溃疡性结肠炎)基础上散发的局灶性肿瘤。

4.内镜切除术后局部残留的早期癌。

ESD术前对病变范围、性质和浸润深度的准确评估对于提高治愈率至关重要。目前常用于肠ESD术前评估的内镜技术包括放大色素内镜、窄带显像内镜及超声内镜等。以靛胭脂染色为代表的放大色素内镜,对病灶的性质和浸润深度的判断主要是根据病灶表面腺管开口形态,其准确性已得到大量证实。窄带显像内镜是一种新的"电子染色"技术,通过应用特殊的窄波滤光器限制透射光的波长,从而增强显示黏膜表面微血管结构。放大色素和窄带显像技术都有助于平坦型病灶边界的判断,区分肿瘤性和非肿瘤病变的准确率至少可达90%。对于判断早期结直肠癌的浸润深度,从而选择ESD治疗抑或外科手术,放大色素内镜仍是目前最理想的方法。应用靛胭脂染色结合放大内镜观察黏膜表面腺管结构(PP),判断浸润深度的灵敏度和特异度分别达85.6%和99.4%,必要时也可用结晶紫染色。超声内镜主要用于排除进展期癌或淋巴结转移。

用于肠ESD治疗的刀具多种多样且各具特色,包括尖端绝缘刀、钩刀、三角顶刀、螺旋伸缩刀、针形切开刀、博海刀等。IT刀一次剥离组织多、剥离速度快、容易止血。Hook刀的特点为可以任意选择切割方向,从而保持良好的手术视野。Flex刀可以根据需要灵活改变刀头的长度。操作时可根据具体情况联合使用多种器械,如用IT刀或flex刀做环周切开,TT刀和hook刀等做黏膜下剥离。

充分的黏膜下注射能有效防止固有肌层组织热变性,常用的黏膜下注射液包括生理盐水、高渗葡萄糖、甘油果糖、透明质酸钠等。生理盐水是最早应用的黏膜下注射液,价格便宜,但弥散很快,需要反复多次黏膜下注射,以维持病灶隆起。甘油果糖也是高渗性溶液,能较长时间维持黏膜下层隆起。透明质酸钠是一种大分子多聚糖,局部注射后黏膜下层隆起高度可超过10mm,维持时间长于高渗液,且不产生渗透压。黏膜下注射液中通常还添加1:100000肾上腺素以利于止血,以及添加亚甲蓝或0.04%靛胭脂以清楚显示黏膜下层隆起的范围。

肠ESD操作过程:①标记:应用APC于病灶边缘约0.5cm处进行电凝标记,对与周围正常组织分界明显的肠息肉也可不必标记;②黏膜下注射:于标记点外黏膜下多点注射黏膜下注射液(含1:100000肾上腺素生理盐水,常需要添加亚甲蓝、甘油果糖、透明质酸钠);③切开:应用切开刀沿标记点环形切开病变周围黏膜;④剥离:应用切开刀在病灶下方对黏膜下层进行剥离,剥离过程中,必要时可反复黏膜下注射,始终保持剥离层次在黏膜下层,发现裸露血管时应进行预防性止血,较小黏膜下层血管可用切开刀头端直接电凝,对于较粗的血管,用热活检钳钳夹血管,将活检钳外拉至远离肠壁后再电凝血管;⑤处理创面:对于创面可见的小血管,应用APC凝固治疗,同时喷洒黏膜保护剂硫糖铝保护创面,必要时可用金属止血夹闭合创面,预防ESD术后创面出血;黏膜切除后创面大,肌层暴露者,可用金属夹闭合黏膜缺损,预防出血、穿孔并发症的发生。

ESD切除的平坦型标本,应用大头针将标本周缘固定于橡皮或软木上,避免标本卷缩,使黏膜下层面与固定板接触。对于有蒂型息肉,应标明头端和基底。

标本浸泡于福尔马林液中固定后,每隔2mm连续切片,以保证侧面和垂直切面都能被完整观察。组织学评估内容包括肿瘤浸润深度、分化程度、淋巴或血管侵犯与否。完整切除是指病变为一次性整块切除,切除组织标本的侧切缘及基底部均无癌组织残留,且切缘距病灶边缘至少2mm。治愈性切除标准为切缘阴性,病理证实为黏膜内癌或黏膜下浅层浸润癌,无脉管侵犯,组织类型为中高分化癌。

肠 ESD 术后患者应禁食 24 小时,第二天如无不适,可进流质饮食。予以常规补液,预防性使用抗生素 3 天。注意观察患者排便情况和腹部体征。ESD 术后标本病理证实存在黏膜下深层浸润,脉管侵袭阳性,低分化癌,或基底部有癌组织残留者,应追加根治性手术。早期结直肠癌行 ESD 切除术后 3 个月、6 个月及 1 年应随访肠镜,无复发者以后可每年随访一次。

ESD 治疗最常见并发症是出血。ESD 术中必须有意识地预防出血,仔细处理裸露的小血管。轻微出血一般通过热活检钳、止血钳或金属夹均能成功止血。大量出血威胁生命时,需紧急行外科手术。迟发性出血常发生于 ESD 术后 24~48 小时内,多需要紧急内镜下止血。肠 ESD 治疗穿孔的发生率为 1.6%~4.9%,病灶直径超过 5cm,或伴随瘢痕纤维化时,穿孔的风险大大提高。穿孔小于 1cm,且无肠腔内容物漏至腹腔时,可用止血夹封闭破口。穿孔较大或出现腹膜炎表现者应行急诊手术。

ESD 治疗结直肠癌的有效性及安全性已得到肯定。Tanaka 等对大量肠 ESD 治疗的病例资料进行分析后得出,ESD 治疗结直肠癌的整块切除率为 90.5%(61%~98.2%),完整切除率为 76.9%(58%~95.6%)。穿孔和迟发出血的发生率分别为 5.4%(1.3%~20.4%)和 1.8%(0.5%~9.5%)。对于 EMR 难以整块切除的病变,ESD 能提高整块切除率和治愈率,降低残留和复发率,同时操作时间延长,出血和穿孔等并发症的发生率也相应增加。肠 ESD 操作时间与病灶大小密切相关,对于直径为 20~29mm、30~39mm、≥40mm 的病灶,平均操作时间分别为 66 分钟、79 分钟和 129 分钟。由于肠 ESD 技术开展较晚,目前仍缺乏足够的长期随访资料。Niimi 等报道 310 例结直肠癌(146 例腺瘤、164 例腺癌)行 ESD 治疗后的 3 年及 5 年总体生存率分别为 97.1%和 95.3%,疾病特异生存率均为 100%。ESD 技术实现了对早期结直肠癌的内镜下微创治疗,然而操作难度和手术风险也较大,随着内镜器械的发展和临床经验的积累,相信 ESD 治疗的适应证将不断扩大,安全性和有效性也将得到进一步提高。

【晚期结直肠癌的内镜下治疗】

对于已失去手术机会的晚期肿瘤,内镜下姑息治疗能改善患者生活质量,一定程度上抑制肿瘤生长,延长生存期。内镜下支架置入术、激光或微波治疗、射频治疗以及局部抗癌药物注射治疗是主要的内镜治疗方法,联合上述治疗措施的综合疗法更能进一步提高疗效。但由于不能从根本上控制肿瘤,远期疗效仍较差。

支架置入术能快速地缓解结直肠恶性梗阻,主要用于两个方面:一是对于无法行根治性手术的晚期患者,作为姑息性治疗的一种措施,替代姑息性结肠造瘘术;二是对可以行肿瘤切除手术患者的术前过渡性治疗,暂时解除梗阻症状,再择期行肿瘤根治性切除,以降低急诊手术相关的死亡率。Sebastian 等对 1198 例接受支架治疗的结直肠癌患者的资料进行分析得出,支架置入的操作成功率和临床有效率分别为 94%和 91%,穿孔发生率为 3.8%,支架移位率为 11.8%,支架阻塞发生率为 7.3%。然而,也有学者对支架治疗给结直肠癌患者带来的真实获益提出质疑。Cennamo 等对 8 项 RCT 研究的荟萃分析表明,与急诊手术相比,支架置入能提高一期吻合率和结肠造口率,但并不能降低死亡率和并发症发生率。

射频治疗是以低频率、高热效应的电磁波,通过热传导的方式,短时间内在病变组织内积蓄大量热能,而使组织蛋白凝固、坏死、炭化,起到治疗作用的。射频波穿透性低,热损伤深度适中,不易损伤周围组织,且治疗时探头不会与病变组织发生粘连。

在内镜直视下局部注射高浓度化疗药物(如 5-FU),能使局部肿瘤组织坏死,瘤体缩小,抑制肿瘤生长,尤适于无法耐受全身化疗的患者。分别于癌灶和癌周组织多点注射化疗药物,病灶较大时,还可对整个癌灶表面喷洒一定量的化疗药物。局部化疗具有以下优点:肿瘤部位药物浓度较高,对肿瘤细胞有较强的杀伤作用,并且由于血循环中药物浓度低,全身毒副反应小。化疗缓释粒子植入是将化疗药物赋予可缓释的赋形剂内,制成药物缓释系统,植入肿瘤组织的间质中,以发挥持久抗癌作用,是晚期结直肠癌姑息性治疗的有效手段之一,但远期疗效还有待进一步研究。

【黏膜下肿瘤的内镜下治疗】

黏膜下肿瘤(SMT)泛指一类起源于黏膜层以下,即黏膜肌层、黏膜下层和固有肌层的病变。常见的结直肠黏膜下肿瘤包括类癌、间质瘤、平滑肌瘤及脂肪瘤。普通肠镜检查较易发现黏膜下肿瘤,通常表现为表面光滑,覆盖正常黏膜的广基隆起性病变,但难以判断其起源层次和良恶性。超声内镜检查可以确定黏膜下肿瘤的大小及与肠壁的层次关系,并能根据回声强度初步判断病灶的性质,进而指导治疗方式的选择。

表浅的黏膜下肿瘤可以通过 EMR 或 ESD 完整切除;但来源于固有肌层的黏膜下肿瘤,内镜下不易彻底切除,且容易造成穿孔等并发症,以往多采取外科手术切除或定期随访。近来随着内镜微创技术的发展,部分固有肌层来源的病变也可行内镜下治疗,如 ESD、隧道内镜技术或内镜下全层切除术。

直径小于 1cm 的直肠类癌,一般组织学分级良好,局限于黏膜下层,无淋巴结转移和远处转移的风险,可行内镜下局部切除。ESD 治疗类癌的操作方法与治疗上皮源性肿瘤类似:用针刀沿标记点环周切开瘤体表面黏膜层和黏膜下层,暴露瘤体,再沿病灶边缘对其进行剥离,将瘤体完整剥离下来。也有学者将该方法称为内镜黏膜下挖除术。已有较多文献报道 ESD 治疗直肠类癌疗效确切,完整切除率为 82.6%～100%,肠穿孔发生率低于 3.2%。EMR 治疗直肠类癌的完整切除率略低于 ESD(64.3%～92.3%),穿孔发生率低于 1.6%。

此外,隧道内镜技术和内镜下全层切除术是在 ESD 基础上发展而来的新的内镜治疗技术,也可用于治疗固有肌层来源的黏膜下肿瘤。隧道内镜技术最初用于治疗贲门失弛缓症,随后也用于治疗上消化道固有肌层来源的黏膜下肿瘤。内镜经黏膜下隧道肿瘤切除术治疗直肠固有肌层肿瘤,取得较好疗效。经黏膜下隧道肿瘤切除术是指通过在病变部位近侧端 3～5cm 处切开黏膜,在黏膜下层剥离,建立黏膜下隧道,直至暴露肿瘤后将肿瘤切除,经隧道取出肿瘤,最后关闭隧道入口黏膜。黏膜下隧道的建立,使得肿瘤切除部位黏膜层保持完整,有效避免出现消化道瘘、避免损伤周围组织和脏器。内镜下全层切除术是将病灶部位全层完整切除后,再用各种内镜下缝合技术修补穿孔的方法,适用于起源于固有肌层突向浆膜下生长并与浆膜层紧密粘连的良性肿瘤,以及未发生淋巴转移的间质瘤。上述两种方法目前都尚处于探索阶段,适应证的选择和术后并发症的处理仍有待进一步研究。

【腹腔镜辅助下的双镜联合治疗】

理论上讲,所有未发生淋巴结转移的早期结直肠癌均是内镜下治疗的适应证。然而部分病变行内镜下治疗风险较大且难以完整切除,如超过 5cm 的巨大息肉,较难操作部位的病变,以及位于固有肌层深层、向腔外生长的黏膜下肿瘤。对于此类病变,可行腹腔镜辅助下结肠镜治疗,增加了治疗的安全性和有效性。腹腔镜辅助治疗的优势主要为:当病变位于肠道迂曲部位,应用肠镜无法理想暴露时,腹腔镜通过腹腔内"顶""拉"等动作协助暴露息肉,使内镜下视野更清晰,以利于内镜操作;腹腔镜下监测浆膜侧情况,避免损伤重要血管和邻近脏器;术中一旦出现肠穿孔,可在腹腔镜下及时进行修补;腹腔镜辅助下内镜下全层切除术后辅助缝合肠壁缺损。此外,内镜辅助腹腔镜手术,是指由内镜定位病变,腹腔镜下行肠壁局部切除、肠切除或标准根治术。该术式有利于对病变的准确定位,合理地选择手术范围。双镜联合治疗能够使两种技术实现优势互补,既实现了微创,又能提高手术的安全性。

手术治疗

结直肠外科治疗经历了 100 多年的发展,肿瘤的手术率、手术切除率、治愈性切除规范、根治性切除率、肿瘤扩大切除的标准、手术并发症率、手术死亡率都有了很大的发展。外科手术在结直肠癌中的治疗价值是无可替代的,无论从它的最悠久历史,还是从它的简单、有效性而言,直到目前,外科治疗仍然是其唯一的治愈性方式。

【肿瘤外科与结直肠癌】

目前结直肠癌的主要治疗方式仍然是外科治疗,所以结直肠外科和结直肠外科医生在诊治结直肠癌中起着最主要和重要的作用,可以体现在以下四个方面:预防、诊断、治疗和研究。

(一)肿瘤外科与结直肠癌预防

大多数肿瘤患者诊断时已属于中晚期,而中晚期肿瘤治疗效果较差。最近的美国研究显示:在降低结直肠癌发病率、死亡率及改善生存率方面,一级预防的价值占 35%,二级预防的价值占 53%,而临床的诊治,也就是三级预防的价值仅占 12%。因此必须强调一级和二级预防。

1.在结直肠癌的一级预防方面　肿瘤外科医生可以根据流行病特点,协助基础研究人员研究、发现结直肠癌的可能病因;另外,肿瘤外科医生也可针对病因学进行预防,宣传良好生活方式,配合相关研究者进行病因干预的宣传、组织、实施、随访、统计分析研究。

2.在结直肠癌的二级预防方面　在结直肠癌的早发现、早诊断、早治疗方面,肿瘤外科医生应该注意:①加强结直肠癌预防知识的宣传;②癌前疾病的诊断和处理,如各类腺瘤的诊断和处理;③积极开展结直肠癌的普查;④开展高危人群的筛查;⑤开展遗传性结直肠癌患者家属的宣传、检查、基因分析;⑥开展预防性切除减少肿瘤恶变的发生率,如切除结直肠腺瘤。最后要强调的一点是:对于有症状前来就诊的患者,千万不可不做检查而给予诊断和药物治疗,以免延误诊断,造成治疗困难。

3.在结直肠癌的三级预防方面　对中晚期肿瘤进行合理处理,以减少痛苦、延长生命为目标。结直肠癌外科治疗仍然是唯一的治愈性和主要的姑息性手段。

(二)肿瘤外科与结直肠癌诊断

大多数结直肠癌位于直肠,而距肛门 8cm 以下的直肠癌占全部结直肠癌的 30%~50%(不同地区),在怀疑结直肠癌时,肛指检查无疑是最简单、有效的检查。肿瘤的确诊需要依靠组织细胞学,而组织标本的获得除了内镜检查外,还可通过外科手段获得组织标本,这种手术也被称为诊断性手术。诊断性手术可分为单纯诊断性手术和诊断治疗性手术。前者肿瘤较大,无法整个切除肿瘤,部分切除的目的仅为明确诊断;后者多数肿瘤不大,可以完整切除肿瘤及部分正常组织,既可达到诊断的目的,又有治疗的作用。

(三)肿瘤外科在治疗方面的应用

外科在结直肠癌的治疗价值是无可替代的,直到目前,外科治疗仍然是结直肠癌唯一的治愈性方式。

肿瘤的治愈性切除是肿瘤外科治疗的目标。由于临床上复杂的肿瘤情况和外科医生的技术问题,许多肿瘤患者不能达到治愈性切除的标准。影响治愈性切除的因素有两个:肿瘤情况和肿瘤外科医生技术水平。前者可以通过普及肿瘤知识、加强二级预防来早期发现肿瘤;后者可以通过加强肿瘤外科医生的治疗规范教育和提高外科技能来实现。

(四)肿瘤外科在研究方面的应用

由于结直肠癌的临床工作主要由外科医生完成,因此在主要治疗手段、随访患者、获得完整资料、获得相关生物学标本方面,外科的作用是明确的。

【结直肠外科的演进与发展】

外科手段治疗结直肠癌的历史已有近 200 余年历史,18 世纪早期,著名的意大利外科医生 Morgagni 就提出直肠癌手术治疗的方案。第一例直肠切除手术是 1739 年由法国医生 JeanFaget 完成的。至 20 个世纪 90 年代结直肠癌的外科治疗在基本理论、基本技术、基本方法方面均达到了非常高的水平,外科治疗结直肠癌的 5 年生存率在 50% 左右。1990 年后结直肠癌的外科也有很多进展,但在治疗生存率方面改善不大;结直肠癌治疗进展主要在化疗、放疗、生物治疗及综合治疗方面。

（一）外科治疗的演进

自 20 世纪 90 年代以来外科治疗有许多发展，主要有六个方面：①术式的改进和新术式的运用，如传统右半结肠癌术式发展成根治性切除术式，直肠癌的低位、超低位保肛术式，直肠癌部分或全内括约肌切除保肛术式，增加了切除的根治性和保肛的机会；②新技术的发展，包括电刀的改进、超声刀的发展、吻合器闭合器的出现和改进，减少了手术出血，增加了手术的安全性，简化了手术操作；③新方法，主要是微创技术引导下的腹腔镜手术、内镜手术、双镜联合手术以及机器人手术，这些手术的发展，减少了创伤，改善了手术安全性；④新概念，主要有直肠全系膜切除（TME）、结肠全系膜切除（CME）、环切缘（CRM），前两者规范了切除的范围和方法，减少了肿瘤播散，改善了局部复发，后者在指导综合治疗，手术切除和判断预后方面具有极大价值；⑤新认识，主要包括直肠癌下切缘的再认识、肝肺切除的再认识，前者提高了直肠癌的保肛概率，后者极大地提高了可切除范围，是结直肠癌近 20 年改善生存率的最主要手段之一；⑥新模式，包括结肠癌的新辅助化疗和辅助化疗、直肠癌的新辅助放化疗和辅助放化疗、肠癌肝转移的转化性化疗等，从而提高了围术期的化疗、放化疗的概率，增加了手术切除率、RO 切除率，提高了 5 年生存率。

20 世纪 90 年代后外科治疗的发展，改善了结直肠癌患者的生存率和手术安全性、减少了手术创伤。国内外的研究均显示，外科改善生存率的价值越来越小，进一步改善生存尚需结合其他学科进行综合治疗。

（二）其他治疗手段的发展

20 世纪 90 年代前尚没有其他有价值的治疗手段，1990 年后涌现出一些具有治疗意义的方法，主要包括：①结肠和距肛 12cm 以上直肠癌的辅助化疗，对二期患者可改善其 3%～5% 的 5 年生存率，三期患者改善 15%～20% 的 5 年生存率；②距肛 12cm 以下 T3、T4 或淋巴结有转移的直肠癌的新辅助放化疗和辅助放化疗可减少局部复发率、增加保肛机会，并改善 1%～3% 的生存率；③肝转移灶转化性化疗后切除，增加了肝转移切除率约 15%；④肛管鳞癌治疗模式的改变，从外科为主的治疗转为放化疗治疗，避免了患者的肛门改道，同时减少了局部复发，提高了生存率；⑤姑息性化疗的进步，从单药治疗到联合化疗，再从联合化疗到结合靶向药物，延长了结直肠癌患者的生存时间，从 6 个月到联合化疗＋靶向药物的 24～30 个月，同时也改善了患者生活质量。

【结直肠癌的手术治疗】

（一）手术治疗的原则

结直肠癌的手术治疗可分为治愈性切除和姑息性切除，前者用于早中期肿瘤，后者主要用于中晚期和晚期结直肠癌。

肿瘤的治愈性切除是肿瘤外科治疗的目标，它是指完整切除肿瘤、部分周围正常组织以及区域淋巴结。根治性切除一般用 RO 切除来表示，指在手术中肉眼和术后的病理检查均未发现切缘阳性，同时切除区域淋巴结。RO 切除是外科切除的目标，随着新辅助放疗、新辅助化疗、新辅助放化疗的应用，RO 切除的可能性均有提高。

肿瘤的姑息性切除是指肿瘤广泛并有区域性或全身性转移，无法达到治愈性切除的目的而进行的肿瘤切除。但是在临床上实际有两种情况：一是肿瘤巨大或有外侵、广泛转移无法治愈性切除；二是肿瘤切除方法或技术不当使得可以治愈性切除的肿瘤未能达到治愈性切除的目的。前者是无法改变的，但后者是可通过提高肿瘤治愈性切除规范学习和提高手术技巧来减少或避免的。肿瘤的姑息性切除是肿瘤治疗的重要组成部分。结直肠癌的姑息性切除可减少出血、减少梗阻、减少穿孔、减少肿瘤负荷，特别是结直肠癌非常容易造成梗阻，即使肿瘤不能切除，有时也需姑息性造瘘手术或短路手术以解除梗阻。由于结直肠癌的生物学特点，即使有了肝转移或肺转移，属于Ⅳ期结直肠癌，但如若原发肿瘤能切除仍需进行积极的切除。这有二重意义：其一，结直肠癌肝转移中位生存时间为 11 个月，而原发肿瘤如若不切除则可能引起肠梗阻，同时亦可减少肿瘤负荷；其二，结直肠癌的肝、肺转移如果尚可切除，虽然已是Ⅳ期，仍然可以获得 23%～47% 的 5 年生存率。特别是近年来结直肠癌肝转移的新辅助化疗增加了肝转移的切除率。原发肿瘤和转移性肿瘤的积极治疗可明显提高结直肠癌的治疗效果已得到公认，值得推荐。但是，对于姑息性切除应该注意以下几点：①避免将姑息性切除在手术记录中误认为或描述为治愈性切除，造成治疗方案的错误和生存率统计的错误；②在进行姑息性直肠癌切除时，需慎重考虑进行保肛手术，因为直肠重建后，肿瘤会很快复发，将造成吻合口梗阻，需再次手术造瘘；③在术前评估切除困难者，可进行新辅助治疗以提高 R$_0$ 切除率；④在明确为姑息性切除后，需进行积极的术后治疗，减少术后复发，提高生存率。

肿瘤手术应遵循无瘤操作原则。与细菌不同，由于抗生素的发展和应用，大多数感染可以被控制，但是肿瘤细胞一旦由于外科医生的操作不当而造成医源性扩散，则是无法控制的，同时是致命的。因此无瘤技术是一个在"无瘤思想"指导下贯穿整个手术每一步的技术，也是一种系统技术。主要包括以下几个方面：

1.切口保护　一旦完成切口操作，迅速使用切口保护器或纱布垫保护切口。

2.探查原则　在进行腹腔和肿瘤探查时，坚持先探查远离肿瘤的腹腔脏器、重要脏器，最后探查肿瘤本身。注意在某些情况下，可以不直接接触肿瘤完成探查。对瘤体较大、明显外侵的肿瘤探查后，最好能够更换手套。

3.肿瘤保护　当完成暴露后，最好将肿瘤侵犯的浆膜区保护起来，临床上主要采用多层干纱布将侵犯区完全覆盖并四周缝线固定或使用各种蛋白保护胶敷在肿瘤区，以减少肿瘤细胞的播散。

4.结扎肠管和肠腔内化疗　结直肠癌有其独特性，就是脱落的肿瘤细胞可以在肠腔创面上形成种植转移，因此在手术过程中，结扎肠管，防止脱落细胞种植是一个简单有效的方法。一般在结肠手术要结扎上、下两端，直肠癌仅需结扎上端。为了进一步减少肿瘤沿血管、淋巴管播散，有学者研究了术中肠管内给药，经肠黏膜吸收形成回流血管、淋巴管药物高浓度，杀灭肿瘤细胞的方法，常用 5-FU 500mg 肿瘤段肠管内注射。

5.不接触或少接触肿瘤　尽可能不接触肿瘤是我们的原则。虽然完全不接触肿瘤是不可能的，但少接触是完全可能的。根据我们的临床经验，提出了四"最"原则　最少的接触次数；最少的接触时间，如果需接触肿瘤，越短越好；最晚的接触时间，将接触肿瘤的时间放到最晚，到肿瘤标本下来前；最好不接触肿瘤。最少的接触次数和时间避免了肿瘤黏附在手套上的机会和量，最晚的接触时间避免了较早接触而在整个手术过程中的播散。

6.不挤压肿瘤　在手术过程中，尽量不要挤压肿瘤，以免造成肿瘤细胞脱落或沿血管、淋巴管播散。

7.先结扎血管　在手术操作中，肿瘤非常可能受到挤压，脱落的肿瘤细胞沿血管、淋巴管播散，因此明确切除范围后，需首先结扎主供血管以减少肿瘤血行播散。

8.清洗创面　在手术结束关腹前清洗手术野是手术常规，但是在恶性肿瘤手术过程中，如果在关腹前清洗，将使在手术切除过程中脱落的或血管淋巴管流出的肿瘤细胞，在重建过程中缝入吻合口、包裹在间隙里，因此建议在标本切下后进行清洗是最恰当的时机。在使用清洗液上，也有许多争论，临床上要求清洗液除了有清洗作用外，还要有破坏肿瘤细胞的作用。目前的研究显示，双蒸馏水清洗优于生理盐水；43℃双蒸馏水 10 分钟浸泡优于常温双蒸馏水；常温 1∶2000 氯己定（洗必泰）清洗液浸泡 3 分钟等于 43℃双蒸馏水 10 分钟浸泡。因此常温下 1∶2000 氯己定在标本切下后的清洗和浸泡是最简单有效的方法。但要注意的是，氯己定清洗后需用大量生理盐水冲洗（500～1000ml），这是因为氯己定冲洗不彻底将会造成术后发热。

9.更换手套　在明显接触肿瘤或污染物后,常需更换手套。在肿瘤标本切下后,冲洗创面时建议更换手套。

10.清洗和更换手术器械　在手术过程中,对于接触过肿瘤的器械要清洗,以免肿瘤播散。在肿瘤标本切下后,使用未接触过肿瘤的器械进行随后的操作是减少肿瘤播散的手段之一。

11.术后腹腔化疗　一般肿瘤侵犯浆膜后,就有形成腹腔内种植播散的可能,腹腔化疗是最直接、有效的方法。临床常应用于结直肠癌腹腔化疗药物的是 5-FU 、顺铂、卡铂。常用方法是在手术结束关腹前,腹腔内应用化疗药物,即 5-FU 1000mg＋顺铂 40～60mg＋生理盐水 1000ml。注意在应用腹腔化疗后,腹腔引流管要关闭 4 小时;4 小时后可以给予利尿药以便排出腹腔液体。另外,对于有肿瘤浆膜广泛侵犯或腹腔转移的情况下,可以安置腹腔化疗泵,从而有利于腹腔化疗的进行。一般在关腹前安置腹腔化疗泵,操作过程中要注意化疗泵的检查和固定。

(二)结直肠癌手术的相关问题

1.结直肠淋巴的流向和淋巴结的分布　结直肠癌的主要转移方式是淋巴道转移,淋巴道转移的最佳治疗方式是规范性淋巴清扫术,因此必须熟悉和掌握结肠淋巴流向和转移规律。

结肠的淋巴管起源与胃不同,胃的黏膜层即有淋巴管,可以发生淋巴道转移,而结直肠的黏膜层是没有淋巴管的,不会产生淋巴道转移。根据结肠淋巴的部位,可分为:①结肠上淋巴结,位于肠壁,常沿肠脂垂分布;②结肠旁淋巴结,沿着结肠管旁和沿边缘动脉弓及其分支分布的淋巴结;③中间淋巴结,位于结肠动脉弓与结肠血管起始部之间的淋巴结;④主淋巴结,在结肠主干起始部的淋巴结。

结肠淋巴结的分站是两个概念的结合:①纵向沿淋巴流向,由肠管向血管根部分为三站:第一站为结肠上和结肠旁淋巴结;第二站为中间淋巴结;第三站为主淋巴结;②横向沿肠管分布,自肿瘤由近及远每 5cm 为一站,即自肿瘤缘向近侧和远侧 5cm 以内为第一站淋巴结,5～10cm 为第二站淋巴结,以此类推。了解后者即可知道:结肠的肠管切除不能像直肠,只考虑肿瘤浸润下切缘的距离,而不考虑淋巴道的转移,意即结肠肠管的切除除了考虑肿瘤肠管浸润范围,更重要的是考虑淋巴结清除的范围。千万不能以直肠癌肠管切除距离用于结肠癌的切除。除了上述的纵向和横向规律性淋巴结分站外,尚有特殊解剖部位的淋巴转移,其有特殊的引流途径。如结肠肝区癌引流的胃大弯和幽门下淋巴结,这是第三站淋巴结;结肠脾区癌引流的胃大弯、胃短血管旁、脾门淋巴结,亦是其第三站淋巴结;横结肠癌引流的胃大弯、幽门下、脾门胰尾淋巴结,亦是其第三站淋巴结。

2.结肠癌治愈性切除和扩大治愈性切除

(1)结肠癌的治愈性切除:治愈性切除即过去的根治性切除,要求切除整块肿瘤以及其上下两端 10cm 以上的肠管、所回流的第一、二、三站淋巴结。在临床上,一般肠管的切除长度不要求太长,虽然 10cm 相当于第二站清扫,但结肠癌淋巴结转移很少超过 10cm,不必过多地切除肠管,以免造成重建困难、并发症增多、影响肠功能。至于治愈性切除要求清除几支主干血管未有规范,实际切除时可能有多种情况:①横结肠肿瘤,肿瘤位于结肠中动脉扇形供血区的中部或根部,清扫结肠中动脉根部淋巴结即可达到根治目的;②结肠肿瘤位于两支主干血管供血区的交界处,这时切除两支主干血管是必要的。

(2)结肠癌的扩大治愈性切除:结肠癌的扩大治愈性切除是在标准治愈性切除的基础上,扩大切除范围。扩大切除范围主要在以下几点:①将淋巴结清除的范围从第三站扩大到第四站,也就是肠系膜上血管供血区清扫至肠系膜上血管根部淋巴结,肠系膜下血管供血区淋巴清扫至肠系膜下血管根部淋巴结;②切除肿瘤主干血管上下各一根主干血管并清扫其所属淋巴结;③肠管切除的范围达到 10cm 以上即可;④肿瘤侵犯周围组织的扩大切除。

（三）直肠癌外科手术的相关问题

直肠是自肛缘起向上一段15cm的结直肠，这个概念在国内外一直是一致的。但是近年来，一些专家和学术组织提出了新的概念，即自肛缘向上一段12cm的结直肠。在手术中判断直肠的标准是自骶岬向下的结直肠；在内镜检查时是自肛缘向上12cm的一段结直肠。这种概念的依据是：在解剖学上，12cm以上的结直肠更像结肠的特点，有系膜且游离；在生物学特点上，12cm以上的结直肠复发的规律像结肠癌，而不像直肠癌；在肿瘤治疗学上，一般认为12cm以下，约骶岬以下的直肠是放疗的适应证；在手术中，骶岬非常容易标识。直肠癌的治疗分为上段肠癌的治疗和中下段直肠癌的治疗。

1.肿瘤的切缘　肿瘤的手术切除一直是以三维的广泛切除作为切除的基础。对于肠道肿瘤手术来说，它的三维是指上切端、下切端、肿瘤区的环行切缘。直肠癌的上切端一直未受到重视，肿瘤区环行切缘是最近提出的概念，临床上一直受到重视的是肿瘤切除的下切端。下面进行分别论述：

（1）肿瘤的上切缘：直肠癌手术切除的上切端由于距离肿瘤一般较远，几乎不可能出现切缘肿瘤阳性的机会，所以一直未受到足够的重视。但是这里需要强调的是，肿瘤上切端的切除距离万万不可以参照下切端的大于5cm进行切除，因为直肠癌的淋巴回流是向上的，直肠癌治愈性切除要求切除至主干血管根部，在此即乙状结肠血管，如果考虑做扩大切除，就要清扫肠系膜下血管根部，血管切除的范围决定了肠管切除的范围，一般均超过10cm。如果仅仅切除5cm肠管，不可能符合治愈性淋巴结切除的要求。

（2）肿瘤切除的下切缘：直肠癌手术中下切缘的距离一直是直肠癌手术的关注重点，也是提高保肛率的最关键问题。最早由Handley提出下切缘需超过5cm，此标准应用了半个世纪以上。直到20世纪50年代早期，Goligher对1500例直肠癌标本进行了分析，认为肿瘤向远端扩散少见，70%的扩散小于0.6cm，极少超过2cm。Williams等认为2cm以上即可达到安全切缘标准。目前日本结直肠癌研究协会推荐癌远端切缘为2cm；中国结直肠癌专家委员会建议癌远端切除为3cm；目前大多数学者认为肿瘤下切缘在2~3cm，极少数作者甚至建议下切端1cm即可。我们认为要想弄清这个问题就要做全面分析及研究才能做出结论。

1）下切端距离的判定：①术时肿瘤下切缘的判定：我们曾做过检测，在手术时确定肿瘤下端后即在该处缝线标记，待术后剖开标本检查术中确定的下缘是否准确时，结果发现二者之间误差明显，在0.5~1.5cm，说明手术时对肿瘤下端的判断不是非常准确的，存在着判断误差；②肿瘤下切缘的距离测量：研究均明确指出测量时应无张力拉直，但临床上非常困难，牵拉时的张力误差极大，标准很难统一；③肿瘤切下后的收缩：临床上测定收缩率可在三个时间测量，即手术标本切下时、手术结束后、手术标本固定后。我院曾做过上述标本的测量研究，结果显示，肿瘤标本切下后即刻测量下切缘收缩为25%~30%，手术结束后测量标本收缩为30%~40%，标本固定后根据时间不同收缩可达40%~60%。国外Weese所做研究与本院研究结果相似。许多文章在报道肿瘤侵犯距离时并未阐明如何测量下切端距离，大多报道是标本固定后的测量，而这时标本已较手术时距离收缩了约50%。根据上述分析我们可以得出一个结论，即肿瘤下切缘的判断和测量是很难准确的，需要有丰富的临床经验才能保证肿瘤下切缘的可靠性。我们采用的是标本切下时的及时检查标本，如若肿瘤距离切缘小于1~1.5cm，送病理检查以确定。

2）不同的肿瘤类型需要不同的肿瘤下切端距离：研究显示肿瘤的不同类型和生长方式其向下侵犯的距离是不同的，因而所要求的切除距离也是不同的。对于肿瘤较小、分化良好、病期较早、有蒂的、内生型生长为主的肿瘤，下切缘要求2~3cm即可；而对于分化较差的、恶性程度较高的如印戒细胞癌、低分化腺癌、浸润型生长的肿瘤，下切端距离要求5cm。

我们强调：①在有足够距离的情况下争取更大距离，在可能的情况下，确保下切缘可靠；②无论如何要把根治性切除放在第一位，不要把满足患者的要求和片面提高保肛率放在第一位；③积累经验，最大限度地提高保肛概率和保肛质量。

(3)中低位直肠癌的环行切缘:直肠癌的下切缘距离一直受到临床医生和学术界的极大关注,而直肠的侧方切缘距离一直未受到足够的重视。我们知道肿瘤是一个立体的肿块,其会向任何方向侵犯而不是仅向下方侵犯。肿瘤切除的切缘不应仅是下切缘而应是上切缘、下切缘和任一接近肿瘤的切缘。最近文献上有报道环形切缘(CRM)的概念,是指包绕肿瘤最深浸润处肠壁的肠周围组织切缘。北部中心癌症治疗组(NCCTG)的研究显示,CRM<1mm,局部复发率是25%;而CRM≥1mm,局部复发率仅为3%。荷兰的一组报道显示,CRM≥2mm,局部复发率为6%;CRM<2mm,局部复发率为16%;CRM<1mm,局部复发率为38%。

临床上直肠的前方和后方均有间隙可做判断,而侧方切除,主要是侧韧带处,多数医生在处理时均过多地考虑直肠中动脉的处理以及盆神经丛的保护,未能最大限度地切除侧韧带,而靠近肠壁切除。值得极大重视的是,我们不能对下切缘要求2~5cm而对侧方切缘只要求切除肠壁。在这里存在着矛盾的是侧韧带处是自主神经主要通道,从肿瘤学角度讲,应靠近盆壁切除,但那样切除会损伤自主神经,同时亦容易累及侧韧带中的直肠中动脉。我们建议根据肿瘤情况最大限度地切除肿瘤侵犯侧的侧韧带,同时用电刀切除,从而避免钳夹结扎侧韧带,以减少自主神经的损伤。

2.直肠癌的淋巴结清扫

(1)直肠癌的上方淋巴结清扫:直肠癌的上方转移是最主要的转移方向。无论是上、中、下段直肠癌和肛管癌,均以上方淋巴结转移为主,文献报道在35.3%~47.6%。

直肠癌的上方淋巴结清扫是直肠癌根治术最基本也是最重要的。肠系膜下动脉起始部周围的淋巴结清扫是多数临床医生的上方清扫终点,该淋巴结是直肠癌根治术的第三站淋巴结。如日本癌研会附属医院的直肠癌标准手术规定:对直肠癌上方淋巴结清扫时,要对肠系膜下动脉周围淋巴结予以清扫。少数学者甚至提出,直肠癌扩大淋巴清扫,其上方清扫至腹主动脉旁淋巴结。但多数学者认为扩大清扫价值不大,且手术操作复杂、手术时间较长、并发症多,临床应用很少。

对于直肠癌的上方清扫至肠系膜下动脉根部,临床上有三种方法:①Miles推荐的方法,即在肠系膜下血管的左结肠动脉分支以下清扫并结扎血管,其清扫的上界是左结肠动脉分叉处,近年著名结直肠癌专家Corman的教科书也是建议在左结肠动脉以下清扫结扎;②Grinnell推荐使用的方法,即清扫肠系膜下动脉根部淋巴结并于根部结扎、切断肠系膜下动静脉,日本手术规约规定在肠系膜下血管根部清扫、结扎,称之为R3;③临床上许多医生常用的方法,即清扫肠系膜下动脉起始部周围淋巴结,并将其根部周围淋巴脂肪组织向下清扫直至左结肠分支下方,在左结肠动脉下方结扎、切断。理论上,第二种方法比较规范,相对较彻底,但临床上多数医生担心由于结扎在肠系膜下动脉的根部,左结肠动脉缺如,可能会影响降结肠、乙状结肠的血供,造成吻合口缺血,从而增加吻合口漏的机会。因而,目前较多医生选择第三种方法,即清扫了肠系膜下动脉根部的淋巴结,又保留了左结肠动脉,减少了过多切除肠管和影响肠管血供的机会。对第一种方法,多数学者认为上界清扫的范围不够,仅达到R2的水平。由于自主神经的下腹上丛即在肠系膜下动脉根部的后方,因而在进行肠系膜下动脉根部淋巴结清扫时,要非常注意保护自主神经纤维,避免造成膀胱及性功能的障碍。

肠系膜下动脉是否要在根部切断,其价值如何,一直存在争议。Pezim于1984年发表了关于是否在肠系膜下动脉根部结扎的研究,在该研究中586例上方清扫是在肠系膜下动脉根部结扎、切断的,与784例在左结肠血管分支下方切断者比较,两组在任何一期5年生存率方面均未显示差异。

(2)直肠癌的侧方淋巴结清扫:腹膜反折以下的直肠癌其淋巴回流除了向上以外,尚有向侧方转移的可能。文献报道,不同类型和大小的中下端直肠癌其侧方淋巴转移率为1%~23.9%。欧美报道的转移率较低,日本报道的多较高,多高于12%,但大多数在7%～12%。

淋巴结转移的高低与清扫的技术和手术困难程度有关。欧美患者多较肥胖,清扫困难,并发症发生率非常高,主要是膀胱和性功能相关并发症,清扫阳性率较低,因而生存率改善不明显,所以一般不推荐使用。如GLASS等报道,扩大清扫的5年生存率与常规清扫的直肠癌手术相比较,两者无显著性差异。而以日本东京癌症研究院为代表的日本结直肠癌外科研究认为,直肠癌,特别是腹膜反折以下的直肠癌侧方淋巴转移率较高,清扫肠系膜下动脉以下的腹主动脉、腔静脉周围淋巴结,髂血管周围淋巴结,闭孔周围淋巴结,清扫阳性率可达12%～23.9%,进行侧方清扫的直肠癌5年生存率可提高5%～12%,因此推荐进行侧方淋巴清扫。如加藤知行报道的直肠癌侧方扩大清扫的5年生存率为54.7%,局部复发率为14.3%;而未进行侧方清扫的5年生存率仅为40.2%,局部复发率为31.6%。国内由此在20世纪80年代初亦开展了直肠癌扩大清扫的研究。侧方淋巴转移率为9.6%。在进行直肠癌扩大清扫与常规清扫的比较中,扩大清扫的5年生存率为68%,而常规清扫的仅为42.9%,两者呈显著性差异。

目前大多数学者认为不必常规进行侧方清扫。主要依据是:①侧方清扫淋巴结阳性率低,多数报道小于10%;②生存率改变不明显,部分生存率改变是由扩大清扫后造成的分期位移造成的;③侧方清扫手术时间延长、手术风险增大、手术后并发症增高、手术费用增加;(多无前瞻性随机分组的研究,多为单组、回顾性分析。我们认为:侧方淋巴清扫对某些患者是有价值的;是否可以采用前哨淋巴结检测技术帮助确定需要侧方淋巴清扫的患者,减少不必要的扩大手术,改善患者生活质量。

(3)直肠癌的下方淋巴结清扫:直肠肛管部的淋巴可以向三个方向引流,即向上、向侧和向下方引流。以齿状线为界限,其上方的淋巴主要向上方引流,其下方的淋巴主要向下方引流。据报道了601例直肠癌腹股沟淋巴结转移率的研究,发现肿瘤下缘在齿状线上2.1cm以上,仅0.4%腹股沟淋巴结转移;在1.1～2.0cm,腹股沟淋巴结转移率为7.7%;肿瘤靠近齿状线,转移率达12.5%;肿瘤越过齿状线,转移率达40.0%。肿瘤下缘越低,腹股沟淋巴结转移率越高。

侵犯肛管的肿瘤有直肠癌侵犯肛管以及肛管癌。不论是直肠肛管癌还是肛管癌,其淋巴转移的主要方向仍然是向上;腹膜反折以下的直肠肛管瘤和肛管癌的侧方转移率近似;肿瘤越接近或侵犯肛管,下方淋巴结转移率即增加。34例肛管癌,淋巴结上方转移率是35.3%,侧方转移率是14.7%,下方转移率是17.6%。

侵犯肛管的癌肿出现下方转移即腹股沟转移,包括同时合并有腹股沟转移和异时发生腹股沟转移时,前者在诊断直肠肿瘤时同时发现转移,后者在直肠手术后的随访过程中发现转移。对于同时发生腹股沟转移的患者,临床上有两种处理方法:①同时进行直肠癌根治术和腹股沟或髂腹股沟淋巴结清扫术;②分期进行直肠癌根治术和腹股沟淋巴结清扫术,即先进行肠癌手术,待手术恢复后(6周)再进行淋巴结清扫术。至于选用何种方法要根据患者、肿瘤以及手术者的情况而定,多数医生选用分期手术,主要是考虑患者的耐受性。对于肛管原发肿瘤,在尚未发现腹股沟淋巴结转移的患者,部分学者建议进行预防性腹股沟淋巴结清扫术,但是多数学者考虑其淋巴下方转移率小于20%、手术创伤大、治疗效果差,认为预防性清扫的价值不大。

早期美国纪念肿瘤中心的经验认为:直肠肛管癌伴有同时腹股沟淋巴结转移的患者手术治疗效果较差,仅有2/13的具有5年生存机会。Older的研究也证实了上述观点。随着放射治疗的应用,伴有腹股沟转移的患者获得了非常好的疾病控制,Cumming等的研究显示淋巴结转移的控制率达到65%。进一步结合化疗(SFU+Mit.C)取得了更好的结果,淋巴结控制率高达90%。因此,目前推荐的直肠癌腹股沟淋巴结转移的治疗方式为,首先外科切除证实,之后腹股沟放疗结合化疗。

对于异时出现的单侧腹股沟淋巴结转移,治疗愈后较佳。美国纽约纪念肿瘤中心和St.Mark's医院对该类患者进行腹股沟淋巴结清扫治疗,术后 5～7 年的生存率超过 50%。目前推荐多学科综合治疗异时腹股沟淋巴结转移,即腹股沟淋巴清扫术联合术后化疗,但是否结合使用放疗,需参考以往放射治疗的照射野和放射剂量再行决定。

3.直肠癌的全系膜切除　　1982 年,英国的 RichardHeald 医生在中低位直肠癌手术方式中提出了全直肠系膜切除(TME)的概念。TME 概念包括:①不论直肠癌与肛缘距离多少,直肠系膜全切除;②重视环周边缘大切除;③直肠远切缘可减少 0.5cm;④肿瘤的分化不太重要;⑤保留盆腔自主神经;⑥不需要术前、术后放疗;⑦前切除保肛率达 90%。

在原有的教科书中讲到直肠是没有系膜的,但有潜在的由盆筋膜脏层包绕直肠后方及侧方的血管、淋巴、脂肪组织的类系膜结构。Heald 从局部解剖上和肿瘤复发的机制上阐述了全系膜的概念和临床价值。在解剖上,直肠系膜是指直肠周围组织与盆壁之间存在着直肠周围间隙,其分别被脏层和壁层筋膜包绕,其中脏层筋膜包绕在直肠侧后方的脂肪组织、血管、淋巴管称为直肠系膜。在临床病理上,直肠肠壁向下方侵犯一般不超过 2cm,但病理切片研究显示,肿瘤在系膜中的癌灶可以超过肿瘤下方 4cm,因此建议进行全系膜切除。直肠癌全系膜切除的概念在临床手术上有两种含义:①完整地切除盆筋膜脏层包绕的直肠及其周围淋巴、脂肪和血管,这里强调切除时保持盆筋膜脏层的完整性;②切除的直肠系膜达肛提肌水平或超过肿瘤下缘 5cm,前者是狭义的全系膜切除,后者是广义的全系膜切除。

除了概念意义上的全系膜切除,Heald 还提出了临床切除的锐性分离方法,强调电刀直视下锐性分离的重要性,为全系膜切除提供了方法学上的保障,减少了肿瘤的播散以及出血造成的视野破坏,从而保证系膜切除的完整性和自主神经的保留。

全系膜切除方法主要优点是:切除了存在于直肠系膜中的肿瘤结节,这种结节可以存在于肿瘤上下 5mm 范围,超过肿瘤向上下沿肠管侵犯的距离;切除保持完整的直肠系膜,避免撕裂包绕直肠的盆筋膜脏层,减少肿瘤的术中播散。直肠全系膜切除的方法提出后,临床治疗的结果非常令人满意,大大地减少了直肠手术后的局部复发率。该方法应用后在多个国家进行了相关的临床研究,同样取得了较好的结果,局部复发率在 2.2%～7.3%。

近年全系膜切除概念在国内也得到许多医生的承认和积极推广,但在认识上也有许多争论。部分肿瘤专科医生认为:①直肠癌的全系膜切除只是概念的提出,而不是手术内涵的改变,直肠癌的根治性手术一直是沿腹下神经浅面的骶前间隙向下分离的,如果不在这个间隙是很难进行分离的;规范的前切除在肿瘤下缘的系膜切除方面也要求达肿瘤下缘 5cm;②直肠手术在电刀直视下分离,早已是国内许多肿瘤专科医院普遍使用的基本技术;③TME 手术结果尚未有严格的循证医学的大规模前瞻性随机分组研究证实,目前的结果多是与过去的结果进行比较,特别是有些报道前切除的术后复发率高于经腹会阴切除,明显不符合一般规律;④全系膜切除后的低位前切除容易发生吻合口漏,主要是由于全系膜切除后的直肠残端血供不佳,多需进行横结肠造瘘,二期回纳,即使这样 Heald 在 1997 年报道了 15% 的吻合口漏发生率;⑤部分文章报道全系膜切除可以增加保肛率,然而直肠手术能不能保肛是按肿瘤原则切除后,所残留的直肠能否与结肠吻合,吻合后的肛门有没有完整的肛门识别、控制功能来决定的,与全系膜切除关系不大,但是,直肠全系膜切除的提出对正确进行直肠癌的规范手术有一定的指导意义。

4.直肠肿瘤的局部切除　　直肠中下段肿瘤(包括恶性与良性肿瘤),特别是距肛 7cm 以下的较小肿瘤、良性肿瘤、恶性早期的肿瘤,有时可以进行局部切除治疗。局部切除的适应证由以下两个因素决定:

(1)切除方法的可行性:局部切除的方法有两种,即经肛切除和经骶旁切口的局部切除,这是保肛手术的一个重要部分。经肛门局部切除术的应用范围是:切除的上界为距肛 7cm 以下肿瘤,肿瘤的基底直径要求小于 3cm。如果肿瘤下界高于 7cm,经肛切除十分困难,另外切除一旦控制不好,造成肠壁被切穿或术后切除区瘘,将污染腹腔。部分肿瘤位置较高,但肿瘤蒂部较长或肠黏膜脱垂明显者,也可经肛切除。肿瘤的基底部大于3cm时,经肛切除较困难,主要因为对3cm的肿瘤,切除要求距离肿瘤应大于1cm,这样切除后的重建非常困难。一般而言,对于肿瘤基底大于3cm者,建议使用经骶旁切口切除。骶旁切口的局部切除适宜于肿瘤位于腹膜返折以下较大的良性或恶性早期肿瘤。

(2)局部切除的合理性:对于能够进行保肛切除的中低位直肠较大的良性肿瘤和早期恶性肿瘤,仍然是以经腹前切除为好。对于位置较低的不能经腹切除并保留肛门的中低位直肠肿瘤,在无法确定肿瘤性质和程度时,最好是经肛或经骶旁进行肿瘤的局部广泛切除(距肿瘤1cm),然后对切除的标本进行详细的病理检查,了解肿瘤的大小、生长方式、侵犯深度、肿瘤细胞类型、腺瘤类型、血管淋巴管神经有无肿瘤侵犯,最后决定是否需要进行肛门改道的大手术。局部切除适应于直肠腺瘤、早期直肠类癌和部分早期直肠癌。对于直肠癌,要注意两个方面的问题:①部分外科医生只要看到病理报告是癌即进行大手术,这种盲目扩大手术使一部分早期癌症患者进行了不必要的大手术,造成患者生活质量的下降;②对不适宜进行局部切除的肿瘤实施了不合适的局部切除术,造成了癌症患者的局部复发和区域转移,使可以治愈的癌症丧失了机会。复旦大学肿瘤医院莫善兢教授总结该院的经验并结合国内外文献提出了对直肠腺瘤癌变局都切除的观点:①对有蒂的管状腺瘤癌变侵犯至黏膜下层时,其区域淋巴结转移约为4%,一般局部广泛切除即可,但如果肿瘤距切缘较近、肿瘤侵犯血管和淋巴管、肿瘤细胞属高度恶性,即低分化腺癌、印戒细胞癌时,仍需行标准的根治术;②对广基的绒毛状腺瘤恶变侵犯黏膜下层时,其区域淋巴结转移约为27%,一般均需行大的根治性手术;③对于混合型腺瘤癌变,有蒂的治疗与管状腺瘤相同,广基的治疗与绒毛状腺瘤癌变相同;④对于侵犯肌层的癌均需进行大的根治性切除。

(3)"2013 NCCN(美国国立综合癌症网络)肿瘤学临床实践指南"的直肠癌经肛切除标准:①肿瘤小于肠管周径30%;②肿瘤直径小于3cm;③切缘满意(大于3mm);④肿瘤未固定,可推动;⑤肿瘤在距肛缘8cm以内;⑥T_1或T_2肿瘤(在T_2使用时需注意,有较高的复发率);⑦破碎的腺瘤合并癌或不确定的病理学诊断(如果局部切除证实浸润性癌,需进行根治手术);⑧无血管淋巴管、周围神经侵犯;⑨中高分化肿瘤;⑩术前影像学检查未见淋巴结肿大。

5.直肠癌切除后重建中结肠袋的价值 直肠癌切除后的重建基本上是端端吻合术,但端端吻合就会丧失直肠原有的储袋功能,术后肛门控制功能往往恢复不佳。1982年,英国的Parks医生将拖出术改良,首创结肠袋直肠残断吻合术,将近端结肠折叠使吻合由端端吻合改为端侧吻合。该方法优点有:建立了结肠储袋功能,增加了肛门的控制;减少了吻合口漏的发生率。但该方法在结肠储袋过大时容易发生储袋结肠炎,目前研究显示,结肠储袋以5~8cm为宜。

6.肛门功能的保留 中国的结直肠癌过去是直肠癌占大多数,同时低位直肠癌多见,在治疗上认为Miles手术是中低位直肠癌治疗的金标准,肛门改道手术非常常见。但随着人们对直肠肿瘤认识的增加,同时对生存质量要求的提高、医疗器械的发展,保肛手术得到了巨大的发展。在一部分患者从保肛手术获得生活质量提高的同时,我们也看到一部分患者术后很快复发,以至于死亡。在怎样的情况下保肛是合适的一直是临床争论的焦点。1983年,英国医生Norman S.Williams对直肠癌远端浸润的"5cm"原则提出了质疑,他们经过系列研究发现,直肠癌在肠壁内的浸润极少超过肿瘤远端2cm,这一结果也得到了其他学者研究的证实。1986年,美国的Norman Wolmark所负责的NSABP临床试验结果亦表明,2cm可以作为直肠癌的安全远切缘。"2cm远端肠管切缘"原则在提出后逐渐为广大外科医生所采纳,并完全取代了既往的"5cm"法则,这对保肛手术的贡献无疑是巨大的。但安全远切缘的测算仍然存在争议,因为外科医生面对的是术中活体组织,而病理科医生面对的是福尔马林浸泡过收缩的组织。即使是外科医生,因为在手术中不可能切开肠管去测量切缘,所有真正精确的切缘距离很可能没有实际意义,应在条件允许下尽可能远离肿瘤切断肠管。另外,吻合口复发不仅与肿瘤的黏膜下浸润有关,也可能与肠腔内的肿瘤脱落细胞有关。

影响保肛手术的因素有主观因素和客观因素。主观因素是医生和患者,甚至患者家属的愿望。在主观上,医生不能为了提高保肛率或为了满足患者及家属的愿望减低保肛的基本条件,造成不可挽回的后果。客观因素是手术技能技巧、患者的身体状况和肿瘤情况。手术技能技巧是可以在临床实践中改善的,而患者的条件和肿瘤情况是不变的。

保肛手术相关的解剖结构和肿瘤因素如下:①肿瘤的位置,决定是否有足够的下切缘易于吻合;②肿瘤的大小、类型和恶性程度,决定下切缘距离;③患者的性别和骨盆类型,决定手术难易程度、吻合难易程度;④选择合理的下切缘;⑤患者的肥胖程度,决定手术和吻合的困难程度;⑥外科医生的手术技能,决定手术的根治、重建能力;⑦合适的手术器械,能简化操作、暴露充分、简化重建。

我们认为对于保肛手术应该把肿瘤的根治始终放在第一位,在不降低根治的前提下最大限度地提高保肛率,同时保留的肛门应具有完整的肛门感觉、分辨、控制功能。

7.膀胱和性功能保留　排尿和男性性功能的调节是由盆腔自主神经控制的。直肠癌手术可能损伤到盆腔的自主神经。直肠癌根治术和直肠癌扩大根治术在骶前分离和侧韧带切断时非常容易损伤盆腔自主神经,造成膀胱和性功能的损害,这主要由手术粗糙损伤支配膀胱和性功能的神经所致,部分膀胱功能的障碍还与手术切除造成的周围支持丧失、膀胱颈成角有关。

进入20世纪90年代,亦即在直肠癌患者肛门功能可以得到很大程度的保留后,医生们又开始致力于扩大保留功能范围的研究,性功能和排尿功能的保留也越来越多受到学者重视。1991年,日本医生Hojo开始对实施盆腔淋巴清扫的直肠癌患者进行盆腔自主神经保留(PANP)手术。1996年,Sugihara报道了214例接受PANP的中低位直肠癌患者的治疗结果,认为对于早期的直肠癌应尽量保留神经,对于高复发风险的患者要仔细权衡根治性手术与神经保留的平衡。清扫TME手术范围之外的淋巴结会导致自主神经的损伤,PANP手术可以被视作"功能性TME加扩大淋巴结清扫术"。在目前多学科治疗模式下,扩大清扫术的开展并不广泛,但PANP体现出的是对神经功能的认识及保留意识。

根据自主神经的保留情况分为完全性保留和部分性保留,决定以何种方式保留自主神经主要与肿瘤情况有关。肿瘤侵犯神经或肿瘤与神经关系密切均需切除该部分神经,保留神经的前提是保证手术的根治性。在手术操作过程中,使用电刀的锐性分离,保持术野的无血状态和良好的层次是保留盆腔自主神经的重要条件;同时丰富的经验和娴熟的技术亦是保留神经的基础。

8.器械的发展　20世纪60年代后期逐步有直线型吻合器和带切割刀的吻合器诞生,前苏联的Kalinina和美国的MarkRavitch开始进行这种吻合器械的研发并进行了动物实验。1975年Fain报道了苏联的数据,吻合口瘘发生率仅为3.6%。1977年Ravitch在6例直肠癌手术中使用吻合器进行结肠-直肠端端吻合,无吻合口瘘发生。1980年Knight又提出了双吻合器技术(DST),即用闭合器闭合远端直肠,经肛门置入吻合器后与近端结肠进行端端吻合,相比单吻合器,操作更简单,更加符合无菌操作原则。吻合器的诞生给直肠外科的发展带来了划时代的推动,使低位直肠的吻合变得操作简便、可靠和安全,很大程度上提高了保肛率。

美国佛罗里达州的Jacobs医生于1991年完成了首例腹腔镜结直肠手术。腹腔镜下结直肠癌手术的优点是切口小、视野清晰及患者恢复较快。腹腔镜结直肠癌手术操作技术相对复杂,加上早期技术欠成熟、缺乏合适的器械,其学习曲线时间相对较长。英国的CLASICC研究发现,腹腔镜直肠癌手术需要一定的学习时间,初学者中转开腹率达34%。与开腹手术相比,两者的3年总生存率、无疾病生存率及局部复发率并无明显差别。虽然目前支持腹腔镜直肠癌根治术的循证医学证据还不充分,但根据现有的临床研究结果,腹腔镜结直肠癌手术能够达到手术切缘及淋巴结清扫的彻底性,在肿瘤根治上取得与开腹手术相同的疗效。

2004 年,加拿大医生 MehranAnvari 报道了 10 例机器人结直肠手术,其中有 2 例直肠前切除。与腹腔镜相比,机器人手术提供了三维视野,减少了术者的生理性震颤,并能提供更灵活的操作角度。荟萃分析显示,机器人手术与腹腔镜手术在手术时间、术后恢复及肿瘤根治性等方面并无差别,且中转开腹率更低。但机器人手术需要特定设备,目前价格较为昂贵,阻碍了它的广泛开展。另外,对于经验不足的医生而言,术前机器臂的放置也需要一定时间。

1984 年,德国的 Buess 医生开展了经肛门内镜下的微创手术(TEM)。该手术可被视为器械辅助下的经肛局切术,可提供更清晰的术野和更远的切除距离,对距离肛缘 20cm 以内的直肠腺瘤或早期直肠癌(Tis 或 Tl),该手术均可直视下进行全层的完整切除和缝合,使患者避免了不必要的经腹手术。但该手术也需要专用器械和一定的培养时间,对于距肛门较近的病灶,由于器械安置不便,反而不如传统经肛切除简单。与 ESD 相比,TEM 可以全层切除肠壁,有利于术后病理诊断(尤其是对黏膜下浸润深度的判断)。

20 世纪中后期,内镜治疗设备的发展导致了新的内镜下治疗方法的出现,1993 年日本医生 Inoue 报道了内镜黏膜切除术(EMR)治疗结直肠癌,EMR 对于直径不足 2cm 的侧向发育型肿瘤可以完整切除。目前在日本,EMR 已经成为早期浅表结直肠癌的标准治疗手段;但对于直径超过 2cm 的肿瘤,完整切除存在困难。2001 年 Ohkuwa 使用 IT 刀整块切除黏膜治疗早期胃癌,这一技术被命名为内镜黏膜下剥离术(ESD)。2007 年 Saito 报道了 200 个结直肠病变 ESD 治疗结果,包括 51 个腺瘤、99 个 Tis、22 个 SM1、28 个 SM2,穿孔率 5%,术后出血率 2%,仅一例需要急诊手术处理,证明了 ESD 对结直肠早期肿瘤切除的有效性和安全性,但缺乏长期随访数据。对于外科医生来说,ESD 治疗早期结直肠癌的最大隐患是其只能切除病变的黏膜,而无法切断肿瘤细胞转移的途径,包括血管和淋巴管,也无法切除转移淋巴结。目前对于癌前疾病和 Tis 期结直肠癌已经达成共识,内镜下切除可以达到根治目的;而对于侵犯黏膜下层的病变,各国学者仍存在很大争议。文献报道黏膜下层浅层(SM1 层)肿瘤,如无局部淋巴血管浸润或分化不良表现,其淋巴结转移风险小,可考虑内镜下局部治疗。

随着医学的发展,在目前多学科综合治疗原则指导下,直肠癌手术使患者的局部复发率降至 10% 以内,患者的排便、排尿及性功能得到更好的保留,生活质量得到很大改善。作为外科医生,简便、安全、有效及经济的手术应是终极的追求目标。

化学治疗

化疗是结直肠癌多学科综合治疗中的一个重要组成部分。对 Ⅱ、Ⅲ 期患者,它可以配合手术及放疗,通过杀灭微小的远处转移灶及局部术野的脱落癌细胞,减少术后复发和转移,提高生存率。对 Ⅳ 期患者或术后复发转移的患者,化疗更是主要的治疗手段。研究表明,对一般状况良好的 Ⅳ 期患者,接受全身化疗组的中位生存期比单纯支持治疗组延长 8~10 个月,联合靶向药物治疗中位生存期可以延长 14 个月,而且有客观疗效的患者往往伴有症状的改善和生活质量的提高。同步放化疗肘,化疗药物还可以起到放射增敏剂的作用。因此,化疗无论是联合手术和放疗,还是单独使用,都有其独特的地位。

【常用药物及化疗方案】

结直肠癌的常用化疗药物有三类:氟尿嘧啶类药物、奥沙利铂和伊立替康,它们是从数十种化疗药物中筛选出来的对结直肠癌有确切疗效的药物。结直肠癌的常用化疗方案多为这三类药物排列组合而成。需要注意的是一些广谱的化疗药物如紫杉醇、吉西他滨、培美曲塞、阿霉素、氨甲蝶吟、长春瑞滨等对结直肠癌均无明确疗效,不推荐常规使用。

（一）常用药物

1.氟尿嘧啶类　氟尿嘧啶类药物是结直肠癌化疗的基石。其中 5-氟尿嘧啶（5-FU ）自 1957 年应用于临床以来，一直是治疗结直肠癌的主要药物，在转移性疾病和术后辅助治疗方面的地位举足轻重。5-FU的衍生物有替加氟、尿嘧啶替加氟（优福定）、去氧氟尿苷、卡莫氟、卡培他滨、替吉奥等。目前在全世界范围内临床应用最广泛的 5-FU 衍生物是卡培他滨。替吉奥对亚洲人结直肠癌疗效不亚于卡培他滨，尽管 NCCN 指南等并未将其列入，但值得我们进一步研究。替加氟、尿嘧啶替加氟、去氧氟尿苷、卡莫氟等由于有更好的药物替代，目前已经很少使用。

（1）5.氟尿嘧啶（5-FU ）：5-FU 是抗嘧啶类合成的抗代谢药物，在体内转变为氟尿嘧啶脱氧核苷酸（5-FU dUMP），与胸苷酸合成酶（TS）的活性中心形成共价结合，抑制该酶的活性，使脱氧胸苷酸生成减少，导致肿瘤细胞的 DNA 生物合成受阻。在这个过程中如果加入甲酰四氢叶酸（LV），则 5-FU dUMP、TS、LV三者可以形成牢固、稳定的三元复合物，对 TS 的抑制作用大大增加，从而提高 5-FU 的疗效。因此在临床工作中，5-FU 和 LV 往往是联合使用的。

5-FU 也可代谢为氟尿嘧啶核苷，以伪代谢物形式掺入 RNA 中，干扰肿瘤细胞 RNA 的生理功能，影响蛋白质的生物合成。5-FU 对增殖细胞各期都有抑制作用，对 S 期细胞最敏感。

5-FU 的用法有静脉推注、静脉输注、持续静脉输注、肝动脉灌注化疗以及腹腔内灌注化疗等。

5-FU 最常见的副作用有腹泻、口腔炎、轻至中度白细胞减少等。比较多见的副作用有食欲减退、轻度恶心、呕吐、皮肤色素沉着、轻度脱发等。5-FU 的副作用随药物剂量、用法改变而不同，例如 5-FU 持续静脉输注时手足综合征增多，而血液系统和胃肠道系统毒性反应明显减少。

5-FU 经代谢后主要分解成二氢氟尿嘧啶而失活，其中起关键作用的限速酶是二氢嘧啶脱氢酶（DPD）。

（2）卡培他滨：卡培他滨是 5-FU 的前体药物。口服吸收后通过羧酸酯酶、胞苷脱氨酶、胸苷酸磷酸化酶（TP）催化，转变为 5-FU 发挥抗肿瘤作用。其中 TP 促进肿瘤组织新生血管的生成，在胃肠道肿瘤组织中的表达明显高于正常组织。因此，卡培他滨口服吸收后，由于催化酶的表达差异，肿瘤组织中 5-FU 的浓度比正常组织中高。卡培他滨在肿瘤组织中的选择性活化，提高了药物的抗肿瘤作用，并且减少了对正常组织的损伤，是一种类似于"靶向"肿瘤的治疗。

根据推测，LV 能够增加 5-FU 的疗效，也应该能够增加卡培他滨的疗效。但临床试验表明卡培他滨与甲酰四氢叶酸（LV）联用并未增加疗效，因此一般不推荐联合使用。

卡培他滨的用法一般为 $850\sim1250\mathrm{mg/m^2}$，口服，每日 2 次，连用 2 周，停 1 周，每 3 周为一周期。在与放疗联用时，$825\mathrm{mg/m^2}$，口服，每日 2 次，连用 5 天，停 2 天，每周重复。

卡培他滨的副作用与 5-FU 持续静脉输注相似，但手足综合征更多见。手足综合征即掌跖红皮症（PPE），发生原因尚不清楚，为手足部位的皮疹，轻者表现为手掌、足跟的皮肤红肿，严重者可有水疱、脱皮、皲裂、渗出、疼痛。口服卡培他滨后，如果发生严重的手足综合征，应减量或停药。口腔炎、腹泻、恶心、脱发、中性粒细胞减少等较少见，但严重者也需减量或停药。

（3）替吉奥（S-l）：替吉奥是复方药物，主要有三种成分：替加氟、吉美嘧啶和奥替拉西钾。替加氟是 5-FU 的前体药物，通过肝脏 P450 系统转化成 5-FU 发挥抗肿瘤作用。吉美嘧啶抑制二氢嘧啶脱氢酶的活性，降低其对 5-FU 的分解，有助于维持 5-FU 在体内的药物浓度。奥替拉西钾特异性抑制肠道黏膜细胞内乳清酸磷酸核糖基转移酶，降低 5-FU 在肠道组织内磷酸化所致的胃肠道毒性。因此，口服替吉奥的优势在于能够在体内保持较高的 5.FU 浓度，而不产生明显的胃肠道反应。

替吉奥的用法和卡培他滨类似。替吉奥 $40\mathrm{mg/m^2}$，口服，每日 2 次，连用 2 周，停 1 周，每 3 周为一个周期;或连用 4 周,停 2 周,每 6 周重复。一般多采用第一种方法用药。

替吉奥的副作用有骨髓抑制、食欲下降、恶心、呕吐、腹泻、皮肤色素沉着等,其中 3～4 度不良反应的发生率较低,临床耐受性良好。如果出现重度的骨髓抑制或腹泻,需减量或者停药。

(4)雷替曲塞:雷替曲塞是抗代谢肿瘤药,它与 5-FU 作用相近,通过抑制胸苷酸合成酶,导致 DNA 修复和合成所需的脱氧胸苷酸减少。雷替曲塞 1996 年在英国上市,2010 年在我国上市。2014 年的一篇 Meta 分析研究了 2001 年至 2012 年应用雷替曲塞联合奥沙利铂(TOMOX 方案)和雷替曲塞联合伊立替康(TOMIRI 方案)治疗的 735 例晚期结直肠癌患者,总有效率(ORR)40%,中位生存期(OS)14.6 个月,无进展时间(PFS)6.7 个月,与 5-FU 联合化疗方案疗效相当。与 FOLFOX 和 FOLFIRI 相比,雷替曲塞联合化疗方案的骨髓抑制和消化道反应较轻,心脏毒性发生率也更低,值得进一步研究。在全球范围内,雷替曲塞应用并不多,因此本文不再详细论述。

2.奥沙利铂(L-OHP)　奥沙利铂和其他铂类药物相同,作用于细胞 DNA 链。铂原子与 DNA 链形成链内和链间交联,阻断 DNA 的复制和转录。与顺铂相比,奥沙利铂的水溶性高,肾毒性和骨髓毒性较轻,但神经毒性较明显。

奥沙利铂的剂量在三周方案里一般是 $130mg/m^2$,在两周方案里是 $85mg/m^2$。奥沙利铂不能用生理盐水溶解,应当用 5% 葡萄糖配制,静脉输注 2 小时。

奥沙利铂的神经系统毒性为剂量限制性毒性,一般为可逆的、可蓄积的周围神经毒性,遇冷加重,停药后症状逐渐缓解。绝大多数患者的神经毒性在停用奥沙利铂 18 个月内可以基本缓解。急性感觉神经和运动神经症状可能发生于注射用药时。化疗期间,应注意保暖,避免饮冷水和吃冷的食物,减少喉痉挛的发生。奥沙利铂的胃肠道反应有恶心、呕吐和腹泻,但较顺铂轻微。骨髓抑制一般为轻中度。罕见过敏反应,表现为皮肤红斑甚至过敏性休克。

3.伊立替康(CPT-11)　伊立替康是半合成水溶性喜树碱衍生物,是 DNA 拓扑异构酶 I 的抑制剂,可诱导单链 DNA 损伤,从而阻断 DNA 的复制和转录,导致细胞死亡。

伊立替康单药治疗时剂量为 $300～350mg/m^2$,静脉输注 30～90 分钟,每 3 周为 1 周期。两药联合时剂量为 $180mg/m^2$,三药联合时为 $165mg/m^2$。

伊立替康可能引起急性或迟发型腹泻。腹泻发生在用药 24 小时以内(急性胆碱能作用),应立即给予阿托品 0.25～1mg 静脉注射。迟发型腹泻给予洛哌丁胺(2mg,每 2 小时 1 次,直至 12 小时无腹泻)。如腹泻明显或伴有脱水,应补充液体及电解质,并在下一周期化疗时减量。伊立替康的骨髓抑制主要表现为中性粒细胞减少,在联合化疗时程度较重。

(二)常用化疗方案

结直肠癌常用的三类化疗药物——氟尿嘧啶类药物(5.FU/LV、卡培他滨、替吉奥)、奥沙利铂、伊立替康经过排列组合,可以组成若干种化疗方案,但最重要的有三种方案:5-FU/LV、FOLFOX、FOLFIRI。

5-FU/LV 是所有方案的基石。根据 5-FU 和 LV 不同的用法和剂量,5-FU/LV 的使用方案有 Mayo 方案、RosweUPark 方案、deGramont 方案、AIO 方案等。deGramont 方案又称为"双周疗法(LV5FU2)",后被改为"简化的双周疗法(sLV5FU2)",相对上述其他方案,其疗效和副作用均更易被接受,因此目前应用最为广泛,本文中如无特殊说明,5-FU/LV 方案均按"简化的双周疗法"用药。

5-FU/LV 联合奥沙利铂是 FOLFOX 方案,5-FU/LV 联合伊立替康是 FOLFIRI 方案,5-FU/LV、奥沙利铂、伊立替康三药联合是 FOLFOXIRI 方案。将 5-FU/LV 更换为卡培他滨,联合奥沙利铂是 CapeOX 方案(也称 XELOX 方案),联合伊立替康是 CapeIRI 方案(也称 XELIRI 方案)。将 5-FU/LV 更换为替吉奥(Sl),联合奥沙利铂是 SOX 方案,联合伊立替康是 IRIS 方案。

1.氟尿嘧啶类单药方案

(1)5-FU /LV 方案(sLV5FU2)

LV   200mg/m²   静脉输注 2 小时   第 1 天

5-FU   400mg/m²   静脉推注   第 1 天

5-FU   1200mg/(m²·d)×2 天   持续静脉输注(总量 2400mg/m²,46 小时)   14 天为一周期

(2)卡培他滨方案

卡培他滨 850～1250mg/m²   口服   每日 2 次   第 1～14 天   21 天为一周期

(3)替吉奥方案

替吉奥 40mg/m²   口服   每日 2 次   第 1～14 天   21 天为一周期

2.奥沙利铂、氟尿嘧啶类两药联合方案

(1)FOLFOX

奥沙利铂   85mg/m²   静脉输注 2 小时   第 1 天

LV   200mg/m²   静脉输注 2 小时   第 1 天

5-FU   400mg/m²   静脉推注   第 1 天

5-FU   1200mg//(m²·d)×2 天持续静脉输注(总量 2400mg/m²,46 小时)   14 天为一周期

(2)CapeOX

奥沙利铂   130mg/m²   静脉输注 2 小时   第 1 天

卡培他滨   850～1000mg/m²   口服   每日 2 次第 1～14 天 21 天为一周期

(3)SOX

奥沙利铂   130mg/m²   静脉输注 2 小时   第 1 天

替吉奥   40mg/m²   口服   每日 2 次第 1～14 天 21 天为一周期

3.伊立替康、氟尿嘧啶类两药联合方案

(1)FOLFIRI

伊立替康   180mg/m²   静脉输注 30～90 分钟第 1 天

LV   200mg/m²   静脉输注 2 小时   第 1 天

5-FU   400mg/m²   静脉推注   第 1 天

5-FU   1200mg/(m²·d)×2 天   持续静脉输注(总量 2400mg/m²,46 小时)

14 天为一周期

(2)CapeIRI(不推荐使用)

伊立替康   250mg/m²   静脉输注 30～90 分钟第 1 天

卡培他滨   850～1000mg/m²   口服   每日 2 次第 1～14 天 21 天为一周期

(3)IRIS

伊立替康   250mg/m²   静脉输注 30～90 分钟第 1 天

替吉奥   40mg/m²   口服   每日 2 次第 1～14 天 21 天为一周期

4.奥沙利铂、伊立替康两药联合方案

IROX

奥沙利铂   85mg/m²   静脉输注 2 小时   第 1 天

伊立替康   200mg/m²   静脉输注 30～90 分钟   第 1 天   21 天为一周期

5.奥沙利铂、伊立替康、氟尿嘧啶类三药联合方案

FOLFOXIRI

伊立替康	165mg/m²	静脉输注 30～90 分钟	第 1 天
奥沙利铂	85mg/m²	静脉输注 2 小时	第 1 天
LV	200mg/m²	静脉输注 2 小时	第 1 天
5-FU	1600mg(m²·d)×2 天	持续静脉输注(总量 3200mg/m²,48 小时)	

14 天为一周期

6.伊立替康单药方案

伊立替康　　　300～350mg/m²　　　静脉输注 30～90 分钟　　　第 1 天　　21 天为一周期

(三)有关化疗方案选择的问题

化疗方案的选择既要规范化,又要个体化。要根据疾病的分期、患者的年龄、身体状况、经济状况等选择最恰当的治疗方案。

1.氟尿嘧啶类药物,静脉给药还是口服? 5-FU 是结直肠癌化疗的重要药物,5-FU /LV、FOLFOX、FOLFIRI 等均以 5-FU 为基础。但在临床应用中,5-FU 需静脉给药,常需深静脉置管,增加了感染和血栓形成的机会,且用药不方便,患者需住院治疗。而口服药物卡培他滨和替吉奥应用方便,疗效确切,安全性好,多项试验表明其疗效至少与 5-FU 相当。因此,卡培他滨、替吉奥单药口服方案以及 CapeOX、SOX、IRIS 方案的应用日趋广泛。

2.单药化疗还是联合化疗? 联合化疗的疗效一般比单药化疗要好,但针对老年人、有合并症及一般状况差的患者,宜选择单药化疗。另外,低危Ⅱ期结肠癌术后可考虑使用卡培他滨(或 5-FU /LV)辅助化疗,而对 FOLFOX 方案不推荐使用。Ⅱ、Ⅲ期直肠癌与放疗同步的化疗方案推荐 5-FU 持续灌注或卡培他滨单药,不推荐 FOLFOX 或 CapeOX 方案。

3.选择 FOLFOX 还是 FOLFIRI? FOLFOX 和 FOLFIRI 在晚期结直肠癌的化疗方面疗效相当,都是一线选择。但在结肠癌的术后辅助化疗和直肠癌的围术期化疗中,不推荐 FOLFIRI 方案。

4.化疗多长时间合适? 对于结肠癌的术后辅助化疗和直肠癌的围术期化疗,推荐疗程约为 6 个月。对于晚期或转移性结直肠癌,有效的化疗方案持续多长时间尚无定论,但不建议在疾病进展前完全停止化疗,可考虑使用 5.FU 或卡培他滨长期单药维持。

【临床各期结直肠癌的化疗原则】

(一)非转移性结直肠癌(Ⅰ、Ⅱ、Ⅲ期)的化疗

1.结肠癌

Ⅰ期($T_{1\sim2}$,N_0):因为Ⅰ期患者的复发转移率很低,辅助化疗的收益很小,术后不需要接受化疗,但要定期随访、观察。

Ⅱ期($T_{3\sim4}$,N_0):高危Ⅱ期患者包括 T_4(ⅡB、ⅡC 期)、组织学分化差(3/4 级,不包括 MSI-Ⅱ者)、脉管浸润、神经浸润、肠梗阻、肿瘤部位穿孔、切缘阳性或情况不明、切缘安全距离不足、送检淋巴结不足 12 枚。此类患者术后可行 5-FU /LV、卡培他滨、FOLFOX、CapeOX 方案辅助化疗,也可参加临床试验或不化疗单纯观察。低危Ⅱ期患者术后可参加临床试验、不化疗单纯观察或考虑使用卡培他滨(或 5-FU /LV)辅助化疗。根据 MOSAIC 的试验结果及使用奥沙利铂后可能引起远期后遗症,FOLFOX 方案不适合用于低危Ⅱ期患者的辅助化疗。

由于临床中高危Ⅱ期患者很多并无复发,而一些低危Ⅱ期患者却有复发转移,表明现在对高危Ⅱ期的定义并不完全正确。因此,Ⅱ期结肠癌患者是否行术后辅助化疗,应充分考虑疾病的预后、化疗的有效性

及毒性,与患者充分沟通后决定。

Ⅲ期(任何 T,$N_{1\sim2}$):术后推荐行 FOLFOX 或 CapeOX 方案辅助化疗 6 个月。对于不宜使用奥沙利铂的患者可选择单药卡培他滨或 5-FU/LV 方案化疗。

根据目前的研究数据,不推荐含伊立替康的方案用于Ⅱ、Ⅲ期结肠癌的辅助化疗。

2.直肠癌　由于直肠与盆腔结构和脏器间的间隙太小、直肠无浆膜包裹以及手术切除时因技术难度而难以获得较宽的手术切缘,直肠癌根治术后的局部复发率很高。为了降低复发风险,直肠癌的治疗通常包括放疗。多学科综合治疗(手术、放疗、化疗)适用于绝大多数的Ⅱ、Ⅲ期直肠癌患者。

Ⅰ期($T_{1\sim2}$,N_0):经腹切除术后病理证实的$pT_{1\sim2}$,N_0者无需术后化疗。淋巴结阴性的 Tl 直肠癌经肛门切除,如果局部切除术后的病理检查发现肿瘤组织分化差、切缘阳性、肿瘤浸润至黏膜下肌层外 1/3/淋巴管血管浸润或肿瘤重新分期为 T2 等情况,应该行开腹切除术。对具有上述高危因素而未能接受二次手术切除的患者,应该考虑行全身化疗、放化疗、之后再全身化疗("三明治"式治疗:在放疗之前和之后给予化疗)作为辅助治疗以避免治疗不足,因为这种情况下淋巴结状态是不清楚的。

Ⅱ期($T_{3\sim4}$,N_0)和Ⅲ期(任何 T,$N_{1\sim2}$):Ⅱ、Ⅲ期的直肠癌患者如果对放化疗无禁忌,应行术前新辅助治疗。新辅助治疗有两种治疗顺序可供选择:①同步放化疗、手术治疗、术后辅助化疗;②术前新辅助化疗、同步放化疗、手术治疗。与放疗同步的化疗方案推荐 5-FU 持续灌注或卡培他滨口服。术前新辅助化疗和术后辅助化疗的方案推荐 FOLFOX 或 CapeOX 方案,也可选择 5-FU/LV 或卡培他滨单药化疗。手术应在新辅助治疗后 5～12 周内进行。围术期的治疗(放化疗、化疗)总疗程约 6 个月。如果新辅助治疗后不能行手术治疗,则按照转移性结直肠癌的化疗原则进行治疗,但这种情况不推荐 FOL-FOXIRI 方案。

对放化疗有禁忌的患者可直接行手术治疗,术后行"三明治"式治疗约 6 个月;也可选择术后直接同步放化疗,之后辅助化疗。

(二)转移性结直肠癌(Ⅳ期)的化疗

1.一线化疗　NCCN 指南推荐以下六个方案用于转移性结直肠癌的一线化疗:FOLFOX、FOLFIRI、CapeOX、5-FU/LV、卡培他滨、FOLFOXIRI。目前没有证据表明其中某一种方案有明显的优势。在治疗方案的选择上,FOLFOX、FOLFIRI、CapeOX 应用最普遍;5-FU/LV、卡培他滨单药方案可应用于不能耐受强烈化疗的患者;而 FOLFOXIRI 方案仅应用于病灶不能切除,但通过强烈化疗有可能转为可切除的转移性结直肠癌患者。

由于 CapeIRI 方案致严重呕吐、腹泻等副作用的发生率高,而疗效不优于 FOLFIRI 方案,因此不推荐使用。

2.疾病进展后的化疗　依据一线化疗方案来选择疾病进展后的化疗方案。①一线治疗是 FOLFOX 或 CapeOX 的,推荐以 FOLFIRI 或伊立替康单药(可联合靶向治疗)作为后续治疗;②一线治疗是 FOLFIRI 的,推荐以 FOLFOX 或 CapeOX(可联合靶向治疗)作为后续治疗;③一线治疗是 5-FU/LV 或卡培他滨单药的,推荐以 FOLFOX 或 CapeOX、FOL-FIRI、伊立替康单药、IROX(可联合靶向治疗)作为后续治疗;④一线治疗是 FOLFOXI-RI 的,推荐以伊立替康联合靶向治疗药物作为后续治疗,或单用靶向药物如西妥昔单抗、帕尼单抗、瑞戈非尼单抗等。

放射治疗

近年来,多学科综合治疗的理念在直肠癌的治疗中越来越受到重视。在根治性手术的基础上,辅助化放疗已成为局部晚期直肠癌不可或缺的治疗部分。而随着多项大型临床Ⅲ期直肠癌术前放疗研究结果的报道,局部进展期直肠癌的规范化治疗指南已由术前新辅助化放疗取代术后辅助化放疗。

【术后放疗】

20世纪90年代,美国国家癌症研究所(NCI)对于术后病理分期为$pT_{3\sim4}$和/或$N_{1\sim2}$患者的术后辅助化放疗达成了共识,将术后化放疗纳入局部晚期直肠癌的标准治疗模式,这主要基于GITSG和NCCTG的随机临床试验结果。在这两项随机临床试验的方案设计中,放化疗的顺序有所不同。前者接受的是术后全盆腔放疗加5-FU增敏,然后5-FU＋司莫司汀方案化疗。后者则是首先给予两个疗程的5-FU＋司莫司汀化疗,然后全盆腔放疗＋5-FU。在两项研究中,辅助放疗都显著提高了患者的生存,而远处转移在NCCTG研究中显著下降,但在GITSG中并不明显。NCCTG的研究者认为,这或许归因于足够剂量化疗的早期使用。因此,在随后设计的术后化放疗的研究,绝大多数研究都将术后放疗放在两个疗程的足量化疗之后进行。1996年直肠癌治疗委员会推荐对于Ⅱ/Ⅲ期直肠癌,当手术后进行6个疗程的氟尿嘧啶类药物化疗时,同期的全盆腔照射应在化疗的第$_{3\sim4}$疗程同期进行。

然而,这样的比较是基于两项临床研究各自的结果得出的,其结论不可避免具有明显的偏倚性。为了证实术后放疗的最佳介入时机,韩国的研究者们进行了一项随机对照研究,对直肠癌术后辅助放疗与辅助化疗配合的时机进行研究,这也是目前报道的唯一一项头对头比较术后辅助早放疗和晚放疗的临床Ⅲ期研究。该研究共纳入308例直肠癌患者,根治性手术后,进行5-FU/LV方案辅助化疗共6个疗程,每4周重复。根据放疗介入形式随机分为早放疗组(与第一程化疗同时开始)和晚放疗组(与第三程化疗同时开始)。单次剂量1.8Gy,总剂量45Gy/25Fx。通过随访发现,两组均未出现4度非血液学毒性反应,血液学Ⅳ度以上毒性反应发生率也低于1%。在局部复发方面,早放疗组和晚放疗组复发率分别为17%和27%(P=0.047),4年无病生存期(DFS)分别为81%和70%(P=0.043),而在4年总生存率(OS)方面,两组分别为84%和82%(P=0.387)。该研究显示,直肠癌术后尽早进行放疗虽然不能提高总生存期,但对于局部控制和无病生存方面,却有明显的改善。因此,Lee等推荐Ⅱ/Ⅲ期直肠癌患者在接受了根治性手术后,应尽早进行放疗。

【术前放疗】

进入20世纪(2005年前后),随着一系列临床Ⅲ期研究结果的报道,术前化放疗取代了术后化放疗,成为局部晚期直肠癌的标准治疗模式。

相对于术后化放疗,术前放疗有其临床和生物学上的优点。主要包括:放疗后肿瘤降期退缩,可提高切除率;对低位直肠肿瘤,肿瘤的退缩可能增加保留肛门括约肌机会;降低术中播散的概率;肿瘤乏氧细胞少,对术前放疗较术后放疗敏感;小肠的蠕动度较术后大,未坠入盆腔,治疗的毒性反应较低。

但术前放疗也有其不足之处是放疗后产生的肿瘤退缩可能会影响疾病的最初分期,而分期又是预测判断治疗疗效的主要预后指标。但瑞典的多中心试验结果提示,术前放疗与单纯手术比较,对所有期别的肿瘤均有好处,因此可能肿瘤的最初分期重要性没有以往所认为的高。另一缺点是,术前分期不准确性造成治疗过度或治疗不足。虽然目前影像学的发展,使得对术前肿瘤分期确定较以往容易且准确,但仍有分期过高或过低的可能性。德国Sauer的研究中,直接手术组中,18%经腔内超声诊断为T_3和(或)淋巴结阳性(LN＋)的病例,在术后的病理诊断为$T_{1\sim2}$,术前分期过高;而Guillem的报道则显示,22%术前被诊断为T_3N_0的患者直接手术显示LN＋。

（一）术前放疗的方式

术前放疗的方式主要有两种,一为短程快速大分割放疗,多采用5Gy/Fx,共25Gy/5Fx,放疗结束后一周内手术。另一种为常规分割,45～50.4Gy,1.8Gy/Fx,手术在放疗结束后6～8周进行。

北欧进行的多项随机临床研究中,多数采用短程快速放疗。以瑞典斯德哥尔摩研究为代表的一系列研究,确立了术前放疗、短程放疗方式的有效性。其中斯德哥尔摩研究比较了单纯手术与25.5Gy/5Fx术前放疗,手术在一周内进行。研究显示术前放疗明显提高了无病生存率和局控率,但未观察到有生存率的差异。

瑞典斯德哥尔摩研究Ⅱ中,纳入1168例直肠癌患者,重复了斯德哥尔摩的随机分组,为25Gy/5Fx,主要的不同是放疗范围缩小,不包括腹主动脉旁淋巴引流区,采用多野照射技术。研究证实了术前放疗可明显提高局控率(12%vs27%),以及无病生存率,最重要的是显示有总生存率(58%vs48%)的提高。分层分析显示各期的直肠癌,包括Ⅰ期的局控均有提高。此研究是目前唯一证实有生存提高的术前放疗的临床研究。但此研究中,并非所有手术为直肠癌全系膜切除术(TME),直接手术组复发率高达27%。

以上的研究是在TME广泛开展前进行的,由此存在对手术质控的质疑。荷兰的术前放疗随机研究(CKV095-04),是比较有手术质控的TME的情况下术前放疗的作用。患者被随机分成TME或术前快速短程放疗(25Gy/5Fx)+TME两组。在TME组,术后如切缘阳性,则接受50Gy/25Fx的术后放疗。2年的局部失控率TME组为8%,术前放疗+TME为2%。在Ⅲ期切缘阴性的患者中2年的局部复发率TME为15%,术前放疗+TME为4%(P<0.001)。结果显示了TME仍需联合辅助放疗的必要性,尤其对于Ⅲ期和直肠中下段的肿瘤,可从放疗中有较大的得益。

在长程放疗方面,里程碑研究是德国CAO/ARO/AIO-94研究,799例局部进展期直肠癌患者被随机分为术后化放疗组和术前化放疗组。结果显示,术前化放疗组获得了8%的病理完全缓解(pCR),具有更好的局部控制(6%vS13%,P=0.006)和更低的3/4度毒性反应,但未能提高DFS和OS。局控率的获益一直延续到11年的长期随访,10年局部复发率分别为7.1%和10.1%,而DFS和OS无差异。

波兰Bujko报道了术前采用不同分割剂量的随机研究。316例临床T_3患者被随机分成两组,术前25Gy/5Fx的短程放疗组(与手术间隔平均8天)和术前常规分割50.4Gy放疗联合5.FU/四氢叶酸的放化疗组。此研究的结果显示常规分割放化疗组的病理完全缓解率明显高于短程放疗组,分别为16%和1%(P<0.001)。环切缘的阳性率也低于短程放疗组,分别为4%和13%(P=0.017)。但未显示有保肛率的提高,可能的原因是在此研究中,外科医生手术的方式并未随放化疗/化疗后肿瘤退缩的情况而调整。在长期随访中,两组也未显示出差异。

另一项比较术前短程放疗和长程化放疗的头对头临床Ⅲ期研究中,研究报道,326例$T_3N_{0\sim2}M_0$的直肠腺癌患者进入研究,随机分为短程组(25Gy/5Fx,1周内手术,术后6个疗程的化疗)和长程组(50.4Gy/28Fx,同期5-FU持续输注给药,放疗后4~6周手术,术后行4个疗程的化疗)。3年局部复发率在两组分别为7.5%和4.4%(P=0.24)。5年远处转移率、总生存率以及毒性反应在两组中均未显示出差异。

总体来看,短程放疗和长程化放疗在局部控制、长期生存方面并未显示出明显的差异,但在长程放疗由于放疗与化疗联合,并且放疗与手术的间隔时间较长,肿瘤可获得足够的退缩时间,近期疗效相对更好。对低位直肠,初始不可切除,推荐常规分割放化疗,可有更多的肿瘤降期,提高R0切除率,降低局部复发,提高保肛率。短程大分割放疗由于其放疗费用低、治疗时间短,能够较好地节省卫生资源,因此,对于患者年龄较大,期望寿命较短或初始病灶可切除时可考虑。

(二)术前化放疗中同期化疗方案的选择

术前长程放疗结合同期化疗的早期临床Ⅲ期随机对照研究主要有以下两项,即EORTC22921和FFCD9203研究,对比术前放疗加或不加氟尿嘧啶是否能提高疗效。

EORTC22921研究是一项2x2设计的临床Ⅲ期研究,共入组了1011例临床分期为$T_{3\sim4}/NxM_0$的直肠癌患者。根据术前接受单纯放疗还是联合化疗、术后是否接受辅助化疗分为四组:术前放疗+手术;术前放化疗+手术;术前放疗+手术+术后化疗;术前放化疗+手术+术后化疗。结果显示,接受术前放化疗的患者,病理完全消退较术前放疗多,分别是14%和5.3%(P<0.0001)。术前放化疗较术前放疗者急

性毒性反应有所增加,主要是2度及以上腹泻的发生率,分别是34.3%和17.3%(P<0.005)。单纯放疗未加用任何化疗组复发率为17.1%,而只要加用了化疗,无论术前化疗还是术后化疗,复发率都下降至8%左右。对于无病生存期和总生存率,四组之间均未显示出差异。进一步的亚组分析显示,术前化放疗中肿瘤退缩理想的病例能够从术后化疗中得到更好的生存获益:

FFCD9203研究共入组762例T$_{3\sim4}$患者,随机分为术前单纯放疗组和术前联合化放疗组。化放疗剂量选择与EORTC22921相同。两组病理完全缓解率分别为3.6%和11.4%(P<0.05),3度以上毒性反应分别为2.7%和14.6%(P<0.05),5年局部复发率为16.5%和8.1%(P=0.004),而在无病生存期和总生存率方面,同样未能观察到两组的差异。

在氟尿嘧啶的基础上,奥沙利铂曾被寄予厚望来提高新辅助化放疗疗效,在早期的临床Ⅱ期研究中,奥沙利铂+氟尿嘧啶用于新辅助化放疗取得了理想的病理完全缓解率。为了进一步证实奥沙利铂的新辅助治疗价值,目前共有5项临床Ⅲ期研究对新辅助治疗中加用奥沙利铂是否提高疗效进行了分析。但遗憾的是,除了德国CAO/ARO/AIO-04研究外,其余4项研究均认为奥沙利铂显著增加了毒性反应尤其是腹泻的发生,而近期疗效病理完全缓解率没有明显提高。远期疗效上,目前有4项研究报道了3年局控率、无病生存期和总生存率的结果,从数据上看,局部复发率和DFS似乎有提高的趋势,而OS获益则不明显。但局控率和无病生存期的改善应归因于新辅助治疗阶段加用奥沙利铂,还是归因于其他因素,如辅助化疗方案的差异,尚没有足够的证据来说明(在CAO/ARO/AIO-04研究和PETACC-6研究中,均明确规定了对照组采用氟尿嘧啶类药物单药化疗,而研究组加用奥沙利铂。其他研究未对辅助化疗方案做明确要求)。但也应看到,奥沙利铂在局部晚期直肠癌的新辅助治疗阶段并非完全没有价值,临床实践显示在加用奥沙利铂后,肿瘤的退缩程度更明显,在STAR-01和ACCORD12/0405研究中也有类似的结果。因此,有必要在下一步的研究中寻找有价值的预测指标来富集真正能够从奥沙利铂中获益的人群,实现个体化治疗。

(三)辅助化疗前移的探索

有两种模式,一种是诱导化疗,一种是间隔期化疗。诱导化疗又称为"新辅助化疗",是指在局部治疗(手术或放疗)开始之前先使用的化疗,目的是希望化疗后局部肿瘤缩小,减小手术范围及清除或抑制可能存在的微小转移灶,目前已有一些小样本研究结果报道。在西班牙进行的一项临床Ⅱ期随机对照研究中,108例局部进展期直肠癌患者被随机分为两组:一组患者在术前化、放疗(放疗+卡培他滨+奥沙利铂),手术后接受4个疗程的Capox(卡培他滨+奥沙利铂)方案的辅助化疗;另一组将4个疗程的辅助化疗提前到诱导化疗阶段,完成后再进行化、放疗和手术。结果显示两组的病理完全缓解率分别为13.5%和14.3%,在降期、肿瘤退缩和R0切除方面,两组都没有统计学差异;但在毒性反应方面,诱导化疗组的3度以上毒性反应发生率为19%,远低于辅助化疗组的54%(P=0.0004),方案完成度也显著领先(91%vs54%,P<0.0001)。

另一项MSKCC的单中心回顾性研究显示,61例患者首先接受FOLFOX4方案诱导化疗,57例完成了此后的化放疗,另有4例因化疗敏感拒绝行化放疗而直接手术。12例患者没有接受手术,其中9例获得完全临床缓解(cCR)而没有手术,1例拒绝手术,1例由于并发症延迟手术,1例在手术之前发展为远处转移。49例患者接受了TME手术,全部实现R0切除,23例(47%)肿瘤存在缓解,13例(27%)实现了病理完全缓解。没有出现因诱导化疗所致严重毒副作用引发的治疗延迟。因此推断,FOLFOX方案诱导化疗可以降期,提高病理完全缓解率,提高治疗的完成率。

在长程化放疗后,有6~8周的手术间隔期,复旦大学附属肿瘤医院在间隔期尝试加入化疗从而提高疗效。系列研究共分为三个阶段:第一阶段,放疗采用三维适形技术(3DCRT),全盆腔45Gy/25Fx,同期联合奥沙利铂＋卡培他滨;第二阶段放疗改为束流调强技术(IMRT),全盆腔44Gy/20Fx.同期联合奥沙利铂＋卡培他滨,放疗结束2周后加用一疗程希罗达单药口服;第三阶段IMRT技术,全盆腔50Gy/25Fx,可见病灶同期增量至55Gy,联合奥沙利铂＋卡培他滨,放疗结束2周后加用一疗程奥沙利铂＋希罗达联合化疗。病理完全缓解率在三个阶段分别为10%、18%和23%,而放疗期间的毒性反应并未明显增高。

将辅助治疗前移,可期待更好的肿瘤退缩和病理完全缓解;同时,毒性更低,患者耐受性好,整体治疗的完成度更高。全身系统治疗的强化也有利于早期控制潜在的远处转移灶。

(四)延长放疗-手术间隔期的摸索

术前放疗除局控外,另一个主要目标为肿瘤的退缩和降期,从而增加保肛的机会。术前快速短程放疗,手术与放疗间隔时间短,未给予肿瘤足够的时间产生退缩。斯德哥尔摩的两项研究分析了1316例患者,肿瘤的退缩和降期主要发生在手术与放疗结束后的间期大于10天的病例中。荷兰CKV095-04研究应用短程术前放疗,并没有观察到有肿瘤的降期。里昂R90-01研究发现,当术前放疗与手术的间隔时间大于2周时,可增加肿瘤降期的机会。

因此,为了弥补短程放疗在肿瘤降期上的不足,近年来对短程放疗的模式也有一定的优化,包括短程5x5Gy放疗后延期手术(6~8周)或在其中进一步加入化疗来强化治疗。Bujko的一项系统综述显示,短程放疗后延期手术相对于立即手术,严重放疗并发症减少,病理完全缓解率明显提高约10%,但在保肛率和RO切除率方面,延期手术未能显示优势。

在接受长程化放疗的患者中,同样观察到了间隔期延长带来的肿瘤退缩。Tulchinsky的一项回顾性研究显示,化放疗—手术间隔期≤7周的患者其病理完全缓解率为16.7%,而>7周的患者,病理完全缓解率达到34.5%。Kalady的研究得到了类似的结果,间隔期以8周为界,病理完全缓解率分别为16%和31%。另一项非随机对照前瞻性研究中,手术前加两周期mFOLFOX6化疗,治疗组(SG_2)间隔11周,对照组(SGl)间隔6周。治疗组显著提高了病理完全缓解率(25%vs18%,P=0.02),且未增加手术并发症,接受治疗的累积剂量显著高于对照组。

由此可见,无论术前放疗采用长程还是短程,若至手术的间隔期被延长,都有增加肿瘤退缩的机会,减轻毒性反应,从而使患者能够更好地完成全程治疗。

【小结】

当前,对于局部晚期直肠癌,术前化放疗采用氟尿嘧啶类药物联合化放疗,完成后6~8周接受手术治疗是推荐的治疗模式。但对于新辅助治疗模式的摸索也在不断进行,既包括剂量的提升,也包括顺序的调整。通过种种努力,在毒性控制和疗效提高中寻找最佳配伍,从而使患者得到最佳的治疗选择。

靶向治疗

【结直肠癌的分子靶点及相关药物】

结直肠癌晚期的治疗主要以化疗为主,临床上主要使用的药物有5-FU及其衍生物、第三代铂类及拓扑异构酶I抑制剂等,但严重的毒副反应以及患者的个体差异等因素,在一定程度上限制了化疗药物的临床应用。目前,在基因水平寻找新的预后指标并开展靶向治疗,已成为肿瘤研究领域的热点。分子靶向药物具有特异性抗肿瘤组织靶点的特性,具有非细胞毒性的生物学效应,靶向性强而毒副作用小,能够进一步改善患者的生活质量,延长生存期,为结直肠癌的治疗提供了新的思路。

(一)结直肠癌的分子靶点

1.表皮生长因子受体表皮生长因子受体(EGFR)　是一种具有酪氨酸激酶活性的跨膜受体,在多种实体肿瘤包括结直肠癌中均有异常表达,其中在结直肠癌中的表达率为60%~80%。研究显示,EGFR的表达与结直肠癌的原发灶浸润程度有关,其表达率升高与肿瘤的预后不良密切相关。EGFR参与介导多种信号传导通路,其介导的信号传导通路异常与肿瘤的发生、发展关系密切。EGFR与其配体结合后可导致受体二聚化和磷酸化,受体的酪氨酸蛋白激酶(TPK)被激活,TPK在细胞内激活信号传递系统(RAS-RAF-MEK-ERK途径、PI3K-Akt-mTOR途径等),通过信号转导将信号传递到细胞核内,促进细胞的增殖,进而促进肿瘤细胞的生长。通过促进肿瘤细胞生成和DNA修复,EGFR能使肿瘤细胞耐受化疗和放疗。并且,EGFR参与肿瘤的血管形成,导致肿瘤侵袭、转移,与肿瘤的进展和转移相关。基于这些特性,EGFR作为肿瘤治疗的靶点普遍被看好,阻断EGFR的信号转导,可望抑制肿瘤细胞生长、阻断肿瘤新生血管的形成,从而抑制肿瘤的侵袭和转移。因此,对EGFR相关信号通路认识的不断深入,促进了EG-FR靶向治疗的发展。

2.血管内皮生长因子　　1990年,美国哈佛大学Folkman博士提出著名的Folkman理论,即肿瘤组织生长,必须依靠新生血管形成来提供足够的氧气和营养物质。肿瘤新生血管的形成是肿瘤生长的关键因素,并且是肿瘤细胞进入系统循环和转移的通路。血管内皮生长因子(VEGF)是目前发现的作用最强、高度特异的促血管内皮细胞增生的因子,在正常组织低水平表达,但在大多数肿瘤中均有显著的高水平表达,50%以上的结直肠癌中VEGF表达呈阳性。VEGF选择性直接作用于血管内皮细胞膜上的三种酪氨酸激酶受体,即VEGF-1、VEGF-2和VEGF-3,活化其下游Akt、ERK等信号通路,促进血管生成,增加血管通透性,在抑制细胞凋亡,促进细胞生长、浸润和转移方面发挥重要作用,与肿瘤侵袭、转移与复发有密切关系。VEGF参与调节的肿瘤血管新生对于肿瘤的生长和转移都是必需的,因此,阻断VEGF的作用是肿瘤治疗中抗血管生成研究的重点,抑制这个过程就达到了抑制肿瘤生长的目的。基于上述理论,VEGF已成为抗肿瘤治疗的一个重要靶点。

(二)结直肠癌的分子靶向药物

1.EGFR靶向抑制剂　　目前临床用于治疗结直肠癌的EGFR靶向药物主要有抗EGFR单克隆抗体和小分子化合物酪氨酸激酶拮抗剂,如西妥昔单抗、帕尼单抗、吉非替尼、埃罗替尼等,为结直肠癌的治疗开辟了新途径。以EGFR为靶点的药物通过与EGFR的胞外结构域结合,竞争性抑制EGF及其配体所诱导的蛋白酪氨酸激酶系统的活化,抑制肿瘤细胞的增殖和转移。

(1)西妥昔单抗:西妥昔单抗是一种IgGl单克隆抗体,为人鼠EGFR单克隆抗体的嵌合体,由鼠抗EGFR抗体和人IgGl重链和轻链的恒定区域组成。其与表达于正常细胞和结直肠癌细胞表面的EGFR特异性结合,竞争性抑制内源性配体与EGFR的结合,进而阻断受体的二聚化、激酶磷酸化及细胞内信号转导,还可以靶向诱导细胞毒免疫效应细胞作用于表达EGFR的肿瘤细胞,逆转肿瘤细胞对细胞毒类药物的抗药性,诱导肿瘤细胞凋亡,抑制细胞周期进程,减少基质金属蛋白酶和血管内皮生长因子的产生,抑制肿瘤的浸润与转移,从而发挥抗肿瘤活性。美国食品药品管理局(FDA)于2004年2月批准西妥昔单抗用于治疗晚期结直肠癌;2007年批准其单药用于伊立替康或奥沙利铂治疗失败的EGFR表达的转移性结直肠癌患者;2012年批准其联合FOLFIRI方案一线治疗转移性结直肠癌。

疗效预测因子的确定是西妥昔单抗治疗结直肠癌研究中的亮点,目前最重要的预测因子是K-ras。K-ras是EGFR信号传导通路中的一个重要激酶,约40%的结直肠癌存在K-ras基因第12号和第13号外显子的突变。突变后的K-ras蛋白不受上游EGFR信号的影响,所以,在K-ras基因突变的结直肠癌中,EGFR拮抗剂不能阻断K-ras的促肿瘤增殖作用。研究显示,肿瘤K-ras基因第12号和13号外显子突变的患者对西妥昔单抗的治疗不敏感,且还增加不良反应。因此,2011年美国国家癌症综合网络(NCCN)结直肠癌指南中强烈推荐所有晚期结直肠癌患者都应检测K-ras基因状态,西妥昔单抗的治疗均应仅限于K-ras基因野生型,若已知外显子12和13有突变,则不推荐使用西妥昔单抗。除了K-Ras基因以外,还有B-RAF、PTEN及PIK3A等基因也可以预测抗EGFR单抗的疗效。B-RAF是位于K-ras下游的一个重要的丝氨酸激酶。研究提示 B-RAFV600E 突变是 EGFR 靶向治疗的阴性预测指标,2012 年第 3 版 NCCN 指南指出:如果 K-ras 无突变,推荐考虑检测 B-RAF 基因评估晚期结直肠癌患者的治疗和预后。但结直肠癌 B-RAF 基因突变的发生率很低,在一定程度上限制了推荐其作为常规检测的意义。

(2)帕尼单抗:帕尼单抗也是 EGFR 的单克隆抗体,其作用机制与西妥昔单克隆抗体类似,与 EGFR 高度亲和,可同时阻断 EGF 和肿瘤坏死因子-α(TGF-α)与之结合,且半衰期更长。与西妥昔单抗的不同之处在于,帕尼单抗是完全人源化的 EGFR 受体 IgG$_2$ 单克隆抗体。2006 年,FDA 批准帕尼单抗单药用于 EGFR 表达阳性、标准化疗方案(氟尿嘧啶、奥沙利铂或伊立替康)治疗失败的晚期结直肠癌患者。随后也被批准用于 K-ras 野生型的晚期结直肠癌的一线和二线治疗。

(3)EGFR 酪氨酸激酶抑制剂(TKIs):目前比较常用的选择性 EGFR 酪氨酸激酶抑制剂有吉非替尼和厄洛替尼两种。吉非替尼是一个小分子苯胺喹唑啉化合物,可选择性地抑制 EGFR 酪氨酸激酶,降低肿瘤组织中 EGFR 和细胞增殖标志物 Ki-67 的表达,并可通过上调 p27 表达起到促进凋亡的作用。临床前研究证实,西妥昔单抗和厄洛替尼有协同抑制肿瘤的作用。

2.VEGF 靶向抑制剂　以 VEGF 为靶点的药物通过与 VEGF 结合,竞争性阻断 VEGF 与其受体(VEGFR)结合,抑制内皮细胞增生和新生血管形成,从而延缓肿瘤的生长和转移。

(1)贝伐单抗:贝伐珠单克隆抗体是重组人源化针对 VEGF 的单抗,它以 VEGF 为靶点,与内源性的 VEGF 竞争性结合 VEGF 受体,进而阻断介导的下游信号通路,抑制内皮细胞的有丝分裂,减少肿瘤新生血管的形成,从而阻断肿瘤生长所需的营养供应,限制肿瘤的生长,发挥抗肿瘤作用。研究发现贝伐单抗可以使血管正常化,促进化疗药物释放至肿瘤组织内部。2004 年 2 月美国 FDA 批准贝伐单抗联合 5-FU 为基础的化疗方案作为晚期结直肠癌的一线治疗。

(2)酪氨酸激酶抑制剂:分为选择性和非选择性两类。

1)PTK787/ZK222584:PTK/ZK 是一种新型酞嗪类的小分子化合物,属于选择性的酪氨酸激酶抑制剂,通过抑制 VEGFR 的酪氨酸激酶达到抑制血管和淋巴管生成的作用。它主要抑制 VEGFR-1 和 VEGFR-2,对 VEGFR-3、c-KIT 和 PDG-FR-B 也有抑制作用。

2)regorafenib:regorafenib(瑞戈非尼)是一种口服新型小分子多靶点酪氨酸激酶抑制剂,它可以通过抑制 VEGFR-1、VEGFR-2、VEGFR-3、KIT、PDGFR 和 RET 等多靶点通路阻止肿瘤细胞和血管的生长,是第一个被证实了对晚期结直肠癌有治疗活性的 TKI 靶向药物。继贝伐珠单抗和西妥昔单抗之后,FDA 批准晚期结直肠癌经过标准治疗后出现转移的患者用 Regorafenib 治疗。

(3)aflibercept:aflibercept(阿柏西普)是一种全人源可溶性 VEGF 溶合蛋白,由 VEGFR-1 和 VEGFR-2 的胞外区与 IgGl 的 Fc 区可溶性结晶片段融合而成,可以与 VEGF-A、VEGF-B 等多种 VEGF 亚型,以及胎盘生长因子结合,并作用于血管内皮细胞、血管基底膜或 VEGFR,抑制血管生成,使肿瘤血管正常化。

【结直肠癌分子靶向治疗的临床研究进展】

近些年来,抗肿瘤分子靶向治疗药物发展迅速,随着研究的深入,越来越多新的靶向治疗药物进入临床,并在临床实践中取得了显著疗效。分子靶向药物的研究进展改善了患者的治疗效果,其与传统化疗药物联合应用改善了患者的预后,在结直肠癌的综合治疗中起到了举足轻重的作用,为晚期结直肠癌的治疗开辟了广阔的前景。迄今为止,已有三种分子靶向药物被美国 FDA 批准用于 Ⅳ 期结直肠癌的治疗,分别是西妥昔单抗、帕尼单抗和贝伐珠单抗。

(一)西妥昔单抗靶向治疗结直肠癌的临床研究

1.西妥昔单抗联合 FOLFIRI 方案　如前文所述,西妥昔单抗有明确的疗效预测因子 K-ras,FDA 批准西妥昔单抗联合 FOLFIRI(伊立替康＋氟尿嘧啶)化疗成为 K-ras 突变阴性而 EGFR 表达的转移性结直肠癌的一线治疗方案。在化疗的基础上加西妥昔单抗能延长患者的总生存期(OS)和无病生存率。对 K-ras 野生型的Ⅳ期结直肠癌,西妥昔单抗联合化疗不仅显著提高客观有效率,并且延长无病生存率,中位生存期可达到 23～24 个月。

CRYSTAL 试验研究了西妥昔单抗联合 FOLFIRI 方案一线治疗Ⅳ期结直肠癌的疗效。临床试验将表达 EGFR 的初治转移性结直肠癌患者随机分为两组,分别接受 FOLFIRI 方案和 FOLFIRI 方案联合西妥昔单抗治疗,结果显示联合西妥昔单抗治疗组的相对危险度(rela-tiverisk,RR)明显高于对照组(46.9％ vS38.7％,P＝0.005),中位无进展生存期明显延长(8.9 个月 vs8 个月)。对 K-ras 基因野生型的患者,西妥昔单抗显著提高了客观有效率,分别为 57.3％和 39.7％(P＜0.0001),总生存期延长(23.5 个月 vs20 个月,P＝0.0094),疾病进展风险降低 30％,且中位无进展生存期从 8.4 个月延长至 9.9 个月;而 K-ras 基因突变型的患者,西妥昔单抗组和化疗组的客观有效率(31.3％vs36.1％)、无病生存(7.4 个月 vs7.7 个月)和总生存期(16.2 个月 vs16.7 个月)差异均无统计学意义。

随机Ⅲ期临床研究 EPIC 比较了西妥昔单抗联合伊立替康或伊立替康单药化疗的疗效,联合治疗组的相对危险度和中位无进展生存期均明显优于单药组,证实了联合使用西妥昔单抗和伊立替康可延长一线治疗失败的 EGFR 表达阳性的转移性结直肠癌患者的生存时间。

2.西妥昔单抗联合 FOLFOX 方案　在 OPUS 试验中,对于 K-ras 基因野生型的患者,西妥昔单抗联合 FOLFOX4 方案组的相对危险度较单用 FOLFOX4 方案组明显提高了 20％,中位无进展生存期延长了 1.1 个月,而总生存期则无统计学差异;对于 K-ras 基因突变型患者,联合西妥昔单抗治疗反而降低了疗效(客观有效率 33.8％vs52.5％,P＝0.029),无进展生存期延长(5.5 个月 vs8.6 个月,P＝0.0153)。由此可见,K-ras 基因突变的转移性结直肠癌患者不适合接受西妥昔单抗治疗。

然而,并不是所有 K-ras 基因野生型的患者都受益于西妥昔单抗联合化疗。近期的多项研究显示,在 K-ras 基因野生型患者中,西妥昔单克隆抗体联合奥沙利铂的疗效并不理想。在 Coin Ⅲ期研究中,西妥昔单克隆抗体联合 FOLFOX/XLOX 仅提高相对危险度提高 9％(59％vs50％),中位无进展生存期和中位总生存期均无提高。NORDIC-VⅡ临床研究的结果显示,FLOX 方案联合西妥昔单克隆抗体与单用化疗相比,并未改善患者的相对危险度、无进展生存期和总生存期。其中真正的分子机制仍不清楚。

CELIH 试验在结直肠癌肝转移患者(不伴肝外转移)中比较了西妥昔单抗联合 FOLFOX 和西妥昔单抗联合 FOLFIRI 方案的疗效和手术可切除性。结果显示,两种联合治疗方案的客观有效率分别为 68％和 57％,手术可切除率分别为 40％和 38％。

此外,西妥昔单抗联合 FOLFOXIRI(奥沙利铂＋伊立替康＋氟尿嘧啶)方案,可提高结直肠癌肝转移患者(伴或不伴肝外转移)的化疗客观有效率和 RO 切除率(POCH-ER 试验)。

(二)帕尼单抗靶向治疗结直肠癌的临床研究

多中心随机对照Ⅲ期临床试验 PRIME 比较了帕尼单抗联合 FOLFOX4 和单用 FOLFOX4 方案对于晚期结直肠癌患者的疗效。K-ras 基因野生型患者,联合靶向治疗组的中位无进展生存期较单用 FOLFOX4 组明显延长(9.6 个月 vs8.0 个月),总有效率提高 7％;而 K-ras 基因突变型患者,联合治疗组的中位无进展生存期较单用 FOLFOX4 组明显缩短(7.3 个月 vs8.8 个月),总有效率无明显差异。该研究结果成为 NCCN 指南将帕尼单抗联合 FOLFOX4∥FOLFIRI 作为晚期结直肠癌一线方案的重要依据。帕尼单克隆抗体联合 FOLFIRI 作为Ⅳ期结直肠癌的二线治疗的结果显示,K-ras 野生型转移性结直肠癌患者的中位无进展生存期(5.9 个月 vs3.9 个月,P＝0.004)和相对危险度(35％vs10％,P＜0.01)均显著提高,K—ras 突变型患者结果无明显差异。

对多疗程常规化疗失败的结直肠癌患者进行帕尼单抗靶向治疗及最佳支持治疗(BSC),中位无病生存期较单纯最佳支持治疗的患者显著延长(13.8周 vs8.5周),疾病进展期(PDR)降低约46%(P<0.01),而总生存期无明显差异。K-ras基因野生型患者的中位无病生存期明显优于K-ras基因突变型患者(12.3周 vs7.4周,P<0.01)。

(三)贝伐单抗靶向治疗结直肠癌的临床研究

1.贝伐单抗与结直肠癌的一线治疗　贝伐单抗联合化疗药物(伊立替康、氟尿嘧啶及亚叶酸钙)一线治疗晚期结直肠癌患者的Ⅲ期临床试验结果显示,实验组与对照组客观有效率分别为44.8%和34.8%,总生存期分别为20.3个月和15.6个月,无进展生存期分别为10.6个月和6.2个月;贝伐单抗联合化疗用于一线治疗晚期结直肠癌能延长总生存期和无瘤生存期,提高客观有效率。并且,贝伐单抗是第一个与化疗联合用药使晚期结直肠癌患者生存期超过2年的分子靶向治疗药物。因此,美国FDA已批准贝伐单抗联合伊立替康、氟尿嘧啶及亚叶酸钙作为晚期结直肠癌的一线治疗方案。新近发表的BEAT试验结果表明,贝伐单抗联合FOLFIRI、FOLFOX和XELOX的无病生存期均超过了10个月,中位总生存期均达到了2年左右,这一结果进一步证实了贝伐单抗联合化疗的疗效。

联合不同的化疗方案显示出不同的获益程度。贝伐单抗联合以奥沙利铂为基础的化疗方案,对比了FOLFOX4或XELOX方案联合贝伐珠单克隆抗体或安慰剂作为一线方案治疗晚期结直肠癌的疗效。虽然无进展生存期较单纯化疗提高了1.4个月(9.4个月 vs8.0个月),但客观有效率和总生存期无差别(19.9个月 vs21.3个月)。

贝伐单抗最常见的不良反应是高血压、出血和血栓形成、蛋白尿等。

2.贝伐单抗与结直肠癌的二线治疗　贝伐单抗在晚期结直肠癌的二线治疗中也取得良好疗效,对于一线化疗后进展的转移性结直肠癌,二线治疗时推荐联用贝伐单抗。伊立替康化疗失败的转移性结直肠癌患者随机接受FOLFOX4+贝伐单抗、FOLFOX4、贝伐单抗单药治疗,结果显示FOLFOX4+贝伐单抗组的相对危险度、中位无进展生存期、总生存期均显著提高。贝伐单抗联合FOLFIRI化疗方案二线治疗晚期结直肠癌的研究也得到了有效的结果,并且毒副反应可耐受。

2012年,第37届欧洲肿瘤内科学会(ESMO)报告了一项研究的结果,对贝伐单抗联合一线化疗后首次疾病进展的晚期结直肠癌患者,在二线化疗基础上继续联合贝伐单抗治疗可使总生存期明显延长。之前,Bendell等的研究也报道了相似的结果。因此,美国FDA于2013年1月23日批准贝伐单抗用于贝伐单抗联合一线治疗后病情进展的晚期结直肠癌患者的二线治疗。

(四)靶向治疗联合应用

贝伐单抗与西妥昔单抗或帕尼单抗的作用靶点不同,有研究者尝试了将两者联合应用,以期进一步提高对患者的疗效。早期有研究结果提示,西妥昔单抗和贝伐单抗的联合应用可能进一步提高疗效。然而,大多数相关试验结果却表明:西妥昔单抗/帕尼单抗+贝伐单抗+化疗(三药联合)治疗与贝伐单抗+化疗(两药联合)相比,前者不仅不能提高患者的中位无进展生存期,并且不良反应更大。例如,将晚期结直肠癌患者随机分为两组,实验组联合应用西妥昔单抗、贝伐单抗、卡培他滨及奥沙利铂,对照组联合应用贝伐单抗、卡培他滨及奥沙利铂。结果提示实验组较对照组不良反应多,中位无进展生存期也显著缩短。将帕尼单抗、贝伐单抗、奥沙利铂以及伊立替康联用作为实验组,贝伐单抗、奥沙利铂以及伊立替康联用作为对照组,也得到相似的结果。

因此,NCCN专家组也在修订的2011年结直肠癌指南中,强烈反对同时应用贝伐单抗和西妥昔单抗或帕尼单抗。

【结直肠癌分子靶向治疗的展望】

随着肿瘤分子生物学和基因工程技术的发展,传统的手术已逐渐被细胞因子治疗、肿瘤疫苗和肿瘤靶向治疗所取代。靶向治疗无论在Ⅳ期结直肠癌的一线还是二、三线治疗中均已是重要的手段,尤其是结直肠癌肝转移,可使更多的患者获得手术切除和治愈的机会。在一项Ⅱ期临床研究中,贝伐单抗联合XELOX方案治疗了30例无肝外病灶的Ⅳ期结直肠癌肝转移患者,化疗后33例患者肝转移灶缩小转变为可手术切除。

然而,靶向治疗药物的应用尚存在许多问题,如部分靶向治疗药物的作用机制尚未完全阐明,最佳剂量亦有待探索;靶向治疗药物的安全性和有效性仍有待评估;与化疗药物联合治疗的最佳方案和疗程亦尚未明确;靶向治疗药物的作用靶点各不相同,联合应用的方案及安全性尚有待探索;对贝伐单抗迄今尚未发现可预测疗效的因素,上述问题都需要进一步的临床研究予以解决。

肿瘤的发生受到由各种基因和信号转导通路组成的异常复杂的网络系统的调控,因此,多靶点抗肿瘤药的开发和联合用药显得尤为重要,目前已经上市的靶向抗肿瘤药在临床上的疗效还有待进一步观察,未来结直肠癌治疗研究的焦点仍会是生物靶向药物和不同放、化疗方案联用以及采用更准确的分子标志物预测疗效,从而探索出新的个体化治疗模式。

合并肝转移的介入治疗

【概述】

文献报道即使采用比较先进的化疗方案对结直肠癌肝转移的有效率不超过30%～40%,中位生存期也只有15～20个月,且毒副反应较大,由此可见结直肠癌肝转移已成了严重影响预后的关键因素,因此预防和减少结直肠癌术后肝转移是提高疗效的关键。业已证明结直肠癌肝转移是由于肠癌细胞由黏膜下层,侵入肌层经肌间小静脉进入门静脉滞留于肝内从而发生肝转移,因此在结直肠癌切除后有效杀灭滞留于门静脉系统和肝内的微小癌灶是预防和减少肝转移发生的关键。在结直肠癌肝转移的治疗上,运用多因素回归分析对152例结直肠癌肝转移患者预后危险因素分析,发现介入治疗是影响患者预后的主要因素之一;并且肝动脉灌注化疗优于单纯化疗,联合全身化疗又优于单纯肝动脉灌注化疗。

介入治疗方法是一种微创手术,具有损伤小、近期疗效显著、并发症少且易于重复等特点,越来越得到国内外学者的重视。介入治疗方法又分为血管内介入治疗和非血管介入治疗。血管内介入治疗包括经皮穿刺肝动脉插管局部灌注化疗栓塞、经皮穿刺选择性门静脉化疗栓塞、经股动脉/锁骨下动脉肝动脉化疗泵植入。非血管介入治疗方法包括超声或CT引导下各种经皮穿刺瘤内化学/物理消融治疗、经皮穿刺瘤内放射粒子植入等。

【肝转移瘤的血供特点】

结直肠癌肝转移瘤的血供特点不同于原发性肝癌。据研究文献报道,结直肠癌细胞或癌栓经门静脉进入肝窦内,并黏附于肝窦内形成微小转移灶,转移灶多位于门静脉和肝静脉的循环路径中。因此,早期直径较小的肝脏转移病灶,血供主要来自门静脉及肝窦提供营养。Conway等报道,只有当肿瘤结节超过1cm时,才开始有肝动脉供血,其供血量并随瘤结节的增大而逐步增多。一般稍大的转移瘤的血供变得比较复杂,其中多血供的占77%,少血供的占23%,即便是多血供转移灶,其中超过一半以上为肝动脉、门静脉双重供血。因此,虽然经导管肝动脉化疗栓塞治疗作为不可手术切除的肝脏转移瘤常有方法之一,但是,仅仅单纯使用肝动脉化疗栓塞其疗效还是有限的。

【临床表现】

早期肝转移瘤多表现为原发肿瘤症状,如腹痛、腹泻、便秘、黏液、血便等表现。全身症状多为乏力、发热、消瘦等。至中晚期肝脏广泛转移时,可出现上腹部不适等症状,还可以出现肝功能异常、黄疸、腹水、消化道出血等表现。少部分患者肝转移瘤症状出现在原发灶症状之前。

【介入治疗的适应证和禁忌证】

（一）适应证

1.手术无法切除的多发转移灶。

2.患者一般情况不能耐受手术或已伴有其他部位的转移。

3.患者不愿意手术治疗。

（二）禁忌证

目前认为无绝对禁忌证，以下情况应慎重：①有严重的心、肝、肾功能受损；②大量腹水和严重感染者；③恶病质患者；④有明显出血征象；⑤转移灶达到或超过肝脏 4/5 以上；⑥预计生存期不超过 3 个月者。

【血管性介入治疗】

（一）肝动脉插管灌注化疗和栓塞术

采用 Seldinger 插管技术，将导管置于肝总动脉或肝固有动脉行肝动脉造影，可以对肝内转移灶的分布和动脉供血情况进行初步的评价。根据血管造影情况并结合其他影像学检查资料，先在肝总动脉或肝固有动脉进行肝动脉插管灌注化疗(TAI)后，再使用导管超选择插管至肿瘤所在局部供血动脉内行经导管动脉化学栓塞(TACE)治疗。TAI 及 TACE 主要优点就是肿瘤组织局部化疗药物浓度高，可以达到周围静脉给药的 $10\sim30$ 倍的效果，而体循环中血药浓度低，降低了化疗药物的全身副作用，对肿瘤血管的栓塞可以不同程度地阻断肿瘤局部营养供应，大大提高了转移瘤的治疗效果。

在进行 TACE 治疗时，一定要根据肿瘤分布情况及血供特点，尽量选择性插管至肿瘤局部供血动脉，尽可能避开正常肝动脉分支，这样可以降低肝脏损伤，减少栓塞后的反应。常有化疗药物包括顺铂、5-FU、丝裂霉素和阿霉素等，多采用大剂量联合用药。栓塞剂多采用碘化油，近年来药物微球的出现可能会提高肝转移瘤的治疗效果，因价格昂贵，其效价比还需进一步观察。

由于多次的 TACE 治疗效果要优于单次治疗，因此应在间隔 $3\sim4$ 周进行第 2～3 次 TACE 治疗后，对疗效进行评价，如肿瘤对 TACE 较敏感，且疗效较好，可继续进行 TACE 治疗，原则上不限制 TACE 治疗的次数。

大多数进行 TACE 治疗的患者不需要进行特殊的术后处理，但要根据使用化疗药物剂量和栓塞程度进行必要的水化、利尿、保肝及对症支持治疗。

肝转移瘤进行 TACE 治疗常见并发症有栓塞术后综合征、与化疗药物有关并发症、与介入器械有关并发症，导致死亡的并发症较少见。绝大多数($>90\%$)进行 TACE 术后的患者会出现程度不一的栓塞术后综合征，症状平均持续 $3\sim4$ 天，表现为厌食、胃部不适、恶心、呕吐、发热、右上腹胀痛和麻痹性肠淤胀等，重者于栓塞当时或栓塞后短时间内可出现面色苍白、脉搏缓慢、四肢湿冷、大汗淋漓和血压下降等反应。大部分患者栓塞后会出现短时而可逆的肝功能损害。

与化疗药物有关的并发症主要是由化疗药物导致的毒性反应，与化疗药物种类及剂量密切相关。一般情况下 TAI 应用化疗药物剂量要低于静脉全身化疗剂量，化疗药物导致的毒副反应要轻于全身化疗。

其他并发症还有与介入器械及操作相关并发症，如血管损伤、胆系损伤、肝功能衰竭、肝梗死(坏死)、肝脓肿、神经系统损伤、呼吸系统损伤、消化系统损伤等，这些并发症发生率虽然较低，但一些并发症发生后后果较严重，如碘油化疗药乳剂偶尔可进入体循环进入颅内，从而导致脑组织损伤。

对于常见的栓塞后综合征及化疗药物导致的毒性反应进行对症治疗即可，一般情况下可很快恢复正常。而少数严重并发症需要及时请各专科会诊，进行相关治疗。

（二）经皮穿刺选择性门静脉化疗/栓塞

因肝转移瘤的血供特点，单纯 TAI 及 TACE 治疗远期效果有限，其主要原因是大多数肝转移瘤的血供为肝动脉和门静脉，尤其是在行 TACE 后，门脉对转移瘤的供血会进一步增多，因此，这也就限制了肝转移 TACE 治疗的远期疗效。

自 20 世纪 20 年代起，就有陆续关于门静脉栓塞术（PVE）的研究，并于 80 年代后期应用于临床，因其不但可以使非栓塞侧肝组织增生，增加余肝体积（FLR），增加二期手术切除机会，而且可以限制门静脉内癌栓的蔓延，还可阻断门静脉血流，从而限制肿瘤生长，目前在国外应用越来越多。

行肝转移瘤 PVE 治疗前，首先术前要通过超声、CT 及 MRI 等影像学检查方法确定转移灶仅位于半肝内。行 PVE 术时，根据前期影像学检查，确定门静脉系统穿刺路径，一般经栓塞侧门静脉分支进针，避免损失健侧肝叶，还需尽量避开肝内转移灶。确定穿刺点后，采用 21GChiba 肝穿刺针进入肝脏，穿刺门静脉分支成功后，交换置入导管鞘，使用猪尾巴导管于门静脉主干行门静脉造影术，充分显示门静脉主干及各级分支。最后再交换导管超选择至所需栓塞的各级分支内，灌注完相关化疗药物后，在透视下缓慢注入碘化油化疗药乳剂及聚乙烯醇（PVA）颗粒进行栓塞。如果病灶广泛，弥漫分布于全肝，应视为 PVE 栓塞的禁忌证。

（三）经股动脉/锁骨下动脉肝动脉化疗泵植入

一次性肝动脉插管灌注化疗栓塞虽然能使大量化疗药物进入肝脏，提高了肿瘤组织内药物浓度，增加了疗效，但需反复穿刺插管，化疗药物与病变组织作用时间短，治疗时间不规律，因此治疗效果也受到一定限制。经股动脉或锁骨下动脉置管肝动脉化疗泵植入，解决了肝动脉插管化疗栓塞需反复操作的问题，通过化疗泵还可以按照静脉用药方案对肝转移瘤进行长期规律性灌注治疗。有文献报道经股动脉/锁骨下动脉肝动脉化疗泵治疗结肠癌肝转移，疗效要优于单纯肝动脉插管灌注化疗栓塞，尤其是对于乏血供肝转移患者。

行经股动脉/锁骨下动脉肝动脉化疗泵植入，首先采用 Seldinger 穿刺股动脉或锁骨下动脉，然后使用导丝引导 SF 导管置于肝固有动脉或肝总动脉内，如导管头置于肝总动脉时，可先使用弹簧栓将胃十二指肠动脉主干栓塞，再将导管留置于肝总动脉以保证药物能全部进入肝脏。在穿刺部位附近皮下做一皮囊，大小以装入化疗泵为宜。将过长的导管剪掉并与化疗泵体连接、固定。然后穿刺化疗泵注入肝素盐水封管，检查连接部无渗漏后，将化疗泵体置入皮囊内，固定好缝合皮肤。化疗泵置入成功后即可按照化疗方案进行序贯化疗，每次药物灌注完毕均需使用肝素盐水对化疗泵进行封管，以防化疗泵导管堵塞。可使用微量泵进行灌注，以便更好地控制浓度及速度。浓度不宜过高及速度不宜过快，以防留置导管的肝动脉因高浓度化疗药物损伤而致血管闭塞。

【非血管性介入治疗】

（一）瘤内无水乙醇或药物注射

1983 年，首先由 Sugiura 报道在超声引导下经皮无水乙醇瘤内注射（PEI）治疗肝癌，随后无水乙醇瘤内注射用以各种原发实体肿瘤及转移瘤的治疗。其原理就是利用乙醇在肿瘤组织内弥散，使肿瘤细胞发生凝固性坏死，从而达到杀灭肿瘤细胞的目的。因为受乙醇在瘤内弥散范围的限制，其主要适用于直径＜3cm 的病灶。注射时应该在瘤内采用多点、多方向、多层面注射，每个注射点注射酒精 0.5～1ml，通常每周 1～2 次，1 个疗程为 4～6 次，也可根据患者耐受情况及反应所定。注射后副作用为短暂发热、腹部不适或疼痛。严重并发症罕见，国外报道针道种植发生率 3%，严重胆管损伤率为 1%。

其他还可以进行瘤内注射化疗药物、生物制剂及基因等。

（二）射频消融

射频消融（RFA）治疗用于直接使组织凝固坏死已有近80年的历史，治疗肝癌历史也已有10余年。射频治疗除了射频发生器和插入肿瘤组织的电极针之外，还需要在接受治疗的体表垫置分散电极板以构成回路，在肿瘤局部利用高频电流产热，局部温度可以达到80～92℃，使肿瘤组织完全坏死。

适应证主要为直径小于5cm，且数目小于3个的转移瘤治疗。禁忌证主要为病灶晚期已出现严重肝肾功能不全、恶病质的患者；大量腹水或合并腹腔感染；有明显出血倾向，不能纠正的凝血障碍者；穿刺通路无法避开胆囊、胆管及大血管患者。总体来说，RFA的并发症少而轻，其主要并发症为发热、疼痛、肝功能异常、腹腔内出血等。

其他非血管介入方法还有微波治疗、氩氦刀冷冻治疗或125I粒子植入内放射治疗等，以上方法均为在超声或CT引导下，经皮穿刺瘤体，然后采用物理或化学的消融治疗，其操作、疗效及安全性等方面相互之间未见有明显大的差异。总之，目前应用于肝转移瘤的介入治疗方法很多，但是每一种方法都有着各自的局限性和最佳应用范围，针对肝转移瘤患者各自的特点，必须合理联合应用各种方法，取长补短，才能大大提高肝转移瘤的治疗效果。

（易子寒）

第三节　原发性肝癌

原发性肝癌（以下简称肝癌）历来被称为"癌中之王"，主要是由于肝癌与其他癌症相比，有几个"最"：最难发现，最难诊断，最难治疗，发展最快，预后最差。经过几代人半个多世纪的不懈努力，肝癌已由"无法早期发现"变为"较易早期发现"；肝癌的诊断已由"较难"变为"较易"；肝癌的预后也由"不治"变为"部分可治"。促使这些转化的是半个多世纪以来科学技术上一些重要发现与发展。如20世纪50年代解剖学的进步，搞清了肝内各种管道的解剖，实现了大肝癌的规则性切除。60年代乙型肝炎病毒和黄曲霉毒素的发现，更新了肝癌的病因学研究内容；移植免疫学的进步导致1963年肝移植的问世。70年代甲胎蛋白（AFP）检测手段用于普查，开辟了肝癌临床研究的一个新领域——小肝癌的研究，使肝癌的疗效有了较大幅度的提高。80年代，由于电子计算机与各种新技术的结合，促使医学影像学的飞跃发展，使1cm直径的小肝癌已不难检出；以放射介入与超声介入为代表的局部治疗以及综合治疗的兴起，使不能切除的肝癌的疗效进一步提高，并出现"不能切除肝癌的缩小后再切除"这一崭新途径。90年代，分子生物学的进步、导向治疗的深入、复发与转移研究等的兴起，为肝癌的诊断与治疗提供了有潜在重要意义的前景。21世纪初，索拉非尼的问世，给晚期肝癌患者带来了希望，同时改变了人们对肝癌治疗疗效判定指标的认识。

一、病因学

就全球而言，不同地区肝癌的致病因素不尽相同，而在我国，不同地区肝癌的危险因素也不完全相同，如北方部分地区肝癌的危险因素应该增加饮酒一项。总体而言，我国肝癌的主要致病因素有病毒性肝炎（主要是乙型和丙型）、食物黄曲霉毒素污染以及农村饮水污染。另外，近年来发现肥胖、糖尿病在肝癌的病因学研究中占有一席之地。其他还包括吸烟、饮酒、遗传等因素。

（一）肝炎病毒

据文献报道，在已知的肝炎病毒中，除甲型、戊型肝炎病毒外，均与肝癌有关，但研究较多且意见较一致的是乙型肝炎病毒（HBV）及丙型肝炎病毒（HCV）。HBV 感染多见于我国、东南亚及非洲地区，而 HCV 感染多见于发达国家，如美国、日本、意大利、西班牙和法国等。

1.HBV 感染　　HBV 感染与肝癌发生的密切关系已被许多研究证实。国际癌症研究总局已经将 HBV 归类于人类致癌物。慢性 HBV 感染与人类（尤其是 HBV 流行地区）80％的肝癌有关，同时也是引起肝硬化的一大原因。肝癌的发生与 HBV 在染色体上的整合及整合后的染色体重排有关，HBV 在染色体上的整合是随机的，整合于染色体上的 HBVDNA 不完整，病毒基因组多有一定程度的缺失，可能导致癌细胞核内 HBVDNA 杂交信号减弱。病毒基因的整合多发生在癌变前期，在慢性肝病漫长的病程中不断有病毒基因的整合发生，其中 HBVDNA 的 4 个开放编码阅读框中的 HBx 片断是诱发肝癌的重要因子。HBx 片断通过抑制受损 DNA 的修复、反式激活多种癌基因和原癌基因、抑制细胞的凋亡等多种机制，促进肝癌的发生。同时，它对 p53 的转录激活有重要影响，能抑制 p53 与特异 DNA 序列的结合及其转录活性。此外，慢性乙型肝炎可引起肝纤维化，引起肝细胞生长的失控；且在炎性肝组织中存在的单核细胞可在局部产生活性氧，这种活性氧可以促进肝癌的发生。标志 HBV 持续活跃感染的 HBsAg，HBcAb，HBeAg 持续阳性的肝炎患者，发生肝癌的概率更高，尤其是有肝炎家族史的患肝癌的概率是无肝炎家族史的 4 倍，提示肝癌发生有一定的肝炎家族聚集性。普遍接种乙型肝炎疫苗后肝癌发病率下降的事实从反面表明乙型肝炎病毒感染是重要的肝癌致病因素之一。

2.HCV 感染　　HCV 属于黄病毒科，是一单链 RNA 病毒，可引起急、慢性病毒性肝炎，可发展成肝纤维化、肝硬化，甚至是肝癌。在发达国家肝癌患者血清中 HCV 流行率多数超过 50％。我国进行的全国 HCV 血清流行病学调查显示，普通人群抗-HCV 阳性率为 3.2％，全国约有 4000 万人感染 HCV。静脉注射和血液制品的应用是 HCV 主要传播途径，血液透析也是 HCV 的传播途径。对于高病毒血症或合并人免疫缺陷病毒（HIV）感染的妇女，母婴垂直传播的比例增大。虽然 HCV 致癌的机制模式目前仍不十分清楚，但肝硬化是发生肝癌的最主要危险因素。在 HCVRNA 阳性的肝癌的癌组织中检测到 HCVRNA 的表达。经过对 HCVRNA 的基因型分析，认为 Ib 型可引起相对严重的肝病，是慢性丙型肝炎患者发展为肝癌的高危因素。这可能有两方面因素：Ⅰb 型 HCV 可能具有特殊的致肝细胞病变因素，其次是 Ib 型比非 Ib 型病毒在体内存在时间长，因长期感染而导致肝硬化和肝癌。另有研究表明，HCV 致癌机制可能与 HCV 直接细胞毒作用和宿主介导的免疫损伤有关，反复再生的肝细胞则可能不断积累细胞基因的突变，最终发生恶性转化。HCV 的 C 蛋白、NS3 结构区通过调控相关基因的表达和参与信号传导调控，破坏细胞增殖的动态平衡，导致细胞癌变；NS5B 蛋白质可通过破坏抑制肿瘤发展控制细胞增殖的细胞蛋白质（视网膜母细胞瘤），促进肝细胞增殖，最终可导致癌症。有效的抗丙型肝炎病毒治疗能够降低肝细胞癌的发生率，一项系统综述表明，对于以利巴韦林为基础治疗的丙型肝炎患者，持续血清病毒学反应的患者肝细胞癌的发生风险下降（风险比为 0.25）。对于 HBV 与 HCV 合并感染者，发生肝癌的危险性进一步增加，因为二者在发生过程中具有协同作用，患者将更易发展为慢性肝炎及肝硬化。做好乙型肝炎及丙型肝炎的防治工作，对控制肝癌的发生有重要意义。

（二）黄曲霉毒素

黄曲霉毒素有 10 多种，与肝癌有关的黄曲霉毒素 Bl（AFBl）是最常见的一种。AFB1 是导致人类食品污染的最常见原因。AFB1 是剧毒物质，其致癌强度比二甲基亚硝胺高 75 倍，可诱发所有动物发生肝癌。大量流行病学调查及实验室研究均证明，肝癌发病与摄入黄曲霉毒素量呈等级相关，HBV 与黄曲霉毒素具有协同致癌作用。目前黄曲霉毒素被认为与抑癌基因 p53 的突变密切相关。在黄曲霉毒素高暴露区的肝癌病人体内均能检测到 p53 基因突变，并主要发生在 249～254 位密码子上。cDNA 微阵列技术研究 AFB1 诱发鼠肝癌形成过程中的基因变化，进一步证实了 AFB1 的致癌性涉及到基因水平的变化。另外研究表明,黄曲霉毒素在体内第一阶段的代谢酶产物与其致癌作用密切相关。这些亲电子的代谢产物可以与 DNA,RNA 及蛋白质结合并造成其损害。第一阶段的代谢产物在经过第二阶段代谢酶,特别是谷胱甘肽转移酶(GSTs)的解毒代谢后,形成不同的终末代谢产物排出体外。一组资料显示,实验对象所有 4 个 GSTs 基因都表现为野生型时,其体内 GSTs 代谢酶的活性较高,可降低实验对象的黄曲霉毒素暴露水平。而当实验对象的 GSTs 基因型为杂合子或突变纯合子时,GSTs 代谢酶活性相对较低,从而导致该实验对象的黄曲霉毒素暴露较高水平。

(三)饮用水污染

近年来,由于生活及工业性污染日趋严重,水体富营养化的程度加重,水体的生态结构与功能发生变化,导致藻类的异常繁殖,特别是沟塘水中富含蓝绿藻。苏德隆教授用高效液相色谱法和液相色谱-质谱法证实了蓝绿藻中微囊藻毒素的存在,并证明微囊藻毒素是一种强烈的促肝癌物质。微囊藻毒素具体促癌机制:①抑制蛋白磷酸酯酶,调节与细胞凋亡相关的癌基因和抑癌基因表达,使细胞失控性增长,DNA 复制错误及诱发或自发的突变频率增加;②增强致癌物的遗传损伤效应,可使细胞发生永久性、不可逆性改变,形成恶性转化细胞;③诱使相关细胞因子生成和活性氧类水平升高,致 DNA 氧化损伤、突变。

(四)饮酒和吸烟

饮酒在肝癌的发生中主要起辅助作用。饮酒通过以下 3 种途径诱发肝癌:①乙醇引起肝硬化,然后引起肝癌;②乙醇本身作为一种促癌因素与其他因素一起共同引起肝癌;③酒精性肝病的进展与其他肝癌危险因素有关,如 HBV 及 HCV 等。

吸烟导致肝癌的风险随吸烟量的增加而增加。烟草中除含有多环芳烃外,还含有亚硝胺、尼古丁和可卡因等致癌物质,它们均可由 CYP2E1 代谢而活化。

乙醇能够诱导 CYP2E1,从而增强烟草的致癌作用。因而在肝癌的发生与发展中,吸烟与饮酒可能具有协同作用。

(五)性激素

性激素与肝癌的关系极为密切。一方面,肝是性激素的主要代谢器官;另一方面,性激素能影响或改变肝许多功能。自从 1960 年口服避孕药推广应用以来,肝良性肿瘤发生率有明显上升的趋势。随后,Edward 等发现雌激素和孕激素类口服避孕药能引起肝肿瘤。人类长期服用含雄激素的口服避孕药可诱发肝肿瘤,长期使用雄激素制剂作替代疗法的患者发生肝癌的危险性增加,雄激素在治疗性功能紊乱、血液系统疾病时可诱发肝良、恶性肿瘤。提示雌激素及雄激素与肝肿瘤的发生、发展有某种内在联系。在大鼠肝肿瘤模型中,切除睾丸可抑制肿瘤生长,补充睾酮则促进肿瘤生长。性激素对靶细胞的作用必须通过受体介导。对正常肝组织及肝良、恶性肿瘤雌激素受体(ER)及雄激素受体(AR)的研究表明,哺乳动物肝内存在 ER 和 AR,其含量比性激素靶器官(如乳腺、前列腺)低,而且受垂体、性腺和年龄的影响。各研究机构报道的人类肝癌 AR 水平存在一定差异,但 AR 在肝癌的分布与动物诱癌过程中 AR 的变化趋势相一致,即通常慢性肝病时肝细胞 AR 含量升高,肝癌的 AR 表达较周围肝硬化、非肝硬化组织及正常肝组织明显增高。而且,体外研究表明,肝癌对雄激素的摄入量与 AR 浓度呈正相关,提示 AR 浓度高的肝癌对雄激素的敏感性增加。此外,雌激素受体 a 基因多态性与肝癌有关,X 等位基因、TA13 等位基因可能是其危险因素,而 P 等位基因、TA15 等位基因可能是其保护因素。

(六)遗传因素

国内多项恶性肿瘤发病和死亡登记资料及临床流行病学调查结果表明,包括肝癌在内,多种恶性肿瘤都表现有癌家族聚集现象,表现在一个家族中有多个成员患一种或几种解剖部位类似的癌;且家属关系愈密切,患病率愈高,其本质就是遗传因素与肝癌之间存在密切的相关性。目前研究的遗传易感指标有:

①GST基因多态性,可影响机体代谢环境致癌物的功能。②细胞色素 P4501A 基因多态性,它可造成致癌物在体内大量聚积,使得致癌物结合到 p53 基因上的机会大大增加,从而造成 p53 基因的突变。③乙醛脱氢酶 2 基因多态性,它可影响乙醇的代谢,体内乙醛浓度升高可导致肝细胞癌变危险性的增加。④单核苷酸多态性(SNP),作为第 3 代遗传标记,充分反映了个体间的遗传差异。但是原癌基因、抑癌基因、毒物代谢酶基因、DNA 修复基因和其他肝癌相关基因等各类基因之间存在协同效应,并且肝癌的发生是几种基因同时改变的结果,某种基因型频率的改变只能代表该单倍型个体的肝癌易感程度,同时遗传因素在肝细胞癌发生中作用会受到慢性肝炎病毒感染的家族聚集性的影响。

(七)寄生虫、幽门螺杆菌感染

1956 年,侯宝璋报道香港 7 年间 200 例肝癌病理资料中发现 46 例有肝吸虫感染。人感染肝吸虫主要是通过吞食带囊蚴的鱼虾所致。一方面,肝吸虫对肝内胆管的刺激及其分泌物的毒性作用,导致肝内胆管上皮细胞增生,而长期慢性炎症的刺激会导致上皮发生癌变;另一方面,肝内虫卵形成的肉芽肿导致纤维化,如未经有效治疗可最终发展为肝硬化,继而发展为肝癌。另外,蒋国雄等对江苏昆山 1984~1986 年 15 周岁以上有或无日本血吸虫病史人群中肝癌死亡病例的资料进行了回顾性定群研究,结果发现,无论男女,有日本血吸虫病史人群的肝癌死亡率显著高于无日本血吸虫病史人群,有晚期日本血吸虫病史人群的肝癌死亡率更高,提示日本血吸虫病可能也是肝癌发生的危险因素之一。幽门螺杆菌是寄生于胃内致胃癌的重要病因之一,在原发性肝癌的组织标本中也检测到其 16SRNA 的存在,Xu 等研究表明,幽门螺杆菌在肝硬化及肝癌的血清 IgG 中逐渐升高,且血清 AFP 阳性的患者比阴性患者检出率高,Xuan 等的研究亦表明,幽门螺杆菌感染对原发性肝癌的发生有明显的促进作用。但是幽门螺杆菌致感染与肝癌的发病机制目前还未明确。

(八)非酒精性脂肪变性肝炎(NASH)

近年的研究表明,肥胖、2 型糖尿病和非酒精性脂肪变性肝炎与肝癌的发生发展有关。由于肥胖、2 型糖尿病会导致肝脏脂肪浸润,进而导致 NASH,人们已经开始深入研究 NASH 的致癌潜能。美国学者报道,NASH 肝硬化患者的肝细胞癌发生危险较高,多因素回归分析显示,年龄大和酒精饮用量是 NASH 相关肝硬化患者发生肝细胞癌的独立影响因素,与非饮酒者相比,规律饮酒者的肝细胞癌发生危险更高(风险比为 3.6)。

总之,单一因素导致肝细胞癌发生的可能性不大,肝细胞癌的发生可能是多个致病因素参与、多阶段、多步骤的过程,而且各因素之间可能存在复杂的相互作用。遗传因素可能不是主要的病因,而环境因素和肝细胞癌的发生更为密切,尤其是慢性肝炎病毒的感染。

二、病理学

原发性肝癌的科学基础主要是基于病理学的研究。肝癌的病理学研究已有百余年历史,发展令人瞩目。

(一)大体分型

1901 年,Eggel 将肝癌分为巨块型、结节型和弥漫型的分类沿用至今。巨块型指单个肿瘤几乎占据整个肝叶;结节型指单个结节的肿瘤或多个大小不一的结节性肿瘤;弥漫型指弥漫分布于全肝的无数小的癌结节。

20 世纪 70 年代,由于 AFP 用于普查,发现了亚临床肝癌或小肝癌。对此,1982 年我国肝癌病理协作组在 Eggel 分类的基础上分为:块状型——肿瘤直径>5cm,其中>10cm 者为巨块型;结节型——癌结节通常<5cm，又可分为单结节型、融合结节型和多结节型3个亚型；小癌型——单个癌结节≤3cm，或相邻两个癌结节直径之和≤3cm；弥漫型——癌结节小，呈弥漫性分布，与肝硬化结节易混淆。

最新肝癌诊治专家共识，肝癌的大体分型：①弥漫型，小癌结节弥漫分布全肝；②巨块型，瘤体直径>10cm；③块状型，瘤体直径在5～10cm，根据肿块数量和形态，又分为单块型、融合块状型、多块状型；④结节型，瘤体直径在3～5cm，根据结节数量和形态，又可分为单结节型、融合结节型、多结节型；⑤小癌型：瘤体直径<3cm。

日本Okuda(1984)则按肝癌生长方式与癌周肝病背景分为：①膨胀型——肿瘤边界清楚，有纤维包膜，常伴有肝硬化，并再分为单结节与多结节型；②浸润型——肿瘤边界不清，多不伴有肝硬化；③混合型——再分为单结节型与多结节型；④弥漫型；⑤特殊型——如带蒂外生型，仅见门静脉癌栓而未见癌块者等。

(二)组织学分型

通常原发性肝癌主要包括肝细胞性肝癌(HCC，彩图1A)、肝内胆管细胞性肝癌(ICC，彩图IB)以及混合细胞性肝癌。肝细胞癌的定义是："由类似肝细胞样细胞组成的一种恶性肿瘤，常发生于肝硬化基础上，可有局部血管及淋巴道转移"。肝内胆管细胞癌的定义是："由胆管上皮样细胞组成的肝内恶性肿瘤"。混合细胞性癌的定义是："具有肝细胞性肝癌及胆管细胞性肝癌共同特征的肿瘤"。在肝细胞性癌中，包括小梁板样型(窦状)、假腺体型(腺泡或腺样)、致密型、硬癌型，还有一特殊的亚型——纤维板层型肝癌，其病理特征为癌细胞较大呈多角形，有强嗜酸性颗粒状的癌细胞质，癌细胞巢间有大量平行排列的板层状纤维基质。在我国原发性肝癌90%以上为肝细胞性肝癌，而肝内胆管细胞性肝癌及混合细胞性肝癌约各占不到5%。通常所说的肝癌主要是指肝细胞性肝癌。

病理诊断报告的内容应包括肿瘤的部位、大小、数目、细胞和组织学类型、分化程度、血管和包膜侵犯、卫星灶和转移灶，以及癌旁肝组织病变情况等。报告还可附有与肝癌药物靶向分子、生物学行为以及判断预后相关的免疫组化和分子标志物的检测结果，以供临床参考。

(三)肝癌细胞组织学分级

1954年Edmondson和Steiner根据分化程度将肝细胞癌分为Ⅰ～Ⅳ级。分级的主要依据是癌细胞胞质酸性着色程度、胞核大小及其深染程度、胞核/胞质比例以及细胞黏合性状等。在一个肝癌结节内可以看到不同分级的细胞并存。Ⅰ级：癌细胞呈高分化状态，核/质比接近正常；Ⅱ级：癌细胞中度分化，但核/质比增加，核染色更深；Ⅲ级：癌细胞分化较差，核/质比更高，核异质明显，核分裂多见；Ⅳ级：癌细胞分化最差，胞质少，核染色质浓染，细胞形状极不规则，排列松散。该分级系统存在两端难识别的不足，即Ⅰ级难以与肝细胞腺瘤区分，Ⅳ级则很难与转移癌鉴别，这使得精确分级成为难题。近年来，WHO分级系统采用了一套与Edmondson-Steiner分类系统相类似的分级方法，分为高、中、低与未分化型。

(四)肝病背景

我国肝细胞性肝癌病人绝大多数有病毒性肝炎背景，合并肝硬化者占85%～90%，其中绝大多数为病毒性肝炎(乙型和丙型)后肝硬化。肝硬化通常分为大结节性、小结节性和混合性肝硬化。小结节性肝硬化：硬化结节直径<3mm，结节均匀，极少含汇管区和中央静脉，纤维间隔细而均匀，肝大小形态正常或略小。大结节性肝硬化：硬化结节>3mm，肝硬化结节大小不一，其中部分含有异常的汇管区和中央静脉，纤维间隔宽窄不一，肝常缩小。混合型：上述两者之混合，大小结节数量相似。肝癌合并肝硬化者，约1/3为小结节性肝硬化，2/3为大结节性肝硬化。

(五)肝癌的分子分型

传统的肝癌病理诊断、分类、分型方法(TNM分期、Edmondson分级等)主要是依据肿瘤大小、数目、分布、血管侵犯、淋巴结和远处转移情况以及显微镜下肿瘤组织细胞类型、分化程度等组织细胞学特征而得出的,并以此为依据来推断肿瘤的生物学行为如肿瘤的进展情况、转移潜能、预后等。在过去的几十年里,这种病理诊断分类方法确实对制定相应临床治疗方案起了较大的指导作用。但临床上我们经常发现同一病理类型、同一分期、采用同一治疗方案的肝癌患者却有完全不同的疾病过程和预后,这就说明肝癌中存在不同的分子亚型,其分子特征在影响肝癌生物学行为过程中起了非常重要的作用,仅从组织细胞水平无法解决肝癌的异质性(特殊性)问题,应该从分子水平研究肝癌的本质特征。

随着人类基因组计划(HGP)的实施,基因芯片和蛋白质芯片等高通量检测技术的应用,使从分子水平对肿瘤进行更精确地分类分型成为可能。复旦大学肝癌研究所与美国国家癌症研究所(NCI)合作进行的研究表明,肝癌转移灶与原发瘤之间基因表达总是惊人的相似,它们之间有差异的基因数目非常少且没有显著性;而伴有转移的肝癌与不伴有转移的肝癌之间基因表达谱却有非常明显的差异,在9180个基因中发现153个基因表达差异有统计学意义;而且这些差异与肿瘤大小、有无包膜、肝硬化程度等临床病理因素无关,仅与是否伴有转移有关,其结果高度提示促进肝癌转移的基因改变可能在原发肿瘤阶段就已经发生。Iizuka等也用基因芯片回顾性分析了33例根治性切除肝癌组织标本的基因表达谱,建立了一个由12个差异基因组成的预测系统,此预测系统准确预测了27例待测肝癌组织标本中的25例,预测准确率达93%,可能用于预测肝癌术后早期复发转移倾向。但是,Kuro-kawa等通过60例肝癌患者的分析,从92个候选基因中筛出20个基因组成的预测早期复发的分子模型,对40例待测肝癌的预测准确率却仅有73%,而且与前述研究之间也不存在相同的基因。

Katoh等利用比较基因组杂交芯片分析了87例肝癌患者,发现染色体1q,6p,8q的扩增以及8p的缺失的患者预后明显不佳。Laurent-Puig等利用系统生物学技术,联合分析了335个微卫星标志物等位基因的缺失与p53及Axin1和β-catenin的基因突变,发现高等位基因失衡指数与p53及Axin1突变与HBV的感染、肿瘤分化不良及预后不佳密切相关。用蛋白质技术比较不同手术标本,发现热休克蛋白27也是人肝癌转移的重要蛋白,CK19表达者,门静脉癌栓发生率高。最近复旦大学肝癌研究所与美国(NCI)合作在癌周肝组织中发现17个免疫相关的基因也能预测肝癌的转移。基于基因芯片/蛋白质芯片技术建立的肝癌分子分型具有更高的准确性,并能预测肿瘤对治疗的反应、预后、转移复发倾向等,具有非常广泛的应用前景。

三、临床表现

(一)症状

肝癌在生长早期往往呈现隐匿性,在进展期由于某些原因才会出现症状,而在侵犯邻近器官或组织前,肿瘤通常已经长到一定体积。肝的储备功能使得肝实质能够在被大量癌细胞代替前不出现肝功能失代偿的表现,从而掩盖了某些与肝功能异常相关的症状。并且出现的临床症状通常也不具有肝癌的特异性。特别是亚临床期肝癌,由于无任何肝癌的症状,有些病人会怀疑肝癌的诊断,从而错失了根治性治疗的机会。肝癌的临床症状可由肝癌与合并的肝炎、肝硬化所引起。常见的症状如下。

1.肝区疼痛　表现为间歇性或持续性钝痛或刺痛、呼吸时加重的肝痛和急腹痛。多数位于剑突下或右季肋部。如肿瘤位于右肝上部,由于刺激横膈,也可以出现右肩部或右肩背部疼痛。如突发上腹部剧烈疼痛,有发生肝癌破裂出血的可能。

2.消化道症状　包括食欲缺乏、纳差、腹胀、腹泻、恶心等。

3.出血倾向表现　为牙龈出血或鼻出血,也可因严重的肝硬化并发门脉高压性上消化道出血等。

4.发热不明 原因的间隙性发热(伴白细胞增多)也是肝癌的一个临床表现,6%～54%的患者出现过这种症状。虽然认为肿瘤坏死是引起发热的一种可能解释,但引起发热的真正原因目前尚不清楚。

5.其他 乏力、消瘦;病人主诉上腹部肿块;黄疸;远处转移时的相关症状,如骨转移时疼痛、麻木感,肌力下降等;肺转移偶可出现咳嗽或咯血等;此外部分患者可表现为不同类型的副癌综合征,如自发性低血糖等。

(二)体征

亚临床肝癌应无特征性体征。临床肝癌的体征同样可由肝癌与合并的肝炎、肝硬化所引起。常见体征如肝大、伴或不伴结节,上腹部肿块、黄疸、腹水、脾大、下肢水肿、右侧胸腔积液等;如肝硬化明显,可有肝掌、蜘蛛痣或前胸、腹部的血管痣,腹壁静脉曲张等。

1.肝大 进行性肝大为最常见的特征性体征之一。肝质地坚硬,表面及边缘不规则,常呈结节状,少数肿瘤深埋于肝实质内者则肝表面光滑,伴或不伴明显压痛。肝右叶膈面癌肿可使右侧膈肌明显抬高。

2.脾大 多见于合并肝硬化与门静脉高压病例。门静脉或脾静脉内癌栓或肝癌压迫门静脉或脾静脉也能引起充血性脾大。

3.腹水 草黄色或血性,多因合并肝硬化、门静脉高压、门静脉或肝静脉癌栓所致。向肝表面浸润的癌肿局部破溃糜烂或肝凝血功能障碍可致血性腹水。

4.黄疸 癌肿广泛浸润可引起肝细胞性黄疸;当侵犯肝内胆管或肝门淋巴结肿大压迫胆道时,可出现阻塞黄疸。有时肿瘤坏死组织和血块脱落入胆道引起胆道阻塞可出现梗阻性黄疸。

5.肝区血管杂音 由于肿瘤压迫肝内大血管或肿瘤本身血管丰富所产生。

6.肝区摩擦音 于肝区表面偶可闻及,提示肝包膜为肿瘤所侵犯。

7.转移灶相应体征 可有锁骨上淋巴结肿大,可出现胸腔积液或血胸。骨转移可见骨骼表面向外突出,有时可出现病理性骨折。脊髓转移压迫脊髓神经可表现截瘫,颅内转移可出现偏瘫等神经病理性体征。

四、实验室及医学影像学检查

【实验室检查】

为了获得正确的临床诊断,除依据临床表现外,实验室检查是重要一环。肝癌的标记物在实验室检查中占有最重要地位。甲胎蛋白(AFP)作为肝癌特异性标记物,至今仍未发现诊断价值超过其的新肿瘤标记物,但是AFP的阳性率仅为60%～70%。随着肝癌高危人群的定期筛查工作的开展,部分病人AFP的绝对值处于轻度升高阶段,动态观察其变化显得尤为重要。另外,具有鉴别诊断价值的癌胚抗原(CEA)与糖类抗原19-9(CA19-9)也是实验室检查中的必须检查的项目。CEA阳性多有可能是胃肠道癌肿肝转移,而CA19-9阳性往往与肝内胆管细胞癌、胆囊癌、胰腺癌有关。另据报道AFP的亚型AFP-L3是肝癌患者血清中的主要类型,α-L-岩藻糖苷酶(AFU)以及脱-γ-羧基凝血酶原(异常凝血酶原,DCP)可以作为AFP的很有价值的补充指标。由于我国肝癌绝大多数合并肝硬化,无论从诊断还是治疗的角度,肝功能检查都不可缺少。常规的肝功能检查包括血清总胆红素/直接胆红素、白/球蛋白、丙氨酸转氨酶(ALT),天冬氨酸转氨酶(AST),碱性磷酸酶(ALP)、谷氨酰转移酶(γ-GT)及前白蛋白,凝血酶原时间等。吲哚氰绿排泄试验可以在一定程度上反映肝的储备功能。肝炎病毒感染是我国肝癌最主要的致病因素,因此HBV与HCV相关标记的检查有助于肝癌的诊断。对HBV而言,应全面检测HBsAg,HBsAb,HBeAg,HBeAb,HBcAb与HBV-DNA。其他脏器与疾病的检查也不容忽视,血糖水平、血细胞计数、肾功能及心、肺功能的检查都应在常规检查之列。

【医学影像学检查】

(一)超声显像(US)

US 具有敏感性高、非侵入性、易于重复及相对低廉价格的优点,是目前最常用的肝癌筛查的手段,也是最常用的定位诊断方法。

1.彩色多普勒超声　肝癌典型的彩色多普勒超声的影像为在肝实质光点增粗、增强、分布不均的背景下,可见圆形或类圆形高回声、低回声或等回声团块,周围往往可见 2~5mm 的晕圈。肿瘤内部探及线条状、分支状或簇状彩色血流,平均流速呈现高速型,阻力指数多在 0.6 以上。另外,还可检出卫星灶、门静脉、肝静脉、下腔静脉及胆管内癌栓。

2.超声造影　一项研究表明,超声造影在肝恶性肿瘤的鉴别诊断中,敏感性为 90%,特异性为 99%,准确度为 89%。经静脉注射声诺维后,95%肝细胞癌动脉期增强成强回声,85%门脉期或实质期退出,11%延迟期退出。

(二)动态增强 CT

1.CT 的优势 CT 增强扫描可清楚地显示肝癌的大小、数目、形态、部位、边界、肿瘤血供丰富程度以及与肝内管道的关系;对门静脉、肝静脉和下腔静脉是否有癌栓,肝门和腹腔淋巴结是否有转移,肝癌是否侵犯邻近组织器官都有重要的诊断价值;还可通过显示肝的外形、脾的大小以及有无腹水来判断肝硬化的轻重,因此 CT 已经成为肝癌诊断的重要常规手段。特别是 CT 动态增强扫描可以显著提高小肝癌的检出率;肝动脉碘油栓塞 3~4 周后进行 CT 扫描也能有效发现小肝癌病灶。

2.动态增强 CT 的典型表现平扫多为圆形或椭圆形低密度灶,也有等密度和高密度病灶;增强扫描动脉期肝癌病灶绝大多数可见到明显强化;增强扫描门静脉期大多数病灶呈低密度;也有呈等密度,个别可表现为高密度;增强扫描平衡期大多数病灶仍呈低密度。肝癌典型的 CT 强化方式为"早出早归"或"快进快出"型。此外,门静脉期对肝内血管结构显示较佳,对于血管侵犯和癌栓形成的判断最佳。

3.门静脉癌栓的 CT 表现　门脉血管内充盈缺损,可为结节状、条状、分支状或呈现 Y 形或新月形;受累静脉因滋养血管扩张,可见管壁强化;主干及大的分支血管旁形成侧支血管;胆囊周围侧支血管建立;门静脉血管扩张,癌栓部分分支血管直径大于主干或主干和分支粗细不成比例;门静脉癌栓形成时,可加重原有门静脉高压程度,故常伴有腹水,且难以控制。

(三)磁共振成像(MRI)

MRI 具有很高的组织分辨率和多参数、多方位成像等特点,而且无辐射影响,因此 MRI 是继 CT 之后的又一高效而无创性的肝癌检查诊断方法。MRI 扫描一般包括 T_1WI,T_2WI,弥散加权(DWI)、动态增强扫描。T_1WI 扫描多为低信号;T_2WI 上肝癌多为高信号;DWI 扫描为高信号。"镶嵌征"为肝细胞癌的特征性表现;包膜征、肿瘤侵犯血管也是肝细胞癌的重要特征之一。

动态增强扫描表现:

1.动脉期　肝癌病灶明显强化,大的病灶,因中心坏死液化多见,因而病灶强化不均匀,往往表现为周边强化。

2.门静脉期　大部分病灶呈低信号。

3.延迟期　病灶多为低信号或等信号。此期对病灶的检出意义不大,一般用于同血管瘤和局灶性结节性增生等进行鉴别诊断。

肿瘤包膜强化见于各个时期,相对而言,以门静脉期和延迟期包膜强化较清晰。应用肝特异性 MRI 造影剂能够提高小肝癌检出率,对肝癌与肝局灶性增生结节、肝腺瘤等的鉴别亦有较大帮助;另外,对于肝癌患者肝动脉化疗栓塞(TACE)疗效的跟踪观察,MRI 较 CT 有更高的临床价值,对肝内小病灶的检出、血管的情况以及肿瘤内结构及其坏死状况等的显示有独到之处,可以作为 CT 检查的重要补充。

(四)正电子发射计算机断层扫描(PET-CT)

PET 的产生是核医学发展的一个新的里程碑,是一种无创性探测生命元素的生理、生化代谢的显像方法。^{18}氟-脱氧葡萄糖(^{18}F-FDG)PET 除用于诊断肝癌外,亦用来估计肝癌病人的肿瘤存活情况和寻找肝外转移灶。FDG 是一种类似糖类的物质,可浓聚于代谢旺盛的肝肿瘤组织内。存活的肿瘤组织可主动摄取这一标记的参与代谢物质,而坏死组织则不能。PET-CT 是将 PET 与 CT 融为一体而成的功能分子影像成像系统,既可由 PET 功能显像反映肝占位的生化代谢信息,又可通过 CT 形态显像进行病灶的精确解剖定位,并且同时全身扫描可以了解整体状况和评估转移情况,达到早期发现病灶的目的,同时可了解肿瘤治疗前后的大小和代谢变化。FDG-PET 在检查肝癌的敏感性为 $30\% \sim 40\%$,而利用^{11}C-醋酸盐作为示踪剂的 PET-CT 检测肝细胞癌的敏感性超过 80%,将^{11}C-醋酸盐与 FDG 结合已经展现出将肝癌探测的敏感性增加到 100%。

(五)数字减影血管造影(DSA)

由于其属于侵入性操作,DSA 不作为首选的诊断手段。

1.DSA 的指征　临床怀疑肝癌或 AFP 阳性,而其他影像学检查阴性者;多种显像方法结果不一;疑有卫星灶需做 CTA 者;需做经导管肝动脉化疗栓塞(TACE)者;肝癌手术切除后疑有残癌者。

2.肝癌 DSA 检查的特征　肿瘤血管(肝癌最富特征的表现,常见肿瘤血管的增粗、扩张、移位和扭曲);肿瘤染色(肿瘤密度较周围肝实质浓密,常勾画出肿瘤的大小和形态);肝内动脉移位、扭曲、拉直或扩张;肿瘤包绕动脉;动-静脉瘘;肝内血管癌栓。DSA 对多血管型肝癌可检出 1cm 左右的小肝癌。小肝癌通常以肿瘤血管和肿瘤染色为主要表现。

五、诊断及鉴别诊断

【临床诊断标准】

(一)病理诊断

肝内或肝外病理学检查证实为原发性肝癌。

(二)临床诊断

1.AFP>400μg/L,能排除活动性肝病、妊娠、生殖系统胚胎源性肿瘤及转移性肝病,并能触及有坚硬肿块的肝或影像学检查有明确肝癌特征的占位性病变者。

2.AFP≤400μg/L,能排除活动性肝病、妊娠、生殖系统胚胎源性肿瘤及转移性肝病,并有两种影像学检查具有肝癌特征性占位性病变或有两种肝癌标志物(AFP 异质体、异常凝血酶原、γ-谷氨酰转肽酶Ⅱ、α-L-岩藻糖苷酶等)阳性及一种影像学检查具有肝癌特征性占位性病变者。

3.有肝癌的临床表现并有肯定的肝外转移灶(包括肉眼可见的血性腹水或在其中发现癌细胞),并能排除转移性肝癌者。

【亚临床肝癌的诊断标准】

可采用的影像学检查方法:超声造影、动态增强 CT 及动态增强 MRI。

1.局灶性　病灶≤2cm,合并肝硬化,两项影像学检查均表现为动脉期富血供和静脉期清除。

2.局灶性　病变>2cm,合并肝硬化,一项影像学检查表现为动脉期富血供和静脉期清除。

【鉴别诊断】

(一)AFP 阳性鉴别诊断

甲胎蛋白(AFP)是胎儿肝细胞产生的一种特殊蛋白——糖蛋白,它是胎儿血清的正常成分,主要由人的肝和卵黄囊(胎儿具有的)产生的一种胚胎性蛋白,只有胎儿才有,当胎儿出生后不久血中就检查不出或者含量很低。AFP>400μg/L 除原发性肝癌外,尚可见于妊娠、新生儿、生殖腺胚胎性肿瘤、急慢性肝炎、肝硬化、肝内胆管结石、胃癌及胰腺癌肝转移、前列腺癌等,因此,在鉴别诊断中应该注意性别、年龄、地区、病史、体征及相应检查资料综合分析。

1.妊娠　妊娠期可以有 AFP 增高,但一般不超过 400μg/L,妊娠 16 周以后浓度逐渐降低,分娩后 1 个月即恢复正常。如分娩后 AFP 仍持续保持高水平,应结合酶学、影像学等进一步检查确定。

2.生殖腺胚胎瘤　因其为胚胎源性肿瘤,多含卵黄囊成分,故 AFP 增高,结合妇科或男科体检和影像学检查,基本上可以肯定或排除来源于睾丸或卵巢的肿瘤。

3.胃癌、胰腺癌伴肝转移　有肝转移的胃癌常见 AFP 升高,个别可>400μg/L,如肝内未发现占位性病变,应注意胃肠道检查。如肝内存在大小相似多个占位性病变则提示转移性肝癌,可以通过检测 AFP 异质体、CEA 及影像学检查加加以判别,内镜结合病理学诊断,可以确定肿瘤的原发灶来源。另外,肝病背景资料也是辅助诊断的重要参考依据。

4.良性肝病　慢性活动性肝炎、肝硬化伴活动性肝炎常见 AFP 升高,多在 400μg/L 以下。鉴别多不困难,即有明显肝功能障碍而无肝内占位病灶。对鉴别有困难者可结合超声与 CT 等影像学检查以进一步确诊。如动态观察 AFP 与 ALT,曲线相随者为肝病,分离者为肝癌。AFP 异质体有助鉴别。有些病人需要长达数月甚或更长才能弄清,需要耐心随访。

5.前列腺癌　多见于老年男性,常无肝病病史,体检和影像学检查可以发现前列腺肿大,酸性磷酸酶和 CEA 水平常增高,前列腺液及前列腺穿刺细胞学检查可以确诊。

(二)AFP 阴性鉴别诊断

AFP 阴性肝癌占总数的 30%~40%。近年随着影像诊断的发展,该比例有增高的趋势。需与 AFP 阴性肝癌鉴别的疾病甚多,现选择主要的概述。

1.继发性肝癌　①常可以发现原发病灶。常有原发癌史,常见原发癌为结直肠癌、胃癌,胰腺癌亦多见,再次为肺癌和乳腺癌,鼻咽癌、甲状腺癌等也可见肝转移。②多数无肝硬化背景,癌结节多较硬而肝较软。③多数 HBV 标记物为阴性。多无肝病背景,如 HBV 及 HCV 均阴性,应多考虑继发性肝癌,④部分来源于消化系统的肿瘤 CEA 及 CA19-9 等肿瘤学指标可升高。⑤影像学各种显像常示肝内有大小相仿、散在的多发占位。且多无肝硬化表现。彩超示肿瘤动脉血供常不如原发性肝癌多。动态增强 CT 典型表现为"牛眼征"即病灶中心为低密度,边缘强化,最外层密度又低于肝实质,而延迟扫描病灶一般都是低密度。⑥99mTc-PMT 扫描为阴性。PET-CT 检查对肝转移肿瘤有很高的诊断价值,多表现为高摄取值,尤其是大肠癌肝转移瘤阳性发现率更高。肝表面的转移灶大体上表现为"有脐凹的结节",组织学表现取决于原发肿瘤。

2.肝脓肿　多有发热,肝区叩痛。如超声显像为液平,不难鉴别;尚未液化者颇难鉴别,HBV 或 HCV 多阴性,超声显像示边界不清,无声晕;必要时可行穿刺。①近期有感染病史;②无慢性肝病史;③有畏寒高热、肝区疼痛或叩击痛临床表现;④影像学检查可见病灶内液平,典型 CT 平扫呈低密度占位,周围出现不同密度的环形带,增强后液化区 CT 值不变周围环均有不同程度的强化,环征比平扫更清晰,多房脓肿显示房内单个或多个分隔,常有强化;⑤肝动脉造影无肿瘤血管及染色。

3.肝囊肿　一般无症状及肝病背景。超声检查呈液性暗区,已能诊断,必要时可加做 CT 增强扫描,造影剂始终不进入病灶是其特点。①病程长,病情进展缓慢;②常无肝病背景;③一般情况良好;④超声检查可见囊性结构和液平。

4.肝血管瘤   肝海绵状血管瘤是最常见需与 AFP 阴性肝癌鉴别的疾病。肝海绵状血管瘤一般无症状,肝脏质软,无肝病背景。直径<2cm 的血管瘤在超声检查时呈高回声,而小肝癌多呈低回声。直径>2cm 的血管瘤应做 CT 增强扫描。如见造影剂从病灶周边向中心填充并滞留者,可诊断为血管瘤。MRI 对血管瘤灵敏度很高,有其特征性表现。在 T_1 加权图像中表现为低或等信号,T_2 加权则为均匀的高亮信号,即所谓的"亮灯征"。病理特征:肉眼可见紫红色结节,多可压缩,切面呈海绵状,富含血液。稍大者中央可见纤维瘢痕。镜下可见大小不等的血管腔,腔内有血栓。血管缺乏结缔组织支持。极少伴有肝硬化。肝血管瘤表现特点:①病程长,进展缓慢;②常无慢性肝病史;③一般情况良好;④女性较多见;⑤^{99m}Tc-RBC 核素扫描呈"热"区;⑥影像学检查无包膜,注入造影剂后自周边开始增强;⑦肝功能及酶谱学检查正常。

5.局灶结节性增生(FNH)   为增生的肝实质构成的良性病变,其中纤维瘢痕含血管和放射状间隔。多无肝病背景,但彩超常可见动脉血流,螺旋 CT 增强后动脉相可见明显填充,延迟期病灶中心区不规则强化,甚至呈放射状。MRI 检查病灶呈等或略高信号。中心瘢痕高信号是其特征,多无类圆形包膜征象。FNH 颇难与小肝癌鉴别,如无法确诊,仍宜手术。

6.肝腺瘤   女性多,常无肝病背景,有口服避孕药史。各种定位诊断方法均难与肝癌区别,但如 ^{99m}Tc-PMT 延迟扫描呈强阳性显像,则有较特异的诊断价值。因肝腺瘤细胞较接近正常肝细胞,能摄取 PMT,但无正常排出道,故延迟相时呈强阳性显像,其程度大于分化好的肝癌。肝腺瘤属于良性肝肿瘤,但可反复发生,肿瘤由 2～3 个细胞厚度的肝小梁组成,与正常肝细胞大小形态一致,但瘤细胞内糖原明显增加,有丝分裂少。

7.肝肉瘤   多无肝病背景。各种显像多呈较均匀的实质占位,但仍颇难与肝癌鉴别。

8.肝脂肪瘤   少见,多无肝病背景。超声显像酷似囊肿,但后方无增强。

9.肝硬化结节   大的肝硬化结节与小肝癌鉴别最困难。整个肝质地对判断有一定帮助。MRI 检查能显示肝癌的假包膜及纤维间隔,对鉴别有较大价值。腹腔镜检查能判断位于肝表面的良恶性结节。近年来注意到在肝硬化的腺瘤样增生结节中常已隐匿有小肝癌结节,故最好争取做病理检查以资鉴别。

10.炎性假瘤   为类似肿瘤的单发或多发的炎性病变,多无肝病背景,多无症状与体征。超声显像有时呈分叶状、无声晕,彩超多无动脉血流。增强扫描动脉期无强化,部分病灶在静脉期及延迟期可见边缘轻度强化及附壁小结节样强化。由于临床难以确诊,故仍主张手术。炎性假瘤的病灶内含有纤维组织和大量的炎性细胞,主要是浆细胞和散在的巨噬细胞,常见血管炎,不伴有肝硬化。

11.肝棘球蚴病   又称肝包虫病,属自然疫源性疾病,人作为中间宿主而受害。流行于牧区,发病与密切接触犬类有关。一般无症状及肝病背景。触诊时包块硬韧,叩有震颤即"包虫囊震颤"是特征性表现。超声检查呈现多囊性液性暗区,仔细观察可见有子囊孕于母囊中的现象。CT 检查囊肿壁可见钙化,呈壳状或环状,厚薄可以不规则。棘球蚴抗原(Casoni 试验)皮试阳性。

六、临床分期

(一)我国 1977 年的分期标准

Ⅰ期(亚临床期):无明确肝癌的症状和体征。

Ⅱ期(临床期):超过Ⅰ期标准而无Ⅲ期证据。

Ⅲ期(晚期):有明确恶病质、黄疸、腹水或远处转移之一者。

(二)我国 2001 年分期标准

Ⅰa:单个肿瘤最大直径≤3cm,无癌栓、腹腔淋巴结及远处转移;肝功能分级 ChildA。

Ⅱb:单个或两个肿瘤最大直径之和≤5cm,在半肝,无癌栓、腹腔淋巴结及远处转移;肝功能分级 ChildA。

Ⅱa:单个或两个肿瘤最大直径之和≤10cm,在半肝或两个肿瘤最大直径之和≤5cm,在左、右两半肝,无癌栓、腹腔淋巴结及远处转移;肝功能分级 ChildA。

Ⅱb:单个或两个肿瘤最大直径之和>10cm,在半肝或两个肿瘤最大直径之和>5cm,在左、右两半肝,或多个肿瘤无癌栓、腹腔淋巴结及远处转移;肝功能分级 ChildA。肿瘤情况不论,有门静脉分支、肝静脉或胆管癌栓和(或)肝功能分级 ChildB。

Ⅲa:肿瘤情况不论,有门静脉主干或下腔静脉癌栓、腹腔淋巴结或远处转移之一;肝功能分级 ChildA 或 ChildB。

Ⅲb:肿瘤情况不论,癌栓、转移情况不论;肝功能分级 ChildC。

(三)Okuda(1985)肝癌分期

Okuda 曾于 1985 年提出一个分期方案,即根据①肿瘤大小占肝:>50%为阳性,<50%为阴性;②腹水:有为阳性,无为阴性;③白蛋白:<30g/L 为阳性,>30g/L 为阴性;④胆红素:>51.3μmol/L(3mg/dl)为阳性,<51.3μm01/L(3mg/dl)为阴性。

Ⅰ期:均阴性。

Ⅱ期:1 或 2 项阳性。

Ⅲ期:3 或 4 项阳性。

(四)肝癌 TNM 分期(AJCC 第 6 版)

T_1:孤立病灶,无血管侵犯。

T_2:孤立病灶伴血管侵犯;或多个病灶直径<5cm。

T_3:多个病灶直径>5cm 或肿瘤侵犯或肿瘤侵犯门静脉或肝静脉的主要分支。

T_4:单个或多个病灶,伴胆囊外邻近器官直接侵犯或穿破脏层腹膜。

N_0:无区域淋巴结转移。

N_1:有局部淋巴结转移。

M_0:无远处转移。

M_1:远处转移。

并进一步分为 Ⅰ~Ⅳ 期。

Ⅰ期:$T_1N_0M_0$。

Ⅱ期:$T_2N_0M_0$。

Ⅲa 期:$T_3N_0M_0$。

Ⅲb 期:$T_4N_0M_0$。

Ⅲc 期:任何 TN_1M_0。

Ⅳ期:任何 T 任何 NM_1。

组织学分级(G):

Gx:组织学分级无法评估。

G_1:分化良好。

G_2:分化中等。

G_3:分化差。

G_4:未分化。

纤维化分级(F):Ishak 定义的纤维化分级被推荐应用,与生存率预后相关。分级系统共分为 6 级。

F_0:纤维化得分 0～4 分(没有:中度纤维化)。

F_1:纤维化得分 5～6 分(严重:纤维化或肝硬化)。

(五)巴塞罗那(BCLC)的肝癌分期

极早期(0 期):ChildA;PST 0;单发肿瘤,<2.0cm。

早期(A 期):Okuda 1～2;ChildA-B;PST 0;单发或多发肿瘤,<3.0cm;数量≤3 个。

中期(B 期):Okuda 1～2;ChildA-B;PST 0;多发肿瘤。

晚期(C 期):Okuda 1～2;ChildA-B;PST 1～2;门静脉浸润,N_1,M_1。

终末期(D 期):Okuda 3;ChildC;PST>2。

(六)意大利(CLIP)的肝癌分期

CLIP 评分

0:ChildA;单发肿瘤,占肝体积≤50%;AFP<400μg/L;无门静脉侵犯。

1:ChildB;多发肿瘤,占肝体积≤50%;AFP≥400μg/L;伴有门静脉侵犯。

2:ChildC;肿瘤占肝体积>50%。

(六)各分期系统的评价

TNM 分期系统是为行肝切除或肝移植患者进行的病理学分类,即使是第 6 版也存在忽略肿瘤特性和肝功能的不足。Okuda 临床分期虽被应用多年,但也存在诸多不足,尤其是缺少对该系统的前瞻性研究。CLIP 分期兼顾了肿瘤特性及肝功能,适用于所有肝癌患者,易于应用,并且有前瞻性研究证据,但在合并慢性乙型肝炎的肝癌患者中对预后的判断较差。BCLC 分期系统具有很多优点,它考虑到肿瘤的特性(包括血管侵犯、肿瘤的数目与直径),潜在的肝疾病(Child-Pugh 评分和门脉高压)以及患者的总体状况,最终为治疗提供指南。不足之处在于该分期系统对门脉高压的界定欠准确,总体评分难以实施。另外有作者认为,BCLC 模式为疗效判断模式,而非预后模式。运用随机对照研究方法建立一个适用于所有肝癌患者的单一分期系统几乎是不可能的,因此到目前为止还没有理想的预后模式出现,基于分子生物学、遗传学的分期系统值得期待。

七、肝癌的治疗

【治疗总原则】

治疗有 3 个目标:根治、延长生存期、减轻痛苦。为达此目的,治疗原则也有三,即早期治疗、综合治疗、积极治疗。其中早发现、早诊断、早治疗是提高肝癌治疗疗效的关键。

(一)早期治疗

早期治疗是肝癌治疗最主要的方面。必须抓住两个时机:癌结节增大到直径 5cm 以前,以及门静脉主干癌栓出现前。前者经正确治疗有根治希望,后者经积极治疗多可能延长生存期,少数有根治可能。

(二)综合治疗

原发性肝癌属多因素、多阶段发展的癌症,故理论上难以找到特效药物。为此,综合治疗乃为必由之路。它包括不同治疗方法的联合与序贯应用和一类治疗方法的不同治疗剂量的联合与序贯应用。近年来肿瘤局部治疗的兴起,具有战略意义。

(三)积极治疗

积极治疗有两重含义,一是积极的治疗态度;二是反复多次治疗。例如手术,包括复发病灶的再切除,以及不能切除肝癌的缩小后再切除;又如放射介入治疗,一次治疗多难获得好的疗效,而反复多次则可能获得较好的效果;小肝癌的瘤内无水乙醇治疗也一样,一次注射难以彻底,多次注射则有治愈的可能。

整体治疗方案

【肝癌治疗方法选择的依据】

在选择肝癌的治疗方法前,需弄清以下情况。

1.肿瘤情况 TNM 分期是国际公认的确定治疗方法的依据之一,包括肿瘤的大小、数目、范围,肝内血管(尤其是门静脉和肝静脉)是否有癌栓,淋巴结和远处是否有转移等。通常 T_1 及 T_2 和部分 T_3 期可考虑手术,部分 T_3 和 T_4 期可做肝动脉栓塞化疗(TACE)。就 BCLC 分期而言,极早期与早期肿瘤可行肝切除、肝移植或射频消融(RFA)或无水乙醇注射(PEI)等根治性治疗,中期肿瘤可行 TACE,晚期肿瘤予以索拉菲尼或新药治疗,终末期肿瘤除部分可行肝移植外,多数仅能行对症支持治疗。目前,肝癌侵犯邻近脏器、门静脉主干癌栓以及下腔静脉癌栓均不再是肝切除手术的绝对禁忌证。

2.肝功能情况 由于我国肝癌病人中约 85% 合并肝炎后肝硬化,其中 2/3 为大结节性肝硬化,所以首先要了解肝功能是否代偿。Child-Pugh 的肝硬化分期为国际常用,通常 ChildA 肝硬化伴局限性肝癌适于手术,ChildA 和部分 ChildB 肝硬化伴多结节性肝癌可考虑 TA-CE,而对合并 ChildC 肝硬化的肝癌,通常只宜采用非手术治疗,如肿瘤条件许可,可考虑行肝移植治疗。吲哚氰绿(ICG)试验也是临床上最常用的肝功能定量试验。ICGis,即 ICG 注射 15min 后的潴留率在预测肝硬化患者术后肝衰竭和死亡风险方面具有重要意义,正常值范围 0～10%,超过 14% 死亡风险增加 3 倍。

3.全身情况 包括年龄、糖尿病、其他脏器严重病变。术前检查包括胸部 X 线、全血细胞计数、肝肾功能和凝血功能检查,60 岁以上的患者术前应常规进行心肺功能评估。

【肝癌治疗方法的选择】

(一)小肝癌的治疗选择

如肝功能代偿,应力争切除;合并 ChildA 期肝硬化者可做局部切除;不能切除者可做局部消融治疗,如术中液氮冷冻治疗、射频消融(RFA)、经皮瘤内无水乙醇注射(PEI)、微波治疗等;肝功能失代偿而无腹水者,或合并 ChildB 期肝硬化、结节数较少的小肝癌,可行 RFA 或 PEI 治疗;结节数目较多的肝癌,部分可试行经导管肝动脉栓塞(TAE)或经导管肝动脉化疗栓塞(TACE),最好选择肝段栓塞;ChildC 期肝硬化者通常只宜非手术治疗或者接受肝移植治疗。

(二)大肝癌的治疗选择

肝功能代偿者或合并 ChildA 期肝硬化者,单侧肝癌可力争做根治性切除;不能做根治性切除者则争取做缩小后切除,术中可行肝动脉结扎(HAL)、肝动脉插管(HAI)、冷冻治疗等。对肿瘤巨大而肝硬化程度较重的患者,盲目追求姑息性切除,除了术后可能出现肝衰竭等并发症外,术后肿瘤复发、转移概率也较高,因此,疗效上未必优于采用非手术治疗者。如术前估计无手术切除可能,则做 TACE 或联合局部放疗、生物治疗、中药治疗等,待肿瘤缩小后再手术切除。此外,对于大肝癌需行右半肝切除或扩大的右半肝切除,但根据患者的全身情况及肝功能预计的残余肝体积不足以维持患者的代谢需要时,可考虑行术前门静脉栓塞,待保留侧的肝叶代偿性肥大增生后再行肝肿瘤的切除。

（三）肿瘤累及两侧肝叶者的治疗选择

肝功能代偿者，可做 HAL，HAI，TACE，口服索拉非尼等。肝功能失代偿者或 ChildC 期肝硬化，少数可试做 TACE，多数只宜中药治疗或合并生物治疗。

（四）肝门区肝癌的治疗选择

所谓肝门区肝癌是指距离下腔静脉主干、左右肝管汇合部、左右门静脉分叉部及左中右肝静脉与下腔静脉汇合部 1cm 以内的肝癌。随着肝外科手术技术的提高，肝门区不再成为肝癌切除的"禁区"，肝门区肝癌的切除例数在不断增加。当然，实施此类手术，要求术者熟悉肝门部解剖及积累丰富的手术操作的经验，既要注意肿瘤切除的完整性及彻底性，又要注意保护一些重要的管道结构。

（五）难切性肝癌的切除

难切性肝癌主要包括：①癌肿巨大尤其与膈肌或邻近脏器紧密粘连甚至侵犯者；②肝癌累及下腔静脉、门静脉主要分支或主干者；③特殊部位的肝癌，如Ⅰ段、Ⅳa 段、Ⅷ段、Ⅸ段等，累及肝主要血管的同时又有明显肝硬化者；④肝癌切除术后复发再切除或经反复介入、放疗、局部治疗而致广泛粘连者。

精细的肝解剖（尤其是肝门部的解剖）、良好的血流控制（如全肝血液隔离、肝蒂阻断、选择性入肝血流阻断等血流阻断方法的应用）、手术器械及技术的改良（如超声刀、使用多功能手术解剖器的刮吸法断肝术、前入路肝切除术、逆行切肝术、血管外科技术等在肝外科的应用）有效地提高了难切性肝癌的手术切除率，实践证明是安全、可靠的。

（六）合并门静脉癌栓者的治疗选择

门静脉侵犯是肝癌重要的生物学特性。临床报道肝癌门静脉癌栓（PVTT）发生率为 44.0％～62.2％。PVTT 是肝癌肝内播散及根治性切除术后早期复发的根源。此外，癌栓阻塞门静脉，门静脉高压加剧，继而引发食管胃底静脉破裂出血，甚至肝衰竭。因此，肝癌合并 PVTT 患者总体预后差，中位生存期仅 3～6 个月。

1.外科治疗 既往认为肝癌合并 PVTT 是外科手术的禁忌证。近年来，随着技术的提高，肝癌合并 PVTT 手术切除取得了良好效果。

（1）肝癌合并 PVTT 的手术指征：①患者一般情况较好，无明显心、肺、肾等重要脏器器质性病变；②无远处转移；③肝功能属于 Child-PughA 或 B 级；④肿瘤单个或多个，但局限在一侧半肝；⑤估计切除原发灶的同时可一并切除主支癌栓或可经门静脉残端或切开主干能取净癌栓。

（2）手术方式：①肝癌连同癌栓一并切除；②肝癌切除＋门静脉取栓术；③肝癌切除＋门静脉取栓术＋门静脉部分切除术。

（3）手术切除及取栓术优点：①解除因 PVTT 引起的消化道症状如饱胀、厌食、腹泻等，提高生活质量；②降低门静脉压力，减少食管胃底静脉曲张破裂出血及顽固性腹水等并发症；③使门静脉血流通畅，改善肝功能；④减少肿瘤的负荷和肝内转移；⑤肿瘤及癌栓切除后，为以后的进一步综合治疗如 TACE 及门静脉化疗、生物治疗等提供了机会与条件。Fan 等报道，手术切除 1 年、3 年、5 年生存率为 53.9％，26.9％，16.6％，优于其他任何一种单一的治疗方法，而采用"肝癌切除、门静脉取栓、化疗泵植入＋术后门静脉肝素冲洗、持续灌注化疗＋经肝动脉化疗栓塞"等外科综合治疗技术，疗效明显优于单纯手术切除，1 年、3 年、5 年生存率提高到 76.8％，39.3％，26.8％。以手术为主的多模式综合治疗逐渐成为肝癌合并 PVTT 的首选治疗方案。

2.肝动脉化疗栓塞（TACE） 肝癌主要由肝动脉供血，对于无法切除的肝癌病灶，肝动脉栓塞化疗术被公认为是有效的治疗方法。研究表明，PVTT 血供也主要来自于肝动脉及胆管周围的毛细血管丛，因此，经肝动脉栓塞化疗术不但能阻断肝肿瘤的血供，同时也对 PVTT 起到栓塞化疗作用，使肿瘤组织及癌栓缺血坏死。对于癌栓不超过门静脉一级分支者,主干及健侧肝血流不受影响,可超选择性动脉插管栓塞主癌灶同步栓塞癌栓血供。癌栓延伸并阻塞至主干或肝癌含并门静脉主干癌栓患者,若无侧支循环形成,行常规经肝动脉化疗栓塞术,可引起肝组织坏死、肝功衰竭,被视为禁忌。可选用以下两种方案。

(1)超选择减量肝动脉化疗栓塞:采用微导管超选择供应肿瘤及癌栓血管后,注入常规肝动脉化疗栓塞术化疗药物剂量 1/3～1/2,栓塞所用碘油量维持不变,减少肝动脉化疗栓塞术中化疗药的用量,可减低化疗药毒性作用,提高安全性,而不降低肝动脉化疗栓塞疗效,严重并发症发生率低。接受减量化疗栓塞的患者平均生存时间(13.17±1.96)个月,6,12,18 个月生存时间分别为 75.01%,41.03% 和 17.61%。而同期未行介入治疗患者平均生存时间仅 3.9 个月。

(2)经皮门静脉支架置入＋TACE 术:采用经皮穿肝或穿脾途径置入门静脉镍钛记忆合金支架,恢复非肿瘤所在肝叶血流,使患者门静脉压力迅速降低,上消化道出血和腹水症状得到明显改善;同时恢复肝细胞血供,改善了肝功能,避免了肝动脉栓塞后肝缺血坏死的风险。在此基础上联合常规肝动脉化疗栓塞术,3,6,12 个月生存率可达 43.8%,25.0%,12.5%,明显延长患者生存时间。但癌栓可以从支架网隙中长入,发生再狭窄,因此建议使用带膜支架。新近研究表明,^{125}I 粒子条联合金属支架门静脉内置入＋动脉化疗栓塞治疗原发性肝癌合并门静脉主干癌栓可以提高支架通畅率,延长生存时间,但远期效果尚需进一步观察。

3.门静脉灌注化疗 门静脉化疗途径建立方法:①采用手术开腹行门静脉插管、皮下埋泵;②经脾动脉间接门静脉化疗灌注治疗;③经皮经肝超声引导下穿刺选择性门静脉化疗术;④B 超引导下经皮穿刺脾行门静脉插管治疗。门静脉灌注化疗可使药物直接与癌栓的接触,有学者采用 TACE 联合门静脉灌注化疗提高疗效。

4.放疗 由于肝放射耐受量限制和普通 X 线模拟机对肝局部定位准确性差,肝癌常规放疗效果不佳。三维适形放疗(3DCRT)针对肝癌局部治疗,既提高了肿瘤放疗剂量,又可避免误伤正常肝组织,使肝癌放射治疗的效果明显提高。

(1)适应证:治疗不能切除的肝癌合并 PVTT 患者或手术切除术后癌栓复发的患者。

(2)放疗策略:癌栓单独放疗＋其他治疗(如 TACE)或原发瘤及癌栓同时放疗。TACE 联合 3DCRT 治疗肝癌合并 PVTT 的疗效优于单纯放疗或化疗。

(七)合并胆管癌栓者的治疗选择

肝细胞癌常侵犯门静脉、肝静脉、甚至下腔静脉形成癌栓,但肝细胞癌伴有肉眼可见胆管癌栓较罕见,文献报道其发生率占肝细胞癌病人的 1.6%～9.0%。

其临床表现除具有肝癌的一般特征外,还具有以下共同特征:①血清 AFP 水平高,有时伴有 CA19-9 的升高;②梗阻性黄疸是其最常见,也可能是最早的表现;③最典型的影像学表现为周围型肝癌伴有肝内胆管扩张,胆管内存在实质性占位。由于肝细胞癌合并胆管癌栓的发病率低,再加上胆管癌栓本身术前影像学难以发现,常给诊断带来困难。提高正确诊断的关键在于提高对其的认识。

原发性肝癌发生胆管转移的主要途径:①肝癌细胞直接侵犯胆管并在其内形成癌栓,胆管癌栓与原发灶呈"哑铃状";②胆管内癌栓与原发瘤脱离,下行至肝外胆管造成阻塞;③肿瘤侵犯胆管致出血,合并癌细胞的血栓阻塞胆管。

Ueda 等(1994 年)将肝细胞癌合并胆管癌栓分为 4 型。Ⅰ型:癌栓位于胆管第 2 级分支,肿瘤周围末梢胆管扩张,无黄疸;Ⅱ型:癌栓延伸至胆管第一级分支,癌栓阻塞 1 叶胆管,导致该叶内肝内胆管扩张;Ⅲa:癌栓延伸至肝总管Ⅲb:癌栓游离于原发瘤,在肝总管内生长;Ⅳ型:破裂肿瘤的碎片漂浮于胆总管内,与胆管结石有时很难鉴别,癌栓破裂甚至会导致便血或休克等。

治疗该病的关键是去除原发灶,解除胆管梗阻。常见治疗方式有以下几种:①肝叶切除加胆管探查取栓引流术;②二期肝癌切除加胆管探查取栓术;③胆管探查取栓术;④肝动脉栓塞化疗(TACE)加胆管引流术;⑤内镜下胆管取栓置管引流术;⑥结合射频、冷冻治疗加用胆管引流术;⑦癌栓取出加胆肠内引流术;⑧经皮肝穿刺胆管癌栓直接乙醇注射同时放内支架引流治疗。其中,肝叶切除、癌栓取出加胆管引流为理想的手术方式,可望获得长期生存。本所16例合并胆管癌栓的患者中,1例行肝左外叶切除＋肝动脉结扎插管＋胆总管癌栓取出术,其余15例均行肝切除术及胆管癌栓取出术,1年生存率为71.4%,其中3例女性生存分别为4年、6年和12年;8例术后1年内出现肿瘤复发,1年复发率57.1%。

(八)合并肝静脉及下腔静脉癌栓者的治疗选择

肝癌合并肝静脉、下腔静脉、甚至右心房癌栓并不少见。文献报道肝静脉、下腔静脉(IVC)及右心房内癌栓发生率分别为13.3%～53.3%,10.8%～13.3%,0.5%～7%。随着癌组织生长,逐渐包埋、侵入肝静脉,沿血管壁扩展,形成肝静脉癌栓。在肝静脉内癌栓继续沿长轴生长进入下腔静脉形成下腔静脉癌栓;在下腔静脉内癌栓可向上、下方向延展,向上进入心脏形成右心房癌栓。出现肝静脉系统癌栓,提示病情已属晚期,是预后不良的标志。不论采用何种治疗方法都很难获得长期生存的机会。从肿瘤根治角度,患者短期内发生远处转移的可能性极大,不宜手术治疗。肝动脉造影显示下腔静脉癌栓者常存在动脉血供,经肝动脉化疗栓塞可能有一定的疗效,也可先行下腔静脉支架置入解决阻塞,为肝内病灶的治疗创造更有利的条件。20例肝癌合并下腔静脉癌栓经主瘤TACE后对癌栓进行外放射治疗,14例癌栓达到完全缓解,3例部分缓解,有效率高达85%,结果令人振奋。伽马刀联合内支架置入术也是安全有效的治疗方法之一。因为下腔静脉癌栓患者随时面临癌栓脱落造成栓塞和猝死的危险,从解除危急情况,避免猝死的角度出发,手术治疗仍具有积极意义。单纯癌栓清除可防止肺栓塞或减轻腹水等症状,但效果短暂且有限,除非原发肿瘤能得到有效控制并能阻止癌栓进一步生长。手术技巧上,为控制出血、防止气栓形成以及癌栓脱落,往往需行人肝或全肝血流阻断。根据癌栓上极的位置,阻断血流的方式包括:静脉转流,心脏停搏;静脉转流,心脏不停搏,心内高位阻断IVC;经腹切开膈肌,心包内高位阻断IVC;经腹切开膈肌,心包外高位阻断IVC;经腹肝上阻断IVC等方式。本所吴志全等对此进行改进,经充分游离肝后,不阻断入肝或全肝血流,用手指控制肝上下腔静脉血流,经肝静脉断端或下腔静脉切开取栓。术式简单,对肝功能影响小,效果较好。

(九)合并门静脉高压者的治疗选择

肝癌合并门静脉高压症在临床上比较常见,其病情复杂,外科治疗困难,术后易发上消化道出血及肝衰竭等并发症,临床处理十分棘手。合理的治疗选择应根据引起门静脉高压的因素而采用个体化治疗。对于肝癌门静脉癌栓所致的门静脉高压,应积极争取在切除肝癌的同时行门静脉取栓,再辅以术后门静脉持续化疗联合肝动脉TACE,可望获得长期生存,对于因肝储备功能不佳或肝肿瘤无法切除,TACE联合三维适形放疗可作为首选治疗方法,严重的门静脉癌栓可用经皮穿刺门静脉支架置入术来降低门静脉压力,恢复门脉血流,改善肝功能。而对于单纯因肝硬化所致的门静脉高压,要视患者的具体情况及术者的技术经验做相应的处理。对于符合Milan标准,合并严重的肝硬化,肝功能失代偿或出现肝硬化的合并症,如消化道出血、顽固性腹水、肝性脑病等,可行肝移植手术。对于肝功能ChildA级的可行手术治疗,部分ChildB级的患者经短期护肝治疗后恢复至ChildA的也可考虑行手术治疗。具体手术方式应根据患者的肝储备功能和癌肿的部位、大小等来决定。对于术前合并脾功能亢进,有消化道出血倾向的患者可行肝肿瘤的局部切除,联合脾切除＋断流手术。随着肝肿瘤局部消融治疗的不断进展,对于小肝癌合并严重的肝硬化,肝功能欠佳,无条件接受肝移植手术的患者,可考虑行经皮或经腹腔镜的肝肿瘤射频消融,必要时可于二期行脾切除或联合断流术。对于接受手术切除治疗的患者,控制肝门阻断时间(<15min),减少术中

出血,是降低并发症和病死率的关键;通畅的腹腔引流管将有助于降低术后局部积液及脓肿的形成;术后积极的护肝治疗及给予必要的代谢支持治疗,亦是降低术后死亡率的重要措施。术后常规给予吸氧、心电监护及监测血生化、血气、血常规等,维持水、电解质、酸碱平衡,术后血小板计数增高至 $500×10^9/L$ 可给予口服抗凝血药物;术后注意控制补液量、输注白蛋白、给予利尿药可有效预防术后顽固性腹水的出现;给予凝血酶原复合物、纤维蛋白原、必要时可输新鲜血浆、冷沉淀等物质,同时注意预防纤溶亢进,可显著降低因凝血功能异常导致的腹腔、消化道的出血;术后给予富含支链氨基酸(BCAA)的液体以保持正氮平衡,早期的营养支持对于预防肺部并发症和减少脓毒血症是非常有益的;术后早期给予质子泵抑制药可预防应激性溃疡所致的上消化道出血;此类患者多免疫力受到抑制,抵抗力低下,加之脾切除术后,易发生肠道细菌的易位,术后选用对肝无损害的头孢菌素加强预防感染治疗,也是降低术后并发症的重要措施。患者肝癌切除术后,会加重原有的门静脉高压,这是因为:①肝切除使门脉供血区减少,门静脉流量相对增加,压力增高;②分离肝周围韧带使门静脉血流阻力增高。因此,术后可酌情应用降低门静脉压力的药物,如生长抑素,持续静脉滴注对减少术后上消化道出血有一定作用。总之,肝癌局部根治性切除附加门奇断流、脾切除术是治疗肝癌合并门脉高压脾功能亢进,肝功能储备良好患者的首选治疗方法,但应严格掌握适应证,选择最佳的处理方案,加强围手术期的管理,降低手术风险,减少并发症、延长患者生命。

(十)晚期病人的治疗选择

有黄疸、腹水者只宜中药治疗、生物治疗、对症治疗、支持治疗等。个别肝门区肝癌压迫导致的梗阻性黄疸,但肝功能较好、全身情况允许者也可试做肝动脉结扎(HAL),肝动脉插管(HAI),肝动脉栓塞化疗(TACE)等,有极少数患者因肿瘤缩小后而获切除。

常规治疗方法

【外科治疗】

(一)手术切除

1.基本原则

(1)彻底性:完整切除肿瘤、切缘无残留肿瘤。

(2)安全性:最大限度保留正常肝组织,降低手术死亡率及手术并发症。

2.必备条件　一般情况良好,无明显心、肺、肾等重要脏器器质性病变;肝功能正常或仅有轻度损害(Child-PughA 级);或肝功能分级属 B 级,经短期护肝治疗后恢复到 A 级;肝储备功能如 ICGis 基本在正常范围以内;无不可切除的肝外转移性肿瘤。

3.剖腹探查的指征

(1)肝癌诊断明确者:诊断明确的肝癌可以考虑手术切除。其中包括小肝癌与大肝癌、周缘型肝癌及肝门区肝癌、表浅性肝癌与深在性肝癌、伴肝硬化之肝癌以及肝癌破裂者。

(2)肝癌诊断不能排除者:肝实质占位性病变确实存在,但 AFP 阴性,经影像学检查肝癌特征不典型但又不能排除者均可考虑开腹探查。在目前的治疗条件下,肝切除风险远小于肝癌延误治疗带来的危害。

4.禁忌证

(1)全身情况:包括年龄过大、体质过度虚弱、严重心肺功能障碍或有代谢性疾病无法耐受手术者。

(2)肝情况:严重肝硬化、肝萎缩,肝功能失代偿(ChildC 级)。

(3)肿瘤情况:肿瘤多发或肿瘤巨大、边界不清,伴有门静脉主干癌栓或胆管癌栓者为肝癌切除的相对禁忌证。单个或局限性肺转移,有时可以一并切除,而并非肝切除的绝对禁忌证。

5.根治性切除标准　①肿瘤数目不超过 3 个;②无门静脉主干及一级分支、肝总管及一级分支、肝静脉主干及下腔静脉癌栓;③无肝外转移,完整切除肉眼所见肿瘤,切缘及余肝无残癌;④术后影像学检查未见肿瘤残存,术前 AFP 阳性者术后随访 2 个月内血清 AFP 降至正常。

6.姑息性肝切除标准　局部病变须符合下列条件:①3～5 个多发性肿瘤,超越半肝范围者,行多处局限性切除;②肿瘤局限于相邻 2～3 个肝段或半肝内,无瘤肝组织明显代偿性增大达全肝的 50％以上;③肝中央区(中叶或Ⅳ、Ⅴ、Ⅷ段)肝癌,无瘤肝组织明显代偿性增大达全肝的 50％以上;④肝门部淋巴结转移者,肿瘤切除同时行淋巴结清扫或术后治疗;⑤周围脏器受侵犯者一并同时切除。

姑息性肝切除还涉及以下几种情况:原发性肝癌合并门静脉癌栓和(或)下腔静脉癌栓、肝癌合并胆管癌栓、原发性肝癌合并肝硬化门静脉高压、难切性肝癌的切除。此外,对于不适宜姑息性切除的肝癌,应考虑姑息性非切除外科治疗,如术中肝动脉结扎和(或)肝动脉、门静脉插管等。

7.手术操作要点

(1)麻醉:目前,连续硬膜外阻滞复合全身麻醉已成为肝肿瘤手术的主要麻醉方法。其优点有:①硬膜外阻滞主要起镇痛作用,不需要高浓度的局部麻醉药使运动神经阻滞达到肌肉松弛,这就避免或减少了由硬膜外阻滞所造成的血压下降对肝血流的影响;②全身麻醉所需要提供的只是肌肉松弛和镇静,全身麻醉药的用量可大为减少,同时避免了大剂量阿片类镇痛药的使用,从而减少对肝功能的不利影响。

(2)体位:左叶肿瘤取平卧位,右前叶肿瘤右侧垫高 45°,右后叶肿瘤 60°～90°向左侧卧位。

(3)切口:采用右肋缘下斜切口,避免开胸,必要时向右后及左肋缘下延长,可显著降低术后并发症发生。

(4)探查

腹腔脏器:胃、十二指肠、结肠应常规检查,以排除溃疡性疾病及肿瘤,如胃、肠存在恶性肿瘤可同时行胃、肠肿瘤的切除手术。

肝:了解肝的大小及肝硬化的程度,判断余肝的体积,估计余肝术后肝功能的代偿情况。

肿瘤:了解肿瘤的位置、大小、数目、边界,必要时行术中 B 超检查以协助定位。

肝门淋巴结及门静脉癌栓:一般讲,原发性肝细胞癌较少发生肝门淋巴结转移,而肝内胆管细胞性癌更易发生淋巴结转移。门静脉失去弹性,无空虚感,多提示门静脉癌栓的存在。

(5)手术方式:基本由术者习惯而定,一般遵循"左规右不规"的原则,即右叶肿瘤多施行肝局部或部分切除术;左叶的肿瘤则多采用规则性切除如左半肝切除术或左外叶切除术。对于局限于Ⅱ及Ⅲ段肿瘤,行规则性肝左外叶切除术;肝左内、外叶交界,位置较深或＞5cm 的肿瘤,行规则性左半肝切除术;局限于Ⅳa 及Ⅳb 段且≤3cm 的肿瘤行Ⅳa 及Ⅳb 段切除术;局限于左内叶且＞3cm 的肿瘤行Ⅳ段切除术;肝右叶浅表的肿瘤,且≤3cm,行肝局部切除术;局限于Ⅴ、Ⅵ、Ⅶ、Ⅷ各段且≤3cm 的肿瘤,行所在肝段切除术;侵犯肝右叶相邻肝段,行联合肝段切除术;肿瘤＞5cm 且累及肝右叶各段时行右半肝切除术;局限于尾状叶的肿瘤,行全尾叶切除术;若尾状叶肿瘤同时侵犯肝左、右叶,行联合肝切除术等。

(6)手术切缘:有人认为,切缘距离肿瘤越远,手术越彻底,但实际操作时,还需要视肿瘤部位、大小及肝硬化程度而定。肿瘤切除范围增加了,手术彻底性一定程度上可以得到提高,但安全性则相对下降,有时甚至由于盲目扩大手术范围而损伤一些不应伤及的重要管道,这是不足取的。目前国际上尚无切缘距肝肿瘤多少厘米为根治性切除界限的明确说法。通常肿瘤距切缘应＞1cm 或 2cm。随着术中 B 超的广泛应用,切除范围是否足够可通过术中 B 超进行检查,从而避免因疏忽而切破肿瘤。

(7)切肝的方法:切肝有不同的方法,刀柄法、手指离断法(Kelly 钳技术)、血管钳法、超声刀(CUSA)、吻合器、水刀、T_1ssueLink、LigaSure,超声谐波刀以及射频能量切肝法(Habib4X)等,也可联合应用这几种方法。笔者倾向血管钳法,既可以较迅速地切割,又保证了主要管道的钳夹,减少了术中的失血。

(8)控制出血的方法:肝手术的关键是控制手术中的出血。典型的肝叶切除时,多先解剖肝门结扎有关的脉管,然后再进行肝叶的切除。目前多在常温下采取间歇性入肝血流阻断 Pringle 法。每次阻断时间一般不超过 15min,间隔 3～5min 可再行阻断,直至将病肝切除,无肝硬化者阻断时间可适当延长。第一肝门阻断控制术中出血的方法较为常用,术后一般无不良后果。但应用于肝硬化程度较重的患者时应慎重,时间不宜过长,否则有可能导致肝缺血坏死和术后肝性脑病。为避免对保留侧肝缺血性损伤,减轻内脏淤血,对部分肿瘤局限的患者也可考虑行选择性半肝血流阻断,即预先解剖患侧肝动脉、门静脉分支,切肝时用止血带或无损伤止血钳阻断,既减少了出血,又尽可能保护了健侧的肝功能。在肝切除过程中,肝静脉的血液反流是失血的重要原因,控制性降低中心静脉压力以及术中 B 超定位下指尖压迫肝右静脉均可减少肝静脉性出血。对于肿瘤邻近肝中、肝右静脉,或者Ⅸ段,尾状叶较大的肿瘤,需对肝内重要管道的解剖有充分的认识,动作轻柔、仔细操作、精细解剖,必要时可利用常温下全肝血流阻断的方法控制出血,但因其本身操作复杂,风险大,应慎重选择使用。

(9)肝断面的处理:肿瘤切除以后,应进一步处理肝断面。首先是止血,对于肝断面的渗血点,可通过缝扎的方法止血;对大血管损伤的处理,绝大多数为侧壁受侵,直视下以 prolene 缝线缝合或钳夹后修补甚为安全。其次是检查肝断面是否存在胆漏,如有胆漏,应予以缝扎关闭。再次是肝断面最后处理,依手术者的习惯及肿瘤的位置、余肝的体积、病人的情况而不同。笔者主张在不影响余肝静脉回流以及压迫较大的胆管的前提下,对拢缝合肝断面,可以最大限度地减少术后断面出血、胆漏及膈下感染的机会。如果肝断面处有重要的管道存在,对拢缝合将严重影响肝的血供或回流;余肝体积较小,对拢缝合导致的肝组织损伤会明显增加术后肝衰竭的风险;肝炎症、水肿或严重肝硬化的肝对合困难;肝断面甚大等,在确保肝断面无活动性出血及胆漏的情况下,可开放肝断面,表面喷涂生物蛋白胶,再敷以止血纱布。我们坚决反对为闭合创面而闭合创面的做法,操作过程中的灵活性是确保对拢闭合成功的关键与精髓。

(10)放置引流管:目的是观察术后出血、胆漏、了解腹水的情况以及减少手术区或膈下的积液等。

8.术后观察与处理　术后应密切注意病人的神态、生命体征、尿量与腹腔引流管引流量;检查病人的皮肤弹性和色泽、巩膜有无黄染、舌头是否干燥、腹部体征及腹壁切口愈合情况;定时复查血常规、肝、肾功能、凝血功能、血糖等生化指标以及肿瘤学指标的变化;复查彩超以明确腹腔积液及胸腔积液情况。

在肝切除术后,承担多种功能的肝的功能会发生一定程度的损害,需要应用一些药物以促进或改善肝功能,包括应用谷胱甘肽、肌苷、门冬氨酸钾镁、维生素 C 等。为减少术后出血,可静脉滴注维生素 K_1,也可联合应用酚磺乙胺(止血敏)、氨甲苯酸(止血芳酸)、凝血酶原复合物等,特殊情况下应用巴曲酶(立止血),但要注意高凝状态引起血栓形成的不良反应。为减少术后低蛋白血症及胸、腹水的发生,每天应用 10～20g 白蛋白,静脉滴注,再联合应用利尿药,预防效果更好。肝癌患者多合并肝硬化,为减少门脉高压性胃病和应激性溃疡所致的上消化道出血,可常规应用抑制胃酸分泌的西咪替丁(甲氰咪胍)类或质子泵抑制药。

9.肝癌切除术并发症的处理　肝叶广泛切除后可能发生若干严重的并发症,有时可导致患者死亡。这些并发症的防治,除手术时需操作细致,麻醉恰当外,尚需加强术前准备和术后处理。

(1)腹腔内出血:有原发性出血和继发性出血两种可能,尤以原发性出血较为多见。出血部位可来自肝断面、裸区、三角韧带、肾上腺及胆囊窝等。术后出血的原因多由术中止血不彻底、结扎线脱落以及凝血功能障碍等引起。减少此并发症的关键是手术野严密止血,门静脉、肝静脉、肝短静脉、肾上腺静脉以及肝动脉等重要管道残端必须缝扎,必要时结扎加缝扎。肝断面出血点必须严密、仔细缝扎,确保无活动性出血、渗血。术后 1 周左右因肝切面组织坏死或感染而致继发出血者比较少见。对严重肝硬化凝血功能障碍者术前需纠正凝血功能,术中尽量缩小手术范围,尽量补充全血及新鲜血浆,必要时适当输注凝血酶原复合物、纤维蛋白原、血小板等凝血物质。一旦发生出血,处理原则主要为止血、输血等内科治疗。出血量过大,内科治疗无效,应剖腹探查,寻找出血点并予以相应处理。有时处理极为困难,因此预防最重要。重点是肝断面处理,可用肝缝线加1~2针褥式缝合,保证断面的相互对合,不留无效腔。止血应彻底,断面缝合要严密。

(2)低血容量性休克:术前一般健康状况不佳,术中出血过多,手术时间过长,特别是应用降压麻醉不当,均可能造成术中及术后的休克,严重者可导致患者死亡。所以术后继续输血、给氧,并每日注射维生素K1是必要的。此种情况一旦发生,应立即补液、输血等处理,同时保护心肺肾功能,必要时用中心静脉压监测。为减少其发生,对于手术复杂、术中生命体征不稳定以及年老、体弱的患者尤其予以特别的重视。

(3)腹膜炎:主要是由于术后肝切面的组织发生坏死,或切面的小胆管未经妥善结扎而有胆汁渗出所致。除术前术后应加强抗生素的使用外,术时对切断面仔细处理,以及术后通畅而充分的引流,均有一定的预防作用。在解剖肝门时对患侧肝管不予结扎,仅在断面上仔细结扎各支小胆管,使胆汁仍能自胆管向肠道引流,这在一定程度上也可以减少胆汁漏之发生,从而防止严重的继发感染。

(4)肝衰竭:目前肝癌切除术最严重的并发症,常导致患者死亡。肝衰竭的发生与以下因素有关:①严重肝硬化、肝萎缩、肝储备功能差;②肝切除量过大;③出血多、输血多;④肝门阻断时间长、麻醉时间长。加强术前的保肝疗法,给予高蛋白、高糖类饮食,术时及术后给予氧气吸入,注意止血并适当输血以防止缺氧和休克,避免在切断肝组织时长期钳住第一肝门血管,尽可能减少吸入性麻醉药之用量(必要时可酌给肌肉松弛药)以减少其对肝的损害,适量予以高渗葡萄糖液输给,是有益的预防措施。肝衰竭主要表现为4方面:肝性脑病、黄疸、腹水及凝血功能障碍。一般肝性脑病发生率低。黄疸的处理主要是应用护肝药物。部分学者主张用激素以提高机体应激能力并减少肝细胞破坏,有时可缓解病情并渡过危险期。腹水较常见,大多可缓解。腹水的处理,主要是血浆及白蛋白的补充,适当应用利尿药。凝血功能障碍较常见,通过补充凝血酶原复合物、冷沉淀、纤维蛋白原,酌情应用抗纤溶的氨甲苯酸等促凝、止血药物,大多可以改善,一旦出现弥散性血管内凝血(DIC)表现,则提示预后不良。肝衰竭一旦发生,预后多不良,关键在预防。术前肝储备功能的正确评估、严格掌握手术指征是预防术后肝衰竭的最好方法;减少余肝的损伤。切肝时在保证切除范围的情况下,尽可能保留正常的肝组织。熟悉肝的解剖,保证余肝的血供(肝动脉和门静脉)和流出道(肝静脉)的通畅。术后各类型的感染与上消化道出血是肝衰竭的重要诱因,术后必须合理使用广谱的抗生素预防感染、积极预防上消化道出血(降低门脉压力、保护胃黏液、制酸等)。

(5)上消化道出血:常在术后5~14d发生,多为门静脉高压、胃底食管静脉曲张破裂,胃、十二指肠应激性溃疡所致。由于剩余的肝组织体积小,术后肝必然充血;且因肝血流受阻也可能引起继发的门静脉高压而致胃肠道充血。有时血液也可以从肝创面经胆管流入肠道。通常应用胃黏液保护药、制酸、止血药物等处理可逐渐康复。当出血量较大时,可行胃镜检查并在直视下止血。术后应用生长抑素,如奥曲肽、生长抑素(施他宁)等对于减少门静脉高压引起的出血有一定作用。

(6)伤口感染或崩裂:肝切除后血浆蛋白往往显著降低,再加手术野有潜在的感染存在,手术创口极易发生感染,甚至形成崩裂。预防的方法是手术前后必须加强营养及给予大量维生素;手术时止血应彻底,伤口宜采用间断缝合,必要时须用张力缝线;对于贫血的患者,术后还需多次少量输血,并应避免腹内压增高。

(7)腹水漏:肝癌切除术后,患者肝功能尚未完全恢复,产生腹水后经切口或引流管口渗漏,如不及时处理,轻则导致水、电解质紊乱,重则可致全身功能衰竭、甚至死亡。处理此种情况,应及时用大三角针、粗丝线在渗漏处加密缝合,同时加强营养支持及利尿,保持水、电解质平衡。术中按腹壁层次严密缝合切口,一定程度上可减少腹水漏的发生率。

(8)胸腔积液:肝切除术后最常见,但并不严重的并发症之一,尤其是右叶手术后胸腔积液更为常见。

机制尚不明了。可能与膈肌刺激、胸腔静脉和淋巴回流受阻以及术后低蛋白血症、胶体渗透压降低有关。术中尽量减少对膈肌的刺激和损伤,术后引流通畅、防止膈下积液,大量白蛋白和血浆支持,提高胶体渗透压等措施有助于减少胸腔积液形成。胸腔积液可用 B 超证实和定位,量少、患者无不适可不必处理。量多者则应行胸腔穿刺抽液。抽胸腔积液后应予以白蛋白或血浆补充,否则胸腔积液不仅不能控制,反而加重,甚至全身衰竭。抽胸腔积液后,应严密观察,如有气胸发生及时处理。

(9)胆漏:是肝切除常见的并发症。文献报道肝切除术后胆漏的发生率为 7.2%。发生的原因:肿瘤邻近大的胆管,切除过程中损伤胆管难以避免;肝断面处理时未发现潜在的胆漏处或断面开放时,胆管结扎线脱落等。如有可能,对拢缝合肝断面将在最大限度上减少术后胆漏的发生。术中胆道内注射亚甲蓝试验、胆管造影以及纤维蛋白胶的应用可降低胆漏的发生。而且随着肝切除技术的改进,此种并发症会逐渐减少。胆漏发生后,多数无须再次开腹,保持通畅的引流是治疗的关键。必要时可经皮穿刺胆道引流以及早期经内镜放置胆管内支架也是处理肝切除术后胆漏的有效手段。

(10)急性肾衰竭:较罕见,但因其治疗难,预后差,需高度重视。肾衰竭常见于肝切除量过多,失血量较大而未及时补充所致。另外如果肿瘤巨大,在行肝总动脉结扎,肝固有动脉插管后,可能肿瘤广泛坏死产生大量毒素引起急性肾小管坏死,导致急性肾衰竭。部分术前严重梗阻性黄疸患者也可因血清胆红素过高造成,伴有肾衰竭或肾疾病更易诱发。预防措施:严格掌握手术指征,对有肾基础疾病的患者尽可能避免行大的肝切除手术;及时补充血容量,防止低血容量性休克;对术后尿量明显减少甚至无尿而排除血容量不足等原因者应及早使用利尿药及扩张肾血管药如多巴胺等;避免使用肾毒性药物。血液透析几乎是唯一有效的治疗措施。

(11)膈下感染与积液:肝右叶切除术后,体温升高不退,使用多种抗生素无效,应想到膈下积液或感染的可能。发生的原因:因肿瘤切除的需要,右侧韧带及裸区游离范围较大且止血不够彻底;引流管位置不当;某些原因导致引流不畅;右肝大手术后,恢复异常"顺利",引流液甚少,医务人员盲目乐观过早拔除引流管。术后 1 周左右常规 B 超检查是早期发现膈下感染及积液的重要手段。B 超引导下穿刺抽液,必要时置管引流是有效的治疗方法。

(二)肝移植

在我国,肝癌是居第二位的恶性肿瘤,全世界每年新发肝癌 1/2 以上在我国。理论上肝移植是治疗肝癌合并严重肝硬化的最佳选择,因为肝癌生长具有多中心的特点,同时患者合并有门静脉高压和严重的肝硬化,使肝切除范围受到明显限制。肝癌肝移植在理论上彻底清除了肿瘤和肝内转移灶、最大限度地达到根治的要求,消除了肝癌产生的肝病背景(肝硬化或肝炎)。随着手术技术的成熟,免疫抑制药物的发展,肝移植已成为肝癌治疗的一个重要手段,并逐渐得到临床医师的认可和接受。

1.肝癌肝移植适应证　国际上广泛采用 Milan 标准和 UCSF 标准,国内尚无统一的标准。

(1)Milan 标准:1996 年,Mazzaferro 等首先提出小肝癌肝移植指征(即 Milan 标准)。Mazzaferro 等选取的肝移植受体都是肝功能失代偿、不能耐受手术切除或是因为肿瘤位置特殊无法切除的患者。所谓 Milan 标准,即肿瘤无血管侵犯、单个肿瘤直径≤5cm 或多发肿瘤数目≤3 个且最大直径≤3cm。符合这个标准的肝癌肝移植病人术后 4 年总体生存率和无瘤生存率分别为 85% 及 92%。此后其他肝移植中心应用 Milan 标准得到了满意疗效。由于越来越多的证据表明,符合 Milan 标准的肝癌肝移植术后无瘤生存率明显高于肝切除,可获得与良性肝病肝移植同样满意的术后生存率和生活质量,且 Milan 标准的各项指标较容易通过影像学检查技术获得,因而 1998 年美国移植器官共享网络(UNOS)开始采用 Milan 标准作为筛选肝癌受体的主要依据。

(2)肝癌肝移植器官分配评分系统:2003 年 4 月,UNOS 综合美国肝肿瘤研究组"改良 TNM 分期"和终末期肝病模型(MELD)制定了"肝癌肝移植器官分配评分系统""改良 TNM 分期"Ⅰ及Ⅱ期等同于 Milan 标准。"肝癌肝移植器官分配评分系统"规定对肝癌肝移植患者给予额外的 MELD 加分,Ⅰ期、Ⅱ期或符合 Milan 标准的肝癌可以提高 24 分(在以后等待移植期间每 90 天加 1 分,代表患者可能增加 10% 的病死率)。"肝癌肝移植器官分配评分系统"综合考虑了患者的肝功能、全身情况和肿瘤进展,基本保证符合 Milan 标准的肝癌患者与良性肝病有平等机会获得供肝,该标准开始实施的第 1 年中肝癌肝移植数量较以前增加了将近 3 倍,肝癌患者平均等待时间从 2.28 年下降至 0.69 年。后来,UNOS 又进行了调整,T_1 期肝癌患者不再给予额外的加分,T_2 期患者由原来的 24 分再降至 22 分。目前对调整后的效果尚待进一步的观察,但"肝癌肝移植器官分配评分系统"仍然受以下因素影响:供肝的数量、移植前诊断和分期的准确性和术后辅助治疗的进展。

(3)Pittsburgh 改良 TNM 标准:Milan 标准也有自身的不足,它对肝癌肝移植患者移植指征限制过于严格,使 27%～49% 的患者丧失移植根治的机会,同时原有 TNM 标准不能准确地评估肝癌肝移植患者预后。2000 年 Pittsburgh 大学 Marsh 等提出了改良 TNM 标准,主要根据肿瘤大小、血管侵犯、有无两叶受累、淋巴结是否阳性及有无远处转移情况将肝癌分为Ⅰ,Ⅱ,Ⅲa,Ⅲb,Ⅳa,Ⅳb 6 期,Ⅰ～Ⅲb 期符合肝移植标准,而Ⅳa 及Ⅳb 期则排除在肝移植之外。Marsh 等对肝癌肝移植的回顾性分析显示,有 27% 超出 Milan 标准但符合 Pittsburgh 标准的病例获得了长期生存(平均随访时间 3.3 年),其中 49% 的病例没有复发。Pittsburgh 改良 TNM 标准主要将侵犯大血管、淋巴结受累、远处转移作为肝移植禁忌证,显著扩大了肝癌肝移植的适应证范围,使原来一些被 Milan 标准排除在外的肝癌病人获得肝移植机会,但其作为肝癌肝移植筛选标准的缺陷是:①在术前很难对微血管或肝段分支血管侵犯情况作出准确评估,并且很多有肝炎背景的肝癌病人,其肝门处的淋巴结肿大可能是炎性的,需要行术中冷冻才能确诊;②由于移植前根据影像学分期可能致 20%～30% 患者被低估肿瘤情况,如果指征稍微扩大,将会导致许多进展期肝癌患者进入肝移植等待名单,并且随着肝癌发病率的增加,这种趋势将会更加明显。有鉴于此,Pittsburgh 改良 TNM 标准至今未被 UNOS 所接受。

(4)加州大学旧金山分校(UCSF)标准:Yao 等于 2001 年提出了 UCSF 标准,即单个肿瘤直径≤6.5cm,或多发肿瘤数目≤3 个且每个肿瘤直径均≤4.5cm、所有肿瘤直径总和≤8cm。符合 UCSF 标准的 70 例肝癌肝移植病例术后 1 年及 5 年生存率分别为 90% 及 75%,与符合 Milan 标准的肝癌肝移植无显著性差异;超出 Milan 标准但符合 UCSF 标准的肝癌肝移植病例其 2 年生存率为 86%。与 Milan 标准相比,UCSF 标准显著减少了由于等待供肝时间延长而逐渐增加的受体丢失率,扩大了肝癌肝移植的适应证范围,同时术后复发率又无明显增加,显示出较 Milan 标准更好的参考价值,已经被较多的肝移植中心所接受。

(5)uβ-to-seven 标准:2009 年初 Mazzaferro 等通过回顾分析欧美 1556 例肝移植患者病理结果,提出了新的预后模型-"7 限理论(uβ-to-seven)",即对最大肿瘤直径(cm)与瘤灶数目之和不大于"7"的无血管侵犯的肝癌患者 5 年生存率可达 71%。这一良好的结果可看做扩展 Milan 标准的又一次尝试。

(6)上海复旦标准:通过对复旦大学肝癌研究所肝细胞癌肝移植资料的研究整理,在 UCSF 标准基础上适当放宽对肿瘤大小的限制,提出一个肝癌肝移植适应证新标准("上海复旦标准"),即单发肿瘤直径≤9cm,或多发肿瘤≤3 个且最大肿瘤直径≤5cm,全部肿瘤直径总和≤9cm,无大血管侵犯、淋巴结转移及肝外转移。按照这一标准筛选肝癌肝移植病例,其术后 3 年生存率及无瘤生存率分别达到 80% 及 88%,与最严格的 Milan 标准相比(77% 及 86%)无明显差异;"上海复旦标准"3 年复发率 11%,复发病死率为 6%,Milan 标准复发率 10%,复发病死率 5%,两者均无显著差异,但"上海复旦标准"较 Milan 标准入组病例多出 23%,较 UCSF 标准多 8%,统计资料显示,被 Milan 标准剔除但符合"上海复旦标准"的病例与符合

Milan 标准病例有同样满意的术后生存率及无瘤生存率。"上海复旦标准"在不降低术后生存率及无瘤生存率的情况下,显著扩大了肝癌肝移植的适应证范围,能使更多的肝癌患者从肝移植中受益,可能更符合目前中国的国情。

(7)杭州标准:浙江大学肝移植中心根据肝癌肝移植 15 年的基础与临床研究,提出了肝癌肝移植入选标准——"杭州标准"。该标准认为,肝癌肝移植受者应符合以下条件:肿瘤直径≤8cm 或肿瘤直径>8cm 且术前血清甲胎蛋白(AFP)水平≤400μg/L 及肿瘤组织学分级为高、中分化。该肝移植中心科研人员对符合国际上应用广泛的"米兰标准"和"杭州标准"的患者进行了对比研究。结果表明,符合"米兰标准"者 72 例,术后 5 年生存率为 78.3%。符合"杭州标准"者 99 例,术后 5 年生存率为 73.3%。两组患者移植后预后没有明显差异。在不符合"米兰标准"的 123 例患者中,符合"杭州标准"的有 26 例,其预后也优于其他 97 例超过"杭州标准"者。

(8)华西医科大学施行的标准:①UICC I 期伴有失代偿肝硬化;②UICC Ⅱ 期肝癌,特别当肿瘤累及肝左、右叶,并发肝硬化时;③特殊位置的肝癌(如紧贴血管等重要结构)难以切除或根治性切除;④对中晚期肝癌病例,只要条件许可,辅助以手术前后的化疗或放疗,也可施行肝移植;⑤对于活体肝移植,由于供肝来源的特殊性和较好的报道效果,只要术前没有发现肝外转移和血管浸润,均可纳入肝移植。其中 112 例肝细胞癌肝移植术后 1 年、3 年、5 年生存率分别为 75.34%、62.34% 及 49.87%。超过 Milan 标准的大肝癌肝移植后仍可获得较好的生存率,其中单个肿瘤直径>10cm 或多个肿瘤仍局限于半肝者,3 年生存率可达 77%,肿瘤已弥漫全肝但无肝外转移者 2 年生存率可达 73.8%,但门静脉主干有癌栓者 1 年生存率仅 20%,表明除门静脉主干有癌栓外,即使肿瘤已弥漫全肝,行肝移植仍可取得较好的生存率及生活质量,提示不能切除的大肝癌施行肝移植是可以接受的。

2.活体供肝移植(LDLT)指征　由于尸体供肝的短缺,活体供肝移植数目正逐年上升。相对于尸肝移植,活体供肝通常来源于年轻健康的供体、冷缺血时间短、供肝质量优于尸肝,更重要的是活体供肝缩短了受体等待肝源的时间,使肿瘤血管侵犯、肝外播散情况大大减少。由于现有的 Milan 标准、UCSF 标准均来源于尸肝移植的脏器分配原则,对于 LDLT 可能不完全适合,国际上许多学者认为应该扩大 LDLT 移植指征。但也有学者反对任意扩大 LDLT 的指征,因为 LDLT 虽然缩短了等待供肝的时间,降低肿瘤进展的风险,但很遗憾这种"快速"的移植随之带来了较高的复发率,以往尸肝移植患者在较长的等待过程中使肿瘤的生物学特性充分显现出来,通过"自然选择"可以挑选更合适的受体,血管侵犯、肿瘤直径>5cm、肿瘤数目多于 3 个依旧是影响复发的重要因素,预示 Milan 标准在 LDLT 仍旧有一定的指导意义。

3.肝癌肝移植术后肝癌及肝炎的复发

(1)肝癌复发转移:20 世纪 60 年代肝移植的出现为肝癌治疗带来了新的思路,但术后复发转移一直是影响肝移植治疗肝癌疗效的主要因素。而且一旦复发转移,病情则迅速进展,复旦大学附属中山医院肝癌研究所报道复发后患者 1 年生存率仅 18%。

肝癌肝移植术后复发转移的特点如下。

复发率:6%～27.6%不等。

复发时间:中位时间 12 个月,75%复发间隔时间在 2 年内。

复发部位:常见的复发转移部位是肝、肺、骨,亦有脑、肾上腺、结肠及乳腺转移的报道。

复发肿瘤来源:①术前已经存在的微转移灶;②病肝切除过程中因挤压、搬动肝或肿瘤的破裂造成肿瘤细胞的转移。

复发的危险因素:①血管侵犯,为最危险因素;②肿瘤体积,直径>5cm 是危险因素;③肿瘤组织学分级,Ⅲ～Ⅳ级预后不良;④AFP 水平,300μg/L 为临界值预测更准确;⑤肿瘤病理分期;⑥淋巴结转移;⑦微转移灶或微卫星灶；⑧免疫抑制药，主要为类固醇激素。

由于术后抗排异治疗（免疫抑制）与抗肿瘤治疗（免疫增强）间的矛盾，以及肝癌本身较高的恶性程度，直至目前仍缺少行之有效的预防术后复发转移的手段。一般说来，预防肝癌肝移植术后肿瘤复发转移的策略包括术前、术中及术后3个方面。

（2）乙型肝炎复发：我国绝大多数原发性肝癌同时合并乙型肝炎后肝硬化，而合并严重肝硬化的原发性肝癌是我国肝移植的主要适应证之一，据不完全统计，原发性肝癌占国内肝移植的比例30%～70%不等。尽管病肝的切除去除了体内最大的病毒源泉，但寄生于其他体细胞内的乙型肝炎病毒是乙型肝炎复发的基础，另外部分患者因免疫功能的下降存在再感染乙型肝炎病毒的可能。随着肝移植术后长期存活患者的不断增多，肝移植术后乙型肝炎再感染、复发的问题日益突出。国内外长期观察的资料表明，乙型肝炎受体如果术后不进行任何预防措施100%患者术后复发；如果长期单纯使用拉米夫定约有60%患者出现耐药的YMDD变异株；如果术后单纯使用抗乙型肝炎免疫球蛋白（HBIG）乙型肝炎复发率为30%左右；目前国外最为肯定的治疗方案为拉米夫定结合大剂量HBIG，可使乙肝复发率降至5%。至于小剂量HBIG联合拉米夫定是否具有同样的预防作用目前尚未有确切定论。另外国内外对不用HBIG的方案如拉米夫定与阿德福韦的联合、应用其他核苷类似物如恩替卡韦、替诺福韦以及应用主动免疫方法如接种乙型肝炎疫苗等不同方案预防肝移植术后乙型肝炎复发的作用进行了有益的探索。

（三）肝动脉结扎插管化疗

近年来发现对肝的恶性肿瘤，无论为原发性或转移性，肝动脉结扎都是一种比较有效的疗法。因为通过实验研究和临床观察，发现肝内恶性肿瘤的血液供给主要来自肝动脉，仅有少量血供是来自门静脉；肝动脉结扎后肿瘤的血供可减少90%～95%，而正常肝组织仅减少35%～40%，所以肝动脉结扎后肝内癌肿会发生选择性坏死，因而可延长患者的生存期。不过肝肿瘤的这种缺血坏死仅是暂时的，在结扎后大约1个月通过侧支循环的逐渐建立，残余的癌细胞将重新开始生长，但临床缓解或好转的时期一般可达18～20周，患者食欲改善，疼痛消失，肿块缩小，体重增加。

1.适应证　①剖腹探查时发现腹内已有广泛的癌转移，不适宜做部分或全肝叶切除者；②主要症状由于肝内肿瘤所致，但术前已知有肝外肿瘤存在者；③为减小肝肿瘤的体积和减少毒性物质的产生，先做肝动脉结扎，为下一步的肝切除做准备；④通过股动脉插管造影或其他方法，已证明肝外和肝内的门静脉确实通畅者。

2.禁忌证　①术前有严重肝功能障碍，或有较明显的黄疸和腹水者；②术中发现肝有严重硬化，或者有门静脉阻塞现象，门静脉压在53.3kPa（400mmHg）以上者；③肿瘤体积已超过全肝的3/4，或病变之间已无正常肝组织残留者；④肿瘤过大影响肝门的暴露，致结扎术有技术上之困难者。

3.手术要点　剖腹探查后如果决定做肝动脉结扎术，结扎点原则上应尽可能靠近肝。由于解剖的变异和广泛的肿瘤所造成的局部情况，手术时须根据动脉结扎后肝组织和肝内肿瘤的不同颜色变化，或通过经肝动脉导管注射亚甲蓝溶液，观察肝组织蓝染的范围来判断肝动脉是否已达到完全结扎或适当结扎的目的，有时须结扎两个或更多的动脉支。结扎后的颜色变化并不恒定。有时因局部组织缺血，胆囊也须切除。临床上常用的插管途径是经胃网膜右动脉插管。可在术中由十二指肠上部上方解剖肝十二指肠韧带，解剖显露肝总动脉、肝固有动脉和胃十二指肠动脉；距幽门5cm处解剖出胃网膜动脉2cm左右，远端血管结扎，导管由胃网膜右动脉近端插入，直视下从胃十二指肠动脉插管至肝固有动脉或患侧肝动脉支，探查明确后注射亚甲蓝观察肝染色范围以核实。插管前以套线方式暂时阻断肝总动脉，有助于导管顺利插入预定位置。术中应注意有无变异的肝固有动脉、肝右动脉或肝左动脉，有时需在肝门处直接插入异位的动脉支。如果患肝硬化严重，有时可不结扎肝总动脉，以防术后产生肝衰竭。

抗癌药物的肝内灌注可使抗癌药高浓度地首先集中于肝,局部作用大而全身反应小。虽然肝内的局部灌注疗法有可能引起一时性的药物性肝炎,因此,肝功能不佳或有严重黄疸者一般是属禁忌,但实际上除了情况特别严重者以外,通常仍可适应局部灌注;并有肝硬化或门静脉高压者也不是灌注疗法的禁忌证。

(四)门静脉插管化疗

适应证:①剖腹探查时发现腹内已有广泛的癌转移,不适于做部分或全肝叶切除者;②门静脉主干及一级分支癌栓,经手术取栓术后预防癌栓再形成以及减少肝内复发转移;③联合肝动脉结扎插管,为巨大肝癌二步肝切除做准备。

【射频消融】

射频消融治疗(RFA)是肿瘤局部透热治疗的一种,以影像引导或直接将电极针导入肿瘤组织,通过射频在电极针周围产生极性分子震荡导致发热,使治疗区域温度达50℃以上,中央区域可达100℃以上,使局部细胞坏死。目前的射频消融治疗系统,一次凝固坏死区的直径可达3~5cm。肝癌的射频消融治疗可通过开腹术中、腹腔镜和经皮穿刺3种途径,目前应用最多的是经皮穿刺局部射频消融治疗(RFA)。

1.RFA的适应证 ①单个肿瘤病灶大小<5cm,尤其是<3cm;肝内病灶少于3个,每个病灶不超过3cm,无手术指征或有手术指征但因肿瘤部位手术切除困难;②复发性小肝癌手术困难的;③合并肝硬化,肝功能为ChildA或B级,且无大量腹水;④无手术指征的大肝癌或多发肝癌TACE后。

2.RFA的禁忌证 ①黄疸较重,腹水较多,一般情况较差者;②已有远处转移或门静脉癌栓已形成者;③严重心、肺、肾功能损害者;④糖尿病、高血压控制不佳者;⑤肝内或膈下有急性炎症或脓肿者

3.RFA的基本要求 消融范围应力求包括0.5cm的癌旁组织,以获得"安全边缘"。对边界不清,形状不规则浸润型癌,在邻近组织及结构许可的条件下建议扩大瘤周安全范围达1cm或以上。评估疗效的方法是消融术后1个月左右,采用对比增强CT及MRI或超声造影判定肿瘤是否被完全消融。若经3次消融仍不能获得完全消融,应放弃消融疗法,改用其他治疗。

4.RFA的主要并发症 有皮肤灼伤、迷走神经反射、气胸、胸腔积液、肝胆管损伤、肝脓肿、内出血等。

(1)出血:主要原因是肝穿刺、肝硬化本身及肿瘤消融不完全。术中B超探查可最大限度避免穿刺引起的血管损伤,拔针前行针道消融可减少针道出血。术前尽可能改善患者的凝血功能,术后给予止血药物,将减少肝硬化本身所致的出血。腹带加压包扎将减少肝表面穿刺点的出血。

(2)邻近组织脏器损伤:主要包括邻近的消化道、肾及血管、胆管系统及胸膜等,最常见的为胃肠穿孔。预防方法:严格选择RFA的患者,必要时进行开腹的RFA将最大限度的减少邻近组织脏器的损伤。

(3)电极板皮肤烫伤:因射频治疗输出能量较高,治疗时间较长,或使用电极板面积较小,发生皮肤烫伤的可能性较高,尤其是开腹全麻的情况下更不易发现。严格、规范的放置和使用电极板将减少电极板皮肤烫伤的发生率。

(4)感染:主要包括肝脓肿和腹膜炎,胸腔感染较少见。常见的致病菌为大肠埃希菌、粪链球菌及肠球菌等。可行腹部影像学检查结合穿刺液培养明确诊断。治疗上可经皮穿刺置管引流和静脉使用抗生素,在药敏结果出来前可经验应用,如三代头孢菌素等。

(5)迷走神经反射:射频产生的高温对肝包膜及肝内迷走神经刺激所产生的迷走神经反射,可引起心率减慢、心律失常、血压下降,严重者可导致死亡。术前可给予阿托品或山莨菪碱预防迷走神经反射。对于术前已有窦性心动过缓且阿托品试验阴性者,可给予安装临时起搏器,以防发生心搏骤停。

(6)针道种植性转移:其发生率为0.2%~2.8%,多因术中未进行针道消融或消融不彻底所致,另外与肿瘤病理分级、术中活检及肿瘤位置有一定关系。通过对针道的充分毁损可降低针道种植的发生。

(7)术后发热、疼痛:发热的主要原因为术后肿瘤凝固性坏死炎症吸收,一般低于 38.5℃。有报道指出,体温与消融时间呈正相关,消融时间在 25min 以内患者体温可维持在正常范围,消融时间控制在 60min 以内,体温不会超过 38℃。疼痛多因肿瘤邻近肝包膜,术中、术后肝包膜张力增加引起。对于发热及肝区疼痛持续时间较长和温度较高的应警惕感染的发生。对于疼痛剧烈的应严密监测生命体征,排除腹腔内出血及邻近脏器组织的损伤。

(8)肾功能损害:射频消融术治疗因高温使癌细胞坏死,大量蛋白分解,其产物血红蛋白被吸收入血液可产生血红蛋白尿。术后嘱患者多饮水,静脉输液治疗,密切观察尿量、颜色及性质。

(9)凝血功能障碍:肝癌患者肝功能已有一定程度的损害,加上射频消融术导致肝功能进一步损害,加重凝血功能障碍。应加强病情的观察,了解患者有无鼻出血、牙龈出血及皮肤、黏膜出现散在的瘀点、瘀斑。行创伤性治疗时是否有出血不止的现象,监测出凝血时间的变化。

RFA 已成为肝癌综合治疗的一个重要方法,尤其对无手术指征或肿瘤生长部位不利于手术切除的小肝癌的临床疗效显著。

【局部药物注射】

1.适应证　B 超引导下经皮无水乙醇注射治疗(PEI)已广泛应用于治疗肿瘤≤5cm,肿瘤个数≤3 个,尤其以单个肿瘤≤3cm 因严重肝硬化不能切除肝癌的治疗。

2.禁忌证　有严重出血倾向、重度黄疸、中等量以上腹水、肿瘤巨大、肿瘤边界不清以及全身情况不能耐受治疗者属禁忌。

3.作用机制　①高渗脱水作用;②对肿瘤细胞直接毒性作用,导致蛋白质的变性坏死;③肿瘤血管坏死闭塞;④局部的无菌性炎症;⑤局部纤维组织增生,分割和限制肿瘤生长,同时机化坏死组织,起到化学切除肿瘤的效应。

4.操作方法　无水乙醇对肿瘤局部的凝固坏死作用能使直径 3cm 以下肿瘤的坏死程度达 90% 以上。无水乙醇注射除了少数病人发热,局部疼痛外,对肝功能和全身影响不大,且可短期内反复多次注射。无水乙醇注射量:肿瘤直径 3cm 以下每次 2~5ml,肿瘤直径 3cm 以上每次 10~20ml,每周 1 次,体质好能耐受的可每周 2 次,4~6 次 1 个疗程。有报道对单个直径 3cm 以下肿瘤,无水乙醇注射疗效甚至优于手术切除。局部药物注射目前还有碘油、醋酸、化疗药物、高温盐水、p53 基因、放射性核素(90 钇玻璃微球和胶体32 磷)等。

5.并发症　常见的有:①腹痛:乙醇沿针道外溢至腹腔,多为一过性,无需特殊处理;乙醇沿门静脉反流也可引起腹痛,停止注射后即可缓解;②发热:为乙醇性发热及肿瘤坏死性发热,常在 38℃ 左右,一般无需特殊处理,体温超过 39℃ 少见,可对症处理。③颈部灼热及酒醉:无需特殊处理;④一过性谷丙转氨酶升高。严重的并发症发生率为 4% 左右,有出血、肝功能损害、肾衰竭、肿瘤种植性转移等。

【微波固化治疗】

微波的交变电场的作用使肿瘤组织在短时间内产生大量热量,局部温度骤然升到 55℃ 以上,从而引起肿瘤组织的凝固性坏死而周围组织无坏死。另外,微波固化(MCT)可引起机体局部组织理化性质的变化,可提高机体免疫功能。

1.适应证　主要有:①不愿接受手术的小肝癌;②肝癌合并肝硬化(Child 分级一般为 A 或 B 级),肿瘤体积小、病灶局限;③不能手术切除的原发性肝癌,肿瘤直径≤5.0~6.0cm 的单发结节,或是多发结节≤3枚;④手术未能切除或术后残留、复发性肝癌;⑤术中与手术并用可提高手术切除率。

2.禁忌证　①弥漫性肝癌、巨块性肝癌;②严重黄疸、腹水、肝功能不全;③严重器质性疾病,心肾功能不全;④微波不能到达全部肿瘤位置者。

微波固化治疗也可通过开腹术中、腹腔镜皮经皮穿刺(PMCT)3种途径,PMCT是MCT发展的热点,操作简单、安全、微创、疗效可靠、适应证广。研究认为,PMCT对直径<3cm以下肝癌结节效果满意;比较超声引导下微波和射频两种消融技术的临床应用价值,认为微波和射频(RFA)都是目前比较理想的介入超声治疗肝癌的手段,但是PMCT费用相对低廉,易被接受,符合我国国情。

【冷冻疗法】

冷冻治疗肝癌是一种安全可行的局部治疗方法。一般认为,快速冷冻、缓慢复融以及反复冻-融,能使冷冻区产生最大限度的凝固性坏死。冷冻治疗的特点为可产生一个境界清楚、范围可预测的冷冻坏死区,不仅能消灭瘤体,且能最大限度地保存正常肝组织。冷冻治疗小肝癌,可望根治;对较大肝癌冷冻可作为综合治疗的一种手段。

冷冻疗法的适应证:①合并严重肝硬化,无法耐受手术切除者;②病变须做广泛切除,估计切除后肝功能不能代偿者;③主瘤虽经切除,但余肝尚有残留结节者;④癌肿虽不大,但位置紧靠肝门或下腔静脉,致手术不能切除者。

目前应用的冷冻方法主要是液氮冷冻。一般用直径3~5cm的冷头做接触冷冻,或用直径3~5mm的冷头做插入冷冻,也可以用液氮做直接喷射冷冻,能产生极度低温而导致肝癌细胞不可逆性的凝固坏死,但由于受冷冻深度和广度的限制,对范围较大的癌肿还不能使之彻底治愈。术中应注意避免冷冻损伤较大的胆管。目前已有B超引导下经皮穿刺和经腹腔镜进行冷冻治疗,在获得相应治疗效果的同时,减少了因操作引起的损伤,有利于患者更快恢复和缩短住院时间。氩氦刀是一种只在刀尖冷冻,刀柄保持常温,唯一可用氦气解冻的微创靶向冷冻仪器。该系统有4~8个能单独控制的热绝缘超导刀,超导刀中空,可输出高压常温氩气(冷媒)或高压常湿氦气(热媒)。温差电耦直接安装在刀尖,可监测刀尖的温度。氩气在刀尖急速膨胀,60s内使靶组织内温度降至-160~-140℃,使肿瘤组织形成冰球;氦气在刀尖急速膨胀,可使温度急速升至20~45℃,从而使冰球解冻,一般进行反复冷冻-解冻2~3次循环,这种冷热逆转疗法对肿瘤摧毁更为彻底,并可调控肿瘤抗原,激活机体抗肿瘤免疫反应。氩氦刀冷冻治疗肝癌的适应证同微波和射频,术中冷冻对直径>5cm者也有效。

冷冻治疗的主要并发症包括皮肤冻伤、腹腔内出血、肝内低温、心律失常、肿瘤破裂、发热、胸腔积液、膈下或肝脓肿形成以及胆汁瘤或胆瘘等。

【介入治疗】

(一)经皮穿刺肝动脉灌注化疗及栓塞(TACE/TAE)

1.理论基础　肝癌血供的95%~99%来自肝动脉,而肝组织血供的70%~75%源于门静脉,肝动脉血供仅占25%~30%。栓塞肝动脉可以阻断肿瘤的血供、控制肿瘤的生长,甚至使肿瘤坏死缩小,而对肝组织血供影响小。此外,有的栓塞剂还同时具有化疗、放疗等作用,因而,除了阻断血供外还能直接杀伤肿瘤。

2.适应证　各期肝癌,以早、中期为好。适应证的掌握主要依病灶及患者情况而定,如病灶尚属早、中期,患者基本情况较好,适应证的控制可以相对放宽。反之,则应从严。不能手术切除的中、晚期原发性肝癌患者;能手术切除,但由于其他原因(如高龄、严重肝硬化等)不能或不愿进行手术的患者;对于此两类患者,放射介入治疗可以作为非手术治疗中的首选方法。原则上,可切除的肝癌术前不需要做TACE治疗。

3.禁忌证　尽管曾有人认为肝癌介入治疗无绝对禁忌证,但有下列情况者不宜接受肝癌的介入治疗:①严重肝细胞性黄疸;②大量腹水,尤其是伴少尿的病人;③肝硬化明显,肝功能严重受损;④肿瘤病变已超过整个肝体积的4/5以上;⑤全身广泛转移;⑥终末期病人,这些病人疗效差、并发症发生率高。此外,还应重视肝储备功能,对于储备功能差的病人应慎重。

4.常用灌注化疗药物   包括氟尿嘧啶(5-FU)500～1000mg,顺铂60～100mg,卡铂400～500mg,草酸铂150～200mg,多柔比星(ADM)60～80mg,表柔比星(EADM)60～80mg,吡柔比星(THP)60～80mg,丝裂霉素(MMC)16～20mg,甲氨蝶呤(MTX)80～100mg等。通常是三种药物联合使用。如病人情况相当好,也可以四药联用;反之,如病人一般情况差,则可以减量,甚至仅用半量。

5.栓塞材料   理想的栓塞材料应符合以下要求:无毒、无抗原性,具有良好的生物相容性;迅速闭塞血管,能按需求闭塞不同口径、不同流量的血管;易经导管传送、不粘管、易取得,易消毒;无致畸和致癌性。目前治疗肝癌广泛应用的栓塞材料有以下几种。

(1)碘化油:经肝动脉注入后可长期选择性滞留在肝癌组织中,所以可以与抗癌药物结合使用。

(2)明胶海绵:具有良好的可压缩性和再膨胀性,可以栓塞不同口径的血管。

(3)聚乙烯醇(PVA)颗粒:永久性栓塞剂之一。

(4)海藻酸钠微球血管栓塞剂:固体栓塞剂,克服碘化油流失的弊端。

(5)无水乙醇:液体栓塞剂和强烈的组织坏死剂。

(6)其他:如放射性微球、不锈钢弹簧圈、中药等。

6.介入治疗原则

(1)应尽可能使用复杂类栓塞剂,碘油应尽可能和抗癌药物混合成碘油乳剂使用。

(2)先用末梢类栓塞剂作周围性栓塞,再行中央性栓塞。使用末梢类栓塞剂时应缓慢推注,以使其有足够的时间进入肿瘤组织。

(3)原则上碘油量应用足,一般在10～20ml。如肿瘤病灶很大也可以增加用量,但术后应加强保肝治疗。

(4)不要将肝动脉完全栓塞,应尽可能保留肝固有动脉,以便下次介入治疗,但如有明显动一静脉瘘者则例外。

(5)如有两支动脉供应肿瘤,可将其中一支闭塞,使其肿瘤血供重新分布,以便治疗。

(6)有小范围肝动脉-门静脉瘘仍可用碘油栓塞,但大范围者应慎重。

(7)尽量避免栓塞剂进入非靶器官。

(8)导管不宜过分超选,以免遗漏病灶,尤其是首次治疗者。在绝大多数碘油进入已知病灶的前提下,最好整个肝都能有碘油浸润,以便碘油CT发现更多的病灶。

7.注意事项

(1)碘油CT:碘油量少仅2～5ml,则7～10d检查是可以的,但如果碘油量超过10ml,而病人的肝功能欠佳,即便是术后2周仍可看到肝组织内有大量的碘油。为此,对注入碘油的量＞5ml者,术后1个月行CT检查是较合适的。

(2)介入治疗间隔时间:肝癌介入治疗通常第1个疗程需3～4次,每次间隔时间为2～3个月。原则上病人全身情况及肝功能基本恢复正常3周以上,才行下一次介入治疗。介入治疗的频率依随访结果而定;若介入术后1个月影像学检查肝肿瘤病灶碘油沉积浓密,肿瘤组织坏死且无新病灶或无新进展,则暂不做介入治疗。治疗间隔应尽量延长。最初几次治疗时密度可加大,此后,在肿瘤未进展的情况下延长治疗间隔,以保证肝功能的恢复。决定治疗间隔的长短有两个因素,即肿瘤病灶和机体状况。原则上既要让正常组织得到最大限度恢复,又能保持治疗效果。

(3)MRI在随访中的作用:由于MRI受碘油影响较小,故可用作判断有无存活肿瘤组织,为下一步治疗方案提供了较CT更多更明确的信息。为此,对于有下列情况者最好能做MRI检查:CT检查示碘油充填良好的病灶;疑部分病灶无碘油沉积但血管造影无肿瘤征象,随后的碘油CT未能发现有新碘油沉积病灶。

（4）栓塞后侧支循环：肝癌肝动脉栓塞后原有的肝动脉供应系统或多或少会受到影响，因而侧支循环必然会建立。发现及正确处理侧支循环也是提高肝癌介入治疗的关键之一。如临床上发现局部肝动脉血管缺乏稀少或肿瘤内碘油沉积呈偏向性时应考虑有无侧支循环建立可能。

（二）肝癌肺转移的介入治疗

肺转移是中晚期肝癌患者的常见现象。对这类患者的治疗应以治疗原发灶为主，尽可能控制肝癌病灶，同时对肺部转移灶采用多种方法进行介入治疗。目前可采用的方法有：肺动脉一次性大剂量化疗灌注；经肺动脉药盒导管系统连续化疗灌注；支气管动脉一次性大剂量化疗灌注，尤其是多发病灶较大者；肺内转移灶不超过3个的患者可行碘油乳剂肺动脉化疗栓塞。在介入治疗间期应加强免疫治疗，必要时可酌情使用全身静脉化疗。

（三）肝癌经门静脉途径的治疗

尽管肝癌的主要血供来自于肝动脉，但肝癌确有门静脉供血成分，尤其是肿瘤的周边、肝内小结节及行多次肝动脉栓塞术后的肝癌病灶。但由于肝癌患者门静脉有离肝血流，尤其是局部性离肝血流、肝内门静脉分支血流的再分布以及门静脉在肿瘤血供所占的比例问题，经门静脉途径的治疗尚须进一步研究，不应作为常规治疗。

（四）放射性核素介入治疗

介入治疗中的放射性核素治疗是指经皮通过血管途径将放射性物质引入到肿瘤的局部行近距离照射，既能充分杀伤肿瘤细胞，又尽可能避免损伤正常肝组织。常用的放射性核素为^{131}I和Y，常用方法包括经皮肝动脉灌注内照射栓塞（TARE）和经皮瘤内注射。TARE与TACE相比，就是将化疗药物改为放射性核素注入肿瘤血管。对于UNOS标准$T_2 \sim T_3$期肝癌，TARE的效果较TACE更好，对于无法手术切除的肝癌也是安全的，但是TARE的远期疗效还需进一步观察。放射性核素治疗的缺点包括可能对患者和医护人员产生一定的放射性危害，对手术技巧和设备依赖性较大，放射性微球存在异位可能。

（五）肝癌TAE或TACE治疗的不良反应

1.不良反应 最常见的有恶心、呕吐、发热、纳差、上腹部不适等，多见于术后1周内，主要是前3d。多次TAE或TACE治疗，由于血管床部分堵塞，碘油可反流至胃肠道血管，导致持久性"胃痛"，甚至是胆囊梗死。后期的问题是化疗后的白细胞和血小板下降以及脱发等。

处理：TAE或TACE术后常规予以护肝、水化、给予中枢性止吐药物，如5-羟色胺受体阻断药昂丹司琼、质子泵抑制药如奥美拉唑等；如病人肿瘤较大，一次性注入较多的碘油，可同时给予退热药物，如吲哚美辛（消炎痛）栓剂1/3～1/2粒塞肛，既可以有效较少发热反应，又可以最大限度减少口服退热药引起的胃肠道不适，甚至是消化道出血。小剂量静脉推注激素如地塞米松等，对于TAE或TACE术后降低黄疸、改善食欲有一定作用。

2.并发症 术中导管在管腔内打结、动脉内膜夹层血肿；术后严重的并发症包括上消化道出血、急性胆囊炎及急性肝、肾衰竭、胆汁瘤、胃肠道穿孔、肺栓塞、截瘫等。

（1）导管在管腔内打结：导管选择性进入肝动脉时，时常人为地在腹主动脉内打结，但有时导管前端可出现缠绕打结，一旦出现此类情况，要沉着冷静，切不可强行拔出导管，以免出现死结。具体方法，向上推送导管，再进入导丝，使前端扭结环扩大，继而可松解。

（2）动脉内膜夹层血肿：一般发生在老年病例，因其动脉硬化，导管在血管内行进中，操作粗糙或不规范导致血管内膜损伤，其特征是，导管在行进中顶端有阻力，注入造影剂时，显示血管内膜有片状或条状影，长时间滞留，若用力推进导管，可使夹层进一步撕裂，扩大范围，此时应退出导管，改变行进方向，亦可更换不同形态导管,或用软头导丝导引,避开损伤部位,切不可强行插入。

(3)上消化道出血:过去多认为与术后恶心、呕吐导致食管胃底黏膜破裂、凝血功能障碍、化疗药物反流引起胃肠道局部溃疡出血等有关。近年则认为大量碘油经肝血窦逆流入门静脉引起门脉高压或加重原来的门脉高压也是出血的重要原因。因此,介入治疗时应严格控制碘油用量,术后积极应用胃黏膜保护药、制酸药及止吐药,酌情应用降低门脉压力的药物可减少上消化道出血。

(4)急性胆囊炎:胆囊动脉多发自肝右动脉,因此,TACE 治疗时难免会发生胆囊动脉栓塞及损伤。通常情况下进入胆囊动脉的栓塞剂量少,临床可无症状。当较大量栓塞剂进入胆囊动脉时,则发生缺血性胆囊炎,重者胆囊穿孔。预防应以超选择插管注药为主,严格透视下操作,早发现、早治疗,避免胆囊穿孔发生。

(5)急性肝衰竭:有报道 TACE 术后 2 周内出现急性肝衰竭者高达 12%,可能原因是术前对肝储备功能估计不足。术前应予以护肝、支持治疗,尽可能使患者肝功能达到 ChildA 级;ChildB 级肝功能行 TACE 治疗碘油用量应适当减少,避免使用明胶海绵等;ChildC 级应为相对禁忌证,可考虑其他综合治疗。多次 TACE,间隔时间应适当延长,给肝充分恢复的时间。

(6)急性肾衰竭:TACE 造影剂、化疗药物均可引起肾损害;瘤体呈弥漫性;此种情况下术中严格控制造影剂、化疗药及栓塞剂的用量。对于患者一般情况较差,且伴有严重肝硬化或门静脉癌栓,肝功能低下,尽量不做介入治疗。

(7)胆汁瘤:有报道 TACE 术后胆管缺血、坏死损伤的发生率高达 0.5%～11.3%,局部胆管因严重缺血、坏死、破裂、胆汁漏出并在肝组织内积聚,即形成所谓的胆汁瘤。TACE 术后胆管损伤主要见于无肝硬化背景、肿瘤少血供和使用铂类制剂。对于高危因素患者,TACE 术中适当减少铂类药物的浓度或剂量有可能降低胆管损伤的发生率。对胆汁瘤患者如临床症状不明显,可采用内科保守治疗,如果有黄疸或感染症状出现,内科治疗无效,应行经皮穿刺引流术。

(8)胃肠道穿孔:多发生在大量栓塞剂进入胃十二指肠动脉及胃左动脉,造成局部缺血、糜烂、坏死所致,因此应尽量超选择给药,同时术后加强制酸、保护胃黏膜治疗。早期发现、早期治疗,可降低胃肠穿孔所致的急腹症的危害。

(9)肺栓塞:发生率较低。原因多为病灶较大,存在肝动脉—肝静脉瘘,部分碘油乳剂不经毛细血管而直接进入肝静脉的分支,最后经下腔静脉进入肺动脉,从而导致肺栓塞。因此,如发现瘤体内存在动一静脉瘘时,应首先用明胶海绵碎块或不锈钢圈栓塞瘘口,再行其他治疗。

(10)截瘫:多发生在右膈下动脉参与供血的肝癌的患者,因为右膈动脉可与右肋间动脉有吻合支,即使超选择有时也难免发生脊髓动脉栓塞。行膈动脉栓塞时,一定要用微导管进行超选择,并且透视下辨清肋间动脉的吻合支,同时行栓塞时要询问患者双下肢的是否有不适感觉,可能会减少截瘫的发生。

【肝癌的放疗】

原发性肝癌对放疗敏感,不能行根治性治疗的原发性肝癌需要包括放疗在内的多模式综合治疗。对于局限于肝内的肝癌患者,三维适形放疗(3DCRT)和调强适形放疗(IMRT)结合介入治疗的 3 年生存率可达 25%～30%。

(一)肝癌放疗的指征

肿瘤局限,因肝功能不佳不能进行手术切除,或肿瘤位于重要解剖结构,在技术上无法切除,或拒绝手术。要求一般情况好,Karnofsky 评分≥70 分;手术后有残留癌灶者;需处理肝局部肿瘤,否则会产生一些并发症,如胆管梗阻、门静脉、肝静脉以及下腔静脉癌栓,对胆管梗阻的患者可先进行引流,缓解黄疸,再进行放疗;远处转移灶的治疗,如淋巴结转移、肾上腺转移以及骨转移,放疗可缩小转移灶,减轻患者的症状,改善生活质量,肺或脑转移的放疗也有效果。肝癌放疗的禁忌证,即为肝功能为 Child-PughC 的患者,不宜接受放疗。只要不是禁忌证,对于不能行根治性治疗的肝癌患者都应考虑包括放疗在内的综合治疗。

(二)放疗的并发症

主要表现为早反应与晚反应两种。早反应一般发生在放疗中及结束后 6 个月内,晚反应一般发生在放疗结束 6 个月后。早反应最常见的是胃肠道不适,如厌食、恶心、呕吐、腹泻和胃、十二指肠溃疡;恶心、呕吐、腹泻常出现在放疗期间的后期,轻者口服甲氧氯普胺(胃复安),较重者可以应用昂丹司琼类药物,很少出现腹泻,但均不中断放疗。放射性溃疡可用 H_2-受体阻滞药或质子泵抑制药以缓解症状。放疗对肝的毒性表现为部分患者出现转氨酶升高,通常发生在放疗结束后,一般不高于正常值高限的 2 倍。放疗后白细胞下降,尤其是放疗前白细胞、血小板在正常值以下,放疗后下降可能更加明显。对于肿瘤位于膈下的肝癌,放疗后常会出现放射性肺炎或胸腔积液,这些患者常无症状,无须特殊处理。晚发反应主要有放射野内的肝萎缩、纤维化以及大血管受到放疗后出现的静脉狭窄。胆管系统并发症少见。

放疗严重的并发症为放射性肝炎,是放射性肝病(RILD)最为严重的时期,也就是肝功能失代偿期。放射性肝炎的表现:发生时间通常为放疗后 4~8 周;临床症状为疲乏、体重增加、腹围增大(腹水)、有时出现右上腹不适。体征多为腹水、肝大。实验室检查显示,天冬氨酸转氨酶(AST),丙氨酸转氨酶(ALT)升高,胆红素不升,碱性磷酸酶上升 3~10 倍。Lawrence1992 定义的放射性肝炎诊断标准:①典型的放射性肝炎,碱性磷酸酶升高>2 倍,无黄疸,排除肿瘤进展导致腹水、肝大;②非典型 RILD,转氨酶超过正常最高值或治疗前水平的 5 倍。放射性肝炎必须与药物性肝炎、介入引起的肝损伤、病毒性肝炎发作、梗阻性黄疸和肝内肿瘤进展等鉴别。放射性肝炎的治疗,目前还没有一种共同的方案,一部分医师建议给予抗凝药和激素治疗,但大部分医生还是倾向于保守治疗,施以利尿药。如果病情不重,大部分患者接受治疗后 1~2 个月,症状缓解。少部分患者发展为黄疸,腹水进行性增多,需要腹腔穿刺放腹水、利尿及抗凝治疗,此时患者病死率相当高。放射性肝炎是否需要保肝药物治疗,目前还没有这方面的临床资料,从理论上说,保肝治疗对患者有益。

(三)立体定向适形放疗

立体定向适形放疗又称光子刀,由三维治疗计划系统、立体定向体架、体位固定装置,电脑驱动多叶光栅、螺旋 CT 及直线加速器等成套设备组成。主要特点是利用三维技术使放射剂量与肿瘤靶区高度一致,周围正常组织得以保护,大大减少了正常组织的放射损伤,因而能够增加靶区的照射剂量以提高对肿瘤的控制率,并为加大分次剂量以缩短疗程奠定了基础。治疗的不良反应很少,绝大部分病人均能耐受。

【肝癌的分子靶向治疗】

(一)表皮生长因子受体抑制药

作用于表皮生长因子受体(EGFR)的靶向药物目前主要包括大分子的单克隆抗体(如西妥昔单抗、尼妥珠单抗)和小分子的化合物(如吉非替尼、厄罗替尼)。临床上试用吉非替尼治疗肝癌的初步结果不佳,还需再观察。在美国东部肿瘤协作组(ECOG)E1203 研究中,31 例无法手术的晚期肝癌患者接受了吉非替尼治疗。在中位随访了 13.2 个月后,患者的中位无进展生存(PFS)期和中位生存期分别为 2.8 个月和 6.5 个月,无完全缓解(CR),1 例部分缓解(PR),7 例疾病稳定(SD)。该研究因未达到预期目标(4.5 个月 PFS 率达 63%)而停止了进一步研究。厄罗替尼对肝癌有一定的治疗作用,其单药或联合其他药物治疗肝癌均值得进一步研究。一项厄罗替尼治疗晚期肝癌的 Ⅱ 期临床研究显示,38 例无法手术的晚期肝癌患者在接受厄罗替尼治疗后,12 例(32%)在 6 个月时仍没有出现肿瘤进展,其中 3 例(8%)达到 PR 并分别维持了 2、10、11 个月,19 例(50%)病情稳定(SD),中位疾病进展时间(TTP)为 3.2 个月,中位生存期为 13 个月。

Zhu 等用西妥昔单抗单药治疗了 30 例晚期肝癌患者，无 CR 及 PR，5 例 SD，所有患者的中位 PFS 期仅 41d，中位生存期为 157d，但患者耐受性良好。Gruenwald 等的 II 期临床研究纳入了 32 例患者。在 27 例可评价疗效的患者中，12 例(44.4%)SD，并持续 8 周。所有患者的中位 TTP 为 8 周，SD 患者和进展患者的 TTP 分别为 22.5 周和 6.5 周。该研究还发现，P21 和 P27(两种细胞周期蛋白依赖性激酶的抑制蛋白)的增加与 TTP 延长相关。进一步的研究将明确 P21 和 P27 是否可作为肿瘤反应的早期分子标志，用来选择对西妥昔单抗治疗的优势人群。古巴学者正在开展尼妥珠单抗联合肝动脉化疗栓塞(TACE)治疗肝癌的 I/II 期临床研究。初步结果显示，5 例可评价疗效的患者治疗后均存活 1 年以上，目前 3 例仍存活，其中例正在等待肝移植手术，2 例正过着高质量的生活。

(二)抗血管生成制剂

在贝伐单抗单药治疗晚期肝癌方面，Schwartz 等报道，13 例晚期肝癌患者接受贝伐单抗单药治疗，2 例 PR，9 例 SD 超过 4 个月，其中 1 例患者 SD 时间维持了 12.7 个月。Malka 等的一项 II 期临床研究显示，30 例晚期肝癌患者接受贝伐单抗治疗，在 24 例可评估疗效的患者中，3 例 PR，13 例 SD，其中 7 例 SD 超过 16 周。贝伐单抗联合化疗也是目前晚期肝癌的治疗热点。Zhu 等应用 GEMOX-B 方案治疗晚期肝癌的 II 期临床研究共纳入 33 例患者，其中 30 例可评估疗效，有效率为 20%，另外 27% 的患者 SD，中位生存期为 9.6 个月，中位 PFS 期 5.3 个月，3 个月和 6 个月的 PFS 率分别为 70% 与 48%。Sun 等采用 XELOX 方案联合贝伐单抗治疗了 30 例进展期肝癌患者，平均治疗 8 个周期，3 例 PR，21 例 SD，平均 PFS 期为 5.4 个月，3 个月和 6 个月的 PFS 率分别为 70% 和 40%。在分子靶向药物联合治疗方面，Thomas 等报道了贝伐单抗联合厄罗替尼治疗晚期肝癌的 II 期临床研究结果：目前已入组 29 例晚期肝癌患者，在 27 例可评估的患者中，1 例经治疗达到经确认的 CR，5 例 PR(其中 4 例经确认)，9 例患者 SD 超过 16 周。该研究还在进行之中。

Fazio 等用沙利度胺(200mg/d，持续口服)治疗了 19 例晚期肝癌患者，6 个月 PFS 率达到 41%，最常见的不良反应为便秘(50%)和嗜睡(18%)。Chuah 等的一项沙利度胺治疗晚期肝癌的多中心 II 期临床研究共纳入了 37 例患者，沙利度胺用量从 100mg/d 开始，每周增加 100mg，根据个体耐受性，最大剂量可增至 800mg/d(平均用量为 400mg/d)。结果显示，PR1 例，SD6 例，最常见不良反应为嗜睡(84%)和乏力(73%)。Chiou 等在对接受沙利度胺治疗的 42 例肝癌患者的资料进行回顾性分析后，认为沙利度胺有可能对早期、肿块直径较小的肝癌具有较好的疗效，特别是合并有肝硬化基础疾病的，并推荐以 200mg/d 的剂量长期维持治疗。

(三)基因靶向治疗药物

基因靶向治疗的探索目前主要处于实验研究阶段并已取得显著进展。有研究表明，针对表皮生长因子受体(EGFR)的非病毒型基因导入系统可靶向性地与 EGFR 结合从而将目的基因转导入肿瘤细胞，在高转移入 HCC 裸鼠模型中显著抑制肝癌的生长，而肿瘤肝内播散及腹壁、腹腔淋巴结、肺转移均明显减少，表明 EGFR 介导的基因治疗有望在预防复发转移方面发挥作用。肿瘤基因-病毒治疗利用肿瘤增殖病毒在肿瘤细胞中的特异性增殖，高效表达抗肿瘤基因，其疗效明显优于单一的肿瘤增殖病毒治疗或传统的肿瘤基因治疗。利用甲胎蛋白(AFP)启动子结合隔离子等基因转录调控元件，构建特异性针对表达 AFP 原发性肝癌细胞的溶瘤腺病毒载体，在体外细胞及动物体内肿瘤模型中均可特异性靶向杀伤肝癌细胞。利用基因重组技术构建入端粒酶逆转录酶启动子控制腺病毒 EIA 基因表达并携带内皮抑素基因的基因-病毒系统，能在端粒酶阳性的肝癌细胞中特异性增殖并高效表达内皮抑素基因，对肝癌生长具有很强的抑制作用。

（四）索拉非尼引领肝细胞癌分子靶向治疗

近年来，尤为瞩目的进展是索拉非尼（多吉美）对肝细胞癌（HCC）的靶向治疗。索拉非尼是一种多激酶抑制药，一方面通过抑制 RAF-1 激酶和 B-RAF 激酶，从而抑制胞外信号调节激酶（ERK）的磷酸化进而抑制整个 MAPK 通路信号的传导，可达到抑制肿瘤细胞增殖作用的目的；另一方面还可抑制细胞表面 VEGFR-2，VEGFR-3，PDGFR-β，FLT-3 和 c-KIT 受体的自身磷酸化因而影响 T 游酪氨酸激酶活性，从而抑制肿瘤新生血管生成，所以，索拉非尼具有双重抑制 MAPK 信号传导通路的作用。

索拉非尼治疗晚期 HCC 患者的 II 期临床试验表明，35％的患者疾病稳定达 4 个月，中位总生存（OS）期为 9.7 个月。其中磷酸化 ERK（β-ERK）免疫染色阳性（提示 Ras 信号传导通路活化）患者的 TTP 为 178d，而染色阴性者为 46d。在欧美国家进行的国际多中心随机双盲安慰剂对照 III 期临床试验表明，索拉非尼治疗组与安慰剂组的中位 OS 期分别为 10.7 个月和 7.9 个月（$P < 0.001$），中位 TTP 分别为 5.5 个月和 2.8 个月（$P < 0.001$）。其后在以我国为主的亚太地区进行的同样的多中心随机双盲对照 III 期临床试验证实，索拉非尼治疗组与安慰剂组的中位 OS 期分别为 6.5 个月和 4.3 个月（$P = 0.014$），中位 TTP 分别为 2.8 个月和 1.4 个月（$P < 0.001$）。这两项大规模多中心临床研究的患者病情不同（与欧美患者比较，亚太地区患者多为乙型肝炎病毒感染、肿瘤多为多结节、病期更晚、肺转移更多），但二者取得基本一致的临床结果：索拉非尼治疗欧美和亚太地区晚期 HCC 患者的中位 OS 期分别延长 44％和 47％，TTP 分别延长 74％和 73％，风险比（HR）相似（OS 的 HR 分别为 0.69 和 0.68，TTP 的 HR 分别为 0.58 和 0.57），严重不良反应的发生率也相似，主要为腹泻、手足皮肤反应、脱发等，且大多安全耐受。两项研究及其亚组分析比较显示，索拉非尼在不同人种、地域、肝病背景、病期及不同程度血管浸润和远处转移的 HCC 患者中均能取得相似疗效。索拉非尼是循证医学证实可延长 HCC 患者生存期的首个全身治疗药物。2008 版美国国立综合癌症网络（NCCN）的指南推荐索拉非尼作为晚期 HCC 的一线治疗用药，欧洲药品管理局（EMEA）和美国食品药品管理局（FDA）于 2007 年先后批准索拉非尼用于治疗无法手术切除的 HCC。我国食品与药品监督管理局（SFDA）于 2008 年批准索拉非尼用于治疗无法手术切除或远处转移的 HCC。目前正在进一步探索索拉非尼与其他抗肿瘤治疗的联合应用，包括与化疗药物或其他分子靶向药物联合治疗晚期 HCC，与肝动脉化疗栓塞联合治疗中期 HCC，以及根治性治疗（肝切除术或局部消融术）后辅助治疗预防复发等途径。

（五）舒尼替尼治疗肝癌的初步研究结果

舒尼替尼是一种口服的多靶点受体酪氨酸激酶抑制药，具有抗肿瘤与抗血管生成的作用。舒尼替尼具有抑制 VEGFR-1，VEGFR-2，PDGFR-α 及 β，FLT-3，CSFR-1 和 RET 受体的激酶活性，而这些受体的信号通路与肿瘤的增殖、新生血管及转移密切相关。一项 34 例晚期 HCC 的 II 期临床试验，每天口服 37.5mg，连续服用 2 周，停 1 周，此为 1 个疗程，结果表明，1 例 PR，持续 20 个月，17 例 SD，3 例 AFP 较治疗前下降超过 50％。中位随访时间 8.1 个月，PFS 为 3.9 个月，TTP 为 4.1 个月，中位 OS 为 9.8 个月。另外 2 个 II 期临床试验也观察到了抗肿瘤作用。其中一项结果表明，每天口服 50mg，连续服用 4 周，停 2 周，37 例晚期 HCC 中，13 例 SD 持续时间超过 3 个月，8 例 SD 持续时间超过 6 个月，1 例达到了 PR；中位 TTP 时间为 4.8 个月，中位 OS 时间为 10.1 个月。主要不良反应有骨髓抑制、疲乏无力、恶心呕吐、腹泻、转氨酶升高等，其他还包括消化道出血、高血压、肝性脑病、肾衰竭等。目前正在与索拉非尼头对头进行 III 期临床试验，全球预计入组 1200 例晚期或转移性 HCC 患者，600 例每天服用 37.5mg 舒尼替尼，600 例每天 2 次，每次 400mg 索拉非尼，主要终点事件为总体生存时间。试验结束或许为治疗晚期 HCC 提供更多可供选择的药物。

【原发性肝癌的系统化疗】

早在 20 世纪 50 年代,系统性化疗就用于治疗原发性肝癌。多数传统的化疗药物,包括多柔比星(ADM)、氟尿嘧啶(5-FU)、顺铂(PDD)和丝裂霉素(MMC)等,都曾试用于治疗肝癌,但单药有效率都比较低(一般<10%),可重复性差,不良反应明显,且没有改善生存期,因此多年来停滞不前,迄今尚无标准的化疗药物或方案。近年,新一代的细胞毒性药物(如奥沙利铂、卡培他滨、吉西他滨及伊立替康等)相继问世,使得胃肠癌的化疗有了长足的进步,预后显著改善,也推动了对肝癌系统性化疗的研究。

目前认为,对于没有禁忌证的原发性肝癌患者,系统化疗优于一般性支持治疗(BSC),仍不失为一种可选择的治疗方法,其主要适应证:①合并有肝外转移的晚期患者;②虽为局部病变,但不适合手术治疗和肝动脉介入栓塞化疗者;③合并门静脉主干癌栓者。上述新一代细胞毒性药物的临床研究和探索应用,使原发性肝癌不适合系统化疗的传统观念受到挑战和质疑。一些小样本研究和临床观察提示客观有效率有所提高,可以控制病情发展,减轻症状,可能延长生存,受到重视。Ⅱ期临床研究表明,联合奥沙利铂与多柔比星治疗不能手术切除的肝癌,客观缓解率为 15.6%,中位生存时间 31 周,中位疾病无进展生存时间 12 周,而且联合应用的不良作用是可以耐受的。奥沙利铂与吉西他滨联合治疗晚期肝癌,客观缓解率为 18%,疾病控制率为 76%,中位疾病无进展生存时间与总生存时间分别为 6.3 个月和 11.5 个月。卡培他滨联合顺铂治疗转移性肝细胞癌,客观缓解率为 6.3%,疾病控制率为 34.4%,中位疾病无进展生存时间及总生存时间分别为 2.0 个月和 12.0 个月。卡培他滨联合顺铂治疗不能切除肝细胞癌,客观缓解率为 19.7%,疾病控制率为 45.0%,中位疾病无进展生存时间及总生存时间分别为 2.8 个月和 10.5 个月。一项纳入 371 例局部晚期或转移性肝癌患者,随机接受 FOLFOX4(奥沙利铂＋氟尿嘧啶＋亚叶酸钙)方案(184 例)或多柔比星治疗(187 例)的国际多中心Ⅲ期临床研究表明,FOLFOX 组与多柔比星组的总生存时间分别为 6.4 个月和 4.9 个月,疾病无进展生存时间分别为 2.9 个月和 1.8 个月,客观缓解率分别为 8.2%和 2.7%,疾病控制率分别为 52.2%和 31.6%。而且 FOLFOX 组除发生轻微的手足麻木外,其他不良反应与多柔比星组无太大差异。由于我国大多数原发性肝癌患者具有乙型肝炎和肝硬化背景,起病隐袭、进展迅速,确诊时往往已为晚期,不能手术切除或 TACE 治疗的患者较多,生存期较短和预后极差,有必要去积极探寻高效低毒的新的系统化疗及其与分子靶向药物合理的联合应用。

国内肝癌治疗的最新进展

(一)西罗莫司在肝癌肝移植中的应用

西罗莫司为链霉菌培养液中提取的三烯大环内酯抗生素,结构与他克莫司相似,具有优于环孢素、他克莫司的免疫抑制活性。目前认为其免疫抑制机制是:西罗莫司抑制白介素-12 与白介素 2(IL-12/IL-2)受体结合后的信号通路,进而抑制细胞因子所诱导的蛋白质及 DNA 合成发挥其免疫抑制作用。初期在新接受肝移植的患者中的试验表明,西罗莫司与环孢素或他克莫司联合使用时,肝动脉栓塞的发生率升高,并且大多数导致了移植物的丢失或死亡,因此,并不推荐西罗莫司在肝移植患者中使用。进一步研究表明,西罗莫司进入细胞后,强烈抑制 mT_OR 的蛋白激酶的催化活性,可使细胞 15% 到 20% 的蛋白翻译受到抑制并干扰细胞周期蛋白产物的表达和细胞周期依赖性激酶的活性,使细胞周期阻滞在 G_1 后期至 S 期,从而降低肝癌细胞的增殖能力。再者,通过数种不同的动物模型的研究,发现西罗莫司可通过下调低氧诱导因子-1α(HIF-1α)减少肿瘤细胞的血管内皮细胞生长因子(VEGF)的产生,阻止 VEGF 与血管内皮细胞的作用,显著减少肿瘤血管的生成。理论上认为,移植术后长期使用免疫抑制药使机体免疫力整体下降,对肿瘤监视和抑制作用减弱,使肿瘤易于复发和增长。因此,肝癌肝移植的特殊性与免疫抑制药的应用形成了一对矛盾,如何正确使用免疫抑制药,在抑制术后排异反应与过度抑制引起的肿瘤生长间求得平衡,应该是肝癌肝移植要进一步考虑的问题。已明确激素可促进肿瘤复发及其他不良反应。Figueras 等研发现,肝癌肝移植术后3～6个月停用激素,则术后肝癌复发率最低。环孢素和他克莫司在肝癌肝移植术后复发中起负面效应,亦应尽早减少或停止应用,但对此仍存在争议。正因为西罗莫司具有抑制细胞免疫,同时具有抗肿瘤的双重作用,目前许多移植中心已逐步开始应用西罗莫司作为移植术后维持免疫抑制状态的主导药物。我们早期报道16例肝癌肝移植受体接受西罗莫司治疗的经验,接受西罗莫司治疗可以延长肝癌肝移植患者的生存时间,对于肾功能损害组换用西罗莫司后血清肌酐水平明显下降,60d后肾功能恢复正常,并未发生肝动脉栓塞。其后我们对134例肝癌肝移植患者的临床随机对照研究结果:对于符合Milan标准的患者,西罗莫司组术后生存率及无瘤生存率与他克莫司方案组无显著差异,而对于超出Milan标准的患者,西罗莫司方案组1,4年生存率及无瘤生存率分别90.5%、82.9%与90.5%、76.8%,均显著高于他克莫司方案组。新近研究表明,对于73例超过Milan标准的肝癌肝移植患者,接受西罗莫司治疗的患者平均整体生存时间显著长于以他克莫司为主的患者,而对患者的无瘤生存时间影响不大;在西罗莫司组仅2例患者因为严重的不良反应而停用西罗莫司,从而推测应用西罗莫司可能通过推迟肿瘤复发时间与良好的耐受性而改善患者的生存时间。但对整个上海肝癌肝移植协作组1078例的数据统计结果显示,西罗莫司方案并不能改善肝移植的预后。因此,西罗莫司方案对肝癌肝移植的作用仍需要前瞻性临床随机对照试验验证。

(二)中医药在肝癌治疗中的作用

原发性肝癌虽经半个多世纪的努力,治疗方法有了显著的进展,除传统的四大疗法(手术、放疗、化疗、生物治疗)外,又出现了局部治疗、肝移植、分子靶向治疗等新的方法,然而,总体的相对5年生存率仍然较低,制约所有疗法疗效进一步提高的瓶颈问题是肝癌的转移与复发。近30年来,中医药已成为我国肝癌的主要治疗手段之一。人们对中医药防治肝癌作用机制的研究已经上升到了基因、细胞信号转导等微观水平,具体机制包括抑制肝癌细胞增殖、诱导肝癌细胞凋亡、诱导肝癌细胞分化、抑制端粒酶的活性、抗肿瘤侵袭与转移、调解机体的免疫功能、逆转肿瘤细胞耐药性等多种途径。根据文献及临床流行病学调查结果,将肝癌分成肝瘀脾虚证、脾虚困证、湿热结毒证及肝肾阴虚证等4种证型进行规范的诊断与治疗。其是2004年12月至2006年3月由4家医院开展随机、平行对照、多中心的临床验证,共计观察了180例患者,结果令人鼓舞,按证型辨证治疗的治疗组能有效地改善肝癌患者的临床症状、稳定瘤体、降低AFP、提高卡氏评分、增加体重、提高机体的免疫功能,与对照组疗效比较有明显差异,说明了辨证论治是中医治疗的核心,提高临床疗效的关键,中医规范化治疗的研究对每一种中医辨证的确立必须慎重,尽量做到与临床实际相吻合。随着现代医学对肿瘤治疗理念的深入与改变,中医药防治肝癌复发转移的作用及其机制研究越来越受到重视。据不完全统计,临床80%以上的肝癌患者都在不同的时间段、不同程度地接受中医药治疗,尤其是根治性切除术后的抗复发转移的临床研究。孟静岩等综述了我国中医药防治肿瘤复发转移的作用,认为主要包括抑制细胞增殖,诱导细胞分化、诱导细胞凋亡,增强免疫、抗多药耐药性等方面。苏小康等则探讨了健脾化瘀法抗肝癌术后复发转移的临床疗效,对比治疗组与单纯手术组(对照组)1年、2年、3年、5年生存率、复发率、肝功能Child分级及肿瘤相关质变的变化,结果表明,健脾化瘀法能提高肝癌患者的生存率、降低复发率。李辉等的研究表明,金龙胶囊能够明显降低肝癌手术后1年、3年的转移与复发率。另外,有人探讨了中医药分阶段防治恶性肿瘤术后复发转移优化方案,第一阶段为术后1周至西医放化疗前,主要进行中医药扶正治疗,以提高机体免疫力;第二阶段为西医放化疗期间,实用扶正或调理的中药,以减轻西医治疗带来的不良作用;第三阶段中医药抗复发转移的主要阶段,强调扶正祛邪并重,并坚持长期用药;槐耳颗粒作为国家一类新药的典型代表,系槐耳菌提取的上清液,含有多种有机成分,主要活性成分是多糖蛋白(PS-T),具有抑瘤、增强免疫的双重作用。其免疫调节的机制包括:①激活巨噬细胞或中性粒细胞活性;②激活自然杀伤细胞活性;③促使淋巴细胞分裂、增殖、成熟和分化;④提高体液免疫能力;⑤诱导和产生干扰素-α与γ。该药不但对中、晚期肝癌具有显著的抑制肿瘤生长的作用,而且通过改善肝癌患者的免疫功能状态和下调患者血清 VEGF 的表达,降低肝癌患者术后复发转移,提高患者的生存,改善患者的预后。实验研究表明,应用槐耳清膏可抑制高转移人肝癌裸鼠模型(LCI-D20)肿瘤的生长和肺转移,并与剂量相关,与传统化疗药物氟尿嘧啶联合应用,效果更为明显。临床研究表明,槐耳颗粒联合介入治疗原发性肝癌总缓解率 73.7%,较单纯介入治疗的效果(47.7%)显著,同时未发现明显的不良反应。肝癌肝移植患者口服槐耳颗粒对提高 HCC 患者术后的无瘤生存率、抑制肿瘤复发转移有一定的作用,而且不增加免疫排异反应。槐耳颗粒已经成为治疗中、晚期肝癌以及预防肝癌术后复发转移的重要辅助用药之一。中药"松友饮"主要由黄芪、丹参、枸杞子等 5 味中药提取物组成,属于扶正类药物。实验研究表明,通过下调肝癌细胞 MHCC97H 基质金属蛋白酶(MMP-2)的活性,降低细胞的侵袭性;减少肿瘤组织内微血管密度、VEGF 富集以及促进凋亡而抑制肿瘤的生长;连续 7d 口服"松友饮"通过激活 C57BL/6 小鼠的 NK 细胞活性,促进昆明小鼠腹腔内巨噬细胞的吞噬作用而提高小鼠的免疫功能。结果提示"松友饮"可能在肝癌的临床治疗中具有辅助治疗的价值。

(三)利卡汀治疗肝癌

利卡汀,碘(^{131}I)美妥昔单克隆抗体注射液,为国家一类新药,是一种全球首个用于治疗肝癌的单克隆抗体靶向药物,也是我国第一个具有自主知识产权的抗体类药物。药物中的美妥昔单克隆抗体能够与肝癌细胞膜上 HAB18G/CD147 抗原相结合,将其荷载的放射性碘^{131}I 输送到肿瘤部位,发射 γ 射线而产生抗肿瘤作用。生物分布研究显示,利卡汀明显被肝癌组织摄取,早期主要浓聚于肝癌组织及肝组织,体内其他组织浓聚甚少,随着时间的延长,肝癌组织的放射性浓聚持续增强,从而产生强大的抗肿瘤作用,核素显像期间(8d),仍显示浓聚效果好。因此,利卡汀适用于不能手术切除或术后复发的肝癌,以及不适宜做动脉导管化学栓塞或经 TACE 治疗无效、复发的晚期肝癌患者。该药已于 2007 年 7 月 6 日正式用于临床。有研究表明,单纯利卡汀治疗 1 个月后肿瘤体积明显缩小,但 AFP 下降的差异无统计意义,提示利卡汀虽能抑制肿瘤生长,但短期内对肿瘤的抑制作用有限,治疗前后肝肾功能及血常规无明显变化,提示对肝、肾、骨髓的不良作用小。利卡汀+碘油+化疗药治疗 1 个月后 AFP 和肿瘤直径均明显减少,提示利卡汀结合碘油同时进行选择性肝动脉注射化疗药物能更有效抑制肿瘤生长。但也有不同的报道,利卡汀联合 TACE 与单纯 TACE 相比,短期疗效并无明显差别,而转氨酶更高,外周血白细胞、血小板下降幅度更大。因此,尚需进行更大规模的随机对照的临床研究,以进一步评价该药的确切疗效。因该药中含碘,因此治疗前需封闭甲状腺,以减少对甲状腺的损伤,具体方法是:治疗前 3d 开始口服卢戈液,每次 0.5ml,3/d,连续服用 10d。同时该药品中含有放射性物质,因此,该药品必须在具有相关资质条件的医院由有经验的医师使用,应严格按照说明书中推荐的适应证和用法用量范围使用,不得随意更改适应证和用法用量。在使用过程中,加强放射防护,除注意公众防护外,还应注意工作人员本身的防护,尽量减少对工作人员的辐射剂量,防治污染环境。

(四)精准肝切除理念的引入

肝切除手术的理想目标是治疗有效性、手术安全性和干预微创化的统一。肝切除手术的有效性在于彻底清除目标病灶,安全性在于剩余肝功能充分代偿,微创化要求以最小的创伤代价完成安全而有效的手术,三者之间是密切联系又彼此制约的复杂关系。切除足够大范围肝以彻底去除目标病灶的病理学要求与最大化保留足够剩余功能性肝的生理学原则之间存在矛盾冲突。肝切除术本身是一把通过造成创伤而治愈肝疾病的"双刃剑",安全有效治愈疾病的要求与手术创伤侵袭的风险之间也存在着矛盾。在获取最佳康复效果的目标下如何实现彻底去除病灶、最大肝保护和最小创伤侵袭三者的统一是精准肝切除的核心治疗策略。精准肝切除作为一种全新的外科理念和技术体系,旨在通过一系列现代科学理论和技术在肝外科中的整合应用和集成创新,追求以最小创伤侵袭和最大肝保护获取最佳康复效果的理想目标。因此,精准肝切除就是要在根治病灶与保护肝和减免机体创伤之间寻求最佳平衡。精准肝切除不是特指某种高端外科技术,也并非一个普遍适于所有病例的标准肝切除术式;而是针对不同病情的个体病例,在高精度和高效度标准的要求下,一系列现代科学理论和技术与传统外科方法在肝外科中的综合优化应用,并贯穿术前评估、手术规划、手术操作和术后管理等外科治疗全过程。精确术前评估即全面准确评估肝病变的侵袭部位和范围、受累的肝内重要管道结构、肝实质损害程度及肝储备功能、病人全身状况及重要脏器功能,为确定肝切除术的适应证、手术方式和手术规划及围手术期处理提供依据。精密手术规划即基于术前评估的结果进行手术方案的设计,确定拟切除的肝范围、预留肝的体积和结构、离断肝实质的平面以及需要切除重建的受累血管等,制定手术流程和具体的技术方法。精工手术操作指术中通过精确划定目标病灶和肝切除范围,采用微创方法离断肝实质并有效控制出血,实现彻底清除肿瘤和最大限度减免组织损伤的目标。精良术后处理包含了以保护剩余肝为重点的加速康复外科理念,特别对于接受极量肝切除术或肝功能处于边缘状态的病人,应予严密监护治疗,确保病人机体内环境的稳态,避免任何有损于肝的干预性治疗措施,促进剩余肝功能的代偿、恢复和再生。诞生于 19 世纪,繁荣于 20 世纪的肝外科,在 21 世纪将会因精准外科理念引发的肝外科技术变革而焕然一新,精准肝切除将成为 21 世纪肝外科的主流。

疗效评估

【WHO 疗效评价标准】

1979 年 WHO 制定了抗肿瘤治疗客观疗效的评价标准:①客观肿瘤疗效是试验药物或方案的预期目的,其结果是决定该药物或方案是否值得进一步研究的依据;②由于抗肿瘤药物的临床试验的对象为晚期肿瘤病人,其生存期受到限制,所以常略去生存期,而仅以用药后肿瘤大小的变化来判断抗肿瘤药的疗效;③抗肿瘤疗效也是临床医生、病人决定是否继续治疗和研究项目是否继续进行的依据。具体评价标准如下。

1.完全缓解(CR)　可测量与不可测量的病灶肿瘤均完全消失,X 线片或骨扫描显示骨转移性肿瘤完全消失。

2.部分缓解(PR)　①可测量病灶肿瘤缩小 50％ 以上:单个肿瘤面积一肿瘤最大长径和其最大垂径之乘积;多个肿瘤面积一多个肿瘤面积之和;②不可测量病灶估计肿瘤总量缩小 50％ 以上;③骨转移:溶骨病灶缩小及部分钙化;成骨病灶之密度降低。

3.疾病稳定(NC)　①可测量病灶肿瘤面积减少不到 50％ 或增大未超过 25％;②不可测量病灶肿瘤总量约减少不到 50％ 或增大未超过 25％;③骨转移:X 线片或骨扫描无明显变化。

4.疾病进展(PD)　①可测量病灶肿瘤增大超过 25％ 或出现新病灶;②不可测量病灶估计肿瘤增大约超过 25％ 或出现新病灶;③骨转移:X 线片或骨扫描有肿瘤增加或出现新转移灶。

【RECIST 标准主要内容】

(一)肿瘤病灶的测量

1.肿瘤病灶基线的定义　肿瘤病灶基线分为如下两类。

(1)可测量病灶(至少有 1 个可测量病灶):用常规技术,病灶直径长度≥20mm 或螺旋 CT≥10mm 的可以精确测量的病灶。

(2)不可测量病灶:所有其他病变(包括小病灶即常规技术长径＜20mm 或螺旋 CT＜10mm),包括骨病灶、脑膜病变、腹水、胸腔积液、心包积液、炎症乳腺癌、皮肤或肺的癌性淋巴管炎、影像学不能确诊和随诊的腹部肿块和囊性病灶。

2.测量方法　对于判断可测量的目标病灶评价疗效,CT 和 MRI 是目前最好的并可重复随诊的方法。

对于胸、腹和盆腔,CT 和 MRI 用 10mm 或更薄的层面扫描,螺旋 CT 用 5mm 层面连续扫描,而头颈部及特殊部位要用特殊的方案。肿瘤标志物不能单独应用判断疗效。但治疗前肿瘤标志物高于正常水平时,临床评价 CR 时,所有的标志物需恢复正常。疾病进展的要求是肿瘤标志物的增加必须伴有可见病灶进展。

(二)肿瘤缓解的标准

1.目标病灶的评价

(1)CR:所有目标病灶消失。

(2)PR:基线病灶长径总和缩小≥30%。

(3)PD:基线病灶长径总和增加≥20%或出现新病灶。

(4)SD:基线病灶长径总和有缩小但未达 PR 或有增加但未达 PD。

2.非目标病灶的评价

(1)CR:所有非目标病灶消失和肿瘤标志物水平正常。

(2)SD:一个或多个非目标病灶和(或)肿瘤标志物高于正常持续存在。

(3)PD:出现一个或多个新病灶和(或)存在非目标病灶进展。

(三)总的疗效评价

见表 5-3-1。

表 5-3-1　最佳总疗效评价表

靶病灶	非靶病灶	新病灶	总疗效
CR	CR	否	CR
CR	非 CR/非 PD	否	PR
PR	非 PD	否	PR
SD	非 PD	否	SD
PD	任何	是或否	PD
任何	PD	是或否	PD
任何	任何	是	PD

(四)结果报告

试验中的所有病人包括偏离了治疗方案或不合格的病人必须判断对治疗的疗效(ITT),每个病人都必须按如下分类 CR,PR,SD,PD 及死于肿瘤、死于毒性、死于其他肿瘤、不明(没有足够的资料评估)。所有符合标准合格的病人都应包括在 RR 的分析中,所有 PD 和死亡都应考虑为治疗失败。结论是基于符合标准的病人,其后的进一步分析可在病人的不同亚群中,并提供 95% 的可信限间隔。

(五)分子靶向治疗疗效的评价

评估肿瘤治疗效果的主要目的在于评价患者是否从抗癌治疗中获益,以确定治疗或临床研究是否继续进行。因此,建立统一的疗效评价指标和标准,将有助于比较不同治疗方案的效果,优选治疗方法。目前,评价细胞毒类化疗药的临床疗效主要是依据公认的实体瘤疗效评价标准(RECIST)或世界卫生组织(WHO)实体瘤治疗疗效评价指标及标准。然而,分子靶向治疗的作用机制及临床疗效获益表现具有不同于细胞毒类化疗药物的某些特点。因此,将化疗药物疗效评价指标用于评价分子靶向治疗疗效的方法,值得思考和商榷。

分子靶向治疗是近年发展起来的一种新的治疗方法。由于分子靶向药物用于临床时间不长,除个别药物已开始用于辅助治疗外,大多数还限于晚期癌症患者的治疗。对于晚期癌症患者来说,治疗的主要目的:一是延长生存,延缓疾病进展;二是改善患者的生活质量,缓解疾病所致的系列症状,在有限的生存期间,避免或减少疾病所致的痛苦和折磨。与细胞毒性类化疗药物治疗相比较,目前应用于临床的大多数分子靶向药物治疗后的临床疗效及评价特点为:①客观有效率相对较低,尤其是完全缓解率较低;②疾病稳定率相对较高;③客观疗效及不良反应的个体差异明显;④显效较缓慢,评价客观有效率一般需要在用药1～3个月后;⑤常规测量肿瘤大小的检测方法不能满足客观疗效评估,肿瘤分子靶向治疗后,有效的影像学变化可能表现为肿瘤密度变化或坏死,PET-CT的功能和结构显像优于单纯的CT或MRI扫描评价;⑥不良反应的发生频率和严重程度均明显低于细胞毒类药物化疗,几乎无明显骨髓功能抑制等严重的不良反应;⑦可能在未获得肿瘤客观缓解和无明显不良反应的情况下,延长患者的总生存期,或延缓疾病进展时间。因此,晚期癌症患者在接受分子靶向药物治疗时,评价治疗效果的重点应该是能否延长患者的生存时间和改善生活质量,而不是评价肿瘤是否缩小。也就是说,延长患者生存期、延缓疾病进展时间、改善或保持患者的生活质量,才是评价晚期癌症患者分子靶向治疗疗效的实用标准。此外,分子靶向治疗费用昂贵,在评价疗效及获益度时,还应该考虑分子靶向治疗药物给患者带来的经济影响。评价分子靶向治疗是否实际获益的理想方法是,在评价延长患者生存、缓解临床症状和改善患者生活质量等累积获益的量化评估值基础上,减去治疗所致不良反应以及治疗费用付出等的量化评估值,最后准确计算出总体获益值。

(六)与生存有关的指标

肿瘤治疗的最终目标是延长患者的生存时间,与生存有关的指标越来越受到重视。最常用的指标是患者的生存时间(OS)。有时为了更早地观察(或预测)终点事件,抑或为了更为精确地评价某种治疗对肿瘤进展或者复发的影响,人们也可采用替代指标,如至肿瘤进展时间(TTP)、至复发时间TTR),或者肿瘤直径的变化。需要指出的是,从临床角度来说,所有治疗的最终目的是延长肿瘤患者的生存,因此OS是更有意义的指标,而TTP和TTR都是OS的替代指标,尽管大多数情况下,TTP和TTR的变化与患者生存的情况是一致的,但也有例外。例如,化疗或许可以延长TTP,但不一定延长OS,其原因既可能是肿瘤逐渐产生抵抗,从而以更快的速度反弹,或者,化疗的毒性反应导致一些患者出现死亡;同理,肿瘤直径的变化最终也不一定能转化为了患者生存的变化。但是另一方面,患者死亡的原因很多,包括肿瘤进展、肝衰竭或者其他无关疾病,其终点是混合型的。因此,用于评价某种治疗的作用往往不够精确,例如OS就无法区分某种治疗手段是改变了肿瘤的生长规律,还是改变了肝衰竭进展的规律。同理,我们常用的无瘤生存时间(DFS)包括了两个终点事件(死亡和复发),因此属于混合型指标。可见,从科学性上看,TTR及TTP好于DFS和OS,但是OS是对患者来说更有意义的指标。

预后

肝癌的总预后仍险恶,位居全球恶性肿瘤死因的第3位,在我国则已经成为第2位癌症杀手,肝癌的总体5年生存率不足5%。其预后如此之差的主要原因是肝癌容易侵犯门静脉而导致肝内播散,从而出现高肝内转移率及肝癌术后的高复发率,即使在肝癌早期。

【影响预后的因素】

(一)临床和病理因素

临床因素中,病期早晚是最主要因素。普查发现与非普查发现相比,5年生存率较高(46.9%对24.5%);亚临床肝癌的5年生存率最高,达53.2%;中期病人仅28.2%,而晚期病人无一例生存5年以上。病理因素中,≤5cm的小肝癌,单个肿瘤结节,包膜完整,无门静脉侵犯都是预后相对良好的标志。TNM分期与预后也有较好的相关性。对于40岁以上,合并病毒感染(乙型肝炎或丙型肝炎)的男性患者,每6个月检查 1 次肝功能、AFP 以及肝彩超检查,有助于发现早期肝癌。

(二)治疗方法与预后

复旦大学肝癌研究所资料显示,5 年生存率以手术切除最好(49.7%),切除以外的姑息性外科治疗次之(22.1%),非手术治疗最差(6.2%)。在手术切除中,小肝癌切除的 5 年生存率约为大肝癌切除的 1 倍(64.9%对 37.4%)。对于合并癌栓是否列为手术禁忌存在很大争议。一些肝癌中心将影像学可见的癌栓列为手术禁忌,而在国内大多数中心并非如此,并对合并门脉主要分支癌栓的患者进行积极、综合的治疗。复旦大学肝癌研究所采用手术切除、门脉取栓、门脉置管化疗、介入治疗、放疗等的综合措施,显著提高了合并门脉癌栓的肝癌的疗效。随着新型免疫抑制药的问世,围手术期管理的进步,对于合并严重肝硬化的小肝癌,接受肝移植治疗可使其 5 年生存率提高至 70%~80%,其预后与多数良性终末期肝病接受肝移植的疗效相当。作为继手术切除、肝移植以外的第 3 种能完全消灭肿瘤并提供长期治愈的方法,消融治疗日益受到重视。目前最常采用的消融治疗包括 RFA 与 PEI。日本一个长达 20 年的随访研究评价了 PEI 治疗<3cm,最多 3 个肿瘤的 HCC 患者的结局,总的 5 年和 10 年生存率分别为 60%和 21%;其中肝功能 ChildA,单个肿瘤且≤2cm 的 HCC 患者的生存率最高,5 年和 10 年生存率分别达 74%和 31%。一项随机对照临床研究(RCTs)研究比较了 PEI 与手术切除治疗直径<3cm,肿瘤数目<2 个的肝癌患者的效果,统计学分析提示,两组患者的生存和复发无显著差异。PEI 组的 5 年无肿瘤复发生存率 45%,而切除组为 48%。而且 PEI 治疗安全性很高。RFA 是继 PEI 后更常用的局部消融技术,在所有的 RCTs 和根据大量临床 RCTs 和非 RCTs 研究进行的 meta 分析得出的结论中,对于<3cm 的小肝癌,RFA 几乎可以使全部病例获得病灶完全消融,而 PEI 使病灶完全消融者则低于 RFA 组,而且 RFA 组生存时间和生存率也较 PEI 组明显提高。Chen 等在一个前瞻性 RCT 研究中,比较了 71 例 RFA 和 90 例切除治疗早期肝癌(直径<5cm,单个肿瘤,无转移,无主要门脉/肝静脉侵犯,Child-PughA,以往无 HCC 治疗)的疗效,显示两者 1 年和 4 年总生存率相似(95.8%和 67.9%,93.3%和 64%),1 年和 4 年的无瘤生存率也无显著差异(90%和 48%,86%和 51%)。尽管生存率相似,但切除组的肿瘤局部控制率更高,因为 RFA 组有 21 例因局部未完全消融而需要再次治疗。TACE/TAE 是不可切除肝细胞癌目前最常用的姑息性治疗手段。多数非随机和随机临床研究结果均提示,TAE/TACE 治疗比对症支持治疗显著提高不能手术切除的肝癌患者的生存率和肿瘤客观反应率。Bruix 在一个 Meta 分析中报道,TAE/TACI 的客观反应率(PR+CR)达 15%~55%(17 个 RCTs),TAC 的客观反应率为 12%~42%(10 个 RCTs),TACE/TAE 比支持治疗的 1 年、2 年生存率和中位生存期都明显延长(4 个 RCTs)。Takayasu 等在一个大系列前瞻性队列研究中报道,8510 例患者 TACE 后的累计 1 年、3 年、5 年生存率分别为 82%,47%和 26%。Yamada 等报道 1061 例不能手术的肝癌患者接受 TACE 治疗后 1 年、3 年、5 年生存率分别为 51%,13%和 6%。出现差异的原因可能在于病例选择、肿瘤的分期以及患者肝功能和全身状况评分差异等有关。放疗对于局部晚期的 HCC 患者,有利于提高临床缓解率、延长生存及减少并发症。如有研究报道一组不可切除 HCC 患者在 TACE 失败或不适宜行 TACE 者接受适形放疗后,61.4%患者获得肝癌缩小,中位生存期 15.2 个月,1 年、2 年和 3 年生存率分别 60.5%,40.3%和 32.0%。索拉非尼是唯一一个经过严格临床对照试验证实有效的肝癌治疗药物,它已成为评价其他新药治疗晚期 HCC 的标准对照药物。两个大型的、国际性、多中心、随机双盲、安慰剂对照的Ⅲ期临床试验得到了相似的结果,证明索拉非尼在晚期 HCC 患者中延长患者的生存期约 3 个月,并减慢病情的进展。L10vet 等报道在欧洲人群中,以往未接受过系统治疗的 Child-PughA 期晚期 HCC 患者的中位生存时间是 10.7 个月、7.9 个月(索拉非尼、安慰剂组),TTP(至肿瘤进展时间)为 5.5 个月、2.8 个月;亚一太试验结果相似,中位生存时间 6.5 个月、4.2 个月(索拉非尼、安慰剂组),TTP2.8 个月、1.4 个月。

（三）肝癌的生物学特性与预后

肝癌的生物学特性仍为影响肝癌预后的最主要因素。经过一系列深入研究，发现了一些与肝癌侵袭、转移密切相关、具有潜在应用价值的分子指标如端粒酶活性、p53、PCNA、nm23-H1、T_1MP、AFPmRNA及E-cadherin等。尤其是利用基因芯片技术，发现了一种在分子水平上将肝癌重新分类并进行预测的方法，在国际上首次建立了一个以基因表型为基础的肝癌转移分子预测模型。这一模型可能在肝癌尚未出现转移前就进行预测，这对肝癌的预后判断是非常重要的。

（四）合并的肝病背景与预后

复旦大学肝癌研究所的资料表明，合并肝硬化的肝癌手术占85.4％。有肝硬化与无肝硬化组相比，5年生存率相仿，而10年生存率则有肝硬化组低于无肝硬化组（36.7％对45.6％）。

【肝癌三级预防是改善肝癌预后的关键】

近年来，随着早期诊断、早期治疗、综合治疗、生物治疗、肝移植等治疗方法的改进，肝癌尤其是早期肝癌的治疗效果有了很大的提高。我国肝癌筛查发现的肝癌患者，其癌肿直径＜5cm者近50％，切除后病人的5年存活率为50％；肝癌直径＞5cm者，其5年存活率接近0。但总的来说，肝癌的预后仍相对较差。因此，加强肝癌的预防和高危人群的定期监测，早期发现、早期诊断、早期治疗是改善肝癌预后的关键。

（一）一级预防

即病因预防。国内外的流行病学研究已经证明，病毒性肝炎（乙型和丙型）、黄曲霉毒素污染粮食及蓝绿藻污染饮水是原发性肝癌的最重要病因。因此，我国学者早在20世纪70年代提出的"改水、防霉、防肝炎"仍然是指导肝癌一级预防的方针。防止食物（如稻米、玉米及花生、豆类等）霉变，饮用卫生、安全的深井水、自来水对于降低肝癌的发病率可以收到良好的效果。给新生儿及其他高危人群注射乙型肝炎疫苗是减少乙型肝炎病毒携带者、预防肝硬化、肝癌的关键。目前尚无有效的丙型病毒性肝炎疫苗，但在献血员中严格筛查、应用一次性、干净安全的注射器和手术器具，有助于减少其发病率，从而减少肝癌的发生。在肝癌一级预防领域中最重要的是对乙型肝炎、丙型肝炎和黄曲霉素等与肝癌发生有关的因素预防。

1.疫苗接种　疫苗接种是最实际和最有经济效益的方法，主要是乙型肝炎疫苗接种。如果新生儿时期感染乙型肝炎病毒，治疗不及时，大约90％病人30～50年后将因肝硬化或肝癌而死亡。因此，如能接种疫苗及时控制乙型肝炎，将使肝癌的发病率有所下降。最近，我国台湾大学医院研究人员从1984年开始跟踪调查了一批接种乙型肝炎疫苗的新生儿和其成年后患肝癌的发病情况。结果发现，接种乙型肝炎疫苗者，只有极少数患上了肝癌，而且那些患上肝癌的病人主要是因为当初乙型肝炎疫苗接种量不足。这为肝癌的预防带来了很好的消息。

2.治疗慢性肝炎　对于慢性病毒性肝炎患者，且有抗病毒治疗适应证者，应进行积极的抗病毒治疗。干扰素治疗可以减少乙型和丙型病毒性肝炎患者的肝癌发生率。多中心的随机对照研究表明，口服拉米夫定能够减缓乙型肝炎相关肝硬化的进展，同时可使肝癌的发生率下降约50％。中西医结合抗纤维化治疗能够延缓、阻断甚至部分逆转肝纤维化及早期肝硬化，因而也有可能减少肝癌的发生。

3.防霉改水　产生黄曲霉素的真菌主要生长在潮湿的热带和亚热带，能使玉米、花生和其他粮食霉变，因此要避免食用这些发霉的食物。多食用富含叶绿素的食物（如菠菜和其他绿叶蔬菜）可以在一定程度上降低肝癌的风险。

（二）二级预防

及早发现、早诊断、早治疗。对慢性肝病患者定期进行甲胎蛋白和B超检查有助于早期发现肝癌。一旦确诊，应根据肿瘤的大小、部位、有无肝内外转移及病人全身情况选择合理的治疗方案。目前仍认为手术切除是最有效的手段。经肝动脉导管化学治疗与栓塞、超声引导下肿瘤内注射无水乙醇或射频、微波治疗也是延长患者生存期的有效手段。其他辅助治疗和综合治疗有助于改善患者生活质量。对高危人群定期做体格检查,以做到早发现、早治疗。对早期肝癌尤其是在体检中发现的,肝癌范围不大,肝硬化不很严重者力争早期手术切除。目前,早期手术切除肝癌是最有效的治疗措施,有的复发后再次手术,这样有很大一部分患者可长期生存下来。如果发现不能切除的大肝癌或多发性肝癌,首选的是介入治疗,有一部分病人经一二次介入治疗后病灶缩小可再手术切除。对肝硬化明显不宜手术的小肝癌(直径在 3~5cm)或位置不好的肝癌可采用射频消融治疗,也可采用局部乙醇注射。近年来由于肝移植的发展,有部分病人采用同种异体肝移植,这是肝病终末期和部分肝癌患者的福音。术后无论是生活质量和存活期都优于其他方法。肝移植是目前世界上公认的对小肝癌(＜3~5cm)最理想有效的治疗方法。

(三)三级预防

康复预防。对不能手术或手术后的患者,争取康复治疗,这些患者可采用放疗或中医中药、免疫治疗等方式,以减轻痛苦,提高生活质量。

【原发性肝癌根治性切除术后预防复发转移的措施】

原发性肝癌根治性切除术后复发的特点:复发时间最早可在术后 2 个月以内,多数文献报道认为术后 1 年时复发率达到高峰,因此,有学者以术后 1 年为界,将复发时间分为早期复发和晚期复发;复发病例中 90％左右为肝内复发,肝外转移为 9.7％~25.8％,部分复发病例肝内复发与肝外转移同时存在,所有肝外转移中肺占 55％,其他依次为腹腔淋巴结、骨及肾上腺;复发的主要原因是多中心起源(M_0)和肝内转移(IM)。M_0预后显著优于 IM,且早期复发多为 IM,而晚期复发则为 M_0。

鉴于肝癌根治术后 1 年内是复发的高峰,术前术后 AFP 定量检测和动态观察是监测复发的有效手段。即使无形态学发现,AFP 动态升高仍明显提示肝癌复发,一般在 B 超、CT 确定复发前 3~7 个月 AFP 已有动态升高。但有些复发性肝癌患者首次 AFP 阳性,复发时 AFP 却可为阴性,所以监测时还应常规行 B 超检查。完整的术后随访监测包括肝功能、AFP 及 B 超和胸片。一般在术后 2 年内每 3 个月对患者进行前 3 项检查(AFP 阳性患者每月复查 1 次),6 个月加 1 次胸片检查,2 年后适当延长至 3~6 个月复查 1 次,随访 5 年或 5 年以上。对于可疑复发或转移的病人应及时进一步检查或密切随访。超声造影、CT、MRI 及肝血管 DSA 等有助于检出肝内早期复发灶,必要时可行肝穿刺活检,骨 ECT 及 PET-CT 等有助于发现肝外转移灶的存在。

(一)预防性 TACE

越来越多文献对可切除肝癌的术前 TACE 持否定态度,认为术前 TACE 虽可提高近期疗效,但降低远期疗效,应避免应用;还有报道 TACE 可能增加肺转移,因此宜取谨慎态度。但对局限的不能切除肝癌,则 TACE 是使肿瘤缩小的有效方法。术后合并 TACE 者大多认为可降低复发率,国外报道 3 年生存率术后加 TACE 组为 86％,国内术后前瞻性、随机、对照性研究辅助性 TACE,结果表明,辅助 TACE 组复发率为 23.4％,而对照组为 53.2％,差异明显,随后针对 217 例高危复发患者行辅助性 TACE,TACE 组术后 5 年总复发率为 27.5％,对照组为 56.3％,两组 1 年、3 年、5 年生存率分别为 89.1％/75.4％,61.2％/42.4％,53.7％/30.5％。Ren 等比较了 185 例肝癌根治性切除术后联合行 TACE 治疗和 364 例单纯行肝切除者,发现对于有术后危险因素(如肿瘤≥5cm,多结节、血管侵犯)的患者术后联合 TACE 可以延长患者生存期,而对于无危险因素患者,术后 TACE 并不能延长患者生存期。

(二)预防性全身化疗

传统的全身化疗疗效低,不良反应大,使化疗在肝癌治疗中的作用一直受到质疑。20 世纪 90 年代中期以来,国外作者报道口服低剂量化疗药物对肝癌术后复发的临床观察,曾尝试过卡莫氟、叠加氟、去氧氟尿苷(氟铁龙)等,但均未体现显著性疗效。氟尿嘧啶的一种新的前体药物卡培他滨(希罗达)在肝癌的体外实验中显示多种机制的抗癌作用,研究的主要目标是探索卡培他滨对肝癌根治性切除术后无瘤生存率及整体生存率的影响,次要目标在于评价卡培他滨的疗效与肿瘤组织胸苷磷酸化酶表达水平的关系。研究开始于2007年11月,预计完成时间为2011年11月。入组病人被分为2组,其中实验组口服卡培他滨,每次1250mg/m²,2/d,连续服用2周,停用1周,此为1个疗程,连续应用4～6个疗程;对照组除服用护肝药物以外,不接受任何的其他辅助治疗。入组标准,初次治疗接受根治性切除,病理证实为肝细胞癌的患者,男女不限,年龄18～79岁,肝功能为ChildA～B,ECOG评分<2分,足够的肝、肾功能储备,无明显的骨髓抑制。随着对多药耐药基因的认识、更加合理的联合治疗方案与给药途径、更加有效药物的研制,新世纪肝癌化疗作为预防术后复发转移的手段必将出现新的面貌。

(三)细胞因子免疫治疗

细胞因子是指由活化的免疫细胞和某些基质细胞分泌的,参与介导和调节免疫应答、炎症反应的小分子多肽类物质。随着基因工程技术的发展,细胞因子可在体外重组表达,已使其成为目前应用最广泛、疗效最明确的生物反应调节剂之一。目前,已有数十种重组细胞因子被批准上市,用于肝癌根治性切除术后复发转移的细胞因子包括干扰素、白介素-2及胸腺肽等。

1.干扰素　包括α、β、γ3型,具有抑制病毒复制,抗血管生成,激活细胞毒性T淋巴细胞(CT_1)和自然杀伤(NK)细胞的杀伤活性,促进人类细胞抗原的表达等作用。Pierre等总结了5个全球较大规模的关于应用干扰素预防肝癌根治性术后复发的随机对照的临床试验结果,虽然该5个临床试验所纳入的研究人群、病毒感染类型、疾病分期以及干扰素使用剂量各异,但结果均显示,干扰素对于预防肝癌根治术后复发或提高术后总生存率方面都有肯定的疗效。其中3个结果证实干扰素可降低术后早期复发率,另外2个结果则证实了其在降低晚期复发率方面的疗效。复旦大学肝癌研究所的研究表明,干扰素通过抑制肿瘤组织内VEGF的表达和新生血管的生成抑制肝癌根治性切除术后的复发转移。前瞻性随机对照分组临床试验表明,每周3次,每次500万U干扰素,肌内注射,能够显著提高肝癌根治性切除术后的总体生存率,与单纯手术切除组总体中位生存期38.8个月相比,干扰素组为63.8个月,但是无瘤生存时间两组差别不明显,提示干扰素通过推迟肝癌的复发时间改善整体生存时间。进一步研究表明,JAK-STAT信号通路中的P48-ISGF-γ是发挥干扰素抑制肝癌细胞增殖的关键分子。多因素研究表明,P48阴性是根治性切除术后接受干扰素治疗患者术后无瘤生存时间和总体生存时间的独立危险因素,提示P48可预测乙型肝炎相关性肝癌术后干扰素辅助治疗的疗效。对于干扰素治疗不敏感的肿瘤,可能与干扰素治疗诱使肝癌肿瘤血管生成由VEGF依赖转化为PDGF依赖有关,联合应用特异性抑制PDGF受体信号转导的药物格列卫联合干扰素能够更好得抑制肿瘤的生长。深入研究干扰素的作用机制,选择性开展干扰素联合其他药物的临床试验,可能会找到更加有效地预防肝癌根治性切除术后复发转移的手段。

2.胸腺肽　可调节外周淋巴细胞的功能,促进细胞因子的产生,增强细胞因子高亲和力受体的表达,刺激$CD3^+$及$CD4^+$细胞的增殖并提高其活性;促进前NK细胞的补充与成熟,增强NK细胞的杀伤作用。小样本的临床研究表明,术后应用胸腺肽能够推迟复发时间,显著延长患者的生存期,改善生活质量,提示胸腺肽对肝癌治疗有抗复发作用。目前,胸腺肽多与其他抗复发转移的措施,如TACE及干扰素等联合使用。

3.白介素-2(IL-2)　并无直接杀灭肿瘤细胞活性,其抗肿瘤作用在于刺激、活化其效应细胞而间接发挥抗肿瘤作用。IL-2通过激活CT_1及巨噬细胞、NK细胞、TIL细胞毒性作用及诱导效应细胞分泌TNF等细胞因子而发挥作用,也可通过刺激抗体的生成而发挥抗肿瘤作用。目前,IL-2已成为肝癌免疫治疗领域的一种主要细胞因子,但是单独用于肝癌目前报道不多。肝癌切除术后经肝动脉给予阿霉素化疗及IL-2/LAK细胞治疗后复发率降低。

（四）细胞过继免疫治疗

1.LAK 细胞（淋巴细胞激发的杀伤细胞）　指由 IL-2 激活的、具杀瘤活性的 NK 和 T 细胞,被认为是机体抗瘤细胞系统和抗胞内微生物感染的主要免疫细胞群体,LAK 细胞也是临床生物治疗恶性肿瘤最为重要的细胞。根治性切除术后输注 LAK 将有助于减少肝癌的复发与转移。

2.TIL 细胞（肿瘤浸润性淋巴细胞）　是从肿瘤组织中分离出来的淋巴细胞,并发现这种细胞在体外经白细胞介素-2 刺激后可大量增殖。这种刺激后增殖的 TIL 细胞又称之为"肿瘤来源的激活细胞"。它具有比 LAK 细胞更强的特异的杀瘤活性。TIL 经 IL-2 培养扩增后,其抗瘤效力比 LAK 细胞强 50～100 倍,而且只需少量的 IL-2 就可发挥效应。目前,已能够从多种人类实体瘤（原发性、转移性肿瘤）及恶性腹水中分离出 TIL;在 IL-2 存在下,TIL 能够有效增殖达 1000 倍以上,其经冻存复苏后,仍然保持较好的增殖和杀瘤活性。20 世纪 90 年代开展的 TIL 细胞过继免疫治疗的研究表明,肝癌根治性术后输注 TIL 细胞,能够显著降低肝癌的复发率,随访至术后 16 个月复发率仅为 12.5％,显著低于单纯手术切除组（6 个月、12 个月复发率分别为 19.4％,41.6％＞。根治性切除术后输注 TIL 细胞可能会降低复发率。

3.CIK 细胞（细胞因子诱导的杀伤细胞）　是将人外周血单个核细胞在体外用多种细胞因子,如抗 CD3 单抗（CD3McAb）、白介素（IL)-2,干扰素（IFN)-7 及 IL-la 等,共同培养一段时间后获得的,具有非主要组织相容性抗原（MHC）限制性杀瘤活性的一群异质细胞。CIK 细胞具有独特的优势,包括增殖速度快,杀瘤活性高,杀瘤谱广,对多重耐药肿瘤细胞敏感,杀瘤活性不受环孢素（CsA）和他克莫司等免疫抑制药的影响,对正常骨髓造血前体细胞毒性小以及能抵抗肿瘤细胞引发的效应细胞 Fas-FasL 凋亡等。CIK 细胞的作用机制包括释放多种炎性细胞因子,如 IFN-γ,TNF-α 及穿孔素、颗粒酶 B 等杀伤肿瘤细胞,亦可通过 Fas 途径诱导肿瘤细胞凋亡。CIK 细胞扩增后,行使非 MHC 限制性杀伤活性的 CIK 细胞的主要效应细胞-CD3＋,CD56＋细胞比例显著升高。此外,CIK 细胞中的 CD4⁺ T 细胞通过释放多种免疫活性细胞因子上调机体免疫力,并诱导肿瘤细胞凋亡来发挥其抗肿瘤效应。CIK 细胞与树突状细胞（DC）共同孵育后,可有效降低其中抑制性 CD4⁺,CD25⁺ 调节 T 细胞比例,从而显著增强 CIK 细胞对多种肿瘤细胞的杀伤活性。利用 CIK 细胞预防肝癌根治性切除术后复发转移的随机、对照临床试验表明,术后过继免疫应用 CIK 细胞可显著提高患者的无瘤生存率,但不改变总体生存率。其疗效还需进一步扩大样本研究。

（五）分子靶向治疗

自 2008 年 8 月起全球正式启动索拉菲尼用于肝癌根治性切除或局部根治性消融治疗术后的辅助治疗的临床试验（STORM),预计将有 1100 例患者进入此临床试验（。STORM 试验的主要目标是观察索拉菲尼对无瘤生存率的影响,次要目标包括对无瘤生存时间、整体生存率及生存时间以及病人报告结果（PRO）的影响、索拉菲尼的有效性及安全性与生物学标记物对索拉菲尼疗效的影响等。预期 2011 年 11 月完成主要目标的观察,全部试验完成估计至 2014 年 4 月。全部病人分为 2 组,试验组为口服索拉菲尼,每次 400mg（2 片,每片 200mg),2/d,对照组口服同样剂型与剂量的安慰剂,服药疗程为连续服用直至肝瘤复发或出现不能接受的毒性反应或其他符合退出试验的标准。受试者为年满 18 周岁的成年人,男女不限。入组标准为:自分期明确至接受根治性治疗（手术切除、PEI,RFA）时间不超过 4 个月的肝细胞癌患者;自接受根治性治疗至 CT/MRI 扫描时间 4 周（21～35d）;独立的放射科医师确认根治性治疗无肿瘤残存;外科手术切除的患者需经病理证实肿瘤完全切除;根据肿瘤的特征患者存在中度至高度复发的风险;Child-Pugh 评分 5～7 分,7 分患者需无腹水;ECOG 评分为 0 分;无骨髓抑制及肝、肾功能正常。

（六）抗肝炎病毒治疗

肝癌切除术后复发率高,除肿瘤生物学特性外,目前认为乙型肝炎的持久感染和活动起很重要的作用。复旦大学肝癌研究所研究表明,年龄＞50 岁、HBeAg（＋）以及大结节性肝硬化是小肝癌（＜3cm）根治性切除术后总体生存率的独立预后因素;HBeAg(+)以及多发肿瘤是无瘤生存率的独立预后因素,而且血清 HBeAg(+)与早期复发(1 年之内)密切相关。因此,在临床抗复发策略中,对合并活动性肝炎的肝癌术后行抗病毒治疗,可能是一种有效的方法。程树群等认为 HCC 肝癌切除术后 HBV 复制活跃者,接受拉米夫定和胸腺肽 a,治疗可延缓肝癌复发。目前获准上市治疗慢性乙型肝炎的抗病毒药物有 6 种,分别为标准干扰素(IFN-α)、聚乙二醇干扰素(PegIFN-α)、拉米夫定、阿德福韦、恩替卡韦和替比夫定。其中新型核苷类似物在治疗慢性乙型肝炎方面疗效显著。它可快速清除外周血中的 HBV 病毒,促进 HBeAg 血清转换,改善肝病变,并能预防肝移植术后的乙型肝炎复发。目前一致认为,慢性乙型肝炎治疗的目的是最大限度地长期抑制 HBV-DNA 的复制。所以在评估选择一种抗病毒治疗时,强效抑制乙型肝炎病毒复制的能力成为一个重要指标。此外还需考虑病人的病毒滴度、乙型肝炎的病程、肝硬化程度、ALT 水平和年龄。目前有 3 项临床试验正在进行,目的是评价抗乙型肝炎病毒治疗对肝癌根治性治疗(外科切除及射频消融)术后复发及生存的影响。

【原发性肝癌肝移植围手术期预防术后复发转移的措施】

(一)术前预防

术前选择合适的适应证是预防肝癌肝移植术后复发的最主要因素。1996 年,意大利 Mazzaferro 等首先提幽米兰标准(单个肿瘤直径≤5cm 或多发肿瘤数≤3 个且最大直径≤3cm),取得了较好疗效,并逐渐在国际上得到推广;1998 年美国器官分配网(UNOS)开始采用米兰标准作为筛选肝癌肝移植受体的主要依据。米兰标准已经成为国内外移植领域最著名的肝癌肝移植标准,但米兰标准远非完美。后来又先后提出改良 TNM 标准、UCSF 标准以及 Uβ-T₀-7 标准等。最近,综合上海 7 家医院的肝癌肝移植资料,我们提出的"上海复旦标准",即单发肿瘤直径≤9cm;或多发肿瘤≤3 个,且最大肿瘤直径≤5cm,全部肿瘤直径总和≤9cm,无大血管侵犯、淋巴结转移及肝外转移,与 UCSF 标准相似,既扩大了肝癌肝移植适应证的范围,又未降低术后总体生存率及无瘤生存率,可能较米兰标准等更符合中国国情。对于已列入移植等待名单的肝癌患者,如果等待供肝时间过长,可能会因为肿瘤生长而增加移植后肿瘤复发的机会。因而,对估计等待时间超过 3 个月者,为控制肿瘤病情发展,可选择 TACE,PEI,RFA 和氩氦刀等。Yao 等认为对于超出米兰标准的移植患者,术前适当的治疗是必须的。Roayaie 等研究认为,术前 TACE 联合术中、术后多柔比星全身化疗,对大肝癌肝移檀疗效满意。积极的术前治疗对降低肿瘤分期有一定帮助,从而降低术后肿瘤复发率。

(二)术中预防

移植手术中的操作、处理对术后肿瘤复发具有显著影响。在手术方式上建议采用经典原位肝移植术式,不用背驮式(活体供肝移植除外)。该术式有助于清扫肝后下腔静脉旁以及后腹膜的淋巴组织。同时要严格掌握以下无瘤操作原则:①操作要轻柔,避免过度挤压肿瘤及反复搬动肝,对于肝表面肿瘤应适当用纱布遮蔽肿瘤;②肿瘤粘连于周围脏器,如膈肌、大网膜和胃肠等,应适当切除部分粘连组织,或用电刀或氩气刀烧灼受累及创面;③如果癌肿靠近第一肝门,门静脉主干至少需切除 2cm 或预先结扎门静脉主干。

此外,以下措施也将有助于减少术后复发:①无肝期给予氟尿嘧啶、丝裂霉素或表柔比星的全身化疗;②关腹前用蒸馏水、氟尿嘧啶溶液冲洗腹腔;③术中尽量减少激素类药物用量,如甲泼尼龙用量最多不超过 500mg。

(三)术后预防

除依据临床病理因素判断肝癌肝移植术后患者的预后外,还需深入研究原发肿瘤的生物学特性,寻找监测患者免疫状态的新方法,适时对复发转移高危患者进行必要的干预性治疗,将有助于进一步提高肝移植治疗肝癌的疗效。

1.复发转移的预测   肝癌肝移植术后肿瘤复发转移的过程与根治性切除术后相似,也是一个多基因参与、多步骤的过程。抑癌基因 p53,p16 及骨桥蛋白可作为肝移植术后复发转移的独立预后因素,VEGFSNP 也可作为术后复发的分子预测标记物,其他如反应细胞增殖能力的 MCM-2,转化生长因子β、端粒酶反转录酶、细胞角蛋白 19 及脱-γ-羧基凝血酶原、血清白蛋白 mRNA,X 连锁凋亡抑制蛋白也与肝移植术后复发转移密切相关。复旦大学肝癌研究所利用 2-D 电泳结合液相色谱串联质谱的方法,筛选出上调 2 倍以上的蛋白 29 个,其中钙蛋白酶小亚基 l(Capn4)的高表达与肝癌肝移植术后的复发转移密切相关,可作为肝癌肝移植术后预测复发转移的潜在分子靶标。深入研究原发肿瘤的生物学特性,筛选更加特异、敏感的分子生物学标记物,将为判断预后,筛选高危复发转移的患者提供更大的帮助。

2.免疫状态的监测   自从肝移植成功地挽救了大量的终末期肝病患者以来,一直面临着如何将免疫抑制药物控制在相对狭小的范围,实现个体化免疫治疗,尤其是对于肝癌患者接受肝移植,除了兼顾排异、感染之外,还必须考虑免疫抑制状态下肿瘤的复发与转移。而目前临床上主要是以免疫抑制药物的血药浓度作为评估免疫功能、调整用药的依据。然而机体免疫状态除了受免疫抑制药影响以外,还受多种因素的影响。由于一些常用的免疫检测指标因价格较贵、检测程序繁琐或与真实免疫状态相关性差等缺点,在临床应用上受到一定的影响。Immuknow 是 Cylex 公司推出的新型的、标准化的细胞学检测方法,通过体外检测植物血凝素刺激后 $CD4^+$ T 细胞三磷腺苷(ATP)量的变化来反应移植患者的免疫功能。该方法能够区分出肝移植患者的丙肝复发与急性排异反应,能够良好的预测肝移植术后的感染的发生,尤其是判别过度免疫抑制较预测排异反应更有效。复旦大学肝癌研究所发现,ImmuKnowATP 低水平与肝癌肝移植术后的复发转移密切相关。对于 ImmuKnowATP 水平显著降低的患者,可大幅度降低抗排异药物的用量。对于肝癌肝移植的患者,根据抗排异药物浓度、肝功能、以及 ImmuKnowATP 值,精确调整抗排异药物用量,使 ImmuKnowATP 维持在正常人或略低于正常人水平,或许将有助于减少术后的复发与转移。

3.全身化疗   肝移植术后化疗的目的在于杀灭术前及术中微转移的癌细胞,降低术后复发率。但移植术后预防性化疗的具体疗效仍然存在着争议。Cherqui 总结了 6 项临床试验研究,结果表明肝移植术后预防性化疗是必要的,而且能明确延长生存期。Pokorny 等报道将 62 例肝移植患者随机分为 2 组,34 例接受了含多柔比星的化疗方案,28 例未接受化疗,其 5 年生存率分别为 38% 和 40%,5 年无瘤生存率分别为 43% 和 53%,两组比较差异均无统计学意义。复旦大学肝癌研究所及国内同行的研究支持术后全身化疗将有助于改善超过米兰标准的肝癌肝移植患者的预后。

4.免疫抑制药   免疫抑制药的使用可增加移植术后肿瘤复发,但又必须使用,关键是要找到一个免疫抑制与肿瘤生长之间的平衡点。激素促进术后肿瘤的复发已经得到公认,术后缩短激素的使用时间和减少其剂量有助于降低肝癌肝移植术后的复发率,复旦大学肝癌研究所在移植术后平均 3 个月就停止应用激素,取得了很好的疗效。目前复旦大学肝癌研究所对于超过米兰标准的肝癌患者,术前给予抗 CD25 单抗为主的免疫诱导治疗,术中减少激素的用量,术后 3 个月内撤除激素。尽管钙调蛋白抑制药如环孢素、他克莫司的作用仍存在争议,但多数研究均表明环孢素和他克莫司在肝癌肝移植术后复发中起着负面效应,应该尽早减少或停止应用。西罗莫司是三烯大环内酯类新型强效免疫抑制药,具有抗淋巴细胞增殖、抗肿瘤和抗真菌的作用,并且具有较低的肾毒性、神经毒性以及致药物性胰岛素依赖性糖尿病作用。复旦大学肝癌研究所研究表明,西罗莫司还能够通过抑制缺氧诱导因子-la 的表达及 VEGF 的合成与分泌,抑制肝癌细胞的生长与转移;对 134 例肝癌肝移植患者的临床研究结果表明,对于超出米兰标准的患者,西罗莫司方案组的生存率要显著高于他克莫司方案组,目前正在进行前瞻性临床随机对照试验(NCT00554125)。国外研究结果也支持将西罗莫司作为基础免疫抑制药用于肝癌肝移植的临床实践中。

5.其他方案 干扰素既能清除肝炎病毒,又能直接抑制肝癌细胞的生长,同时大剂量、长疗程又能抑制肿瘤 VEGF 的表达及新生血管生成,因此术后应用干扰素具有预防肝癌根治性切除术后的复发与转移,其疗效已为多个临床试验所证实。卡培他滨为新一代氟尿嘧啶的前体药物,口服能够模拟持续静脉滴注氟尿嘧啶的效果。复旦大学肝癌研究所动物实验表明口服卡培他滨能够抑制人肝癌高转移裸鼠模型 LCI-D20 切除术后的复发与转移,目前正在开展前瞻性随机对照的临床试验(NCT00561522),以验证卡培他滨的预防肝癌根治性切除术后复发转移的作用。复旦大学肝癌研究所另一项研究表明,干扰素能够上调肝癌组织胸苷磷酸化酶(TP/PD-ECGF)的表达水平,而此酶是卡培他滨体内发挥作用的关键酶,因此联合应用干扰素与卡培他滨具有协同抗肿瘤生长转移的作用。期望对于高复发风险的肝癌肝移植患者,联合应用干扰素与卡培他滨能够在一定程度上降低术后的复发转移的风险。至目前为止,唯一被批准用于晚期肝癌治疗的靶向药物索拉非尼,已经开始全球性的Ⅲ期临床试验(NCT00692770),以验证口服索拉非尼是否具有预防肝癌根治性治疗(切除与 RFA)术后的复发与转移。同为肝癌根治性治疗措施的肝移植,也可尝试应用索拉非尼来预防肝移植术后的复发与转移。更有意义的是 TP/PD-ECGF,P48/microRNA-26,pERK 分别是卡培他滨、干扰素、索拉非尼发挥作用的关键酶或预测标记物,根据肿瘤组织内这些标记物的表达水平,制定个体化预防肝癌肝移植术后复发转移的方案,将提高术后辅助治疗在肝癌肝移植中的价值。

(王乐乐)

第六章　妇科肿瘤

第一节　外阴癌

外阴恶性肿瘤少见,仅占女性生殖道肿瘤的5%,据美国癌症协会统计,2007年美国新发病例3490人,死于外阴癌病例880人。许多医师可能从未遇到过外阴癌患者。虽然偶有病人无症状,但大多数外阴癌患者会以外阴部瘙痒、疼痛或者持续性包块不消退甚至破溃而就诊。临床上,非妇科肿瘤专业医师常会忽视了外阴肿瘤的存在而仅经验性地认为炎症的可能性大,常常先按炎症处理,而没有进行适当的体检或组织活检,以致病人从症状出现到外阴癌被确诊的时间常被延误。Jones等报道,88%的外阴鳞癌患者从出现症状到确诊的时间间隔超过6个月,其中31%的妇女在诊断外阴癌之前至少已就诊3次以上,27%的妇女曾被医师经验性地给予雌激素和皮质激素。外阴常被角化的鳞状上皮覆盖,大多数外阴癌为鳞状细胞癌,因此,我们当前了解的流行病学、播散方式、预后因素和生存数据等资料基本来源于鳞癌的回顾性分析和少量的前瞻性研究。恶性黑色素瘤是第二种常见的外阴肿瘤,此外还有许多相对少见的外阴恶性肿瘤,包括基底细胞癌、腺癌、汗腺癌、佩吉特(Paget)病或异位乳房组织病和更为少见的软组织肉瘤,包括平滑肌肉瘤、恶性显微组织细胞瘤、脂肪肉瘤、血管肉瘤、横纹肌肉瘤、上皮肉瘤和卡波西肉瘤。外阴肿瘤也会继发于膀胱、直肠、肛门等邻近生殖器官的肿瘤。传统的外阴癌治疗方法是行根治性外阴切除术,包括单纯外阴切除(原发灶切除)、腹股沟股淋巴结切除及必要时盆腔淋巴结的切除。近年来研究发现,术后放疗对高危病人可以提高生存率,甚至也有报道认为,辅以术后放疗和同步放化疗可以极大程度地弥补晚期肿瘤患者的不满意根治性切除,放疗和化疗以及生物治疗的进步某种程度上使得外阴癌的手术范围相对缩小了。当今对外阴癌的治疗更强调多手段的综合治疗而不是仅仅做大范围的外阴切除,从而满足了患者保持外阴解剖学上常态及性功能的要求,使得治疗更加个性化、人性化。

一、流行病学

以往外阴癌多发生于绝经后妇女,但最近报道提示,外阴癌有明显的年轻化趋势。有研究发现,外阴癌患者中伴有高血压、糖尿病、肥胖者较多,因此推测其可能与外阴癌有关,但也有研究持否定观点,认为仅仅是伴随年龄而出现的改变,不具有特异性。

某些感染因素可能与外阴癌相关,这些感染包括肉芽肿性感染、单纯疱疹病毒感染及人乳头瘤病毒(HpV)感染。有学者发现,腹股沟肉芽肿、性病性淋巴肉芽肿或外阴梅毒与外阴癌存在相关性,提示有性传播疾病的妇女可能会有较高的外阴癌发病风险,Kaufman等也证实了血清学阳性的Ⅱ型疱疹病毒感染者与外阴原位癌有相关性。尽管不少研究提示,外阴癌与性传播疾病感染之间可能存在相关性,但始终未能分离出相关病毒抗原,以致于无法确定两者之间的因果关系。

随着对 HPV 病毒研究的不断深入,近年来,越来越多的证据提示外阴癌及外阴湿疣样病变与潜在的 HPV 感染相关,HPV-DNA 也已从浸润性外阴癌和原位癌组织中分离出来,自此确定了外阴 HPV 感染与外阴癌的相关性。HPV 可有众多亚型,现已证实与外阴癌相关的亚型有 HPV16,HPV6,HPV33 型,其中 HPV16 型感染最为常见。HPV-DNA 可在 70%～80% 的上皮内病灶中被发现,但在浸润性病灶中的发现率仅有 10%～50%,提示浸润性外阴癌可能不完全是 HPV 感染所致,临床上及组织学上也发现因 HPV 感染引起的外阴癌有别于无 HPV 感染者,故应分别对待。Brinton 等发现,有生殖道湿疣史、异常巴氏涂片史及吸烟史的妇女患外阴癌的风险明显升高,其中既有吸烟史又有生殖道湿疣史者患外阴癌的风险上升 35 倍,有慢性免疫抑制者和浸润性外阴癌也有一定相关性,因此,认为 HPV 感染与非特异性免疫抑制可能均为外阴癌的致病因素。目前越来越多的观点倾向于吸烟、非特异性免疫抑制可能是外阴癌发展过程中的辅助因子,它可以使 HPV 感染更容易实现,进而导致外阴癌。

外阴营养不良、硬化性苔藓等慢性外阴感染性病变以及鳞状上皮内瘤变,尤其是原位癌,这两种因素均可能是外阴浸润性鳞癌的癌前病变。Carli 等的研究发现,32% 的无 HPV 感染的外阴癌病人实际上是与外阴硬化性苔藓有关,提示硬化性苔藓可能是外阴癌的癌前病变,但 Hart 等进行的一项大样本的回顾性病理学复习并没有发现从硬化性苔藓到外阴癌的转化证据。在一项对外阴原位癌病人的观察研究中发现,8 例未被治疗者中有 7 例在 8 年内进展为浸润癌,而在 105 例接受治疗的患者中只有 4 人在 7～18 年进展为浸润癌,但随后对 405 例外阴Ⅱ～Ⅲ级上皮内瘤变病例的研究中,Jones 等发现,在 1.1～7.3 年(平均 3.9 年),3.8% 的经过治疗病例及 10 例未被治疗的病例均发展为浸润癌。虽然一些上皮内瘤变可能自然消退,但持续存在或进展为浸润癌的病人仍不在少数。最近来自美国和挪威的发病率数据分析显示,从 20 世纪 70～90 年代,外阴原位癌的发生率上升了 2～3 倍,但并未看到外阴浸润癌的发生率相应上升。对此不同的解释是:①受感染的妇女随访年限还未达到患浸润性病变的年限;②浸润前病变的积极治疗阻止了向浸润癌的发展;③原位癌和浸润癌的起因不太相关。Trimble 等推断外阴鳞癌也许是异源性病因学产生的结果,根据他们的研究,具有基底样或疣状特征的两个组织学亚型的癌与 HPV 感染相关,而角化型鳞状细胞癌与 HPV 不相关,而且,基底样或疣状癌与经典的宫颈癌危险因素也相关,包括初次性交的年龄、性伴侣的数目、先前异常的巴氏涂片、吸烟和较低的社会经济地位等,而在一些病例中角化型鳞癌和这些因素的相关性不明显。

Flowers 等发现,与 HPV 阳性的外阴癌相比较,HPV 阴性的外阴癌更容易出现 p53 抑癌基因的突变。p53 是个抑癌基因,具有调控细胞生长和增生的功能,外阴癌的发生可能与 p53 基因失活有关,这种失活在 HPV 阴性的外阴癌中是基因突变导致,而在 HPV 阳性的外阴癌中则是通过 HPV 基因产物的表达所致。Mitchell 等在对 169 例外阴浸润癌的研究中发现,约有 13% 的外阴癌是继发于生殖道鳞状上皮新生物的,这种继发于原发肿瘤的外阴癌与 HPV 感染明显相关,也说明一些鳞状上皮病变起初始于性传播病毒,这种病毒具有感染整个下生殖道而产生瘤样病变的能力。

二、播散方式

外阴癌的播散方式有 3 种:局部蔓延、经淋巴转移及血行转移。外阴皮下组织中淋巴系统十分发达,因此,外阴癌极易出现区域性淋巴结转移。有研究显示,当外阴癌病灶浸润＜1mm 时很少累及淋巴系统,但病灶浸润 2～3mm 时常累及淋巴系统,当癌浸润＞10mm 时 50% 以上可出现局部淋巴结转移。通常外阴癌从原发灶扩散至区域淋巴结遵循逐级规则,很少跳跃性转移,外阴癌灶首先转移至表浅腹股沟淋巴结和股淋巴结,再扩散至深部腹股沟和盆腔淋巴结,但偶尔也可出现直接累及深部腹股沟淋巴结、闭孔淋巴结而直接向上转移至盆腔各组淋巴结的情况,特别是当病灶累及阴蒂周围时。晚期病人的皮下淋巴管系统被广泛侵犯,可导致下腹壁或大腿间的皮肤呈现明显的炎症卫星状病灶出现。肺转移是外阴和阴道癌血行转移最常见的转移部位。

三、临床表现及诊断

大多数外阴癌病人均有外阴瘙痒、干燥等不适主诉,体检可见外阴部与其主诉相对应部位存在不同类型的病变,如白斑样、苔藓样、皲裂破溃样、溃疡状、弥漫湿疹样、湿疣样等,仅通过症状和体检来确定为外阴癌常常困难,因其表现并不具有特异性,不能与外阴良性病变所区别,因此,外阴癌的诊断必须通过活检而作出。活检的部位也有推敲,通常单一的、局限的病灶活检,其部位选择不困难,但在慢性外阴营养不良、弥漫性白斑、多点异常性病变或佩吉特病的病人选择合适的活检部位是困难的,有时不得不行多点活检。对于仅有较小单一可疑病灶的病人可在局麻下完整切除病灶,即达到活检目的又兼顾了治疗。组织活检尽量包括可疑的表皮病灶及皮下组织,以便于浸润癌的病理和深度能被准确评估。如前所述,临床医生在门诊处理外阴癌病人时,因常常不会在第一时间进行活检而导致诊断延误,使得一些妇女丧失了早期诊治的大好时机,影响预后。晚期病人主要表现为局部疼痛、出血和来源于肿瘤的渗液,有腹股沟淋巴结转移或远处转移病灶者可还出现相应的症状。

外阴癌病人的病情评估主要包括病变范围,如原发肿瘤的测量、有否累及毗邻器官或骨膜、腹股沟淋巴结累及的可能性等,以及有否内科合并症等。盆腔检查一直是外阴和阴道癌局部扩散程度评估最重要的方法。病灶定位、肉眼形态、累及部位、可见深度和触摸肿瘤质地等须仔细记录并做肿瘤图解,肿瘤是否紧挨中线结构也应该被记录。影像学检查,特别是磁共振能被用来评估膀胱或病灶下方组织的深部浸润,直肠镜或膀胱尿道镜检查也可用来确认影像学证据,包括膀胱、尿道、肛门或直肠的累及。虽然CT对于检测盆腔和腹股沟淋巴结有所帮助,但普通CT对于局部解剖提供的信息较少。外阴或阴道癌患者都必须有详细的病史和体检,胸部X线检查、全血常规和生化检查也应作为初始评估。影像学检查虽然有助于治疗计划的制定,但不能更改FIGO分期。

四、临床分期及病理分类

1.外阴癌的FIGO分期由1970年的临床分期修改为1988年的手术分期如下:

0:原位癌(浸润前癌)

Ⅰ:肿瘤局限于外阴或外阴和会阴,最大径线≤2cm

ⅠA:肿瘤局限于外阴或外阴和会阴,最大径线≤2cm,间质浸润≤1.0mm①

ⅠB:肿瘤局限于外阴或外阴和会阴,最大径线≤2cm,间质浸润>1.0mm①

Ⅱ:肿瘤局限于外阴或外阴和会阴,最大径线>2cm

Ⅲ:肿瘤侵犯下列任何部位:下尿道、阴道、肛门和(或)单侧区域淋巴结转移

Ⅳ:肿瘤侵犯上尿或膀胱黏膜、直肠黏膜;或骨质固定和(或)双侧区域淋巴结转移及远处转移

ⅣA:肿瘤侵犯下列任何部位:膀胱黏膜、直肠黏膜、上尿道黏膜;或骨质固定和(或)双侧区域淋巴结转移

ⅣB:任何部位(包括盆腔淋巴结)的远处转移

2.随着临床研究的不断深入,至 2009 年再次修正分期如下:

Ⅰ:肿瘤局限于外阴,淋巴结未转移

ⅠA:肿瘤局限于外阴或会阴,最大径线≤2cm,间质浸润≤1.0mm[①]

ⅠB:肿瘤最大径线>2cm 或局限于外阴或会阴,间质浸润>1.0mm[①]

Ⅱ:肿瘤侵犯下列任何部位:下 1/3 尿道、下 1/3 阴道、肛门,淋巴结未转移

Ⅲ:肿瘤有或(无)侵犯下列任何部位:下 1/3 尿道、下 1/3 阴道、肛门,有腹股沟-股淋巴结转移

ⅢA:1 个淋巴结转移(≥5mm),或 1~2 个淋巴结转移(<5mm)

ⅢB:≥2 个淋巴结转移(≥5mm),或≥3 个淋巴结转移(<5mm)

ⅢC:阳性淋巴结伴囊外扩散

Ⅳ:肿瘤侵犯其他区域(上 2/3 尿道,上 2/3 阴道)或远处转移

ⅣA:肿瘤侵犯下列任何部位:上尿道和(或)阴道黏膜、膀胱黏膜、直肠黏膜、或固定在骨盆壁,或腹股沟-股淋巴结出现固定或溃疡形成

ⅣB:任何部位(包括盆腔淋巴结)的远处转移

①浸润深度指肿瘤从表皮乳头上皮最深处至间质受累最深浸润点的距离。

五、预后因素

外阴鳞癌的发病率较高,病例资料较多,所以肿瘤发病与预后的相关性分析也较透彻,预后的评估也就较详细。外阴鳞癌中主要的预后因素包括肿瘤直径、肿瘤浸润深度、淋巴结的播散和远处转移,这些在 FIGO 分期中都有所体现,是肿瘤复发和死亡的最重要预后因素。Wharton 等在 1975 年提出了外阴癌的微浸润概念,并且建议对于浸润深度<5mm 的小肿瘤免于腹股沟淋巴结手术切除,但随后的报道发现 10%~20%符合此标准的病人有隐匿的腹股沟淋巴转移,随即废除了腹股沟淋巴结不需切除的理念。对于微浸润肿瘤与腹股沟淋巴转移的相关性,一致的意见是以肿瘤浸润<1mm 为界。这也反映了 FIGO 分期中将浸润<1mm 分为ⅠA 期的道理所在。在一项对 1342 例不同病灶直径、无淋巴结转移患者的预后研究中发现,无论病灶大小均有相近的生存率(≤2cm 94%;2.1~4cm 82%;4.1~6cm 83%;6.1~8cm 82%;>8cm 88%);另一项对 578 例患者的研究显示,同为病灶直径<2cm 者,其浸润深度不同,淋巴结状态就完全不同(淋巴结转移率:≤1mm 0;1~2mm 7.7%;2~3mm 8.3%;3~5mm 26.7%;>5mm 34.2%),说明病灶大小不是独立的预后因素,也不再是腹股沟淋巴结切除术的指征,而浸润深度要比病灶大小和淋巴结转移的关系更密切,因此术前活检应包含部分皮下组织,以判断皮下浸润深度来决定是否切除淋巴结。

淋巴结状态是最重要的独立预后因素,与临床分期及预后密切相关。腹股沟淋巴结有否转移是外阴癌的独立预后因子,有报道显示,有腹股沟淋巴结转移者在初始治疗后的 2 年内大多复发,预示着长期生存率可能减少 50%。手术前临床预测淋巴结转移是不准确的,通过影像学检测手段如 MRI,CT,PET 和超声等试图评估腹股沟股淋巴结的转移也不满意,均没有足够高的阴性预测价值来取代以手术方式切除腹股沟淋巴结所作出的评估准确,因此,目前仍然强调系统地切除腹股沟淋巴结,而不是取样或活检。至于淋巴结播散是单侧还是双侧,许多报道表明,单侧和双侧淋巴结转移的生存率没有差异,双侧淋巴结转移并不是一个独立的预后因素,而阳性淋巴结数目的多少是影响预后的重要因素。一项 609 例外阴癌的研究显示,淋巴结阳性数目与 5 年生存率极其相关(阴性:90.9%;1~2 个阳性:75.2%;3~4 个阳性:36.1%;5~6 个阳性:19%;>7 个阳性:0),但在 1988 年的 FIGO 分期中却没有体现,2009 年的 FIGO 分期中对此作出了细致规定。2009 版分期对病理报告的要求极高,要求病理报告要包括阳性淋巴结的数量、大小

和是否囊外扩散,因为阳性淋巴结的大小和是否囊外扩散也是影响预后的重要因素,研究显示,淋巴结大小及是否囊外扩散,其 5 年生存率明显不同(直径<5mm:90.9%;直径 5～10mm:41.6%;直径>10mm:20.6%;局限囊内:85.7%;囊外扩散:25.0%)。

关于局部复发风险,虽然与肿瘤体积和范围有关,但更重要的是与手术切除边缘是否足够有关。De-Hullu 等报道在外阴癌切缘≤8mm 的 40 个外阴癌中 9 个局部复发,而切缘>8mm 的病人没有局部复发;Heaps 等在病理组织切片中也发现,显微镜下切缘少于 8mm 时局部复发率明显上升,认为病理边缘距离≤8mm 是局部复发的重要预测因子,因此,建议在未固定的组织中切除边缘至少要达到 1cm。为了帮助手术医生设计手术切缘,Hoffman 等测量了外阴浸润性鳞癌的肉眼边缘及显微镜下病灶的边缘,结果发现肉眼和显微镜下的边缘几乎一样,因此,手术医生仅凭肉眼判断病灶边缘并在其外>1cm 作为切缘即可。

六、治疗

(一)外阴鳞癌的治疗

在 1940～1950 年推崇的双侧腹股沟股淋巴结切除的根治性外阴切除术较以往的生存率明显提高,特别是对于小肿瘤和阴性淋巴结患者,长期生存率可达 85%～90%。然而,这种根治手术也带来了相应的术后并发症增加,如伤口裂开和淋巴水肿等。近年来,手术强调个体化治疗,许多妇科肿瘤专家认为,较小的肿瘤可以采用缩小的根治手术方式,故建议对于低危人群缩小手术范围,这样做明显的好处是有效保留未受累的外阴组织、减少了手术并发症;在高危人群,基于宫颈鳞癌的治疗方法,联合放疗、手术和化疗的多重模式治疗正在逐渐探索中;对于出现播散的晚期病例,治疗方法仍欠满意。

1.不同分期的治疗

(1)ⅠA 期肿瘤:肿瘤基质浸润≤1mm 的 ⅠA 肿瘤多发生在年轻病人,以多灶性浸润前病灶为主,但上皮内病灶中隐蔽的浸润也常见,常与 HPV 感染有关。外阴肿瘤基质浸润≤1mm 时其淋巴转移的风险很小,故这类病人的腹股沟淋巴结转移可被忽略。手术切缘要保证在正常组织外 1cm 以上,这样能明显减少局部复发。由于与 HPV 感染相关,可能会伴有下生殖道弥漫性病灶存在,故在切除病灶之前整个下生殖道和外阴应被仔细评估,以避免假复发或在其他外阴部位出现新的病灶,术后应对病人进行仔细随访检查。

(2)传统的Ⅰ和Ⅱ期(2009 版的Ⅰ期)肿瘤:处理是包括双侧腹股沟股淋巴结切除的根治性切除术,手术去除了原发灶、周边一定宽度的正常组织、外阴真皮淋巴管和区域淋巴结,这样处理后可获得较好的长期生存和 90%的局部控制率。但根治性手术也有明显的缺点,包括因正常外阴组织的减少及形态的改变带来的外观和性功能的影响、50%的切口裂开率、30%的腹股沟并发症发病率(裂开、淋巴囊肿、淋巴管炎)和 10%～15%下肢淋巴水肿的发生率,另外,10%～20%的淋巴结阳性病人术后补充放疗也增加了淋巴水肿的发生率。因此,如何扬长避短、减少术后并发症发病率并且增强病人的生存信心,就成为外阴癌手术方式改良与否的关键。一些专家建议对于较小的外阴肿瘤行缩小范围的根治手术,该手术对腹股沟的处理倾向于保守:患侧的表浅腹股沟淋巴结通常被作为淋巴转移的前哨淋巴结,仅在靠中线处(如阴蒂、会阴体)的病灶处理时才行双侧腹股沟浅淋巴结切除术,术中病理检查淋巴结若阴性,则不再做进一步其他淋巴结的切除及术后治疗。有报道这种缩小范围的根治手术在 ⅠA 期患者可获得超过 90%的生存率,但另一些相对保守的专家认为,随便缩小手术范围存在诸多潜在危险,如外阴皮肤的潜在复发,腹股沟淋巴结的不充分评估,可能存在的阳性淋巴结转移未被切除等。已发表的经验性报告显示,这种手术的患侧腹股沟处理失败率≤5%,而对侧腹股沟处理失败的概率几乎罕见,因此,这种手术方式仍有应用的可行性。鉴于目前还没有随机的前瞻性研究进行评估,故何种外阴根治术更好仍难以确定。表浅腹股沟淋巴结作为前哨淋巴结的相关研究已不罕见,结论仍不一致,如果能够提供适当的敏感度和特异度,广泛淋巴结切除手术也许会被摒弃。

(3)Ⅱ~Ⅳ期肿瘤:2009版的Ⅱ期肿瘤的定义扩展到邻近的黏膜,Ⅲ期扩展到腹股沟淋巴结。处于这些期别的肿瘤常是大块的,但一些体积虽小、侵犯重的肿瘤也可见。Ⅱ期肿瘤有可能通过根治手术治愈,例如根治性外阴切除及受累的盆腔脏器部分切除或廓清术,有报道为得到阴性手术切缘,手术切除远端尿道≤1.5cm时不影响膀胱控制功能,但对于Ⅳ期肿瘤而言,做到满意切除十分困难,因此对于这种估计难以切净的晚期肿瘤患者,近来更多倾向于联合治疗,如放疗或放化疗结合手术治疗。一些回顾性和前瞻性研究显示,外阴癌对放疗是有效的并且对晚期患者接受联合治疗模式较为合适,过度的根治性切除手术仅用于选择性病人。虽然采用超大性手术、放疗和化疗的联合方式有治愈可能性,但权衡利弊,ⅣB期病人一般仍选择姑息治疗。

(4)淋巴结阳性肿瘤病人(2009版Ⅲ期病人):对于淋巴结阳性病人的处理策略仍不明确。在区域淋巴结的处理上,放疗能在控制或消灭小体积淋巴结上有重要作用,手术切除大块融合淋巴结也可改善区域状况并有可能加强术后补充放疗治愈疾病的概率。Hyde等在一个多元分析中发现,将有阳性腹股沟淋巴结的病人分为手术仅行腹股沟大块淋巴结切除及手术行全部腹股沟淋巴结切除两组,术后均予放疗比较其预后情况,结果显示手术淋巴结切除的方式没有预后意义(大块淋巴结切除与整个腹股沟淋巴结切除)。对于初始治疗经历了双侧腹股沟股淋巴结切除有阳性淋巴结、特别是超过一个阳性淋巴结的病人,可能从术后对腹股沟区域和下盆腔放疗中获益。对于有盆腔淋巴结阳性病人的处理,术后放疗优于大范围的手术。术后病率在表浅和深部腹股沟淋巴结切除加放疗的模式中容易出现,慢性腹股沟和下肢并发症率在此类病人中常见,主要是淋巴水肿。

仅行表浅淋巴结切除发现有阳性淋巴结时可有几种处理方法:①不再进一步手术。②继续扩展淋巴结切除,包括同侧深部淋巴结和(或)对侧的腹股沟淋巴结。③术后放疗。由于外阴癌表现的多样性,治疗的个性化选择是需要的。如果术后对腹股沟淋巴结的放疗是必需的,那么限制性切除肉眼阳性的淋巴结是合理的,因为这样可以缩小根治手术和后续放疗后导致的淋巴水肿的可能性,但对明显增大的可疑淋巴结仍主张术中切除。术后放疗要有仔细的治疗计划,可用CT测量残留病灶及需要照射的腹股沟淋巴结深度,以求精准。目前,应用选择性腹股沟淋巴结切除和精确的术后辅助放疗达到了良好的局部控制率并减少术后并发症的发病率。

(5)复发癌:不考虑初始治疗,外阴癌的复发有3种情况:外阴局部、腹股沟区域和远处。局部复发的外阴癌结局较好,当复发限制在外阴并且能够切除肉眼肿瘤边缘时,无瘤生存率仍能达到75%。如果一些复发远离原发灶或原发灶治疗非常成功数年后再复发,这种情况可以认为是新发病灶,而不是疾病进展。腹股沟处的复发是致命性的,很少有病人能通过大块切除病灶和局部放疗来被挽救。有远处转移的病人只能用全身化疗及姑息性放疗,疗效不佳。

2.手术治疗　经典术式为根治性外阴切除术+双侧腹股沟股淋巴结切除术。

3.放疗(放射治疗,简称放疗)　以往认为放疗对外阴癌的作用不大,且局部皮肤放疗反应大以至于病人的依从性极差,很难完成放疗剂量,故放疗效果不加。随着放疗技术及放疗理念的进步,越来越多的证据表明,放疗对于局部晚期外阴癌起着非常重要的作用,是外阴癌多手段治疗不可缺少的组成部分。目前对局部晚期外阴癌及腹股沟淋巴结阳性的外阴癌患者手术后给予外阴部、腹股沟区域及下盆腔部补充放疗已基本成为常规。

(1)外阴局部的放疗:肿瘤皮肤或基底部切缘<8mm(固定后)被认为是局部复发及影响5年生存率的

明显高危因素,术后需补充放疗。有研究报道,44 例切缘<8mm 的患者中有 21 例复发,而切缘≥8mm 的91 例患者中无 1 例复发。另外,脉管间隙浸润和深部皮下间质浸润也是局部复发风险增加的重要因素,术后也推荐补充放疗。尽管不少局部复发可以通过再次手术和或放疗得到控制,但对有限的外阴皮肤而言,二次手术再达到满意切缘的可能性已大大减少,手术比较困难,同时局部复发也有利于区域或远处扩散。目前尚没有前瞻性的临床研究来证实术后局部放疗的优势,但在有高危因素(切缘不足、深部浸润等)的选择性病例中术后对原发肿瘤床补充放疗,明显改善了外阴癌局部控制状况,减少了局部复发。

也有人建议在明显存在高危因素可能性的晚期外阴癌患者中,术前先行一定剂量的局部放疗,其理由如下:①先行放疗后肿瘤活力降低,有利于根治性手术的完成;②先行放疗后可使局部病灶减小、边缘清楚,有利于获得满意的手术切缘,而最大限度地减少尿道、肛门等重要脏器的结构及功能破坏;③对于微卫星样外阴病灶或基底固定的腹股沟淋巴结,仅靠术前放疗即可消灭微小病灶并使淋巴结松动、缩小,有利于随后的手术切除。尽管有关术前放疗的报道不多,但有限的报道已足以鼓舞人心,采用相对温和的放疗剂量对局部晚期肿瘤照射后再行手术切除,达到了满意的局部控制率,说明放疗能够明显控制大块晚期病灶,在保证良好局部控制的前提下,使得手术更趋于保守,器官保留成为可能。

最近,同步放化治疗外阴癌的文章不断涌现,其初衷是受到肛门癌的治疗启发,认为同步放化疗能使患者获益更大。所用的化疗药物主要有氟尿嘧啶、顺铂、丝裂霉素,在经验性的报道中普遍认为同步放化疗要好于单纯放疗,由于在外阴癌中尚无前瞻性随机的临床研究来证实此结论,但最近在晚期子宫颈鳞癌的治疗中以放疗同步顺铂化疗的方法明显改善了局部控制率及生存率,提示可能对晚期的下生殖道肿瘤均有益处。GOG101 及 GOG205 两项 II 期临床试验也均证实其益处。对于局部晚期外阴癌患者,术前同步放化疗不但可获得约 70% 的完全反应率,而且也为手术及更加个性化的手术创造了条件。

(2)区域淋巴结的放疗:手术切除腹股沟区淋巴结后再补充局部预防性放疗,对于有局部淋巴结阳性者可明显预防腹股沟区复发。在一项对 91 个病人的复习中发现,5 周内给予 45~50Gy 的腹股沟区外照射,只有 2 例复发,并发症少见,仅 1 例轻度下肢水肿,但对于局部淋巴结阴性者,术后补充局部预防性放疗意义不大。借鉴子宫颈癌的处理模式,在有放疗指征的患者,给予同步放化疗可能效果更好。

(3)放疗反应:急性放疗反应是剧烈的,35~45Gy 的常规剂量即可诱发皮炎样潮湿脱皮,但适当的局部对症治疗,急性反应常在 3~4 周治愈。坐浴、类固醇软膏涂抹和对可能伴有的念珠菌感染的治疗都能帮助病人减少不适感。照射剂量要足够,虽然大多数病人至放疗第 4 周时均有外阴皮肤黏膜炎,但权衡利弊病人通常能坚持,实在不能耐受时可暂时中断治疗,但中断的时间应该尽量短,因为容易引起肿瘤细胞的再增殖。迟发放疗反应的发病率有许多因素影响,病人常是年龄大、合并有内科并发症的,如糖尿病、先前多次手术、骨质疏松等。单纯腹股沟放疗可致下肢水肿及股骨头骨折,但淋巴水肿不是研究的主要考虑内容,股骨头骨折却是需要考虑的内容,限制股骨头处放疗受量少于 35Gy 可能会缩小这一并发症的风险,也不排除严重的骨质疏松导致股骨头并发症的可能性。

4.化疗(化学治疗,简称化疗)　有关化疗治疗外阴癌的资料有限,主要是因为:①外阴癌的发生率低;②晚期外阴癌多倾向于年龄偏大者,患者体质较弱,合并症较多,化疗的不良反应明显,使化疗的应用受到限制,导致适合化疗的入选较少;③以往外阴癌的治疗理念为多采用手术治疗,用或不用术后放疗,而化疗仅被作为一种挽救性治疗来使用;④在已行广泛手术和(或)放疗的病人复发时才用化疗,初治化疗病人少,使得患者对化疗药物的敏感性及耐受性均差;⑤治疗外阴鳞癌的化疗药物在 II 期临床试验中显示,仅多柔比星和博来霉素单药有效,甲氨蝶呤可能也有效但证据不足,顺铂显示在许多妇科肿瘤中有广泛作用,但在外阴难治性鳞癌病人的治疗中作用不大。近年来的研究显示,联合化疗用于不能手术的晚期外阴癌患者,在部分病人中出现明显效果,甚至创造了手术机会,尤其在初治患者中,其疗效明显好于顽固性、复发性患者。常用的化疗方案有 BVPM 方案(博来霉素、长春新碱、顺铂、丝裂霉素)、BMC 方案(博来霉素、甲氨蝶呤、司莫司汀),这些方案的毒性可以忍受,主要不良作用有黏膜炎(重度:21%),感染或发热(35%),博来霉素肺病(死亡 1/28 例)。

同步放化疗对晚期不能手术的外阴癌病人的报道越来越多,其原动力来自于子宫颈鳞癌的随机临床试验的阳性结果,由于局部晚期宫颈鳞癌病人采用以顺铂为基础的同步放化疗治疗获得了明显效果,有人认为对于同属下生殖道的局部晚期外阴鳞癌而言理论上也应有效,应可以借鉴子宫颈鳞癌的治疗方法。外阴癌由于病例少,很难进行随机临床试验。最近一项对 73 例局部外阴晚期鳞癌的 GOG 研究显示,分割剂量放疗对无法切除的腹股沟淋巴结及原发灶肿瘤进行照射联合同步化疗[顺铂:75mg/m²,第 1 天;氟尿嘧啶:1000mg/(m²·d),第 1～5 天]后再手术,46%的患者达到肉眼无瘤,其余仍有肉眼癌灶者中,只有 5 例不能达到手术切缘阴性,生存资料尚不成熟,但总的趋势是持肯定态度,不良反应可以接受。Landoni 等先采用氟尿嘧啶[750mg/(m²·d),第 1～5 天]和丝裂霉素 C(15mg/m²,第 1 天)联合局部放疗(总剂量 54Gy)对 58 例晚期初治患者和 17 例复发患者进行治疗,然后行局部广泛切除和腹股沟淋巴结切除,结果 89%的病人完成了预计的放疗和化疗,80%出现治疗反应,72%的患者获得手术机会,并有 31%在原发灶及淋巴结上出现病理学完全反应,3 例出现治疗相关性死亡。Lupi 等以同样化疗方案及分割放疗照射(总剂量仅 36Gy)治疗 31 例病人,结果反应率达 94%(29/31),但术后病率达 65%,死亡率达 14%,在腹股沟淋巴结阳性的患者中,55%(5/9)术后病理阴性,复发率 32%。Whalen 等采用 45～50Gy 放疗联合氟尿嘧啶[1000mg/(m²·d),持续静脉滴注 96h]、丝裂霉素(10mg/m²,第 1 天)治疗 19 例临床Ⅲ～Ⅳ期的外阴癌病人,结果总反应率达 90%,局部控制率达 74%。

(二)外阴非鳞癌的治疗

1.恶性黑色素瘤　　外阴恶性黑色素瘤多见于绝经后的白种妇女中,典型表现是无症状性的外阴色素沉着病灶,可单发或多发,或者表现为外阴包块,可伴有疼痛或出血,包块可以为黑色、蓝色或棕色,甚至可以为无色素型。确诊需靠活检,免疫组化染色显示 S-100 抗原阳性有助于不确定病例的诊断。外阴恶性黑色素瘤可以新发也可以起源于原已存在的外阴色素病损基础上,因此若有怀疑,任何外阴色素病变均应考虑活检。外阴恶性黑色素瘤极易出现腹股沟淋巴结及远处转移,这种转移与肿瘤浸润的深度密切相关,故外阴恶性黑色素瘤的分期也与一般的外阴癌不同,采用的是基于病变浸润深度或肿瘤厚度与预后关系的微分期系统,目前共有 3 种分期方式,但其本质基本一致。

外阴恶性黑色素瘤主要的治疗方式是行根治性外阴切除术＋双侧腹股沟股淋巴结切除术,大多数治疗失败的病例多为出现远处转移,故想通过超大范围的根治性外阴切除术来改善预后几乎是徒劳的,相反,对于一些早期发现的外阴恶性黑色素瘤病人给予相对缩小的根治性外阴切除术可能更现实,既不影响生存率,又可减少手术创面,甚至最近有人推荐仅行患侧外阴切除术或根治性外阴切除术,双侧腹股沟股淋巴结可视情况切除。病灶浸润的深度、有否溃疡形成与预后极其相关,故在制定治疗计划时应充分考虑。100k 等发现,在病灶深度≤1.75mm 的病人中无一例复发,建议对这类病人可仅行局部广泛切除术,而所有病灶深度>1.75mm 的病人尽管给予了肿瘤根治手术,但仍全部复发。局部淋巴结转移也与预后相关,在对 664 例病人的多因素分析中发现,阳性淋巴结为 0,1,≥2 个的 5 年无瘤生存率分别为 68%,29%,19%,因此认为局限于真皮层、无皮下结缔组织浸润的(相当于≤Ⅲ期)可以不做淋巴结切除。对某些高危病人,放疗对于加强局部控制可能有帮助,化疗及生物免疫治疗多用于辅助、挽救或晚期姑息性治疗,效果不确定。外阴恶性黑色素瘤患者总的生存率接近 50%。

2.外阴疣样癌　　外阴疣样癌多为局部浸润,很少转移,所以仅行局部广泛切除即可治愈。复发少见,多在局部复发,通常是由于局部手术不彻底所致。

3.外阴佩吉特病   多为外阴红肿病灶,可形成溃疡,局部可有瘙痒或烧灼感,将近15%的佩吉特病患者可伴有潜在的浸润性腺癌成分,20%～30%的病人将会有或将发展为非外阴部位的腺癌,尽管最近的报道提示继发性腺癌的发生率较低,但仍能见到其他部位的佩吉特病,如乳腺、肺、结直肠、胃、胰腺及女性上生殖道,因此,有佩吉特病的患者应注意检查、监测这些部位。佩吉特病的病程进展较慢,但真皮层的浸润常较肉眼见到的范围广,故手术切缘应比其他外阴癌的范围要广,以保证边缘切净,避免复发。一旦局部复发,只要无浸润证据可以再次局部切除,仍可达到一定疗效。

总的来说,外阴鳞癌的治疗效果较好,约2/3的患者均为早期肿瘤,5年生存率按 FI-G01988 年的分期,Ⅰ～Ⅱ期患者可达 80%～90%,晚期生存率较差,Ⅲ期 60%,Ⅳ期 15%。在相同原发灶大小的患者,有或没有淋巴结转移其生存率相差 50%。由于外阴非鳞癌相对罕见,可靠、有效的治疗方案及长期结局尚不十分明确。鉴于外阴部位的肿瘤相对容易发现,因此对于高危患者,如 HPV 感染者、原位癌、外阴苔藓样病变等可进行严密筛查随访,使外阴癌控制在早期时被诊断。

(牟丽丽)

第二节   子宫颈癌前病变

世界卫生组织的统计资料表明,宫颈癌在全球妇女癌症死亡率中位居第二,在一些发展中国家居于首位,每年全球大约有 50 万例新发宫颈癌病例,占所有癌症新发病例的 5%,其中 80% 的病例发生于没有筛查制度的发展中国家,每年约有 20 万人死于宫颈癌,是发展中国家妇女癌症死亡的主要原因。据不完全统计,我国现有宫颈癌病人约 13.8 万,每年约有 5 万人死于宫颈癌。近年来的研究资料显示,99% 的子宫颈癌均存在人乳头瘤病毒(HPV)感染,提示 HPV 感染与宫颈癌的发生、发展有着十分密切的关系,持续性的 HPV 感染可能是子宫颈癌变的关键因素,是宫颈上皮内瘤变及宫颈癌发生的必要因素。因此,将子宫颈癌及其癌前病变定义为感染性疾病,理论上讲应是可防可治、可以消灭的疾病。近年来子宫颈癌的发病年龄有年轻化趋势,这与性活跃人群通过性生活感染 HPV 密切相关。从 HPV 感染子宫颈上皮到癌前病变,再发展到浸润癌要经历一个较长的阶段,这就给我们干预和治疗子宫颈癌创造了条件。因此,定期规范地筛查、及早发现癌前病变,是预防癌前病变进展成为浸润癌的关键,也是治疗的黄金阶段。

子宫颈癌前病变是指子宫颈从正常发展到癌的过程中宫颈上皮组织产生的逐级改变,其中 HPV 的持续感染是促使子宫颈上皮产生这一变化的主要原因。过早的性行为、长期应用口服避孕药、经性传播的感染、免疫抑制状态、多个性伴侣、吸烟等也促成了这一变化的产生。20 世纪 70 年代 ZurHausen 首次提出 HPV 与宫颈癌的关系,认为性接触使宿主感染 HPV 是宫颈癌发病的主要因素。

一、人乳头瘤病毒

(一)人乳头瘤病毒(HPV)

HPV 是一组病毒的总称,其病毒形态类似,但 DNA 限制性内切酶图谱各异,核壳体蛋白质的抗原性不同。HPV 是一种双链结构的 DNA 病毒,具有噬上皮特性,在人和动物中分布广泛,有高度的特异性,其 DNA 进入宿主细胞染色体内可阻碍细胞修复和凋亡。所有 HPV 的 DNA 均含有 7 种早期基因(El-E7),2 种晚期基因(L-l,L-2)和长控制区(LCR)3 个部分。早期基因区可以编码 El,E2,E4,E5,E6,E7 等早期蛋白,其功能与病毒的复制、转录、翻译调控和细胞转化有关,晚期基因区可以编码主要衣壳蛋白 L-l 和次要衣壳蛋白 L-2。长控制区含有 HPV 基因组 DNA 的复制起始点和基因表达所必需的控制元件,调控病毒基因的转录复制。已知 E6 和 E7 是高危型 HPV 的致癌基因,参与并调控宿主细胞的病毒基因表达和复制。高危型 HPVDNA 链通常在 E1 或 E2 的开放读码框内断裂,使 HPVDNA 整合入染色体脆弱区,E6 和 E7 具有促进和维持整合状态的功能。HPVE6 蛋白可阻碍细胞对 DNA 损伤的反应,负向调节细胞的生长和分化,E6 还可以激活端粒酶。E6 和 E7 所编码的蛋白可诱导细胞增殖和转化,调节细胞周期,E6 可与 p53 结合,E7 与 pRb(pRb)结合,导致这两种抑癌基因失活,改变细胞周期的正常调控,使细胞无限制生长。

迄今为止,已鉴定出的 HPV 亚型有 100 余种,其中能引起生殖道病变的约有 40 余种,约 20 种与癌相关,可分为低危型(6,11,40,42,43,44,53,54,61,72,81)和高危型(16,18,31,33,35,39,45,51,52,55:56,58,59,66,67,68,73,82),低危型多与良性病变有关,如生长在生殖器官附近皮肤和黏膜上的人类寻常疣、尖锐湿疣以及生长在黏膜上的乳头状瘤等,而高危型是引起宫颈上皮内瘤变(CIN)和宫颈癌的主要致病病毒,80% 的宫颈癌与 HPV16,18,31 和 454 种类型的感染有关,50% 的宫颈癌与 HPV16 感染相关。生殖道高危型 HPV 往往感染宫颈鳞状上皮最薄、最易受损伤的鳞柱上皮交界的移行带区细胞,尤其是可能对 HPV 感染特别敏感的基底层贮备细胞。HPV 最先感染表皮基底层细胞,并随着基质干细胞向表皮细胞的分化,依次进行早期蛋白的表达、DNA 复制和晚期蛋白的表达及病毒颗粒的装配。细胞受感染后 HPV 可以先呈游离状态持续存在于染色体外,不引起任何病变或只引起良性病变和低度癌前病变,如尖锐湿疣或轻度不典型增生等,一旦病毒的 DNA 整合进入宿主细胞的染色体时上皮细胞即可发生癌变,HPV 基因组 DNA 在宫颈癌细胞中大多以整合状态存在,高危 HPV 的 E6 及 E7 蛋白促进和维持整合状态,当病毒 DNA 整合后,就不再有病毒颗粒的产生。

女性一生中生殖道 HPV 感染的概率约为 80%,但发生宫颈癌的概率<1%,最大易感群体是性活跃期的妇女,美国的一项研究显示,HPV 感染的高发年龄是 20~24 岁,占 44.8%。HPV 感染往往是一过性的,如果机体免疫功能正常,病毒一般 6~9 个月可以被清除,Rodriguez 等的前瞻性研究显示,大约 67% 的感染在 12 个月内被清除,年轻女性比 30 岁以上的妇女更易清除感染,70% 的年轻妇女 HPV-DNA 可在 1 年后转阴,90% 在 2 年后转阴。一旦机体清除了某一型的 HPV,机体一般不再感染同一型别的 HPV,但对其他型别的 HPV 没有交叉免疫。只有高危型 HPV 持续感染且 2 年以上不能被清除时,才有可能发展为 CIN 或宫颈癌,病毒载量是影响宫颈病变及发展的重要因素。临床上将 HPV 感染分为如下 3 种情况:①潜伏感染:仅 HPV 阳性;②亚临床感染:肉眼不能发现病变,但醋酸白试验(+)或在阴道镜下可见异常改变,有细胞形态学改变,通常无症状;③临床感染:肉眼可分辨的病变,可有症状,如生殖道湿疣和高级别瘤样病变等。

（二）目前常用于 HPV 的检测方法

1.二代杂交捕获检测(HC2)　HC2 检测的原理是将基因杂交、信号扩大后,用 RNA 探针与标本 DNA 结合,再用标记了荧光发光体的第二抗体进行显色测定。该方法可检测 13 种常见的高危型 HPV 的全长 DNA,有高度重复性,实验室要求简单,检测高度病变的敏感性达 88%~100%,阴性预测值高达 99%,较高的阴性预测值意味着如果 HC2 检测为阴性,几乎没有患病的可能,这对宫颈疾病的初筛、分流、治疗及追踪都具有重要意义,并且可以报告病毒负荷量,便于临床随访。

2.PCR-HPV-DNA 基因芯片检测　其原理为先将标本中的 HPV-DNA 经 PCR 扩增,再将放大的 HPV-DNA 与基因芯片进行杂交反应,每张芯片可含有 20 余型常见的 HPV 亚型,若标本中有相应亚型的病毒感染,则可通过 DNA 芯片扫描仪检测出阳性病毒亚型。

3.免疫组织化学法　利用抗原抗体反应和组织化学原理,在石蜡或冷冻切片的组织和细胞涂片中原位显示 HPV 抗原成分,操作简便,可作回顾性研究。以往经此方法检测的是 HPV16 及 18 的 E6 蛋白,但此方法的假阴性率较高,敏感性及特异性均比原位杂交和 PCR 低。目前用免疫组织化学法检测的为 L-l 壳蛋白。

L-l 壳蛋白检测:L-l 壳蛋白为 HPV 病毒的主要结构蛋白,也是一种糖蛋白、核蛋白,在宿主细胞浆内完成翻译加工后迅速定位于细胞核中。L-l 约有 530 个氨基酸残基,其分子量为 $55\sim60kD$。L-l 壳蛋白与其他病毒的衣壳蛋白相比具有较强的保守性,这种保守性表现在两个方面:①病毒的衣壳在外界环境的作用下变异很小,而其他病毒变异较大;②不同型的 HPV 的 L-l 蛋白的氨基酸序列的同源性在 60% 以上,故有利于检测的稳定性。利用抗原抗体反应和组织化学原理,用抗 L-l 壳蛋白特异抗体对组织切片或细胞学涂片进行检测,被感染的细胞核明显着色,偶尔也可见细胞质内囊泡样染色,可能为核糖体产生的 L-l 壳蛋白所致。只要出现阳性细胞即可认为存在 HPV 感染,该方法操作简单,敏感性、特异性均较高,但不能提示病毒负荷量。

(三)HPV 感染的治疗

目前没有专门针对 HPV 的治疗药物。大多数 HPV 感染者都可以自发清除其感染的 HPV,而不会出现任何继发病症,只有持续性 HPV 感染才与宫颈病变密切相关。一旦引起病变,在治疗宫颈病变后,HPV 感染负荷即可明显下降或转阴,也就是常说的:治病即治毒,这也是 HPV 感染的处理原则。主要的治疗方法包括物理消融、细胞毒药物及手术切除等。<30 岁的妇女高危型 HPV 阳性但 TERC 基因阴性者多为一过性感染,若 hTERC 基因阳性,有癌变风险,应高度重视。

有报道 HPV 感染出现 CIN 患者经 LEEP 手术治疗后,平均 HPV 转阴时间比期待疗法组明显缩短(7.7 个月 vs19.4 个月),两组第 1 年 HPV 转阴率分别为 65% 和 23%,第 2 年转阴率为 90% 和 65%,有明显差异;Song 等对 67 例高危型 HPV 感染的 CIN Ⅱ 或 CIN Ⅲ 患者行宫颈锥切术,切缘均无病变,高危型 HPV 感染的有效清除率为 82.1%,而术后高危型 HPV 持续存在的患者,术前均具有较高的病毒负荷,此类患者术后还应密切随访。对于年龄>50 岁的患者感染 HPV 后机体清除慢,复发风险高,临床上可以应用免疫制药如干扰素等治疗,通过增强人体细胞免疫、体液免疫以及各种非特异因子组成的防御系统,增加免疫调节作用,从而抑制病毒蛋白合成、诱发体内免疫系统清除 HPV 感染。

(四)HPV 疫苗及其应用

HPV 感染导致宫颈病变进而进展为宫颈癌需要相当长的一段时间,因此在体内未出现 HPV 感染前采用 HPV 疫苗进行一级预防,从源头阻止子宫颈癌的发生,理论上讲是可行的,但因 HPV 的亚型众多,要求一个疫苗涵盖众多亚型就显得相当困难。2006 年 6 月 8 日,美国食品及药品管理局批准默克公司的宫颈癌疫苗 gardasil 上市,这意味着人类抗癌战争即将进入一个划时代的新阶段。目前进入临床的预防性疫苗有默克公司的 HPV6,11,16,18 型四价疫苗及葛兰素史克公司的 cervarixHPV16 及 18 型二价疫苗。

HPV 疫苗是目前世界上第一个肿瘤疫苗,共分 3 类:一是阻止感染的预防性疫苗;二是使原有感染及相关疾病消退的治疗性疫苗;三是预防多种疾病的 HPV 嵌合疫苗。预防性疫苗是将 HPV 的晚期结构蛋白 L-1 及 L-2 作为基础诱导,产生特异性的抗 HPV 抗体,从而使机体免受 HPV 感染。这类疫苗主要用于接种尚未发生感染的人群;而治疗性疫苗,目的则是清除 HPV 感染的细胞。这种疫苗以 E6 及 E7 蛋白为基础,诱导产生特异的细胞免疫,来阻止 HPV 感染损害的连续,清除病灶;嵌合疫苗则是新的研究热点,不同型别、不同时期蛋白的嵌合,将大幅提高预防效能。

1.预防性疫苗　一般以 HPV16 主要衣壳蛋白 L-1 和次要衣壳蛋白 L-2 为靶抗原,其作用在于诱发机体产生特异性的中和抗体和有效的局部免疫反应,以阻止 HPV 的长期感染和再感染。HPV 的衣壳蛋白在真核以及原核表达系统中表达时,能自我装配或形成病毒样颗粒(VLP),其结构和抗原表位与天然的病毒颗粒十分相似。VLP 能与细胞受体结合并进入细胞,这样有利于抗原的加工呈递以及诱发较强的细胞免疫。这种疫苗的使用主要用于初次性生活前的女性,也就是尚未暴露在 HPV 感染风险之前的青少年女性,其规定接种年龄意见不一,美国 FDA2006 年批准用于 9～26 岁的女性,不推荐用于≥26 岁女性,原则上以用于初次性生活前为妥。疫苗在 0,2,6 个月给予接种,接种后的预防效果报道也不一致。Villa 等人报道了在 552 名 16～23 岁妇女接种四价疫苗的效果,在疫苗组,HPV6,11,16,18 的持续感染率降低了 96%,有 2 例发生了 HPV 感染,安慰剂组 46 例,对 HPV6,16,18 型的保护分别为 100%,86% 和 89%,没有 HPV11 感染的病例报道。疫苗对于由 HPV16 和 18 型导致的 CIN 有 100% 的效力,3 年时四型的血清抗体阳性率均高(6 型 94%,11 型 96%,16 型 100%,18 型 76%),与暴露于 HPV 的自然免疫反应相比,疫苗应用后抗体反应有 12～26 倍的增高。提示预防性疫苗具有满意的免疫原性和耐受性,能诱发高血清抗体滴度,可有效预防宫颈病变的发生,但也有报道效果欠佳,可能与入选者有过性生活、已存在 HPV 感染有关。至于注射预防性疫苗后的妇女是否还要进行宫颈癌筛查,回答是肯定的,因为疫苗提供的保护作用是不完全的,宫颈癌 70% 以上是由 HPV16 及 18 引起,但还有其他高危型病毒并不能被预防,其次,就目前观察到的疫苗接种后免疫效应仅达到 5 年左右,免疫力在体内持续多久仍不明确。

2.治疗性疫苗　是针对癌前病变和癌症患者的,主要包括肽类疫苗、嵌合性疫苗、重组蛋白疫苗、核酸疫苗、HPV 假病毒疫苗等。治疗性疫苗多以经修饰后去除其转化活性、但仍保留其抗原性的 HPV16 早期蛋白作为靶抗原,可诱导特异性的细胞免疫反应,被用于控制或消除感染 HPV 的良性和恶性病变,并可作为这类疾病的手术后的辅助治疗。在大多数与 HPV16 相关的宫颈癌及其癌前病变中均有 HPV16 的 E6 及 E7 蛋白持续表达,这种持续表达是肿瘤细胞转化和维持恶性特征所必需的,而正常组织中不存在这两种蛋白,因此,E6 和 E7 蛋白就成为 HPV16 相关宫颈癌及癌前病变治疗性疫苗的理想靶抗原。对中晚期宫颈癌病人手术后残留的肿瘤细胞应用这种治疗性疫苗,可以激发病人的细胞免疫来杀伤、清除肿瘤细胞和已感染 HPV 的上皮细胞,从而防止或限制肿瘤的复发和扩散。HPV 宿主的免疫反应,对控制 HPV 感染及相关病变具有十分重要的作用,对已感染了 HPV 病毒并已引起相应疾病的个体,细胞免疫比体液免疫更为重要。研究发现.感染了 HPV 的 CIN 和宫颈癌患者,普遍存在对 HPV 的低免疫状态。因此,使用疫苗,特别是联合免疫,能诱发机体产生针对 HPV 早期蛋白(E6 和 E7 转化蛋白)的细胞毒性淋巴细胞反应,从而将含有整合 DNA 的细胞或癌细胞杀伤,同时控制早期 HPV 感染的病毒增殖。它还能诱发机体产生中和抗体,以中和病毒,减少病毒感染细胞数,并帮助 CT_1(肿瘤特异性杀伤 T 淋巴细胞)更好地清除病毒感染。这种中和抗体主要由具有天然空间结构的病毒壳蛋白(HPV 晚期蛋白)诱发。上述两类免疫反应建立后,就能有效地清除已有的 HPV 感染和手术后残余的癌细胞,能预防 HPV 的再次感染,达到预防和治疗宫颈癌的目的。

大量研究显示,应用了疫苗后 HPV 的持续感染或疾病的联合发病率下降了 90%,且存在持续的有效性。所有实验疫苗的耐受性均好,只有非常少的不良反应,最常见的不良反应是治疗部位的疼痛。由于疫苗不包含活病毒,对妊娠妇女为 B 类用者,之所以没有推荐在人群中应用和普及是因为还没有足够安全的数据。哺乳期的妇女接受该疫苗是安全的,所有接受疫苗的妇女推荐根据宫颈涂片指南进行随诊。

尽管动物实验及部分临床前期实验中 HPV 疫苗显示有效,但许多问题仍待解决,如疫苗的保护间隔期等。目前临床上对中晚期宫颈癌的治疗效果不理想,宫颈癌的复发率较高且治疗费用也高,在美国,每年用于宫颈癌筛查和治疗的费用约为 5.7 亿美元。因此,研制高效、廉价的 HPV 疫苗,采用特异性的免疫接种方法预防和治疗 HPV 感染及其所引起的恶性病变,对预防和治疗宫颈癌有着重要意义。

二、子宫颈癌前病变

子宫颈癌前病变是指一组和宫颈浸润癌密切相关的病变,即宫颈上皮内瘤样病变(CIN),共分为 3 级。

CIN Ⅰ级(轻度不典型增生):细胞异型性轻,异常增生的细胞局限于上皮层的下 1/3,中、表层细胞正常; CIN Ⅱ级(中度不典型增生):细胞异型性明显,异常增生的细胞局限于上皮层的下 2/3,未累及表层;CIN Ⅲ 级(重度不典型增生和原位癌):细胞异型性显著,异常增生的细胞占据上皮层的下 2/3 以上或全层。子宫 颈腺上皮内瘤样病变(CIGN)与鳞状上皮内瘤变相仿,包括腺型不典型增生和原位腺癌。

CIN 是组织病理学诊断名词,因此,其诊断一定是基于组织标本所进行的,临床上常用的标本是活检 组织、子宫颈管搔刮组织和锥切组织。

(一)CIN 的检测方法

1.细胞学检查(cytology) 细胞学检测并不能对 CIN 作出诊断,但它可以作为检测子宫颈癌前病变最 常采用的第一个阶段,其原理是通过收集子宫颈上皮表面的脱落细胞制成细胞学涂片,经过 HE 染色后在 光学显微镜下观察细胞形态,通过细胞形态的变异程度对细胞作出诊断。其优点在于:无创伤性、简单易 行、价格低廉,可作为大批量人群初步筛查的方法,不足是:受取材质量的影响较大、不能精确报告异常细 胞的来源及病变组织的病变程度。

(1)细胞学检查方法:目前仍在应用的细胞学检查方法主要有 2 种,传统的巴氏涂片(宫颈刮片,Pap) 方法和薄层液基细胞学方法(TCT)。以往应用的是 1943 年由 Papanicolaou 提出的传统的巴氏涂片方法, 尽管 50 年内几乎无改进,但仍然是过去 50 年内最好的筛查方法,但因易受取材、涂片厚薄、分泌物、血细胞 污染等制片质量及阅片主观性的影响,使得巴氏涂片报告的结果差别很大,阳性预测值较低,敏感性 30% ~87%,特异性 86%~100%,假阴性率较高达 15%~40%。巴氏五级分类法在相当长的一段时间内作为 一种通用的诊断报告方式,也存在明显的缺点,如:对于Ⅱ、Ⅲ 和Ⅳ级的分类比较模糊,其界限的确定很大 程度上取决于阅片者的主观判断而缺乏统一的客观标准,从而延误了患者的最佳治疗时机。因此,巴氏涂 片已不适应于现代妇科学的发展要求。自 1996 年液基细胞学技术诞生以来,细胞学制片水平有了突破性 进展,并且在此基础上建立了新的阅片系统,使得细胞学诊断水平有了极大提高,癌前病变的检出率比传 统巴氏涂片提高了 2.33 倍。目前常用的薄层液基细胞技术为新柏氏薄层液基细胞技术(TCT),该技术明 显克服了巴氏涂片的取样、制片问题,超薄、一致的细胞层大幅度降低了不满意标本的数量,细胞形态和结 构更加清晰,更易保存,黏液成分及红细胞易于溶解,杂质颗粒可被过滤,自动化制片使得细胞均匀不重 叠,有利于阅片观察。

(2)TBS 阅片系统:其采用国际推行的新报告系统,是目前国际规范的细胞学诊断标准系统,有助于医 师和受检者的理解。传统的巴氏五级分类诊断系统主要以癌或非癌来区分检查结果,无标本质量要求,无 微生物检查项目,而 TBS 诊断标准可诊断具体到严格定义的癌及各种癌前病变,标本质量不合格的需重新 取材,同时可报告微生物目结果。采用国际妇科病理学会 2001 年的分级标准,TBS 诊断标准的细胞学报 告如表 6-2-1。

表 6-2-1 TBS 诊断标准的细胞学报告

正常范围细胞(WNL)宫颈鳞状上皮异常细胞:

　非典型鳞状细胞(ASC)

　　①不明确意义的非典型鳞状细胞(ASC-US)

　　②不除外 HSIL 的非典型鳞状细胞(ASC-H)

　鳞状上皮内病变细胞(SIL)

　　①低度鳞状上皮内病变细胞(LSIL)

　　②高度鳞状上皮内病变细胞(HSIL)

续表

正常范围细胞(WNL)宫颈鳞状上皮异常细胞：

　　鳞状细胞癌(SCC)宫颈腺上皮异常细胞：

　　非典型腺细胞(AGC)

　　非典型子宫颈内膜细胞

　　非典型子宫内膜细胞

　　疑肿瘤的非典型腺细胞

　　疑肿瘤的非典型子宫颈内膜细胞

　　子宫颈内膜原位腺癌(AIS)

　　腺癌(宫颈内膜,子宫内膜,子宫外腺癌-侵袭或转移)

　　未明示腺癌(NOS)

其他恶性肿瘤

　2.阴道镜检查

　(1)阴道镜检查原理:阴道镜是一种介于肉眼与低倍显微镜之间的 5～40 倍的放大镜,临床上通过醋酸及碘双重染色,在阴道镜下观察醋酸白的颜色、边缘、血管特点和碘着色情况,可以观察到肉眼难以看到的较微小病变,以便于定位活检,提高检出的阳性率。阴道镜可检查下生殖道包括外阴、阴道、宫颈上皮和开放的颈管内膜,最独特的优势是可以发现肉眼看不见的异常宫颈病变及指导活检,提高诊断的准确率和 CIN 及早期宫颈癌的检出率,具有安全无创、重复性好的优点。研究表明,阴道镜作为筛查方法,诊断≥CINⅡ的敏感性和特异性分别为 81% 和 77%,低于 TCT 和 HPVDNA 检测,故通常阴道镜检查用于细胞学检查提示异常时,在其指导下进行活检比随机点活检的诊断准确性更高。但阴道镜检查也有一定的局限性,如宫颈管内病变不易观察,尤其绝经后妇女由于子宫萎缩,鳞柱交界内移,子宫颈管不易显露;对阴道镜双染色后图像的理解易带有主观性;需要有一定经验的专业技术人员等,因此有时不能做出满意评价。Gul10tta 等对 190 例 CIN 病人同时进行细胞学、阴道镜检查,并与病理活检结果进行对照,结果显示细胞学的敏感性是 70%,阴道镜是 92%;Pete 等回顾性分析 1504 例 CIN 病人的细胞学、阴道镜检查结果并与组织学进行对照,结果细胞学诊断的敏感性和特异性分别是 47% 和 77%,阴道镜分别是 87% 和 15%,从中可以看出阴道镜检查的准确度并不完美,其应用意义仅在于:①在有细胞学异常时更有针对性地指导活检;②明确病变范围;③便于存档记录。

　阴道镜检查前应做好如下准备:有细胞学检查结果;避开月经期;避免阴道感染引起的检测误差,可疑感染者应先进行抗感染治疗;术前 24h 尽量避免妇科检查及性生活以免影响检查效果。

　(2)阴道镜检查结果判定:正常鳞状上皮:涂 3%～5% 醋酸溶液后不变色,涂碘溶液后因上皮内含有糖原可变为深棕色。绝经期妇女或幼女因雌激素水平较低,细胞内含糖原减少可出现涂碘后不着色或着色很浅的情况。正常柱状上皮:涂 3%～5% 醋酸后表面肿胀、变白,呈典型的葡萄状结构,而鳞状上皮没有此种变化,故鳞柱上皮交接清晰,易于辨认,涂碘溶液后柱状上皮一般不着色。正常转化区鳞-柱交接部上皮及柱状上皮被鳞状上皮替代过程中的化生上皮,涂醋酸后化生鳞状上皮可有轻度醋白反应,涂碘后鳞状上皮呈深棕色,柱状上皮不着色或轻度染色,化生上皮根据不同的化生阶段可表现为不着色、部分着色、深棕色。血管显示为细小发夹样或血管规则的网状结构。异常图像包括上皮及血管的异形改变,典型的"三联征"表现为醋白上皮、点状血管和镶嵌。白色上皮越厚、毛细血管的点越粗往往细胞不典型性越明显;异型血管是浸润癌的标志。

（3）注意事项

①阴道镜检查不能观察细胞的细微结构，只是通过镜下放大观察病变所引起的局部上皮及血管的形态学改变，仅提供可能的病变部位，不能确诊病变性质。凡阴道镜下怀疑宫颈、阴道病变，均应在阴道镜指导下进行活组织检查，根据病理学结果明确诊断。

②宫颈刮片细胞学检查和阴道镜检查的联合应用，对指导宫颈活检、早期诊断富颈癌有重要临床价值。细胞学检查阳性而活检阴性者，应做阴道镜检查。

③尽管阴道镜检查对早期宫颈癌、阴道癌及外阴癌有一定的诊断价值，但由于需要一定的设备和经验，检查一例患者需数分钟，故不适用于大规模普查工作。

（4）第 11 届国际阴道镜宫颈病理会议（IFCPC，2003）通过的新术语和分类：①正常阴道镜所见：原始鳞状上皮、柱状上皮、转化区；②异常阴道镜所见：扁平醋白上皮、致密醋白上皮，细小镶嵌、粗大镶嵌、细小点状血管、粗大点状血管、碘试验部分阳性、碘阴性、非典型血管；③阴道镜特征提示浸润癌；④不满意阴道镜检查：鳞柱交界看不见、严重炎症、严重萎缩、创伤、看不见宫颈；⑤各种杂类所见：湿疣、角化、糜烂、炎症、萎缩、脱落、息肉。

根据醋酸白颜色、边缘、血管特点和碘着色情况作出 Reid 综合评分，或 Ried 阴道镜指数（RCI）对宫颈病变进行全面、客观的量化分析。

3.子宫颈活组织检查　宫颈活组织检查是 CIN 诊断的基础，是确诊 CIN 及浸润癌的金标准，CIN 的 3 个分级也是基于活检作出的。主要检测方法有：单、多点活检、冷刀锥切（CKC）、宫颈管内膜诊刮（ECC）。从诊断的全面、准确而言，应是冷刀锥切优于 LEEP 优于点活检，但各有其优缺点，应根据情况掌握。排除浸润癌时不能以点活检为依据。

4.hTERC 基因检测

（1）原理：大量针对宫颈癌的研究表明，宫颈细胞由癌前病变向癌转变的过程中几乎都伴有 3 号染色体长臂的扩增，其中涉及到的最重要基因可能是人类染色体末端酶基因（hTERC），该基因定位在 3q26.3，其扩增可阻止细胞的凋亡，导致细胞永生。判断 HPV 感染细胞是否已由量变到质变，即子宫颈癌前病变细胞是否已转变为癌细胞时，检测 hTERC 基因有助于临床治疗的决策。hTERC 基因的检测方法是荧光原位杂交（FISH），其检测原理为：采用 TCT 低渗法制片，用已知的标记单链核酸为探针，按照碱基互补的原则，与待检材料中未知的单链核酸进行特异性结合，形成可被检测的杂交双链核酸。由于 DNA 分子在染色体上是沿着染色体纵轴呈线性排列，因而探针可以直接与染色体进行杂交从而将特定的基因在染色体上定位，通过荧光显微镜观察染色情况判断结果。

（2）结果判断：荧光显微镜下观察 3 号染色体着丝粒（CSP3）和 hTERC 基因双色探针杂交情况，hTERC 基因扩增细胞（阳性细胞）是指有 2 个以上红色信号并且绿色信号不少于 2 个的单间期细胞核。hTERC 基因扩增阳性细胞信号类型包括 2∶3,2∶4,2∶5,3∶3,4∶4 型等。

（3）hTERC 基因检测的意义：hTERC 基因对端粒酶的活性至关重要，而端粒酶的活性与子宫颈癌密切相关，研究表明，hTERC 基因扩增是子宫颈癌前病变发展为子宫颈浸润癌的必需因素，因此检测子宫颈癌前病变患者的 hTERC 基因，对判断癌前病变发展到浸润癌的风险度、指导临床治疗意义重大，尤其对于年轻妇女希望保留子宫的子宫颈癌前病变患者。

（二）CIN 的处理

1.CIN 的治疗方法

（1）物理治疗：主要包括电烙、冷冻、CO_2 激光治疗。电烙治疗是一种较为古老的治疗方式，疗效和冷冻类似,但病灶烧灼到一定深度时病人会有疼痛感,有时不得不加用麻醉治疗;冷冻治疗相对而言比较完美,病人极少感到疼痛,不需要麻醉,只是冷冻深度要达到4~5mm,否则有一定失败率,文献报道失败率为8%;激光治疗使用的是CO_2激光,可以破坏异常细胞,通常深度可达5~7mm,宽度超过病灶4~5mm,激光治疗与其他消融不同,治疗后转化区依然保留。虽然3种治疗方法各有利弊,但研究显示其手术治愈率、并发症、治疗失败率均无明显区别。Mitchell等对390例CIN患者进行了冷冻、激光、LEEP3种方法的前瞻性随机试验,结果发现3种治疗方法之间并发症、持续不变或复发率均无统计学差异。物理治疗方法适用于CIN工的年轻未生育病人,对妊娠的影响较小。

(2)手术治疗:主要包括冷刀锥切术、LEEP术、部分子宫颈切除术、子宫切除术。LEEP术最方便、快捷、无需住院、出血少,但有可能影响切缘的病理观察,多用于门诊细胞学阳性、阴道镜检查阳性者;冷刀锥切术不影响切缘的病理观察,但需要住院、麻醉、出血较LEEP多,多用于病灶范围较大、LEEP难以切广切深、要求保留子宫者;部分子宫颈切除术适用于子宫颈病变面积过大,以锥切方式很难切除干净,且患者要求保留子宫者;子宫切除术多用于无需保留生育功能年龄偏大、CINⅢ级、宫颈管病灶为主、hTERC基因明显阳性者。手术切除的最大好处是既可诊断又可治疗。

2.CIN治疗方式的选择　子宫颈的CIN处理并不困难,但值得注意的是要在对CIN进行处理之前搞清楚此CIN诊断是否能够代表整个子宫颈病变的最重部位,这关系到将给予的治疗是否恰当。作出子宫颈CIN诊断的标本主要为单点活检、随机4点活检、阴道镜指示下点活检及子宫颈锥切标本,其中只有锥切标本的诊断可以直接作为进行CIN进一步治疗的依据,阴道镜指示下的点活检的可靠性也较好,但仅凭随机4点活检及单点活检作出的CIN诊断应不能直接作为下一步治疗的依据。我们在多年的临床工作中遇到不少病人先按CIN给予烧灼、冷冻、激光消融等治疗,结果病情无好转,再做锥切发现病变升级,教训最深刻的是一例年轻病人,术前4点活检诊断为CINⅡ,因病变广泛,我们建议病人再做锥切,但病人拒绝,坚决要求行全子宫切除术,术后病理为子宫颈鳞癌伴深肌层浸润、脉管阳性,尽管补充放疗、化疗,但患者仍于2年后死亡。

治疗方式的选择受很多因素影响,如病人的意愿、对生育的要求及病变的程度、范围、是否宫颈管内病变等。宫颈CIN的各种治疗均可能引起宫颈狭窄,锥切还可能增加不良妊娠结局,如早产、胎膜早破等,故有人主张对CINI及年轻未生育的女女给予观察,但需谨慎CINI的评价是否准确。

从轻度发展到重度不典型增生2年和5年的发生率分别为2%和6%,从中度发展到重度不典型增生2年和5年的发生率分别为16%和25%,自重度不典型增生发展为原位癌和浸润癌的相对危险性在诊断不典型增生后分别是4.2和2.5。在一项Meta分析中,Melnikow等发现从ASCUS及LSIL发展为HSIL的2年进展率分别为7%和21%,自ASCUS进展为浸润癌为0.25%,LSIL为0.15%,HSIL为1.4%。AUCUS,LSIL,HSIL的退变率分别为68%,47%和35%。原位癌发展为浸润癌的概率为12%~24%,大多数LSIL在24个月左右恢复正常,因此应行密切随访。HSIL和原位癌应该进一步评估和积极治疗,因其进展的风险明显升高。

(1)CIN工的治疗:若能确定仅为CIN工可不需治疗,严密观察,尤其对于未育者。年轻妇女的CINI约90%以上有自然消退倾向,向高级别进展的风险较低,因此可以通过反复的细胞学监测进行观察。Bansal等发现,持续性CIN工患者6个月后细胞学检查为HSIL的仅为4%,病理组织学证实CIN进展的就更少;Haidopoulos等观察到16~20岁CIN工的患者2年后93%的CINI消退,故推荐2年内仅复查细胞学即可,2年后细胞学异常或大于LSIL做阴道镜检查及活检。但若CIN工持续不消退、年龄>21岁且伴有高危型HPV阳性hERC基因阳性者,病情进展的可能性较大,应该给予适当治疗。

(2)CINⅡ~Ⅲ的治疗:青少年和年轻妇女CINⅡ的自然消退率在39%~65%,但仍有1/2的病变持续或向高级别发展,CINⅢ不易消退,故应积极治疗。Parahevadis 等采用激光治疗 2130 例 CINⅡ～Ⅲ的患者,发现年龄>40 岁和 CINⅢ是治疗失败的高危因素,故认为激光等物理治疗不适用于 CINⅢ。有人认为对于强烈要求保留子宫颈功能、检测高危型 HPV 和 hTERC 基因均为阴性者也可以严密随访,但根据WHO 宫颈癌前病变指南,≥CINⅡ需要治疗,CINⅡ伴有高危型 HPV 和(或)hTERC 阳性者治疗更倾向于 LEEP,CKC,而不是物理治疗。CINⅢ有 0.7% 发展为浸润癌的风险,故所有 CINⅢ均应治疗,治疗的方法以手术为主,如 LEEP,CKC 及部分子宫颈切除术,年龄较大完成生育者也可行子宫切除术。

(3)几种特殊情况的 CIN 处理

①妊娠期 CIN:育龄妇女是 CIN 的高风险人群。美国每年有 400 万孕妇,细胞学异常在 2%～7%。孕妇细胞学异常与非孕妇一样,应给予阴道镜检查,唯一不同的是,如果病变在 LSIL 以下,阴道镜检查可以等到产褥期以后。妊娠期因子宫增大,阴道充血、松弛,宫颈肥大等,行阴道镜检查有一定困难,容易出血和出现并发症。CINⅡ,CINⅢ及可疑浸润癌者都应做活检。出现非典型腺细胞时,阴道镜、活检均可以做,但颈管内膜搔刮要慎重。与非妊娠期相同,CINI 可以观察,产后 6 周重复细胞学检查,也可以检测HPVL-l 蛋白,如为阳性,预后较好,病变消退和无进展概率较大。CINⅡ及 CINⅢ在孕期进展到浸润癌的可能性不大,妊娠晚期可重复阴道镜检查进行排除,如病变进展可做活检。检测 hTERC 基因有助于决策下一步处理,结果阴性,处理可以偏保守一些,可能与孕期内分泌改变有关;结果阳性,应密切随诊,产后 6 周根据宫颈癌筛查指南处理。

②锥切后切缘阳性的 CIN:LEEP 标本切缘阳性增加疾病持续存在的危险,可以行再次切除,但也可以给予 6 个月后复查细胞学和颈管搔刮术。Reich 等注意到 CINⅢ切缘阳性的病人 78% 无进展,因此认为如果病人随访依从性好,暂不需要再次切除。如果病理为微小浸润,病人可以再次冷刀锥切或子宫切除。有报道 166 例微小浸润鳞癌的病人,进行锥切、单纯子宫切除和根治性子宫切除,30 例锥切病人病情无进展,其中有 3 例为 CINⅢ;Gaducci 等回顾性观察了 IA1 期鳞癌锥切治疗病人 143 例,随访 45 个月,病情均无进展,因此建议如果确实是微小浸润鳞癌,对于希望保留生育功能的女性,锥切可以选择。

3.治疗后的评估　　CIN 治疗后大约 10% 出现复发,其原因主要为 HPV 的持续感染,故监测 HPV 对复发的诊断有较高的敏感性,HPV 阴性,无瘤生存率可达 100%;HPV 阳性,无瘤生存率只有 56%,因此,HPV 可以作为 LEEP 及锥切等治疗后判断预后的重要因素。切缘是否阳性,不能成为预后判断的指标,必须 HPV 阴性或逐渐转阴,才说明治疗成功。切缘阴性,如果 HPV 持续阳性,仍有复发概率。此外 HPV感染往往是多灶性的,外阴、阴道、宫颈均可受到感染,因此术前阴道镜检查要仔细,不要遗漏,有可能术后发现的阴道病灶术前就已存在了。除了高危 HPV 检测外,建议加入 hTERC 基因检测,综合判断尤其对切缘阳性患者意义更大。锥切手术或物理治疗之后一般 3～6 个月复诊为宜,因为宫颈 LEEP 术后 HPV 多在 6 个月内会明显下降或转阴。

三、子宫颈癌前病变的筛查

发达国家自从 1950 年引入宫颈细胞学筛查后,宫颈癌的发病率明显下降,然而在发展中国家,因筛查普及率低,宫颈癌仍然是死亡的主要原因。自从液基薄片技术应用以来,子宫颈的癌前病变及早期癌的发现率不断增加,大大降低了子宫颈癌的发生率及死亡率,统计显示,1975 年美国妇女发病率为 14.8/10 万,2006 年下降到 6.5/10 万;1990 年美国新发病例 13500 例,死亡病例 6000 例;至 2007 年美国新发病例 9710例,死亡病例 3700 例,提示美国的子宫颈癌的发病率及死亡率均明显下降。我国的子宫颈癌发生率在 20世纪 70 年代为 10.28/10 万,至 90 年代为 3.25/10 万,下降了 69%,但目前每年仍有 130000～150000 人发病,死亡 30000～50000 人。大多数贫穷的发展中国家妇女是子宫颈癌发病及死亡的主要人群,占总发病及死亡的 80% 以上,与没有筛查制度密切相关。

中国同为发展中国家,尽管子宫颈癌的筛查在发达地区已被广大妇女所接受,但新发病例中约 1/2 以上是未做过筛查的妇女,说明宫颈癌筛查的宣传及普及力度还远远不足,尤其在边远贫困地区,因此,强调子宫颈癌的筛查是保障妇女健康和生命的重大课题,是妇产科医生的神圣责任。

1.筛查的目的、内容和时间 筛查的目的应是在正常人群中找出癌前病变、早浸癌及宫颈癌高危人群,而不是宫颈癌,因为只有及时找出可能发生癌症的人群,将其消灭在癌前病变阶段,才能真正降低子宫颈癌的发病率和死亡率。筛查的内容和起止时间均应因情况而定,不能一概而论,要考虑到当地的经济状况。在欧美等发达国家,筛查可采用每 1～2 年 1 次 TCT+HC2-HPV 联合检测,必要时还可测定 hTERC 基因;在中国的多数发达城市也可以采用上述方法进行检测,但对于较贫困地区,筛查可以 2～3 年 1 次且仅行 TCT 或巴氏涂片,甚至还可仅行肉眼筛查或碘-醋酸染色下的肉眼检查。2004 年美国 NCCN 指南中建议:开始进入筛查的年龄为性生活开始后 3 年左右或年满 21 岁;对于年龄>70 岁、10 年内已有 3 次以上满意的细胞学检查且正常者,可停止筛查;但若无上述筛查历史或有不正常者,建议继续筛查;有宫颈癌病史、雌激素暴露、免疫功能障碍(HIV+)疾病者应继续长期筛查。筛查间隔推荐为:巴氏涂片检查为每年 1 次,TCT 检查为每 2 年 1 次;30 岁以后连续 3 次正常者 2～3 年 1 次;FDA 准许的 HPV-DNA 检测在>30 岁后开始应用,以后每次与细胞学同时检测;TCT 及 HPV-DNA 检查不超过 3 年 1 次;同时要注意 HPV 感染的亚型、时间、强度。中国癌症研究基金会在 2004 制定的筛查策略为:起始年龄在经济发达地区为 25～30 岁,经济欠发达地区为 35～40 岁,高危人群适当提前;终止年龄为>65 岁;间隔为 1 年 1 次,连续 2 次正常延长至 2～3 年 1 次,连续 2 次 HPV(一),延长至 5～8 年 1 次,重点是筛查高危人群,而不是筛查次数;筛查方案为:最佳方案为 TCT+HPV 检测,一般方案为巴氏涂片+HPV 检测,基本方案为肉眼检查,即以 3%～5% 冰醋酸染色(VIA),4%～5% 碘液染色(VILI)后直接观察。筛查的基本程序是:细胞学、阴道镜、组织学。

2.筛查的流程 是以细胞学联合 HPV 检测作为初始筛查项目的,2005 年美国妇产科医师协会对于联合 HPV 检测给予了这样的理由:细胞学显示正常,且未感染 HPV 的女性其罹患宫颈癌或癌前病变的概率只有 0.1%;HPV 检测联合细胞学的筛查,对 CIN II 和 CIN III 的检出率可高达 99%～100%;对于 30 岁以上女性同时应用细胞学和 HPV 检测进行筛查时两个结果都正常的女性只需在 3 年后进行复查;使用避孕套可能会降低 HPV 相关疾病的风险,并对控制 HPV 感染有一定作用,因此建议筛查加入 HPV 检测。但对于≤21 岁的女性不推荐进行 HPV 检测,因为这个年龄组是 HPV 阳性的高发期,LSIL 也可见到,大多会自行消退。但在成年人仅以细胞学检测作为筛查项目时,出现细胞学异常时可给予如下处理。

(1)进行高危 HPV-DNA 检测:如为阴性转为常规筛查,如为阳性行阴道镜检查。宫颈涂片为 ASC-US 但高危型 HPV 阴性时,病人发展到 CIN III 的可能性不大;ASC-US 但高危型 HPV 阳性时,应做阴道镜检查,必要时活检。Sherman 等在 20000 例女性中评估常规巴氏涂片和同时进行的 HPV 检测在确定发展为 CIN III 的风险中的作用。在该项研究中,发展为 CIN III 的妇女中 72% 细胞学异常和 HPV 检测阳性,在随后 45 个月的随访中 4.5% 发展为浸润癌;发展为 CIN III 的妇女涂片阴性和 HPV 检测阴性者,浸润癌的发生率仅 0.16%,细胞学和 HPV 检测阴性联合使用的阴性预测值为 95%,因此对于低危妇女保险系数高且可延长筛查间隔。

(2)进行检测 HPVL-1 蛋白:近年来的研究认为,HPVL-1 衣壳蛋白具有刺激机体产生保护性抗体的作用,HPV 感染后可以激发机体产生特异性体液免疫和细胞免疫,针对衣壳蛋白 L 的 IgG 和 IgA 中和抗体在病毒感染的早期较为重要,可能有助于病变稳定或消退,不少报道发现在 ASC-US 和 LSIL 中 HPVL-

1 高表达的病人病变消退或无进展,而在 HSIL 患者中 HPVL-1 表达率低甚至无表达,此类患者病变大多进展。

(3)hTERC 基因检测:是人类染色体末端酶基因,该基因扩增可阻止细胞凋亡,导致细胞永生,因此在细胞学异常时检测 hTERC 基因有助于判断细胞向癌转变的概率,通常病变级别愈高,阳性率愈高,癌变的概率也越高。Heselmeyer-Haddad 等采用 FISH 三色探针检测宫颈涂片中 hTERC 基因发现,阳性率在 LSIL 为 7.14%,HSIL 为 76%,认为 hTERC 基因阳性可作为预测高度病变的指标,这些病例在 1~3 年的随访中,hTERC 基因阳性的 CIN Ⅰ～Ⅱ 进展到 CIN Ⅲ 者多于阴性病例,FISH 方法 hTERC 基因检测预测 CIN Ⅰ～Ⅱ 进展到 CIN Ⅲ 的敏感性是 100%,特异性是 70%,表明检测 hTERC 基因可作为预测 CIN 发展的指标。

(柳发勇)

第三节　妇科肿瘤放射治疗

一、概论

放射线用于科学研究和医学领域已经有 100 多年的历史,X 线的发现是这个历史的起点。1895 年伦琴发现 X 线,1896 年居里夫妇发现了镭,它的生物学效应很快就得到认识。1899 年放射治疗治愈了第一例病人。1913 年 Coolidge 研制成功了 X 线管,1922 年生产了 X 线机,同年在巴黎召开的国际肿瘤大会上 Coutard 及 Hautant 报告了放射治疗可治愈晚期喉癌且无严重的并发症,这标志着肿瘤放射治疗学作为临床医学的一门学科正式诞生。

在 20 世纪 20～30 年代,肿瘤放射治疗学在大量临床放射治疗及病例观察的基础上,迅速积累电离辐射对正常组织和恶性肿瘤组织影响方面的数据资料,提出了分次照射的治疗方法。50 年代中期,60 钴远距离治疗机的出现,开辟了现代体外照射治疗的新纪元。20 世纪 60 年代有了电子直线加速器,70 年代建立了镭疗的巴黎系统,80 年代发展了现代近距离治疗。近 10 年来开展了立体定向放射外科、三维适形放射治疗、适形调强放射治疗等,放射治疗有了飞跃发展。随着放射治疗设备的不断更新,以及放射物理学、放射生物学、肿瘤学及其他学科的发展,促使肿瘤放射治疗学不断发展,放射治疗在肿瘤治疗中的作用和地位也逐渐改变和日益突出。放射治疗已成为恶性肿瘤的主要手段之一,大约有 70% 的肿瘤患者在病程的不同时期因不同目的需要进行放射治疗。

1.射线的种类　放射治疗的电离辐射包括电磁波辐射和粒子辐射。临床用于放射治疗的电磁波主要是 X 线和 γ 射线。这两种射线具有相同的特性,只是它们所产生的方式和能量不同。X 线是由 X 线治疗机和各类加速器产生的,其中加速器产生的高能 X 线与常压 X 射线相比,具有皮肤剂量低,深部剂量高,骨吸收剂量小,全身剂量小的优点,常用于治疗深部肿瘤。γ 射线是由放射性核素射出,能量高,穿透力强,因此临床上可以用于较深部位的肿瘤治疗,特别适合头颈部肿瘤的放射治疗。用于放射治疗的粒子包括电子束、质子束、α 粒子、负 π 介子及其他重粒子。除电子束外,粒子放射治疗费用昂贵,现主要限于研究使用。X 线、γ 射线都是低能线性能量转换射线(LET),中子和 α 粒子是高能 LET。高能 LET 射线和低能 LET 射线的生物学效应有所不同。

2.放疗种类及放疗设备　放疗种类根据放射治疗照射的方法分为体外照射和体内照射。体外照射又称为远距离放射治疗,是将放射源在距离病人体外一定距离下照射靶区,用于体外照射的放射治疗设备有深部治疗 X 线机、远距离 60 钴治疗机和医用电子直线加速器;体内照射又称为近距离放射治疗,是指将放射源置入被治疗的器官腔内或被治疗的组织内进行照射,前者也称为腔内照射,后者称为组织间照射。

深部治疗 X 线机:20 世纪 50 年代深部治疗 X 线机曾作为肿瘤外照射治疗的首选设备广为使用,随着高能 γ 射线源的应用,深部治疗 X 线机在现代肿瘤放射治疗中仅限于表浅部位肿瘤的照射,如体表淋巴结转移灶、头颈部肿瘤或皮肤癌的放射治疗,或者是将高能 X 线、γ 射线与深部治疗 X 线机联合使用,以产生符合临床治疗所需要的剂量分布。

远距离 60 钴治疗机:60 钴治疗机作为外照射放射治疗的重要设备在各类医院广泛使用。自 20 世纪 50 年代由加拿大首次生产 60 钴放射治疗机到现在,60 钴治疗机的结构、性能、标准有了很大的改进,由于 60 钴治疗机的射线能量高,疗效满意,并有益于保护皮肤,因此在世界范围内得到广泛应用。60 钴治疗机采用放射性核素 60 钴进行治疗,在衰变过程中放出两个能量级别 γ 射线,分别是 1.17MeV 和 1.34MeV(平均为 1.25MeV)。与深部 X 线相比,60 钴产生的 γ 射线能量高,穿透力强,射线与组织作用产生的侧向散射线较少,射野边缘以外正常组织受量较少,因此,临床上可用于较深部位的肿瘤治疗,特别是头颈部肿瘤的放射治疗。同时 γ 射线在骨组织中吸收的量较一般的 X 线低,因而骨损伤小。与直线加速器相比,60 钴治疗机经济,维护方便。60 钴治疗机的缺点为:因 60 钴源有一定大小,存在半影较大的问题;放射源 60 钴的半衰期为 5.3 年,需定时更换钴源。

医用电子直线加速器:医用加速器的种类较多,如电子直线加速器、电子感应加速器、电子回旋加速器,目前最常用的为医用电子直线加速器。从 1953 年英国研制出第一台医用电子直线加速器起,为适应现代肿瘤放射治疗的需要,医用电子直线加速器已逐渐在临床放射治疗中占主导地位。与 60 钴治疗机相比较,直线加速器产生的高能 X 线可替代 60 钴,加速器 X 线靶点小,无需永久放射源,在不加高压时无射线产生,且剂量率高,能量可调控,克服了 60 钴治疗机半影大、半衰期短和放射防护方面的缺点。一般医用电子直线加速器可以有两档能量 X 线和多档能量电子线供选择。低能档 X 线用于治疗头颈及四肢部位的肿瘤,高能档 X 射线用于治疗胸腹部较深部位的肿瘤。加速器产生的能量在 4～25MeV 的电子线与组织作用时有明显的射程,且射程随能量的增加而加深,使用电子线治疗肿瘤时,可以根据肿瘤深度,选择不同能量的电子线,使其射程恰好超过肿瘤的范围,电子线的大部分能量消耗在肿瘤组织内,而病灶后面及表层正常组织受到损伤较小,因此,医用电子直线加速器适用于全身各部位的常规放射治疗。医用电子直线加速器的缺点为设备结构复杂、技术要求较高、日常维护及治疗保证费用较高。

近距离放射治疗:是与远距离治疗相对而言的,近距离治疗主要包括腔内照射、组织间插置、术中置管和敷贴照射。近距离放射治疗在妇科肿瘤放射治疗中具有举足轻重的作用。近距离照射最初使用放射性元素镭作为放射源,主要用于宫颈癌和其他表浅部肿瘤的治疗,但由于其放射比度低,近距离治疗时间长,造价高,易污染等缺点,目前已经基本不用,而改用防护性能好、灵活性高、安全可靠的放射性核素,如 192铱、60钴、125碘及 103钯等。

二、外阴癌

外阴癌的治疗以手术为主,一般采用外阴根治术及双侧腹股沟淋巴结清扫,放射治疗和化学药物治疗是辅助治疗手段。

1.外阴原发灶放疗　外阴原发灶一般不首选放射治疗,仅在下列情况下可采用外阴单纯放疗:患者一般情况差,有重要器官严重病变,不适宜行全麻及手术;病人拒绝手术治疗;局部肿瘤已超过外阴手术范围或已有远处转移者。放疗方法目前多采用 6～18MV 的 X 线外阴部垂直照射,病灶较大且外突明显者可采用切线照射,放射野应超过肿瘤 2cm。同时设野时要注意在外阴与腹股沟无缝隙遗漏并尽可能避开肛门和尿道口。放射能量应根据肿瘤大小和浸润深度选择,总量通常为 6～8 周 50～60Gy,可先照射 3 周 30Gy,若有明显皮肤反应可停止放疗,休息 2 周左右继续照射完成总剂量。放疗时应尽量保持局部皮肤干燥。

2.区域淋巴结放疗　对因岁数大、重要器官严重病变的病例未行淋巴结清扫可先给予活检,或淋巴清扫术后发现多于一个淋巴结转移的病例,可行腹股沟淋巴结区域照射,照射野采用左右两个腹股沟野,野中轴相当腹股沟韧带,上下野平行该韧带,内至耻骨结节,二野间隔 1cm,野大小(8～10)cm×(12～14)cm,总剂量 6 周 60Gy,如采用加速器则先采用高能 X 线(6～10MV),完成 4 周 40Gy 后再采用电子线照射,主要依据腹股沟浅淋巴结皮下脂肪厚度,一般给予 2 周 20Gy。如有淋巴结转移,最好放疗前给予切除,同时对该部位缩野加 1 周 10Gy,总剂量达 70Gy。对需要照射盆腔淋巴结区的病例,可将野上缘适当上调,在完成腹股沟区照射后再利用盆腔四野(8cm×15cm)追加照射,盆腔中点剂量 2 周 10Gy。也可采用按子宫颈癌的高能 X 线适形盆腔放疗,然后增强腹股沟区的剂量。

3.组织间插植放疗　主要用于晚期复发病灶较大的患者并在体外照射结束后施行。

三、阴道癌

原发阴道癌多为年老患者,由于解剖原因,绝大多数患者均选择放射治疗,其治疗原则应强调个别对待,阴道癌上段病变可参照宫颈癌,下端病变参照外阴癌,由于解剖部位特殊,应特别注意减少直肠及膀胱的放射损伤。

1.体外放疗　病变位于阴道上 1/3 者,盆腔照射范围基本同宫颈癌,若肿瘤侵犯达中 1/3,外照射下界可随肿瘤下缘有所变动,可下移 1～2cm,盆腔中心剂量 40～45Gy(30Gy 后中央挡铅);若肿瘤侵犯整个阴道,体外照射前野应包括双侧腹股沟向外扩展至髂前上棘,宽 5～7cm,下界则到阴道口,即包括全阴道,野中心剂量仍为 40～45Gy(30Gy 后仍需中央挡铅),然后增加双侧腹股沟剂量,设常规双侧腹股沟野[(7～8cm)×(10～12cm)],腹股沟剂量增加 15～20Gy,而后野位置同常规盆腔外野照射,腹股沟淋巴结总剂量 6 周 60Gy;如果肿瘤仅位于阴道下 1/3,则应设常规腹股沟放射野[(7～8cm)×(10～12cm)],采用加速器先高能 X 线(6～10MV)完成 4 周 40Gy,后再改用不同能量电子线给予 2 周 20Gy。如果肿瘤位于阴道下 1/3,同时有盆腔淋巴结转移,则按宫颈癌盆腔前后野体外照射,盆腔中心剂量 40～45Gy,然后设双侧腹股沟照射野。对于盆腔淋巴结转移者,也可采用调强适形技术增加盆腔淋巴结剂量,减少靶区周围正常组织的受量。

2.腔内放射治疗　目前仍采用高剂量率的后装适用器,可用 2～3cm 直径的有机玻璃圆柱体,中心置管状后装施源器(阴道塞子),布近源照射,控制放射源的驻留时间及位置,得到适合阴道肿瘤范围的剂量分布,其布源长度一般应超过肿瘤长度 1cm,适用柱行的等剂量分布,若不需要照射阴道部位(无肿瘤部位),应在相应塞子表面贴敷一个半价层的铅片防护,特别保护直肠黏膜。如果是巨块局限病灶,可先采用组织间插植 1～2 次(源旁 1cm 剂量 10～20Gy),使肿瘤有所缩小,再用阴道塞子。腔内治疗参考点,如病变表浅,一般采用阴道黏膜下 0.5cm,如阴道肿瘤突出明显或浸润深,则采用阴道黏膜下 1～1.5cm,布源长度则依肿瘤侵犯阴道长度有所不同,腔内总剂量为 5～6 周 30～40Gy(肿瘤基底总剂量 70～80Gy),如果肿瘤位于阴道前壁或阴道后壁,特别是后壁,参考点的设置应特别小心,以避免膀胱三角区和尿道及直肠黏膜受到过量照射剂量,也可将腔内治疗每周 1 次,每次 7Gy 改为 5Gy,以延长腔内治疗时间。

Ⅰ期病变病灶较为表浅，如肿瘤仅为2～3cm，可单纯采用腔内治疗，无需增加体外放疗，其黏膜表面积剂量应为≥60～80Gy。Perez等报道Ⅱ期应首选放疗，无论是单纯腔内放疗或腔内与体外放疗结合均可获得高的生存率。

四、子宫颈癌

子宫颈癌放疗已有90多年的历史。1903年放射性核素镭首次用于治疗宫颈癌。20世纪30年代腔内镭疗已形成3个主要的流派即斯德哥尔摩、巴黎和曼彻斯特治疗方法。各种方法各有其特点。以往称斯特哥尔摩法为高剂量分次治疗，巴黎法为低剂量连续治疗，而曼彻斯特法则是在巴黎法基础上的改良，提出了A点、B点为子宫颈癌放疗的剂量参考点。20世纪50年代宫颈癌放疗方法逐渐趋于完善，腔内镭疗主要针对宫颈及其周围局部病灶，体外放射针对盆腔淋巴结，以补充镭疗的不足。20世纪60年代由于60钴、电子加速器的应用，减少了盆腔淋巴转移的可能性，提高了疗效。20世纪80年代放疗设备随高科技发展而更新换代，使放疗成为治疗宫颈癌的主要手段。

宫颈癌放疗的优势在于：无论鳞癌或腺癌均有一定的敏感性；宫颈癌病变多局限于盆腔内；达到宫颈癌根治剂量时，直肠、膀胱受量基本在耐受量以内；有自然腔道便于腔内放疗。

宫颈癌放疗的适应证：宫颈癌放疗适应证较广，各期浸润癌及不适合手术的早期宫颈癌均可采用放射治疗。病变晚期不易行根治性放疗者，亦可行姑息性放疗改善症状，延长生命。

宫颈癌放疗的禁忌证：外周血白细胞<3×10g/L，血小板<7×10^9/L；未控制的盆腔炎症；肿瘤广泛转移、恶病质或有尿毒症者；急性肝炎、精神病发作期、严重心血管疾病未控制者。

照射范围：宫颈癌的放疗采用腔内照射配合体外照射。体外照射主要照射宫颈癌的盆腔蔓延和转移区域，照射范围包括子宫旁、宫颈旁、阴道旁、盆壁组织和盆腔淋巴结。腔内照射主要照射宫颈癌的原发区域，照射范围包括宫颈、阴道、宫体和宫旁三角。

【放射治疗原则】

恶性肿瘤的放射治疗原则与其他治疗手段一样，要最大限度地杀灭癌细胞、保护正常组织和重要器官，尽量提高治疗效果，降低并发症。为此，放射治疗应达到以下要求。

1.适当的治疗工具　目前，可提供临床使用的放射治疗工具很多，包括近距离及远距离治疗设备。近距离治疗包括腔内照射、管道内照射、组织间照射等；远距离治疗包括深部X线治疗机、60钴治疗机、加速器等。不同的肿瘤情况应选择不同的照射工具，如宫颈癌的原发肿瘤区选用近距离腔内照射最为适宜，由于近距离照射剂量衰减快，对周围组织和器官的辐射损伤较小；局部为大菜花状宫颈癌时可选用组织间插植照射，先将局部肿瘤缩小后，再行常规的腔内放疗；对宫旁、宫颈旁、阴道旁、盆腔淋巴区或体表局部病灶则须采用远距离的体外照射，根据肿瘤部位及深度，选用60钴治疗机、能量不同的加速器治疗。工具选择是否适当，是影响治疗效果的因素之一。

2.适宜的照射范围　除早期宫颈癌可以对其蔓延转移区不作处理外，其他期别的治疗均需包括肿瘤原发区及其蔓延转移区。照射范围的确定主要是以肿瘤的恶性程度、侵犯周围组织的范围及区域淋巴转移的可能性等方面来考虑的。照射野既要够大，但又不能过大，不够大，肿瘤照射不全，疗效不好；过大，会增加或加重放射治疗的并发症，影响病人生活质量，所以照射范围一定要合适。通常恶性肿瘤周边区域的细胞对放射线的敏感性较肿瘤中心为高，因此照射野应在照射到适当时间后，可随肿瘤的缩小而缩小，以提高肿瘤的照射剂量，减少并发症，还可根据肿瘤期别的早晚适当调整其照射范围。

3.足够的照射剂量　在一定的时间内给足一定的照射剂量,也是放射治疗效果的重要保证。由于肿瘤的组织类型、细胞成分、生长部位、体积大小及患者全身情况等因素不同,肿瘤对放射线的敏感性各异,其所需放射剂量也不尽相同,如宫颈鳞癌,它生长在以纤维组织为主的宫颈上,导致其瘤床对放射线有很高的耐受性,受量可达 100～200Gy 或以上。肿瘤的放射剂量必须足够,但也不能超量,如果剂量不足,肿瘤必然复发;剂量过高,则造成瘤床组织坏死,影响组织的修复功能。照射剂量的计算应有专业人员负责确定。

(1)均匀的剂量分布:体外照射在治疗体积内使剂量分布均匀是较易做到的,而近距离照射在治疗体积内均匀分布则很难,放射剂量随着与放射源距离的增加,按反平方比定律下降。这种近距离照射的剂量分布特点,既有其不利的一面,又有有利的一面。宫颈癌常用的腔内照射就是利用其有利一面的范例。近距离照射可以通过合理布置照射源达到减少治疗体积内剂量分布不均匀的程度。宫颈癌放疗中常用体外照射联合腔内照射的方法,配合恰当可以弥补一部分近距离照射剂量分布不均匀的弊端。

(2)合理的照射体积:靶体积确定后,就要利用一切可能使靶体积内的照射剂量最高,而正常组织和器官的辐射剂量最低。宫颈癌的腔内放疗就明显优于体外照射,其关键就是腔内放射的照射体积小于体外照射的照射体积;而对盆腔淋巴区的体外照射,前、后野对穿照射就优于侧野照射,因为前者照射距离近、体积小、辐射损伤少,后者则反之。

(3)个别对待的治疗原则:由于个体差异及肿瘤的多样性,肿瘤治疗不可能有标准模式。如果按某一标准模式治疗,可能只有适合这一标准模式的患者获益,其他患者就很难获益了。因此,对肿瘤的治疗必须正确运用个别对待的治疗原则,以取得最佳效果。

个别对待的治疗原则在治疗方案设计上的体现就是治疗方针、照射范围、照射剂量、分次方法和治疗工具的选择上,尽量符合每位患者及肿瘤的情况。菜花状宫颈癌者可先行消除治疗,合并盆腔炎者可先行体外照射,子宫明显偏斜者四野外照射的位置向子宫偏斜方向适当外移。治疗过程中必须对病人定期进行仔细全面的检查,根据肿瘤及患者的全身和局部反应,对照射野的大小、照射野的位置、照射剂量及疗程等进行必要的调整。个别对待的治疗原则要贯穿在整个治疗过程中,如患者治疗前计划行根治性放射治疗,但在治疗过程中出现远处转移,或在治疗过程中肿瘤未得到控制,甚至发展,表明放疗无效,或因放疗不良反应严重而不能完成根治计划时,应酌情况改变治疗手段及原则,甚至姑息治疗,反之,原计划姑息性放疗者,肿瘤对放射治疗的反应好,在全身情况允许下,也可改为根治性治疗。

二、治疗计划的制定与实施

(一)治疗计划的制定

1.治疗方针的决定　宫颈癌的治疗目前主要是手术、放疗及化疗。在制订治疗计划前要根据恶性肿瘤的类型、病变范围及病人全身情况等决定采用哪种治疗手段。对于决定采用单纯放射治疗者,还必须决定是根治性治疗还是姑息性治疗。

(1)根治性放射治疗:目的是在放射治疗后可望病人获得长期生存。行根治性放射治疗时,对存在肿瘤的全部组织给予根治剂量的照射,由于照射范围较大,照射剂量也高,对肿瘤附近的正常组织和器官,特别是一些对放射线敏感的组织和器官的防护,就成为治疗中的一个重要问题。如果放射治疗方案设计不当,很容易引起严重的并发症和后遗症。

(2)姑息性放射治疗:其目的是为了减轻病人痛苦,延长病人的生存时间。姑息性放射治疗时,照射范围较小,甚至可以不包括全部肿瘤,而仅照射引发症状的部位,如引起梗阻或压迫症状的部分肿瘤,照射剂量也较低,因此,所需的照射技术就比较简单。姑息性放射虽较简单,但不能滥用,要以不增加病人痛苦为前提。根治性治疗与姑息性治疗是相对的,在治疗过程中可根据肿瘤及病人情况而互相转换。

若放疗作为手术的配合治疗,则要根据情况决定是术前放疗还是术后放疗。

(3)术前放疗:常是计划性的,其目的是通过术前放疗降低癌细胞活力或减少种植和扩散的概率;缩小肿瘤范围,提高手术切除率;杀伤亚临床病灶,降低局部复发率。

(4)术后放射治疗:常是根据手术情况决定的,若手术切除范围不够广泛,手术可疑有局部残存肿瘤,该肿瘤对放射线有一定的敏感性,可行术后放射治疗,以提高疗效。

2.确定肿瘤位置、范围及周围正常组织和器官的关系　放射计划设计的基础,在于准确定出肿瘤的位置、范围及周围正常组织和器官的关系,在条件允许的情况下,尽可能精确地画出肿瘤体积,然后根据肿瘤的位置及其生物学行为确定靶体积。

(1)肿瘤体积:肿瘤侵犯的组织体积、位置及范围可通过临床检查、X线、放射性核素显像、电子计算机断层扫描(CT)、磁共振、超声扫描及病理组织学检查等来确定。

(2)靶体积:包括肿瘤体积和其他可能受侵犯的组织。靶体积的确定主要是从肿瘤的恶性程度、侵犯周围组织的范围及区域淋巴结转移的可能性等方面考虑。所以,靶体积必须是有一定临床经验的医师确定。

(3)治疗体积:由于每次摆位时产生的体位差异、呼吸运动的影响、治疗过程中靶体积内组织的肿胀或皱缩造成靶体积的变化等因素,照射野必须包括靶体积以外的一部分组织,以保证靶体积内组织无遗漏的获得需要照射的剂量,这个范围就叫作治疗体积,治疗体积在治疗过程中可随肿瘤体积缩小而适当地缩小。

3.解剖横截面图该图　用于设计照射剂量计划。横截面图应包括:病人躯体轮廓、参考点、肿瘤体积、靶体积及重要器官。制定剂量计划时,肿瘤体积与周围组织和重要器官相互关系,可以在一个或几个有代表性的解剖横截面图上显示出来。这种解剖横截面图,必须在治疗位置上按实际大小画出。所选横截面图能最好的显示治疗体积的立体状态及与病人躯体轮廓的关系。一般情况下,可以采用靶体积中心部分的横截面图,宫颈癌一般以"A"点水平的截面为准。为了获得横截面所需资料,最简单的方法是在治疗位置上摄取互相垂直的正、侧位X线片,通过在入射点和出射点中间的体表皮肤上放置标尺校正照相放大率后,即可得到肿瘤体积、位置及与周围正常组织的关系。可通过CT及超声等获得精确的横截面图。

4.制定放疗剂量计划　通过所得到的横截面图,结合治疗方针及其他有关因素,可以制定出一个适合其具体情况的放射治疗剂量计划。剂量计划可以通过手工计算,把不同照射的剂量相加,给予相应的校正而获得;也可以用电子计算机进行,如腔内与体外联合照射,则把腔内与体外照射的剂量相加。使用电子计算机的优点是速度快、准确性高。如要对不均匀性组织进行校正,则计算机是为得到准确剂量的唯一可行的方法。

5.治疗计划的选择　同一病人,可以由于选用的治疗工具、治疗方法、照射途径等因素的不同,制订出几个不同的治疗计划。治疗计划制订以后,可以从中选出最理想的方案执行。最理想的放射治疗计划应该还是最符合放射治疗原则的,即对靶区的照射剂量足够而且均匀,对癌组织起到最大的杀灭作用,以提高治愈率,而对正常组织和器官的照射剂量愈低愈好,照射体积愈小愈好,对正常组织和器官最大限度的保护,以降低并发症。宫颈癌肿瘤原发区(宫颈、阴道、宫体及宫旁三角区)的治疗,以腔内照射为主。盆腔转移区(子宫旁组织、宫颈旁组织、阴道旁组织、及盆腔淋巴区)以体外照射为主。腔内照射与体外照射相互配合,在盆腔范围形成一个以宫颈为中心的有效放射区。

（二）放射治疗计划的实施

1.治疗前的准备

(1)做好对病人的解释工作：说明治疗情况，解除顾虑，建立信心，取得密切配合。

(2)并发症的处理：肿瘤病人常并发有其他疾病，如果并发疾病不影响肿瘤治疗，则应先治疗肿瘤。如果并发症影响肿瘤的治疗或疗效，则应尽快对并发症给予积极处理，以使患者能在全身于最良好的状态下进行放射治疗。例如，合并贫血、感染及营养不良等，应纠正贫血、控制感染、补充营养后再进行放射治疗。如果并发心、肝、肾等重要器官的疾病，在急性发作期时，应待病情稍微稳定后再进行放射治疗。

(3)治疗前的肿瘤处理：有些情况宜在正式放射治疗前对肿瘤进行处置后，再行放射治疗。例如，大菜花状的宫颈癌，可以先行局部肿瘤组织间照射或局部照射，待肿瘤缩小后再行正规的放射治疗。

2.放射治疗计划的执行

(1)仔细检查，认真记录：放射治疗前要仔细查阅各种实验室检查、影像资料，尤其注意病理组织学检查结果。妇科检查对肿瘤的大小、范围、类型与周围组织器官的关系等也要认真记录并绘图示意，以备治疗过程中及随诊检查时对照之用。

(2)治疗体位：治疗的准确与否很大程度上与病人的体位及其重复性有关，故应选择病人感到舒适而重复性好的体位，某些情况下还应采用特殊装置固定体位，以确保病人在最少变动的位置上进行治疗，避免因体位的变动致内脏相对位置的改变而影响治疗的准确性。宫颈癌放射治疗，体外照射一般均取仰卧及俯卧位，俯卧位更好些，因为俯卧位时的前后径最小，而且小肠向头部方向移动，可以减少腹腔脏器的辐射损伤。腔内照射均取截石位。

(3)体外照射：在实际进行治疗前，均应按治疗体位在模拟定位机上，透视下按照剂量计划的要求，核对不同照射野和治疗体积及参考点，最后确定照射野的位置，然后开始治疗。每个照射野在体表的具体部位均应在治疗单上标明，以便在需要时可以重新画出，这对研究照射野与放射治疗疗效的关系是很有帮助的。对再次放疗者应按照原照射野的标志，重新画出照射野，以避免因照射野重叠而超量照射引起的放射损伤。尽量利用体表的骨性解剖标志作为照射标志，如剑突、肋骨、脊柱、髂嵴、髂前上棘、耻骨、坐骨结节等，并应注明照射野每边的具体尺寸、体位等，便于复制。

(4)腔内照射：腔内治疗要严格无菌操作。根据宫腔深度、阴道宽窄及肿瘤的具体情况，决定选用容器的大小，将容器放好后填塞固定。有条件时可利用计算机计算出剂量分布曲线，如剂量分布不理想，可以调整放射源的组合至理想为止，然后送入放射源进行治疗。如无计算机设备，也需要在治疗前测出各种组合的主要参考点"A"点与"B"点(阴道穹窿直向上2cm，与子宫中轴线外2cm交叉处为"A"点，解剖上相当于子宫动脉与输尿管交叉处。自"A"点水平向外延伸3cm处为"B"点)、肠道及膀胱照射剂量的比例关系，以便在治疗中参考，避免出现严重的放射损伤。

(5)有关人员的配合：在放射治疗过程中，放射治疗医师与放射物理师和技术员间必须密切配合，共同负责放射治疗计划的制定与实施。放疗医师除了必须具备一般临床知识外，还要熟悉和掌握有关放射物理、放射生物、照射技术及肿瘤学方面的知识。放疗医生的主要任务是精确确定出要照射的范围，决定照射的剂量及分次方法。放疗技术员是放射治疗计划的具体执行者，其工作好坏直接影响到治疗效果。因此，对放疗技术员必须进行严格的训练。

放射治疗医师也应与其他有关科室的医师密切配合，有计划地进行综合治疗。

3.保证放射治疗计划准确执行的措施

(1)腔内照射：有条件时应每次均行放射剂量曲线的计算，并应与体外照射相配合。腔内治疗时对直肠所受照射进行剂量监测。

(2)体外照射:第一次照射时主管医师应亲自参加摆位,并核对照射野位置是否正确。

三、照射方法与适用范围

(一)近距离照射与体外照射的区别(表 6-3-1)

6-3-1　　近距离放射与体外照射的反别

放射源强度	弱	强
放射源与肿瘤照射距离	近	远
照射体积	小,对正常组织及器官辐射损伤小	大,在照射范围内的组织和器官都有损伤

(二)近距离照射

将密封的放射源直接放入人体的天然管腔内(如子宫腔、阴道等)为腔内照射。放射源直接放入肿瘤组织间进行照射为组织间照射,二者统称为近距离照射。宫颈癌的腔内放疗有其有利条件,宫颈、宫体及阴道对放射线耐量高、放射源距肿瘤近、以小的放射体积剂量可取最大的放疗效果。

1.腔内照射的放射源　1898 年 Curie 夫妇首次提炼出天然放射元素镭之后,1903 年 Margaret Cleaves 报道用腔内镭疗治愈 2 例宫颈癌。镭作为腔内放射治疗的放射源达半世纪之后,才相继被 60 钴、137 铯、192 铱所取代。在 1952 年 Fniwetokisland 热核反应堆中,用强力中子照射将铀的原子序数提高,产生了 252 锎这一腔内放射性核素源。

2.传统的腔内照射法

(1)斯德哥摩尔方法:这是 1914 年建立的宫颈癌镭疗法,根据宫腔深度可置镭 23～74mg,一般在宫颈管内 1.5～2.0cm 的一段布置放射源。阴道容器有不同大小和形状,可根据肿瘤形状及大小进行选择,阴道容器置镭 60～80mg。本法腔内镭疗一般分 2 次进行,每次 24～28h,2 次间隔 3 周,宫腔及阴道照射同时进行,总量 7000～8000mg·h,其中宫腔内为 2400～3000mg·h,阴道为 3600～4500mg·h,"A"点剂量相当于 7500～8500cGy,如宫颈旁组织受累,颈管内癌或怀疑盆腔淋巴转移者,则增加宫腔内照射量,相应减少阴道内照射量。

(2)巴黎方法:是 1919 年建立的宫颈癌镭疗法,根据宫腔深度不同,可置宫腔管 2～4 支,每支含镭 13.3mg 或 6.6mg。阴道容器为橡胶制成的圆柱状体,以钢制弹簧片连接,使两个容器尽量撑向两侧穹窿,阴道两个容器各置镭 13.3mg,阴道宽松时可在中间增加一个容器,置镭 6.6mg。置镭时间尽量持续 5d(120h),总量为 8000mg·h,其中宫腔及阴道各 4000mg·h,"A"点剂量相当于 8000cGy 左右。一般宫腔内放射治疗完成后 48h 内即可进行体外照射,由于盆腔感染、宫颈大面积溃疡或阴道广泛浸润,可先行体外照射适当时间后,再行腔内镭疗,完成腔内照射后再继续体外照射,以完成整个治疗。

(3)曼彻斯特方法:是 1938 年根据巴黎方法演变而成,它的阴道容器为两个卵圆形容器,两球间以橡皮块支撑和固定,宫腔管置镭 25～35mg,阴道置镭 35～45mg,每次置镭 72h,分 2～3 次进行,间隔 1 周。宫腔及阴道同时照射,总剂量 8640～11520mg·h,"A"点剂量相当于 8000cGy。本法特点是根据容器大小的不同组合,可以计算出各组"A"点的剂量。

(4)北京方法:此法是中国医学科学院肿瘤医院 1958 年根据斯德哥摩尔方法的原则设计的,其阴道容器是排管式可以任意组装的,并带有防护装置,故也称排管法。宫腔管分长、中、短 3 种,各装放射源为 60mg,40mg,20mg 镭当量,阴道容器每管内装放射源 10mg 镭当量,可以根据肿瘤大小及阴道宽窄任意组合2~6个放射源。宫腔及阴道同时照射,一般4~5次,多者可达7~8次。一般每次间隔1周,每次照射20~22h,总剂量一般在6000~9000mg·h,个别可超过10000mg·h,其中宫腔量在3000~4500mg·h,"A"点剂量相当于7000cGy左右。本法的特点是容器可组合,可适应各种不同局部病灶变化的治疗需要。

(5)Fleteher方法:宫腔容器根据宫腔深度布镭,一般是15mg,10mg,10mg或15mg,10mg,10mg,10mg,颈管内癌时则将末端的镭改为15mg。阴道布镭根据阴道宽窄而定,阴道宽度为2cm,2.5cm及3cm时各布镭15mg,20mg及25mg,分2次进行,间隔时间为2周,置镭时间总计120~140h,原发肿瘤区剂量在7000cGy以上。布镭方法、剂量等亦是根据肿瘤及患者的具体情况而个别对待。本方法与传统腔内照射方法的主要不同在于:宫腔照射剂量高于阴道照射剂量;调强盆腔大野体外照射在宫颈癌放射治疗中的作用。

经过几十年实践证明了的几个经典的宫颈癌腔内放疗方法具两个共同特点:①阴道照射剂量不低于宫腔照射量,因而都能形成宫颈癌需要的理想的扁梨形放射曲线;②在治疗上运用个别对待的原则,才能取得好的疗效。

3.组织间照射 由针状容器内置放射源直接插入组织间或肿瘤间进行照射,次数不宜过多,操作在麻醉下进行,应尽量减少创伤。巴黎方法被认为在大多数情况下,能较好地进行组织间照射。Pierpui,1978年叙述巴黎方法的基本原则为:①放射源为平行的直线源;②放射源长度相等;③放射源中点位于垂直放射源轴的同一平面;④插植面中的每条直线源活性长度相同;⑤插植时放射源间距相等,依插植体积大小的不等,其间距亦不同,可在5~20mm;⑥立体插植时中心平面源排列成等边三角形或正方形。按上述原则行组织间治疗时,剂量计算以各源间中心点剂量之和的平均值为基础剂量,参照剂量为基础剂量的85%。本法适用于病灶清楚、插植部位无感染,插植部位不影响重要器官的肿瘤,如宫颈癌局部大菜花状肿瘤在正规治疗前为缩小局部肿瘤可采用,又如其他的孤立性肿瘤,一般放疗效果不显著者也可选用组织间照射。

4.后装腔内放射治疗

(1)发展过程:自1903年Margaret Cleaves用镭治疗宫颈癌后,1914年及1919年相继建立了腔内治疗宫颈癌的斯德哥尔摩及巴黎方法。一直到后装腔内治疗机出现之前,宫颈癌的腔内放射治疗,一直是医护人员带着放射源进行操作,医护人员受放射线的辐射问题一直未得到很好的解决,同时由于传统腔内治疗时间长,对病人的身心压力大,治疗期间难以保持放射器的准确位置。因此,1960年Henschne及其同事提出了远程低剂量率后装技术,即口先将空载的放射容器置于腔内病变部位,然后在有防护屏蔽的条件下远距离的将放射源通过管道传输到容器内进行治疗。该技术的应用很好地解决了医务人员的辐射防护问题。但由于低剂量率后装治疗时间仍然很长,传统治疗的另外两个问题仍然存在。Henschne等(1964)及O'connel(1967)开始应用远距离高剂量率后装技术,使得传统腔内放疗的三大缺点得以纠正。此后各国都有不同的后装机出现,经过多年的临床应用,优胜略汰,到20世纪90年代,后装腔内治疗机Selectron得到多数学者的认同。我国目前应用最多的后装机除Selectron外,国产大都是仿Selectron机。

(2)后装腔内治疗机的分类:根据其对"A"点放射剂量率的高低可分为3类。

①低剂量率后装腔内治疗机:"A"点剂量率在0.667~3.33cGy/min的后装腔内治疗机。其优点是与传统的腔内放疗极其相似,治疗上完全可以借助传统腔内放疗的原则和经验,如法国的Curietron及荷兰的LDR-Selectron等。由于治疗时间长,每台后装机只能治疗1~2人次,经济负担重,防护要求高,需要放射防护病房,所以应用很受限制。

②中剂量率后装腔内治疗机:"A"点剂量率在3.33~20cGy/min的后装腔内治疗机。如法国的Cynet,on。由于它既无低剂量率的优点,又无高剂量率的长处,也无自己突出的特点,所以未得到广泛的

应用。

③高剂量率后装腔内治疗机:"A"点剂量率在 20cGy/min 以上的后装腔内治疗机,是宫颈癌腔内放疗应用最广泛的一种。HDR-Selectron 就是高剂量率后装机的代表,北京型 192 铱后装机及多数国产后装机也属此类。高剂量率后装机的优点:有防护屏蔽远距离的后装放射源,医师可以根据治疗需要,精心进行摆位和固定而不受幅射影响,这样可以更有效的发挥治疗作用,减少对直肠、膀胱的辐射量;治疗时间短,病人痛苦少,避免放射容器移位,减少了护理工作,增加了病人的治疗量,降低了感染率,不需要防护条件很高的防护病房。

(3)高剂量率后装腔内治疗机的容器:经过半个多世纪的实践,目前大家所公认的传统腔内放疗应为:宫腔与阴道的照射剂量要有适当的比例,以形成宫颈癌腔内放疗所需要的理想的剂量曲线;要遵守个别对待的治疗原则。这些特点和经验在高剂量率后装治疗中也完全适用,只是高剂量率与低剂量率的放射剂量的计算上略有差别,需要适当的转换(校正系数 $0.5\sim0.8$)。宫颈癌除早期病变较局限外,中、晚期的局部变化均较大,可以蔓延至穹窿、阴道,甚至广泛浸润。后装治疗机仅仅是放疗工具,其放射源排列是否合理,即放射容器特别是阴道容器是否理想,能否形成临床需要的各种放射剂量分布,以满足宫颈局部复杂的病变需要,会与临床治疗效果密切相关,这是评价后装治疗质量的关键所在。

宫腔容器:一般后装的宫腔管是 $4.5\sim7$mm 直径的金属管,有直管及略弯的两种。靠放射源摆动的长度与速度的不同,可形成各种不同的剂量曲线。

阴道容器:形状很多,不管外形如何,基本都是能使阴道放射源与宫腔放射源呈垂直方向的不同有效长度的线源排列,形成宫颈癌放疗所需的放疗剂量曲线。国产后装机的容器设计一般均较合理,其中北京型后装容器更为理想。北京型后装容器的特点是宫腔管外径仅 4.5mm 不需扩张宫颈即可顺利置入,宫腔放射源可行线性或非线性摆动,形成正梨、倒梨、柱状及梭形等不同形状及大小的各种剂量分布曲线。阴道容器是以 1,2,3 个排管为基础,可以任意组合成 $1\sim6$ 个排管容器。放射源在阴道容器内自动直立 $90°$,形成剂量分布较均匀的椭圆形剂量曲线。宫腔源与阴道源联合使用,可组成宫颈癌放射治疗需要的较理想的多种扁梨形剂量分布。还有特殊型容器,以适应特殊治疗需要。阴道容器本身带有防护装置,以减少对直肠等正常组织的放射损伤。

后装腔内放疗的方法:后装腔内治疗技术的发展历史较短,至今还没有形成为人们所公认的宫颈癌腔内治疗方法。后装腔内治疗的方法很多,综合如下:一般每周 1 次,个别的每周 $2\sim3$ 次或每 2 周 1 次,每次"A"点剂量在 $300\sim1000$cGy,"A"点每周剂量一般均在 1000cGy 以内。整个疗程腔内照射的"A"点总量因体外照射方法和剂量的不同而异,一般体外照射与腔内照射给"A"点剂量的总和为 7000cGy 左右。

(4)腔内放疗剂量的计算:传统的腔内放疗的剂量是以 mg·h 表示,这只是经验剂量,不能确切反应肿瘤剂量。后装腔内放疗剂量是以"A"点为参考点计算的。由于每次治疗时放射源的位置不可能完全相同,肿瘤体积亦经常在变化,理论上的"A"点剂量与实际剂量相差甚远,肿瘤是立体的,只用一点的剂量来表示也同样不能反应出肿瘤的真正受量。后装腔内治疗机的电脑可以设计出较理想的、立体的放射治疗剂量曲线,这比"A"点参考剂量更有意义。"A"点作为参考点只用于宫颈癌的腔内放疗,对宫体癌及阴道癌则不适用。

(三)体外照射

1.盆腔大野照射　根据肿瘤范围而定。一般包括下腹及盆腔,前后各一野相对垂直照射,野上缘在髂嵴(第 4 及 5 腰椎)水平、下缘在耻骨联合下缘(盆底),两侧缘在髂前上棘(股骨头内 1/3)附近,包括髂总 1/2、髂外、髂内、闭孔、骶前等淋巴区,照射野大小在 $(16\sim20)$cm × $(14\sim15)$cm,照射野的形状可有多种,每次"B"点照射 $180\sim200$cGy,每周 5 次。单纯盆腔大野照射"B"点剂量可给到 5 周 $4500\sim5000$cGy,如果配合腔内照射时,其剂量根据设计安排,一般是"B"点剂量每周 800～1000cGy。

2.盆腔四野照射　一般采用 8cm×15cm 的前后各二野垂直照射,即 10cm×15cm 的前后两个大野,前野中间用 4cm×15cm 铅块遮挡,后野中央(4～6)cm×15cm 的区域以铅块遮挡(用直线加速器照射时,铅块的两侧缘应为坡形,以防止体外照射与腔内照射交叉部位剂量低谷区的形成)。照射野上缘髂嵴水平附近,下缘在耻骨联合下缘水平,照射野外缘在股骨头内 1/3,照射野形状可以多种。每次 180～200cGy,每周 5 次,"B"点剂量一般为 4000～5000cGy,部分患者可在缩小照射野后增加到 550～6000cGyo 体外照射野的大小、位置、剂量和疗程也要根据患者的身体条件、子宫位置、肿瘤情况以及腔内照射剂量的高低等因素进行调整。

3.盆腔盒式照射　即盆腔大野照射加两个侧野照射,前后野上缘达第 5 腰椎水平(以覆盖髂总淋巴结),下缘在闭孔下缘(达阴道上 1/2),前后野侧缘在骨盆边缘旁开 1.5～2cm,大小为 16cm×16cm。两侧野前达耻骨联合(包括髂外淋巴结),后在第 2～3 骶椎交界水平(包括骶前淋巴结),如宫颈原发灶大,宫骶韧带受侵,后缘应达第 3～4 骶椎水平,两侧野为(10～12)cm×16cm。侧野照射要对小肠进行防护。每次照射量为 175～180cGy。

4.旋转照射　照射野为 8cm×15cm。旋转照射分两个方式进行,一种是以宫颈为中心作 300°旋转避开直肠部分的 60°,每周照射 5 次,每次 300cGy,宫颈剂量为 7000～8000cGy。另一种是以两侧"B"点为各自旋转中心,各旋转 160°(前后各避开 10°,以减少对膀胱及直肠的损伤),每周照射 5 次,每次两侧各 200cGy,宫颈区域总量为 5900～6700cGy。两种照射方式的"B"点剂量均在 6000cGy 以上,疗程为 8 周左右。旋转照射的患者中,近 80%都补充了腔内照射,放疗并发症明显增高而且严重。任何方式的体外照射都不能取代宫颈癌治疗的腔内照射,但对个别腔内照射有困难的晚期病例,可以采用旋转体外照射治疗。

5.盆腔延伸野　在盆腔野中央以 8cm 左右的宽度向上延伸至膈下,此野包括盆腔及腹主动脉旁淋巴区。照射剂量在 4000cGy 左右 5 周左右完成。对腹主动脉旁淋巴区的照射,有的学者主张用四野交叉照射。照射时要注意保护肾。

6.局部照射　是指对肿瘤残余或转移病灶进行小面积的照射。照射范围和剂量则根据不同需要而定。如对盆腔照射后的残留病灶,可用小野补充照射,剂量可加 1000～2000cGy。如锁骨上淋巴转移灶,可以给 6000cGy 左右。如因骨转移剧痛,可局部照射 2000～3000cGy。

7.体外照射剂量参考点　多年以来均以"B"点为宫颈癌体外照射量的计算点。1980 年 Fletcher 提出了淋巴区梯形定位法,即从耻骨联合上缘中点至 1～2 骶骨之间连线,在此线中点平行向两侧延伸 6cm,此为髂外淋巴区域。在第 4 腰椎中点平行向两侧延伸 2cm,此点为腹主动脉旁下方淋巴区域。髂外区与腹主动脉旁区连线的中点为髂总淋巴区。Chassagne 等提出:以髋臼上缘最高点作一平行线与髋臼内缘的垂直线交叉为盆壁参考点,代表宫旁组织盆壁及闭孔淋巴结的区域。

8.射线选择　射线能量越高穿透能力越强,需要的防护条件就越高,因此,一般前后二野照射选择 15～18MVX 线,多野照射可以选择 6～10MVX 线。

(四)腔内照射与体外照射的组合

除少数早期宫颈癌只行腔内照射外,均需腔内及体外联合照射,在宫颈癌的靶区内组成剂量分布较均匀的有效治疗。

1.传统腔内照射与体外照射的组合　体外照射一般均为盆腔四野照射,Fletcher 方法以盆腔大野为主。腔内照射与体外照射交替进行,6～8 周完成最理想。个别因盆腔感染不宜腔内治疗者可先行体外照射,适当时间加腔内治疗;肿瘤局部出血或巨大者,可先行阴道腔内照射达到止血或消除肿瘤的目的。

2.后装腔内照射与体外照射的组合

(1)高剂量率后装治疗,每周1次,"A"点剂量每次700cGy,总量4000cGy左右(5～6次),宫腔与阴道剂量比为1∶1左右;体外照射为盆腔四野垂直照射,每日1次,每次"B"点剂量为200cGy,总剂量5周4500～5000cGy,腔内与体外照射交替进行。10年的临床实践证明,北京型后装腔内放疗容器效果满意。

(2)其他文献治疗方案:见表6-3-2。

表6-3-2　高剂量率后装腔内放疗的方案

著者	体外照射剂量(Gy)	高剂量率后装分次剂量(Gy)	次数	间隔(周)	后装与体内照射时间
Utely(1984)	50	8～10	5	2	同时
Teshima(1988)	42～60	7～5	3～6	1	同时
Joslin(1989)	24	10	4	1	同时
Ghen(1991)	44～58	5～8.5	3	2	外照后
Roman(1991)	30～64	8～10	1～3	1	同时
Arui(1992)	45～65	5～6	4～5	1	同时
Kataoka(1992)	30～60	6～7.5	4～5	1	外照后

3.宫颈癌放射治疗时体外放射野的选择　宫颈癌的原发灶以腔内照射为主(宫腔及阴道是天然的放射治疗容器,是特有的近距离照射的优越条件),宫旁组织及盆腔淋巴区则以体外照射为主。体外照射有3种选择:盆腔四野照射、盆腔四野照射加部分盆腔大野照射、全盆大野照射。不同体外照射与腔内照射组成的剂量曲线有明显不同,体外盆腔大野照射的剂量越高,膀胱(膀胱全部及部分输尿管)及直肠(全部直肠及部分乙状结肠)的受量也越高,说明宫颈癌的放射治疗以体外照射代替或减少腔内照射的做法是不符合放射治疗原则的,不应随意替代。

(五)治疗中及治疗后的处理

由于放射敏感性的差异及其他因素影响,如照射剂量、照射范围等,放射反应可不相同。放疗反应主要表现在消化系统和造血系统,多表现为食欲缺乏、恶心、呕吐、腹泻、白细胞减少、血小板减少等,应积极处理,保证按计划完成放疗。治疗过程中应每周查血常规1次,疗程中间、疗程结束及随诊时均应做全面体检、血、尿常规,其他检查根据需要进行。发现并发症应及时处理,以免影响疗效。自治疗开始起即应坚持阴道冲洗,每日或隔日1次,直至治疗后6个月改为每周冲洗1～2次,坚持2年以上,以减少感染及阴道粘连、促进上皮愈合。按计划完成治疗后2～3周行第1次随诊检查,6～8周行第2次随诊检查,并决定是否需要补充治疗,检查局部肿瘤消失、宫颈原形恢复、质地均匀、硬度正常、宫旁组织硬结消失、质地变软则可认为治疗效果满意,可以结束治疗。以后根据检查情况3～6个月随诊1次。

【放射治疗结果】

尽管放射物理学、肿瘤放射生物学的临床应用及临床经验的积累和治疗技术的改进,宫颈癌的放射治疗效果有所提高,但晚期宫颈癌的疗效仍差,仍需继续努力。

(一)生存率

综合国内外报道,各期宫颈癌放射治疗的5年生存率(图6-3-1,图6-3-2)。

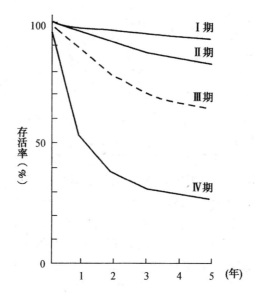

图 6-3-1   8056 例宫颈癌放射治疗的 5 年生存曲线

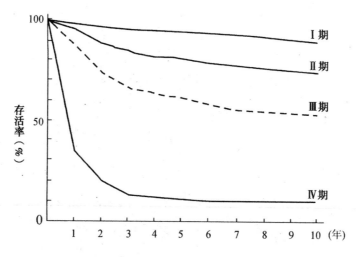

图 6-3-2   3570 例宫颈癌放射治疗的 10 年生存曲线

从治疗方法上看,以腔内加四野体外照射为最好,腔内照射是以小强度放射源,距肿瘤最近的位置进行照射,可以使肿瘤得到最大限度的照射,正常组织和器官得到最大限度的保护。中国医学科学院肿瘤医院的宫颈癌放疗疗效明显高于其他报道,原因有二:一是在治疗上精心,能够较好的运用个别对待的治疗原则,治疗后的随诊率高;二是收治的病例可能存在分期标准的尺度过宽问题,可能使部分早期病人列入了晚期中进行统计。统计结果可以看出,早一个期别,其 5 年生存率可提高 20%左右,说明宫颈癌早期发现,早期治疗是当前提高疗效最有效的途径。从治疗结果上看,宫颈癌的放疗能在精心处理的基础上,充分体现个别对待的治疗原则,强调适当充分的首次治疗,在可能范围内可以得到最好的疗效,晚期病人也不应放弃(表 6-3-3)。

表 6-3-3   宫颈癌腹主动脉转移延伸野照射后 5 年生存情况

作者(年代)	病床例数	放射量(Gy)	5 年存活率(%)
Hughcs(1980)	38	45～51	30
Tewflk(1982)	23	50～55	22

续表

作者(年代)	病床例数	放射量(Gy)	5年存活率(%)
Potish(1983)	81	43.5～50.75	40
Rubin(1984)	14	40～50	43
LOVeeehio(1989)	36	45	50
PodCzask(1990)	35	42.5～51	39

中国医科院肿瘤医院的统计表明,宫颈癌放疗失败的患者中,70%是盆腔复发,30%为远处转移,盆腔内复发者中60%是宫旁复发,40%局部复发。远处转移以首先发现的部位计算,依次为肺、锁骨上淋巴结、腹主动脉旁淋巴结、脊柱、肝等(图6-3-3)。

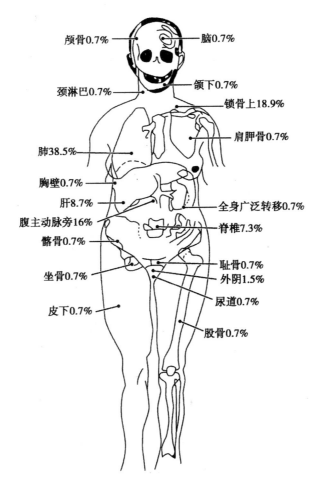

图 6-3-3　宫颈癌5年远处转移的分布

中国医科院肿瘤医院统计的各种原因未行治疗的854例宫颈癌资料表明,自症状出现开始计算,平均生存时间为22个月。Ⅲ期患者自确诊后自然生存时间平均为8个月,生存时间最长者不超过3年,未见有宫颈癌自然消退的报道。

(二)放射治疗并发症

由于放射源种类、放射方法、照射面积、照射部位、单位剂量、总剂量、分割次数及总治疗时间等因素的不同,以及病人对放射线敏感性的差异,放射治疗并发症的发生概率及严重程度也各不相同。放疗医生应充分了解放疗并发症,熟悉腹、盆腔器官对放射线的耐受剂量,最大限度地减少放射治疗的并发症。

1.腹部、盆腔器官对放射线的耐受剂量 由照射部位、照射体积、总剂量及总疗程的不同,各脏器对放射线的耐受剂量也不相同(表6-3-4)。

表6-3-4 腹部、盆腔器官对放射线的耐受量(cGy)

器官	表现	损伤概率1%～5% 所需剂量	损伤概率25%～50% 所需剂量	照射体积(cm²)
皮肤	溃疡	5500	7000	100
肌肉	严重纤维化萎缩	10000	全	
骨	坏死、骨折	6000	15000	100
软骨	坏死	6000	10000	全
脊髓	坏死	5000	6000	5
主动脉	粥样硬化	5000～6000		
毛细管	扩张、硬化	5000～6000	7000～10000	
淋巴结	萎缩	4500	7000	
淋巴管	硬化	5000	8000	
小肠	溃疡、狭窄	4500	6500	100
结肠	溃疡、狭窄	4500	6500	100
直肠	溃疡、狭窄	5500	8000	100
肾	硬变	2300	2800	全
膀胱	挛缩、溃疡	6000	8000	全
输尿管	狭窄梗阻	7500	10000	5～10
卵巢	永久绝育	200～300	625～1200	全
子宫	坏死、穿孔	10000	20000	全
阴道	溃疡、瘘	9000	10000	5
胚胎	死亡	200	450	

2.放射治疗的并发症

(1)早期并发症:包括治疗中及治疗后不久发生的并发症。

①感染:宫颈癌常合并肿瘤局部感染及潜在盆腔感染,且放疗可加重感染,尤以腔内照射明显,也有由于腔内治疗时无菌操作不严而引起感染者。感染对放疗效果产生影响,因此必须积极预防和治疗,除非感染不能控制,否则应在感染控制后再行放疗。

②阴道炎:放疗过程中阴道处在放射区域内,特别是腔内照射时,故可引起阴道物理性炎症反应,也可合并感染,表现为阴道黏膜水肿、充血、疼痛及白带增多。此期间应加强阴道冲洗,保持局部清洁;局部应用抗生素,控制感染;促进上皮愈合,避免阴道粘连。

③外阴炎:外阴是较潮湿的部位,由于阴道分泌物的刺激和辐射影响,较易出现不同程度的外阴放射反应。表现为局部充血、肿胀、疼痛,严重时可出现溃疡、感染。应保持局部清洁干燥、保护创面、促进愈

合。如在治疗过程中出现,则在不影响治疗的情况下适当调整照射的位置,减少对外阴的辐射影响。

④胃肠反应:多发生在体外照射时,腹部照射对胃肠影响较多,可出现食欲减退、恶心、呕吐、腹痛及腹泻等。如有以上症状,轻者对症处理,重者调整放射治疗计划。

⑤直肠反应:是腔内照射较常见的早期并发症。腔内照射的放射源距直肠很近,虽然可以设法减少其对直肠的辐射,但完全避免是不可能的。直肠反应主要表现为里急后重、排便疼痛、黏液便等;直肠镜检查可见在宫颈水平附近的直肠前壁黏膜充血、水肿。有直肠反应者应减少对直肠的刺激、避免便秘、预防感染。直肠反应在治疗期间很少出现,如出现则应暂缓放射治疗,积极处理,待症状好转后再恢复照射,必要时修改照射计划。

⑥机械损伤:主要发生在腔内照射的操作过程中,最多见的是子宫穿孔及阴道撕裂。如宫颈局部肿瘤较大或溃疡较深时,造成宫颈口显示不清,在探测宫腔或向宫腔内放置宫腔管时,可引起子宫穿孔。在宫腔操作时发现患者突然下腹痛或探宫已超过正常深度而无宫底感时,应考虑为子宫穿孔,此时应立即停止操作、严密观察、预防感染、严禁反复试探宫腔,如有内出血,应及时手术处理。行阴道腔内照射时,阴道狭窄或阴道弹性不佳者,由于阴道容器过大、操作粗暴,均可造成阴道裂伤。操作过程中如发现有突然出血或剧痛,应检查有无阴道损伤,如有裂伤应即刻终止治疗,充分冲洗阴道、局部用消炎药物、避免感染、促进愈合;如裂伤较深或有活动性出血,应及时缝合。

(2)晚期并发症

①皮肤及皮下组织的改变:体外照射者最先影响的是皮肤及皮下组织。由于放射物理条件、照射部位、照射剂量及个体差异等不同,并发症的程度也有较大不同。会阴及腹股沟区的皮肤比腹背部皮肤对放射线的耐受量低;皮肤及皮下组织的并发症出现较晚,常表现为照射区的皮肤特别是皮下组织甚至肌肉纤维化挛缩,缺血造成组织坏死、溃疡者罕见。由于现代体外照射多采用高能射线如加速器的高能 X 线或电子束,并有剂量建成区,皮肤剂量较低,而且多采用 2 个以上照射野,因此严重的皮肤及皮下组织损伤已很少见。如果发生,则治疗极其困难,重要的在于预防:要选择合适的放射源;正确掌握时间、剂量;照射范围要适当;在照射一定剂量后要根据肿瘤消退情况缩小照射野;避免照射的重叠而形成的超量区;注意保护照射区的皮肤,避免外伤及刺激。

②生殖器官的改变:盆腔部的体外照射和腔内照射对生殖器官都有影响。子宫颈、子宫体及阴道对放射线的高度耐受为放射治疗子宫颈癌、子宫体癌及阴道癌提供了极有利的条件,但也会出现不同的放射反应,最多的是放射治疗后的纤维化,表现在阴道壁弹性消失、阴道变窄,在宫颈及宫体则表现为萎缩变小。若全子宫照射 10000cGy,则有不到 5% 的病人 5 年内出现子宫组织坏死和穿孔,宫腔内发生溃疡。宫颈管引流不畅时,则有可引起宫腔积液,并发感染后可造成宫腔积脓。卵巢受照射后可使卵巢功能消失而出现绝经期症状。盆腔纤维化严重者,可引起循环障碍或压迫神经导致下肢水肿或疼痛。

③肠道的改变:盆腹腔放疗受影响最多的肠道是小肠(主要是回肠)、乙状结肠及直肠。小肠是对放射线耐受量较低的器官之一,小肠在 100cm 范围内照射 4500cGy,则在 5 年内有不到 5% 的病人发生小肠溃疡、狭窄。但由于小肠的活动性较好,所以减少了局部小肠所受的辐射剂量,因此,盆腔照射一般给予 4500cGy 是安全,给至 5000cGy 一般也未发现严重并发症。小肠的放射损伤使肠道纤维化,可引起肠粘连、溃疡、狭窄甚至梗阻,临床表现为腹痛、腹泻、血便等。乙状结肠及直肠虽然对放射线的耐受量略高,但由于其活动受到限制,是易受放射(尤其是腔内照射)损伤的器官,常表现为里急后重、肛门疼痛、黏液血便,直肠镜检可见肠黏膜水肿、充血、溃疡甚至形成阴道直肠瘘。放射性直肠炎 80% 在完成放射治疗后 6 个月至 2 年间出现,大部分在 3 年内可望恢复。肠道的放射损伤很难治疗,主要是对症处理,重在预防,因此在设计放疗计划时即应慎重,如有肠粘连史,或腹、盆腔手术后就不能用过高的剂量,以防肠道的严重

损伤。

④泌尿系统的改变：腹、盆腔的放射治疗对泌尿系统器官都有不同程度的影响。妇科放射治疗中，盆腔放疗居多，所以对膀胱及输尿管的影响较大。最多见的是放射性膀胱炎，由于其对放射线的耐受较直肠为高，所以其放射损伤的发生率大大低于放射性直肠炎，仅为3％左右。出现的时间也较放射性直肠炎为晚，2/3患者在放疗后1～6年出现，大部分在4年内恢复。主要表现为尿频、尿急、尿血甚至排尿困难。膀胱镜检查可见：膀胱黏膜充血、水肿、弹性减弱或消失、毛细血管扩张，甚至出现溃疡。处理也只能对症、预防感染、止血、大量补充液体等，出血严重者需要在膀胱镜下电灼止血，需手术止血者罕见。放疗对宫旁组织及输尿管的影响均可导致对输尿管不同程度的梗阻，进而出现肾盂积水及输尿管积水。肾盂积水病人常主诉腰痛，检查为患肾区叩痛，B超、放射性核素肾图或肾盂造影即可确诊。

⑤对骨骼的影响：宫颈癌放射治疗中盆腔体外照射可以影响骨盆及股骨上段。过去体外照射用低能射线时可见放射性骨炎，严重时可致股骨头坏死或股骨颈骨折等。体外照射改用高能照射后，基本上不存在严重的骨损伤。

⑥放射致癌：放射线治癌也致癌，这已为大家公认。宫颈癌的治疗，主要是放射治疗，由于治疗效果的不断提高，长期生存的患者逐年增加，因而得以观察到放射治疗的远期并发症：放射癌。于国瑞报道的宫颈癌放射治疗后发生恶性肿瘤的发生率为0.52％，潜伏期为5～27年，平均为14.4年，发生部位最多是子宫体，其次为直肠、膀胱、卵巢软组织及骨骼，这与该器官所受的放射剂量成正相关。因为放射癌在组织学上没有任何特征，所以诊断比较困难，推荐的诊断标准是：有放射治疗史；在原放射区域内发生的恶性肿瘤，并能排除原肿瘤的复发、转移；组织学证实与原发癌不同；有相当长的潜伏期。因此，凡恶性肿瘤经放射治疗的患者应终身随诊，除及时发现原肿瘤复发或转移外，还可早期发现放射癌。

高剂量率后装腔内照射初期阶段放疗并发症明显高于传统腔内放疗，20世纪80年代以后，由于个体化治疗的应用，放射并发症逐渐下降，从镭疗与后装治疗的并发症看，两者已无明显差别。

（三）影响预后的因素

除临床分期对疗效有明显影响外，还有一些因素也不同程度地影响预后。

1. 贫血　宫颈癌的长期慢性失血或急性大出血，均可导致贫血，血红蛋白的高低与放射治疗疗效直接相关。中国医科院肿瘤医院的宫颈癌Ⅱ期、Ⅲ期患者，放射治疗前血红蛋白在80g/L以下者，比120g/L以上者5年内生存率各低30％左右。文献也有类似报道，说明宫颈癌并发贫血确实影响放疗效果，贫血愈重，影响愈大。因此治疗前应积极纠正贫血。

2. 宫腔积脓　宫体被肿瘤侵犯或宫腔局部放射反应产生的分泌物，因肿瘤或放射造成宫颈管阻塞引流不畅致宫腔积脓，其中肿瘤原因占多数。于国瑞报道，宫腔积脓占宫颈癌放疗总数的2.5％。宫腔积脓合并内膜癌率为55.6％，宫颈癌合并宫腔积脓的5年生存率比无宫腔积脓者低10％左右，合并高热及子宫增大者预后不佳。宫腔积脓在宫颈癌放疗后仍持续不愈或放射治疗后出现者，宫颈癌局部未控或复发的可能性极大，放疗后出现宫腔积脓者77.8％为子宫内膜癌，预后更差。放射治疗后如发现阴道排出物增多、发热、腹痛及子宫增大者均应考虑宫腔积脓的可能，必要时适当扩宫引流，行子宫内膜及宫颈管刮取活体组织检查，明确诊断。在放疗前或放疗中活检发现有癌则应适当增加宫腔或颈管的放射剂量。最后1次腔内治疗时取子宫内膜活检阳性或放射治疗后取子宫内膜阳性者，均应考虑手术治疗。

3. 盆腔感染　癌破坏宫颈及阴道的生理防御机制，加之盆腔检查、宫腔操作、较大压力的阴道冲洗、阴道内异物残留及阴道引流受阻等因素，均可导致上行性盆腔感染。在宫颈癌放疗前及治疗中并发盆腔感染率为6.3％。盆腔感染是影响宫颈癌放射治疗效果的重要因素之一，晚期癌尤为明显，Ⅲ期、Ⅳ期宫颈癌合并盆腔感染者比无盆腔感染的放疗5年生存率低18％，盆腔感染者体温增高持续的时间愈长、生存率愈低。

4.输尿管梗阻　宫颈癌向宫旁扩展可压迫输尿管造成输尿管梗阻,继而发生输尿管或肾盂积水。宫颈癌愈晚,肾盂积水的发生率愈高,总的发生率为 19%。宫颈癌合并肾盂积水者预后较差,其 5 年生存率比无肾盂积水者低 13%,而病例最多的Ⅲ期、Ⅳ期宫颈癌合并与不合并肾盂积水者,5 年内生存率相差 6%。

5.组织类别　宫颈鳞癌与宫颈腺癌对放射线的敏感性及疗效有无差异,意见不一。一般认为腺癌对放射线的敏感性低于鳞癌,但有学者认为宫颈腺癌对放射线的不敏感主要是因为癌细胞侵犯肌层,距放射源较远,多数并非真正的不敏感;由于宫颈腺癌常在颈管内形成较大肿块并易向子宫下段及宫旁蔓延,放疗后常易残存,以致影响效果。中国医科院肿瘤医院宫颈癌的治疗统计表明,腔内放疗在 10000mg·h 以上,腺癌占治疗总数的 18%,鳞癌只占 5.5%;但腺癌的 5 年生存率比鳞癌低 20%左右,支持腺癌对放射敏感性低、疗效低的观点。因而有学者主张宫颈腺癌在放疗后再手术切除病灶以提高疗效。

6.剂量和疗程　适当的剂量和疗程可以提高“治疗效果”。剂量过小或疗程过长,达不到对肿瘤的最大破坏作用,影响疗效;剂量过大或疗程过短,破坏肿瘤的同时其周围的屏障和组织修复能力也受到影响,也可降低治愈率。临床实践表明,宫颈癌放疗的适当剂量和疗程是:腔内照射剂量 6000~10000mg·h(“A”点剂量腔内加体外照射共 7000~8000cGy)。体外照射“B”点剂量不应低于 4000~5000cGy,在附件区组织和器官能耐受的范围内尽量提高宫旁的照射量,总疗程以 6~8 周较为理想。

五、子宫内膜癌

放射治疗是宫内膜癌有效的治疗手段之一,可以单独使用,也可以配合手术治疗。

【单纯放射治疗】

适用于各期宫内膜癌的治疗,放射治疗包括腔内照射及体外照射两部分。

（一）腔内照射

用于原发区宫腔、宫颈及阴道的治疗,重点在宫腔。腔内照射方法如下。

1.传统的腔内照射方法

(1)传统的宫颈癌照射方法:最早期对宫内膜癌的腔内放疗是采用宫颈癌传统的腔内照射方法,如斯德哥尔摩法、巴黎方法等,只是减少阴道照射剂量,增加宫颈照射剂量而已。由于不能形成宫内膜癌所需要的倒梨形剂量分布,治疗效果不很满意。

(2)传统的黑曼宫腔填塞法:一般宫腔管照射不能使瘤床受到均匀有效剂量。1941 年瑞典的 Heymen 等报道了 695 例宫内膜癌患者用宫腔填充法腔内放疗的疗效,5 年生存率从原来的 45%提高到 65%,此后,宫腔填充法被推广应用。其特点是以囊状放射器将宫腔填满,放射源与肿瘤的间距短,放射源分散,剂量分布均匀。子宫腔内填满放射容器而被撑大、变薄,肌层浸润瘤床可得到有效的照射,较一般常用的单管优越。Heymen 式填充治疗分 2 次进行,间隔 3 周,其中 1 次并用阴道照射。每次照射时间 15~36h。镭囊数目与大小可根据宫腔容积调整,宫腔总剂量是 3000mg·h,子宫浆膜面剂量达到 2600cGy,符合距放射源 1.5cm 处的剂量为 3000cGy。该法的主要缺点是防护要求高,宫腔置囊操作时间长、工作人员接受的放射剂量大。

(3)其他宫腔容器:为使放射源贴近癌瘤并达到剂量均匀,曾有人试行用 T 形、Y 形或倒三角形等宫腔内器,也有用滚珠样、弹簧式者,甚至液体放射源也曾被考虑,但皆不理想。

2.后装腔内放射治疗

(1)后装宫腔单管照射:将宫腔容器置于宫腔内,根据宫腔深度及治疗需要决定宫腔放射源移动的长度,放射源在宫腔容器内根据计划在不同位置上停留不同时间,则形成治疗宫内膜癌需要的与子宫形态相近似的倒梨形剂量分布曲线。宫内膜癌灶的位置、范围和深度均无法准确判断,肿瘤剂量就更无法计算。因此,固定某一个点作为宫内膜癌剂量计算点是不全面的,应该以实际不同大小的子宫肌层为剂量参考点可能更合理。可以用治疗计划系统计算出子宫肌层的剂量外,还可计算出膀胱、直肠及各主要区域的剂量分布情况,如不理想可进行调整。子宫肌层剂量争取达到 50Gy 以上为好,每周 1 次,每次 10Gy,分 4～5 次进行,同时适当补充阴道剂量减少阴道复发。如阴道内有明显转移灶时,局部应按阴道癌进行照射。

(2)后装黑曼式宫腔填塞技术:Rotle 设计了 Micro-slectromHDR 遥控后装源囊填充技术。192 依源直径 1.1mm。有效长 0.6nm,源囊外径分别为 4mm、5mm、6mm 及 8mm。依据宫腔大小充填不同同目的源囊,一般可填 6～10 个(宫颈管置一个,使剂量分布更合理)。治疗前用 B 超检查源囊位置的正确性,治疗计划系统计算出参考体积及参考点剂量。参考点 My:从剂量分布中轴也就是宫腔中轴顶点向下 2cm,旁开 2cm,参考体积表面基本代表宫体浆膜层。治疗方法:每次参考剂量 10Gy,共 6 次。每次直肠、膀胱最高剂量不超过 7Gy(一般 3～5Gy),包括体外照射总量 6 周不超过 60Gy。因直肠、膀胱距宫腔容器较远,与宫颈癌治疗相比超过此剂量者较少。

(3)其他后装宫腔容器:有学者发明了双管技术、伞装技术等,但均不如宫腔填充技术。

(二)体外照射

子宫内膜癌的体外照射主要负责蔓延及转移区的治疗。由于未行手术,无法判断其蔓延和转移的确切情况,故照射只能凭理论和经验进行。除Ⅰa 期、Ⅰb 期 G_1～G_2 者外均应辅以体外照射。宫内膜癌体外照射的范围除盆腔淋巴区外,腹主动脉旁淋巴区是否需要照射意见不一。如按宫内膜癌转移途径来看,体外照射就应包括腹主动脉旁淋巴区。

1.盆腔照射　应根据肿瘤的范围而定。一般包括下腹及盆腔,前后各一野相对垂直照射,照射野的上缘在腰 5 水平,下界在闭孔下缘,两侧缘在髂前上棘附近(骨盆最大外径 2cm 左右)。单纯大野照射"B"点剂量 5 周可达 50Gy。大野中间前后用 41/2 半价层的铅块遮挡 4cm 左右即成为盆腔四野照射,"B"点剂量 4～5 周一般给予 40～50Gy。各种形状的照射野都是为了减少照射体积,增加剂量分布的均匀度,可以根据病情合理选择照射野。

2.腹主动脉旁及盆腔照射　照射野是由盆腔大野上缘中央 8cm 宽向上延伸至膈下。照射范围包括腹主动脉旁、髂总及盆腔淋巴区。腹主动脉旁的照射剂量 5～6 周在 40～50Gy。

3.盒式技术　由前后两野及两个侧野组成。前后两侧缘达第 5 腰椎上缘,以覆盖髂总淋巴结,下达阴道上 1/2 闭孔下缘。照射野大小一般为 16cm×16cm。两侧缘前达耻骨联合,包括髂外淋巴结,后达骶 2～3 交界处水平,包括髂前淋巴结,照射野一般为(10～12)cm×16cm。

4.局部照射及适形照射　前者是指对肿瘤转移灶局部进行照射,照射范围和剂量根据不同需要而定,如因癌的骨转移而剧痛,可对转移灶进行局部照射,剂量为 20～30Gy。后者对某些局部病灶或复发病灶适形放疗,有时剂量可达根治量,正常组织受照射剂量小,减少并发症的发生。

【术前放射治疗】

术前放射治疗的目的是:降低癌细胞的活性,减少癌细胞种植和转移的概率;缩小肿瘤范围,提高手术切除率。术前放疗的适用范围如下。

1.Ⅰ期、Ⅱ期宫内膜癌　术前给半量腔内照射(包括阴道腔内照射),照射后 2 周内手术。也有学者主张术前行全量放射治疗,6～8 周后再行子宫切除,这种全量放疗后手术治疗的方式增加并发症概率,并不提高疗效,故多不主张。

2.Ⅲ期、Ⅳa 期宫内膜癌　能直接手术则尽量不做术前放疗。部分病人可酌情给予全量照射,8～10 周后仍有肿瘤残存有手术可能者可行手术,争取根治切除或减瘤术。

【术后放射治疗】

其目的是:给可能潜在的亚临床病变区域进行预防照射,从而提高疗效;对有残留的病灶区域进行照射,以减少复发。宫内膜癌Ⅰa期G_1、G_2、G_3及Ⅰb期G_1、G_2者术后不需附加放射治疗。Ⅰb期G_3及Ⅱ期、盆腔淋巴结阴性者可行盆腔大野照射45～50Gy。也有主张Ⅰa期G_1也加盆腔放疗的。腹主动脉旁淋巴结阳性者应另加腹主动脉旁照射。Ⅱ期患者阴道切除不足2cm者应加阴道腔内照射、局部剂量不低于30Gy。Ⅳ期患者则酌情姑息放疗。

六、卵巢癌

放射治疗作为卵巢癌治疗中的辅助治疗已有50余年的历史,虽然目前铂类和紫杉醇联合化疗已成为卵巢癌病人术后的标准治疗,但对放射线敏感的无性细胞瘤、颗粒细胞癌等患者而言,放疗仍可取得良好的效果。

【放射治疗的剂量和方法】

1.盆腔照射　多采用腹部照射和(或)化疗综合应用。照射范围包括下腹和盆腔,前后对穿垂直照射,肿瘤量4000～5000cGy,6～8周完成。Schray等采用下腹照射(第4～5腰椎至盆底)治疗Ⅰ期、Ⅱ期和选择性Ⅲ期病人(残存肿瘤小)共82例,肿瘤量4000～6000cGy,多数病人达5000～5500cGy,每周900～1250cGy,4～7周完成,疗效较好,10年Ⅰ期、Ⅱ期和Ⅲ期无瘤生存率各为78%,60%,和24%。

2.全腹加盆腔照射　卵巢癌无论病期早晚,术后都可采用全腹加盆腔照射,其原因是①病人多有盆、腹腔内广泛种植和(或)腹水,癌细胞残存的可能性大;②即使Ⅰ期、Ⅱ期病人仍不排除上腹部潜在播散或腹膜后淋巴结转移的可能;③晚期病人常肿瘤残存。

全腹照射自膈上1cm至盆腔闭孔下缘,包括腹膜在内的整个盆腹腔。照射均采用全腹开放大野照射,曾一度应用的腹部移动条形野技术经临床检验证实,其并发症率较全腹开放大野照射为高,肿瘤控制率相同,因此目前多采用腹部照射开放大野技术。照射剂量一般全腹肿瘤量6～8周为22～28Gy,前后垂直照射。为减少肝肾损伤,从后方挡肾,剂量限于15～18Gy;从前方挡肝,剂量限于22～25Gy。增加盆腔野照射剂量,使盆腔野总量达45～50Gy。

全腹加盆腔照射的疗效受很多因素影响,为取得较好的疗效,Dembo等(1992年)对选择盆腹腔放疗作为术后唯一辅助治疗的病人,制定了以下原则:①上腹部无肉眼可见肿瘤,且盆腔肿瘤<2～3cm或无肉眼见肿瘤;②整个腹腔必须包括在照射野内,放疗前模拟定位;③肝不予遮挡,但上腹部剂量因此限制在2500～2800cGy,每日量100～120cGy;④肾采用部分遮挡保护,使其受量不超过1800～2000cGy;⑤盆腔野每日照射量180～220cGy,总量达4500cGy;⑥前、后野对穿照射,确保前、后剂量相差不超过5%;⑦照射野必须在髂嵴外;⑧照射野必须达腹膜外;⑨上缘应在呼气时横膈上1～2cm。

全腹照射的病人放疗反应较大,可有恶心、呕吐、腹泻、白细胞减少、血小板减少及不同程度的肝肾损伤,甚至放疗可能因此被迫中断。肠粘连和肠梗阻是主要的晚期放疗反应,据报道肠梗阻的发生率在4%～12%,大多数为10%左右,需手术解除的肠梗阻则相对少见,晚期并发症还有放射性膀胱炎、严重的吸收不良等。

3.腹腔内放射性核素的应用　腹腔内灌注胶体198金或胶体32磷治疗卵巢癌已有30余年的历史。因放射性物质在腹腔内常分布不均,引起严重的肠道并发症,并对腹膜后淋巴结无作用,因此现多被腹腔化疗所代替。但腹腔内放射性核素治疗有其独特的优点,在它接触到的体腔表面有限的深度内可受到高剂量的照射,同时也有给药简便、治疗时间短的优点。胶体198金的β线能量为0.32MeV,射程≤4mm,其γ线易引起肠损伤。近年来多使用胶体32磷,发射纯的β线,平均能量为0.69MeV,射程约8mm,半衰期较长为14.3d,肠道损伤小。

放射性核素的腹腔灌注主要用于早期有肿瘤破裂、腹水及腹腔内有小的散在的残存肿瘤的术后治疗。这些射线穿透软组织的深度<1～2mm,因此对有较大的残存肿瘤患者并不适合。如腹腔内有粘连,影响32P灌注液体的流动,既影响疗效,又增加并发症。在腹腔灌注32P之前,最好先用99mTc-sulfurcolloid腹腔扫描了解腹腔情况,如分布良好,则用10～20mCi的32P加生理盐水稀释灌入腹腔,并改变体位,使其分布均匀。给腹膜表面20～40Gy的治疗,如分布不均时,局部浓度差异可相差10倍以上。32P腹腔治疗最常见的并发症是腹痛,发生率为15%～20%,化学性或感染性腹膜炎为2%～3%。最严重的晚期并发症是小肠梗阻为5%～10%。

4.其他方法　Adelson等报道,采用高剂量单次分割照射治疗晚期卵巢癌,取得姑息疗效。治疗的42例病人肿瘤主要限于盆腔,盆腔照射肿瘤量1000cGy,ld完成,每月1次。认为照射1～2次是安全的,超过2次有严重放射反应。25/34人肿瘤缩小,15121人阴道出血减少或停止,11/20人疼痛缓解。中国医科院肿瘤学院采用此法治疗几例晚期病人,也取得了短期姑息疗效。

膈及腹主动脉旁是卵巢癌常见的转移部位,Sehray等提出在全腹放射治疗时增加腹主动脉旁和膈下区照射野。腹腔、膈区、腹主动脉旁区及盆腔剂量分别增至3000cGy,4200cGy,4200cGy,5100cGy。Morgon等采用高分割全腹照射技术治疗Ⅲ期手术后和多疗程化疗的卵巢癌病人,后经2～3次剖腹探查证实无或仅有小的残存肿瘤。放疗采用全腹大野前后垂直照射,每日上下午各照射1次,每次肿瘤量80cGy,总量3040cGyl19d,并加盆腔照射,认为近期及远期的放疗反应小,优于一般全腹照射方法。中国医科院肿瘤医院采用此法治疗6例晚期经手术化疗后,2次剖腹探查残存肿瘤<2cm的病人,2年后216人仍无癌生存。

【放射治疗在卵巢癌综合治疗中的应用】

(一)卵巢上皮癌

1.治疗适应证　主要为术前术后的辅助治疗及晚期、复发病人的姑息治疗。放疗部位为盆腔、全腹、腹主动脉旁、局限性复发和转移灶。随着化疗的不断进展,目前术前放疗多被化疗代替,但仍可用于孤立的、限于盆腔手术切除困难的肿瘤,特别是不宜化疗的病人。术前放疗如给肿瘤量2000cGy,休息2周后可手术;如给予4000cGy,应等放疗反应过后,即休息6～8周后再手术。术后放疗可用于手术后<2cm残存肿瘤以及二探阴性病人的术后巩固治疗和二探阳性病人的术后挽救治疗,一般始于术后7～10d。

2.治疗方法　术后放疗多与化疗联合应用,多为全腹加盆腔放疗。至于32P腹腔灌注,主要用于具高危因素的早期癌患者,但疗效和应用仍有争议。晚期患者的放疗主要用于减瘤满意者(残瘤≤2cm)或晚期癌的姑息性放疗。治疗效果与残瘤大小、分期及分化程度有关。

(1)术后单纯辅助放疗:仅在一些特定的卵巢癌病人中有一定疗效。Dembo等(1985年)报道1971～1981年PMH医院全腹和盆腔放疗作为术后唯一的辅助方法治疗Ⅰ～Ⅲ期患者,根据分期、残存肿瘤的大小和分级,将病人分为高、中、低危3个组,结果中危组的5年、10年生存率分别为75%和68%,高危组则为32%和19%。Reinfuss等1992年报道345例Ⅰ～Ⅲ期卵巢癌患者,术后盆腔放疗的结果为总的5年无瘤生存率为41.7%,ⅠA～ⅡC期与Dembo等的结果相同,但Ⅲ期的仅为8.2%,残瘤>3cm者,5年无瘤生存率仅为2.7%,还有4组回顾性分析亦表明,残存肿瘤<2cm和>2cm的术后放疗,其10年生存率分别为38%～62%和0～14%。另有资料表明,全腹加盆腔放疗可治愈一些残存肿瘤<2cm的Ⅱ～Ⅲ期病人,10～15年无瘤生存或生存率达40%～60%。2005年瑞典报道卵巢上皮癌术后放射治疗疗效和毒性的长期

随访结果。19791993 年共收治 IA～Ⅲc 期 251 人,采用全腹照射或下腹盆腔照射,上腹照射剂量为 20Gy,下腹和盆腔 40Gy,其中 210 人完成治疗。放疗后 79 人(38%)复发,盆腔是最常见的复发部位(22%)。5 年、10 年生存分别为 60% 和 41%。多变量分析表明,期别、组织学形态和分级是主要影响复发的因素。放疗晚期严重并发症占 12%,5% 需手术处理。

综上所述,全盆腹放疗对细心选择的"中危组"卵巢癌而言仍不失为一种有效的治疗方法,且全盆腹放疗疗效较单纯盆腔放疗效果好。

(2)术后放、化疗联合应用:其主要问题在于联合应用放、化疗是否优于单纯术后放疗和化疗,其副作用能否耐受,放、化疗如何联合应用等。从已有文献可以看出,术后放、化疗联合应用及疗效仍有争议。一些作者认为,术后联合放、化疗较单纯放疗或化疗疗效好,但副作用大,肠梗阻的并发症在 10% 左右,且一些患者需手术解除肠梗阻,另外骨髓抑制亦较常见。也有研究表明,术后放、化疗联合应用,虽然副作用可以接受,但并未改善生存率。Pickel 等(1999)前瞻性随机研究了 64 例 ⅠC～Ⅳ期卵巢癌患者的治疗,均接受根治性切除术及术后卡铂＋表柔比星＋松龙苯芥化疗,32 例被随机分组接受全腹放疗(30Gy),并增加盆腔放疗 51.6Gy,腹主动脉旁 40Gy。结果总的 5 年生存率为:单纯化疗组为 26%,化疗加放疗组 59%,差异显著,副作用均可接受。而 Wong 等研究发现,全腹放疗加化疗并没有较术后单纯全腹腔放疗改善总的生存率,综合分析后认为分类是唯一影响无瘤生存的因素。

(3)复发卵巢癌的放疗:主要应用于以下两方面:①经过初次手术、足够的术后化疗及二探查术阳性的患者的挽救治疗;②术后化疗后局部肿瘤进展或复发患者的姑息治疗。

复发卵巢癌的挽救治疗:Sorbe 等(1996)报道,Ⅲ～Ⅳ期二次探查术满意减瘤者 172 例,前瞻性多中心研究结果表明,二探阴性者放、化疗组较不治疗组可延长复发时间,但长期生存率无区别;二探有镜下癌者,放、化疗疗效相似,治疗副作用可接受。Mychalczak 等总结文献报道的Ⅲ期接受二探治疗的 365 例病人,采用全腹照射,统计其 2～5 年的生存率,结果表明,生存与放疗前肿瘤大小有关:无或仅有镜下癌者生存率为 45%,肿瘤<1cm 为 25%,肿瘤>1cm 仅 4%。2006 年 Petit 等报道法国 4 个研究所为增加晚期卵巢上皮癌病人的疗效,采用放疗作为巩固治疗的长期结果,1983～1993 年共治疗 106 例Ⅲ期术后顺铂联合化疗后达到完全缓解,经过 2 次剖腹探查,术后残肿瘤<1cm 病人,接受放疗作为巩固治疗。盆腹腔照射剂量为 22.5Gy,其中 71 人加 22Gy 的盆腔照射,33 人加 12Gy 主动脉旁照射。中位随访 14 年,5 年和 10 年生存率分别为 53% 和 36%。11 人因放疗副作用中断放疗,长期主要不良反应是放射性肠炎 21 人,9 人需要手术处理肠梗阻,4 人因肠并发症死亡。这些文献表明,放射治疗对耐药肿瘤有效,但仅限于二次减瘤术后有小残存肿瘤病人,放疗后肠道并发症是限制应用的主要原因。一些作者主张在残瘤<0.5cm 或仅有镜下癌的病人采用放射治疗,对此也有不同结果和看法,认为这些肿瘤一线化疗无效,说明肿瘤更县侵袭性;同时放疗也常受以前大剂量化疗后骨髓耐受性差的影响,使放射中断,进而降低了放疗杀灭肿瘤的可能性。

卵巢癌的姑息性放疗:对化疗进展的患者,放疗可起到姑息性治疗的作用。2006 年 Quon 等报道加拿大采用放疗作为复发或晚期有明显症状病人的姑息治疗,19902003 年共收治 53 人,主要症状是出血(40%)、疼痛(37%)和其他症状(23%),局部放射剂量 10 次为 30Gy[从 5Gy(1 次)～52.5Gy(20 次)]。总症状控制率为 100%,68% 达到完全缓解,对出血、疼痛和其他症状的完全缓解率分别达 85%,65% 和 36%。中位有效时间 4.8 个月。常见毒性反应为胃肠反应。本研究表明,放射治疗对控制症状明显有效。在距末次治疗 6 个月以上的复发患者,如为广泛转移化疗仍是首选,但对孤立较小的病灶放疗也可以取得较好的效果。

如果肿瘤对铂类或紫杉类耐药,常对放疗也同样不敏感。但一些临床资料表明,体外放疗对顺铂耐药的卵巢癌患者仍能起到有效的姑息治疗作用。Corn 等(1994)治疗 33 例复发卵巢癌 47 个部位,采用高分割治疗方案,总症状改善率为 90%,但中位生存时间仅 4 个月。Cel-blum 等(1998)报道 47 例顺铂耐药的病人姑息性放疗结果。33 例(70%)可评价疗效,23 例(69.7%)症状完全缓解,8 例(24%)部分缓解,另 2 例因其他原因未评价,平均反应时间是 11 个月,39%(13/33)的病人症状缓解期>12 个月,仅 30%(10 例)缓解期≤6 个月。另有资料显示,在极少数病例高剂量姑息放疗可以获得长期生存,甚至治愈。

姑息治疗盆腔较大肿块时,为增加疗效,减少放射损伤,可针对肿瘤缩小照射野,追加剂量至总剂量5000~6000cGy。近年来放射治疗技术有明显进展,特别是三维适形和调强放射治疗的临床应用,明显提高了靶区剂量强度,减少了周围正常组织损伤,对卵巢癌的放疗、特别是局部肿瘤复发将提供有希望的治疗前景。

(二)卵巢无性细胞瘤

卵巢无性细胞瘤(单纯型)对放射治疗高度敏感,常采用手术及术后放疗,疗效好,生存率达 83%。放疗方法和剂量基本同卵巢上皮癌。一般有术后单纯盆腔放疗或全腹盆放疗等,单纯盆腔放疗剂量 40~50Gy,全腹 22~26Gy 且盆腔加至 40~50Gy。近年来,大量的临床研究表明,单纯型无性细胞瘤对顺铂为基础的联合化疗高度敏感,在晚期和复发性患者中,亦取得了较高的治疗率。中国医科院肿瘤医院 1959—1992 年共收治卵巢无性细胞瘤(单纯型)60 例,除 1 例单纯手术治疗外,其中 39 例接受手术加化疗,5 年生存率为 76.9%,而 20 例接受手术加放疗患者 5 年生存率为 95.0%。因为放射治疗只是一种局部治疗,对病变广泛的晚期和复发患者疗效不佳,且全盆放射治疗使患者永久性丧失生育功能。因此,目前临床上无性细胞瘤术后首选 BEP 或 BVP 方案化疗,化疗耐药者仍可选用放疗。

(郭　亮)

第七章　恶性黑色素瘤

一、概述

恶性黑色素瘤(简称黑色素瘤)是一种起源于外胚叶神经嵴黑色素细胞的恶性肿瘤。黑色素瘤可发于身体任何部位,包括皮肤、黏膜,眼、脑膜等组织,其中以皮肤黑色素瘤最常见。本病好发于白种人,其确切病因尚不清楚,日光照射是皮肤黑色素瘤的主要危险因素。此外,危险因素还包括家族史、非典型痣、较大的先天性黑色素细胞痣和发育不良痣综合征等,慢性摩擦被认为是良性痣恶变的主要原因。黑色素瘤恶性程度极高,易通过淋巴道和血行转移,其转移危险性和预后与肿瘤厚度和侵犯深度密切相关。

2012 年美国黑色素瘤新增病例数估算为 76250 例,死亡例数约 9180 例。我国的黑色素瘤发病率虽然较低,但仍在持续增加。2000 年我国黑色素瘤发病率仅为 0.2/10 万,2005~2007 年则约 1/10 万,每年新发病例约 2 万人。据统计,美国恶性黑色素瘤在男性恶性疾病中增长最快,在女性则仅次于肺癌。发生恶性黑色素瘤的高危因素包括明确的家族史,黑色素瘤病史,多发非典型痣或发育不良痣和先天基因突变。除外内因,阳光暴晒也可能对黑色素瘤的发生发展起推动作用。皮肤容易被晒伤且皮肤白皙的个体的患病风险更高。然而黑色素瘤也发生于任何人种和未接受过大量阳光暴晒的人群。分期、厚度为中国黑色素瘤患者的预后不良因素。在美国,大约 82%~85% 的黑色素瘤患者就诊时为局限性疾病(AJCC Ⅰ 或 Ⅱ期),10%~13% 为区域转移(AJCC Ⅲ 期),2%~5% 发生远处转移(AJCC Ⅳ 期)。中国还未有相关数据的报道。通常而言,预后好的患者为局限性病变且原发肿瘤厚度≤1.0mm,其中 90% 的患者可获得长期生存。肿瘤厚度>1mm 的长期生存率为 50%~90% 不等。肿瘤厚度越厚,淋巴结受累的可能性越高。区域淋巴结受累,生存率几乎减半。Ⅲ 期患者 5 年生存率为 20%~70% 不等,远处转移患者的长期生存总体不超过 10%,但也有部分患者生物学特性独特而进展缓慢。

二、恶性黑色素瘤的诊断和分期

(一)病理

黑色素瘤的常见病理类型:

1.浅表扩散型黑色素瘤(SSM)　SSM 是白人黑色素瘤最常见的病理类型,约占 70%。SSM 主要发生于普通皮肤,常来源于色素不典型痣,以放射生长为特点,表现为大的肿瘤性色素细胞在鳞状上皮之间呈铅弹样或派杰样播散。肿瘤呈侧向性生长,发生于垂直浸润期之前者预后相对较好。SSM 多发生于间歇性接受日光照射部位的皮肤,好发于男性躯干和女性下肢。

2.结节型黑色素瘤(NM)　NM 是一种处于垂直生长期的黑色素瘤亚型,侵袭性强,占白种人所有黑色素瘤的 10%~15%。NM 常表现为快速生长的色素性结节(偶尔为无色素性结节),偶成息肉样,诊断时一般皮肤浸润较深。常见于接受日光照射的部位,如躯干、头颈部和小腿皮肤,60岁以上老人和男性更多见。该类型黑色素瘤水平生长期少见,若出现水平生长期则提示预后不佳。

3.恶性雀斑样黑色素瘤(LMM)　LMM约占所有黑色素瘤的10%。该病理类型源于恶性雀斑,表现为非典型性黑色素瘤细胞沿真皮表皮交界处呈线状或巢状增生,下延至毛囊壁和汗腺导管,并伴有严重的日光性损伤,同时有真皮内非典型性黑色素细胞浸润。LMM生长较慢,少见转移,老年人多见,预后相对较好。

4.肢端雀斑样黑色素瘤(ALM)　ALM在白种人中发病率低,约5%,是有色人种中最常见类型,我国黑色素瘤患者多为此型。ALM侵袭性强,常由水平生长期迅速进入垂直生长期。该病理类型好发于手掌、足跟、指(趾)、甲床和黏膜,发病部位特殊且隐匿,易被忽视。

此外,上皮样黑色素瘤、促纤维增生性黑色素瘤、恶性无色素痣、气球样细胞黑色素瘤、梭形细胞和巨大色素痣黑色素瘤等病理类型较少见。

(二)临床表现

黑色素瘤90%以上原发于皮肤,常见部位包括足底、指(趾)间、甲下、下肢、头皮等。皮肤黑色素瘤早期临床表现为痣或色素斑增大、隆起、破溃不愈、边缘不规则、颜色改变、局部形成水疱、瘙痒、刺痛等,或新发皮肤肿物。晚期肿瘤破溃、出血,出现淋巴及血行转移。常见转移部位包括淋巴结、皮肤、肺、肝、脑、骨等。非皮肤来源性黑色素瘤占所有黑色素瘤的4%~5%,原发部位包括眼睛睫状体、虹膜、脉络膜,鼻、呼吸道、消化道、生殖系统黏膜,脑膜等处。眼睛黑色素瘤多无明显症状,由常规眼睛检查发现,可表现为视野缺损、闪光感、视物漂浮感等非特异性症状。黏膜黑色素瘤多表现为原发部位肿物,继而出现肿瘤破溃出血、疼痛及远处转移症状。非皮肤来源黑色素瘤易血行播散至肝脏、肺、脑、皮肤等部位。

(三)诊断与鉴别诊断

1.诊断要点　皮肤病变若出现如下改变应怀疑恶性黑色素瘤:①形状不规则,表面隆起;②边缘呈锯齿状,边界不清;③颜色异常改变;④直径>6cm;⑤病变增大或出现溃疡、瘙痒等变化;简称"ABCDE"原则。

对可疑色素病灶应行活检,经病理组织学确诊。通常采取切除活检,保证切缘1~3mm。对不宜切除活检的部位(如面部、手掌、足跟、耳、指趾或甲下病灶)或巨大病灶,可全层切开活检或取病灶最厚处行穿刺活检。肿瘤厚度、浸润深度、有无溃疡及淋巴结转移情况是临床分期的重要依据,与预后密切相关,应在病理报告中详细描述。

2.辅助检查　确诊恶性黑色素瘤后应行全面体检,并根据患者情况选择相应辅助检查,以评价患者基线情况、确定肿瘤分期。要特别注意皮肤和区域淋巴结,应检查包括肺、肝、骨、脑及远处皮肤、淋巴结等易转移部位,原发灶在下肢者应注意检查盆腔、腹腔淋巴结。

(1)实验室检查:早期黑色素瘤实验室检查通常无明显异常,晚期患者与其他肿瘤类似,可出现贫血、水电解质平衡紊乱、肝肾功能异常等。血清LDH水平与肿瘤分期及预后有关,应予评价。

(2)影像学检查

1)X线检查:黑色素瘤肺转移常见,胸片是初治黑色素瘤患者最常使用的检查手段。X线检查对微小病灶检出率低,对无症状的患者不做常规推荐。

2)超声检查:超声已广泛用于黑色素瘤原发灶的评价及淋巴结状态的评估,对诊断皮肤移行转移灶及卫星结节敏感性、特异性均好。经直肠或经阴道超声有助于直肠及阴道黑色素瘤的诊断及分期。转移性淋巴结彩超表现为淋巴结形态不规则,呈圆形,纵横比>1/2,淋巴门结构偏心或消失,皮髓质分界不清,皮质层增厚。门型血流消失,超声造影剂由周边向内部灌注。此外,经彩超引导下的淋巴结穿刺活检对诊断淋巴结转移或复发意义重大。

3)CT、MRI 检查:增强 CT 扫描是发现肺、胸膜、纵隔、肝脏、腹膜后及盆腔淋巴结等深部组织器官转移的重要手段。MRI 软组织分辨率高,对脑、肝脏、骨骼等部位转移的诊断优于 CT。Ⅰ~Ⅱ期无远处转移症状的患者,影像学检查阳性率低,不做常规推荐。但Ⅲ期及Ⅳ期患者发生转移的概率大,推荐行 CT 或 MRI 检查用于基线评估或随访。

4)PET/CT 检查:PET 更易发现亚临床转移灶,但假阳性率高。大多数学者认为对于临床局限的黑色素瘤,用 PET/CT 发现转移病灶不敏感,受益率低。对Ⅲ期患者,PET 扫描可以帮助发现 CT 不能发现的特征性病变。

(3)前哨淋巴结活检(SLNB):前哨淋巴结状态是判断黑色素瘤预后的重要因素之一。临床Ⅰ~Ⅱ期的患者,影像学发现隐匿性淋巴结或远处转移的概率低,CT 和 MRI 检查作用有限,PET/CT 对前哨淋巴结评价的灵敏度不超过 20%。因此,对有不良病理特征的Ⅰ、Ⅱ期患者,提倡行前哨淋巴结活检,明确病理分期,决定是否应行选择性淋巴结清扫术。

3.鉴别诊断　早期黑色素瘤可通过"ABCDE"原则与皮肤黑斑、痣、角化棘皮瘤等良性皮肤疾病相鉴别。良性痣通常呈圆形或卵圆形,边缘规整,多为棕色或黑色。大部分黑色素瘤有色素性改变,因而非黑色素瘤性皮肤癌通常不易与黑色素瘤混淆。

4.分期

Tx　　原发肿瘤无法评估

T_0　　无原发肿瘤证据

Tis　　原位癌

T_1　　深度小于或等于 1.0mm

T_{1a}　　无溃疡且核分裂小于 $1/mm^2$

T_{1b}　　有溃疡或核分裂大于或等于 $1/mm^2$

T_2　　深度 1.01~2.0mm

T_{2a}　　无溃疡

T_{2b}　　有溃疡

T_3　　深度 2.01~4.0mm

T_{3a}　　无溃疡

T_{3b}　　有溃疡

T_4　　深度大于 4.0mm

T_{4a}　　无溃疡

T_{4b}　　有溃疡

Nx　　区域淋巴结无法评估

N_0　　无区域淋巴结转移

N_1　　一个淋巴结

N_{1a}　　镜下可见

N_{1b}　　肉眼可见

N_2　　2~3 个淋巴结

N_{2a}　　镜下可见

N_{2b}　　肉眼可见

N_3　　临床:多于或等于 1 个淋巴结伴途径转移或卫星病灶;病理:4 个或更多淋巴结转移,或融合的淋

巴结转移,或淋巴结转移伴途径转移或卫星病灶

M_0 无远处转移

M_{1a} 转移至皮肤、皮下组织或远处淋巴结

M_{1b} 转移至肺

M_{1c} 转移至其它内脏,或任何部位的远处转移伴血清 LDH 升高

三、恶性黑色素瘤的综合治疗原则

黑色素瘤遵循以手术切除为主配合化疗、放疗、生物治疗的个体化综合治疗原则。原发肿瘤应行根治性切除,淋巴结受累者同时行区域淋巴结清扫术,孤立转移灶亦可手术切除,术后根据病理分期及患者情况选择辅助治疗手段。转移性黑色素的治疗尚缺乏统一意见,应根据患者情况选择手术、化疗、放疗、免疫治疗等综合治疗手段。

(一)外科治疗

手术切除仍是黑色素瘤的一线治疗手段。对早、中期患者可防治局部复发及远处转移,达到临床治愈。对晚期患者可控制肿瘤进展,缓解症状,提高患者生存质量。对手术有可能切除的所有病灶(包括Ⅳ期患者),均应尽量切除。

1.原发灶的扩大切除   黑色素瘤原发灶的扩大切除应据肿瘤最大厚度决定切缘。原位癌,扩大切除范围应为切缘 0.5cm;肿瘤厚度≤1.0mm 时,切缘 1cm;肿瘤厚度 1.01～2.00mm 时,切缘应为 1～2cm;肿瘤厚度在 2.01～4mm 时,切缘 2cm。当厚度＞4mm 时,大部分学者认为保证切缘 2cm 即可,但部分学者认为至少应达 3cm。切缘可根据解剖部位及美容和功能要求做调整。

2.区域淋巴结清扫   对存在临床显性淋巴结或前哨淋巴结活检阳性的Ⅲ期患者,需行区域淋巴结清扫术,将受累淋巴结完整切除。腹股沟、腋窝和颈部淋巴结清扫个数应分别不少于 10 个、15 个、15 个。若腹股沟区转移浅表淋巴结≥3 个,应选择性行髂窝和闭孔肌淋巴结清扫;若盆腔 CT 示腹股沟深淋巴结(Cloquet 淋巴结)阳性则必须行髂深部和闭孔肌淋巴结清扫。

(二)辅助治疗

绝大多数原位或早期黑色素瘤患者单纯手术切除即可治愈。0 期、ⅠA 且无不良预后因素的患者无标准术后辅助治疗推荐。对有高危复发风险ⅠB 患者术后观察或可进入临床试验。ⅡA 期患者,辅助治疗可以选择参加临床试验或密切观察。ⅡB、ⅡC、Ⅲ期患者及术后已达无瘤状态的Ⅳ期患者,辅助治疗可选参加临床试验,或高剂量干扰素 α-2b×1 年。对于有多个淋巴结转移,淋巴结包膜外侵犯,淋巴结无法切除的ⅢC 期患者术后行全身治疗或可选放疗、瘤内注射、大剂量干扰素、临床试验。Ⅳ期患者术后可大剂量干扰素、观察、进入临床试验。

(三)转移性黑色素瘤的治疗

转移性黑色素瘤的预后差,无标准治疗方案,仍以全身治疗为主。对局限性转移病灶也可选择手术切除、放射性粒子植入、射频消融等局部治疗手段。转移性黑色素瘤化疗有效率低,优先推荐入组临床实验。

1.移行转移   移行转移灶小且数目有限者优先选择手术完全切除(切缘须阴性)。若移行转移灶数目不多,不易完全切除可行卡介苗或干扰素等瘤内注射。激光治疗对部分患者有效。对四肢移行转移,隔离肢体热灌注化疗或灌注化疗可作为不可切除患者的选择之一。此外,也可选择电化学治疗、局部放疗或全身化疗。

2.远处转移   对孤立性可切除转移灶,优先考虑手术治疗。播散性病变以全身治疗为主,可选择化疗、

细胞因子治疗、小分子靶向药物、单克隆抗体或疫苗等。上述治疗手段可单独或联合使用。若一线治疗无效或复发,ECOG 评分 0～2 分患者可以选择其他药物。

脑转移患者需优先处理颅内病灶,以延缓颅内出血、癫痫等发生。黑色素瘤脑转移的治疗与其他中枢神经系统转移瘤相似,依据患者症状、转移灶数量及部位选择放疗或手术。立体定向放疗(X 刀或伽马刀)和手术局部控制率高,应作为单发病灶的首选推荐。对 3 个以上转移灶或弥漫性脑转移患者,可选择全脑放疗或化疗,全脑放疗效果不佳,剂量通常为每 2 周 30Gy/10f。黑色素瘤脑转移预后差,中位生存期不超过 4 个月。

(四)放疗

黑色素瘤对放疗不敏感,常规分割治疗效果差,大分割照射可在一定程度上提高反应率。目前,放疗在黑色素瘤的治疗中仍处于辅助治疗地位,选择性用于手术切除不彻底、伴广泛神经侵犯或淋巴结高危复发风险的患者。

(五)眼睛和黏膜黑色素瘤的手术治疗

虹膜黑色素瘤以局部切除为主,如果肿瘤弥漫性生长,则需行全眼球摘除术或局部放疗,较少复发。葡萄膜黑色素瘤可据患者情况选择近距离放射治疗、粒子植入、局部切除、眼球摘除、化疗和生物治疗等。目前最常用方法仍是眼球摘除与放疗。葡萄膜黑色素瘤侵袭性高,易血行转移,10 年内 34% 的患者出现转移,近 90% 的转移患者肝脏受累。转移性患者预后差,确诊转移 1 年内,死亡率达 80%,2 年内达 95%。眼睛黑色素瘤对化疗、生物治疗反应差,目前仍无有效药物。单个病灶可手术切除,肝转移灶可考虑经肝动脉栓塞化疗或肝内病灶射频消融,但作用有限。

黏膜黑色素瘤侵袭性高,诊断时常分期较晚,预后差。目前手术切除仍是主要治疗手段,由于其远处转移风险高,对该类患者根治性手术需谨慎考虑。对头颈部黑色素瘤,术后放疗可减少局部复发,但鉴于期远处转移风险,难以改善总生存。

(六)恶性黑色素瘤的化学治疗和靶向治疗

1.化学药物治疗　对黑色素瘤有效的化学药物主要有达卡巴嗪、替莫唑胺(TMZ)、铂类(顺铂、卡铂)、亚硝脲类、长春碱类、紫杉醇、福莫司汀以及细胞因子(白介素 2 和干扰素)。黑色素瘤对大多数细胞毒药物耐药,单药有效率仅 15%～20%,有效持续时间短。多药联合化疗增毒不增效,联合细胞因子的生物化疗,化疗方案有效率提高,但生存无改善。目前,恶性黑色素瘤的化学治疗尚无标准方案,优先考虑入组临床试验。

(1)细胞因子治疗

1)大剂量白介素 2(IL-2):剂量与用法:①高剂量推注法:600000～720000U/kg,静脉推注 15 分钟以上,每 8 小时给药一次,最多连用 5 天。②持续输注法:$18×10^6 U/m^2$,连续 24 小时静脉输注,共 5 天。③"Decrescendo"方案:$18×10^6 U/m^2$,连续静脉输注 6 小时,立即续以 $18×10^6 U/m^2$,连续静脉输注 12 小时,立即续以 $18×10^6 U/m^2$,连续静脉输注 24 小时,立即续以 $13.5×10^6 U/m^2$,连续静脉输注 72 小时。④间断或长期皮下用药:剂量变化较大。

不良反应:低血压(常需使用升压药物)、毛细血管渗漏综合征、肾功能不全、肝功能异常等。目前尚无有效措施既能减轻其毒性又不减少其用量。用药过程中需严密监护,一旦发生毒副反应需及时减量或停药,同时对症支持治疗。

疗效评价:大剂量 IL-2 单药用于治疗转移性黑色素瘤,总有效率约 16%,中位有效时间 8.9 个月,其中CR6%,中位 CR 持续时间达 59 个月以上。大剂量 IL-2 有效率不亚于细胞毒药物,且有效持续时间长。

2)干扰素 a-2b(Interferona-2b)

①短效干扰素 a-2b

剂量与用法:a.大剂量方案:先行 20MU/m²,静脉滴注,每周 5 次,连用 4 周。然后改为 10MU/m²,皮下注射,每周 3 次,连用 48 周。b.小剂量方案:3MU,皮下注射,每周 3 次,治疗期 1～3 年。

不良反应及处理:疲乏、发热、抑郁、恶心、头痛、转氨酶升高、中性粒细胞减少等。有因肝脏毒性发生治疗相关性死亡的报道。用药过程中应严密监测,静脉给药期间,每周检测肝功能和血细胞计数。转氨酶大于 5 倍正常值上限或粒细胞计数低于 0.5×10⁹/L 时须及时停药。提前应用解热镇痛药物可减少发热症状的发生。

疗效评价:初步研究显示,IFN-α 单药治疗转移性黑色素瘤客观有效率不超过 20%,目前仍以术后辅助治疗为主。

②聚乙二醇干扰素:聚乙二醇干扰素为一种长效干扰素 α-2b,2011 年美国 FDA 批准其用于根治手术(包括全淋巴结切除术)后 84 天内出现显微镜下或大体可见转移淋巴结的黑色素瘤患者的辅助治疗。

用法用量:每周 6μg/kg,皮下注射,共 8 剂后改为每周 3μg/kg,皮下注射,最多 5 年。

不良反应:疲乏,ALT 增高,AST 增高,发热,头痛,厌食,肌肉痛,恶心,畏寒和注射部位反应。

禁忌证:已知对聚乙二醇干扰素 α-2b 或干扰素 α-2b 严重超敏者;自身免疫性肝炎;肝失代偿(Child-Pugh 评分>6)。

疗效评价:Ⅲ期临床试验(EORTC 18991)中,聚乙二醇干扰素治疗可显著延长Ⅲ期黑色素患者的 RFS,延长溃疡型和显微镜下淋巴结转移患者(Nl)无远处转移时间(DMFS)和总生存(OS)。

(2)细胞毒药物化疗

1)达卡巴嗪(DTIC)单药

DTIC	200mg/m²	静脉滴注	第 1 天～第 5 天	每 4 周重复
或 DTIC	40mg/m²	静脉滴注	第 1 天～第 3 天	每 4 周重复
或 DTIC	850～1000mg/m²	持续静脉灌注>1 小时,第 1 天		2～4 周重复

注意事项:DTIC 见光易分解,静脉滴注时注意避光。本方案耐受性好,不良反应相对较轻,常见副作用包括胃肠反应和中度骨髓抑制,可出现流感样症状。上述三种用法疗效相当,持续灌注的一日疗法方便,适用于门诊患者。

疗效评价:DTIC 至今仍被认为是治疗黑色素瘤内科治疗的“金标准”,单药有效率约 20%。DTIC 单药对黑色素瘤的缓解程度有限,缓解维持时间短,约 4～6 个月,少于 2% 的患者预计生存达到 6 年。

2)替莫唑胺(TMZ)单药

| TMZ | 200mg/m² | 第 1 天～第 5 天口服 | 每 4 周重复 |
| 或 TMZ | 75mg/m | 连续口服 6 周 | 每 8 周重复 |

不良反应:恶心、呕吐、头疼和倦怠的发生频率最高,多为自限性,标准止吐药物可控制。骨髓抑制多发生于治疗初始几个周期第 21～28 天,1～2 周内恢复,发生Ⅳ级骨髓抑制的比例为 7%～8%。

疗效评价:TMZ 单药在客观有效率及生存期方面与 DTIC 类似,但在无进展生存期及生活质量方面较 DTIC 更有优势,有望替代 DTIC。该药口服吸收良好,可通过血脑屏障,可单独或与放疗联合用于颅内转移性黑色素瘤。小剂量持续给药方案与 5 天方案相比未能提高疗效,但血液学毒性增加。

3)亚硝脲类药物:亚硝脲类主要包括卡莫司汀(BCNU)、洛莫司汀(CCNU)、福莫司汀(FTM)。该类药物可通过血脑屏障,有效率约 13%～18%,对既往接受过 DTIC 治疗的患者有效率低。目前单药用于治疗转移性黑色素瘤的药物主要为福莫司汀。用法:福莫司汀 100mg/m²,静脉滴注,每 3 周重复。福莫司汀可通过血脑屏障,单药有效率16%～47%,可延长患者发生脑转移的时间,较DTIC有一定生存优势。福莫司汀用于黑色素瘤脑转移患者有效率达25%,在欧洲被一线推荐用于黑色素瘤脑转移。脱发、胃肠反应、骨髓抑制是其主要毒性反应。

4)铂类药物:用于黑色素瘤治疗的铂类药物主要指顺铂和卡铂。有关顺铂治疗转移性黑色素瘤的报道较多,有效率约10%～20%,平均14%。卡铂治疗黑色素瘤的研究相对较少,Ⅱ期临床研究报道起反应率与顺铂相似,有效率低于20%。铂类药物在黑色素瘤中按常规剂量使用,顺铂80～120mg/m² 一次或分次给药,卡铂按AUC=5～6给药,每3～4周重复。

5)微管蛋白抑制剂:长春碱类及紫杉醇类药物均显示出一定的抗黑色素瘤活性。长春碱及长春地辛单药有效率低,较少单独使用,常与其他药物联合应用。紫杉醇及多西紫杉醇常用于黑色素瘤的二线或三线化疗,单药有效率约3.3%～17%。以白蛋白为载体的紫杉醇纳米形式在Ⅱ期临床试验中显示了较紫杉醇更优越的抗肿瘤活性,入组初治转移性黑色素瘤患者37例,19%获得PR,30%患者稳定超过4个月,目前Ⅲ期临床试验正在计划中。

(3)联合化疗方案:多药联合化疗较单药化疗能提高客观有效率,可能延长生存,但毒副作用明显加重。

1)以DTIC为基础的联合化疗

①CVD方案

DTIC	450mg/m²	静脉滴注	第1天
长春新碱	3mg/m²	静脉滴注	第1天～第4天
DDP	50mg/m²	静脉滴注	第1天～第4天

每3～4周重复。

不良反应:主要为恶心、呕吐、中性粒细胞减少。因高剂量顺铂的胃肠道反应较大,因此应用过程中需加强止吐治疗。

疗效评价:DTIC、长春碱类药物和顺铂联合是黑色素瘤治疗中常用的方案。据报道,此三药联合的有效率为24%～45%,近年来有多项随机临床试验对多药联合方案与DTIC单药比较,结论各异,联合化疗的意义尚有待于进一步的大规模随机临床试验的证实。

②Dartmouth方案

DTIC	220mg/m²	静脉滴注	第1天～第3天/4周
BCNU	150mg/m	静脉滴注	第1天/8周
DDP	25mg/m²	静脉滴注	第1天～第3天/4周

三苯氧胺(TAM)20mg/d,持续口服。

不良反应:轻到中度的骨髓抑制,中度胃肠道反应。有文献报道应用此方案治疗中,有患者死于呼吸衰竭,可能与BCNU引起的肺毒性有关。尚有应用此方案发生深静脉血栓和肺栓塞的报道,考虑与他莫昔芬有关。

疗效评价:该方案是应用较多的含他莫昔芬的化疗方案。DelPrete首次报道总有效率达55%,随后几个Ⅱ期临床试验共观察141名患者,有效率为46%,其中CR率为11%。但近年来几项大型临床研究并未能重复出以往的较高有效率。

③BVD方案

BCNU	100mg/m²	静脉滴注	第1天
VCR	1.5mg/m²	静脉滴注	第1天,第4天
DTIC	150mg/m²	静脉滴注	第1天～第5天

每 6 周重复。

④BOLD 方案

BLM	7.5mg 皮下注射，第 1 天，第 4 天，第 2 程起为 15mg		
VCR	1mg/m²	静脉滴注	第 1 天,第 4 天
CCNU	80mg/m²	口服	第 1 天
D11C	200mg/m²	静脉滴注	第 1 天～第 5 天

每 4～6 周重复。

不良反应：恶心、呕吐、中性粒细胞减少、发热和皮肤色素沉着。洛莫司汀可引起胃肠道反应，预先服用镇静剂、止吐剂或于睡前服用可防止呕吐。博莱霉素应用时约有 1/3 的患者可能发生发热反应，多于给药后 3～5 小时发生，可自行消退。

疗效评价：早期研究报道该方案有效率高达 40%，但随后进行的 Ⅱ 期临床试验并未能证实此结果，有效率降至 4%～20%。目前此方案应用较少。BLM 可引起肺纤维化，对肺功能差或肺部放疗患者应慎用或不用。

2）以 TMZ 为基础的联合化疗

TMZ 联合 DDP

TMZ	200mg/m²	口服	第 1 天～第 5 天
DDP	75mg/m²	静脉滴注	第 1 天

每 28 天重复。

疗效评价：通过报道该方案有效率达 48.6%，中位生存期为 48 周。但希腊肿瘤协作组进行的一项随机的 Ⅱ 期临床研究表明，TMZ 单药与 TMZ 联合 DDP 治疗晚期黑色素瘤，疗效无明显差别，但联合化疗毒副作用增加。

3）以紫杉类为基础的联合化疗：紫杉类药物可与 DTIC、TMZ、DDP、CBP、TAM 等联合应用于转移性黑色素瘤，有效率约 12%～41%。紫杉醇与铂类具有协同抗肿瘤效应，且毒性无重叠，临床较常使用。初步研究显示，紫杉醇联合卡铂对一线治疗失败的转移性黑色素瘤仍然有效，可作为二线治疗推荐。而紫杉醇联合 DTIC 的有效率未能超过紫杉醇单药。紫杉醇、顺铂、DTIC 三药联合方案安全有效，据 Papadopoulos 等报道，总有效率可达 41%，骨髓抑制和神经毒性是其剂量限制性毒性。

4）生物化疗：化疗和细胞因子免疫治疗均对黑色素瘤有效，且二者之间不存在交叉耐药，因此细胞因子与化疗药物联合应用的生物化疗方案被广泛研究，以期能提高总有效率，延长有效时间。其中以 DTIC 为基础的方案联合 IL-2、IFN-α 研究较多。

①DPII 生物化疗方案

DTIC	250mg/m²	静脉滴注	第 1～3 天
DDP	25mg/m²	静脉滴注	第 1～3 天
IFN-α	500 万 U	皮下注射	第 6、8、10、13、15 天
IL-2	1800 万 U/m²	静脉滴注	第 6～10 天,第 13～15 天

每 28 天重复。

②CVDII 生物化疗方案

DTIC	800mg/m²	静脉滴注	第 1 天
VLB	1.2mg/m²	静脉滴注	第 1～4 天
DDP	20mg/m²	静脉滴注	第 1～4 天
IL-2	9MU/(m² · d)	持续静滴 24 小时	第 1～4 天
IFN-α	5U/(m² · d)	皮下注射	第 1～5 天每 21 天重复。

联合细胞因子的生物化疗方案较单纯化疗有效率提高,毒性尚可耐受。但大规模临床实验证实其并不能提高 OS 或延长 TTP。化疗与免疫治疗间的相互作用复杂,免疫制剂与化疗药物的给药时机和顺序对方案的疗效和毒性影响较大,仍是目前有待解决的难点。

2.黑色素瘤的靶向治疗　近年来,随着对黑色素瘤分子生物学行为的进一步认识,许多小分子药物及单克隆抗体得到有效开发,并在一些临床研究中崭露头角,成为近年黑色素瘤的研究热点和治疗希望。早期临床研究结果显示对晚期黑色素瘤,分子靶向药物联合化疗可提高疗效。

(1)MAPK 通路抑制剂,PBI3K/AKT 通路的小分子药物:近年研究表明 BRAF 是黑色素瘤发生的重要癌基因,且与肿瘤早期转移相关,通过报道约 48% 的黑色素瘤患者存在 BRAF 突变,其中 $BRAF^{V600E}$ 突变占 74%,$BRAF^{V600K}$ 约 20%。除 BRAF 突变外,约 15%～30% 的黑色素瘤存在 NRAS 突变,4% 存在 c-kit 基因突变。上述基因变异,常导致 MAPK,PI3K/AKT 信号过度激活,靶向上述通路的小分子药物有望为黑色素瘤的治疗带来新曙光。

1)PLX4032:PLX4032 为口服 BRAF 激酶抑制剂,能选择性抑制 $BRAF^{V600E}$ 突变型 BRAF 激酶活性,发挥抗肿瘤作用。PLX4032 治疗 BRAF 突变阳性的黑色素瘤患者的 Ⅰ、Ⅱ 期临床试验结果显示,初步反应率超过 50%。针对 $BRAF^{V600E}$ 突变的晚期黑色素瘤患者进行的 Ⅲ 期临床试验中,PLX4032 有效率明显高于达卡巴嗪(48% vs.5%),与达卡巴嗪相比,PLX4032 明显改善患者生存,延长 PFS。基于其惊人疗效,2011 年 8 月美国 FDA 批准 vemurafenib 用于治疗 $BRAF^{V600E}$ 突变的晚期黑色素瘤患者。vemurafenib 用法:960mg,口服,2 次/天,间隔 12 小时,直至疾病进展或不可耐受的副反应出现。主要不良反应包括:皮疹、光过敏、脱发和关节痛,部分患者可能发生皮肤鳞状细胞癌。对治疗过程中发生皮肤鳞状细胞癌的患者,可外科切除,无需停药。

2)格列卫:是一种多靶点小分子酪氨酸酶抑制剂,其靶点主要包括 Bcr-Abl 融合蛋白、c-kit、PDGFR等。据国外报道 30%～40% 的肢端型和黏膜型黑色素瘤存在 c-kit 变异。Ⅱ 期临床研究报道,格列卫在存在 c-kit 变异的晚期黑色素瘤患者中显示出良好疗效,总反应率近 20%,疾病控制率达 60%。我国肢端型和黏膜型黑色素瘤占黑色素瘤总数的 60% 以上,格列卫有望成为中国黑色素瘤患者的新希望。据北京肿瘤医院郭军等报道,中国黑色素瘤患者 c-kit 变异率仅 10.8%,进一步扩大规模的研究仍有必要。

3)索拉非尼:主要通过靶向 B-raf 发挥作用。据 Ⅱ 期临床结果报道,索拉非尼(每次 400mg 口服,每日 2 次)联合 DTIC($1000mg/m^2$,第 1 天,3 周重复)治疗晚期黑色素瘤耐受性好,明显延长患者无病生存期,提高疾病缓解率。此外,Hauschild 等报道了索拉非尼联合紫杉醇/卡铂方案的 Ⅲ 期临床结果,与安慰剂相比,虽然加用索拉非尼组 PFS 无改善,但该方案安全性好,值得深入研究。TMZ 联合索拉非尼治疗也在进一步研究中。

除上述药物外,还有许多新的靶向药物在临床研发中,如针对 Raf 激酶的 RAF265、A2628 以及靶向Ras 的 AZD6244 等。

(2)黑色素瘤的免疫治疗

1)PD-1 单抗(pembrolizumab 和 nivolumab):美国 FDA 批准 PD-1 单抗用于一线治疗。专家组认为pembrolizumab 和 nivglumab 有着比 ipililumab 更高的反应率及更少的副作用,这两个药物应该被考虑用作一线治疗。pembrolizumab 和 nivolumab 治疗均会导致免疫介导的毒副反应,虽 3～4 级的毒副反应较ipilimumab 少,但仍需密切关注。常见的不良事件(发生概率>20%)包括恶心、皮疹、瘙痒、咳嗽、腹泻、食欲下降、便秘和关节痛。当出现严重的免疫介导肺炎、结肠炎、肝炎、垂体炎、肾炎及甲状腺功能紊乱时,需考虑使用类固醇激素治疗。对于既往使用 ipilimumab 而导致垂体炎的患者,应先使用激素替代治疗后再开始 pembrolizumab 治疗。

2)CTA-4 单抗(ipilimumab,ipi):在对初治患者的Ⅲ期临床研究中,ipilimumab 单药及 ipilimumab 联合达卡巴嗪组的 0s 较对组均有显著提高。,ipilimumab 会导致于的免疫介导的毒副反应。使用过程中需格外注意,密切观察其毒副作用,ilimumab 在国内尚上市。

有关 CTLA-4 单抗联合 PD-1 单抗治疗,2015 美国 ASCO 会议上报道了一项 PD-1 单抗(nivolumab)联合 CTLA-4 单抗(ipilimumal)t 临床研究结果。结果显示联合组的有效率为 60%,单药组仅为 11%,其中完全缓解率分别为 12%和 0,PFS 分别为 8.9 个月和 4.7 个月($P=0.0012$)。从 PD-L1 的表达与疗效关系看,PD-LI 高表达的患者,联合组和单药组疗效相近;而低表达的患者,联合组疗效则远高于单药组。ilimumab 已获得 FDA 批准用于不可切除或转移性黑色素瘤的治疗,用药剂量为 3mgkg,每 3 周用药一次。FDA 推荐的三种包含 PD-1 单抗的治疗方案(nivolumab,pembrolizumab 和 nivolumah+ipilimumab 联合方案)的用药方式为在未出现疾病进展或毒性不可耐受的情况下,持续给药。由于缺乏长期应用 PD-1 单抗的相关数据,目前用药的最佳持续时间尚不清楚。目前在没有出现无法耐受毒性的情况下,一般会持续给药直至出现最佳疗效。最佳疗效目前没有标准定义通常指在间隔至少 12 周的至少连续 2 次评效中未再出现肿瘤继续缩小。在达到最佳疗效后是否继 PD-1 单抗的治疗目前仍存争议。临床实际操作中常在达到最佳疗效后继续 PD-1 治疗 12 周。

（易子寒）

第八章　中西医结合治疗肿瘤

第一节　肺癌

【概述】

原发性支气管肺癌简称肺癌,系肿瘤细胞源于支气管黏膜或腺体,常有区域淋巴结转移和血行播散,以咳嗽、痰血或咯血、呼吸困难和胸痛为主要临床表现。近 30 年来肺癌在许多国家和地区发病率和死亡率都在逐年增加,我国将成为世界第一肺癌大国。中医古代文献中虽然没有"肺癌"病名,但类似肺癌的症状和体征早有记载,散见于"肺积"、"肺胀"、"痰饮"、"胸痛"、"息贲"、"咳嗽"等的文献之中。

【诊断要点】

1.临床表现

(1)由原发肿瘤引起的症状及体征

①咳嗽:咳嗽是肺癌最常见和较早出现的症状,中央型肺癌尤为突出,其特点是以阵发性刺激性咳嗽为主,无痰或少量泡沫白痰,多呈进行性加重或久治不愈。合并感染时痰多黄稠,经抗感染治疗吸收后可见好转。

②痰血或咯血:痰血是肺癌主要的首发症状之一。咯血也是促使患者就诊的主要原因。其特点为间断性、反复或持续痰中带血或咯血,色鲜红,偶见大咯血。

③胸痛:胸痛在肺癌中也是较常见的症状,早期为轻度隐痛或钝痛,如疼痛逐渐加重,多提示胸膜、肋骨或局部神经的侵犯。

④发热:发热是肺癌常见的症状,主要由肿瘤压迫或阻塞支气管后引起肺部感染,晚期可出现癌肿坏死、毒素吸收而引起癌性发热,抗炎治疗往往效果不明显。

⑤呼吸困难:当肿瘤压迫或阻塞大气道时,可出现胸闷、气急;晚期癌肿在肺内广泛播散,大量胸腔、心包积液时也会出现严重呼吸困难。

⑥消瘦:大多见于肺癌的晚期,患者出现消瘦、乏力,称之为恶病质。

(2)肿瘤局部扩展引起的症状及体征

①癌性胸腔积液或心包积液:肺癌出现癌性胸腔积液或心包积液,已属晚期,有体位性咳嗽和胸痛、气急,平卧时呼吸困难加重等症状。

②声音嘶哑:肺癌出现压迫或侵犯喉返神经造成声带麻痹,可引起声音嘶哑。

③上腔静脉综合征:肿瘤压迫上腔静脉,上腔静脉回流受阻,可见面颈部水肿、颈部及胸壁静脉曲张等表现。

④霍纳综合征:当肿瘤压迫交感神经时,表现为患侧眼球凹陷、上眼睑下垂、瞳孔缩小、睑裂狭小、胸壁

无汗,同时也可产生臂丛神经的压迫症状,表现为腋下为主向上肢内侧放射的火灼样疼痛,晚间尤甚。

(3)常见转移部位的临床表现

①脑转移:典型表现为头痛、呕吐、眩晕、共济失调、脑神经麻痹、半身不遂以及其他神经症状。总之,在肿瘤晚期任何脑部症状均提示有脑转移的可能。

②骨转移:主要表现为局部进行性疼痛加剧,甚至出现病理性骨折。最常见的骨转移部位为肋骨、脊椎骨、肩胛骨和长骨。

③肝转移:肝脏也是肺癌常见的转移部位,常见的症状为肝区疼痛、厌食、肝大、黄疸、腹水等。

④淋巴结转移:锁骨上淋巴结是肺癌最常见的转移部位,可毫无症状,多位于前斜角肌区,无痛感,固定而坚硬,逐渐增大、增多并融合。

⑤肾上腺转移:肾上腺转移是肺癌晚期出现血道转移的部位,并不少见,患者常无症状,有部分患者可出现肾区胀痛,但很少影响肾功能。

2.实验室及辅助检查

(1)实验室检查:癌相关抗原如癌胚抗原、神经肽类和神经元类等检查对于发现肿瘤均缺乏特异性,对判断转移或复发均无肯定的应用价值。

(2)X线检查:目前仍然是发现、诊断肺癌和提供治疗参考的重要基本方法。通常应用胸部透视和胸部正、侧位片两种最基本的X线检查方法。随着新技术的开展,近年来,胸部CT已广泛应用,但X线检查对肺癌的诊断和治疗方法的选择仍有重要参考价值。

(3)CT检查:胸部CT检查目前在了解肺癌累及范围、纵隔内淋巴结大小、明确肺癌TNM分期上具有无可替代的作用。与X线检查比较,胸部CT检查的优点在于能发现小于1cm和常规胸片难以发现的位于重叠解剖部位的肺部病变,容易判断肺癌与周围组织器官的关系,对肺门尤其是纵隔淋巴结的显示出比常规X线检查要好。其他部位包括肝、肾上腺的CT检查,以排除肺癌相关部位的远处转移。

(4)MRI检查:胸部MRI检查的最大特点是较CT更容易鉴别实质性肿块与血管的关系,但对肺部小结节的检查效果不如CT好。MRI与CT是两种不同成像原理的影像检查技术,CT空间分辨率高,对显示肿瘤内部结构及边缘征象较好,因此目前CT仍是肺癌首选的检查方法。其他部位包括脑、肝、肾上腺的MRI检查,可以排除肺癌相关部位l1/J远处转移,尤其是排除脑转移,MRI是首选。

(5)全身骨ECT检查:骨ECT检查对骨转移性病灶的诊断具有独特的价值,它比普通的X线检查敏感,因此骨ECT检查的临床价值已得到公认。

(6)PET-CT检查:正电子发射体层扫描是近年来发展起来的一项新的检查技术,主要用于排除胸内淋巴结和远处转移,但该检查昂贵,目前还不能广泛应用。

3.肺癌的组织学或细胞学检查

(1)痰找癌细胞:为传统的方法,在60%～80%的中央型肺癌及15%～20%的外周型肺癌患者可通过重复的痰细胞学检查发现阳性结果。

(2)纤维支气管镜检查:当前纤维支气管镜检查在肺癌的诊断与治疗中起着举足轻重的作用。并可通过选择经支气管肺活检(TBLB)、经气管针吸检查(TBNA)、支气管内镜超声(EBUS)检查提高肺癌的诊断及分期。

(3)淋巴结活检增大变硬的外周淋巴结,如再出现其他明显远处转移时,可进行活检。如果锁骨上淋巴结不可触及,进行盲目穿刺活检。

(4)纵隔镜检查:随着肺癌多学科治疗临床研究的深入开展,对不同的肺癌分期病例选择不同的治疗方法越来越引起人们的关注,因此,对肺癌患者做出正确的临床分期具有重要意义。纵隔镜检查可以直接观察纵隔内有无肿大淋巴结和其他改变,在直视下取活检,能正确区分病理类型和纵隔淋巴结累及的情况。

(5)经皮肺穿刺活检:经皮肺穿刺活检是创伤性的诊断手段之一,在经其他方法(如纤维支气管检查、痰细胞学检查)不能获得病理学和细胞学诊断的无外科手术治疗适应证的晚期肺癌患者,特别是对肺周围病变的诊断,经皮肺穿刺活检是一种迅速、安全、简便、有效的检查方法。

4.分子生物学检测　几种生物标志物可以作为非小细胞肺癌的预后判断和疗效预测标志物,在这些生物标志物中,以下标志物的证据最为有力,即表皮生长因子受体(ECJFR)、核苷酸剪切修复复合体(ERCCl)的 57 核酸内切酶、原癌基因 Kirsten-Rous 肉瘤病毒(K-ras)、核糖核苷酸还原酶的调节亚基(RRM$_1$)、EML4-ALK 融合基因。EGFR 突变是吉非替尼或厄罗替尼敏感性标志。与 ERCC1 低水平相比,ERCC1 高水平预示 NSCIJC 患者的生存结果更佳,同时,ERCC1 高表达还预示含铂化疗效果不佳。与无 K-ras 突变相比,携带 K-ras 突变预示 NSCI,C 患者的生存结果较差,K-ras 突变还预示铂类/长春瑞滨化疗或 EGFRTKI 治疗无效。与 RRM$_1$ 低表达相比,RRM$_1$ 高水平预示 NSCIJC 患者的生存结果更佳,同时,RRM$_1$ 高表达预示吉西他滨为基础的化疗效果较差。EMIJ4-AIJK 融合基因突变的患者未能从EGFR-TK1 治疗中获益。

5.诊断标准　有下列情况者应作为可疑肺癌对象进行有关排癌检查:①无明显诱因的刺激性咳嗽持续2~3 周,治疗无效;②原有慢性呼吸道疾病,咳嗽性质改变者;③持续或反复在短期内痰中带血而无其他原因可解释者;④反复发作的同一部位的肺炎;⑤X 线的局限性肺气肿或段、叶性肺不张;⑥孤立性圆形病灶和单侧性肺门阴影增大者;⑦无中毒症状的胸腔积液,尤以血性、进行性增加者;影像学是发现肺癌征象的常用且有价值的方法,细胞学和病理学是肺癌确诊的必要 T 段。

【鉴别诊断】

1.肺结核结核球需与周围型肺癌相鉴别　前者多见于年轻患者,影像学上可见到病灶边界清楚,密度较高,有时有钙化点,病变在较长时间内没有变化。粟粒型肺结核需与弥漫型细支气管肺泡癌相鉴别,前者多有发热等全身中毒症状,但呼吸道症状不明显,影像学上病变为细小、分布均匀、密度较淡的粟粒样结节。

2.肺炎应与癌性阻塞性肺炎相鉴别　肺炎起病急,先出现寒战、高热等毒血症症状,然后出现呼吸道症状,抗生素治疗病灶吸收迅速。但当出现反复迁延不愈的局限性肺炎时,应高度怀疑肺癌的存在,痰细胞学检查或纤维支气管镜检查有助于鉴别诊断。

3.肺部良性肿瘤　常见的有错构瘤、软骨瘤和瘤样改变的炎性假瘤。这类病变有时很难鉴别诊断,必要时应采取积极的剖胸探查术。

4.纵隔肿瘤　尤应以纵隔淋巴瘤与中央型肺癌相鉴别淋巴瘤常呈双侧性改变,可有长期低热的症状。纵隔镜检查有较大的鉴别诊断意义。

5.结核性胸膜炎应与癌性胸腔积液相鉴别　胸腔积液细胞学检查是最好的鉴别手段。

【病理与分期】

(一)病理

1.大体分类

(1)中央型肺癌发生在段支气管以上的癌称为中央型,占 3/4,以鳞癌和小细胞癌较多见。

(2)周围型肺癌发生在段支气管以下的癌称为周围型,占 1/4,以腺癌最为常见。

2.组织学分类　在光镜下,肺癌可以分为非小细胞肺癌和小细胞肺癌两类。非小细胞肺癌又分为鳞癌和非鳞癌(包括腺癌、大细胞癌等)。

(1)鳞状细胞癌:鳞状细胞癌为最常见类型,占原发性肺癌的40%左右,与吸烟有密切关系,肿瘤多生长在接近肺门的叶、段支气管,并有向管腔内生长的倾向,早期常引起支气管狭窄,导致肺不张或阻塞性肺炎。

(2)腺癌腺癌以女性多见,占原发性肺癌的20%~30%,近年来发病率有上升趋势,与吸烟关系不大,腺癌倾向于管外生长,也可向肺泡壁蔓延,常呈小病灶大转移的现象。细支气管肺泡癌是肺腺癌的一个重要亚型。

(3)大细胞癌:大细胞癌是一种缺乏小细胞肺癌、腺癌或鳞状细胞癌细胞分化特点的未分化恶性上皮细胞癌。此型占原发性肺癌的15%。由大小不一的多角形或不规则形细胞组成,呈实性巢状排列,常有大片出血、坏死和空洞形成。癌细胞浆丰富,细胞核大,核仁明显,核分裂多见。可分为大细胞神经内分泌癌、基地细胞样癌、淋巴上皮样癌和透明细胞癌4类;

(4)小细胞癌:小细胞癌是肺癌恶性程度中最高的一种,约占原发性肺癌的20%。大部分患者初诊时病情凶险,多有吸烟史。好发于肺门附近的大支气管及纵隔淋巴结。癌细胞生长快,侵袭力强,远处转移早,常转移至淋巴结、脑、肝、骨、肾上腺等脏器。

(5)其他:类癌、支气管腺体癌等。

二、分期

肺癌的分期,采用2009年国际抗癌联盟(UICC)和国际肺癌研究会(IASLC)公布的第7版肺癌国际分期。分期适用于非小细胞肺癌和小细胞肺癌。

AJCC癌症分期如下。

T指原发肿瘤。

T_x:原发肿瘤大小无法测量;或痰脱落细胞或支气管冲洗液中找到癌细胞,但影像学检查和支气管镜检查未发现原发肿瘤。

T_0:没有原发肿瘤的证据。

T_is:原位癌。

T_{1a}:原发肿瘤最大径≤2cm,局限于肺和脏层胸膜内,未累及主支气管;或局限于气管壁的肿瘤,不论大小,不论是否累及主支气管,一律分为T_{1a}。

T_{1b}:原发肿瘤最大径>2cm且≤3cm。

T_{2a}:肿瘤有以下任何情况者:最大直径>3cm且≤5cm;累及主支气管,但肿瘤距离隆突≥2cm;累及脏层胸膜;产生肺段或肺叶不张或阻塞性肺炎。

T_{2b}:最大直径>5cm且≤7cm。

T_3:任何大小肿瘤有以下情况之一者:原发肿瘤最大径>7cm,累及胸壁或横膈或纵隔胸膜,或支气管(距隆突<2cm,但未及隆突),或心包;产生全肺不张或阻塞性肺炎;原发肿瘤同一肺叶出现卫星结节。

T_4:任何大小的肿瘤,侵及以下之一者:心脏、气管、食管、大血管、纵隔、喉返神经、隆突或椎体;原发肿瘤同侧不同肺叶出现卫星结节。

N指区域淋巴结。

N_x:淋巴结转移情况无法评估。

N_0:无区域淋巴结转移。

N_1:同侧支气管或肺门或肺内淋巴结转移,包括直接浸润的淋巴结。

N_2:同侧纵隔和(或)隆突下淋巴结转移。

N_3:对侧纵隔和(或)对侧肺门,和(或)同侧或对侧前斜角肌或锁骨上区淋巴结转移。

M指远处转移。

Mx:无法评价有无远处转移。

M_0:无远处转移。

M_{1a}:原发肿瘤对侧肺叶出现卫星结节及胸膜播散(恶性胸腔积液、心包积液或胸膜结节)。

M_{1b}:有远处转移(肺/胸膜除外)。

注:1.任何大小的非常见的表浅播散的肿瘤,只要其浸润成分局限于支气管壁,即使邻近主支气管,也定义为T_1。

2.肿瘤大小≤5cm或者大小无法确定的T_2肿瘤定义为T_2,肿瘤>5cm但≤7cm的T_2肿瘤定义为T_{2b}。

3.大多数肺癌患者的胸前积液(以及心包积液)由肿瘤引起。但是有极少数患者的胸腔积液(心包积液)多次细胞学病理检查肿瘤细胞均呈阴性,且积液非血性液,亦非渗出液。如综合考虑这些因素并结合临床确定积液与肿瘤无关时,积液将不作为分期依据,患者仍按T_1、T_2、T_3或T_4分期。

小细胞肺癌可分为局限期和广泛期。局限期系指病变局限于一侧胸腔,能为一个放射治疗野所包括(包括除了$T_{3\sim4}$的任何T任何NM_0);广泛期系指肿瘤已超出同侧胸腔范围,其中可能包括恶性胸膜或心包积液或血行转移(包括任何T任何NMa/b)。

【治疗方法】

(一)西医治疗

非小细胞肺癌的治疗需依据患者的身体状况、病理类型和临床(TNM)分期而做全面考虑,通常在能够进行根治性手术治疗的患者(Ⅰ期、Ⅱ期、期患者)目前仍然以手术治疗为主,对ⅢA期或ⅢB期患者需进行多学科的综合治疗,Ⅳ期患者主要以姑息性治疗为主。因此目前治疗非小细胞肺癌的主要手段包括外科手术治疗、放射治疗、化学治疗、分子靶向治疗和多学科综合治疗。

小细胞肺癌局限期化疗和放疗应交替使用,手术作为处理放疗、化疗后残留病灶的手段。广泛期以化疗为主,对化疗疗效佳者,可作为局部残留肿瘤的补充放疗。

1.手术治疗

(1)手术适应证

①Ⅰ期、Ⅱ期非小细胞肺癌。

②病变局限于一侧胸腔能完全切除的Ⅲa期及经过严格选择的个别Ⅲb期非小细胞肺癌。

③临床高度怀疑肺癌或不能排除肺癌的可能性,经各种方法检查均不能确定,估计病变能完全切除者。

④Ⅰ期、Ⅱa期小细胞肺癌。

⑤Ⅱb期和Ⅲa期小细胞肺癌.经术前新辅助化疗后病期降低者。

⑥原无手术指征的局部晚期非小细胞肺癌,经术前新辅助化疗和(或)放疗、化疗治疗后,病变明显缩小、全身情况改善者。

(2)手术绝对禁忌证

①有对侧肺门、纵隔淋巴结转移的Ⅲb期和Ⅳ期的肺癌。

②Ⅲ期和Ⅳ期的小细胞肺癌患者。

③有严重的心律失常、肺功能不全;3个月内发生过心肌梗死;有上腔静脉综合征,声音嘶哑者。

④全身情况不良的恶病质患者。

2.放射治疗

(1)非小细胞肺癌的放射治疗

①Ⅰ期、Ⅱ期:以手术治疗为主,但合并严重的内科合并症;高龄;拒绝手术的患者可采用根治性放疗。

②局部晚期Ⅲa和Ⅲb期:对于Ⅲa期的治疗,以手术化疗及放疗的综合治疗,Ⅲb期的治疗同步放疗、化疗时标准的治疗手段。同步放化疗是局部晚期肺癌当前的治疗模式,根据患者情况亦可序贯放疗、化疗。

③肺癌根治性术后放疗:适应证包括 R_1、R_2 术后的患者;术后 N_2 的患者;T_3(胸壁受侵);术后病理报告支气管残端癌残留者。

④晚期患者的姑息治疗:全脑放疗、骨转移止痛及化疗后残留病灶的放疗等。

常规分割放疗的常用剂量见表 8-1-1。

表 8-1-1　常规分割放疗的常用剂量

治疗类型	总剂量	分割剂量	治疗疗程
术前	45～50Gy	1.8～2Gy	4～5 周
术后			
·切缘阴性			
50～54Gy	1.8～2Gy	4～5 周	
结外侵犯或镜下阳性切缘	54～60Gy	1.8～2Gy	5～6 周
·肉眼可见肿瘤残留	160～70Gy	1.8～2Gy	6～7 周
根治性			
·单纯放疗或序贯化放疗	60～74Gy	2Gy	6～7.5 周
·同步放化疗	60～70Gy	2Gy	6～7 周
姑息性			
梗阻性疾病(上腔综合征或阻塞性肺炎)	30～45Gy	3Gy	2～3 周
·骨转移伴软组织肿块	30Gy	3Gy	2 周
·骨转移不伴软组织肿块	8Gy	8Gy	1 天

(2)小细胞肺癌的放射治疗

①局限期:全身化疗/胸部放疗的综合治疗是局限期小细胞肺癌的基本治疗模式。化疗方案推荐 4～6 个疗程的顺铂联合依托泊苷注射液(VP16)方案。累及野放疗应于第 1 个或第 2 个化疗周期起使用。放疗方案为超分割放疗:单次分割剂量 1.5Gy,总剂量 45GY。较高剂量的常规放疗:单次分割剂量 1.8Gy,总剂量 54～60Gy。

②广泛期:以全身化疗为主,选择性给予胸部放疗或转移部位的姑息放疗,如脑转移、骨转移、上腔静脉压迫综合征等。NCCN 指南对广泛期小细胞肺癌初始治疗获得 CR(完全缓解)或 PR(部分缓解)推荐全脑预防照射。

(三)化学治疗

1.非小细胞肺癌

(1)新辅助和术后辅助化疗方案

①NVB＋DDP（NP）方案,共 4 周期

长春瑞滨	25mg/m²	静脉推注	第 1、8、15、22 天,每 28 天重复
顺铂	50mg/m²	静脉滴注(需水化)	第 1、8 天,每 28 天重复
长春瑞滨	130mg/m²	静脉推注	第 1、8、15、22 天,每 28 天重复
顺铂	100mg/m²	静脉滴注(需水化)	第 1 天,每 28 天重复
长春瑞滨	25～30mg/m²	静脉推注	1 第 1、8 天,每 21 天重复
顺铂	75～80mg/m²	静脉滴注(需水化)	第 1～天,每 21 天重复

②DDP ＋VP-16(EP)方案,共 4 周期

依托泊苷		100mg/m²	静脉滴注第 1～3 天,每 28 天重复
顺铂		100mg/m²	滴注(需水化)第 1 天,每 28 天重复

③VLB＋DDP（VP）方案,共 4 周期

长春春碱	4mg/m2	静脉推注	第 1、8、15、22、29 天,43 天以后每 2 周 1

次,每 21 天重复

顺铂	180mg/m²I	静脉滴注(需水化)	第 1、22、43、64 天,每 21 天重复

④DDP ＋GEM(GP)方案,共 4 周期

吉西他滨	1250mg/m²	静脉滴注	第 1、8 天,每 21 天重复
顺铂	175mg/m²	静脉滴注(需水化)	第 1 天,每 21 天重复

⑤DDP ＋DOC 方案,共 4 周期

多西紫杉醇	75mg/m²	静脉滴注	第 1 天,每 21 天重复
顺铂	75mg/m³	静脉滴注(需水化)	第 1 天,每 21 天重复

⑥培美曲塞＋DDP 方案,共 4 周期

培美曲塞	500mg/m²	静脉滴注	
顺铂	75mg/m³	静脉滴注(需水化)	第 1 天,每 21 天重复
紫杉醇(PTX)	200mg/m²	静脉滴注	第 1 天,每 21 天重复
卡铂	AUC＝6	静脉滴注	第 1 天,每 21 天重复

(2)同步放化疗方案

①依托泊苷＋顺铂方案,同期胸部放疗(首选)

依托泊苷(VP-16)	50mg/m²	静脉滴注	第 1～5 天,每 29～33 天
顺铂(DDP)	50mg/m³	静脉滴注(需水化)	第 1 天,每 21 天重复

②长春碱＋顺铂方案,同期胸部放疗(首选)

长春碱	5mg/m²	静脉推注	第 1 天,每周 1 次,连用 5 周
顺铂(DDP)	100mg/m²	静脉滴注(需水化)	第 1、29 天

③培美曲塞＋卡铂方案,共 4 周期

培美曲塞	500mg/m²	静脉滴注	第 1 天,每 21 天重复
卡铂	AUC＝6	静脉滴注	第 1 天,每 21 天重复

④培美曲塞＋顺铂方案,共 3 周期

培美曲塞	500mg/m²	静脉滴注	第 1 天,每 21 天重复
顺铂	75mg/m²	静脉滴注(需水化)	第 1 天,每 21 天重复

（3）序贯化放疗方案

①长春碱＋顺铂方案，序贯放疗

长春碱	5mg/m²	静脉推注	每周 1 次，连用 5 周，即第 1、8、15、22、29 天
顺铂（DDF	100mg/m²	静脉推注	第 1、29 天

②紫杉醇＋卡铂方案，共 2 周期后序贯胸部放疗

紫杉醇（PTX）	200mg/m²	静脉滴注 3h	第 1 天，每 21 天重复
顺铂（CBP）	AUC＝6mg/(ml·min)	静脉滴注 60min	第 1 天，每 21 天重复

（4）同步化放疗序贯化疗

①依托泊苷＋顺铂方案

依托泊苷（VP-16）	150mg/m²	静脉滴注	第 1～5 天、第 29～33 天
顺铂（DDP）	50mg/m²	静脉滴注	第 1、8、29、36 天

同期胸部放疗

化放疗后再序贯 2 周期的顺铂 50mg/m² 和依托泊苷 50mg/m²

②紫杉醇＋卡铂方案

紫杉醇（PTX）1	45～50mg/m²	静脉滴注 3h	第 1 周 1 次
卡铂（CBP）	AUC＝2mg/(ml·min)	静脉滴注	第 1 周

同期胸部放疗

序贯 2 周期的紫杉醇　200mg/m² 和卡铂 AUC＝6mg/(ml·min)

2.转移性（Ⅳ期）非小细胞肺癌的治疗

（1）一线治疗：对于不可切除的复发和转移患者，应以全身治疗为主。已有一些特异性的靶向治疗用于治疗晚期肺癌，目前应用的靶向治疗药物有两类：一类是小分子氨酸激酶抑制剂（TKI），包括针对 EGFR 的易瑞沙和特罗凯；另一类是单克隆抗体，包括针对 VEGF 抑制肿瘤血管生成的贝伐单抗以及针对 EGFR 的西妥昔单抗。治疗原则如下。

1）贝伐单抗＋化疗或单用化疗适用于 PS0～1 晚期或复发的 NSCLC 患者，贝伐单抗应用药至疾病进展。

2）西妥昔单抗＋长春瑞滨/顺铂适用于 PS0～1 晚期或复发 NSCLC 患者。

3）厄洛替尼被推荐用于 EGFR 突变阳性的患者的一线治疗，但不推荐用于 EGFR 无突变或突变状态未知的患者的一线治疗。

4）阿法替尼适用于选择性的 EGFR 突变阳性的患者。

5）克唑替尼适用于 ALK 阳性的患者。

6）首选两药联合方案；第 3 个细胞毒药物并没有进一步延长生存期，但贝伐单抗和西妥昔单抗例外，在未接受过治疗且 Ps0～1 的 NSCLC 患者中可以加用贝伐单抗或西妥甘单抗。

7）对于 PS 为 2 或老年患者，单药治疗或含铂的联合治疗是合理的选择。

8）顺铂或卡铂与以下任何一种药物联合都是有效的：紫杉醇、多西紫杉醇、吉西他滨、长春瑞滨、伊立替康、依托泊苷、长春碱、培美曲塞。

①贝伐单抗＋紫杉醇＋卡铂方案，共 6 周期

紫杉醇（PTX）	200mg/m²	静脉滴注 3h	第 1 天，每 21 天重复
卡铂（CBP）	AUC＝6	静脉滴注	第 1 天，每 21 天重复

| 贝伐单抗 | 15mg/kg | 静脉滴注 | 第1天,每21天重复 |

②西妥昔单抗＋NVB＋DDP(NP)方案,共6周期

长春瑞滨	I25mg/m²	静脉推注	第1、8天,每21天重复
顺铂	80mg/m²	静脉滴注(需水化)	第1天,每21天重复
西妥昔单抗	首剂400mg/m²,	静脉滴注	每周1次
	后250mg/m²		

③厄洛替尼

| 厄洛替尼 | 每次150mg | 口服 | 每天1次 |

④含铂两药联合方案

紫杉醇(PTX)	135mg/m²	静脉滴注24h	第1天,每21天重复
顺铂	75mg/m²	静脉滴注	第2天,每21天重复
吉西他滨	1000mg/m²	静脉滴注	第1、8、15天,每28天重复
顺钠	100mg/m²	静脉滴注(需水化)	第1天,每28天重复
多西紫杉醇	75mg/m²	静脉滴注	第1天,每21天重复
顺铂	75mg/m²	静脉滴注(需水化)	第1天,每21天重复
长春瑞滨	25mg/m²	静脉推注	第1、8、15、22天,每28天重复
顺铂	100mg/m²	静脉滴注(需水化)	第1天,每28天重复
紫杉醇(PTX)	225mg/m²	静脉滴注3h	第1天,每21天重复
卡铂(CBP)	AUC＝5～6mg/	静脉滴注	第1天,每21天重复
	(ml·min)		
培荚曲塞	500mg/m²	静脉滴注	第1天,每21天重复
顺铂	75mg/m²	静脉滴注(需水化)	第1天,每21天重复

⑤克唑替尼克唑替尼每次250mg　　口服　　每天2次

(2)维持治疗

①继续维持治疗:与传统化疗联合使用的生物制剂应当持续使用至疾病进展或者出现不可耐受的毒性反应,用药厅案应按照使该药物获得批准的临床试验设计方案进行。目前尚无随机试验数据支持传统细胞毒药物能够在4～6个周期之后用于继续维持治疗。

a.贝伐单抗＋含铂双药化疗治疗后继续贝伐单抗维持治疗4～6周期。

b.西妥昔单抗＋长春瑞滨＋顺铂化疗治疗后继续西妥昔单抗维持治疗4～6周期。

c,培美曲塞＋顺铂化疗治疗后继续培美曲塞维持治疗4～6周期。

d.贝伐单抗＋培美曲塞＋顺铂化疗治疗后继续贝伐单抗＋培美曲塞维持治疗4N6周期。

e.含铂双药化疗后继续吉西他滨单药维持治疗4～6周期。

②换药维持治疗:对于一线治疗4～6周期后没有出现疾病进展的患者,开始培美曲塞或者厄洛替尼维持治疗能够带来无进展生存和总生存的获益。

a.非鳞癌患者一线含铂双药化疗后用培美曲塞维持治疗4～6周期。

b.一线含铂双药化疗后用厄洛替尼维持治疗。

c.鳞癌患者一线含铂双药化疗后用多西紫杉醇维持治疗4～6周期。

(3)二线治疗:在一线治疗期间或之后疾病进展的患者,单药多西紫杉醇、培美曲塞或厄洛替尼、吉非替尼可作为二线药物。已证实多西紫杉醇在延长生存期和改善患者生活质量方面优于最佳支持治疗、长

春瑞滨或异环磷酰胺。国外资料显示培美曲塞的毒性较小,用于腺癌和大细胞癌患者的治疗优于多西紫杉醇。已证实厄洛替尼优于最佳支持治疗,可显著延长生存期,延迟症状恶化。

①培美曲塞单药培美曲塞　500mg/m²　　静脉滴注　　　第1天,每21天重复

②多西紫杉醇单药　75mg/m²　　静脉滴注　　　　　第1天,每21天重复

③厄洛替尼单药

厄洛替尼　　　　　每次150mg　　口服　　　　　　每天1次

④三线治疗厄洛替尼已被批准用于三线治疗

厄洛替尼　　　　　每次150mg　　口服　　　　　　每天1次

3.小细胞肺癌　　治疗原则:化疗是最基础的治疗手段,目前化放疗联合足局限期的标准治疗,而化疗是广泛期的标准治疗。

(1)局限期

①DDP＋VP-16(EP)方案,共4~6周期依

托泊120mg/m²　　静脉滴注　　　第1~3天,每21天重复

顺铂　　　　　　600mg/m²　　　滴注(需水化)　　第1~3天,每21天重复

依托泊苷100mg/m² 第1~3天,每21天重复

顺铂　　　　　　80mg/m²　　　滴注(需水化)　　第1天,每21天重复

②CI3P＋VP-16(EC)方案,共4~6周期

依托泊苷100mg/m² 第1~3天,每21天重复

顺铂　　　　　　AUC=5~6　　　滴脉滴注　　　　第1天,每21天重复

(2)广泛期

①EP方案依托泊苷 100mg/m²　静脉滴注　　第1~3天,每21天重复

顺铂　　　　　　75mg/m²　　　静脉滴注(需水化)　第1天,每21天重复

依托泊苷　　　　80mg/m²　　　静脉滴注　　　　第1~3天,每21天重复

顺铂　　　　　　80mg/m2　　　静脉滴注(需水化)　第1天,每21天重复

②EC方案

依托泊苷(VP-16)　100mg/m²　　静脉滴注　　　第1~3天,每21天重复

卡铂(CBP)　　　AUC=5~6　　　静脉滴注　　　第1天,每21天重复

③伊立替康(CPT-11)＋顺铂(DDP)方案

伊立替康(CPT-11)　60mg/m²　　静脉滴注　　　第1、8、15天,每21天重复

顺铂(DDP)　　　60mg/m²　　　静脉滴注　　　第1天,每21天重复

伊立替康(CPT-11)　60mg/m²　　静脉滴注　　　第1、8天,每21天重复

顺铂(DDP)　　　30mg/m²　　　静脉滴注　　　第1、8天,每21天重复

④伊立替康(CPT-11)＋卡铂(CBP)方案

伊立替康(CPT-11)　50mg/m²　　静脉滴注　　　第1、8、15天,每21天重复

卡铂(CBP)　　　AUC=5　　　静脉滴注　　　第1天,每21天重复

(3)二线治疗　　拓扑替康单药。

拓扑替康　　　　2.3mg/m²　　　口服　　　　　　每天1次,每21天重复

拓扑替康　　　　1.5mg/m²　　　静脉滴注30min　第1天,每21天重复

二、中医治疗

（一）中药辨证论治

1.脾虚痰湿

主症:咳嗽痰多,胸闷纳呆,神疲乏力,面色苍白,大便溏薄,舌质淡胖,苔白腻,脉濡缓或濡滑。

治法:健脾除湿,化痰散结。

方药:二陈汤合四君子汤加减。

制半夏 10g,陈皮 10g,茯苓 15g,党参 10g,黄芪 30g,白术 15g,薏苡仁 15g,制胆南星 10g,前胡 15g,龙葵 30g,半枝莲 30g,炙甘草 6g。日一剂,水煎服。

2.气阴两虚

主症:咳嗽,无痰或少痰,痰中带血,心烦失眠,口干便秘,舌质红,苔花剥或光剥无苔,脉细数。

治法:益气养阴。

方药:生脉散加减。

太子参 30g,沙参 30g,麦冬 15g,生地黄 15g,五味子 9g,白花蛇舌草 30g,半枝莲 30g,仙鹤草 15g。日一剂,水煎服。

3.气滞血瘀

主症:咳嗽,痰血,气促,胸胁胀满或刺痛,大便干结,舌质有瘀斑或紫斑,苔薄黄,脉弦或涩。

治法:行气散结,活血化瘀。

方药:血府逐瘀汤加减。

桃仁 10g,红花 10g,当归 12g,生地黄 12g,川芎 10g,赤芍 15g,牛膝 30g,桔梗 10g,柴胡 6g,枳壳 9g,甘草 6g,龙葵 30g,半枝莲 30g,浙贝母 10g,白花蛇舌草 30g。日一剂,水煎服。

4.脾肾两虚

主症:胸闷纳呆,面色无华,神疲懒言,动则汗出,气短,四肢不温,舌淡,苔白,脉沉细。

治法:温补脾肾。

方药:四君子汤合右归丸加减。

黄芪 30g,党参 30g,白术 10g,茯苓 15g,山药 30g,山茱萸 15g,女贞子 15g,菟丝子 15g,制附子 10g,桂枝 9g。日一剂,水煎服。

（二）中成药

华蟾素注射液 20ml＋0.9％氯化钠注射液 500ml/5％葡萄糖注射液 500ml　ivdrip　qd。28 天为一疗程,间断 7 天后继续下一疗程。

或康艾注射液 20～30ml＋0.9％氯化钠注射液 250ml/5％葡萄糖注射液 250ml　ivdrip　qd。28 天为一疗程,间断 7 天后继续下一疗程。用于气虚邪盛者。

或康莱特注射液 100～200ml　ivdrip　qd,28 天为一疗程,间断 7 天后继续下一疗程。用于气虚痰湿者。

或参麦注射液 20～40ml＋0.9％氯化钠注射液 250ml/5％葡萄糖注射液 250ml　ivdrip　qd。28 天为一疗程,间断 7 天后继续下一疗程。用于气阴两虚者。

或生脉注射液 25～50ml＋0.9％氯化钠注射液 250ml/5％葡萄糖注射液 250ml　ivciripqd。28 天为一疗程,间断 7 天后继续下一疗程。用于气阴两虚者。

（秦善文）

第二节　纵隔肿瘤

【概述】

纵隔肿瘤是指原发于纵隔各种组织结构内的肿瘤或囊肿,在胸骨角水平将纵隔分为上纵隔和下纵隔,下纵隔以心包前后缘为界又分为前纵隔、中纵隔和后纵隔。常见的上纵隔肿瘤有胸腺瘤和胸内甲状腺瘤;前纵隔肿瘤有胸腺瘤、淋巴瘤和恶性生殖细胞瘤或皮样囊肿;中纵隔有淋巴瘤、支气管囊肿,淋巴结转移多为内脏器官肿瘤转移;后纵隔有神经源性肿瘤。纵隔肿瘤在中医学里未发现明确的记载,因其临床常见症状有咳嗽、胸闷、胸痛、呼吸困难、气急以及声嘶等,可归属中医"胸痛""肺胀"、"肺积""积聚"等范畴。

【诊断要点】

1.临床表现

(1)呼吸系统症状:咳嗽常为气管或肺组织受压所致;胸痛、胸闷一般发生于胸骨后或病侧胸部,大多数恶性肿瘤侵入骨骼或神经时,则疼痛剧烈。

(2)神经系统症状:由于肿瘤压迫或侵犯神经产生各种症状,如肿瘤侵犯喉返神经,可引起声音嘶哑;如交感神经受累,可产生霍纳综合征;如侵及膈神经可引起呃逆及膈肌神经运动麻痹。

(3)压迫症状:上腔静脉受压,常见于上纵隔肿瘤,多见于恶性胸腺瘤及淋巴瘤。食管、气管受压可出现呼吸困难或吞咽困难等症状。

(4)常见合并症:如重症肌无力、单纯红细胞再生障碍性贫血、肾病综合征、皮肌炎、红斑狼疮等综合征。

2.实验室及辅助检查

(1)实验室检查应重视某些纵隔肿瘤的特殊实验室结果,如胸腺瘤伴重症肌无力患者血中乙酰胆碱受体抗体滴度升高,神经母细胞瘤铁蛋白水平升高,部分胸骨后甲状腺肿出现甲状腺功能异常,嗜铬性副神经节细胞细胞瘤的尿中儿茶酚胺升高,卵黄囊瘤和胚胎癌血液中甲胎蛋白(AFP)升高,绒毛膜癌则 β-人绒毛膜促性腺激素(β-HCG)升高。

(2)影像学检查:对于初诊的纵隔肿瘤患者,胸部正侧位 X 线片是最基本的检查,可判断该占位的大小、外形、位置、密度、气液平面以及有无钙化和骨化形成等重要信息;CT 扫描可用于鉴别纵隔肿物与周边结构的关系,以及了解肿物是囊性、血管性还是软组织结构;MRI 的主要作用在于排除或评价神经源性肿瘤,对于显示椎管内肿瘤扩散、血管侵犯或心脏受累也很有价值;当怀疑胸内甲状腺肿,可做放射核素碘扫描;对于新发现的纵隔占位,PETCT 也被 2011 版的 NCCN 加入术前评估手段中。

(3)内镜检查:纤维支气管镜或纤维食管镜检查则有助于明确支气管受压情况、程度、肿瘤是否已侵入支气管或食管;纵隔镜检查可直观纵隔病变,并可取活检明确病因诊断。

3.病理检查　组织学诊断的基础上,肿瘤分子的标志物检测有利于进一步定性肿物的性质和来源,因此病理活检对于诊断和治疗都至关重要。对于初步评估是良性的纵隔肿瘤,可直接手术摘除而无需常规术前活检;而对于非侵袭性检测无法确诊、病变估计不能手术切除(恶性、晚期或侵犯重要脏器)或疑为化疗、放疗为主的病种(淋巴瘤、恶性生殖细胞瘤等),可先根据肿物的具体解剖部位和外观,通过浅表淋巴结活检,经胸壁或支气管细针穿刺活检,纵隔镜、胸腔镜等侵入性诊断措施获取病理,从而指导进一步的治疗方向;经各种检测未能明确肿瘤性质但排外恶性淋巴瘤者,在全身情况许可下,可做剖胸探查。

4.诊断标准

(1)病史和体检:详细而有针对性的病史采集和体检对于判断纵隔肿瘤的来源、制定合理的检查和治疗策略尤为重要。重点检查皮肤、睾丸、乳房,浅表淋巴结是否增大(颈部、腋下、腹股沟),检查是否有眼睑下垂、眼肌麻痹,是否存在肺端喘鸣音、上腔静脉压迫征等体征。

(2)临床表现:纵隔肿瘤可因压迫、侵蚀邻近器官产生一些相应的症状,如气管、支气管或肺组织受累时可有胸闷、咳嗽等症状;心脏受压可引起心慌、心律失常等症状;可压迫上腔静脉,产生上腔静脉压迫综合征;肿瘤压迫或侵犯食管引起吞咽困难;交感神经受累引起眼睑下垂、瞳孔缩小、眼球内陷等;胸腺瘤患者可出现重症肌无力。

(3)实验室及辅助检查:T_3、T_4 增高时,提示胸内甲状腺肿瘤;查甲胎蛋白(AFP)和癌胚抗原(CEA)升高,提示有恶性畸胎瘤等。胸部 X 线片、CT、MRI 有助于纵隔肿瘤的诊断。

(4)病理学诊断:行针刺细胞学检查或活检进行组织学分类,必要时行开胸探查取冰冻组织检查,可明确组织学诊断。

【鉴别诊断】

1.肺癌 有咳嗽、咳痰等呼吸道症状,X 线表现为肺门肿物或紧贴纵隔旁的阴影,痰中可查到肿瘤细胞,可通过肿瘤组织标本免疫组化指标等鉴别。

2.结节病 结节病是一种系统性肉芽肿块性疾病,本病是一种自限性疾病,大多预后良好。血清血管紧张素转化酶活性在急性期增加对诊断有参考意义。胸部影像学检查显示双侧肺门网格状、结节状或片状阴影,病理特征是广泛非干酪样上皮样细胞肉芽肿,可通过纵隔镜检查获取病理诊断。

3.纵隔淋巴结结核 多见于儿童或青少年,常伴有低热、盗汗等轻度中毒症状。在肺门处可见圆形或分叶状肿块,常伴有肺部结核病灶,有时在淋巴结中可见钙化灶。可做结核菌素试验或给短期抗结核药物治疗以鉴别。

【病理与分期】

(一)病理

纵隔肿瘤的位置和病理类型密切相关,但并非绝对一一对应关系。常见的上纵隔肿瘤有胸腺瘤和胸内甲状腺;前纵隔肿瘤有胸腺瘤、淋巴瘤和恶性生殖细胞瘤或皮样囊肿;中纵隔有淋巴瘤、支气管囊肿、淋巴结转移多为内脏器官肿瘤移;后纵隔有神经源性肿瘤。

常见胸腺瘤的组织学类型:1999 年 WHO 制定了一种最新的胸腺上皮肿瘤分类法,它采用 Muller-Hermelink 分类法,并根据上皮细胞形态及淋巴细胞与上皮细胞的比例进,行分类,将胸腺瘤分为 A 型、B 型、AB 型、C 型,A 型肿瘤由梭形肿瘤上皮细胞构成,不含非典型或肿瘤淋巴细胞;B 型肿瘤由圆形上皮样细胞组成;AB 型为二者混合表现,与 A 型相似,但含肿瘤淋巴细胞。根据上皮细胞成比例地增加和不典型肿瘤细胞的出现,又将 B 型肿瘤分成 3 种亚型:B1 型、B2 型、B3 型。所有的胸腺癌为 C 型。A 型、AB 型胸腺瘤一般为良性,B1 型和 B2 型胸腺瘤为低度恶性,B3 型和 C 型胸腺瘤为中-高度恶性。

(二)分期

TNM 国际分期(UTCC,1997)如下。

T 指原发肿瘤。

T_1:肉眼包膜完整、镜下无包膜浸润。

T_2:肉眼有粘连或已浸润周围脂肪组织或纵隔胸膜,镜下侵犯包膜。

T_3:肿瘤已侵犯邻近器官,如心包、大血管和肺。

T_4:有胸膜或心包播散。

N 指区域淋巴结。

N_0:无区域淋巴结。

N_1:前纵隔淋巴结转移。

N_2:前纵隔以外胸腔内其他部位淋巴结转移。

N_3:胸廓外的锁骨上淋巴结转移。

M 指远处转移。

M_0:无远处转移。

M_1:有远处转移。

临床分期如下。

Ⅰ期:$T_1N_0M_0$。

Ⅱ期:$T_2N_0M_0$。

Ⅲ朗:$T_3N_0M_0$。

ⅣA 期:$T_4N_0M_0$。

ⅣB 期:任何 $TN_1 \sim 3M_0$。

任何 T 任何 NM_1。

胸腺瘤 Masaoka 分期标准如下。

Ⅰ期:肉眼包膜完整,显微镜下无包膜受侵。

Ⅱa 期:镜下包膜受侵犯。

Ⅱb 期:肉眼下肿瘤侵犯周围脂肪或纵隔胸膜。

Ⅲ期:肉眼下肿瘤侵犯邻近器官。

Ⅳa 期:胸膜或心包播散。

Ⅳb 期:淋巴或血行转移。

【治疗方法】

(一)西医治疗

1.治疗原则　手术切除是纵隔肿瘤首选的治疗手段,纵隔肿瘤手术可以明确诊断,减少有潜在恶性倾向的肿瘤恶变的机会,解除器官受压,减少肿瘤负荷,为放疗、化疗创造条件,因此无胸内广泛播散或远处转移、全身情况和心肺功能耐受良好者应首选手术治疗。对巨大恶性浸润性肿瘤的减容手术后需配合化疗、放疗综合治疗。而对于对放化疗高度敏感的纵隔肿瘤,如淋巴瘤和恶性生殖细胞瘤等,化疗、放疗应为首选。

2.手术治疗　大多数原发性纵隔肿瘤只要无禁忌证,都应争取手术治疗。但对于以下情况的纵隔肿瘤,手术宜慎重:确诊或怀疑淋巴瘤;有 AFP 或 β-HCG 升高,考虑纵隔恶性生殖细胞瘤;有恶性胸腔积液、心包积液、上腔静脉阻塞和气道侵犯等进展期表现者;全身情况差,评估不能耐受手术等。

胸腺瘤手术切除原则:Ⅰ期,将胸腺肿块和周围脂肪组织整块清除;Ⅱ期,做手术切除,必要时术后辅助放疗,辅助放疗可降低复发率;Ⅲ期,姑息性切除,术后对残存肿瘤部位进行局部放疗,可提高局部控制率。

神经源性肿瘤大多数有完整包膜,易于完整切除。有椎管内延伸的病例,手术时应注意勿损伤脊髓。

3.放射治疗

(1)非浸润性胸腺瘤术后复发率低,单纯手术切除已足够,但需严密观察。

(2)恶性胸腺瘤有残留的Ⅱ期和Ⅲ期术后主张放疗。如镜下残留剂量为 54(Jy,肉眼残留剂量为

60Gy,1.8～2.0Gy每天的常规分割剂量,Ⅳ期或不可切除的Ⅲ期患者也将获益于放疗(60～70Gy)、化疗和手术的综合治疗。

（3）有放疗适应证的纵隔肿瘤还包括二线神经鞘瘤、神经肉瘤等不能完全切除的患者,淋巴瘤、纵隔精原细胞瘤等对放疗高度敏感的肿瘤。

4.化学治疗　对化疗高度敏感的纵隔肿瘤,如淋巴瘤和恶性纵隔生殖细胞瘤等,化疗应放在首位。化疗还用于部分Ⅲ期胸腺瘤的诱导治疗和不可切除病变的多学科综合治疗。常见胸腺瘤化疗方案如下。

①CAP方案

顺铂	50mg/m²	静脉滴注	1第1天,每21天重复
多柔比星	50mg/m²	静脉滴注	1第1天,每21天重复
环磷酰胺	500mg/m²	静脉滴注	1第1天,每21天重复

②CAP-P方案

顺铂	30mg/m²	静脉滴注	第1～3天,每21天重复
多柔比星	200mg(m²·d)	持续静脉滴注	第1～3天,每21天重复
环磷酰胺	500mg/m²	静脉滴注	第1天,每21天重复
地塞米松	100mg/d	静脉滴注	第1～5天,每21天重复

③ADOC方案

顺铂	50mg/m²	静脉滴注	第1天,每21天重复
多柔比星	40mg/(m²·d)	静脉滴注	第1天,每21天重复
长春新碱	0.6mg/m²	静脉滴注	第1天,每21天重复
环磷酰胺	500mg/m²	静脉滴注	第1天,每21天重复

④EP方案

顺铂	50mg/m²	静脉滴注	第1天,每21天重复
依托泊苷(VP-16)	120mg/(m²·d)	静脉滴注	第1～3天,每21天重复

⑤VIP方案

顺铂	20mg/m²	静脉滴注	第1～4天,每21天重复
依托泊苷(VP-16)	75mg/(m²·d)	静脉滴注	第1～4天,每21天重复
异环磷酰胺	1.2mg/(ml·d)	静脉滴注	第1～4天,每21天重复

注意事项:异环磷酰胺代谢产物可刺激泌尿道,导致血尿,故每天注射后分别于0、4h和8h用美司钠400mg iv解救,以保护泌尿道。

⑥紫杉醇＋卡铂方案

紫杉醇(PTX)	225mg/m²	静脉滴注	第1天,每21天重复
卡铂(CBP)	AUC=6	静脉滴注	第1天,每21天重复

（二）中医治疗

1.中药辨证论治

（1）痰湿蕴结

主症:胸膺疼痛,满闷不舒,咳嗽短气,痰多不畅,纳少腹胀,便溏,肢体沉重倦怠,舌淡,苔白厚腻,脉弦或弦滑。

治法:祛痰散结,健脾燥湿。

方药:二陈汤合瓜蒌薤白半夏汤加减。

制半夏15g,陈皮10g,茯苓15g,白术15g,薏苡仁30g,瓜蒌30g,薤白15g,渐贝母10g,山慈菇15g,半枝莲30g,白花蛇舌草30g,生甘草10g。水煎服,日一剂。

(2)痰瘀互结

主症:胸胁闷胀作痛或刺痛,或胸痛连及肩部或上肢,咳嗽气短,咳痰不爽,或气促心悸,舌质暗或瘀点,苔薄或腻,脉弦或脉细涩。

治法:活血化瘀,祛痰散结。

方药:血府逐瘀汤合三子养亲汤加减。

当归15g,生地黄15g,桃仁15g,红花10g,枳壳15g,赤芍15g,柴胡6g,桔梗9g,牛膝30g,瓜蒌12g,制半夏10g,紫苏子30g,芥子10g,莱菔子15g,生甘草10g。水煎服,日一剂。

(3)阴虚毒蕴

主症:胸痛,咳嗽无痰或少痰,气喘,或声音嘶哑,口干咽燥,午后潮热,盗汗,或口渴,热势壮盛,消瘦,大便干,小便短少,舌暗红,苔少而干,脉细数或数大。

治法:养阴清热,解毒散结。

方药:沙参麦冬汤合五味消毒饮加减。

沙参30g,麦冬15g,玉竹15g,桑叶15g,天花粉30g,生白扁豆15g,金银花20g,野菊花30g,蒲公英20g,紫花地丁15g,紫背天葵15g,生甘草10g。水煎服,日一剂。

(4)气阴两虚

主症:咳嗽少痰,咳声低弱,气短喘促,甚则气促晕厥,倦怠乏力,心悸怔忡,形瘦恶风,自汗或盗汗,咽干,舌质红,苔少,脉细弱。

治法:益气养阴,扶正祛邪。

方药:四君子汤合生脉散加味。

太子参20g,白术15g,茯苓15g,五味子10g,麦冬15g,全瓜蒌30g,郁金15g,山慈菇15g,夏枯草15g,生甘草10g。水煎服,日一剂。

(5)阴阳两虚

主症:面浮肢肿,咳嗽,痰少,胸闷痛,气急喘息,心悸,自汗,盗汗,潮热,耳鸣,腰腿酸软,形体消瘦,形寒肢冷,舌淡暗,少津,脉微细而数,或虚大无力。

治法:滋阴补阳,扶正祛邪。

方药:补天大造丸加减。

党参20g,黄芪30g,白术10g,茯苓15g,山药15g,熟地黄15g,枸杞子15g,龟甲15g(先煎),巴戟天15g,鹿角胶15g(烊化),紫河车15g,半边莲15g,半枝莲15g,白花蛇舌草15g,炙甘草10g。水煎服,日一剂。

2.中成药　华蟾素注射液20ml+0.9％氯化钠注射液500ml/5％葡萄糖注射液500ml　ivdrip　qd。28天为一疗程,间断7天后继续下一疗程。

或康艾注射液20～30ml+0.9％氯化钠注射液250ml/5％葡萄糖注射液250ml　ivdrip　qd。28天为一疗程,间断7天后继续下一疗程。用于气虚邪盛者。

或康莱特注射液100～200ml　ivdrip　qd,28天为一疗程,间断7天后继续下一疗程。用于气虚痰湿者。

或参麦注射液20～40ml+0.9％氯化钠注射液250ml/5％葡萄糖注射液250ml　ivdrip　qd。28天为一疗程,间断 7 天后继续下一疗程。用于气阴两虚者。

或生脉注射液 25～50ml＋0.9％氯化钠注射液 250ml/5％葡萄糖注射液 250ml　ivdrip　qd。28 天为一疗程,间断 7 天后继续下一疗程。用于气阴两虚者。

（秦善文）

第三节　乳腺癌

【概述】

乳腺癌属于上皮来源的肿瘤,分为非浸润性癌(导管原位癌和小叶原位癌)和浸润性癌,浸润性癌又分为浸润性导管癌非特殊型和浸润性小叶癌、小管癌、浸润性筛状癌、髓样癌等。尽管绝大多数乳腺癌的病因尚未明确,但该病的许多危险因素已被确认。这些危险因素包括女性、年龄增大、家族中有年轻时患乳腺癌的情况、月经初潮早、绝经晚、生育第一胎的年龄过大、长期的激素替代治疗、既往接受过胸壁放疗、良性增生性乳腺疾病和诸如 BRCA1/2 等基因的突变。不过,除了性别和年龄增大以外,其余危险因素只与少数乳腺癌有关。85％～90％的浸润性癌起源于导管。浸润性导管癌中包括几类不常见的乳腺癌类型,例如胶样或黏液癌、腺样囊性癌和小管癌,这些癌症具有较好的自然病程。乳腺癌中医学称"乳岩"、"乳俯"、"乳石痈"、"妒乳"、"石奶"、"石榴翻花疮"、"翻花奶"、"奶岩"等。

【诊断要点】

1.采集病史　采集病史时应注意有无乳腺癌的易感因素,如家族史、月经初潮过早(12 岁以前)、绝经期过迟(55 岁之后)、高龄未婚、未育或 35 岁后初产、曾患过一侧乳腺癌以及某些癌前期乳腺病变等。

2.临床表现

(1)乳房肿块:是乳腺癌最常见的表现。

(2)乳头改变:乳头溢液多为良性改变,但对 50 岁以上,有单侧乳头溢液者应警惕发生乳腺癌的可能性;乳头凹陷;乳头瘙痒、脱屑、糜烂、溃疡、结痂等湿疹样改变常为乳腺佩吉特病(Paget 病)的临床表现。

(3)乳房皮肤及轮廓改变:肿瘤侵犯皮肤的 Cooper 韧带,可形成"酒窝征";肿瘤细胞堵塞皮下毛细淋巴管,造成皮肤水肿,而毛囊处凹陷形成"橘皮征";当皮肤广泛受侵时,可在表皮形成多数坚硬小结节或小条索,甚至融合成片,如病变延伸至背部和对侧胸壁可限制呼吸,形成铠甲状癌;炎性乳腺癌会出现乳房明显增大,皮肤充血红肿、局部皮温增高;另外,晚期乳腺癌会出现皮肤破溃形成癌性溃疡,肿块可溃破,有恶臭味。

(4)淋巴结肿大:同侧腋窝淋巴结可肿大,晚期乳腺癌可向对侧腋窝淋巴结转移引起肿大;另外有些情况下还可触到同侧和(或)对侧锁骨上肿大淋巴结。如腋下淋巴结肿大,可导致腋主要淋巴管阻塞而出现上肢淋巴性水肿。

(5)远处转移症状:当存在肺、骨骼、肝、胸膜或脑转移时,可出现相应的症状,如咳嗽、咳血丝痰;骨痛、病理性骨折;黄疸、乏力;胸痛、胸闷、气促;头痛、肢体无力等。

3.实验室检查

(1)血清学检查:目前尚无足够敏感和特异的血清标记物帮助确诊乳腺癌。血清 CEA、CA153、CA125、CA19-9 的升高对乳腺癌的诊断有参考价值。此外,血清中催乳素、降钙素、乳酸脱氢酶同工酶等,均可作为诊断参考。

(2)乳腺 B 超:B 超扫描能够鉴别乳腺的囊性与实性病变。乳腺癌 B 超扫描多表现为形态不规则、内部回声不均匀的低回声肿块,彩色超声可显示肿块内部及周边的血流信号。目前,国际公认乳腺钼靶X线摄像是最有效的乳腺普查手段。但是钼靶X线摄像诊断乳腺疾病的准确性会受乳腺致密程度影响。年轻女性因为腺体致密、纤维组织丰富,常表现为整个乳房呈致密性阴影,缺乏层次对比。因此35岁以下的年轻女性,可将乳房B超当成首选的普查方法。另外,B超扫描对观察腋窝淋巴结方面具有优势。

(3)乳腺钼靶:是一种经典的检查手段,是通过专门的钼靶X线机摄片进行实现的。乳腺癌在X线片中病灶表现形式常见有较规则或类圆形肿块、不规则或模糊肿块、毛刺肿块、透亮环肿块四类。另外乳腺钼靶对于细小的钙化敏感度较高,能够早期发现一些特征性钙化(如簇状沙粒样钙化等)。

(4)动态增强磁共振成像:磁共振成像检查是软组织分辨率最高的影像检查手段,较X线和B超有很多优势,如:对多中心性病灶的诊断可靠;敏感性、特异性均达90%以上;致密型乳腺、深方及高位将影响钼靶评价,而MRI则不受这些因素的影响;图像可以旋转或进行任意平面的切割,可以清晰显示微小肿瘤;肿瘤微血管分布数据可以提供更多肿瘤功能参数和治疗反应;新辅助化疗后的肿瘤坏死、纤维组织增生等情况,触诊和B超难以真实反映残留肿瘤范围,而磁共振成像在这方面具有其他检查方式无可比拟的优势。但对于带有心脏起搏器和体内金属的患者不适用。

(5)全身骨ECT检查:骨ECT检查对骨转移性病灶的诊断具有独特的价值,它比普通的X线检查敏感,因此骨ECT检查的临床价值已得到公认。但对于局部骨转移病灶,磁共振成像比骨ECT精确。

(6)PET-CT检查:正电子发射体层扫描是近年来发展起来的一项新的检查技术,可检测全身病灶,但该检查昂贵,且电存在假阴性、假阳性。目前还不能广泛应用。

(7)细胞、病理学诊断:这是诊断的金标准。常用有术前乳头溢液涂片细胞学检查、胸腔积液、腹腔积液查找脱落细胞等细胞学检查、肿块细针穿刺细胞学检查、术中肿块切除冰冻切片检查及术后石蜡切片检查。同时做EB、HEB2/ncu的检查以指导治疗。HEB2/neu免疫组化(++)时需FISH检测。(FISH是缩写,中文是"荧光原位杂交",是一种病理诊断技术,可以用于检测乳腺癌组织中HER-2基因的表达。)

【鉴别诊断】

(1)乳腺纤维腺瘤:常见于青年妇女,肿瘤大多为圆形或椭圆形,边界清楚,活动度大,发展缓慢,有包膜感,质实而不硬,呈橡皮样。一般不会与皮肤或胸肌粘连。切除活检是鉴别乳腺癌与纤维腺瘤的确诊方法。对于40岁以上的女性不要轻易诊断为纤维腺瘤,必须排除恶性肿瘤的可能。

(2)乳腺囊性增生病:多见于中青年女性,特点是乳房胀痛、肿块可呈周期性,与月经周期有关。体查发现两侧乳腺弥漫性增厚,呈片状或颗粒状、结节状,增厚区与周围乳腺组织分界不清。有时可有囊肿形成,超声波检查可以明确。必要时应行手术切除活检,以明确诊断。

(3)浆细胞性乳腺炎:是乳腺组织的无菌性炎症。临床上60%以上呈急性炎症表现,肿块大时皮肤可呈橘皮样改变。40%的患者开始即为慢性炎症,表现为乳晕旁肿块,边界不清,可有皮肤粘连和乳头凹陷。

(4)大导管内乳头状瘤:多见于经产妇,以40~50岁为多。无自觉症状,多以乳头溢液就诊。溢液颜色为血性、浆液血性或浆液性。体查时可在少数患者的乳晕部触及小结节,手指压迫结节即可有乳头溢液。手术切除是确诊及治疗的方法。

(5)乳腺淋巴瘤:表现为迅速增大的乳房肿块,腋淋巴结可同时受累。体查及影像学检查很难与乳腺癌区别开来。临床上常常在手术后或术中冷冻切片时才确诊。其病理切片在显微镜下可见淋巴瘤细胞,而乳腺上皮细胞无恶变。

(6)乳腺结核:是由结核杆菌所致乳腺组织的慢性炎症。好发于中青年女性。病程较长,发展缓慢。局部表现为乳房内肿块,肿块质硬偏韧,部分区域可有囊性感。肿块边界有时不清楚,活动度可受限,可有疼痛,但无周期性。

【病理与分期】

（一）组织病理学分类

乳腺癌属于上皮来源的肿瘤,分为非浸润性癌(导管原位癌和小叶原位癌)和浸润性癌,浸润性癌又分为浸润性导管癌非特殊型和浸润性小叶癌、小管癌、浸润性筛状癌、髓样癌等。

（二）分期

1.AJCC 癌症分期

Tx:原发肿瘤无法评估。

T_0:无原发肿瘤证据。

T_is:原位癌。

$T_is(DcIS)$:导管内原位癌。

$T_is(LcIS)$:小叶原位癌。

$T_is(Paget's)$乳头 Paget 病与浸润癌或乳腺实质的原位癌不同。与 Paget 病有关的乳腺实质的肿瘤根据实质病变的大小和特征进行分类,此时应对 Paget 病加以注明。

T_1:最大径小于或等于 20mm。

T_1mi:最大径小于或等于 1mm。

T_{1a}:最大径大于 1mm 且小于或等于 5mm。

T_{1b}:最大径大于 5mm 且小于或等于 10mm。

T_{1c}:最大径大于 10mm 且小于或等于 20mm。

T_2:最大径大于 20mm 且小于或等于 50mm。

T_3:最大径大于 50mm。

T_4:不论大小,侵及胸壁和(或)皮肤(溃疡或结节)。

T_{4a}:侵及胸壁,单纯的胸肌受浸润不在此列。

T_{4b}:没有达到炎性乳腺癌诊断标准的皮肤的溃疡和(或)卫星结节和(或)水肿(包括橘皮样变)。

T_{4c}:同时有 T_{4a} 和 T_{4b}。

T_{4d}:炎性乳腺癌。

Nx:区域淋巴结无法评估。

pNx:区域淋巴结无法评估(先前已切除或未切除)。

N_0:无区域淋巴结。

pN_0:无组织学证实的区域淋巴结转移。

$pN_0(i-)$:组织学无区域淋巴结转移,免疫组化阴性。

$pN_0(i+)$:组织学无区域淋巴结转移,免疫组化阳性,肿瘤灶小于或等于 0.2mm。

$pN_0(mol-)$:组织学无区域淋巴结转移,分子检测(RT-PcR)阴性。

$pN_0(mol+)$:组织学无区域淋巴结转移,分子检测(RT-PcR)阳性。

N_1:可活动的同侧Ⅰ组、Ⅱ组腋淋巴结。

pN_1:微转移;或转移至 1~3 个腋淋巴结;和(或临床无发现,通过前哨淋巴结活检发现的内乳淋巴结转移。

pN_1mi:微转移[瘤灶大于 0.2mm 和(或)多于 20c 个细胞,但小于或等于 2.0mm]。

pN_{1a}:1~3 个腋淋巴结,至少有一个大于 2.0mm。

pN_{1b}:临床无发现,前哨淋巴结活检发现的内乳淋巴结微转移或大转移。

pN_1c：1～3个腋淋巴结，同时有临床无发现，前哨淋巴结活检发现的内乳淋巴结微转移或大转移。

N_2：融合或固定的同侧Ⅰ组、Ⅱ组腋淋巴结；或临床发现的内乳淋巴结转移而没有腋淋巴结转移的证据。

pN_2：4～9个腋淋巴结；或临床发现的内乳淋巴结转移而没有腋淋巴结转移。

N_{2a}：同侧腋淋巴结融合或固定。

pN_{2a}：4～9个腋淋巴结（至少有一个瘤灶大于2.0m）。

N_{2b}：临床发现的同侧内乳淋巴结转移而没有腋淋巴结转移的证据。

pN_{2b}：临床发现的内乳淋巴结转移而没有腋淋巴结转移的证据。

N_3：同侧锁骨下淋巴结（Ⅲ组）转移，伴或不伴Ⅰ组、Ⅱ组淋巴结转移；或临床发现的内乳淋巴结转移，伴临床发现的Ⅰ组、Ⅱ组腋淋巴结转移；或同侧锁骨上淋巴结转移，伴或不伴腋淋巴结或内乳淋巴结转移。

pN_3：10个及以上的腋淋巴结转移；或锁骨下淋巴结转移；或临床发现的内乳淋巴结转移伴一个或以上的腋淋巴结转移；或3个以上的腋淋巴结转移，伴临床无发现，通过前哨淋巴结活检证实的内乳淋巴结转移；或同侧锁骨上淋巴结转移。

N_{3a}：转移至同侧锁骨下淋巴结。

pN_{3a}：转移至10个或更多腋淋巴结（至少有一个瘤灶大于2.0mm）；或转移至锁骨下淋巴结。

N_{3b}：转移至同侧内乳淋巴结和腋淋巴结。

pN_{3b}：转移至临床发现的内乳淋巴结，伴一个或以上腋淋巴结转移；多于3个腋淋巴结转移，伴临床未发现，通过前哨淋巴结活检证实的内乳微转移或大转移。

N_{3c}：转移至同侧锁骨上淋巴结。

pN_{3c}：转移至同侧锁骨上淋巴结。

M_0：无远处转移的临床或影像学证据。

$cM(i+)$：无转移的症状和体征，也没有转移的临床或影像学证据，但通过分子检测或镜检，在循环血、骨髓或非区域淋巴结发现小于或等于0.2mm的病灶。

M_1：经典的临床或影像学方法能发现的远处转移灶和（或）组织学证实的大于0.2mm的病灶。

2.临床分期　根据以上不同的TNM可以组成临床不同分期。

0期：$T_1sN_0M_0$。

Ⅱ期：$T_1N_0M_0$。

Ⅱa期：$T_0N_1M_0$；$T_1N_1*M_0$（*N_1的预后同N_0）；$T_2N_0M_0$。

Ⅱb期：$T_2N_1M_0$；$T_3N_0M_0$。

Ⅲa期：$T_0N_2M_0$；$T_1N_2M_0$；$T_2N_2M_0$；T_3N_1，$2M_0$。

Ⅲb期：T_4任何NM_0；任何TN_3M_0。

Ⅳ期：任何T任何NM_1。

注：在此分期中，T_{1s}在临床上只能有Paget病限于乳头者，其他原位癌均不能作临床诊断，而N_3（内乳淋巴结的转移）在临床亦是不能触及的。总的说来，癌肿不大（小于5cm），腋淋巴结亦不能触及者为Ⅰ期；癌肿虽不大，但腋淋巴结已肿大者为Ⅱ期；凡已有远处转移者，则不论癌肿的局部生长情况或区域淋巴结的转移情况，一律列为Ⅳ期。Ⅲ期最为复杂，T_1N_2与T_4N_3就代表两种极端情况。一般说，凡区域淋巴结转移情况属于N_3范围或局部肿块生长情况属于T_4范围者，预后都较差，可以考虑手术前应用放疗或化疗，以求延长生命。

(三)乳腺癌的危险程度

分为低度危险、中度危险和高度危险。

1.高度危险

(1)腋淋巴结转移数目为 1～3 个、HER-2(＋＋＋)或 FISH 扩增。

(2)腋淋巴结转移大于 3 个。

2.中度危险

(1)腋淋巴结阴性,并至少具备以下特征中的一项:肿瘤直径＞2cm、病理分级为 2～3 级、有肿瘤周边血管侵犯、HER-2 基因过表达或扩增、年龄＜35 岁。

(2)腋淋巴结转移 1～3 个和 HER-2(－)。

3.低度危险　腋淋巴结阴性,并同时具备以下所有特征:肿瘤执行≤2cm、病理分级 1 级、未侵犯肿瘤周边血管、HER-2(－)、年龄≥35 岁。

【治疗方法】

(一)西医治疗

乳腺癌的西医治疗手段包括手术治疗、放射治疗、化学治疗、内分泌治疗和分子靶向治疗。在科学和人文结合的现代乳腺癌治疗新理念指导下,乳腺癌的治疗趋势包括保留乳房和腋窝的微创手术、更为精确的立体定向放疗和选择性更好的靶向药物治疗。现代医学需要脱离传统的经验医学模式而遵照循证医学证据。基于国际上大规模的临床研究和荟萃分析结果,目前在乳腺癌治疗领域,国际上有影响力并被临床普遍接受的有欧洲的 St.Gallen 早期乳腺癌治疗专家共识和美国国家癌症网(NCCN)治疗指南。

手术切除一直是乳腺癌主要的治疗手段,对于早期乳腺癌手术切除肿瘤是首选治疗方式。乳腺癌的手术方法经历了长期的演变,过去认为手术做得越大,切除得越完全,效果越好。但是近年来这种观点有所改变,主张在保证切除完全的基础上尽可能减少手术创伤。

1.手术治疗方法

(1)乳腺癌根治术:是将病变乳房、腋下淋巴结以及一些胸腔壁的肌肉切除,这种手术的创伤较大,术后对上肢功能会有影响。所以当癌细胞侵入胸腔壁的肌肉才能进行这类手术。改良乳腺癌根治术是将乳房和一些腋下淋巴结切除,而不切除胸腔壁的肌肉。由于胸腔壁的肌肉完整保留,因此胸腔壁和手臂肌肉的形体均不受影响,可以迅速复原。这是目前最常采用的标准乳腺癌手术方式。

(2)保留乳房手术:又称"保乳手术",所谓保乳是指保留乳房的基本形状,仅切除病变的部分。其中包括象限切除、区段切除、局部切除,加上腋窝淋巴结清扫;术后辅以放疗、化疗及内分泌治疗等综合治疗。研究表明,保乳手术加放射治疗与同期根治性乳房切除手术的患者效果相似。

(3)腋窝淋巴结清扫:本术式是在切除乳房的同时切除部分腋窝淋巴结。这些淋巴结嵌在脂肪组织中很难用肉眼看到,所以外科医生会将部分脂肪组织连同淋巴结一同切除下来,病理科的医生会对切除下来的淋巴结和脂肪组织在显微镜下进行病理检查,以了解其内是否存在癌细胞。

(4)前哨淋巴结活检进行前哨淋巴结活检,可以预测是否需要进行腋窝淋巴结清扫术。目前多采用在肿瘤旁注射染料和同位素作为前哨淋巴结的示踪剂,以显示前哨淋巴结。如果前哨淋巴结活检没有发现癌细胞,就可免行腋窝淋巴结清扫。

(5)乳房重建术:从形体改善方面考虑,有些妇女会要求乳房重建术(整形术),通常可以在手术期间同时进行,或数月后再另外进行乳房重建术。

2.放射治疗　乳腺癌术后的辅助放疗的适应证及治疗原则如下。

(1)乳腺癌改良根治术后的辅助放疗照射部位:胸壁和锁骨上下淋巴结区域——所有患者;腋窝——

腋窝淋巴结未清扫或清扫不彻底的患者;内乳——不做常规放疗。

(2)乳腺癌保乳术后的辅助放疗:所有保乳手术患者,包括浸润性癌、原位癌早期浸润和原位癌的患者,均应予术后放疗。但对于年龄≥70 岁、$T_1N_0M_0$ 且 ER 阳性的患者,可考虑术后单纯内分泌治疗,不做术后放疗。

3.化学治疗　建议根据患者情况和每个研究的背景合理选择下述化疗方案,如淋巴结阴性的激素依赖性患者如果化疗可以选择 AC/CE[多柔比星(表柔比星)/环磷酰胺]或 TC(多西紫杉醇/环磷酰胺);淋巴结阴性的三阴性患者可以选择 FAC(FEC)或 AC-T;HER-2 阳性患者可以选择 AC-TH 或 TCH;HER-2 阴性、腋结阳性(St.Gallen 中高危)患者可以选择 AC-＊T(多西紫杉醇 3 周疗)、FEC×3-T×3、TAC(多西紫杉醇/多柔比星/环磷酰胺),或者剂量密集化疗密集 AC(多柔比星/环磷酰胺)—密集紫杉醇 2 周疗。有多个联合与单药化疗方案都在术前化疗中表现出抗肿瘤活性。一般来讲,凡推荐用于术后辅助治疗的化疗方案都可用于术前化疗。HER-2 阳性患者应考虑采用含曲妥珠单抗的新辅助化疗至少 9 周。

(1)首选辅助方案不含曲妥珠单抗的联合方案。

①TAC 方案

多西紫杉醇	$75mg/m^2$	iv	第 1 天
多柔比星	$50mg/m^2$	iv	第 1 天
环磷酰胺	$500mg/m^2$	iv	第 1 天

21 天为 1 个周期,共 6 个周期(所有周期均用 G-CSF 支持)

②密集 A→密集紫杉醇方案

多柔比星	$60mg/m^2$	iv	第 1 天
环磷酰胺	$60mg/m^2$	iv	第 1 天

14 天为 1 个周 1 期,共 4 个周期 1(所有周期均用 G-CSF 支持)

紫杉醇	$175mg/m^2$	iv(3h)	第 1 天	14 天为 1 个周期,共 4 个周期

③AC→紫杉醇方案

多柔比星	$60mg/m^2$	iv	第 1 天	21 天为 1 个周期,共 4 个周期末
环磷酰胺	$600mg/m^2$	iv	第 1 天	21 天为 1 个周期,共 4 个周期末
紫杉醇	$80mg/m^2$	iv(1h)	第 1 天	每周 1 次,共 12 周

④TC 方案

多西紫杉醇	$75mg/m^2$	iv	第 1 天	21 天为 1 个周期,共 4 个周期末
环磷酰胺	$600mg/m^2$	iv	第 1 天	21 天为 1 个周期,共 4 个周期末

⑤AC 方案

多柔比星	$60mg/m^2$	iv	第 1 天
环磷酰胺	$600mg/m^2$	iv	第 1 天

21 天为 1 个周期,共 4 个周期

(2)其他辅助方案

①FAC 方案

氟尿嘧啶	$500mg/m^2$	iv	第 1、8 天或第 1、4 天
多柔比星	$500mg/m^2$	iv	第 1 天(或 72h 持续静滴)
环磷酰胺	$500mg/m^2$	iv	第 1 天

21 天为 1 个周期,共 6 个周期

②CAF 方案

氟尿嘧啶	500mg/m²	iv	第 1、8 天
多柔比星	30mg/m²	iv	第 1、8 天
环磷酰胺	100mg/m²	iv	第 1 天

21 天为 1 个周期,共 6 个周期

③CEF 方案

氟尿嘧啶	500mg/m²	iv	第 1、8 天
表柔比星	60mg/m²	iv	第 1、8 天
环磷酰胺	75mg/m²	口服	第 1、14 天

予复方磺胺甲口恶唑片支持治疗。28 天为 1 个周期,共 6 个周期

④CMF 方案

氟尿嘧啶	600mg/m²	iv	第 1、8 天
氨甲蝶呤	40mg/m²	iv	第 1、8 天
环磷酰胺	100mg/m²	iv	第 1、8 天

⑤EC 方案

| 表柔比星 | 100mg/m² | iv | 第 1 天 |
| 环磷酰胺 | 830mg/m² | iv | 第 1 天 |

21 天为 1 个周期,共 8 个周期

⑥密集 A→T→C 方案

多柔比星	600mg/m²	iv	第 1 天	14 天为 1 个周期,共 4 个周期
紫杉醇	175mg/m²	iv	第 1 天	14 天为 1 个周期,共 4 个周期
环磷酰胺	600mg/m²	iv	第 1 天	14 天为 1 个周期,共 4 个周期

(所有周期均用 G-CSF 支持)

⑦FEC→多西紫杉醇方案

氟尿嘧啶	500mg/m²	iv	第 1 天	21 天为 1 个周期,共 3 个周期
表柔比星	100mg/m²	iv	第 1 天	21 天为 1 个周期,共 3 个周期
环磷酰胺	500mg/m²	iv	第 1 天	21 天为 1 个周期,共 3 个周期
多西紫杉醇	100mg/m²	iv	第 1 天	21 天为 1 个周期,共 3 个周期

⑧FEC→紫杉醇周疗

氟尿嘧啶	600mg/m²	iv	第 1 天	21 天为 1 个周期,共 4 个周期	
表柔比星	90mg/m²	iv	第 1 天	21 天为 1 个周期,共 4 个周期	
环磷酰胺	600mg/m²	iv	第 1 天	21 天为 1 个周期,共 4 个周期	随后 3 周无治疗
紫杉醇	100mg/m²	iv	第 1 天	每周为 1 个周期,共 8 个周期	

每周为 1 个周期,共 8 个周期

(3)首选辅助方案　含曲妥珠单抗的联合方案。

①AC→T＋曲妥珠单抗方案

多柔比星　　　　60mg/m²　　iv　　第 1 天　21 天为 1 个周期,共 4 个周期环磷酰胺600mg/m² iv
第 1 天　21 天为 1 个周期,共 4 个周期　21 天为 1 个周期,共 4 个周期

| 紫杉醇 | 80mg/m² | iv | 第 1 天 | 每周 1 次,共 12 周期 |

加曲妥珠单抗　　　4mg/kg　iv，与第 1 次使用紫杉醇时一起用。

随后曲妥珠单抗　　　2mg/kg　iv，每周 1 次，共 1 年。

或者曲妥珠单抗　　　6mg/kg　iv，每 3 周 1 次，在完成紫杉醇治疗之后应用，共 1 年。

基线时、3 个月、6 个月和 9 个月时监测心功能。

②密集 AC→密集紫杉醇方案

多柔比星	60mg/m²	iv	第 1 天
环磷酰胺	600mg/m²	iv	第 1 天

14 天为 1 个周期，共 4 个周期（所有周期均用 G-CSF 支持）

紫杉醇	175mg/m²	iv，3h	第 1 天

14 天为 1 个周期，共 4 个周期（所有周期均用 G-SF 支持）

加曲妥珠单抗 4mg/kg　iv，与第 1 次使用紫杉醇时一起用。

随后曲妥珠单抗 2mg/kg　iv，每周 1 次，共 1 年。

或者曲妥珠单抗 6mg/kg　tv，每 3 周 1 次，在完成紫杉醇治疗之后应用，共 1 年。

基线时、3 个月、6 个月和 9 个月时监测心功能。

③AC→T＋曲妥珠单抗方案

多柔比星	60mg/m²	iv	第 1 天	21 天为 1 个周期，共 4 个周期
紫杉醇	600mg/m²	iv	第 1 天	21 天为 1 个周期，共 4 个周期
环磷酰胺	175mg/m²	iv	第 1 天	21 天为 1 个周期，共 4 个周期
加曲妥珠单抗	4mg/kg	iv，与第 1 次使用紫杉醇时一起用。		
随后曲妥珠单抗	2mg/kg	iv，每周 1 次，共 1 年。		
或者曲妥珠单抗	6mg/kg	iv，每 3 周 1 次，在完成紫杉醇治疗之后应用，共 1 年。		

基线时、3 个月、6 个月和 9 个月时监测心功能。

④TCH 方案

多西紫杉醇	75mg/m²	iv	第 1 天	21 天为 1 个周期，共 6 个周期
卡铂	AUC＝6	iv	第 1 天	21 天为 1 个周期，共 6 个周期

加曲妥珠单抗 4mg/kg，静脉滴注，第 1 周。

随后曲妥珠单抗 2mg/kg，静脉滴注，共 17 周。

随后曲妥珠单抗 6mg/kg　iv　每 3 周 1 次，共 1 年。

基线时 3 个月、6 个月和 9 个月时监测心功能。

（4）其他辅助方案

①多西紫杉醇＋曲妥珠单抗→FEC 方案

多西紫杉醇	100mg/m²	iv，1h	第 1 天

21 天为 1 个周期，共 3 个周期加

曲妥珠单抗	4mg/kg	iv，与第 1 次使用紫杉醇时一起用，第 1 大。随后
曲妥珠单抗	2mg/kg	iv，每周 1 次，共 9 周。

氟尿嘧啶	600mg/m²	iv	第 1 天	21 天为 1 个周期，共 3 个周期
表柔比星	60mg/m²	iv	第 1 天	21 天为 1 个周期，共 3 个周期
环磷酰胺	600mg/m²	iv	第 1 天	21 天为 1 个周期，共 3 个周期

基线时，最后 1 个周期的 FEC 化疗后、化疗后 12 个月和 36 个月时监测心功能。

②化疗序贯曲妥珠单抗

批准应用的辅助化疗方案治疗至少 4 个周期

曲妥珠单抗首剂 8mg/kg　iv

随后曲妥珠单抗 6mg/kg　iv,每 21 天 1 次,共 1 年

基线时、3 个月、6 个月和 9 个月时监测心功能

③AC→多西紫杉醇＋曲妥珠单抗

多柔比星	60mg/m²	iv	第 1 天　21 天为 1 个周期,共 4 个周期
环磷酰胺	600mg/m²	iv	第 1 天　21 天为 1 个周期,共 4 个周期
多西紫杉醇	600mg/m²	iv	第 1 天　21 天为 1 个周期,共 4 个周期

曲妥珠单抗 4mg/kg　iv,第 1 周

随后曲妥珠单抗 2mg/kg　iv,每周 1 次,共 11 周

随后曲妥珠单抗 6mg/kg　iv,每 21 天 1 次,共 1 年

基线时、3 个月、6 个月和 9 个月时监测心功能

(5)新辅助方案　含曲妥珠单抗的联合方案:新辅助 T→FEC＋曲妥珠单抗。

曲妥珠单抗 4mg/kg　iv,在第 1 次使用紫杉醇前用

随后曲妥珠单抗 2mg/kg　iv,每周 1 次,共 23 周

| 紫杉醇 | 225mg/m² | iv,24h | 第 1 天　21 天为 1 个周期,共 4 个周期 |

可替换为

紫杉醇	80mg/m²	iv,1h	第 1 天　每周 1 次,共 12 周
氟尿嘧啶	500mg/m²	iv	第 1、14 天　21 天为 1 个周期,共 4 个周期
表柔比星	75mg/m²	iv	第 1 天　21 天为 1 个周期,共 4 个周期
环磷酰胺	500mg/m²	iv	第 1 天　21 天为 1 个周期,共 4 个周期

(6)复发或转移性乳腺癌首选化疗方案,首选联合方案 CMF/AC/FAC/CEF 方案,同时辅助治疗。

①CMF 方案

氟尿嘧啶	600mg/m²	iv	第 1、8 天28 天为 1 个周期
氨甲蝶呤	40mg/m²	iv	第 1、8 天28 天为 1 个周期
环磷酰胺	100mg/m²	iv	第 1、8 天28 天为 1 个周期

②CAF 方案

氟尿嘧啶	500mg/m²	iv	第 1、8 天28 天为 1 个周期
多柔比星	30mg/m²	iv	第 1、8 天28 天为 1 个周期
环磷酰胺	100mg/m²	口服	第 1～14 天28 天为 1 个周期

③FEC 方案

氟尿嘧啶	500mg/m²	iv	第 1、8 天21 天为 1 个周期,共 4 个周期
表柔比星	50mg/m²	iv	第 1、8 天21 天为 1 个周期,共 4 个周期
环磷酰胺	400mg/m²	iv	第 1、8 天21 天为 1 个周期,共 4 个周期

④AT 方案

多柔比星	50mg/m²	iv	第 1 天　21 天为 1 个周期
或表柔比星	75mg/m²	iv	第 1 天　21 天为 1 个周期
紫杉醇	175mg/m²	iv	第 1 天　21 天为 1 个周期

多西紫杉醇	75mg/m²	iv	第1天	21天为1个周期
多西紫杉醇	75mg/m²	iv	第1天	21天为1个周期
卡培他滨	950mg/m²	po	bid第1~14天	21天为1个周期

⑤GT方案

紫杉醇	175mg/m²	iv,3h	第1天
吉西他滨	1000~1250mg/m²	iv	第1、8天(第1天在紫杉醇之后)21天为1个周期

⑥EC方案

表柔比星	75mg/m²	iv	第1天	21天为1个周期
环磷酰胺	600mg/m²	iv	第1天	21天为1个周期

(7)复发或转移性乳腺癌首选化疗方案,首选单药方案。

①蒽环类药物

多柔比星	60mg/m²	iv	第1天	21天为1个周期
或多柔比星	20mg/m²	iv	第1天	每周1次
或表柔比星	60~90mg/m²	iv	第1天	21天为1个周期
或脂质体多柔比星	35~45mg/m²	iv	第1天	28天为1个周期

②紫杉类药物

紫杉醇	175mg/m²	iv,3h	第1天	21天为1个周期
或紫杉醇	80mg/m²	iv,1h	第1天	每周1次
或多西紫杉醇	40mg/m²	iv,1h	第1天	21天为1个周期

每周1次,共6周,休2周,再重复

或白蛋白结合的紫杉醇	100mg/m²或150mg/m²	iv	第1、8、15天	每28天为1个周期
白蛋白结合的紫杉醇	260mg/m²	iv	第1天	21天为一个周期

③抗代谢类药物

卡培他滨	1000mg/m²	po bid	第1~14天	21天为1个周期
或吉西他滨	800~1200mg/m²		第1~14天	21天为1个周期

④其他微管抑制类药物

长春瑞滨	25mg/m²	iv,每周1次
或紫杉醇	175mg/m²	iv,1h
或多西紫杉醇	80mg/m²	iv,1h

(8)使用过曲妥珠单抗的HER-2阳性的转移性乳腺癌患者单药首选药物

拉帕替尼+卡培他滨或

曲妥珠单抗+其他一线化疗药物或

曲妥珠单抗+拉帕替尼(不含细胞毒性药物方案)

(9)与拉帕替尼联合使用的首选单药化疗方案(HER2阳性的转移性乳腺癌)

卡培他滨	11000mg/m²	po bid	第1~28天	28天为1个周期间隔7天后重复

乳腺癌化疗疗效标准如下。

①全消(CR):所有可查见的癌灶于化疗最少4周后完全消失,溶骨性病变在X线上全部钙化。

②部分消失(PR):化疗至少4周后可测量病变缩小50%(2个最大垂直轴径的乘积),同时无新病灶出

现，但不要求所有病灶都属 PR。

③稳定无变(S)：肿瘤缩小<50％，或增大<25％。

④恶化(PD)：有些病灶缩小<50％，同时有些病灶增加>25％，或所有病灶增大，或有新病灶出现。

4.内分泌治疗　乳腺癌有四种分子亚型：①LuminalA 型：ER 和（或）PR 阳性，且 K167<14％，且 HER-2 阴性。这种类型对内分泌治疗敏感，对化疗不敏感，不需要进行靶向治疗。②LuminalB 型：ER 和（或）PR 阳性，且 K167>14％或 HER-2 阳性。这种类型对内分泌治疗的敏感度较 LuminalA 型的差，但对化疗的反应性较 LuminalA 型的好；其中 HER-2 阳性的患者还应该考虑抗 HER-2 的靶向治疗。③H 型：ER 和 PR 均为阴性，同时 HER-2 表达为阳性。这类患者需要考虑化疗和靶向治疗。④三阴性：即 ER、PR 及 HER-2 表达均为阴性，此类患者只有化疗是有效的全身治疗手段。如使用内分泌治疗，绝经后受体阳性患者优先考虑芳香化酶抑制剂。

内分泌治疗选择原则如下：尽量不重复使用辅助治疗或一线治疗用过的药物。他莫昔芬辅助治疗失败的绝经后患者首选芳香化酶抑制剂。芳香化酶抑制剂治疗失败可选孕激素（醋酸甲地孕酮/甲羟孕酮）或氟维司群。非甾体类芳香化酶抑制剂（阿那曲唑或来曲唑）治疗失败可选甾体类芳香化酶抑制剂（依西美坦）、孕激素（醋酸甲地孕酮/甲羟孕酮）或氟维司群。既往未用抗雌激素治疗者，仍可试用他莫昔芬或托瑞米芬。ER 阳性的绝经前患者可采取卵巢手术切除或其他有效的卵巢功能抑制治疗，随后遵循绝经后妇女内分泌治疗指南。

方案①：三苯氧胺方案。

三苯氧胺　10mg　po　bid 或 20mg　po　qd　每日口服，连续 5 年

方案②：MA 或 MPA 单药方案。

甲地孕酮　160mg　po　或 500mg　po　每日口服，直到进展或不能耐受其他副作用

甲孕酮160mg　po　或 500mg　po　每日口服，直到进展或不能耐受其他副作用

方案③：EXE 单药方案，作为三苯氧胺失败后的二线内分泌治疗药。

艾罗美新 25mg　po　每日口服，直到疾病进展

方案④：瑞宁得方案，三苯氧胺治疗失败的绝经期后的

晚期乳腺癌患者生存期明显超过甲地孕酮。

瑞宁得　1mg　po　每日口服，直到疾病进展方案⑤：来曲唑单药方案。

来曲唑　2.5mg　po　每日口服，直到疾病进展

方案⑥：诺雷德单药方案。

诺雷德　3.6mg　po　每月 1 次

方案⑦：氟维司群注射液单药方案作为芳香化酶抑制剂失败后的二线内分泌治疗。

氟维司群注射液　250mg　臀部缓慢肌注　每月 1 次

注：不同的乳腺癌临床试验采用的绝经定义不尽相同。绝经通常是生理性的月经永久性终止，也可以是乳腺癌治疗引起的卵巢合成的雌激素功能永久丧失。

绝经的定义可参考以下几条标准：

①双侧卵巢切除术后；

②年龄≥60 岁；

③年龄<60 岁，且在没有化疗和服用三苯氧胺、托瑞米芬和卵巢功能抑制治疗的情况下停经 1 年以上，同时血 FSH 及雌二醇水平符合绝经后的范围；而正在服用三苯氧胺、托瑞米芬，年龄<60 岁的停经患者，必须连续检测血 FSH 及雌二醇水平符合绝经后的范围。

另外,还需要注意下面几点。

①正在接受 LH-RH 激动剂或拮抗剂治疗的妇女无法判定是否绝经。

②辅助化疗前没有绝经的妇女,停经不能作为判断绝经的依据,因为患者在化疗后虽然会停止排卵或无月经,但卵巢功能仍可能正常或有恢复可能。

③对于化疗引起停经的妇女,如果考虑采用芳香化酶抑制剂作为内分泌治疗,则需要考虑有效的卵巢抑制(双侧卵巢完整切除或药物抑制),或者连续多次监测 FSH 和(或)雌二醇水平以确认患者处于绝经后状态。

【中医治疗】

(一)中药辨证治疗

1.肝郁痰凝

主症:乳房肿块胀痛,心烦易怒,胸闷,胁胀,头晕目眩,舌淡,苔薄白或薄黄,脉弦滑。

治法:疏肝理气,化痰散结。

方药:逍遥蒌贝散加减。

柴胡 10g,白芍 15g,郁金 10g,制香附 15g,当归 12g,茯苓 15g,白术 20g,枳壳 10g,青皮 10g,瓜蒌 15g,浙贝母 15g,山慈菇 10g,夏枯草 15g。水煎服,日一剂。

2.瘀血内阻

主症:乳房肿块坚硬,乳房刺痛,痛有定处,月经色暗或有瘀块,舌质紫暗或有瘀斑,苔白,脉涩或弦。

治法:活血化瘀,化痰散结。

方药:血府逐瘀汤加减。

桃仁 10g,红花 8g,柴胡 9g,桔梗 9g,赤芍 15g,当归 12g,川芎 10g,香附 15g,延胡索 15g,生地黄 12g,牛膝 15g,益母草 15g,郁金 9g,山慈菇 10g。水煎服,日一剂。

3.热毒壅盛

主症:乳房肿块迅速增大,伴红肿热痛,甚则破溃渗液,疮面恶臭,口干舌燥,大便秘结,小便短赤,舌红,苔黄,脉弦数。

治法:清热解毒,消肿止痛。

方药:仙方活命饮加减。

金银花 20g,紫花地丁 20g,皂角刺 15g,乳香 10g,没药 10g,浙贝母 15g,赤芍 15g,山慈菇 10g,蒲公英 20g,夏枯草 15g,龙葵 30g,当归 12g,炮穿山甲 20g(先煎),白芷 15g,陈皮 10g,生甘草 10g。水煎服,日一剂。

4.冲任失调

主症:乳房内肿块,质地硬韧,粘连,表面不光滑,五心烦热,午后潮热,盗汗,口干,腰膝酸软,兼有月经不调,舌质红,苔少,脉细弱。

治法:调理冲任,滋阴软坚。

方药:知柏地黄汤加减。

知母 10g,黄柏 15g,熟地黄 15g,山药 10g,山茱萸 15g,茯苓 15g。牡丹皮 15g,泽泻 15g,夏枯草 15g,八月札 15g,石见穿 15g,山慈菇 10g,生甘草 10g。水煎服,日一剂。

5.气血两虚

主症:乳中结块,推之不移,或肿块溃烂,血水淋沥,疼痛难忍,面色白光白,神疲气短,舌质淡或淡胖,舌苔薄白,脉沉细无力。

治法:益气养血。

方药:八珍汤加减。

党参 20g,白术 20g,茯苓 15g,熟地黄 15g,白芍 15g,川芎 10g,当归 12g,酸枣仁 30g,鸡血藤 15g,挂心 6g,远志 15g,阿胶 10g(烊化),鸡内金 10g,陈皮 6g,白花蛇舌草 15g,半边莲 15g,炙甘草 10g。水煎服,日一剂。

(二)中成药

(1)艾迪注射液:适用于正虚毒盛型。使用方法:0.9%氯化钠注射液 250ml/5%葡萄糖注射液 250ml ＋艾迪注射液 50~100ml　ivdrip　qd。28 天为一疗程,间隔 7 天后继续下一疗程。

(2)或康艾注射液:适用于正气亏虚型。使用方法:0.9%氯化钠注射液 250ml/5%葡萄糖注射液 250ml＋康艾注射液 20~30ml　ivdripqd。28 天为一疗程,间断 7 天后继续下一疗程。

(3)或复方苦参注射液:适用于痰热内蕴型。使用方法:0.9%氯化钠注射液 250ml＋复方苦参注射液 10~15ml　ivdripqd。21 天为一疗程,间断 3~5 天后继续下一疗程。

(4)或参麦注射液:用于气阴两虚型。使用方法:0.9%氯化钠注射液 250ml/5%葡萄糖注射液 250ml ＋参麦注射液 20~40ml　ivdripqd。28 天为一疗程,间断 7 天后继续下一疗程。

(5)或生脉注射液:用于气阴两虚型。使用方法:0.9%氯化钠注射液 250ml/5%葡萄糖注射液 250ml ＋生脉注射液 25~50ml　ivdripqd。28 天为一疗程,间断 7 天后继续下一疗程。

(秦善文)

第四节　急性白血病

【诊断要点】

(一)临床表现

1.正常骨髓造血功能受抑制表现

(1)贫血:贫血往往是首起表现,早期即可出现,呈进行性发展,与出血不成比例。症状有苍白、乏力、头晕、心悸、气促、水肿等。

(2)发热:发热是一种常见的表现。可有不同程度的发热,可低热,亦可高达 39~40℃以上,伴有畏寒、出汗等。发热的原因主要是感染,尤其是较高发热。感染可发生在各个部位,口腔炎、牙龈炎、咽峡炎最常见,可发生溃疡或坏死;肺部感染、肛周炎、肛旁脓肿亦常见,严重时可致败血症;常常有发热而找不到明显的病灶。最常见的致病菌为革兰阴性杆菌,长期应用抗生素者可出现真菌感染,亦可有病毒感染。

(3)出血:出血可多、可少,出血可发生在全身各部,以皮肤瘀点、瘀斑、鼻出血、牙龈出血、月经过多为多见。眼底出血可致视力障碍。急性性早幼粒白血病易并发弥散性血管内凝血(DIC)而出现全身广泛性出血。颅内出血时有头痛、瞳孔不对称甚至昏迷而死亡。

2.白血病细胞增殖浸润表现

(1)淋巴结和肝脾大:急性白血病常有淋巴结肿大,多为轻度,质地较软,多见于颌下、颈部、腋下、腹股沟等,以急淋白血病较多见。白血病患者可有轻至中度肝脾大,肝大比脾大略多,肿大的肝、脾质地柔软或轻度充实,表面光滑,巨脾很罕见,除非慢粒白血病急性变。

(2)骨骼和关节:常有胸骨下端局部压痛,对诊断具有意义。患者可出现关节、骨骼疼痛,尤以儿童多见,可波及时、腕、膝、髋等多关节,并呈游走性,表面无红、肿、热现象。

（3）五官与口腔表现：眼部粒细胞白血病形成的粒细胞肉瘤或称绿色瘤累及骨膜，以眼眶部位最常见，可引起眼球突出、复视或失明；视网膜或玻璃体出血可影响视力，鼻黏膜可发生糜烂、破溃，引发反复鼻腔出血，白血病细胞浸润内耳，可出现眩晕、恶心、耳鸣、走路倾跌、眼球震颤等。急单和急性粒—单细胞白血病时，白血病细胞浸润可使牙龈增生、肿胀，整个牙齿可淹没在极度肿胀增生的牙龈中，口腔溃疡和咽痛。

（4）皮肤急单和急性粒-单细胞白血病：较多见，可出现蓝灰色斑丘疹或皮肤粒细胞肉瘤，局部皮肤隆起、变硬，呈紫蓝色皮肤结节，还可有肿块、红皮病、剥脱性皮炎等；非异性皮肤表现有瘀斑、瘀点、荨麻疹、带状疱疹、多形红斑等。

（5）中枢神经系统白血病（CNSL）：CNSL可发生在疾病各个时期，但常生在缓解期。急淋白血病最常见，儿童患者尤甚。临床上轻者表现为头痛、头晕，重者有呕吐、颈项强直甚至抽搐、昏迷。

（6）睾丸：睾丸受浸润，出现无痛性肿大，多为一侧性，另一侧虽不肿大，但活检时往往也有白血病细胞浸润。睾丸白血病多见于急淋白血病化疗缓解后的男性幼儿或儿青年，是仅次于CNSI的白血病髓外复发的根源。

（二）诊断标准

1.急性血病的诊断标准　以骨髓形态学检查为主要依据，符合下列标准

①原、幼红细胞≤全部骨髓有核细胞（ANC时，原始细胞≥ANC的20％。

②原、幼红细胞≥全部骨髓有核细胞（ANC）的50％时，原始细胞≥NEC的20％。（注：NEC为非红系的骨髓有核细胞。

2.FAB形态学分型标准

（1）急件髓细胞白血病（AML）

①M_0（髓系微分化型）：类似ALL-L2，胞浆多透亮中度嗜碱性，无嗜天青颗粒及Auer小体，核仁明显，骨原始细胞占非红系细胞（NEc）≥90％。

②M_1（粒细胞未分化型）：骨髓原始粒细胞L型及Ⅱ型占非红系细胞（NEc）≥90％，其余细胞为分化的粒细胞和（或）淋巴细胞、单核细胞。

③M_2（粒细胞部分分化型）：骨髓原始粒细胞Ⅰ型及Ⅱ型占NEC的20％～89％。

④M_3（颗粒增多的早幼粒细胞型）：骨髓中颗粒增多的异常早幼粒细胞增生为主，在NEC中＞20％。又份三种亚型：粗颗粒型（M_3a）、细颗粒型（M_3b）、变异型（M_3v）。

⑤M_4（粒-单核细胞型）：骨髓中原始细胞≥20％，中性粒细胞及其前体细胞、单核细胞及其前体细胞各占骨髓细胞的＜20％。另有M_4变异型，称M_4Eo，嗜酸粒细胞＞NF-IC的5％。

⑥M_5（单核细胞型）：又分为M_{5a}（原始单核细胞型）及M_{5b}（单核细胞型）。前者骨髓中原始单核细胞≥80％，后者则＜80％。

⑦M6（红白血病型）分为两种亚型。

a.红白血病（红系/粒系型）：骨髓中红系前体细胞占有核细胞≥50％，原始粒细胞占NEC≥20％。

b.纯红系白血病：红系幼稚细胞占骨髓细胞＞80％，无原始粒细胞。

⑧M_7（巨核细胞型）：外周血中有巨核（小巨核）细胞，骨髓易干抽和纤维化、骨髓中原始巨核细胞≥20％。

WHO分型见表7-4-1。

表 7-4-1　WHO 分型

伴系复性遗传学异常的 AML

　　伴 t(8;21)(q22;q22),(AML/ET(》)的 AMI.

　　伴骨髓异常嗜酸细胞和 inv(16)(p13(122)

　　伴 t(15;17)(q22;q12),(PMI√/RAR)和变异型的 APL

　　伴 11q23(MIL)异常的 AML

　　伴多系列增生异常的 AML

继发于 MDS 或 MDS/MPD

　　无 MDS 或 MDS/MPD 病史,但至少 2 系有超过 50%的细胞增生异常

　　治疗相关性 AML 或 MDS

　　烷化剂或放疗相关性

　　拓扑异构酶Ⅱ抑制剂相关性(有些可以是淋巴细胞型)

　　其他

未定型 AML

　　非成熟型 AML

　　成熟型 AML

　　急性髓单细胞白血病

　　急性幼单/单核细胞白血病

　　急性红系白血病(红/髓和纯红细胞白血病)

　　急性巨核细胞白血病

　　急性嗜碱粒细胞白血病

　　伴骨髓纤维化的急性全髓细胞增生

　　髓细胞肉瘤

(2)急性淋巴细胞白血病(ALL)

①AIL-L1:胞体小,较一致;胞浆少;核形仁小而不清楚,少见或不见。

②ALL-L2:胞体大,不均一;胞浆常较多;则,常呈凹陷、折叠,核仁清楚,一个或多个。

③ALL-L3:胞体大,均一;胞浆多,深蓝色空泡,呈蜂窝状;核形规则,核仁清楚,一个或多

3.免疫学分型　根据急性白血病细胞表面分化抗原的不同进行

(1)AML 各亚型主要阳性标志如下:

M_0:CD33 和(或)CD13/可有 CD7、TdT

M_1:CD33、CD13、D15、CD117

M_2:CD33、CD13、D15、CD117

M_3:CD33、CD13、CD15,但 HILA-DR 及 CD34 多为阴性

M_4:C,D33、CD13、CD15/CD14

M_5:CD33、CD13、CD15、CD14

M_6:CD33、CD13。此外,CD71(转铁蛋白受体)、札型糖蛋白 A 及红细胞膜收缩蛋白也阳性

M_7:CD41、CD42、CD61

(2)急性混合细胞白血病:参照表 6-4EGIIJ 细胞标志物积分系统,≥2 个系列细胞积分均>2 分定义为急性混合细胞白血病。又分为双系列型和双表型,前者指存在两类或以上细胞群,分别表达髓系和淋系标志[T 细胞和(或)B 细胞],后者指同一细胞同时表达髓系和淋系标志。

4.成人 ALL 危险度分组

(1)标危　ALL

①T-ALL:一个疗程 CR。

②B-ALL

a.无,CNSL。

b.白细胞计数<30×10^9/L。

c.免疫表型:CD10＋/CD19＋或 CD20＋/CD19＋且不具有髓系表型。

d.无 Phl、MLL、t(4;11)、t(1;9)等细胞遗传学异常。

e.一个疗程 CR。

(2)高危 ALL　非标危 ALL 者。

(三)常见并发症

中枢神经系统白血病(CNS-L):出现下述①～④任何～项,而又能排除其他 CNS 疾病或其他因素所致(如穿刺的损伤或药物等)者,可拟诊为 CNS-L;出现第⑤项,或①～④项同时存在,则可诊断为 CNS-L。

①有中枢神经系统(CNS)的症状和体征:如颅压增高的症状和体征、脑神经麻痹如头痛、呕吐、视物模糊、偏瘫、截瘫、神志和(或)精神异常、抽搐等。

②腰椎穿刺时颅压≥200mmH$_2$O。

③脑脊液中有核细胞≥0.01×10^9/L。

④脑脊液蛋白定量>0.45g/L,或糖降低(<即刻血糖值的一半)。

⑤脑脊液找到白血病细胞(需要排除穿刺损伤造成)。

(四)辅助检查和实验室检查

1.一般检查

(1)血常规(包括网织红细胞)、血型(ABO、Rh)。

(2)外周血涂片,白细胞分类。

(3)尿常规、粪常规(包括潜血)。

(4)MIC 分型

①形态学:骨髓涂片,细胞化学染色,包括髓过氧化物酶(MPO)、酯酶(NSF＋NaF 抑制试验、特异性酯酶双染色)、糖原染色(PAS)。

②免疫表型:取肝素抗凝骨髓液 5ml,如白细胞计数高且白血病细胞比例也高者,可取外周血。

③染色体和分子生物学检查(有条件尽量送检查)

a.常规送检染色体。疑为 AML-M$_2$、M$_3$、M$_4$EoALL 可同时做 FISH。

b.酌情送检融合基因

· AML-M$_2$:.AML/ETO。

· AML-M$_3$:PML/RARa。

· 疑为 M$_4$Eo:CBFa/MYH11。

· ALL:bcr/abl(P190/p210)。

c.预后判断:c-KIT、FLT$_3$-ITD、NPM$_1$、CEBP,

(5)血液生化:肝肾功能全项、电解质、血糖肝5项、输血前五项、凝血功能(PT、APTT、纤白原)。

(6)拟用左旋门冬酰胺酶(L-Asp)者,加查血清酶。拟用蒽环类及高三尖杉类药物者,加查心肌酶谱。

(7)胸片、心电图、腹部B超、使用蒽环类药物尖杉酯碱类、大剂量阿糖胞苷等或原有心脏病史者查心超,必要时查胸腹CT、肺功能。

(8)细菌学检查(酌情选择):咽、鼻拭子培养;皮肤、黏膜破溃炎症处,应做局部拭子培养;疑肛周感染者,行肛从子培养;下呼吸道感染者做痰培养;高热、寒战原因未明者,应连续血培养2～3次,且宜在使用抗生素前抽取。

(9)AML-M$_3$,或伴全身广泛出血者,做DIC相关检查(凝血象、FDP定量、D-二聚体等)。

(10)有神经症状者和(或)ALL,AML-M$_4$、M$_5$、高白细胞血症者,在血小板数$\geqslant 20 \times 10^9$/L.时进行腰椎穿刺,检测颅压及脑脊液常规、生化及找幼稚细胞,同时鞘内注药(见后)。另外,还需要进行影像学评价。

(11)有条件行移植做HLA。

2.化疗中及化疗间期的检查

(1)血常规:化疗中原则上2次/周,WBC或PLT明显降者或使用全反式维A酸的初始阶段,每1～2天1次或戈随时复查。化疗间期至少1次/周。

(2)白细胞分类:原则上化疗后血象恢复期复查,根据病情可增加检测次数。

(3)尿常规、粪常规(包括潜血):次/1～2周。使用大剂量甲氨蝶呤化疗期间特别注意尿pH及尿酸结晶。

(4)肝肾功能、电解质、血糖、尿酸等:至少1次/1～2周,异常者及时复查。接受过输血的患者,乙肝5项,抗HCV每4周1次。

(5)用左旋门冬酰胺酶者,部分剂型用药前需要做皮试,皮试液根据药品说明书配制。用药期间注意复查肝肾功能、凝血功能、血糖、淀粉酶。

(6)明确或怀疑有DIC的患者,每1～2天复查一次DIC、指标。

【鉴别诊断】

1.骨髓增生异常综合征(MDS):本病有病态造同时原始细胞不到20%。

2.某些感染引起的白细胞异常如传染性单核细胞增症这些疾病可有单核细胞增多,但形态与原始细胞不血清中嗜异性抗体效价逐步上升,有原发病的其他表现,程短,可自愈。

3.再生障碍性贫血及特发性血小板减少性紫癜与增生性白血病相似,但血涂片及骨髓即可区别。

4.急性粒细胞缺乏症恢复期:粒细胞缺乏恢复的,期,骨髓可能与急性粒细胞白血病很相似,但随着恢复,就可以区别了。

【治疗方法】

西医治疗

(一)一般治疗

1.感染

(1)感染的预防

①保持环境清洁:接受强化疗,尤其粒细胞缺乏患者,宜置单间,至少同室无感染患者;室内用紫外线每日消毒。

②严格掌握各种损伤性穿刺的无菌操作。有任何局部感染迹象时及时行拭子培养和抽取血培养,如确定感染者则立即拔管。

③口腔护理,保持口腔卫生。口腔使用碳酸南西林或氯己定、中药含漱预防感染,出现溃疡者局部涂以溃疡散,鹅口疮者含服制霉菌素 50 万 U,每日 3～4 次。

④保持大便通畅。原有肛周疾病(痔疮、肛裂、肛瘘等)者便后宜行 1:2000 高锰酸钾或中药坐浴,有感染迹象时应及时行局部拭子培养,有感染应治疗。

⑤粒细胞缺乏(≤0.5×10⁹/L)超过 3 天,即使体温正常,也宜予以广谱抗生素,同时可酌情口服复方磺胺甲口恶唑,每次 2 片,每日 2 次,以预防肠道内源性细菌致病。

⑥酌情应用粒细胞集落刺激因子(G-CSF):一般于化疗结束后 1～3 天给予 200Ug/(m² · d)或 300Ug/d,皮下注射或静脉滴注,连续 5～10 天。

(2)感染的治疗

①细菌感染:病原菌明确后根据敏感试验结果选用抗生素。病原菌未明确前经验性选药。原则如下。

a.一般感染:主要为革兰阴性杆菌,选用半合成青霉素类抗生素或喹诺酮类抗生素或一种氨基糖苷类及一种第 2 代头孢菌素类。

b.重症感染:及早选用第 3 代头孢菌素类或碳青霉烯类抗生素,严重粒细胞缺乏者宜联合一种氨基糖苷类抗生素。不能排除革兰阳性球菌感染者,宜及早加用万古霉素。有其他他特殊细菌感染如军团菌、支原体感染,应结合流行病学考虑,及早选用大环内酯类抗生素。

②真菌感染:经积极抗菌治疗 3～5 天仍未能控制者,应疑有真菌感染。除考虑混合感染外,需停用抗细菌抗生素,换用抗真菌药物。已明确为真菌感染者,立即选用相应的抗真菌药物。

2.出血

(1)预防出血:血小板＜10×10⁹/L 或＞10×10⁹/L 有出血征象或其他出血危险因素者,应及时输注血小板。

(2)治疗出血:

①血小板减少所致出血:首选新鲜单采血小板输注;严重出血者应连续输注。

②凝血障碍所致出血:主要为 DIC 引起,

注新鲜血小板,同时补 25 凝 50mg(/用 FFP)酌情给

予小剂量肝素(每日 25～50mg)静滴,慎用抗纤溶药物。

(3)贫血的处理血红蛋白量＜60g/L 者或结年龄、基础疾病情况酌情输注红细胞。对治疗相关可考虑应用 EPO10000U 皮下注射 qod。

①若诱导化疗前,患者有高白细胞、骨髓增生极跃者,也于化疗第 8 天复查骨穿,若增生活跃、幼稚细较多,可适当补加化疗。

②年龄＞60 岁 PS0～2

a.无前期 MDS/治疗相关 AML 的治疗同年 60 岁。

b.有前期 MDS/治疗相关 AML 的治疗如下。

临床实验

5-氮杂胞嘧啶

地西他滨 15g/m²　ivdrip＞3h　q8h　第 1～3

去甲氧柔红霉素 12mg/m²[国内 8～10mg/(m² · d)]iv　第 1～3 天

或　柔红霉素 45～60mg/(m² · d)　iv　第 1～3 天

或　米托蒽醌 12mg/m²(国内 8mg/m²)　iv　第 1～3 天

阿糖胞苷 100～200mg/(m² · d)　持续 ivdrip＞12h　第 1～7 天

③年龄＞60 岁 PS＞2 或 PS0～3 合并其他严重疾病临床实验

5-氮杂胞嘧啶

地西他滨 15g/m² 　ivdrip＞3h　q8h　第 1～3 最佳支持治疗

（2）巩固强化治疗

阿糖胞苷 3g/m²　ivdrip＞3h　q12h　第 1、3、5 天,3～4 周期

或　1～2 周期后行自体 HSCT

或　临床实验相关供者的 HSCT

或　阿糖胞苷 1.5～3g/m²　ivdrip＞3h　q12h　第 1、3、5 天,3～4 周期

或　1～2 周期后行自体 HSCT

或　临床实验

或　相关供者的 HSCT

或　阿糖胞苷 1.5～3g/m²　ivdrip＞3h　q12h　第 1、3、5 天,1～2 周期后行自体 HSCT

2.AML-M₃ 治疗方案

（1）诱导治疗

①白细胞＜$10×10^9×L$

维 A 酸 45mg/m²

柔红霉素	50mg/m²	ivdrip	第 1～4 天
阿糖胞苷	200mg/m²	ivdrip	第 1～7 天
或　柔红霉素	60mg/m²	ivdrip	第 1～3 天
阿糖胞苷	200mg/m²	ivdrip	第 1～7 天
或　去甲氧柔红霉素	12mg/m²	ivdrip	第 2、4、6、8 天
维 A 酸 20～40mg/d			

亚砷酸 0.125mg/(kg·d)（一般 10mg/d）　ivdrip　第 1～28 天（必要时可超过 28 天）

②白细胞＞$10×10^9/L$。

亚砷酸 0.125mg/(kg·d)（一般 10mg/d）　ivdrip　第 1～28 天（必要时可超过 28 天）

注意事项如下。

①维 A 酸＋亚砷酸方案治疗期间,建议每天复查血常规,相对稳定后可延长间隔时间。若白细胞至＞$10×10^9/L$ 可停用维 A 酸,单用亚砷酸,可同时加用羟基脲（根据白细胞计数和增长趋势决定剂量和频次）。

②任一方案治疗过程中若出现维 A 酸综合征或类维 A 酸综合征,给予地塞米松 10mg　iv　q12h 至症状控制;应用维 A 酸＋亚砷酸方案者则同时停用维 A 酸。如白细胞明显升高,应同时进行第①DIC 理。

③合并凝血障碍或 DIC,主要补充血小板、凝血因子（通常用 FFP）,酌情使用抗纤溶药物和肝素。

（2）巩固和维持治疗　于 CR 后开始,并定期监测 PML/RAR 融合基因。采用化疗与亚砷酸交替,化疗采用 DA 方案（如柔红霉素累积量已够 750mg/m²,可选用 MA 或 HA）,亚砷酸剂量同上,每疗程 3～4 周。休疗期间尽量坚持服用 ATRA20～40mg/d。

第一年:亚砷酸与化疗间隔 3～4 个月,共完成 8 个疗程（各 4 个疗程）。每 4 个月检测 1 次 PML/RAR。

第二年:亚砷酸与化疗间隔 2 个月,共完成 4 个疗程（各 2 个疗程）。每 6 个月检测 1 次 PML/RAR。

第三年:亚砷酸与化疗间隔 5 个月各完成 1 个疗程。每 6 个月检测 1 次 PML/RAR,若连续 2 次实时

定量 PCR 方法检测 PML/RAR 融合基因均阴性,可仅予维 A 酸 20～10mg/d,每个月服用 15 天。

3.ALL 通用治疗方案

(1)预治疗:适用于白细胞≥50×10⁹/L,或肝、脾、淋巴结肿大明显者,为防止发生肿瘤溶解综合征。

泼尼松 60mg/d 第 1～3 天环磷酰胺 200mg/(m²·d) iv 第 1～3 天

(2)诱导治疗:

VDCDL

长春新碱 2mg iv 第 1、8、15、22 天

柔红霉素 40mg/m² iv 第 1～3、15～16 天

环磷酰胺 1000～1200mg/m² iv 第 1、15 天(美司钠解救)

地基米松 10mg/m² po 或 iv 第 1～7、第 11～17 天

左旋门冬酰胺酶 6000U/H12 iv 第 5、8、11、14、17、20、23、26 天(至少 6 次)

注意事项如下。

①有移植指征者,行 HLA 配型,寻找供体。

②PR 或 NR 者,可用上述 VDCDL 方案再诱导 1 个疗程。

③CR 者进入下面的早期巩固强化治疗。

(3)早期巩固强化治疗

1)大剂量 MTX＋VD 方案(Ⅲ)

甲氨蝶呤 3g/m² VD24h 第 1 天(T-ALL 可加加量至 5g/m²)

甲氨蝶呤 10mg＋地塞米松 5mg 鞘内注射 第 1 天

长春新碱 2mg iv 第 8 天

地塞米松 10mg/m² po 或 iv 第 8～15 天

①甲氨蝶呤血药浓度监测时限

a.甲氨蝶呤开始给药 44h(即甲氨蝶呤结束给药 20h)测血药浓度一次,并根据此浓度高低决定亚叶酸钙解救剂量与时限。

b.若 44h 甲氨蝶呤血药浓度<5μmol/L,则此后每 24h 测血药浓度一次;若 44h 甲氨蝶呤血药浓度≥5μmol/L,测此后每 12h 测血药浓度一次,直至 44h 甲氨蝶呤的血药浓度<0.1μmol/L。

②亚叶酸钙解救原则

a.若 44h 甲氨蝶呤血药浓度<1μmol/L,所需亚叶酸钙剂量为 15mg/m² imq6h×8 次。

b.若 44h 甲氨蝶呤血药浓度>5μmol/L,所需亚叶酸钙剂量为 44h 甲氨蝶呤×BWivdripst,此后每 12h 测量药浓度,并根椐各点血药浓度调整亚叶酸钙剂量,解救至 CMTX<0.1μmol/L。

2)CAL(E)方案(Ⅱ)

环磷酰胺 1000mg/m² iv 第 1、8 天(美司钠解救)

阿糖胞苷 75mg/m² iv 第 1～4、8～11 天或加依托泊苷 100mg iv 或 po 第 1～7 天

左旋门冬酰胺酶 6000U/μ2 iv 第 3、7、10、14 天

3)MA 方案(Ⅳ)

米托蒽醌 6～8mg/m² iv 第 1～3 天

阿糖胞苷 1.0g/m² q12h iv 第 1～3 天

注意事项如下。

①高危患者,有同胞相合、半相合或无关供体者行异基因干细胞移植。

②无供体的患者,继续下面的晚期强化治疗。

③无合适供体的高危组患者和标危组患者,可以考虑进行自体干细胞移植。

④无移植条件的患者继续下面治疗。

大剂量 MTX＋LAsP 方案(Ⅶ)

甲氨蝶呤 3g/m² 24h 持续 iv drip 第 1 天

甲氨蝶呤 10mg＋地塞米松 5mg 鞘内注射 第 1 天

左旋门冬酰胺酶 10000U iv 第 3～4 天

TA 方案(Ⅷ)

替尼泊苷 165mg/m² 第 1～3 天

阿糖胞苷 10mg/m² iv 第 1～7 天

甲氨蝶呤 10mg＋地塞米松 5mg＋阿糖胞苷鞘内注射 1 次

(4)维持治疗

维持方案

巯嘌呤 60mg/m²(或环磷酰胺 100mg) po 第 1～7 天

甲氨蝶呤 20mg/m² po 第 8 天

强化方案:M₀ACD 方案

米托蒽醌 8mg/m²iv 第 1～2 天

长春新碱 2mg iv 第 1 天　　　环磷酰胺 600mg/m² iv 第 1 天

阿糖胞苷 100mg/m² iv 第 1～5 天

地塞米松 10mg/m² po 或 iv 第 1～7 天

鞘内注射一次(高危组、未行头颅照射的患者)

注意事项如下。

①每月 1 疗程维持方案,每 6 个月 1 疗程强化方案直至缓解后 3 年。

②维持治疗期间,尽量 3 个月复查一次。

4.Ph＋急性淋巴细胞白血病

(1)预治疗原则:同一般 ALL。

(2)诱导治疗:参照 ALL 通用方案(VDCPL)。

注意事项如下。

①有条件者自第 15 天起加用格列卫 400mg/d,持续应用至维持治疗结束。若出现持续粒细胞缺乏伴感染发热时,可临时停药。

②诱导化疗结束时(约为治疗的第 4 周左右)复查骨髓和细胞遗传学、BCR/ABL 融合基因。有干细胞移植条件者,行 HLA 配型,寻找供体。

③无供体或其他原因不能行干细胞移植治疗者,继续接受下面的晚期强化治疗。

(3)晚期强化

①VDCD 或 VDLD 方案(V):(再诱导治疗):参照 ALL 通用方案。

②COATD 方案(Ⅵ):参照 ALL 通用方案。达到分子学阴性的患者可选择 ABMT,后继续予格列卫维持治疗,无条件使用格列卫者进入干扰素维持治疗。

③大剂量 MTX 方案±VD(Ⅶ):参照 ALL 通用方案,服用格列卫者可不予 VD 方案。

④TA 方案(Ⅷ):参照 ALL 通用方案。

(4)维持治疗(不能应用格列卫作为维持治疗者):干扰素300万U,qod,至CR后3年。维持治疗期间应尽量保证3个月复查一次血常规、骨髓象、费城染色体核型和(或)BCR/ABL融合基因。

5.特殊问题的处理

(1)CNS-L的预防

①AML

a.非M_4、M_5、元NS症状的患者,CR后三联鞘内注射,每周2次,共2次。

b.如果首次检查颅压和(或)CSF异常但不能拟诊CNS-I,者,连续鞘内注射,每周2次,至颅压及CSF正常,此后随每次全身化疗进行鞘内注射一次,至少3年。

c.M_4、M_5患者CNS-L预防原则同ALL。

②ALL:诊断ALL,后即行腰穿和三联鞘内注射。

a.颅压或CSF正常者,每周2次,总共6次。

b.首次检查颅压和(或)CSF异常但不能拟诊CNS者,每周2次,直至颅压和CSF恢复正常,此后随每次身化疗进行鞘内注射一次,至少3年。

(2)CNS-L的治疗:确诊CNS-L者给予三联鞘内注射,2~3天一次,直至症状、体征消失,同时颅压、CSF正常后,逐渐延长治疗间歇期(可随每次全身化疗进行),维持3年。也可在CNS-L基本控制后给予放射治疗(全颅+脊髓),照射总量为18~24Gy,放疗期间可给予泼尼松服或VP(长春新碱+泼尼松)方案维持。完成放疗后是否继续间歇鞘内注射,可随患者情况而定。

(3)高白细胞血症的治疗:外周血WBC$\geqslant 100\times 10^9$/L,称为高白细胞血症。

①足量饮水和(或)补液,并加用碳酸氢钠0.5~1g　tid　po。

②羟基脲1.5~2g　q6h　po,共6次。

③别嘌醇0.2g　tid　po。

④白细胞分离术:AML-M_3患者慎用。

(4)急性白血病合并妊娠的治疗

①妊娠第1~3月者,化疗易导致胎儿损伤,故应止妊娠后再化疗或化疗后择机终止妊娠。对AML-M_3者,可选择不终止妊娠,而以ATRA作为诱导和巩固治疗。

②妊娠6个月以上,如患者及家属同意,则可进行化疗,原则上取标准方案,剂量酌情减少。

③临近分娩前1个月宜暂停化疗,最好待分娩后1~2周再化疗。初治者也不宜开始化疗,最好待分娩后尽早开始诱导化疗。如产后恢复正常,则可取标准方案。

(二)中医治疗

1.中药辨证治疗

(1)热毒炽盛证

主症:发热,甚则高热烦躁,口渴多汗,头痛面赤,或见齿衄、鼻衄、吐血、衄血、便血、尿血、斑疹,或神昏谵语,骨痛肢软,面颊肿胀疼痛,或咳嗽,咳黄痰,便秘,尿赤,舌质红绛,苔黄,脉弦数或沉数。

治法:清热解毒,凉血止血。

方药:黄连解毒汤合犀角地黄汤加减。

黄连10g,黄柏10g,黄芩15g,栀子10g,水牛角30g,地黄10g,白芍15g,牡丹皮30g。水煎服,日一剂。

(2)痰热瘀阻证

主症:腹部可及包块,颈项或体表多处有痰核单个或成串,皮色如常,痰多,消瘦乏力,胸闷气短,头重,食欲缺乏,发热,肢体困倦,心烦口苦,目眩,骨痛,胸部刺痛,口渴而不欲饮,舌质紫暗,或有瘀点、瘀斑,舌苔白或黄腻,脉滑数或沉细而涩。

治法:清热化痰,软坚散结。

方药:海藻玉壶汤合桃红四物汤加减。

桃仁10g,红花10g,地黄10g,白芍15g,当归6g,川芎10g,海藻10g,昆布10g,海带10g,法半夏6g,陈皮6g,青皮10g,连翘15g,贝母10g,独活15g,甘草5g。水煎服,日一剂。

(3)阴虚火旺证

主症:皮肤瘀斑,鼻衄,齿龈出血,发热或五心烦热,口苦咽干,盗汗,乏力,体倦,多梦,纳差,尿赤,大便干结,舌质红,苔少,脉细数。

治法:滋阴降火,凉血解毒。

方药:知柏地黄丸合二至丸加减。

女贞子15g,墨旱莲20g,知母10g,黄柏10g,山茱萸10g,熟地黄15g,泽泻15g,牡丹皮15g,茯苓15g,山药15g。水煎服,日一剂。

(4)气阴两虚证

主症:低热,神疲乏力,唇甲苍白,头晕目眩,心悸气短,自汗,盗汗,面色不华,腰膝酸软,手足心热,胃纳减少,时有皮肤瘀点、瘀斑,鼻衄、齿衄,腹内积块或体表肿核局限,舌淡有齿痕,脉沉细。

治法:益气养阴,扶正祛邪。

方药:五阴煎合三才封髓丹。

熟地黄15g,黄柏10g,天冬10g,砂仁5g,人参10g,山药10g.茯苓10g,白术10g,白扁豆10g,五味子5g,甘草5g。水煎服,日一剂。

注:以上四种证型可加用辨病的中药如青黛、蟾蜍、雄黄、白花蛇舌草、山豆根、七叶枝花、龙葵、半枝莲、山慈姑、冬凌草、肿节风等。

2.中成药

六神丸20~30粒　po　tid

犀黄丸3g　po　tid

青黛粉3~6g　po　tid

3.针灸疗法

主穴:大椎,风门,肺俞。

手法:点刺,不留针。

(秦善文)

第五节 慢性白血病

【诊断】

1.临床表现

早期出现的症状有乏力、低热、多汗、体重减轻等代谢亢进表现。部分患者因脾大引起左上腹胀闷不适、食欲减少、食后饱胀等。脾大为慢性粒细胞白血病的最突出体征,就诊时患者的脾脏常常已达脐平面上下。晚期可有巨脾,肋缘下可达10cm以上,甚至伸入盆腔占满全腹。脾质地坚实,表面光滑,切迹明显,多无压痛。当出现脾梗死时可有明显压痛,并有摩擦音。小部分患者肝脏轻度肿大,大部分患者肝脏中度肿大。早期浅表淋巴结大多不肿,后期可有中度肿大。约 3/4 的患者以胸骨中下段压痛为其重要体征。其他如胫骨、肋骨及各大关节亦有压痛。X 线检查有个别局限性骨质破坏或硬化。少数有皮肤浸润。

白细胞极度增高时,可发生白细胞淤滞症,出现呼吸窘迫、头晕、语言不清、中枢神经系统出血等表现。女性闭经或阴道出血,男性阴茎异常勃起。个别患者眼眶、头颅及乳房等出现无痛性肿块。后期可有贫血及出血倾向,出现皮肤及黏膜瘀点、瘀斑、鼻衄、齿龈出血、血尿或女性月经过多等。慢性期不易发生感染,发热少见,出现剧烈的骨痛、出血、不明原因的高热或髓外浸润多为急变期。

2.诊断标准

(1)慢性期(CP)

①临床表现:无症状或有低热、乏力、多汗体重减轻等症状。

②血象:白细胞$>10\times10^9$/L;分类以中性粒细胞中幼、晚幼和杆状粒细胞为主,原始细胞$\leq5\%\sim10\%$,嗜酸粒细胞和嗜碱粒细胞增多,可有少量有核红细胞。

③中性粒细胞碱性磷酸酶积分降低。

④骨髓象:增生明显至极度活跃,以粒系增生为主,其中主要为中幼、晚幼和杆状粒细胞增多,原始细胞$\leq10\%$。

⑤Ph 染色体阳性和(或)bcr/abl 融合基因阳性。

(2)加速期(AP):具有下列之二,同时,排队其他原因。

①不明原因的发热、贫血、出血倾向,和(或)骨痛,

②脾脏进行性肿大。

③非药物所致血小板进行性增高或下降。

④原粒细胞(Ⅰ+Ⅱ型)在血或骨髓中$\geq10\%$但$<20\%$。

⑤外周血嗜碱粒细胞$\geq20\%$。

⑥骨髓中有显著的胶原纤维增生。

⑦出现 Phl 以外的其他染色体异常。

⑧对常用的治疗药物无反应。

注:②+③需除外脾亢,②+⑥需除外继发性骨髓纤维化。

(3)急变期(BP)　具有下列之一者。

①临床症状、体征比加速期更恶化。

②原始粒细胞(Ⅰ+Ⅱ型)或原淋+幼淋或原单+幼单等在外周血或骨髓中$\geq20\%$。

③外周血中原始粒+早幼粒细胞$\geq30\%$。

④有髓外原粒细胞浸润。

3.辅助检查和实验室检查

(1)血常规(包括网织红细胞)血型(ABO、Rh)。

(2)外周血涂片:白细胞分类。

(3)尿常规、粪常规(包括潜血)。

(4)血液生化:肝肾功能全项、电解质、血糖、乙肝 5 项、输血前五项、凝血功能(PT、APTT、纤维蛋白原)。

(5)骨髓涂片及 Phl 染色体和(或)bcr/abl 融合基因检查。

【鉴别诊断】

1.其他各种原因导致的贫 m 及脾大如肝硬化、晚期血虫病、黑热病及淋巴瘤等,根据病史、白细胞计

数、分类计数及必要的其他检查不难鉴别。

2.原发性骨髓纤维化症、真性红细胞增多症、原发性血小板增多症:这些疾病骨髓涂片或活检与 CML 不同,可有 JAK2 阳性,但无费城染色体及 BCR/ABL 融合基因。

3.类白血病反应本病可继发于严重感染、休克、晚期肿瘤等,中性粒细胞有中毒颗粒,中性粒细胞碱性磷酸酶增高,如果原发病控制,白细胞可以恢复正常,无费城染色体及 P3CR/ABL 融合基因。

【治疗方法】

(一)西医治疗

1.慢性期(CP)

(1)起始治疗

羟基脲 1～3g/d 分次口服

羟基脲为核苷酸还原酶抑制剂,能抑制核糖核酸还原为脱氧核糖核酸,选择性抑制 DNA 合成,对 RNA 及蛋白质无阻断作用。本品为细胞周期特异性药物,选择性杀伤 S 期细胞,并能使癌细胞集中于 Gl 期达到同步化,而 Gl 期细胞对放射线高度敏感,故与放疗合并应用可能起增敏作用。

不良反应:有骨髓抑制、白细胞和血小板下降、巨幼红细胞性贫血,停药 1～2 周可恢复;出现胃肠道反应如恶心、呕吐、胃炎等,其他有脱发、色素沉着、眩晕等。孕妇禁用。肾功能不良者慎用。

(2)根治或长期治疗

①伊马替尼 300～600mg　po　qd。

②阿糖胞苷 10～20mg/m² 　VD　第 1～10 天。

加干扰素-α300 万 U　H　qod　第 1～30 天。

③干扰素-α300 万 U　qd 或 qod　SC 疗程>6 个月。

可与羟基脲合用。

④羟基脲根据血常规调整用量。

⑤有 HLA 相合的造血干细胞供者,行异基因造血干细胞移植。

注:应用伊马替尼治疗时,建议每 3 个月行治疗反应检测,并依据血液学、细胞遗传学及分子学反应结果调整药物剂量或改变治疗措施。

2.加速期(AP)

(1)伊马替尼 300～600mg po qd。

(2)异基因造血干细胞移植。

3.急变期(BP)

(1)按急性白血病处理。

(2)联合应用酪氨酸激酶抑制剂。

(3)缓解后行异基因造血干细胞移植。

4.疗效标准

(1)临床缓解

①完全缓解

a.外周血白细胞计数<10×10⁹/L,分类正常,无幼稚粒细胞(原、早、中、晚幼粒细胞)。

b.血小板计数正常或不超过 450×10⁹/L。

c.临床症状、体征消失(如脾大消失)。

d.骨髓正常。

②部分缓解

a.白细胞计数比治疗前下降 50％以上,至少＜20×10⁹/L。

b.白细胞计数正常,但仍存在幼稚粒细胞和(或)脾大。

③无效:未达部分缓解者。

(2)细胞遗传学缓解

①无细胞遗传学缓解,Phl 染色体持续在所有分裂相中存在。

②微小细胞遗传学缓解,Phl 染色体占分裂相的 36％～95％。

③部分细胞遗传学缓解,Phl 染色体占分裂相的 1％～35％。

④完全细胞遗传学缓解,Phl 染色体细胞消失。

(3)分子学缓解

①无分子学缓解,PCR(Bcr-Abl/Abl 比值)没有改变。

②部分分子学缓解,PCR(Bcr-Abl/Abl 比值)降低＜310g(与标准基线相比)。

③主要分子学缓解,PCR(Bcr-Abl/Abl 比值)降低≥310g(与标准基线相比)。

④完全分子学缓解,不能检测到 Bcr-Abl。

(二)中医治疗

1.中药辨证治疗

(1)阴虚内热

主症:低热,多汗或盗汗,头晕目眩,烦躁,面红,口干口苦,消瘦,手足心热,肌衄或鼻衄、齿衄,舌质光红,苔少,脉细数。

治法:滋阴清热,解毒祛瘀。

方药:青蒿鳖甲汤加减。

青蒿 10g,鳖甲 10g,知母 10g,生地黄 15g,5g。水煎服,日一剂。

(2)瘀血内阻

主症:形体消瘦,面色晦暗,胸骨按痛,左胁下积块,按之坚硬、刺痛,肌衄,鼻衄、齿衄、尿血或便血,舌质紫暗,脉细涩。

治法:活血化瘀。

方药:膈下逐瘀汤加减

桃仁 10g,红花 10g,五灵脂 5g,赤芍 15g,当归 6g,川芎 10g,乌药 10g,延胡索 10g,香附 10g,法半夏 6g,枳壳 10g,甘草 5g。水煎服,日一剂。

(3)气阴两虚

主症:面色萎黄或苍白,头晕眼花,心悸,神疲乏力,气短懒言,自汗,烦躁,盗汗,口干,纳差,舌质淡,苔薄,脉细弱。

治法:益气养阴。

方药:生脉散加味。

党参 10g,麦冬 15g,五味子 5g,茯苓 10g,熟地黄 10g,白芍 15g,白术 10g,山茱萸 10g,甘草 5g。水煎服,日一剂。

(4)热毒壅盛

主症:发热甚或壮热,汗出,口渴喜冷饮,肌衄或便血、尿血,骨痛,左胁下积块进行性增大,硬痛不移,神疲倦怠,消瘦,舌红,苔黄,脉数。

治法:清热解毒为主,佐以扶正祛邪。

方药:清营汤合犀角地黄汤加减。

水牛角 30g,生地黄 10g,白芍 15g,牡丹皮 30g,麦冬 10g,金银花 10g,连翘 10g,竹叶 5g,黄连 10g,丹参 10g。水煎服,日一剂。

2.中成药

六神丸 20～300 粒　potid

犀黄丸 3gpotid

青黛粉 3～6gpotid

(秦善文)

第九章 肿瘤治疗期间的护理

第一节 肿瘤手术病人的护理

一、头颈部肿瘤病人手术前后的护理

【术前护理】

1.心理护理 给予适当的心理支持,使病人及家属能面对现实,向病人及家属说明手术的重要性、手术方法、术后恢复过程及预后情况。倾听病人的诉说,给予安慰和鼓励,减轻恐惧心理,使其增强战胜疾病的信心。

2.饮食护理 给予高热量、高蛋白、高维生素的饮食。鼻咽癌患者宜进温凉的软食,避免食用过酸、过辣等刺激性食物,以防损伤黏膜;指导患者使用吸管,以利于吞咽。颅内肿瘤面瘫病人进食时食物易残留于麻痹侧口颊部,饭后应进行口腔清洁。因颅内压增高而频繁呕吐者,应给予补充静脉营养,同时注意纠正水、电解质失衡。

3.做好生活护理,防止意外发生 颅内肿瘤患者因意识障碍或后组脑神经受损致吞咽困难者,应防止进食时误入气管导致肺部感染或不慎咬伤舌头;肢体无力或偏瘫者须加强生活护理,防止坠床或跌碰伤;语言、视力、听力、障碍的病人床旁应有人陪伴,以防发生意外。

4.口腔护理 鼻咽癌患者术前常规用多贝尔溶液或甲硝唑注射液漱口,每日 4 次,同时指导病人注意口腔卫生;每日为患者冲洗鼻腔 1～2 次,保持鼻腔清洁。

5.术前教育 告知患者术前加强营养,增强机体抵抗力及预防感冒的重要性;术前、术中配合对手术的顺利进行及术后良好恢复的重要性。指导甲状腺癌患者练习术时体位,将软枕垫于肩部,保持头低、颈过伸位。指导病人深呼吸,学会有效咳嗽的方法,以利于术后保持呼吸道通畅。术前保持大便通畅,避免术后便秘,严重颅内压增高者禁用肥皂水灌肠。

6.术区的皮肤准备 颅内肿瘤患者术前一日剃去头发,术日晨再次剃头,将头洗净,用乙醇或苯扎溴铵消毒头皮后,以无菌巾包扎。经口鼻蝶窦入路手术的病人,需剃胡须、剪鼻毛,并加强口腔及鼻腔护理。甲状腺癌患者需行颈部淋巴结清扫术者,剃除其耳后毛发;术日晨准备麻醉床时,床旁准备引流装置、无菌手套。拆线包及气管切开包,以备急救时应用。

【术后护理】

1.体位

(1)颅内肿瘤患者全麻未清醒者,取侧卧位,以利呼吸道管理,意识清醒血压平稳后,宜抬高床头 15°～

30°,以利静脉回流。幕上开颅术后,应卧向健侧,避免切口受压。幕下开颅术后早期宜无枕侧卧或侧俯卧位;后脑神经受损,吞咽功能障碍者只能取侧卧位,以免口咽部分泌物误入气管。体积较大的肿瘤切除术后,因颅腔留有较大的空隙,24小时内手术区应保持高位,以免突然翻动时发生脑和脑干移位,引起大脑上静脉撕裂、硬脑膜下出血或脑干功能衰竭。搬动病人或为病人翻身时,应有人扶持头部,使头颈成一直线,防止头颈部过度扭曲或震动。

(2)甲状腺癌病人回病房后取平卧位,待血压平稳或全麻清醒后取半卧位,以利呼吸和引流。

(3)鼻咽癌病人全麻清醒后取半卧位,以减轻鼻部出血和肿胀。

2.病情观察及护理 密切观察患者的生命体征变化,给予心电、血压、呼吸、血氧饱和度检测,每15～30分钟记录1次,全麻清醒病情平稳后24小时内1～2小时记录1次,术后还要注意观察体温变化,每日测量体温4～6次。由于感染、坏死组织吸收、手术创伤、机体应激反应等均可导致体温升高,如低于38℃,可暂时处理;如果体温超过38℃,应给予物理降温处理。

(1)颅内肿瘤患者尤应注意意识状态、瞳孔、肢体活动情况。颅前窝手术后常有额眶部水肿,可给予冷敷以减轻不适。分流术后早期应注意观察囟门张力的大小,以估计分流管的流量是否适度,同时警惕有无分流管阻塞和感染等并发症。观察有无脑脊液漏,一旦发现有脑脊液漏,应及时通知医生。注意有无颅内压增高症状,保持大便通畅,避免引起颅内压增高的活动。术后病人均有脑水肿反应,故应适当控制输液量,成人每日以1500～2000ml为宜,其中含盐溶液500ml。此外,由于脑水肿期需使用强力脱水药,尿量增加,因此,要注意维持水电解质平衡。定期检测电解质、血气分析,准确记录24小时出入液量。

(2)甲状腺癌病人术后尤其注意呼吸、脉搏的变化。了解病人的发音及吞咽情况,判断有无声音嘶哑或音调降低、误咽呛咳,以早期判断有无神经损伤。行颈部淋巴结清扫术的病人,手术创伤较大,疼痛不适时可给予镇静止痛以利休息。若癌肿较大,长期压迫气管,可造成气管软化,术后尤应注意病人的呼吸情况,床旁备无菌手套和气管切开包,一旦发现有窒息的危险,应立即行气管切开进行床旁抢救。

(3)鼻咽癌病人全麻术后应有专人看护,尤应注意观察病人的面色、呼吸及血氧饱和度,注意后鼻孔纱球的丝线是否牢固,有无断裂,防止坠落引起窒息。术后患者鼻涕中可有少量鲜血,局部可用麻黄碱、肾上腺素止血。从术后第1天起,用1.5%双氧水擦拭口腔,生理盐水冲洗,及时用负压吸引抽吸冲洗液,每日4次,防止口腔感染。

3.饮食护理

(1)颅内肿瘤病人全麻术后有恶心、呕吐或消化功能紊乱时,术后可禁食1～2日,给予静脉补液,待病情平稳后逐步恢复饮食。颅后窝手术或听神经瘤手术后,因舌咽、迷走神经功能障碍而发生吞咽困难、饮水呛咳者,术后应严格禁饮食,采用鼻饲供给营养,待吞咽功能恢复后逐渐练习进食。术后长期昏迷的病人,主要经鼻饲提供营养,鼻饲后勿立即搬动病人以免引发呕吐和误吸。

(2)甲状腺癌病人术后病情平稳或全麻清醒后,给少量饮水,若无不适,鼓励进食或经吸管吸入便于吞咽的流质饮食,克服吞咽不适的困难,逐步过渡到半流质饮食及软食。向病人说明饮食营养对切口愈合、机体恢复的重要性。

(3)鼻咽癌病人全麻清醒后进流质或半流质饮食,食温不宜过高,每次进食后用漱口水漱口。

4.疼痛的护理 对于术后头痛患者,应仔细分析术后头痛的原因、性质和程度,然后对症处理。切口疼痛多发生在24小时内,给予一般镇痛药可显效;颅内压增高引起的头痛,多发生在术后2～4日脑水肿高峰期,常为搏动性头痛,严重时伴有呕吐,需依赖脱水、激素治疗降低颅内压,头痛始能缓解;若系术后血性脑脊液刺激脑膜引起的头痛,需于术后早期行腰椎穿刺引流血性脑脊液,减轻脑膜刺激症状,降低颅内压,至脑脊液逐渐转清,头痛自然消失。应注意颅脑手术后不论何种原因引起的头痛均不可轻易使用吗啡和哌替啶,因此类药物有引起呼吸抑制的作用,不仅影响气体交换,还有使瞳孔缩小的作用,影响临床观察。

5.呼吸道护理　注意病人是否有呼吸困难、烦躁不安等呼吸道梗阻的症状。定时协助病人翻身、拍背、必要时给予雾化吸入。呕吐时头偏向一侧,以免误吸。床旁备有吸引器,以及时清除口腔、鼻腔、呼吸道的血液及分泌物,以保持通畅,预防肺部感染。

6.引流管护理

(1)颅内肿瘤手术切除后,在残留的创腔内放置引流物称为创腔引流。目的是引流手术残腔内的血性液体和气体,使残腔逐步闭合,减少局部积液或形成假性囊肿的机会。护理中应注意引流袋位置、引流的速度及量。①位置:术后早期,创腔引流袋放置于头旁枕上或枕边,高度与头部创腔保持一致,以保证创腔内一定的液体压力,避免脑组织移位。尤其是位于顶后枕部的创腔,术后 8 小时内,不可随意放低引流袋。否则可因创腔内液体被引出致脑组织迅速移位,有可能撕破大脑上静脉,引起颅内血肿。另外,创腔内暂时积聚的液体可以稀释血液,防止渗血形成血肿。创腔内压力升高时,血性液体仍可自行流出。②速度:手术 8 小时后,可将引流袋略放低,以期较快引流出创腔内的液体,使脑组织膨出,以减少局部残腔,避免局部积液造成颅内压增高。③量:若术后早期引流量多,应适当抬高引流袋。引流放置 3～4 天,血性脑脊液转清,即拔除引流管,以免形成脑脊液漏。

(2)甲状腺癌术后切口引流连接负压吸引,以排除颈部积液和积气,使术后残腔迅速消失,利于伤口愈合。注意保持引流管通畅,观察引流液的颜色、性质及量,并准确记录。发现异常及时通知医生,妥善处理。

7.并发症观察与护理

(1)颅内肿瘤手术后常见并发症:①出血,颅内出血是脑手术后最危险的并发症,多发生在术后 24～48 小时。病人往往有意识改变,表现为意识清醒后又逐渐嗜睡、反应迟钝甚至昏迷。大脑半球手术后出血常有幕上血肿表现,或出现颞叶沟回疝征象;颅后窝手术后出血具有幕下血肿的特点,常有呼吸抑制甚至枕骨大孔疝表现;脑室内术后出血可有高热、抽搐、昏迷及生命体征紊乱。术后出血的主要原因是术中止血不彻底或电凝止血痂脱落。其他如病人呼吸道不畅、二氧化碳潴留、躁动不安等引起颅内压骤然增高,也可造成再次出血。故术后应严密观察,避免增高颅内压的因素,一旦发现病人有颅内出血的征象,及时报告医生并做好再次手术的准备。②中枢性高热,下丘脑、脑干及上颈髓病变和损伤可使体温调节中枢功能紊乱,临床以高热多见,偶有体温过低者,中枢性高热多出现在术后 12～48 小时,体温达 40℃ 以上,常同时伴有意识障碍、瞳孔缩小、脉搏快速、呼吸急促等自主神经功能紊乱症状,一般物理降温效果差,需及时采用冬眠低温治疗。③尿崩症,主要发生于鞍上手术后,如垂体腺瘤、颅咽管瘤等手术累及下丘脑影响抗利尿激素分泌所致。病人出现多尿、多饮、口渴,每日尿量大于 4000ml,尿比重低于 1.005。在给予垂体后叶素治疗时,应准确记录出入液量,根据尿量的增减和血清电解质含量调节用药剂量。④胃出血,丘脑下部及脑干受损后可引起应急性胃黏膜糜烂、溃疡、出血。病人呕吐大量血性或咖啡色胃内容物,并伴有呃逆、腹胀及黑粪等症状,出血量多时可发生休克。可给予雷尼替丁药物预防。一旦发生胃出血,应立即放置胃管,抽出胃内容物后,用少量冰水洗胃、经胃管或全身应用止血药,必要时输血。⑤顽固性呃逆,常发生在三、四脑室或脑干手术后病人。膈肌痉挛病人导致的呃逆影响病人呼吸、饮食、睡眠,严重时可引起胃出血。对于呃逆病人,应先检查上腹部,如有胃胀气或胃潴留,应放置胃管抽空胃内容物;其次可通过压迫眼球或眶神经、捏鼻、刺激病人咳嗽等强烈刺激以遏制呃逆。若效果不佳,可遵医嘱使用氯丙嗪、哌甲酯。⑥癫痫发作,多发生在术后 2～4 日脑水肿高峰期,系因术后脑组织缺氧及皮质运动区受激惹所致。当脑水肿消退,脑循环改善后,癫痫常可自愈。癫痫发作时要做好病人的安全护理,避免受伤。

(2)甲状腺癌术后常见并发症:①出血,原因主要为血管结扎线松脱。术后咳嗽、呕吐、过频活动或谈话等常为诱发因素。多发生在术后 24～48 小时,表现为颈部肿胀。手术后如果渗血较多可以导致呼吸困难,甚至窒息。当切口渗出新鲜血,自颈侧流出至颈后,不易观察到,应该加以警惕。如果发现异常,立即通知医生检查伤口,必要时应拆开手术切口缝线清除血肿,彻底止血并冲洗切口后,重新放置引流管。如情况紧急,可将 12 号针头刺入气管,保证患者气道通畅,防止窒息,然后再进行其他处理。②喉上和喉返神经损伤,术后患者出现呛咳或声音嘶哑,告诫患者不要紧张,一般采用抬头进餐低头吞咽的姿势即可缓解呛咳现象,并口服一些营养神经的药物保护声带,少讲话多休息,一段时间后即可恢复。③手足抽搐,因术中误将甲状旁腺切除、错伤或将供应甲状旁腺的血管结扎,引起甲状旁腺功能低下所致。多在术后 1～4 天出现,一般数周可恢复。轻者手足麻木和僵硬感,重者手足抽搐。应遵医嘱酌情补充钙剂,提高血钙浓度,缓解全身症状。适当控制饮食中含磷较高的食物,如牛奶、瘦肉、蛋黄以及鱼类等。④声门水肿,多发生在反复进行气管插管或插管时间过长时,尤其术中损伤喉返神经者。常发生在术后 24～48 小时,表现为呼吸困难并有喉鸣,处理不及时可产生致命性后果。可静脉应用地塞米松,必要时行气管切开,保证患者呼吸道通畅。⑤乳糜漏,主要发生在左颈术中损伤胸导管后,未经结扎或不完全阻断时乳糜液外溢。大多于术后 2～3 天出现。外漏的液体量逐渐增加,外观为白色、均匀、无臭、无絮状块。发现后应立即停止负压吸引,停止进食改为输液,局部用敷料加压包扎。同时向患者做好解释,消除患者紧张情绪。观察 1～2 日,如流量逐渐减少,应继续加压,一般 1 周后可自行愈合,否则需打开切口缝合闭锁。⑥甲状腺功能减退,由于手术中切除甲状腺过多所致,宜服用甲状腺素片治疗。罕见并发症有甲状腺危象,术前准备良好者,术后发生危象罕见。

8.功能锻炼　颅内肿瘤切除术后,康复训练应在病情稳定后早期开始,包括肢体的被动及主动锻炼、语言能力及记忆力的恢复,教会病人及家属自我护理方法,加强锻炼,尽早最大程度的恢复功能。甲状腺癌术后病人,卧床期间鼓励病人床上活动,促进血液循环和切口愈合。头颈部在制动一段时间后,可开始逐步练习活动,促进颈部的功能恢复。颈淋巴结清扫术者,斜方肌不同程度受损,因此,切口愈合后应开始肩关节和颈部的功能锻炼,随时注意患侧高于健侧,以预防肩下垂的姿势。功能锻炼应至少持续至出院后 3 个月。

二、胸部肿瘤病人手术前后的护理

【术前护理】

1.心理护理　护理人员应有针对性地进行心理护理,多了解和关心病人,向病人和家属耐心解释手术的必要性和重要性,通过成功手术患者的现身说法帮助病人调整心理调适期,鼓励其树立战胜疾病的信心,以良好的心态面对疾病和治疗,乳腺癌患者取得其丈夫的理解、关心和支持。

2.改善营养,提高机体抵抗力　由于感染、发热及肿瘤组织异常增生导致患者机体消耗过大,全身情况较差,常出现贫血、低蛋白血症而影响伤口愈合。术前需指导患者进食高蛋白、高热量、含丰富维生素、清淡易消化的食物,必要时静脉补充营养,贫血严重的患者适当输血,以提高机体抵抗力。

3.做好术前准备　除做好常规术前准备外,应注意以下问题。

(1)乳腺癌患者皮肤准备:备皮范围上至锁骨上部,下至脐水平,两侧至腋后,并包括同侧上臂上 1/3 和腋窝部;需植皮患者,准备好供皮区皮肤;对乳头及皮肤破溃的患者应于术前 3 天每天换药 2 次,并用乙醇仔细消毒溃疡周围的皮肤。

(2)食管癌患者,应加强口腔护理:口腔是食管的门户,口腔的细菌可随食物唾液进入食管,在梗阻或狭窄部位停留、繁殖,造成局部感染,影响术后吻合口愈合。因此,术前应积极治疗口腔慢性疾病,保持口腔的清洁卫生,早晚刷牙,餐后漱口;呕吐后漱口,消除口腔异味,增进食欲。

(3)胃肠道准备:食管癌可导致不同程度梗阻和炎症,口服抗生素可起到局部抗感染作用,术前1周常规应用庆大霉素、甲硝唑分次口服;术前3日改流质饮食,术前1日禁食,对进食后滞留或反流者,术前1日晚,用甲硝唑100mg、庆大霉素16万u位加生理盐水100ml经鼻胃管冲洗食管及胃,可减轻局部充血水肿,减少术中污染,防止吻合口瘘,结肠代食管手术患者,术前3～5日口服肠道抗生素,如甲硝唑、庆大霉素或新霉素等,术前2日进食无渣流食,术前晚行清洁灌肠或全肠道灌洗后禁食、禁水;术日晨常规置胃管,遇梗阻部位不能强行进入,以免戳穿食管。可置于梗阻部位上端,待手术中直视下再置于胃中。

(4)呼吸道准备:肺癌患者多有长期吸烟史,加上癌肿的阻塞,常合并呼吸道感染,术前需做痰细菌培养和药物敏感试验,按医嘱给予祛痰药和抗生素治疗,以使呼吸道通畅并控制感染。术前鼓励并指导患者做腹式呼吸和有效咳嗽。反复强调深呼吸、有效咳嗽是预防术后肺不张、肺炎的重要措施。

【术后护理】

1.生命体征监测　密切观察患者的神志、面色、呼吸、血压、脉搏和体温,及时发现病情变化。术后2～3小时,每15～30分钟测量生命体征1次,病情平稳后24小时内,每12小时测量1次;注意血压变化,疼痛、缺氧、烦躁或输液、输血过快、过多可引起血压升高;血容量不足、心功能不全、心律失常等,可导致血压降低。注意观察肢端温度、甲床、口唇及皮肤色泽,周围静脉充盈情况及末梢循环情况;注意观察呼吸的频率及幅度;术后还要注意观察体温变化,每日测量体温4～6次。由于感染、坏死组织吸收、手术创伤、机体应激反应等均可导致体温升高,如低于38℃,可暂不处理,如果体温超过38℃,应予物理降温处理。

2.体位　胸部手术后患者麻醉未清醒时采取平卧位,头偏向一侧。当麻醉清醒且生命体征平稳后可改为半卧位,半卧位使膈肌下降在正常位置,增加胸腔容量,减少肺血流量,有利于肺通气。同时便于咳嗽排痰,有利于胸腔积液的排出。

3.呼吸道管理　术后协助患者排痰,保持呼吸道的通畅,是胸部手术后护理的关键措施,具体措施如下:

(1)全麻清醒后立即鼓励患者咳嗽和深呼吸,以形成呼吸道冲击力,使分泌物排出。

(2)术后1～3日可协助患者定时翻身、活动肢体,并扶患者坐起,叩背,借助重力和震荡力,使黏附在呼吸道的分泌物松动脱落,以利于引流。

(3)术后常规吸氧,4～6L/分,以维持有效的呼吸功能。

(4)术后常规超声雾化吸入,每日3～4次,并加入糜蛋白酶和抗生素,以稀释痰液和预防感染。

(5)若以上方法不能显效,可采取鼻导管吸痰,刺激患者咳嗽,并吸出潴留的痰液;已有肺不张的患者,采用支气管镜吸出痰液,促使肺复张。

4.饮食护理　乳腺癌、肺癌手术患者全麻清醒后6小时如无恶心、呕吐即可进食,如无腹胀及不适可逐渐进普通饮食,食管癌术后需禁饮食3～4日,禁食期间持续胃肠减压,静脉补充营养,术后3～4日待肛门排气,胃肠减压停止24小时后,若无呼吸困难、胸内剧痛,患侧呼吸音减弱及高热等吻合口瘘的症状时,可开始进食,先试饮少量水,术后5～6日可给全清流质,每2小时给100ml,每日6次。术后3周病人若无特殊不适可进普食,但仍注意少食多餐,细嚼慢咽,进食量不宜过多、进食速度不宜过快。

5.引流管的护理

(1)伤口引流的护理:乳腺癌术后常需皮下放置引流管,并接负压吸引,以减少创伤面积液积血,使皮瓣紧贴胸壁,促进创面愈合,应注意以下几点:①妥善固定引流管,防止滑脱,引流管长短应适中,太长易扭曲,打折,妨碍引流;太短影响患者床上活动,且易被拉出,长度以患者在床上能自由翻身活动不易拉出为标准。密切观察引流管的状态,有无受压、脱出、扭曲等情况,并及时处理。②保持负压,应保持在4～

6kPa,负压过大易导致引流管瘪塌引流不畅,甚至导致出血危险;过小则达不到有效吸引,易因创面积血积液而导致皮瓣或所植皮片的坏死。③经常挤压引流管,如有血块或纤维堵塞,应及时排除,保持引流通畅。④密切注意引流液量及性质。术后第1天为鲜红色血性物,引流量应小于200ml,以后逐日减少。一般术后3天即可拔除引流管。如在手术当日短时间内有大量血性液体流出,超过300ml,提示有出血倾向,应立即通知医生,予加压重新包扎并给予止血药等。

(2)胃肠减压的护理:食管癌术后需留置胃管5～7天,以起到支架及胃肠减压的作用。其注意事项包括:①术后3～4日持续胃肠减压,妥善固定胃管,防止脱出。②严密观察引流量、性质、气味并准确记录。术后6～12小时可从胃管内抽吸出少量血性液或咖啡色液,以后引流液颜色将逐渐变浅。若引流出大量鲜血或血性液,病人出现烦躁、血压下降、脉搏增快、尿量减少等,应考虑吻合口出血,需立即通知医师并配合处理。③经常挤压胃管,勿使管腔堵塞。胃管不通畅者,可用少量生理盐水冲洗并及时回抽,避免胃扩张使吻合口张力增加而并发吻合口瘘。④胃管脱出后应严密观察病情,不应盲目再插入,以免戳穿吻合口,造成吻合口瘘。

(3)胸腔闭式引流管的护理:胸腔闭式引流装置有单瓶、双瓶或三瓶3种。其护理措施包括:①保持引流系统的密闭性,使用前检查水封瓶有无缝隙,各衔接处是否漏气;水封瓶的长管应置于液面下2～3cm并保持直立位,以避免空气进入胸膜腔;胸壁伤口引流管周围,要用油纱布包盖严密,注意观察有无皮下气肿的发生;水封瓶被打破,应立即夹住引流管,更换另一水封瓶;如胸管接头处滑脱,应立即接上;更换水封瓶时,必须夹闭引流管;搬动患者时,要夹闭胸腔引流管。②保持胸腔闭式引流通畅,检查引流管是否通畅的方法:观察是否继续排出气体和(或)液体,长管中的水柱是否随呼吸波动,正常的水柱上下波动4～6cm。水柱无波动时,有两种情况:一是引流管被血块堵塞,失去引流作用;二是残肺膨胀良好,已无残腔。为确保引流通畅,应做到以下几点:引流管的管径和长度要适当,一般口径为1～2cm,长度以水封瓶置于患者胸部水平下60～100cm处为宜;避免引流管受压扭曲或打折;应用胸带时勿使胸管打折或抬高,不要束在引流管上;患者应保持半卧位,鼓励其进行深呼吸、咳嗽,利于积液和积气的排出;术后初期每30～60分钟向水封瓶方向挤压引流管1次,促进引流,防止堵塞。③妥善固定,插入引流管后用缝线固定于皮肤上,患者活动时适当放松引流管以免过度牵拉;卧床时用别针固定于床上;下床活动时,引流瓶位置应低于膝关节,并保持其密闭。④观察记录,注意观察记录引流液的量、颜色和性质。一般情况下,术后当日的胸液量为500ml左右,颜色淡红、质稀薄。如术后持续排出大量血液,每小时200ml持续6小时以上者,引流液颜色鲜红、质黏稠时,说明胸腔内有活动性出血,一般需再次开胸止血。如引流液为脓性,应取分泌物做常规检查、细菌培养和药敏试验。每日用无菌生理盐水冲洗引流瓶,并做好标记,便于观察引流量。⑤预防胸腔引流管的上行感染,更换引流袋或引流瓶时,应无菌操作,水封瓶内盛无菌生理盐水,更换胸引流瓶拔除接头时,要用消毒纱布包裹,暴露时间不能过长,严格执行无菌操作原则;任何情况下,引流瓶都不能高于患者胸部,切勿使水封瓶倒置,以免液体逆流入胸腔;保持胸腔引流管的胸壁出口到引流瓶液面的落差不小于60cm,同时管内液柱不能过高,以免管腔内被污染,细菌上行感染到胸膜腔;引流管内不要有渗液或血凝块滞留。⑥拔管指征,胸腔引流管安置48～72小时后,引流量明显减少且颜色变淡,24小时引流液<50ml,脓液<10ml,X线胸片示肺膨胀良好无漏气,患者无呼吸困难即可拔管。拔管时,嘱患者先深吸一口气后屏气拔管,迅速用凡士林厚纱布覆盖,宽胶布密封,胸带包扎1天。拔管后注意观察患者有无胸闷、呼吸困难、切口漏气、渗液、出血、皮下气肿,引流口如有渗液,及时更换敷料。

6.术后并发症的观察及护理

(1)乳腺癌术后常见的并发症:皮下积液、皮瓣坏死、患侧上肢淋巴水肿、伤口感染等。术后应重点观察伤口敷料渗液情况,创面伤口持续负压引流是否通畅,注意观察皮瓣的颜色,一旦出现血运不良的表现,及时通知医生。为防止上肢水肿,应垫高患肢,并早期进行功能锻炼。术后应用抗生素预防感染。

(2)食管癌术后常见的并发症:①吻合口瘘,多发生在术后 5～10 日,应注意观察病人有无吻合口瘘的临床表现:呼吸困难、胸腔积液和全身中毒症状,如高热、寒战、甚至休克等。一旦出现上述症状,应立即通知医师并配合处理。包括嘱病人立即禁食;协助行胸腔闭式引流并常规护理;遵医嘱给予抗感染治疗及营养支持;严密观察生命体征,若出现休克症状,应积极抗休克治疗;需再次手术者,应积极配合医师完善术前准备。②乳糜胸,食管、贲门癌术后并发乳糜胸是比较严重的并发症,多因伤及胸导管所致。乳糜胸多发生在术后 2～10 日,少数病人可在 2～3 周后出现。术后早期由于禁食,乳糜液含脂肪甚少,胸腔闭式引流可为淡血性或淡黄色液,但量较多;恢复进食后,乳糜液漏出量增多,大量积聚在胸腔内,可压迫肺及纵隔并使之向健侧移位。由于乳糜液中 95% 以上是水,并含有大量脂肪、蛋白质、胆固醇、酶、抗体和电解质,若未及时治疗,可在短时期内造成全身消耗、衰竭而死亡,故需积极预防和及时处理。加强观察:注意病人有无胸闷、气急、心悸,甚至血压下降;协助处理:若诊断成立,迅速处理,即置胸腔闭式引流,及时引流胸腔内乳糜液,并使肺膨胀。可用负压持续吸引,以利胸膜形成粘连;给予肠外营养支持治疗。

(3)肺癌术后常见的并发症:心律失常、出血、肺不张、肺炎、肺水肿、支气管胸膜瘘等。患者术后需严密监测生命体征,持续心电监护、血氧饱和度监测,定期检查伤口敷料及引流管旁有无出血或渗血。严密观察胸腔引流液的颜色、性质、量并记录。术后 3 小时内血性引流液＞100ml/小时,呈鲜红色,有血凝块,同时伴有血压下降、脉搏增快、尿量减少等低血容量表现,应疑为活动性出血。生命体征稳定后护士应协助患者翻身、叩背,促进呼吸道分泌物及痰液排出,预防术后肺炎、肺不张的发生。一侧全肺切除术后病人若输液量过多、速度过快,可引起肺水肿,肺水肿表现为呼吸困难、发绀、心动过速、咳粉红色泡沫痰、双肺湿啰音,需立即减慢输液速度,吸入以 50% 乙醇湿化的氧气,强心、利尿、镇静、激素治疗。支气管胸膜瘘是肺叶切除术后的严重并发症之一,多发生在术后 1 周。术后 3～14 日仍持续从胸腔引流管排出大量气体,患者有发热、刺激性咳嗽、痰中带血或咳血痰、呼吸音低、呼吸困难时,应疑为支气管胸膜瘘。要立即报告医生,并将患《者置于患侧卧位,以防瘘液流向健侧,同时保持胸腔引流通畅。

7.活动与功能锻炼　胸部手术后鼓励患者早期离床活动,其目的是预防肺不张,改善循环呼吸功能,增进食欲,振奋精神,防下肢静脉血栓。功能锻炼是提高手术效果,促进机体器官功恢复和预防畸形的重要手段。乳腺癌术后患者患侧肩关节活动明显受限制,术后加强肩关节活动可增强肌肉力量,松解和预防粘连,最大限度地恢复肩关节的活动范围。

三、腹部肿瘤病人手术前后的护理

【术前护理】

1.心理护理　肿瘤病人在诊疗过程中,心理反应复杂而强烈,既渴望手术又惧怕手术,顾虑重重,情绪多变。护理人员应通过交流,深入了解其心理和情绪的变化,耐心细致地介绍手术的重要性和必要性。结肠造口术破坏性较大,会导致生活不便,护士应在术前加强宣教,介绍有效的应对方式,使病人能坦然面对现实。

2.营养支持　胃肠道肿瘤病人多因长期食欲缺乏,腹泻及癌肿消耗使体重下降、低蛋白血症、贫血等,易致术后感染性并发症,故需重视手术前的营养支持,以提高其对手术的耐受性。术前鼓励病人进高蛋白质、高糖类、高维生素易消化的少渣饮食;伴疼痛或恶心不适者餐前可适当用药控制症状;对口服摄入不足者,通过肠内、肠外营养支持改善症状;合并胃出血的病人暂禁食,出血停止后,可进温凉流质或无渣半流质饮食;完全性幽门梗阻的病人术前禁食,部分梗阻的病人可给予无渣半流质。必要时少量多次输血以纠正贫血及低蛋白血症;若病人脱水明显,注意纠正水、电解质及酸碱平衡的紊乱。

3.缓解疼痛　对于疼痛剧烈的胰腺癌、肝癌病人,及时给予有效的镇痛药,并教会病人应用各种非药物止痛的方法,如松弛疗法、音乐疗法等。鼓励家属关心、参与止痛计划。

4.病情观察及护理　①癌肿破裂出血、上消化道出血、肝性脑病是晚期肝癌病人的常见并发症,预后较差。因此我们应告诫病人尽量避免致各种并发症的诱因,如剧烈咳嗽、用力排便等致腹内压骤升的动作;指导患者保持情绪稳定、生活规律、饮食以少粗纤维低蛋白的软食为主,禁浓茶、咖啡、辛辣刺激性食物;预防便秘、感染、禁用麻醉药、镇静药、禁用肥皂水灌肠。加强腹部体征、肝功能、生命体征及意识状态的观察与检测;若病人主诉腹痛且伴有腹膜刺激征,应高度怀疑癌肿破裂,应及时通知医生,积极配合抢救。②胰腺癌患者合并高血糖者,应用胰岛素控制。对胰岛素瘤病人,应注意病人的神志和血糖的变化,若有低血糖表现,适当补充葡萄糖。

5.做好术前准备　除做好常规准备外,还应做好以下特殊准备:

(1)胃癌合并幽门梗阻的病人术前3天,每晚用300～500ml温盐水洗胃,以减轻胃壁水肿和炎症,有利于术后吻合口愈合。

(2)大肠癌手术病人,术前肠道准备非常重要,肠道准备充分,可减少术中污染,防止术后腹胀和切口感染,有利于吻合口愈合。①术前3日进少渣半流质饮食,术前2日起进流质饮食;术前2日口服泻剂10%硫酸镁200ml,同时饮水2暖瓶导泄,每日上午1次;手术前2日晚用1%～2%肥皂水灌肠一次,手术前1日晚清洁灌肠。②也可使用自动洗肠机清洗肠道或全肠道灌洗法。③术前遵医嘱给予口服肠道杀菌药,如卡那霉素1g,每日2次,甲硝唑0.4g,每日4次。④因控制饮食及口服肠道杀菌药,使维生素K的合成及吸收减少,故需补充维生素K。⑤有肠道梗阻症状者,术前准备时间需延长。直肠癌肠腔有狭窄时,应选择粗细合适的肛管,在直肠指检引导下或直肠镜指引下,轻轻通过狭窄口至狭窄病变以上肠腔做灌肠。高位直肠癌禁用高压灌肠,以防癌细胞扩散。故目前有主张直肠癌术前不灌肠而只服泻药。⑥女病人若肿瘤已侵犯阴道后壁,术前3日需每晚冲洗阴道。

【术后护理】

1.体位　胃癌、胰腺癌、大肠癌患者术后取平卧位,血压平稳后取低半卧位,可减轻腹部切口张力,减轻疼痛,有利于呼吸、循环及腹腔引流;鼓励病人术后早期活动,卧床期间每2小时翻身1次。除年老体弱及病情较重者,一般术后第1天可协助病人坐起,并坐床上轻微活动,第2天下地,床边活动,第3天可室内活动。肝癌患者术后为防止术后肝断面出血,一般不鼓励病人早期活动,术后24小时内卧床休息,避免剧烈咳嗽。

2.病情观察　术后应半小时测量血压、脉搏、呼吸1次,4～6次后改为每小时1次,病情平稳后延长间隔时间,同时观察病人的神志、肤色、尿量、切口渗血情况,发现异常情况及时处理,预防术后病人休克的发生。

3.饮食护理　①胃癌术后禁饮食、胃肠减压,术后3～4天,胃肠引流液量减少,肠蠕动恢复后即可拔除胃管。拔除胃管后当日可少量饮水或米汤,第2天进半量流质饮食,第3天进全量流质,若进食后无腹痛、腹胀等不适症状,第4日可进半流质饮食,以稀饭为好,第10～14天可进软食。少食牛奶、豆类等产气食物,忌生、冷、硬和刺激性食物。注意少食多餐,开始每日5～6餐,以后逐渐减少进餐次数并增加每次进餐量,逐步恢复正常饮食。②肝癌患者术后恢复正常饮食后,注意高蛋白、高热量、维生素和膳食纤维的补充,必要时提供肠内、外营养支持或补充白蛋白。③胰腺癌患者术后一般禁食3～4天,拔除胃管后给予流质饮食,再逐步过渡到正常饮食。胰腺切除术后,胰外分泌功能严重减退,应根据胰腺功能给予消化酶制剂或止泻药。④大肠癌患者术后禁食、胃肠减压,2～3日后肛门排气或结肠造口开放后即可拔除胃肠减压管,进流质饮食,若无反应,改为半流质饮食,术后1周可进少渣饮食,2周左右可进普食,应给予高热量、高蛋白、维生素丰富的低渣食物。

4.体液平衡的护理   胃肠道肿瘤患者术后,由于术后胃肠道功能恢复的需要,多半需要禁饮食、胃肠减压,故静脉营养及维持水、电解质的平衡非常重要。详细记录24小时出入液量,为合理输液提供依据。必要时输血浆、全血或清蛋白,以改善病人的营养状况或贫血,有利于吻合口和切口的愈合。对肝功能不良伴腹水者,积极保肝治疗,严格控制水和钠盐的摄入量,每天观察、记录体重及腹围的变化等。胰腺癌患者术后定时检测血糖、尿糖和酮体水平,遵医嘱给予胰岛素,控制血糖在7.0mmol/L以下。若发生低血糖,应补充适量葡萄糖。

5.引流管的护理

(1)胃肠减压管的护理:①妥善固定胃肠减压管,防止松动和脱出;更换固定用胶布时,应确保胃管固定在规定的位置。②保持胃管通畅,使之持续处于负压引流状态,可用少量生理盐水冲洗胃管,防止胃管堵塞。③观察引流液的性质和量。术后24小时内可由胃管内引流出少量血性或咖啡色液体100～300ml。若有较多鲜血,应警惕有吻合口出血,需及时与医师联系并处理。④注意口腔护理,给予超声雾化吸入,每日2次,减轻病人咽喉部疼痛并使痰液易于咳出。⑤胃癌患者术后3～4天,胃肠引流液量减少肠蠕动恢复后即可拔除胃肠减压管;胰腺癌、大肠癌患者术后2～3日,肛门排气或结肠造口开放后即可拔除胃肠减压管。

(2)留置导尿管的护理:保持引流管通畅,每2小时放尿1次;引流袋勿高于膀胱水平,以防尿液倒流入膀胱,引起尿路感染。病人排气、各种引流管拔出后,即可拔除尿管。结肠、直肠癌病人术后,尿管需留置2周,持续放尿,必须保持其通畅,防止扭曲、受压;观察尿液情况并记录;每日尿道口护理2次,防止泌尿系感染。拔管前先试行夹管,每4～6小时或病人有尿意时开放,以训练膀胱功能,防止膀胱功能障碍。

(3)腹腔引流管的护理:肝叶和肝脏局部切除术后需放置双腔引流管;胰腺癌术后放置"T"形引流管;结肠、直肠癌术后需放置骶前引流管等。妥善固定各种引流管,避免受压、扭曲和折叠,保持引流通畅;严格遵守无菌原则,每日更换引流袋,引流管周围敷料湿透时及时更换;观察并记录引流液的颜色、性质和量;若呈血性可能为内出血;若含有胃肠液、胆汁或胰液,要考虑吻合口漏、胆漏或胰漏的可能;若为浑浊或脓性液体,需考虑继发感染的可能。以上问题应及时发现及时处理。

6.疼痛的护理   术后病人有不同程度的疼痛,应适当应用镇痛药物。病人应用自控镇痛泵时注意预防及处理可能发生恶心、呕吐及尿潴留等并发症。肝叶和肝脏局部切除术后疼痛剧烈,应积极有效地止痛,术后48小时病情允许,可取半卧位,以降低切口张力,减轻疼痛。

7.并发症观察及护理

(1)胃大部切除术后并发症:①术后胃出血,多发生在术后早期;②十二指肠残端破裂,一般发生在术后3～6天;③胃肠吻合口破裂或漏,少见,多发生在术后5～7天;④残胃蠕动无力或称为胃排空延迟,发生在术后7～10天,严重者可持续20～30天;⑤术后梗阻,分输入段和输出段梗阻,输入段梗阻多发生在术后早期,输出段梗阻发生较晚;⑥倾倒综合征,分早期和晚期倾倒综合征两种。术后护士应认真观察胃管引流物的颜色及量;有无上腹突发的剧痛和局部明显的压痛、腹肌紧张等急性腹膜炎的症状;有无突发的上腹饱胀、钝痛、继而呕吐带有食物的胃液和胆汁;有无进食后15～30分钟,上腹突然胀痛或绞痛并喷射状呕吐大量含胆汁的液体,呕吐后症状消失;有无餐后15～30分钟,或餐后2～4小时出现低血糖等症状。发现异常及时汇报医生及时妥善处理,以减轻病人的痛苦。

(2)胰腺癌术后并发症:①胰漏,表现为腹痛、腹胀、发热、腹腔引流液内淀粉酶增高。典型者可自伤口流出清亮液体,腐蚀周围皮肤,引起糜烂疼痛。应于早期持续吸引引流,周围皮肤涂以氧化锌软膏保护,多数胰漏可以自愈。②胆漏,多发生于术后 5～10 天,表现为发热、腹痛及胆汁性腹膜炎,"T"形引流量突然减少,但可见沿腹腔引流管或腹壁伤口溢出胆汁样液体。术后应保持"T"形引流管通畅,每日做好观察和记录。胆漏周围皮肤的护理与胰漏护理相同。③出血,早期 1～2 天的出血可因凝血机制障碍、创面广泛渗血或结扎线脱落等引起;术后 1～2 周发生的出血可因胰液、胆汁腐蚀以及感染所致。表现为呕血、便血、腹痛,以及出汗、脉速、血压下降等。应及时发现及时处理。④胆道感染,多为逆行感染,若胃肠吻合口离胆道吻合口较近,进食后平卧则易发生。表现为腹痛、发热,严重者可发生败血症。故进食后宜坐位 15～30 分钟以利胃肠内容物引流。

(3)结、直肠癌术后并发症:常见术后并发症有切口感染、吻合口漏。①应注意保持伤口周围清洁干燥、及时换药;对会阴部切口,于术后 4～7 天用 1:5000 的高锰酸钾温水坐浴,每日 2 次;并遵医嘱应用抗生素,以预防切口感染。观察体温变化及局部有无红、肿、热、痛,若发生感染,则开放伤口,彻底清创。②手术造成局部供血差、肠道准备不充分、低蛋白血症等都可导致吻合口漏。术后 7～10 天不可灌肠,以免影响吻合口的愈合;观察有无腹痛、腹膜炎体征或盆腔脓肿等吻合口漏的表现。若发生漏,应行盆腔持续滴注、吸引,同时给予肠外营养。形成盆腔脓肿者,必须再次手术治疗。

(4)结肠造口护理。①造口开放前的护理。用凡士林或生理盐水纱布外敷结肠造口,外层敷料浸湿后应及时更换,防止感染。注意有无因张力过大、缝合不严、血运障碍等原因导致肠段回缩、出血、坏死。②保护腹壁切口。结肠造口一般于术后 2～3 天开放。开放后取侧卧位,用塑料薄膜将腹壁切口与造口隔开,以防流出的稀薄粪便污染腹壁切口,导致感染。③正确使用造口袋,保护造口周围皮肤。a.选择袋口合适的造口袋,袋口对准造口贴紧,袋囊朝下,用有弹性的腰带固定造口袋。b.更换造口袋,当造口袋内充满 1/3 排泄物时需及时更换。先用中性皂液或碘伏溶液清洁造口周围皮肤,再涂上氧化锌软膏,防止皮炎和皮肤糜烂;观察造口周围皮肤有无红、肿、破溃等现象。c.除使用一次性造口袋外,病人可备 3～4 个造口袋用于更换,使用过的造口袋可用中性洗涤剂和清水洗净,或用 1:1000 的洗必泰溶液浸泡 30 分钟,擦干、晾干备用。④饮食指导。注意饮食卫生,避免食物中毒引起的腹泄;避免进食胀气性或刺激性气味的食物;避免引起便秘的食物。⑤预防并发症。造口拆线缝合后,每日扩肛 1 次,防止造口狭窄。观察病人有无恶心、呕吐、腹痛、腹胀、停止排气、排便等肠梗阻症状。若进食后 3～4 天未排便,可将导尿管插入造口不超过 10cm 灌肠,常用液状石蜡或肥皂水,注意压力不能过大,以防肠道穿孔。⑥帮助病人正视并参与造口的护理。观察病人的情绪反应,鼓励病人及家属说出对造口的感受及接受程度;促使病人以正确的态度处理造口,避免出现厌恶情绪;护理过程中注意病人的隐私和自尊;鼓励家属参与造口的护理;协助病人逐步获得独立护理造口的能力,先让病人正视造口,讨论自我照顾的注意事项,教导处理的步骤,直至全部掌握;向病人及家属说明逐渐适应造口后可恢复正常生活。

四、泌尿系统肿瘤病人手术前后的护理

【术前护理】

1.心理护理　向患者及家属讲解泌尿系统肿瘤知识及治疗方法,如膀胱癌根治术、睾丸摘除术的目的及效果,增强患者对疾病的信心,消除恐惧、焦虑、绝望心理,使之与医护密切配合。

2.饮食护理　饮食易增加热量、氮量,营养丰富易消化的食品,以纠正贫血,改善营养状况;鼓励病人多饮水以稀释尿液,以免血块引起尿路堵塞。

3.专科症状观察　观察尿液的颜色、性质、有无血凝块;观察尿频、尿急、尿痛等膀胱刺激症状的发生特点、程度、诱因等,及时给予对症处理;观察有无排尿困难,排尿困难是由于肿瘤位于膀胱颈附近,排尿时阻

塞尿道内口所致。血块阻塞也可引起排尿困难;观察有无腰部疼痛。

4.根据不同的手术方式做好术前准备　膀胱部分切除或膀胱造口术的患者,手术当日晨嘱患者不排尿,以使膀胱充盈有利于术中识别膀胱,防止误伤;行膀胱全切双侧输尿管皮肤造口术的患者,术前要彻底清洁腹部的皮肤,有利于成形皮肤乳头的成活,防止感染;尿流改道患者的术前肠道准备,3 日少渣半流食,术前 2 日流食,术前 1 日禁食并给予静脉补液。术前 3 日开始遵医嘱给予肠道抗炎药、维生素 K 等。术前2 日、1 日分别口服泻药,术前 1 日晚清洁灌肠,术日晨清洁灌肠并留置胃管。

【术后护理】

1.根据麻醉方式做好相应的麻醉后护理。

2.观察生命体征　每 30～60 分钟测量血压 1 次,待血压平稳 6 小时后改为每 2 小时测量 1 次或依病情而定,巨大肾肿瘤切除后,由于创面大及邻近脏器受损易发生内出血导致休克。因此应注意引流液的量有无增加及脉搏、血压的变化,有利于早期发现内出血和休克,及时治疗。

3.卧位与活动　对单纯肾切除、肾输尿管全长切除术后患者,术后 6 小时给予半卧位,使膈肌下降,腹肌松弛,利于呼吸、血液循环及腹腔引流。协助床上翻身,术后第 1 天可协助床边坐、站及病室内行走,第 2 天后可根据体力增加活动量以及活动范围。对肾部分切除患者,术后需卧床 10～14 日,以防过早活动引起内出血及肾下垂。膀胱冲洗患者,停止膀胱冲洗后,鼓励患者下床活动。

4.检测肾功能　右侧肾癌有癌栓时,如果结扎下腔静脉,术后可能出现蛋白尿,左侧肾癌有癌栓时结扎下腔静脉后,右肾静脉与门静脉吻合,术后要检测 24 小时尿量,检测肾功能,防止肾衰竭。

5.引流管护理

(1)腹腔引流管保持通畅,每日应准确记录引流量,如发现引流量及颜色异常及时通知医生。妥善固定引流管,防止扭曲、受压、脱落。

(2)保持尿管引流通畅,做好尿道口护理,每日用 0.5％碘伏清洁尿道口 1～2 次。尿袋固定在尿道口以下区域,管道勿打折、扭曲、牵拉,防止尿液反流。

(3)膀胱冲洗液保持引流通畅,密切观察膀胱冲洗及引流液速度,注意引流液的颜色变化。根据出血情况用生理盐水间断或持续进行膀胱冲洗,防止血块阻塞造成膀胱充盈出血。如发生血块阻塞,应及时协助医生给予处理。

(4)行膀胱全切回肠代膀胱的患者,应准确连接左、右输尿管支架管及回肠代膀胱引流管并分别做好标记,同时观察各管道引流液的性质、量,分别做好记录。了解双侧肾功能及回肠代膀胱功能。准确记录 24 小时出入量。

(5)胃管护理,留置胃管禁食期间,静脉补充营养和水分。持续胃肠减压并保持通畅。密切观察引流液的性质、颜色、量并做好记录,口腔护理 2 次/日,漱口每 2～4 小时 1 次,预防口腔感染。

6.饮食指导　术后胃肠功能恢复后开始进流食,次日改为半流食,术后 3～4 日可恢复进普食,以营养丰富、粗纤维饮食为主,禁止食用辛辣食物,保持大便通畅,如发生便秘可服用缓泻药并鼓励患者多饮水,每日 2000ml 以上。

7.特殊护理措施

(1)膀胱造口的患者,拔除膀胱造口管后,用油纱填充造瘘口,并每日换药 1 次,保持伤口干燥,2～3 天后取出油纱,观察造瘘口皮肤愈合情况及有无漏尿,若有异常按上述方法继续处理。

(2)行可控性肠膀胱患者,在术后 3～4 日开始行结肠膀胱冲洗(2～3 次/日),其目的是冲洗出结肠膀胱内的分泌物,保持尿液引流通畅。拔除输尿管支架管后,指导患者学会自行导尿。

(3)行膀胱全切输尿管皮肤造口患者的护理:①应密切观察成形皮肤乳头的血运情况,及时发现造口并发症。观察其颜色及有无回缩现象出现。如出现回缩、颜色变紫,则说明已出现血运障碍,应立即通知医生,协助处理。②预防感染,因为患者术后带有多种导管,加上患者免疫能力下降,体质虚弱,很容易合并泌尿系统感染。故需保持造口部位敷料的干燥,并每日测体温4次,直至平稳,观察有无发冷、发热情况出现。③尿道改道术后,指导患者学会佩戴造口袋的方法和自行导尿的方法。

(4)尿流改道造口患者的护理:①正确佩戴造口袋的方法,使用1次性造口袋时,应在粘贴胶板前先清洁造口周围的皮肤并使之保持干燥,根据造口的大小,将胶板剪1个比造口略大的孔,一般胶板孔比造口大0.5~1cm,以板孔将能扣住造口为宜,将胶板放在造口部位的皮肤上,反复按压使其贴牢,然后扣上尿袋。②造口袋的妥善固定在使用尿袋过程中,不断摸索经验,定时放出尿液。也可佩戴专用腰带起到固定的作用,穿着宽松的内裤,内裤外可缝制一个口袋,外出活动时把尿袋放入口袋中,起到支托和美观的作用。③回肠膀胱术后造口的护理,回肠膀胱术后,因患者终身需佩戴造口袋,所以造口及周围皮肤的清洁和保养非常重要。观察造口的颜色,造口周围皮肤有无破损或湿疹等,若出现异常及时就诊,以便及早处理。更换造口袋时先清洁造口周围皮肤,勿用力过猛以免损伤皮肤。造口周围可涂用氧化锌软膏保护皮肤,防止湿疹发生。④可控肠膀胱术后自行导尿的护理,在自行导尿前,需将尿管用水煮沸10~20分钟,以起到消毒作用;导尿前用生理盐水或消毒液状石蜡润滑尿管前段,然后自造口处将尿管缓慢插入,将尿液引出;自行导尿时间可根据患者情况而定,每隔半小时、1小时逐渐延至4小时;导尿时若出现尿管阻塞,可用生理盐水冲洗结肠膀胱。为避免出现阻塞现象,可根据情况每周用生理盐水冲洗结肠膀胱;穿柔软棉质的内衣裤,防止造口皮肤被磨损。

五、妇科肿瘤病人手术前后的护理

【术前护理】

1.心理准备　多数患者对手术会产生焦虑、紧张、恐惧、不安、抑郁、消极悲观等不良心理状态,尤其妇科手术涉及生殖器官的摘除和生育功能的丧失,年轻患者更易产生思想顾虑,处于这种精神状态下施行手术是非常不利的,因为它可影响患者的休息和睡眠,食欲随之减退,健康状况也下降,机体的免疫力下降,同时降低了对手术的耐受性,增加了术后发生并发症的机会。因此术前积极的情绪和良好的心理因素,对疾病常起到治疗或促进康复的作用。术前护士应仔细了解患者对疾病以及治疗的心理顾虑,并加以分析,有针对性地解除患者的思想负担,增强其战胜疾病的信心。

2.全身准备　为了提高患者对手术的耐受性,入院后必须对患者全身情况有充分了解。首先要详细了解心、肺、肝、肾等重要脏器的功能情况,同时进行必要的检查,如X线胸片、心电图检查,血、尿、粪的常规化验,肝肾功能测定,凝血功能检查等。为保证手术顺利及术后如期康复,要求患者具备良好的营养状态,而癌症患者多有不同程度的营养不良和身体衰弱,因此术前应加强营养,纠正营养不良,可指导其摄取高蛋白、高糖类、高维生素、易消化及低脂肪的全营养素饮食,以提供大量必需氨基酸,必要时输注白蛋白,贫血者可输血纠正。

3.局部皮肤准备　皮肤准备的目的是除去体毛,以免在切开皮肤时将角蛋白带入创口,同时消灭皮肤防卫机制不全时存在的任何病原菌。术前1日协助患者完成沐浴、更衣、洗头等个人卫生处理,特别注意清洁腹部及会阴部,同时防止着凉。手术皮肤准备范围为上至剑突,下至大腿内侧上1/3,两侧至腋中线的皮肤及外阴部皮肤,并注意脐部的卫生,如有积垢,可用棉签蘸汽油拭净。

4.消化道准备　一般要求术前晚餐进半流食,午夜后禁食禁水。如行开腹手术,为避免充盈的肠道妨碍手术操作及防止麻醉后肛门括约肌松弛致排便而污染手术台,术前均需灌肠。灌肠也是减轻和防止术后腹胀的重要措施,一般于术前晚灌肠 1～2 次。手术预计可能涉及肠道时,如有肠道转移,应进行肠道准备,术前 3 天进少渣半流食,并口服肠道抗生素,术前 1 日口服番泻叶水或其他导泻药,术前晚再清洁洗肠。在清洁灌肠过程中,对于体质虚弱患者,需防止虚脱,每次液体进入量不可过多,出入量要基本相等,需用等渗盐水。

5.阴道的准备 全子宫切除时,需将穹窿部阴道壁环形切断才能将子宫切除。为减少阴道内细菌污染手术野,防止腹腔感染,术前需做阴道准备。术前 3 日开始每日用 1：5000 洗必泰液冲洗阴道 1 次,如发现分泌物多或有异味应通知医生。术日晨再用 0.05% 碘伏液冲洗外阴及阴道。如为未婚者,冲洗时不用窥阴器,将冲洗头伸入阴道冲洗即可。

6.膀胱的准备 一般妇女不习惯在床上大小便,应指导其在床上使用便盆排尿,以锻炼膀胱功能,防止尿管拔除后不能自解小便,而导致膀胱麻痹或急性膀胱炎的发生。妇科手术一般在盆腔内进行,因受骨盆的限制,手术野暴露不充分。膀胱位于子宫前方,充盈时可遮挡手术野,开腹时也易损伤,所以术前均要留置导尿管,术中持续引流以保持膀胱空虚状态,并连接无菌尿袋,以便根据尿量补充输液。

7.术前功能指导指导 患者术前练习深呼吸,训练正确有效的咳嗽咳痰方法,以预防术后肺部并发症;训练患者床上翻身及四肢活动,预防术后血栓形成,并强调术后早期下床活动的意义,以利于康复。

【术后护理】

1.病情观察 患者回病房后,随即测血压、脉搏、呼吸并做记录,密切观察生命体征的变化,直至平稳。注意阴道有无出血,颜色及量,及时更换会阴垫,如发现渗血多,及时报告医生。注意腹部切口敷料,有无渗血等,如有污染可更换外层纱布。

2.体位 全身麻醉的患者在未清醒前应有专人守护,去枕平卧,头偏向一侧,便于口腔分泌物及呕吐物流出,防止呛入气管造成吸入性肺炎或窒息;硬膜外麻醉者,平卧 6～8 小时,以防头痛;如患者无特殊情况,血压平稳,一般状况良好,术后次日晨可采取半卧位,其优点在于:①利于腹腔引流,半卧位可使术后腹腔内血性液体由于重力作用流向盆腔直肠凹,可避免膈肌激惹,此外,如有感染,盆腔脓肿远较膈下脓肿易于处理;②使腹壁肌肉松弛,降低切口张力,可减轻疼痛;③半卧位后,膈肌下降,可增加肺活量,有利于咳嗽排痰,防止肺部并发症。

3.尿管及外阴的护理 由于输尿管及膀胱与子宫的解剖关系,做全子宫切除术时,在分离粘连时有可能损伤输尿管,为此,术后尿量观察极为重要,留置尿管者,每小时观察尿量至正常后 2 小时,每小时尿量至少 50ml 以上。宫颈癌术后常需留置尿管 7～14 天,每日用 0.5% 碘伏清洁尿道口 1～2 次,保持清洁。并注意观察引流尿液的颜色、量,每日更换尿袋,操作时严格无菌技术,以防尿道逆行感染。保持外阴的清洁干燥,每天行外阴擦洗 2 次,勤换内衣内裤,保持床单清洁干燥。

4.引流管护理 妇科手术后常留置阴道或腹腔引流,需注意引流液的颜色、量及性状,每日记录,妥善固定引流管,防止打折及脱出等,下床活动时可将引流袋别在衣服上,但位置应低于引流管出腹腔处。

5.饮食护理 不涉及肠道的妇科手术一般禁食 24 小时后可进全流食,排气后可给予少渣半流食,如无不适可逐渐过渡到普食。

6.术后活动计划 术后早期活动有利于肠蠕动的恢复,促进排气。若病情允许,应鼓励并协助患者早期活动。活动量要逐渐增加,早期可以在床上翻身、活动四肢,如上肢屈伸、旋转,下肢的外展内翻运动,然后扶患者床上坐起,甚至下床在床边活动及室外活动等。注意如患者出现不适症状应立即停止活动,扶其上床休息。

7.术后常见不适及处理 麻醉作用消失后,患者开始感到伤口疼痛,术后 24 小时最为明显,可遵医嘱给予镇痛药,尤其夜间,应充分镇痛;由于麻醉药的副作用以及手术操作中牵拉内脏,手术后患者常有恶心、呕吐反应,一般无需特殊处理,待麻醉作用消失后,症状可自行缓解,也可遵医嘱使用非那根等减轻呕吐反应;因为肠管的暂时性麻痹而使过多的气体积聚于肠腔,气体不能从肛门排出,患者术后常感到腹胀,一般情况下,腹胀于术后 2～3 日自然消退,如未能减轻,可给予肛管排气、盐水低位灌肠及腹部热敷等,并鼓励患者早期活动,促进肠蠕动;术后 3～5 日,体温稍有升高,为吸收热,属正常手术反应,一般不超过38℃,超过此范围,可给予相应的降温措施,如头枕冰袋、乙醇擦浴、肌内注射退热药物等。六、皮肤软组织及骨肿瘤病人手术前后的护理

【术前护理】

1.心理支持　给患者以安慰和心理支持,消除恐惧和焦虑,使病人情绪稳定,积极配合治疗,乐观地对待疾病和人生。病人由于疾病本身,以及手术或化疗反应的影响,生活自理能力下降,应加强护理,满足病人的个人卫生及其他生活需要。

2.营养支持　补充营养和水分,如有皮肤弹性差、脱水、消瘦、贫血、体重减轻,提示病人营养不足,应给予高热量、高蛋白、高维生素饮食,必要时静脉补充高营养或输血。

3.术前训练　术前协助患者做肢体姿势固定的练习,以免术后需要特殊体位或固定关节而使患者难以忍受。有时为了配合治疗需调换摇床,便于体位调节。

4.缓解疼痛　抬高患肢,促进静脉回流,限制患肢活动,维持患肢于功能位,以利于局部病灶修复,防止关节畸形和病理性骨折及减轻疼痛。当必须移动患侧肢体时,应给予协助,动作要轻稳,做好支撑与支托,尽量减少刺激,避免患处产生应力;转移病人的注意力,如让病人听音乐,与人交谈等,使之分散对患处的注意力;按医嘱给予镇痛药物;加强对创面的护理,及时更换敷料,保持创面清洁干燥。

5.术前化疗　护理皮肤软组织及骨肉瘤患者手术前后常实施大剂量化疗。常用药物包括环磷酰胺、长春新碱、博来霉素等。化疗药物的主要不良反应包括胃肠道反应、骨髓抑制、肝功能受损、心肌受损、感染、溃疡等,因此,在病人接受大剂量化疗过程中,应按化疗护理常规给予护理。

【术后护理】

1.严密检测　生命体征术后 6 小时内,每 30 分钟测量 1 次脉搏、呼吸和血压,病情平稳后 24 小时内,每 1～2 小时测量 1 次。同时观察肢端温度、皮肤弹性、皮肤及口唇色泽、毛细血管充盈反应、尿量等。如有血容量不足,应适当加快输液速度或输全血。

2.游离皮片移植的护理　软组织肉瘤切除后,不能直接缝合关闭创口,需要特殊手段来覆盖创面。覆盖创面对一期愈合意义有 3 个方面。①可以控制感染;②为肉瘤的后续治疗创造条件,特别是术后需要放疗者;③保障深部组织功能的重建,减少复发。软组织肉瘤中有 1/2～2/3 的病例需要特殊手段覆盖创面,这关系到保肢治疗的成败,更重要的是直接关系到患者的生存;为了保障游离植皮成活,游离皮片需与创面紧密贴合,固定位置以防止移动,防止皮下出血、渗血,并需要预防感染。护理要点有以下几个方面。

(1)植皮区需加压包扎:压力要适当均匀,防止皮片移动。移植皮片越厚,成活所需要的时间越长,护理要求越高。植皮区在术后的位置固定十分重要,例如手背植皮不但要包扎手背,而且要将整个手指包扎,以减轻水肿,仅露出指端,以便观察血液循环;手及腕部置于功能位置固定。

(2)抬高患肢:以减少局部充血,保证肢体静脉回流良好,高度一般应高于心脏水平。

(3)伤口观察及护理:密切观察外敷料是否有渗血,如有渗血不止,或周围红肿、局部疼痛、体温升高、白细胞升高等异常表现,应及时通知医生处理。对四肢植皮者,应特别注意观察指、趾端的血运情况,观察有无肿胀、发绀、苍白、麻木等,特别对于有血运障碍、神经损伤、感觉异常的肢体,需更加注意观察,如有异常及时协助医生处理。植皮成活后,应注意创口清洁。对皮下血肿,应予清除,再加压包扎。植皮成活后可涂以羊毛脂,以保护皮肤。按照医嘱应用弹性压迫包扎,或进行支架固定,加强术后的主动和被动功能

锻炼。

(4)在四肢、颈部和其他运动较多的部位用支架或石膏固定时,应注意检查固定情况,查看有无移动、压迫、疼痛等,须防止产生压疮。

3.皮瓣移植患者的护理　皮瓣是指带有血液循环的1块具有皮下组织的皮肤。从身体的一处移动到另一处时,一部分与供皮区相连,并依靠相连部分提供血液供给的方式称转位;将皮瓣完全切断转移到另一处,依靠与受区血管进行吻合后提供血供的方式称皮瓣移植。皮肤的带蒂移植疗程长,术后应有良好的肢体姿势固定来保护移植组织的顺利成活。这就要求对患者在生活上多给予照顾,减轻患者的痛苦,并严密观察皮瓣、皮管的颜色、温度、毛细血管反应。发绀或苍白是血运障碍的标志,毛细血管充盈时间如果超过5秒,则说明血运不良,应及时处理。保护好皮瓣、皮管的具体措施如下。

(1)皮瓣、皮管的固定:术后应防止皮瓣或皮管扭曲、牵拉、受压、撕脱,要注意保持良好的肢体固定姿势。特别是睡眠时更要注意固定制动,防止不自主的过度活动而造成皮管撕脱拉断。防止周围敷料包扎过紧导致局部受压。经常检查敷料有无松动或局部受压,做好生活护理。

(2)皮瓣、皮管血运观察:随时观察皮管、皮瓣的血液循环,如有水肿、变紫等,可能是由于静脉回流不畅或蒂部受压,应采用抬高患肢,由远心端向蒂部按摩,促使血液回流;如皮瓣颜色苍白,多由于动脉供血不足、血管痉挛或阻塞,应及时通知医生,协助处理。定时、定位测定皮瓣温度,术后一般为每小时测量1次,并与健侧同部位对比,低于健侧1～2℃为正常。

(3)皮瓣、皮管护理:移植后,局部会感觉迟钝,应防止冻伤、烫伤。室温要求控制在25℃左右。如需加速局部复温,冬季可用红外线灯局部照射(40～60W,距离30～45cm),一旦形成烫伤或冻伤,愈合将非常缓慢,需正常组织损伤恢复时间的2～3倍。皮管蒂部折叠三角区要经常保持干燥、清洁,防止发生溃疡。应在皮管下方垫以厚薄适当的纱布,以达到防止潮湿和保持一定张力的目的。

(4)皮瓣或皮管的转移手术以3～4周为一期,由于时间较长,有可能引起固定肢体关节的酸痛,可予以局部按摩、热敷、放松等,必要时给予镇痛药。

(5)为了防止吻合血管的痉挛或血栓形成,常用扩张血管和抗凝药物及抗生素治疗。

4.供皮区的护理

(1)术后应密切观察供皮区创面有无渗血、渗液,如有潮湿应及时更换敷料或加压包扎。有特殊臭味、疼痛或体温升高等感染征象时,应立即报告医师。

(2)术后局部制动。检查敷料有无脱落移位,如供皮区在大腿部,应抬高肢体,膝关节略呈屈曲位,卧床2周,禁止下床行走。

(3)创面愈合后,下床行走应使用弹力绷带包扎患处,防止初愈创面毛细血管破裂。为防止皮肤干燥、脱屑、皲裂,应经常外涂凡士林油,以保护皮肤和表层。对于痒感严重者,嘱患者勿用手搔抓,可以戴手套以预防指甲抓伤皮肤,防止破溃。

(4)定期按摩:轻柔按摩皮瓣,可增加血液循环,消除水肿,促进局部新陈代谢。而提捏法可以促进皮瓣软化,加速局部皮瓣的适应性,尤其是在关节附近,更有利于关节功能的恢复。

(5)局部保护:由于移植的皮肤多无神经支配,在特殊情况下,如寒冷、高温、外力等情况下应注意保护,以减少外界因素的侵害。

5.截肢术后的护理

(1)体位:术后24～48小时应抬高患肢,预防肿胀。下肢截肢者,每3～4小时俯卧20～30分钟,并将残肢以枕头支托,压迫向下;仰卧位时,不可抬高患肢,以免造成膝关节的屈曲挛缩。

(2)观察和预防术后出血:注意观察截肢术后肢体残端的渗血情况,创口引流液的性质和引流量。对于渗血较多者,可用棉垫加弹性绷带加压包扎;若出血量较大,应立即扎止血带止血,并告知医师,配合处理。故截肢术后病人床旁应常规放置止血带,以备急用。

（3）幻肢痛:绝大多数截肢病人在术后相当长的一段时间内感到已切除的肢体仍然有疼痛或其他异常感觉,称为幻肢痛。疼痛多为持续性,尤以夜间为甚,属精神因素性疼痛。引导病人注视残肢,接受截肢的现实。应用放松疗法等心理治疗手段逐渐消除幻肢感。对于持续时间长的病人,可轻叩残端,或用理疗、封闭、神经阻断的方法消除幻肢痛。

（4）残肢功能锻炼:一般术后 2 周,伤口愈合后开始功能锻炼。方法是用弹性绷带每日反复包扎,均匀压迫残端,促进软组织收缩;残端按摩,拍打及蹬踩,增加残端的负重能力。制作临时义肢,鼓励病人拆线后尽早使用,可消除水肿,促进残端成熟,为安装义肢做准备。

（黄珍珍）

第二节　肿瘤化疗病人的护理

【骨髓抑制的护理】

骨髓抑制是多数化疗药所共有的不良反应,多在化疗后 7～14 天出现骨髓造血功能的抑制,外周血中表现为白细胞、红细胞、血小板的减少,其中以白细胞及血小板下降最明显。病人表现为白细胞下降所致的疲乏无力、抵抗力下降、易感冒及合并感染;血小板下降所致的皮肤出血点及瘀斑、黏膜出血,严重者出现内脏的出血,如黑粪、血尿等。因此,应做好骨髓抑制期的护理。

1.严格掌握化疗适应证　化疗前检查血象、骨髓情况,如果白细胞$<4\times10^9/L$,血小板$<80\times10^9/L$时,化疗应慎重,必要时应暂缓化疗,给予升白细胞治疗。

2.做好感染的防护工作　化疗过程中定时查血常规,了解血象下降的情况,当白细胞计数$<4\times10^9/L$及血小板计数$<50\times10^9/L$时,停止化疗,白细胞特别是粒细胞下降时,感染的概率将增加,当白细胞计数$<1\times10^9/L$时,需进行保护性隔离。

（1）严格消毒,防止感染:应加强病房消毒,病室注意通风,每天用紫外线照射 2～3 次,每次 30 分钟,有条件者在骨髓抑制期选择住单间病室或使用层流床。病室内门窗及用具每日用 500mg/L 含氯消毒液擦拭,所有人员进出均佩戴口罩、帽子,限制家属探视,严密监测体温;遵医嘱给予升白细胞的药物,如 GM－CSF 或 G－CSF 等,并观察疗效,必要时输注白细胞。指导患者选择富含营养及维生素的饮食,注意饮食卫生。同时要注意个人卫生,勤换衣,勤擦洗,必要时戴口罩。

（2）口腔护理:患者在骨髓抑制期,由于化疗药物的作用,血象明显降低,抵抗力低下,极易发生口腔溃疡和真菌感染。患者应选用洗必泰漱口液或庆大霉素盐水漱口,每日 3～4 次,必要时每次进餐后随时进行。宜选择软毛牙刷刷牙,以免损伤口腔黏膜。平时注意多饮水,保持每日尿量 2500ml 以上,既可以有效地预防口腔溃疡的发生,也可以减少泌尿系统感染。如已有溃疡产生,应停止刷牙,每日协助患者进行口腔护理 1～2 次,并于溃疡处喷涂口腔溃疡散或贝复剂喷剂,每日 3～5 次,同时鼓励患者坚持进食,使患者认识到营养支持对抵抗感染的重要性。如溃疡疼痛剧烈,在进食前选择 0.1％的利多卡因局部涂搽,每日 4～6 次,有效时间为 20～40 分钟。当发生口腔真菌感染时给予制霉菌素口含,并配合碳酸氢钠漱口。

（3）肛周护理:患者选择宽松的裤子和内衣,保持局部的清洁、干燥。每次便后使用 1：5000 的高锰酸钾粉清洗、坐浴。女患有痔疮,不宜长时间坐浴,可选择知翘、明矾、蛤蟆草各 10g,水煮沸后先熏后洗,清洗后用无菌毛巾蘸干,局部涂以无菌液状石蜡,切忌挤压。饮食方面,多进食粗纤维食物,保持大便通畅。

(4)感染发热的护理:患者感染发热时,由于退热药的应用,会造成大量出汗,增加了患者的不舒适感并易诱发皮肤感染。大汗后,为患者温水擦浴,更换衣裤、床单及被罩,注意保暖,防止受凉。多饮水,及时补充水分的丢失,在水中加入少量的食盐,以补充电解质的丢失,必要时静脉补充液体。饮食应给予高营养、高维生素、低脂、易消化的半流质饮食。

(5)心理护理:任何病情变化或治疗的并发症都会引起患者情绪上的巨大波动,因此,心理护理不容忽视。在化疗进行前应做到3个了解。了解化疗的实施步骤,了解化疗药物在治疗过程中可能出现的毒性反应,了解骨髓抑制期的相关知识和自我护理的注意点。使患者有充分的思想准备和心理调试能力,正确对待药物产生的不适感觉。认识到化疗药物产生不良反应的同时,更重要的是对肿瘤细胞起到杀伤和抑制作用,增强化疗信心,提高治疗的耐受性,主动支持和配合化疗。

3.做好出血的防护工作　血小板降低时应注意预防出血,血小板计数低于 $50\times10^9/L$,即有出血危险;低于 $30\times10^9/L$,则出血危险明显增加;低于 $10\times10^9/L$ 时,易发生危及生命的颅内出血、胃肠道大出血和呼吸道出血。因此,当血小板低于 $50\times10^9/L$ 时,应严密观察病情变化,密切注意有无出血倾向。静脉注射时捆绑止血带不宜过紧,时间不宜过长,遵医嘱给予升高血小板的药物,如白介素-Ⅱ、咖啡酸等,必要时输注血小板,避免服用阿司匹林和含有阿司匹林的药物,注意检测出凝血时间。注意休息,避免剧烈活动及碰伤,保护皮肤完整性。用软毛牙刷刷牙,电动剃须刀剃胡须,避免挤压鼻子,女性月经期密切注意月经量和持续时间,必要时使用药物推迟经期。静脉穿刺时应用留置针,尽量避免肌内注射,拔针后延长按压时间至5分钟以上。观察大小便颜色,注意有无消化系统和泌尿系统出血。监测生命体征每2～4小时1次。若患者出现视物模糊、头痛、头晕、呼吸急促、喷射性呕吐,甚至昏迷,提示有颅内出血的可能,应立即报告医生,及时抢救。饮食方面:应避免进食粗硬食物,温度不宜过高。有出血倾向的患者宜无渣半流质饮食,有胃肠道出血的患者禁食。

4.给予必要的支持治疗　如高蛋白、高热量、高维生素饮食,药膳等。恢复造血功能可选食牛奶、鸡蛋、猪肝、乌鸡、胎盘、大枣、黑木耳、核桃、黑芝麻、海参、发菜、鲨鱼等。

5.加强病情观察　如果患者出现严重的全血象降低,应警惕肿瘤骨髓转移,同时应该与骨髓抑制相鉴别,因为对于两者的治疗护理是有所不同的。

【胃肠道反应的护理】

所有化疗药都有不同程度的胃肠道反应,表现为厌食、恶心、顽固性呕吐、腹痛及腹泻,出现反应的时间、程度与病人的体质及化疗经历有关,大多数病人在用药后3～4小时出现,24～48小时消失,食欲减退可延长数日。此期应加强对病人的关心及护理。

1.化疗前增加营养可以改善贫血,增加机体的抵抗力和耐受力,进食高蛋白、高热量、高维生素、低脂肪易消化的食物。在化疗前做好对病人的解释工作,以消除或减少病人的紧张情绪。特别是对有化疗经历的病人,应做好思想工作,以减少心因性胃肠道反应。

2.化疗药物滴注前及时准确地给予止吐药物,如甲氧氯普胺(胃复安)、枢星、格拉司琼(康泉)等,必要时可应用镇静药,同时针刺合谷、曲池、足三里穴位,中草药对防治消化道反应也有较好的效果。饭后1～2小时坐在椅子上休息,不要立即卧床。恶心、呕吐时采取舒适卧位,鼓励病人做深呼吸。发生呕吐时必须头侧向一边,鼓励病人漱口。

3.化疗期间给予清淡易消化的食物,并在适当时间内进食,例如在化疗的当天,早上7时之前进营养丰富的早餐,化疗后4～6小时不要进食,对已发生呕吐的患者,可在呕吐的间歇期进食,根据病人的口味,可食馒头干、饼干、水果、蔬菜等,少量多餐,多饮水,保持口腔清洁。

4.应用氟尿嘧啶、更生霉素化疗,停药后3～7天为反应高峰,此时最易出现口腔溃疡,且往往伴随肠管黏膜损伤,有同时出现假膜性肠炎的可能。若已发生口腔黏膜溃疡,可用锡类散或养阴生肌散涂于患处,也可用2%利多卡因溶液喷雾或取15ml含漱30秒,每隔3小时1次;或用2%利多卡因10ml、地塞米松10mg、庆大霉素16万U配置于生理盐水中,分次含漱,都可用于餐前止痛。患者应进食营养丰富的流质、半流质,避免刺激性食物。应用MTX导致口腔溃疡时,可用四氢叶酸局部涂抹或漱口。对顽固的口腔溃疡,可用G-CSF因子局部涂抹,虽然费用高,但可得到意想不到的效果。

5.通过听音乐、读书、交流、唱歌、想象等自己喜欢的事情,分散注意力。保持环境整洁,无异味,减少不良刺激。

6.便秘、食欲缺乏等可对症治疗,如给予麻仁润肠丸治疗便秘,孕酮类药物促进食欲等。

7.持续性腹泻需要密切观察并记录大便次数、性状,及时做常规检查,监测水电解质,及时止泻,补液治疗,减少脱水、热量不足等并发症的发生。

8.若出现腹胀或肠鸣音减弱,疑有肠梗阻发生者,应及时行胃肠减压,严格记录出入液量,对于脱水严重者,给予补液,维持水电解质平衡,若营养严重失调,不能由口进食者,可酌情给予肠内或肠外营养支持治疗。应注意假膜性肠炎发生,发生时间多在化疗后3~7天,24小时大便在3次以上,大便呈蛋花样或海藻样,大便涂片革兰阳性球菌出现并增多。此时给予维生素、乳酶生3g,一日3次;或乳酶生30g放入温开水100ml保留灌肠;或大肠埃希菌10ml(大肠埃希菌数约6×10^5)灌肠,每日2次,同时给予患者补液,以免引起水电解质紊乱。

9.化疗期间的饮食调理主要帮助增进食欲,减少呕吐,帮助造血功能的恢复,改善肝肾功能等。属脾胃虚寒者可选食生姜、大枣、芥菜、胡椒、香菜、茭白、洋葱、菜心、乳鸽、羊肉等;属脾虚热者可选食冬瓜、白扁豆、赤小豆、绿豆、枸杞菜、芹菜、苋菜、莲子等。

【肝肾功能损害的护理】

有些化疗药如6-MP、MTX、L-ASP等对肝功有损害作用;有些药物如顺铂可引起肾功能损害;CTX可引起出血性膀胱炎;大剂量化疗时可引起肝肾综合征;白血病化疗时,由于化疗药物使大量的白血病细胞破坏而引起血尿酸增高,大量的尿酸结晶堵塞肾小管,引起肾功能的损害称尿酸性肾病。因此,用对肝肾功能有损害的化疗药时,应做好以下护理。

1.注意病情　观察用药期间应观察病人有无黄疸,注意观察小便的量和颜色,一旦发生血尿,立即停止用药。应定时监测肝肾功能,应用保肝、水化、利尿综合治疗,预防肝肾综合征的发生。白血病化疗时,定期检查白细胞计数、血尿酸和尿尿酸浓度。观察有无血尿和腰痛发生。

2.肾脏毒性的护理要点

(1)在化疗前和化疗过程中多饮水,使尿量维持在每天2000~3000ml或以上。

(2)使用顺铂时需进行水化,每日输液量3000ml,同时使用利尿药,保持尿量在2000ml以上,每小时尿量在100ml以上,注意保持水电解质平衡。

(3)应用大剂量的MTX时,可导致急性肾功能不全,需水化,定期检查血药浓度及用四氢叶酸钙解救,并给予碳酸氢钠碱化尿液,使尿液pH在7~8,以防止在肾小管中形成结晶。

(4)CTX、IFO应用时,宜充分水化。尿路保护剂美司钠(巯乙磺酸钠),可预防出血性膀胱炎,一般在应用IFO后的0小时、4小时、8小时静脉推注此药,但其不能预防肾中毒,同时也应给予补液、利尿、碱化尿液并大量饮水,增加排尿次数,减轻肾脏毒性。

(5)丝裂霉素在给药时应避免或尽量减少输血,以减少微血管病溶血性贫血的发生。

(6)对于尿酸性肾病的防治,宜水化,并碱化尿液,同时控制饮食中嘌呤含量高的食物,如肉类、动物内脏、花生、瓜子,多食用新鲜蔬菜水果等。

(7)护士应教会患者观察尿液的性状,准确记录出入液量,如果出现任何不适及时汇报。

3.肝脏毒性反应的护理要点　为了避免或减少发生药物性肝损害,首先应做到医患之间的密切配合,患者应将自己的有关病史、药物过敏史告诉医生。

(1)化疗前后进行肝功能检查,有异常时慎用化疗药,必要时行保肝治疗。

(2)观察病情,了解患者的不适主诉,如肝区胀痛、黄疸等,及时发现异常,对症处理。

(3)出现肝功能损害,应及时停药,同时给予保肝药,如还原型谷胱甘肽、甘草酸二铵及中药等。

(4)注意休息,饮食宜清淡,适当增加蛋白质和维生素的摄入。

(5)改善肝功能可选用清肝、柔肝的食物,如枸杞菜、牛奶、胡萝卜、莲子、薏苡仁、淮山药、山楂、苦瓜、冬瓜、西瓜、石榴等。

【脱发的护理】

有些化疗药如 CTX、VP-16、CBP 可引起脱发。一般在首剂化疗后 2～3 周开始,此时病人特别是年轻女性病人,易产生悲观、消沉等情绪,因此,作为医护人员或者家属应做好以下工作。

1.做好心理护理,从精神上给予患者支持,告诉患者脱发是暂时的,不必过分担心,脱发后 4 个月即可长出新的头发。对心理负担比较重的病人,可请有脱发经历的病人现身教育,以减轻病人的思想负担,更好地配合治疗。

2.可采取一些预防措施以减轻化疗药物对于毛发的毒性损伤,包括:

(1)化疗开始前,剪短头发,理成易梳理的发式,梳理时要顺其自然,避免用力梳理。

(2)使用温和的洗发液,不要使用刺激性强的香皂或洗发膏洗发,洗头时动作要轻柔,洗后头发宜自然风干,避免烫发,尤其是化学烫发和染发,避免头发受太阳照射。

(3)化疗过程中戴冰帽,以降低头皮温度,使头皮血流减少,降低组织细胞的代谢和吸收,可使组织供氧减少,代谢降低,使局部药物浓度减低,从而降低了化疗药物在体内作用高峰时对头皮基底层生发细胞的毒性反应,减轻了脱发作用。冰帽致头皮降温操作简单,取材方便,无毒性,使用安全,效果较为肯定。

(4)其他方法:口服维生素 E 等自由基清除剂,但临床疗效并不十分确切。

3.如果准备戴假发,建议在毛发大量脱落前就去选购假发,这样可以按照自己原来头发的颜色、发质和样式进行挑选。

【心脏毒性的护理】

1.化疗前应了解有无心脏病史,做心电图、动态心电图、心脏超声等检查了解心脏基础情况。

2.限制蒽环类药物蓄积量,检查血药浓度,对于阿霉素的累积剂量超过 450～500mg/ml 时,充血性心力衰竭的发病率迅速增高,可能达到 25％,因此需要严格控制阿霉素的使用总量。

3.延长静脉滴注的时间可减少心脏毒性,另外使用与阿霉素结构相近的米托蒽醌,可以减轻心脏毒性。

4.治疗过程中需严密观察病情变化,倾听主诉,监测心率、节律的变化,必要时心电监护。

5.应用保护心脏的药物,如 ATP、钙通道阻滞药、维生素 E、辅酶 Q_{10} 等。

6.注意休息,减少心肌耗氧量,减轻心脏负荷;少食多餐,避免加重心脏的负担。

7.旦出现心功能损害,主要治疗方法同一般的心肌病,如卧床休息,利尿、强心等。

【神经功能损害的护理】

1.密切观察神经毒性反应,定期做神经系统检查,一旦出现异常,遵医嘱给予营养神经的药物。

2.有的药物如 VP-16、Vm-26 等可引起直立性低血压,故在用药的过程中应卧床休息或缓慢活动,并在用药前、中、后监测血压。

3.若出现肢体活动或感觉障碍,应加强护理,给予按摩、针灸、被动活动等。

4.做好日常护理工作,为患者创造一个安全的居住环境,避免灼伤、烫伤,减少磕碰。

5.如果出现手足麻木、刺痛和肌无力,就可能发生了神经损害,医学上称之为"周围神经病变"。还有一些信号就是耳鸣,有发冷或发热的感觉。这些信号警示你该采取行动保护自己了。

(1)走路或移动时要特别注意,避免摔倒。

(2)用温水洗澡,可以使用淋浴椅或扶手以防摔倒。

(3)如果日常活动都受限的话,可以清理疗师帮忙,在理疗师的指导下进行功能锻炼。

(4)开车时要特别小心,因为踩油门和刹车都可能有困难,最好请家人和朋友代劳。

(5)应注意饮食调节,多吃含维生素多的食物,特别是新鲜的水果和蔬菜。

6.奥沙利铂神经毒性的护理

(1)预防措施:做好病人用药指导,化疗方案确定后,向病人及家属讲解外周神经毒性反应的症状,备毛线手套,化疗当天病人开始戴手套,以免接触床档、输液架等金属器物有冷感而加重肢端麻木。因低温刺激可诱发咽喉痉挛,故指导用温开水刷牙、漱口,洗头、洗脸、洗手、沐浴均用热水;饮食温软,水果用热水浸泡加温后食用;加强保暖,防止受凉。奥沙利铂化疗期间如化疗药物外渗,不得按常规冰敷,应局部用利多卡因加地塞米松封闭后以喜疗妥外涂。

(2)症状护理:对主诉肢端麻木较重,手拿物品时感觉迟钝者可采取热毛巾外敷,按摩局部减轻不适。加强生活护理,防止烫伤、跌倒等意外。遵医嘱应用营养神经药物维生素 B_1、维生素 B_6、烟酰胺等,改善神经中毒症状。注意巡视观察,及时发现病情变化。对反复发作的神经系统反应及持续时间较长者,尝试采用拔火罐、针灸以活血通络。

【过敏反应的护理】

1.用药前做好抢救准备。

2.L－ASP 给药前应做皮肤过敏试验。皮试阴性者方可用药。

3.应用紫杉醇前 12 小时及 6 小时,遵医嘱给予地塞米松 20mg 口服,苯海控明(或其同类药)50mg 在紫杉醇前 30~60 分钟口服,防止过敏反应的发生。

4.紫杉醇需用非聚氯乙烯材料输液器和输液瓶,并通过所连接的过滤器过滤后滴注。

5.给药后需严密观察病情变化,若出现过敏反应及时停药,就地抢救。

(黄珍珍)

第三节　肿瘤放疗病人的护理

【放疗前的护理】

1.应首先了解该病人的治疗时间和疗程、射线种类、照射部位、病人的生理情况及放疗的预期效果等,并要掌握病人的思想动态,有的放矢做好准备工作。在放疗前,多数病人对"放疗"缺乏正确的认识,治疗前应简明扼要地向病人及家属介绍有关放疗的知识,放疗中可能出现的副作用和要配合的事项,并在门诊及病房备有供病人阅读的通俗易懂、图文并茂的放疗宣教手册。开始治疗前陪同病人到放疗科参观,并说明放疗时工作人员不能留在室内的原因,但仍可在操作台监测,使病人消除恐惧心理,积极配合治疗。

2.了解病人的身体情况及营养状况,给予高蛋白、高维生素饮食以增强体质,另须检查血象和肝肾功能。

3.讲清放疗前、中、后吸烟的危害性以防口腔黏膜反应,戒烟酒。

4.头颈部病变特别是照射野通过口腔时,应做好口腔卫生,如洁齿,用朵贝液漱口等,并应先拔龋齿,对牙周炎或牙龈炎者也应采取相应治疗后再进行放疗。

5.如照射区皮肤有伤口,应在接受照射前,将伤口妥善处理并愈合,如有感染,须控制感染后再行放疗。

【放疗期间护理】

1.照射野皮肤的护理　照射前应向病人说明保护照射野皮肤对预防放射性皮炎的重要性。如选用全棉柔软内衣,避免粗糙衣物摩擦,照射野可用温水和柔软毛巾轻轻蘸洗,局部禁用肥皂擦洗或热水浸浴,局部皮肤禁用碘油,乙醇等刺激性消毒剂,避免冷热刺激如热敷、冰袋等,照射区皮肤禁做注射点,忌用化妆品外涂,不可贴胶布,因氧化锌为重金属,可产生二次射线,加重皮肤放射性损伤,照射区皮肤禁涂氧化锌,同时禁止剃毛发,宜用电剃须刀,防止损伤皮肤造成感染。

2.营养和饮食护理　放疗在杀伤肿瘤细胞的同时,对正常组织也有不同程度的损伤,加强营养对促进组织的修复、提高治疗效果及减轻不良反应有着十分重要的作用。在食品的调配上,注意色、香、味,少量多餐,为病人创造一个清洁舒适的进食环境。加强对病人及家属营养知识宣教或者提倡"超食疗法",即在放疗间歇期间,给予浓缩优质蛋白质及其他必需的营养素,以迅速补足病人的营养消耗。放疗期间多饮水,每日3000ml以增加尿量,使因放疗所致肿瘤细胞大量破裂、死亡而释放出的毒素排出体外,减轻全身放疗反应。

3.头颈部肿瘤照射护理　为提高放射敏感性并预防感染,应保持照射部位的清洁。对眼、耳、鼻可滴抗生素,必要时行眼或外耳道冲洗,切忌使用含金属眼药,以免增加眼结膜反应。鼻咽癌病人每日用生理盐水冲洗鼻腔1~2次。若鼻腔干燥可滴用无菌液状石蜡湿润,堵鼻可滴用麻黄碱。口腔照射应事先摘掉义齿、金牙,减少口腔黏膜反应。口腔黏膜照射后,唾液分泌减少,致使龋齿的发病率增高,应使用含氟牙膏,口干用1%甘草水漱口或用麦冬、金银花泡茶饮用,张口锻炼,防止张口困难。喉癌病人由于反射功能降低,尽量将痰液及脱落的坏死组织吐出,预防误吸引起肺部并发症。密切观察病情变化及时报告医师,注意血压、脉搏和呼吸的变化,保持病人镇静,必要时建立静脉通道并配血。

4.食管癌照射护理　食管癌照射1~2周后,出现食管黏膜充血水肿、局部疼痛、吞咽困难加重、黏液增多等现象,应做好解释工作,说明照射后组织水肿,并非病情加重,以减轻病人的焦虑,需给予细软易消化的饮食,禁止进食刺激性食物及烟酒。对严重咽下困难,食后呕吐或随吃随吐者,应按医嘱及时补液。经常观察病人疼痛的性质、有无咳嗽及生命体征的变化,以便及时发现食管穿孔、出血,并需立即禁食、禁水并报告医师。

5.肺癌照射护理　发热为肺癌照射的主要症状之一,应按发热病人护理并注意保暖。对刺激性咳嗽,可给予镇咳药,病人如有咯血,要保持镇静,及时报告医生,按医嘱给止血药物,使头侧向一边,及时吸出口腔内积血,防止窒息。并注意有无张力性气胸的发生,如有急性胸痛、胸闷、气急、发绀等表现,应及时报告医生。随时备齐胸腔闭式引流装置,以应急需。

6.腹盆腔照射护理　腹腔、盆腔照射前应排空小便,减少膀胱反应。小肠对放射敏感,常出现肠狭窄、黏膜溃疡、出血甚至坏死。应密切观察病人有无腹痛、腹泻、肠痉挛及休克。盆腔照射后可有放射性直肠炎,注意有无血性黏液便,里急后重等表现。膀胱照射后可出现膀胱严重缩小,毛细血管扩张出血。注意有无尿急、尿频、血尿等放射性膀胱炎发生。宫颈癌放疗期间,观察阴道有无流血。对于女性患者盆腔照射时应取出避孕环,同时向患者及家属说明照射后有闭经的可能。

7.放疗注意事项　放疗病人进入放治疗室不能戴金属物品,如手表、钢笔、项链、耳环、义齿、钥匙等,以免增加射线吸收,加重皮肤损伤。

【放疗反应的护理】

1.皮肤反应的护理　皮肤经放射线照射后,可产生不同程度的皮肤反应,如红斑、干性脱皮及湿性脱皮。红斑一般不做治疗可自然消退。干性皮炎也可不用药,严密观察或应用滑石粉、痱子粉、炉甘石洗剂以润泽收敛或止痒。对湿性皮炎应采取暴露方法,避免合并感染,可用抗生素油膏、冰片、蛋清,需要时用甲紫外擦。

2.黏膜反应的护理 口腔可用盐水漱口或朵贝尔液、呋喃西林液漱口。对放射性鼻炎可用鱼肝油、复方薄荷油滴鼻。对放射性喉炎可用蒸汽吸入,必要时加抗生素于溶液中。对放射性眼炎可用氯霉素眼药水和四环素可的松软膏。对放射性直肠炎,可用合霉素、泼尼松、甘油等混合物保留灌肠。

【放疗中常见急症处理及护理】

在放疗过程中,由于放疗对肿瘤及其周围组织的损伤,有时可出现一些急性并发症,需进行紧急处理,常见的有以下几种:

1.鼻咽大出血 ①病人立即取平卧头偏向一侧。②安抚病人不要紧张,并给予镇静安神药物。③迅速建立静脉通道补液及给予止血药物。④前鼻孔和后鼻孔用1%麻黄碱或1%肾上腺素棉球填塞。⑤根据出血情况是否考虑输血来补充血容量。

2.大咯血 常见于肺及上呼吸道肿瘤行放疗患者,一旦发生应采取以下措施:①病人取平卧头偏向一侧,避免翻动病人。②镇静安神,地西泮(安定)5~10mg肌内注射。③镇咳宜用可待因0.03g,禁用吗啡。④止血药物,垂体后叶素10~20U溶于5%葡萄糖注射液500ml中静脉滴注,有高血压、冠心病者禁用。⑤床旁备气管切开包,如发生窒息,可行气管切开术。⑥密切观察生命体征变化。

3.喉头水肿窒息 ①取半坐卧位。②快速高流量吸氧。③在严密观察下静脉滴注激素及抗生素,地塞米松5~10mg或氢化可的松100~200mg加入10%葡萄糖注射液中静脉滴注。④可给予脱水药如50%葡萄糖40~60ml静脉推注或20%甘露醇250ml静脉滴注。⑤紧急行气管切开。

4.颅内高压性昏迷 常见于颅内肿瘤放疗的患者。①严密观察生命体征变化,观察瞳孔的大小和对光反应。②注意保持呼吸道通畅,及时吸痰。③防止泌尿系感染,保持会阴部清洁,有导尿管者每日膀胱冲洗2次。④鼻饲高热量,易消化的饮食。⑤脱水药物治疗,注意应用脱水药治疗时补充钾,防电解质紊乱。

5.放射性癫痫 ①严密观察病情,床旁用床档或专人护理,防止意外事故的发生。②抗痉治疗,同时注意呼吸抑制情况。③注意全身情况,保持呼吸道通畅,及时处理高热、酸中毒、失水、脑缺氧、水肿等。

6.急性放射性肺炎 ①停止放疗。②卧床休息,给予高热量、高蛋白、易消化饮食。③对高热者给予物理或药物降温。④剧烈咳嗽者可用止咳药。⑤给予抗生素、激素、维生素治疗。

【放疗后的护理】

1.放疗结束后,应做一次全面体格检查及肝肾功能检查。

2.照射野皮肤仍需保护至少1个月。因照射区皮肤在多年以后仍可发生放射性溃疡,故应一直注意放射区皮肤的保护,避免摩擦和强烈的理化刺激。

3.随时观察患者局部及全身反应消退情况。脊髓或其他重要脏器受照后的远期反应亦应观察和处理。

4.照射后局部或全身仍可出现后期的放射反应,嘱患者避免惊慌。

5.口腔受照射后3~4年不能拔牙,特别是当出现放射性龋齿所致的牙齿颈部断裂,牙根也不能拔除,平时可用含氟类牙膏预防,出现炎症时予以止痛消炎。

6.加强照射区的功能锻炼,如头颈部放疗后练习张口,乳腺癌放疗后练习抬臂锻炼等。

7.嘱患者按时复查,一般放疗后1个月应随诊检查1次,以后每3个月1次,1年后可半年1次。放疗结束后一般至少休息2~3个月。

(黄珍珍)

第四节　肿瘤介入治疗病人的护理

【介入治疗前的护理】

1.心理护理　热情接待病人入院,根据其年龄、性别、职业、文化程度、性格、宗教信仰等特点,用通俗易懂的语言解释手术的目的、过程、需配合的环节和注意事项,尤其是缺乏信心和有绝望心理的患者,应通过和蔼体贴的语言指导患者,解除心理压力,增强手术信心。

2.营养与饮食　术前加强营养可以改善病人贫血,提高机体的免疫力和耐受力,保证介入治疗的顺利进行,指导病人进食高蛋白、高热量、高维生素、低脂肪以及易消化的食物,如新鲜牛奶、豆浆、鸡蛋、鱼、瘦肉、水果、蔬菜等。

3.疼痛的护理　晚期肿瘤病人,都有不同程度的疼痛症状,评估疼痛的病因、性质、部位、持续时间,动态观察疼痛的变化,做好疼痛病人的护理,协助取舒适卧位,指导病人使用放松技巧,如缓慢有节奏的呼吸、听音乐、分散注意力等。必要时遵医嘱应用镇痛药,如路盖克、布桂嗪、哌替啶、吗啡等。

4.术前常规准备

(1)药物过敏试验:术前1日要做好碘过敏试验,并认真记录。碘过敏者改用非离子对比剂如碘海醇、优维显等,并于术前30分钟预防性应用地塞米松10mg,以防止过敏反应的发生。

(2)皮肤准备:术前1日沐浴,更换清洁衣服,然后根据穿刺部位做相应的皮肤准备,经腋动脉进路,常将左侧腋窝备皮,经股动脉穿刺的备皮范围是脐下至大腿上1/3处,注意穿刺部位有无皮肤病、皮损或感染,并注意穿刺侧足背动脉搏动情况,在足背动脉搏动最明显处用2%甲紫药水做一标记,以便于术中和术后做对照。

(3)术前训练床上排便:以利于术后肢体制动时在床上排便顺利及穿刺部位免受污染。对于手术时间长及泌尿生殖系统疾,病应留置导尿管,以获得清晰的造影图像,同时以免术中膀胱过度充盈致病人烦躁影响操作,或因病人尿失禁污染手术台。

(4)介入治疗前一天给予易消化饮食,术日晨禁食,但可适量饮水,必要时给予静脉补液。

(5)术前一般准备:术前测量体温、脉搏、呼吸、血压变化,如果体温超过37.5℃或血压升高,应通知医生做相应处理;测身高、体重,以备术中计算药物剂量;根据病情术前遵医嘱给予抗生素治疗,以防感染;术前晚按医嘱应用镇静药保证睡眠,术前30分钟遵医嘱给予镇静药和(或)解痉药,常用鲁米那钠0.1g或地西泮10mg、阿托品0.5mg肌内注射;进导管室前排空大小便。

(6)术前物品准备:器械与材料,根据疾病不同准备不同的器械与材料,如各种导管、导丝、鞘管、穿刺针、栓塞剂、连接管、接头及导引子、各种内支架等。药物,主要有化疗药物、止吐药、镇痛药、造影剂、抗凝药、生理盐水、麻醉药、栓塞剂、抢救药品。监护及抢救物品,如心电监护仪、氧气、吸引器、除颤仪、气管插管等,以备急用。

【介入治疗中的护理】

1.热情接待患者,解除紧张情绪及恐惧心理,取得患者信任。要讲明手术中可能出现的感觉及简单的操作步骤,如注射造影剂时有温热感,栓塞时可能出现的疼痛、恶心等反应,使患者感到轻松、放心、有安全感。

2.了解患者是否患有高血压、心脑血管疾病,是否有出血倾向等,做到术中护理心中有数,对病情较重者应建立静脉通道并保持通畅,确保意外时用药物抢救。

3.给患者摆放正确体位,协助医生暴露手术野并配合皮肤消毒。

4.调节室内温度,以防患者术中着凉。

5.护士在术中应严密观察患者生命体征和神志的变化,注意手术侧足背动脉搏动情况,肢体的温度、皮肤颜色是否有改变,及时发现,及时处理。如出现严重的并发症如消化道反应、过敏反应、心律失常、心功能衰竭、休克等,应立即停止灌注药物治疗,配合医师进行抢救。

6.导管治疗结束后,迅速拔管局部加压止血十分重要。一般用手压迫穿刺点 15～20 分钟。在压迫止血后应加压包扎 12～24 小时或用 1kg 沙袋加压 12 小时,严密观察穿刺点有无出血和血肿,手术侧肢体体温和足背动脉搏动是否正常,以及生命体征的变化。

7.协助患者返回病房,向责任护士交代术中情况。

【介入治疗后的护理】

1.体位与休息:协助患者上床、平卧,具体方法是,一名护士一手托在病人穿刺侧臀下,另一只手按在膝关节上,另一名护士在对侧抱住头颈和胸部,第三名护士负责抱起臀部和腰部,第四名护士同时托起双侧大腿和小腿,4 人合力将病人从平车移至病床上。注意保暖,病人绝对卧床休息 24 小时,穿刺侧下肢伸直并制动 12 小时,伤口处加压 1kg 沙袋 8 小时或加压包扎 12～24 小时,术后 72 小时内避免剧烈活动,避免剧咳、打喷嚏和用力大便,以防止穿刺部位出血。肢体制动解除后可左右旋转或取健侧卧位。因患者处于一种强迫体位时间过长,将产生精神高度紧张,导致较严重的不适感,为减轻病人痛苦,护士应指导病人翻身,翻身方法是:病人用手紧压穿刺处向健侧转动体位,避免屈膝、屈髋。24 小时后方可下床活动,应尽量避免下蹲及增加腹压的动作。给病人提供整洁、安静、舒适的治疗及休养环境,保证充足的睡眠,必要时给予镇静药。

2.生命体征的观察:术后 4～6 小时密切观察生命体征的变化及穿刺部位有无渗血、出血和皮下血肿形成。如有渗出及时更换敷料,保持穿刺部位敷料干燥,防止感染。

3.穿刺侧下肢血液循环情况:密切观察足背动脉搏动是否减弱或消失,皮肤色泽是否苍白及温度是否下降,毛细血管充盈时间是否延长,穿刺侧下肢有无疼痛和感觉障碍。观察足背动脉的触摸时间为每次 30～60 秒,双足同时触摸,以便对照。血栓形成多在术后 1～3 小时出现症状,所以术后 24 小时要做好观察记录。若趾端苍白、小腿疼痛剧烈、皮温下降、感觉迟钝,则提示有股动脉血栓形成的可能,应及时通知医生进行相应的处理。

4.在介入治疗 24 小时后要解除加压包扎,如有肢体血液循环障碍,应加强肢体功能锻炼,可按摩肢体促进血液循环,用热水袋热敷以保持肢体温度。注意观察护理效果,不适症状是否有好转,及时根据病情改善治疗及护理措施。

5.介入操作引起并发症的观察和护理

(1)局部出血及血肿:手术一般采用 12～16 号粗针头进行经皮股动脉穿刺,因此术后穿刺点局部压迫不及时或压迫物重量过轻以及时间过短,均可造成局部穿刺部位出血或血肿形成,严重者出现血压下降、脉搏增快,甚至休克。护理时要在术前了解患者是否患有高血压或有出血倾向及凝血机制障碍,对这类患者要特别注意。密切观察肢体血液循环,防止压迫过紧阻碍血流,观察足背动脉搏动,下肢皮肤颜色及皮温。如形成血肿,除观察肢体功能外,还应观察局部肿块内有无动脉搏动,防止假性动脉瘤形成。

(2)脊髓损伤:这是少见但严重的并发症,主要见于食管癌、肺癌患者的治疗时,由于脊髓供血有 90% 来自肋间动脉等节段性动脉,且吻合支少,尤其是胸 4 段及腰 1 段为相对缺血区域,做介入时,由于导管和药物刺激及抗癌药物的毒性作用可致血管痉挛导致脊髓损伤。重者可发展为横断性脊髓炎、截瘫。因此在食管癌、肺癌患者进行介入化疗时应观察四肢感觉,运动功能及肢体皮肤颜色改变。如出现脊髓损伤的临床表现,应及早使用脱水药(如甘露醇),减轻局部水肿,同时用激素以减轻局部炎症或经腰椎穿刺注射10ml生理盐水置换等量脑脊液。加强抗感染治疗。发生脊髓损伤引起截瘫的患者还应预防压疮,定时翻身,做好皮肤护理及截瘫患者的护理。

(3)食管穿孔、破裂:这是食管癌患者消化道狭窄扩张成型术最严重的并发症。多在狭窄部位炎性水肿期过早进行扩张,或导丝插入时形成假道而未及时发现,以及球囊直径过大、充盈膨胀过猛所致,表现为局部疼痛较明显、不缓解、出血不止,应注意观察疼痛的性质、持续时间、疼痛的部位、伴随出血的情况,若持续出血、伴有呕血及便血时应嘱病人禁食并报告医生处理。

6.化疗药物引起不良反应的观察和护理

(1)胃肠道反应:术后患者一般都有不同程度的恶心、呕吐、食欲缺乏,此反应主要是因为大剂量化疗药物作用而引起。患者大量呕吐,可造成体内酸碱平衡失调,由于剧烈恶心呕吐亦可引起胃出血。一般术后患者出现恶心、呕吐时,给予止吐药,直至呕吐停止,恶心呕吐较轻者可给予多潘立酮口服。呕吐严重者可酌情补液。护士应对呕吐物的性质、量、颜色进行观察并做记录,对剧烈呕吐者需注意有无消化道出血。术后1~2天给予清淡易消化的半流质饮食,以后逐渐过渡为高蛋白、高热量、高维生素的普通饮食。

(2)急性肾衰竭:有些抗癌药物如DDP对肾脏有较强毒性。大量应用造影剂对肾脏也有毒性作用,加之肿瘤患者多数为老年人,因此常导致肾脏不同程度的损害,严重者可引起肾衰竭。所以护理人员要向患者做好解释工作,鼓励患者多饮水,使尿液稀释,加速药物从肾脏排泄,减轻毒性作用。除每日常规补液2500ml外,必要时可给予利尿药。准确记录24小时出入水量,同时观察尿量、颜色及性质的变化,每日尿量少于500ml或尿色改变时应该留尿送检。

(3)心律失常:在使用多柔比星等化疗药物时,由于药物可抑制心肌细胞 Na+－K+泵交换,而引起心律失常或出现充血性心力衰竭。表现为胸闷、发绀、脉搏减弱。其次严重呕吐也可造成体内电解质平衡失调而出现心律失常。因此介入治疗后要严密观察脉搏、心率、呼吸和血压的变化,出现异常时立即给予氧气吸入,急查心电图,必要时做心电监护。同时做好心理护理,消除紧张恐惧心理。

(4)体温升高:手术应用大剂量抗癌药物注入患者体内,常因药物毒性作用或局部肿瘤组织坏死,液化吸收而引起体温升高。体温升高一般发生在术后1~4天,体温在38.5℃左右。术后高热患者首先选用解热镇痛药。体温超过39℃时,可物理降温。如有寒战或高热持续不退要注意是否有因导管插入,无菌消毒不严格引起感染甚至败血症的发生,可做血培养。

(5)腹部疼痛:肝癌患者术后可因肝肿瘤组织坏死,引起肿块破裂,出现肝区剧烈疼痛。护士要密切观察肝癌患者手术后有无腹部症状,如出现上腹部疼痛时,切忌乱用镇痛药,弄清疼痛性质后再处理。注意观察有无内出血现象,及时给患者解释原因,消除顾虑。

(黄珍珍)

第五节　肿瘤其他治疗病人的护理

【热疗护理】

1.内生场热疗系统围热疗期护理　热疗前向病人解释热疗的工作原理及热疗过程,以减少病人的顾虑,取得热疗期间的配合。热疗前检查热疗机的性能及水袋内水量是否2/3满,水袋放于上下电极板之间与热疗部位皮肤密切接触,可避免出现皮肤灼伤及皮下脂肪结节的发生;病人进热疗机室前,排空膀胱,并将尿液擦干;穿棉质衣服;摘除身上佩戴的金属物品,如钥匙、项链、手表、腰带等。热疗期间密切观察病人的体温、心率、血压、呼吸,经常询问病人的耐受情况,根据病人的耐受情况调节加热温度,热疗过程中及时擦干病人的汗液,补充水分,年老体弱及病重者给予吸氧并保持静脉通道补液,以防发生虚脱及病情变化,热疗结束后及时帮病人擦干汗液,更换衣服预防受凉,卧床休息,观察生命体征 4～6 小时:

2.射频热疗护理

(1)热疗前护理:详细向患者介绍射频热疗的优点和治疗过程中可能出现的问题及处理方法,向患者讲明注意事项,消除患者的恐惧心理,同时与患者家属沟通,以取得患者和家属的配合。因治疗时间 60 分钟左右,治疗前应排尿,摘除所戴的一切金属物品,有安装义齿、假肢的应尽量取下。体内有安装金属物品如起搏器,在确定位置后。摆位时要尽量避开。由于毛发会引起反射,并会导致局部温度过高,应先备皮。开机时禁止他人触摸患者身体及设备,禁止患者触摸机器的任何金属部位。嘱患者穿上纯棉衣裤,以防产生静电。由于治疗过程大量出汗,应多饮水或静脉补液。热疗前准备:热疗前根据体检、CT、MRI 片定位,同时根据病变部位的大小,选择合适的极板,水袋饱满度适中,根据患者当天放疗或化疗的时间,确定最佳热疗时间,保证患者取得联合治、疗的协同最佳效果。

(2)治疗中护理:根据病变部位选择合适体位,严格按照机器操作规程和热疗计划安装极板,将病变部位置于极板正中,放好水袋,叮嘱患者不要移动身体,治疗部位若有痛感及时告知,并停机检查。开机后根据患者的感觉逐渐加减功率,同时密切观察机器运转情况。

①脂肪过热的预防:热疗时由于皮下脂肪对射频电磁波的吸收率较高,产生热量也较大,加之皮下脂肪的血液循环较差,散热不良,容易发生皮下脂肪过热,甚至发生皮下脂肪硬结(脂肪组织局限性凝固坏死)。因此热疗时要认真评估患者的热耐受程度,如皮下脂肪较厚者对热耐受能力差。可采取增大极板和加大水袋厚度的方法,使热作用深而均匀,降低体表温度。对皮下脂肪≥3cm 者,选用直径 30cm 大极板,水袋厚度在 4～5cm 或以上,特别在骨突部位和伤口瘢痕处,放置小水袋,同时根据患者的感觉随时调整功率。深部温度需达 42.5℃时,应尽可能减少测温误差,以保证患者的安全。

②治疗中观察:在治疗过程中要认真观察病情变化,了解治疗的副作用。当射频热疗加温至 42.5℃时,因体温升高可使血液循环加快,心排血量增加,此时应观察心率、血压、呼吸的变化,每 15 分钟监测 1 次心率、血压、呼吸,询问患者的感受。患者出现面色苍白、冷汗时应警惕虚脱或低血容量休克,应停止治疗及时处理。

(3)治疗后护理:由于患者在治疗过程中大量出汗,可能出现虚脱,应协助患者擦汗、更换衣服,避免受凉,同时检查治疗部位有无灼伤,有无瘀斑。治疗后应缓慢起来,防止直立性低血压,并及时补充水分和维生素,卧床休息。热疗后根据不同情况,如需继续放疗或化疗者,要严密观察患者的神志、心率、血压、呼吸的变化。

3.微波热疗护理

(1)禁忌证:严禁对戴有心脏起搏器的病人进行治疗,对体内有金属物(如金属吻合器、金属钉、金属环等)的病人治疗时须谨慎;神志异常或脑出血活动期;有严重的心肺疾病或重要脏器功能异常;严重衰竭或卡氏评分低于 60 分;有出血倾向或有凝血机制异常。

(2)治疗过程中对病人重要脏器的防微波保护方法:晶体——采用微波防护眼镜和湿毛巾;睾丸——采用湿毛巾;头部——冰枕。

(3)掌握热疗前需交代的注意事项和并发症:根据适应证和禁忌证对病人及家属进行交代,并需病人或家属签订治疗同意书后方可治疗。

(4)治疗时用药:普萘洛尔在心率每分钟大于 80 次、且无支气管哮喘及禁忌证者可在治疗前服用;冬眠Ⅰ号在首程治疗时按半量给药,并根据病人的反应在治疗时间断用药,药量以根据病人在治疗中即能保持舒适又能安静接受治疗;东莨菪碱应根据病人治疗中的汗量决定是否使用。

(5)病人在治疗床上体位的选择:一般采用仰卧,保持较舒适的姿势,但若病灶靠后,也可采用俯卧体位。

(6)治疗过程中同时可输液、服药。治疗中注意输液速度,根据出汗量和心率快慢调整输液速度,一般而言,在1.5~2小时输液量为1000~1500ml为宜。

(7)治疗过程中观察病情变化,与病人保持联络,在治疗中定期询问病人,保持联系,并注意心电监护指标的改变。

(8)治疗过程中病人出现不适应症状的处置办法:首先中止治疗,再根据病人出现的情况做相应处理。

(9)治疗后对病人的护理要求和观察指标:是否出现表皮灼伤,有发生者按烧伤进行处理;对发生其他意外症状者进行相应处理。

【生物治疗护理】

在用药前了解可能出现的症状,注意用药后的不良反应,或采取措施预防某些不良反应的发生。所有抗癌药物都会有一些副作用,与药物剂量、用药疗程、给药方式等有关,为使药物充分吸收,尽可能减轻药物的不良反应,严格制订给药时间,密切观察血压及体温的变化,采取及时有效的护理措施。目前应用于肿瘤治疗取得较好疗效的细胞因子主要有白介素2、干扰素和肿瘤坏死因子等。

1.白介素-2(IL-2) 常出现发热、寒战、乏力、恶心、呕吐、腹泻、肝功能损害及血象降低,也可出现一些特殊的不良反应,如肺水肿、血压下降、肾功能损害等血管渗透压增加的一系列症状。应注意观察可能出现的不良反应,监测患者的生命体征、血象及肝肾功能的变化,及时对症处理。

2.干扰素(IFN) 常见不良反应的观察及护理特点

(1)常见不良反应:最常见的2种不良反应是类似流行性感冒症状与疲劳感,其次是胃肠道反应,如恶心、呕吐、腹泻或是丧失胃口,其他不良反应有神经系统反应、造血系统毒性、循环系统反应和皮肤反应等。

(2)不良反应的护理

①流感样症状:90%以上的患者用药后会出现寒战、发热和疲乏等症状。随着用药时间的延长,症状逐渐减轻并消失。一般注射2~4小时出现发热,常见于第一次注射后,长期治疗后会趋向减轻,应用7天后不再发热。应用较大剂量的患者会出现高热,并伴有严重的寒战、血管收缩、恶心、呕吐、强烈的肌痛、头痛和虚脱,常于用药前半小时给予解热镇痛药预防该症状的发生。一旦出现该症状,应做好安慰解释工作。患者用药出现高热时,遵医嘱应用解热镇痛药物消炎痛栓100mg塞肛,根据患者个体差异情况,灵活掌握用药时间。因应用消炎痛栓后,患者出汗比较多,鼓励患者每天至少喝水或饮料等2~3L,以摄取足够的营养,避免因高热而引起虚脱,使患者体力尽快得到恢复,能早期接受治疗,同时及时更换被服,注意保暖,避免感冒。

②胃肠道反应的护理:恶心、呕吐在患者用药初期比较明显,应给予患者合理饮食指导,鼓励患者少食多餐,吃低刺激、软性、富含维生素、高蛋白的食物,如奶酪、稀饭、面条、蛋羹等以缓解胃肠道反应,必要时补液并给予止吐药物治疗。

③神经系统反应:大剂量使用IFN会出现明显的神经系统异常,主要表现为精神抑郁、嗜睡、精神错乱、健忘或记忆丧失、味觉和嗅觉丧失、偏头痛、言语障碍、定向异常、思维和运动迟缓,甚至昏迷。年龄>60岁者发生率为40%。神经系统症状将会随用药时间延长而减轻,症状是可逆的,通常在停药1~2周便可完全恢复。

④造血系统毒性:用药后数小时内就会出现白细胞数降低,特别是粒细胞减少,停药后迅速回升。血象降低期间做好感染防护。

⑤循环系统反应:包括心动过速、心律失常、心悸或偶尔的低血压等,因此心功能不全的病人使用IFN有发生充血性心力衰竭的危险,对有心脏病病史患者应慎重使用并加强用药期间生命体征的监测。

⑥皮肤反应:皮肤痒和泛红、干燥或是皮疹,有的患者注射部位出现红、肿、硬的改变及轻度脱发等,应有计划地选择注射部位,每天更换注射部位,并在注射前后对注射部位采取冰敷减轻不适与肿胀。不要搔抓皮肤,以免引起感染。洗澡时使用温水,避免热淋浴或热水澡,以40℃为宜,保持皮肤湿润。

3.肿瘤坏死因子(TNF)　可于注射后出现轻度发热、背痛、肌痛、寒战、恶心或头痛。应注意观察可能出现的不良反应,监测血象变化,做好预防感染、出血等护理工作。

【基因治疗护理】

腺病毒载体是目前基因治疗最为常用的病毒载体之一。重组人P5-腺病毒注射液(商品名:今又生Gendicine)是一种经基因工程重组,具有感染活性的腺病毒颗粒。

1.适应证　本品与放疗联合可试用于现有治疗方法无效的晚期鼻咽癌病人的治疗。

2.用法用量　在放疗前72小时开始瘤内注射。每周1次,每次1012VP,4周为1个疗程。根据病情,可使用1～2个疗程。用前从-20℃取出,待完全融化后,轻轻混匀,尽量勿使药液沾染瓶盖。对直径≥4cm的肿瘤,用生理盐水稀释至4ml;对直径≤4cm的肿瘤,稀释至2ml,瘤组织局部多点注射。

3.不良反应　部分患者用药后出现Ⅰ/Ⅱ度自限性发热。一些病人会出现寒战、注射部位疼痛、出血。其他偶尔出现的不良反应是恶心、呕吐、腹泻、出血和应激性过敏反应。如果热度较高,病人感觉不适时,可酌情使用一般退热药处理。虽然腺病毒对于健康人来说是不会引起严重不良反应,但对于某些特殊患者(如处于免疫抑制的病人)来说,则可能引起严重后果。因此,临床使用过程中仍应密切关注可能发生的各种不良反应,并准备好相应的救治及对症处理措施。

【靶向治疗护理】

靶向治疗药物不像细胞毒性化疗药物有明显的消化道反应、骨髓抑制、心脏毒性、上皮脱落,脱发等不良反应,靶向治疗药物主要不良反应有两个,一个是皮肤的皮疹反应,有的是痤疮样表现。另外一个就是轻度腹泻,有部分病人不能耐受腹泻而停药。

重度痤疮,建议男性患者把头发剃掉,毛囊是最不干净的。出现痤疮样皮疹之后不只是瘙痒,如果抓破了还继续原剂量治疗就会容易出现皮肤感染。至于腹泻症状,现在有很多相应的对症治疗药物。

【内分泌治疗护理】

肿瘤内分泌治疗是通过改变体内分泌状况来进行肿瘤治疗的一种方法。目前临床上常用的药物有他莫昔芬、甲孕酮、氨基导眠能、丙酸睾酮等。内分泌治疗常见的副作用有:嗜睡或失眠、疲乏、头晕、头痛、面色潮红等症状。他莫昔芬常见的不良反应为面部潮红、食欲减退和轻度恶心。应用5～8年导致子宫内膜癌的机会增多,用药期间出现异常阴道出血,要立即做相关检查。女性病人还可出现月经紊乱、阴道分泌物增多、阴道出血等。还有的患者出现水肿、体重增加。这些症状不是每一位病人都发生,只是在服用某一种药物时有可能发生。停药后,症状会逐渐消失。因此为减少副作用的发生,接受肿瘤内分泌治疗的病人,必须在医生指导下用药,药物剂量要准确,要按时服用,不得随便自行停药。

(黄珍珍)

第六节　肿瘤腔内治疗病人的护理

恶性积液为肿瘤患者常见的并发症,以下将讲述恶性胸腔积液、心包积液、腹腔积液、以及脊髓腔内化疗、膀胱腔内化疗患者的治疗及护理。

一、恶性胸腔积液

【概述】

恶性胸腔积液是癌症患者常见的并发症,有46%～64%的胸腔积液患者有恶性肿瘤的表现。乳腺癌和肺癌患者中有50%可能在病程中发生胸腔积液。恶性胸腔积液中肺癌约占35%,乳腺癌约占20%,淋巴瘤和白血病约占20%,其次包括卵巢癌、胃肠道肿瘤胸膜转移以及胸膜间皮瘤等。

【发病机制】

胸腔积液是从胸膜毛细血管渗出并通过胸膜里层的单层间皮细胞进入胸膜腔,再穿过间皮细胞被胸膜毛细血管和淋巴管重吸收。胸腔积液的主要流向是从壁层胸膜高压力的体循环向脏层胸膜低压力的肺循环。淋巴循环几乎吸收了所有的蛋白质,而大量液体主要依靠毛细血管进行重吸收。在正常情况下胸膜腔内有少量含蛋白很低的液体,为10～30ml,这些液体的转换率为每小时35%～75%,因此每天都有大量液体潜在地在胸膜腔内流动,但这些液体的出入是平衡的。临床上与恶性胸腔积液产生直接相关的原因有以下几种。

1.毛细血管通透性增加　胸膜原发或转移性肿瘤以及伴有的炎症,如阻塞性肺炎、肺不张等均可使毛细血管通透性增加。

2.淋巴管静水压增加　可见于纵隔淋巴结转移或放射性纤维化、乳糜胸等。

3.胶体渗透压下降　肿瘤恶病质低蛋白血症、肝硬化以及肾病综合征。

在恶性胸腔积液中最常见的平衡破坏是由于毛细血管内皮炎症所致的毛细血管通透性增加,以及继发于转移肿瘤或放疗纤维化病变引起的纵隔淋巴管阻塞导致的淋巴管静水压升高。

【诊断】

1.临床表现　胸腔积液的常见症状为呼吸困难、咳嗽或胸膜炎性疼痛,比较少见的有咯血、发热或吞咽困难。体格检查叩诊呈浊音,呼吸音减弱,膈肌运动减弱,患侧语颤消失。大量积液时可使气管向对侧移位,也可见肋间隙饱满、增宽,严重时可致呼吸循环障碍。

2.影像学诊断　X线片、B超、CT、MR等检查均可帮助诊断。

3.诊断性胸腔穿刺　最常用于胸水定性诊断,恶性胸腔积液常表现为渗出液,50%以上为血性。对胸腔积液进行生化、脱落细胞、肿瘤标记物测定等检查,帮助诊断胸腔积液性质。

【治疗】

并非所有恶性胸腔积液都需要胸腔内治疗,应根据患者有无症状、胸水增加速度、原发肿瘤的病理类型以及对全身化疗的有效性,患者的预后及一般情况决定是否治疗和如何治疗。对化疗敏感,通过全身治疗有可能控制胸腔积液的应尽早开始全身治疗。但对于大量胸腔积液产生严重并发症或胸腔积液不断增加者,应先解除压迫症状,同时可以进行胸膜腔内治疗。

胸腔穿刺排液或胸腔闭式引流可以立即缓解压迫症状,也是进行胸膜腔内化疗的基础。单纯胸腔排液仅可短时间控制症状,如果同时进行腔内化疗或注入硬化剂,有可能使胸腔积液得到长期控制。用于硬化治疗的药物有:四环素、博来霉素、滑石粉等。

抗癌药物已广泛用于恶性胸腔积液的胸膜腔内化疗,除了在脏壁二层胸膜间产生化学性炎症,导致胸膜粘连、胸膜腔闭塞固定达到控制胸腔积液外,还具有抗癌作用。试验研究显示腔内给药,局部药物浓度高,可以渗透到肿瘤1～3mm深度,能够较好地发挥抗癌效果。常用药物有:顺铂、氮芥、抗瘤芥、塞替派、丝裂霉素、阿霉素、表柔比星以及阿糖胞苷等,还可交替或同时使用与化疗药物有协同作用的生物制剂,提高疗效。

另外,还可以采用放疗、胸膜切除术等治疗方法。

【护理】

对于恶性胸腔积液患者来说,胸腔积液的控制往往是一个长期的、反复治疗的过程,多次的胸腔穿刺在很大程度上增加患者的痛苦,同时也增加胸腔穿刺不良反应的发生机会,比如胸膜反应、气胸、血气胸、疼痛等。传统上由外科手术放置胸腔引流管,管径粗,引流装置复杂,患者难以接受。近来临床上使用 7～24F 的小孔径导管,可以称为胸腔细管闭式引流术,既减轻患者的痛苦,又能够获得与传统引流管相近的疗效。对于胸腔积液的患者护理是多方面的,这里仅介绍胸腔细管闭式引流术治疗的护理。

1.术前护理

(1)向患者介绍手术目的,操作方法,讲解如何配合(基本同胸腔穿刺),缓解患者紧张情绪。

(2)告诉患者,术中如有不适应及时举手示意,待医生停止穿刺动作后再说话或咳嗽,避免形成气胸,胸腔积液引流后呼吸困难可得到缓解,但随着肺组织复张,可能出现刺激性咳嗽、胸痛等表现。因个体差异较大,教会患者根据自身感受调节引流速度,减轻不良反应。

(3)用物准备:除准备胸腔穿刺用物外,准备胸腔闭式引流导管 1 套、专用引流袋 1 个。

2.术中护理　有条件最好在 B 超引导下进行或先行 B 超定位。

(1)为患者摆好体位,充分暴露穿刺位置。

(2)注意观察患者有无出汗、痛苦表情,如遇咳嗽,可给予可待因含服,待患者控制咳嗽后再进行穿刺,避免造成气胸。

(3)如患者突然出现心慌、大汗,血压下降等反应,应考虑胸膜刺激征。立即停止穿刺,将患者置于平卧位,立即开放静脉,监测生命体征,配合医生抢救。

(4)置管过程中动作要求迅速而准确,避免气胸发生。

(5)置管完成后,立即连结专用胸腔引流袋,用别针将其固定于衣服上低于胸腔的位置。

(6)用 10cm×12cm 的透明敷料覆盖伤口,固定牢固,避免脱出。

3.术后护理

(1)对于恶性胸腔积液患者一般要求将胸腔积液引流干净(少于 50～100ml/24h),再进行胸腔化疗。胸腔连续引流每日应控制在 1000～1500ml。对于体弱或不能耐受的患者,应控制在 500～800ml,避免复张性肺水肿的发生。

(2)如果引流不通畅,可以顺序尝试以下方法:稍调整管道的位置或变换体位后引流通畅,可能是由于胸腔积液部分引流后,壁层、脏层胸膜重新贴在一起,将管端开口夹闭,从而导致引流不畅;如经上述处理无效,再用 5～10ml 注射器抽取生理盐水向管腔内注入,可以解决因胸腔积液内的絮状蛋白质沉淀造成的堵管问题。

(3)胸腔积液中纤维蛋白质等沉积可造成胸膜不光滑。胸腔积液引流后,塌陷的肺组织复张,壁层、脏层胸膜随呼吸运动而相互摩擦,因此患者常在胸腔积液引流后主诉呼吸困难减轻,但胸部疼痛加重。此时应告知患者不必紧张,调慢引流速度,同时可以口服止痛药物。

(4)肺复张过程中,患者可出现刺激性咳嗽。轻度咳嗽可以帮助排除肺部积痰,帮助肺组织复张;但严重刺激性咳嗽需要镇咳治疗。

(5)观察并记录引流液的量和性质,可以作为胸腔化疗疗效判断的指标。

(6)引流管可以保留 1 个月左右,每周更换贴膜 1～2 次。注意观察伤口处有无红肿、脓性分泌物,警惕伤口以及胸腔内感染发生,必要时做胸腔积液培养。

（7）停止引流时，用 20ml 生理盐水注入管腔内，然后用肝素帽封闭，固定于胸壁一侧。

4.胸腔化疗患者的护理

（1）每次注药前均需先连接引流袋，充分引流后再做腔内化疗。胸腔注药前应确定引流管在胸腔内。

（2）注药前和注药中，应观察比较两侧胸壁厚度变化，若疑有胸壁增厚，应停止注入化疗药物，检查引流管位置，避免将药物注入胸壁而造成损伤。

（3）注药过程中如遇阻力大，应停止注入化疗药，进行检查，确保将化疗药注入胸腔。

（4）为保证化疗药物能到达胸腔各处，应同时注入生理盐水 250～500ml。注药完毕后用生理盐水封管。

（5）化疗药物注入胸腔后，患者应 5～15 分钟变换一次体位，包括平卧位、俯卧位、左侧右侧卧位、膝胸卧位、坐位等，确保化疗药物随液体到达胸腔各处。

（6）根据化疗药物性质，给予止吐、水化、利尿等治疗。观察患者用药后反应，详细记录。

（7）当胸腔积液治疗达完全缓解后，拔除引流管。往往因窦道形成，需在伤口处进行缝合，愈合后拆线。

二、恶性心包积液

【概述】

恶性心包积液常是癌症患者终末期表现之一。除淋巴瘤、乳腺癌外，多数预后很差。尸检结果显示癌症患者心脏和心包受侵率为 5%～12%。以肺癌、乳腺癌、白血病和淋巴瘤最常见，其次包括黑色素瘤、胃肠道肿瘤、肉瘤等也可发生心包积液。其发病机制与胸腔积液类似，但症状往往更严重。

【诊断】

1.临床表现　许多心包转移的患者无症状。当发生心包积液时，其症状与心包积液产生的速度和量有关系。如果缓慢发生积液量高达 1000ml 也可无症状，而迅速增加达 250ml 时即可有明显症状。主要表现为心脏压塞症状，心力衰竭、呼吸困难、端坐呼吸、心悸、头晕、颈静脉怒张，多数同时伴有胸腔积液。查体可有心包摩擦音、心动过速、心音遥远、心律失常、奇脉，心脏浊音区扩大，颈静脉怒张、肝大、腹水或下肢水肿。

2.心电图检查　可见非特异性低电压，ST 段和 T 波改变。

3.影像学检查　胸部 X 线显示心影扩大；CT 检查更精确；B 超检查快速无创伤，并能估计心包积液量，并可在 B 超引导下进行心包穿刺。

【治疗】

对于无症状或轻微症状，又无心血管功能障碍者，经全身治疗即可。对于心脏压塞患者应立即进行心包穿刺排液，缓解症状，抢救生命。进一步治疗应根据肿瘤类型、继往治疗、患者的一般状况及预后决定。

局部治疗包括心包穿刺排液、心包腔内化疗及心包部分切除术。心包腔内注射化疗药物的应用原则基本同胸腔内化疗，但需注意心包腔内化疗的药物应溶解在少量液体中。对于预期存活时间较长的患者应避免使用硬化剂，因为这些药物可以导致缩窄性心包粘连。

【护理】

1.患者症状不明显时，可以轻度体力活动。如果出现轻度呼吸困难、心慌等应该让患者卧床休息，吸氧，做好生活护理。

2.当出现心脏压塞症状时，及时进行心包穿刺。心包穿刺置管引流最好在 B 超引导下进行，注意鉴别心包积液与血液,确保留置管端在心包腔内。心包留置管护理基本同胸腔留置管护理。

3.当心包引流完成后,进行心包腔内化疗。应将药物溶解在少量液体内,缓慢注入,避免人为造成心脏压塞。注药过程中,注意观察患者心率、节律、呼吸、神志、血压等变化情况。如果出现心脏压塞的症状,应立即将药液抽出,就地进行抢救。

4.大多数患者经过心包穿刺引流后,症状可以迅速改善。然而有时心脏压塞缓解后会出现一过性的心脏收缩功能不良,应引起重视。严密监测患者心率、节律变化,重视患者不适主诉,及时发现并处理不良反应。

三、恶性腹水

【概述】

恶性腹水也是晚期恶性肿瘤并发症之一。中位生存期常只有几周至几个月,1年生存率小于10%。产生恶性腹水的常见肿瘤有卵巢癌、胰腺癌、胃癌、子宫癌和淋巴瘤。一般来说,乳腺癌和淋巴瘤的腹水预后相对较好。

恶性腹水与肝硬化腹水的发病机制不同,其发病是多因素的,可能主要与腹膜血管通透性改变有关。

【诊断】

恶性腹水患者常有乏力、腹胀、下肢水肿、呼吸短促。查体可见移动性浊音阳性。腹部B超和CT可以帮助诊断。诊断性腹腔穿刺对腹水进行检验是比较特异性的方法。

【治疗与护理】

恶性腹水治疗包括全身化疗和针对腹水局部治疗。局部治疗有腹腔穿刺(置管)排液、腹膜腔内注入化疗药物或生物制剂,以及腹腔静脉分流术。腹腔内化疗可以获得比全身给药高2.5~8倍的药物浓度,同时又延长了药物与肿瘤直接接触的时间,但不良反应并不增加。常用的化疗药物有 ADM、EPI、DDP、MMC、HN2、5-FU、CBP 等。腹腔化疗的不良反应除与药物本身有关外,还可导致腹腔感染、腹痛、发热、肠粘连以及肠梗阻等。

对于腹水患者的护理应注意以下几点。

1.卧位　腹水可致膈肌抬高,导致呼吸困难。因此,半卧位有助于缓解呼吸困难,必要时给予吸氧。

2.休息与营养　腹水患者往往伴有低蛋白血症、水肿、体质虚弱。应该保证充足休息,进食高蛋白、高维生素饮食,可以同时给予肠外营养治疗。

3.严格记录出入量,观察腹围、体重变化　快速大量利尿药会引起低血压以及水电解质紊乱,注意监测血压、神志变化,询问患者有无口渴等症状。

4.放腹水速度　不宜过快,每次放液量应根据病情决定,一般不超过3000ml。一次放出腹水过多,可因腹压骤降而致血压下降,还可引起水盐代谢紊乱等反应。

5.大量腹水者　需先引流腹水,再进行腹腔化疗。根据医嘱将化疗药物溶解在1000~2000ml液体中进行灌注。

四、脊髓腔内化疗

【概述】

脊髓腔内化疗又称鞘内注射法,是临床上常用的一种治疗方法。近年来,鞘内注射化疗药物成为防治中枢神经性白血病(CNS)最有效的方法之一。鞘内注射化疗药是预防和治疗小儿中枢神经系统白血病的有效方法。

【适应症】

1.急性淋巴细胞性白血病以及某些高度恶性非霍奇金淋巴瘤,为防止中枢神经系统受侵犯所进行的预防措施。

2.某些原发恶性脑瘤、转移性脑瘤或癌性脊髓膜炎的治疗。通过脊髓腔内直接给药,提高了局部药物浓度,明显提高了疗效。

【治疗】

脊髓腔内化疗通常通过腰穿,鞘内注射给药。常用药物有 MTX、Ara-C、TSPA,禁用于鞘内给药的有5-FU、VCR。一般以生理盐水 5ml 或脑脊液将药物稀释,同时可以给予地塞米松 5～10mg 鞘内注入,以增加效果和减少不良反应。CNS 患者鞘内注射每周 1～2 次,病情缓解后和预防用药一般 4～6 周 1 次。

【护理】

1.术前要向病人做好解释工作,使病人了解鞘内注射化疗药物,不仅可预防 CNS,而且可维持疗效,延长 CNS 的缓解期,又能有效根治 CNS,从而取得病人的积极配合。

2.指导病人保持良好的体位,病人去枕侧卧,背部与床板垂直,头向胸前屈曲,双手抱膝,使其紧贴腹部,使脊柱尽量后突以加宽脊椎间隙,便于进针。

3.穿刺时,宜选用小号穿刺针,避免药物外渗及穿刺损伤。当针头刺入皮下组织后缓慢进针,防止因用力过猛刺伤马尾神经或血管,以致产生下肢疼痛或脑脊液进入血液而影响结果判断。推注药物速度应缓慢,边回抽边推注,使脑脊液逐渐与药物混合稀释后缓慢注入。并根据所测脑脊液的压力,适当调整推注的药物剂量。对颅内压较高者可缓慢放 1～2ml 脑脊液。在多次鞘内注射后可出现颅内压降低,术后易发生低颅压性头晕、头痛等不适,此时可多注入 1～2ml 生理盐水以减轻症状,并嘱患者去枕平卧 6 小时,以预防引脑积液压力改变而引起的头痛。

4.鞘内注射化疗药物过程中,注意无菌操作,术前术后定时消毒病室,保持室内清洁,同时减少陪护人员,限制探视;术后 3 天内勿洗澡,以免引起感染。

5.严密观察生命体征。注射中注意患者面色、口唇、瞳孔等变化,如发现出汗、恶心、呕吐、口唇发绀、瞳孔不等大、颈项强直等,立即停止穿刺,并做相应的处理。有报道,鞘注化疗药可引起双下肢麻木及疼痛、头痛、头晕、恶心、呕吐、发热、抽搐等不良反应,尤以双下肢麻木或疼痛为最常见,在鞘注化疗药物时出现,停止鞘注一般很快自行缓解,与药物刺激神经关系密切。严重时可出现神经毒性反应,如不及时给予强有力的脱水治疗,甚至可导致死亡。因此,鞘内注射中及注射后要注意观察和询问病人的感受,发现问题及时处理。

五、膀胱腔内化疗

【概述】

膀胱腔肿瘤是常见的恶性肿瘤之一。通过膀胱腔内灌注化疗,可以起到辅助手术治疗,防止术后复发及减少手术过程中肿瘤种植机会的作用,同时对多灶复发的浅表膀胱癌也可起到较好的治疗作用。目前,临床上常用于膀胱灌注化疗的药物有:卡介苗、塞替派、MMC、ADM 等。

【治疗】

膀胱化疗前应排空尿液,将丝裂霉素 20～40mg 或阿霉素 40mg 或其他药物溶解在 40～60ml 液体中,经导尿管进行腔内灌注,并保留在膀胱内 2 小时之后再排尿。此期间应经常变换体位(约间隔 15 分钟),以便药物与膀胱内病变充分接触。手术后,每周1次,4～6周后改为每月1次,连续1～2年。治疗期间,每3个月1次膀胱镜检查,评估疗效。

【护理】

1.针对膀胱癌有其多发性、易复发性、且需长期反复治疗的特点,护士需耐心向患者介绍膀胱药物灌注的必要性,不隐瞒病情,让患者了解膀胱灌注化疗能使药物迅速在膀胱上皮内达到有效药物浓度,且全身吸收量少,不良反应少。使患者及家属对治疗有一个正确的认识,解除他们的思想顾虑,取得信任与合作,以最佳的心理状态积极配合治疗。

2.膀胱灌注前,要注意操作环境,适当地使用遮挡屏,保护患者的隐私,使患者较为放松地接受治疗。配化疗药物时护士要注意自我保护,采取戴双层胶手套等防护措施。灌注前4小时嘱患者少饮水或不饮水,以免影响灌注药物在膀胱内保留时间,以利于药液在膀胱内停留较长时间而充分发挥作用。化疗药物对老年患者的会阴部皮肤和阴茎有较强的刺激性,要加强保护。灌注应在早晨进行,灌注前排空膀胱,灌注时导尿管一定要选择较细的8～10号无菌导尿管最适宜,插管要轻,避免损伤尿道黏膜。对于有下尿路梗阻的老年患者,残余尿多,药物在膀胱滞留时间过长,可使毒性增加,致膀胱刺激症状加重,可嘱患者在注药液2小时后饮水,加速尿液生成,促使药液尽快排尽,减少对膀胱长时间刺激,降低药液排除体外经过尿道时的浓度,防止药液性膀胱炎,膀胱挛缩,尿道炎等。

3.灌注后加强营养,多食高蛋白、高热量及高维生素饮食,忌烟酒,适量活动,以增加机体抵抗力。多饮水,保持每天尿量在1600ml以上,护士提醒患者养成经常排尿的习惯,降低膀胱内诱癌物质的浓度。嘱患者定期来医院复查膀胱镜,开始每3个月复查1次,半年后6个月复查1次,2年后每年1次,同时辅以尿脱落细胞检查,并做好记录。

4.膀胱腔内灌注化疗的副作用,源于化疗药物的局部作用及全身吸收。化学性膀胱炎是ADM、MMC最主要的副作用,但因其分子大,全身吸收少,因而极少产生全身反应。塞替派则可导致血小板和白细胞减少。因此,严格执行无菌操作,适当应用抗生素,延长灌注间歇时间,置入尿管后注入2%的利多卡因,在膀胱内保留5分钟后连同尿液一块排尽,可有效减轻膀胱刺激症状。对尿流不畅的患者,灌注完毕可保留尿管。白细胞$<4\times10^9/L$时,可应用生白细胞的药物;白细胞$<3\times10^9/L$时应暂停化疗,积极采取综合措施,防止感染。

（黄珍珍）

参 考 文 献

1.刘孟忠.常见恶性肿瘤放射治疗手册.北京:北京大学出版社,2010

2.周纯武.常见恶性肿瘤影像学检查优选指南.北京:人民卫生出版社,2012

3.曹军.常见恶性肿瘤并发症的介入治疗.上海:上海交通大学出版社,2016

4.程颜苓.泌尿系统恶性肿瘤高危人群早防早治.北京:金盾出版社,2013

5.刘士远,孙铁英.肺癌影像诊断与临床新进展.北京:人民卫生出版社,2015

6.沈铿,崔恒,丰有吉.常见妇科恶性肿瘤诊治指南(第4版).北京:人民出版社,2014

7.钱素敏,王伟,赵云秀.妇科恶性肿瘤.北京:科学技术文献出版社,2013

8.殷东风,高宏.常见恶性肿瘤内科诊治思路及案例.北京:人民卫生出版社,2015

9.石远凯,孙燕.临床肿瘤内科手册.北京:人民卫生出版社,2015

10.魏于全,赫捷.肿瘤学.北京:人民卫生出版社,2015

11.万德森.临床肿瘤学.北京:科学出版社,2016

12.蒋国梁,叶定伟,李进.常见恶性肿瘤的多学科综合诊断和治疗.上海:复旦大学出版社,2011

13.赫捷.胸部肿瘤学.北京:人民卫生出版社,2013

14.殷蔚伯.肿瘤放射治疗手册.北京:中国协和医科大学出版社,2010

15.王若峥,尹勇.肿瘤精确放射治疗计划设计学.北京:科学出版社,2015

16.(美)詹科斯基.消化道肿瘤诊断与治疗.北京:人民卫生出版社,2012

17.陈振东,王雅杰,唐金海,张长乐,熊建萍.肿瘤综合治疗学.安徽:安徽科学技术出版社,2014

18.徐小红,周勤.临床肿瘤内科学.北京:科学出版社,2016

19.胡雁,陆箴琦.实用肿瘤护理.上海:上海科学技术出版社,2013

20.吴鸣.协和妇科肿瘤手册.北京:人民卫生出版社,2012

21.罗荣城,李爱民.肿瘤生物治疗学.北京:人民卫生出版社 2015

22.邵志敏.乳腺肿瘤学.上海:复旦大学出版社,2013

23.许亚萍,毛伟敏.胸部肿瘤放射治疗策略.北京:军事医学科学出版社,2013

24.丰小峰.肝癌介入治疗护理分析.临床合理用药杂志,2012

25.丁雷,张平.胰腺癌治疗的研究进展.中国老年学杂志,2014

26.吴普照,张跃伟.胰腺癌综合性介入治疗进展.介入放射学杂志,2014

27.杨尹默,刘子文,赵玉沛,苗毅,王春友.胰腺癌诊治指南(2014).中国实用外科杂志,2014

28.吕文超,崔云甫.胰腺癌流行病学和病因学研究进展.世界华人消化杂志,2011

29.赵真真,王忠敏,茅爱武.非小细胞肺癌的介入治疗现状.介入放射学杂志,2014

30.邹文斌,李兆申.中国胃癌发病率及死亡率研究进展.中国实用内科杂志,2014

31.所剑,王大广,刘泽锋.早期胃癌诊断和治疗.中国实用外科杂志,2011

32.王婕敏,林三仁.胃癌研究及诊治新进展.胃肠病学和肝病学杂志,2012

33.赫捷,邵康.中国食管癌流行病学现状、诊疗现状及未来对策.中国癌症杂志,2011

34.王军,庄洪霞,庄洪卿.食管癌临床分期研究进展.中国肿瘤临床与康复.2012

35.邵明蓉,张竹.子宫内膜癌流行病学及发病因素.中国实用妇科与产科杂志,2011